高级卫生专业技术资格考试用书

内分泌学习题集
（含解析）（第2版）

（副主任医师/主任医师）

主　编　杜建玲　门莉莉

副主编　白　然　邢　倩

编　者　（按姓氏笔画排序）

于珊珊　门莉莉　白　然　邢　倩

杜建玲　周海成

中国协和医科大学出版社

北　京

图书在版编目（CIP）数据

内分泌学习题集：含解析 / 杜建玲，门莉莉主编．—2 版．—北京：中国协和医科大学出版社，2022.8

（高级卫生专业技术资格考试用书）

ISBN 978-7-5679-1993-8

Ⅰ.①内… Ⅱ.①杜… ②门… Ⅲ.①内分泌学-资格考试-习题集 Ⅳ.①R58-44

中国版本图书馆 CIP 数据核字（2022）第 111779 号

高级卫生专业技术资格考试用书

内分泌学习题集（含解析）（第 2 版）

主　　编：杜建玲　门莉莉
责任编辑：刘　婷　郑成巍
封面设计：许晓晨
责任校对：张　麓
责任印制：张　岱

出版发行：**中国协和医科大学出版社**
（北京市东城区东单三条 9 号　邮编 100730　电话 010-65260431）
网　　址：www.pumcp.com
经　　销：新华书店总店北京发行所
印　　刷：三河市龙大印装有限公司

开　　本：787mm×1092mm　1/16
印　　张：44.25
字　　数：960 千字
版　　次：2022 年 8 月第 2 版
印　　次：2022 年 8 月第 1 次印刷
定　　价：148.00 元

ISBN 978-7-5679-1993-8

前　言

为进一步深化卫生专业技术职称改革工作，不断完善卫生专业技术职务聘任制，根据中共中央组织部、人事部、卫生部《关于深化卫生事业单位人事制度改革的实施意见》（人发〔2000〕31号）文件精神和国家有关职称改革的规定，人事部下发《关于加强卫生专业技术职务评聘工作的通知》（人发〔2000〕114号），高级卫生专业技术资格采取考试和评审结合的办法取得。为了更好地帮助广大考生复习备考，编者根据多年的临床实践，结合考试的实际情况，编写了这本《内分泌学习题集（含解析）（第2版）》。

本书涵盖高级卫生专业技术资格考试的所有相关内容及考试题型。全书共十一章，题型包括A1型题、A2型题、A3/A4型题、B型题、X型题、案例分析题。

本书第1版出版后，受到广大读者的一致好评，也帮助众多考生顺利通过高级卫生专业技术资格考试。为了更好地服务读者，提升图书品质，出版了第2版图书。本书在第1版的基础上，补充了详尽的解析，以帮助考生理解及记忆。同时对上一版中存在的不足与疏漏之处进行了修订与补充。

本书实用性强，可用于考前复习和自测，以便考生顺利通过考试。

尽管力臻完善，但书中难免存在疏漏和不足之处，敬请广大读者批评指正，以便进一步修正。

编　者

2022年6月

目　录

第一章 绪 论

一 A1 型题

1. 以下激素不属于按照化学本质分类的是
A. 肽类及蛋白质激素
B. 类固醇激素
C. 脂类激素
D. 固醇类激素
E. 胺类及氨基酸类激素

2. 关于激素的敏感性缺陷，叙述不正确的是
A. 可表现为功能减低
B. 血中激素水平异常升高
C. 可表现为功能正常
D. 血中激素水平异常降低
E. 主要是受体和/或受体后缺陷

3. 肾上腺皮质分泌的皮质醇和醛固酮等所有皮质激素属于
A. 肽类及蛋白质激素
B. 类固醇激素
C. 脂肪酸衍生物
D. 固醇类激素
E. 胺类及氨基酸类激素

4. 内分泌系统固有的内分泌腺有
A. 垂体、甲状腺、甲状旁腺、肾上腺、性腺、胰岛
B. 下丘脑、垂体、甲状腺、甲状旁腺、肾上腺、性腺
C. 下丘脑、垂体、甲状腺、甲状旁腺、肾上腺、胰岛
D. 甲状腺、甲状旁腺、肾上腺、性腺、胰岛、肝
E. 垂体、甲状腺、甲状旁腺、肾上腺、性腺、胃肠道

5. 甲状腺激素属于
A. 固醇类激素
B. 蛋白质激素
C. 肽类激素
D. 类固醇激素
E. 氨基酸类激素

6. 性激素属于
A. 氨基酸类激素
B. 肽类激素
C. 蛋白质激素
D. 类固醇激素
E. 胺类激素

7. 肾上腺皮质激素属于

A. 氨基酸类激素
B. 肽类激素
C. 类固醇激素
D. 蛋白质激素
E. 胺类激素

8. 下列器官不含内分泌组织的是

A. 胃肠
B. 脑
C. 骨
D. 心
E. 肾

9. 肽类及蛋白质激素传递信息借助于

A. K^+
B. Na^+
C. Cl^-
D. Ca^{2+}
E. H^+

10. 内分泌是指内分泌腺或组织所分泌的激素

A. 通过血液传递
B. 通过细胞外液局部传递
C. 通过细胞外液邻近传递
D. 直接作用于自身细胞
E. 细胞内直接作用

11. 内分泌系统的反馈调节是指

A. 神经系统对内分泌系统的调节
B. 内分泌系统对神经系统的调节
C. 免疫系统对内分泌系统的调节
D. 内分泌系统对免疫系统的调节
E. 下丘脑-垂体-靶腺的相互调节

12. 除胰岛素外，下述激素与受体结合后不需要G蛋白的参与作用的是

A. 胰岛素样生长因子-2
B. 心房钠尿肽
C. 表皮生长激素
D. 甲状旁腺激素
E. 促肾上腺皮质激素

13. 内分泌性疾病最好的治疗方法是

A. 病因治疗
B. 对症治疗
C. 手术治疗
D. 支持疗法
E. 纠正功能紊乱

14. 有关激素水平的测定，叙述正确的是

A. 激素水平高于正常一定提示腺体功能亢进
B. 基础激素水平的测定只须空腹取血
C. 要了解任何激素水平，随时取血均可测定
D. 激素分泌与血容量无关
E. 24小时尿中激素浓度的测定较单次取血测定更为可靠

15. 被称为“内分泌之父”的是
A. 美国的 T. Addison
B. 英国的 Bayliss
C. 英国的 Starling
D. 美国的 Hench
E. 加拿大的 Banting

16. 下述内分泌调节机制中属正反馈调节作用的是
A. 甲状腺激素分泌增多时，促甲状腺素分泌减少
B. 甲状腺激素分泌减少时，促甲状腺素分泌增多
C. 皮质醇分泌减少时，促肾上腺皮质激素分泌增多
D. 雌激素分泌减少时，卵泡刺激素分泌增多
E. 在排卵前雌激素和黄体生成素分泌均增多

17. 关于内分泌疾病的治疗，叙述正确的是
A. 凡激素水平低者均须行激素替代治疗
B. 有些治疗是根据反馈调节原理设计的
C. 症状改善、激素水平正常是停止内分泌治疗的指征
D. 手术切除甲状腺功能亢进症患者肿大的甲状腺是最好的治疗
E. 为保证血药浓度，激素替代治疗时应将全天药量均分为 3~4 次服用

18. 类固醇激素发挥作用的途径是
A. 通过与细胞膜受体结合
B. 通过蛋白激酶 C（PKC）
C. 通过 C 蛋白
D. 通过甘油二酯（DG）
E. 通过与细胞核受体结合

19. 以下属于类固醇激素的是
A. 催乳素
B. 胰岛素
C. 甲状腺激素
D. 降钙素
E. 雌二醇

20. 下列不属于经典内分泌腺的是
A. 甲状腺
B. 前列腺
C. 肾上腺
D. 垂体
E. 性腺

21. 储存于囊泡中，受到分泌信号的刺激后，囊泡与细胞膜融合，而从内分泌细胞中释放出来的激素是
A. 类固醇激素
B. 脂肪酸衍生物
C. 多肽类激素
D. 氨基酸类激素
E. 蛋白质激素

22. 须经过 DNA 转录、翻译等过程合成的激素是

A. 肾上腺素
B. 去甲肾上腺素
C. 糖皮质激素
D. 甲状腺素
E. 甲状旁腺激素

23. 下述激素必须通过细胞膜上受体才能发生效应的有
A. 抗利尿激素、胰岛素样生长因子和儿茶酚胺
B. 糖皮质激素、儿茶酚胺和甲状腺素
C. 促性腺激素释放激素（GRH）、醛固酮和甲状腺激素
D. 胰岛素、前列腺素和雄激素
E. 胰岛素样生长因子、生长激素和糖皮质激素

24. 下述激素中属于类固醇激素的是
A. 促肾上腺皮质激素
B. 肾上腺皮质激素
C. 促甲状腺激素
D. 甲状腺激素
E. 前列腺素

25. 有关胰岛素样生长因子，叙述不正确的是
A. 生长激素通过它促进脂肪代谢
B. 又称生长介素
C. 生长激素通过它促进软骨生长
D. 生长激素通过它促进蛋白质合成
E. 是在生长激素诱导下由肝产生的

26. 下列组合不正确的是
A. 促肾上腺皮质激素（ACTH）——肽类激素
B. 促甲状腺激素（TSH）——蛋白质类激素
C. 胰岛素（insulin）——类固醇激素
D. 皮质醇（cortisol）——类固醇激素
E. 去甲肾上腺素（NA）——邻苯二酚胺

27. 有关激素水平的测定，叙述正确的是
A. 激素分泌与体位无关
B. 激素水平高于或低于正常一定提示功能异常
C. 使用化学发光和酶联免疫法，随时可取血测定
D. 24 小时尿中激素浓度的测定受影响更少
E. 激素分泌与情绪无关

28. 直接进入细胞核内，与核受体结合发挥作用的激素有
A. 糖皮质激素
B. 胰岛素
C. 雌激素
D. 甲状旁腺激素
E. 促肾上腺皮质激素

29. 神经内分泌的细胞特征不包括

A. 属于一些特化的神经细胞
B. 通过胞突接受神经冲动
C. 由轴突释放神经递质
D. 由轴突释放激素物质
E. 释放的激素经血液运输发挥作用

30. 甲状旁腺激素对肾的主要作用是
A. 促进钙排出
B. 促进磷的再吸收
C. 抑制磷的再吸收
D. 促钠、钾排出
E. 尿酸化

31. 以下属于神经内分泌组织的是
A. 腺垂体
B. 神经垂体
C. 下丘脑
D. 垂体门脉系统
E. 鞍区的颅咽管组织

32. 刺激生长激素分泌的最强的代谢因素是
A. 低血糖
B. 高血糖
C. 低血脂
D. 高血脂
E. 低蛋白质

二 B 型题

（1~5 题共用备选答案）
A. 肽类及蛋白质激素
B. 类固醇激素
C. 胺类及氨基酸类激素
D. 固醇类激素
E. 脂肪酸衍生物

1. 属于维生素 D_3 的衍生物的激素是
2. 睾丸、卵巢所分泌的雄激素、雌激素、孕激素等均属
3. 多数下丘脑激素、垂体激素，甲状旁腺激素、胰岛分泌激素、消化道内分泌细胞分泌的激素均属
4. 包括肾上腺髓质激素与甲状腺激素的是
5. 包括前列腺素，也被称为类花生酸的激素类别是

三 X 型题

1. 激素的作用方式有
A. 内分泌或血分泌
B. 旁分泌或邻分泌
C. 自分泌
D. 腔分泌
E. 经有导管的腺体分泌

2. 关于激素的生理作用，下述叙述正确的有

A. 通过调节蛋白质、糖和脂肪等物质的代谢与水、电解质代谢，维持代谢的平衡，为生理活动提供能量

B. 促进细胞的分裂与分化，确保各组织、器官的正常生长、发育及成熟，并影响衰老过程

C. 促进生殖器官的发育与成熟，调节生殖过程

D. 影响神经系统的发育及其活动

E. 不仅能影响细胞原有的代谢过程，还能创造或产生新的功能或反应

3. 下列属于肽类及蛋白质激素的是

A. 甲状旁腺激素　　B. 胰岛素

C. 下丘脑、垂体激素　　D. 雌激素

E. 前列腺素

4. 关于内分泌功能的调节，叙述正确的是

A. 中枢神经系统通过神经递质直接作用于周围靶腺或靶组织

B. 中枢神经系统通过神经递质调节下丘脑的肽类能神经细胞的功能

C. 周围靶腺分泌的激素，可反作用于相关的促激素腺体（组织）

D. 交感神经兴奋可促进胰高血糖素的分泌

E. 副交感神经兴奋可促进胰岛素的分泌

5. 关于激素的敏感性缺陷叙述正确的是

A. 可表现为功能减退　　B. 血中激素水平异常升高

C. 可表现为功能正常　　D. 血中激素水平异常降低

E. 主要是受体和/或受体后缺陷

6. 激素在人体内保持平衡，主要取决于

A. 激素的分泌量　　B. 激素的代谢率

C. 激素的生成　　D. 激素与蛋白质的亲和力

E. 激素的浓度

7. 主要影响人体生长发育的激素有

A. 生长激素　　B. 性激素

C. 甲状腺激素　　D. 肾上腺素

E. 类固醇激素

8. 关于激素的作用机制，叙述正确的是

A. 激素通过酶发挥生理效应　　B. 激素必须与受体结合才能发挥作用

C. 环磷酸腺苷（cAMP）是第二信使　　D. 激素是由分泌腺分泌

E. 类固醇激素发挥效应较胺类激素（如邻苯二酚胺）快

9. 下列属于人体内分泌腺的是

A. 肾上腺　　B. 垂体

C. 胰岛　　D. 甲状腺

E. 下丘脑

10. 下列属于激素的化学特点分类的是

A. 肽类激素　　B. 类固醇激素

C. 脂类激素　　D. 氨基酸类激素

E. 蛋白质激素

参考答案与解析

一、A1 型题

1. C【解析】目前，激素有多种分类方法，一般按照化学本质分为 5 大类。①肽类及蛋白质激素：多数下丘脑激素、垂体激素、甲状旁腺激素、胰岛素、消化道内分泌细胞分泌的激素均属于此类。②类固醇激素（甾体激素）：肾上腺皮质所分泌的皮质醇和醛固酮等所有皮质激素，以及睾丸、卵巢分泌的雄激素、雌激素（如雌二醇）、孕激素等均属此类。③胺类及氨基酸类激素：包括肾上腺髓质激素与甲状腺激素。④固醇类激素：都是维生素 D_3 的衍生物。⑤脂肪酸衍生物：包括前列腺素，也称为类花生酸。

2. D【解析】激素的敏感性缺陷主要指受体和/或受体后缺陷导致激素不能发挥正常作用，即对激素发生抵抗，临床上多表现为功能减退或功能正常，同时血中激素水平异常增高。

3. B【解析】参见 A1 型题第 1 题解析。

4. A【解析】内分泌系统固有的内分泌腺有垂体、甲状腺、甲状旁腺、肾上腺、性腺和胰岛。各腺体分泌特定激素。

5. E【解析】甲状腺激素是甲状腺分泌的激素，为氨基酸类激素。主要功效是促进新陈代谢和发育，提高神经系统的兴奋，使呼吸、心率加快，产热增加。

6. D【解析】参见 A1 型题第 1 题解析。

7. C【解析】参见 A1 型题第 1 题解析。

8. C【解析】内分泌系统除了其固有的内分泌腺（垂体、甲状腺、甲状旁腺、肾上腺、性腺和胰岛）外，尚有分布在心、肺、肝、胃肠、肾、脑的内分泌组织和细胞。他们所分泌的激素可通过血液传递，也可通过细胞外液局部或邻近传递（旁分泌），乃至所分泌的物质直接作用于自身细胞（自分泌），更有细胞内的化学物直接作用在自身细胞（胞内分泌）。

9. D【解析】蛋白质和肽类激素作用于细胞膜受体，与偶联的 G 蛋白受体结合，激活腺苷酸环化酶、鸟苷酸环化酶、磷脂酶 C 和第二信使，使蛋白磷酸化，进而介导生物作用。常见的第二信使有环磷酸腺苷（cAMP）、肌醇三磷酸（IP3）、甘油二酯（DG）、Ca^{2+}、花生四烯酸等。因此，本题中蛋白质和肽类激素借助 Ca^{2+} 进行传递信息。

10. A【解析】内分泌是指内分泌腺或组织所分泌的激素释放入血液循环中，调节各系统、器官、细胞代谢和功能，维持内环境稳定的过程。

11. E【解析】内分泌系统的反馈调节主要是下丘脑、垂体以及靶腺的相互调节。反馈调节分为正反馈和负反馈。

12. C【解析】表皮生长激素与受体结合后不需要 G 蛋白的参与作用。

13. A【解析】内分泌疾病表现为功能亢进、功能减退或功能正常，最好的治疗方法是病因治疗。

14. E【解析】激素分泌的特点是脉冲性、节律性及周期性，取血的瞬间只反映当时的水平，不一定反映总体分泌功能，而 24 小时的激素测定往往受瞬间分泌及节律性分泌的影响较少，结果更可靠。有些激素昼夜变化不大，节律性分泌不明显，可随时取血测定，如甲状腺激素；而昼夜变化明显的激素如促肾上腺皮质激素（ACTH）及皮质醇、生长激素（GH）等，则应根据其生理规律选择时间点取血，不同时间测定正常值也不同，须特别注意。另外，甲状腺炎患者激素水平可明显增高，但并无功能亢进，可自发缓解；而低三碘甲腺原氨酸（T_3）综合征患者 T_3 水平虽低，但只是机体的一种适应性保护反应，并无功能减退。

15. A【解析】美国名医 T. Addison 是第一个完整描述一种内分泌疾病并把此疾病归因于内分泌腺体的人，他被称为“内分泌之父”。

16. E【解析】靶腺激素浓度升高兴奋下丘脑-垂体促激素的分泌，称为正反馈调节，主要见于下丘脑-垂体-性腺轴。月经周期的卵泡期，在垂体分泌的黄体生成素和卵泡刺激素作用下，卵巢分泌雌激素增加，并进一步刺激下丘脑-垂体促性腺激素分泌增加，黄体生成素和卵泡刺激素分泌形成高峰，从而诱发排卵。

17. B【解析】激素替代疗法不是随意地补充，它对替代药物的选择、使用及调整都有严格的要求，需要仿照生理分泌模式给药（如根据反馈调节原理设计）。

18. E【解析】类固醇激素的分子量较小，且是脂溶性的，可通过扩散或载体转运进入靶细胞，激素进入细胞后先与胞质内的受体结合，形成激素-受体复合物，此复合物在适宜的温度和 Ca^{2+} 参与下，发生变构，获得透过核膜的能力。激素进入细胞核后，与细胞核内受体结合形成复合物发挥作用。

19. E【解析】参见 A1 型题第 1 题解析。

20. B【解析】内分泌腺是没有分泌管的腺体，经典内分泌腺有神经垂体、松果体、腺垂体、甲状腺、甲状旁腺、胰岛、肾上腺、性腺。

21. C【解析】激素的合成与释放方式有两种：①激素储存于囊泡中，受到分泌信号的刺激后，囊泡与细胞膜融合，激素从内分泌细胞中释放出来。分泌信号与合成信号可以偶联或单独存在。这类激素经历了合成、储存、释放 3 个步骤。②激素合成后立即释放，不需要囊泡与细胞膜融合，他们的分泌信号与合成信号没有明显区别。多肽类激素属于第一种，类固醇激素和脂肪酸衍生物属于第二种。

22. E【解析】甲状旁腺激素（PTH）是甲状旁腺主细胞分泌的碱性单链多肽类激素，在甲状旁腺主细胞内先合成一个含有 115 个氨基酸的前甲状旁腺激素原（prepro-PTH），后脱掉 N 端二十五肽，生成九十肽的甲状旁腺激素原（pro-PTH），再脱去 6 个氨基酸，变成 PTH。

23. A【解析】激素根据受体不同，可分为通过细胞膜受体起作用和通过细胞内受体起作用两大类。①通过细胞膜受体起作用：胰岛素为蛋白质分子，通过与细胞表面胰岛素受体结合而发挥作用；抗利尿激素与远曲小管和集合管上皮细胞管周膜上的 V_2受体结合后，通过 G 蛋白激活膜内的腺苷酸环化酶，使上皮细胞中 cAMP 的生成增加；生理情况下，儿茶酚胺通过与效应细胞膜上的肾上腺素能受体结合而发挥生理效应；促肾上腺皮质激素释放激素（CRH）与腺垂体促肾上腺皮质激素细胞的膜上 CRH 受体结合，通过增加细胞内 cAMP 与 Ca^{2+}促进 ACTH 的释放；很多组织的细胞膜上都有前列腺素的受体，不同类型的前列腺与不同的受体结合，发挥不同的作用；生长素通过细胞壁与细胞膜上的受体结合，通过进一步信号传递促进质子泵基因的表达。②通过细胞内受体起作用：性激素、糖皮质激素均为类固醇激素，可通过细胞膜，进入胞质与其受体结合；甲状腺激素为氨基酸衍生物激素，其受体存在于胞质；醛固酮进入远曲小管和集合管上皮细胞后，与胞质内受体结合，形成激素-受体复合体。

24. B【解析】参见 A1 型题第 1 题解析。

25. A【解析】胰岛素样生长因子又称生长介素，是由肝合成、生长激素调节的一组肽类激素，具有刺激脱氧核糖核酸（DNA）、核糖核酸（RNA）、蛋白质和羟脯氨酸合成的作用，并可促进细胞增殖、传递生长激素的促生长作用，具有胰岛素样活性。

26. C【解析】insulin 是胰岛素，属肽类激素。

27. D【解析】参见 A1 型题第 14 题解析。

28. C【解析】通过细胞内受体发挥作用的激素有糖皮质激素、盐皮质激素、雄激素、雌激素、孕激素、甲状腺激素及 $1,25\text{-}(OH)_2D_3$等。其中，雄激素、雌激素、孕激素及甲状腺激素的受体均位于细胞核内，而糖皮质激素的受体位于胞质中，胰岛素、甲状旁腺激素、促肾上腺皮质激素均通过膜受体发挥作用。

29. C【解析】动物体内某些特化的神经细胞（结构上属于神经系统而非内分泌系统）能分泌一些生物活性物质，经血液循环或局部扩散调节其他器官的功能。这些生物活性物质称为神经激素，合成和分泌神经激素的神经细胞称为神经内分泌细胞。神经内分泌细胞的特点是仍保留着神经细胞的结构和功能特征。从结构上看，这种细胞也是由胞体和突起（树突和轴突）组成，并具有尼氏体。细胞的一端与其他神经细胞具有突触联系。从功能上看，与一般神经细胞相似，他们也能兴奋和传播动作电位，并能对某些神经递质发生反应。但神经内分泌细胞又具有一些特殊的结构和功能特征。他们具有分泌的特征，其胞质内含有神经分泌颗粒。这些细胞的一端（传入端）与其他神经细胞形成突触联系，会将神经冲动传递至细胞体，另一端（传出端）往往与血管紧密接触，形成神经血管器官。他们的分泌物不像神经递质那样进入突触间隙，而是进入血液循环，以经典的激素方式影响着远处的器官。

30. C【解析】甲状旁腺激素由 84 个氨基酸组成，主要功能是调节脊椎动物体内钙和磷的代谢，促使血钙水平升高、血磷水平下降。

31. C【解析】人体内某些特殊的神经细胞（结构上属于神经系统而非内分泌系统）能分泌一些生物活性物质，经血液循环或通过局部扩散调节其他器官的功能；这些生物活性物质被称为神经激素；合成和分泌神经激素的神经细胞被称为神经内分泌细胞。人体的下丘脑能产生多种神经激素，例如，下丘脑产生的催产素和抗利尿激素经由神经垂体分泌入血，调节子宫肌收缩及肾脏对水的重吸收。下丘脑肽能神经内分泌细胞产生和释放抑制激素经血流到达腺垂体，调节腺垂体相应激素的合成和分泌。故下丘脑属于神经内分泌组织。所以选项 C 正确。腺垂体、神经垂体、垂体门脉系统和鞍区的颅咽管组织均属于内分泌组织，不属于神经内分泌组织。

32. A【解析】腺垂体分泌生长激素主要受下丘脑调节肽的调节及反馈调节，但还受其他因素的影响，如血中糖、氨基酸与脂肪酸均能影响生长激素的分泌。其中，以低血糖对生长激素分泌的刺激作用最强。

二、B 型题

1~5　D、B、A、C、E【解析】参见 A1 型题第 1 题解析。

三、X 型题

1. ABCD【解析】激素的作用方式：①内分泌或血分泌。激素分泌后经血液运输至远距离的靶组织而发挥作用。②旁分泌或邻分泌。激素分泌后并不经血液运输，仅经组织液扩散而作用于邻近细胞。③自分泌。细胞所分泌的激素在局部扩散又反作用于该分泌细胞而发挥反馈作用。④腔分泌。腔存在于胃肠道、支气管和泌尿生殖系等具有管道结构的器官，其分泌物质可直接作用于管道内膜细胞等细胞并调节其功能。与外分泌所不同的是后者多为酶类。⑤神经内分泌。一些具有内分泌功能的神经细胞分泌神经激素，借轴浆流动运送至末梢释放，如下丘脑神经元分泌之神经激素经轴突输送到垂体后叶再分泌入血。⑥神经分泌。主要指突触式分泌，如神经递质由突触前膜分泌并作用于突触后膜。激素的其他分泌方式还有如细胞质内合成的激素不出细胞，直接运送至细胞核而影响靶基因表达的胞内分泌；激素分泌细胞胞膜间的隙间连接分泌，以及在病理状态下出现的双重分泌。

2. ABCD【解析】激素的作用机制是通过与细胞膜上或细胞质中的专一性受体蛋白结合

而将信息传入细胞，引起细胞内发生一系列相应的连锁变化，最后表达出激素的生理效应。激素的生理作用主要包括：①通过调节蛋白质、糖和脂肪等物质的代谢与水、电解质代谢，维持代谢的平衡，为生理活动提供能量。②促进细胞的分裂与分化，确保各组织、器官的正常生长、发育及成熟，并影响衰老过程。③影响神经系统的发育及其活动。④促进生殖器官的发育与成熟，调节生殖过程。⑤与神经系统密切配合，使机体能更好地适应环境变化。

3. ABC【解析】参见 A1 型题第 1 题解析。

4. BCDE【解析】中枢神经系统通过神经递质调节下丘脑的肽类能神经细胞的功能，故选项 A 错误，其余选项均正确。

5. ABCE【解析】参见 A1 型题第 2 题解析。

6. AC【解析】人体内需要源源不断地产生激素，以维持激素含量的动态平衡，因为激素与靶细胞结合后，即发挥作用后会被灭活或被分解。激素作用的速度取决于它作用的方式，而作用持续时间则取决于激素的分泌是否继续。激素分泌量的多少对机体的功能有着重要的影响。

7. ABC【解析】生长激素是幼年时对促进生长发育起关键作用的激素，性激素是促进生殖系统生长和发育的激素，甲状腺激素是促进神经系统发育的最重要激素。但肾上腺素和类固醇激素对生长和发育无明显的影响。

8. ABC【解析】非脂溶性激素不能穿透细胞膜，只能与细胞膜上的受体结合；脂肪酸衍生物则能够透过细胞膜并与细胞内侧面的受体结合。这些激素先与膜受体结合，再通过激发细胞内生成第二信使实现其调节效应。第二信使有环磷酸腺苷（cAMP）、环磷酸鸟苷（cGMP）、三磷酸肌醇（IP3）、甘油二酯（DG）等。胞膜受体与激素结合并被激活后，相继的反应途径主要可分为 G 蛋白偶联受体途径、酪氨酸激酶受体途径、鸟苷酸环化酶受体途径。

9. ABCD【解析】人体内有许多腺体，其中有些腺体没有导管，他们的分泌物直接进入腺体内的毛细血管，并随着血液循环输送到全身各处，这类腺体称为内分泌腺，如垂体（能分泌生长激素和促激素）、甲状腺（能分泌甲状腺激素）、胸腺、胰岛（能分泌胰岛素和胰高血糖素）、肾上腺、性腺（睾丸和卵巢）等。有些腺体的分泌物可以通过导管排出去，这类腺体称为外分泌腺，如汗腺、皮脂腺、胃腺、小肠腺、前列腺、唾液腺、气管腺、泪腺等。

10. ABDE【解析】参见 A1 型题第 1 题解析。

第二章　内分泌代谢疾病常见综合征

一、A1 型题

1. 甲状腺功能减退症（简称甲减）可出现黏液性水肿，最常见于
   A. 眼睑　　B. 颜面
   C. 四肢　　D. 口腔黏膜
   E. 舌头
2. 甲减常出现
   A. 营养不良性水肿　　B. 特发性水肿
   C. 黏液性水肿　　D. 局限性水肿
   E. 心源性水肿
3. 具有毛发脱落特点的内分泌代谢疾病不包括
   A. 腺垂体功能减退症　　B. 甲减
   C. 原发性肾上腺皮质功能减退症　　D. 甲状旁腺功能减退症（简称甲旁减）
   E. 皮质醇增多症
4. 性早熟是指以下哪个年龄之前出现第二性征发育
   A. 男童 11 岁，女童 10 岁　　B. 男童 12 岁，女童 10 岁
   C. 男童 9 岁，女童 8 岁　　D. 男童 8 岁，女童 10 岁
   E. 男童 10 岁，女童 11 岁
5. 不会引起高促性腺素性功能减退症的疾病是
   A. 隐睾症　　B. 精索静脉曲张
   C. 腮腺炎　　D. 垂体肿瘤
   E. 精曲小管发育不全症
6. 纤维性骨营养不良综合征主要的临床表现不包括
   A. 骨痛　　B. 多发性骨纤维结构不良
   C. 性早熟　　D. 牛奶咖啡样或巧克力样色素沉着
   E. 骨组织微结构破坏
7. 实现下丘脑与神经垂体之间的功能联系，依靠的结构是
   A. 垂体门脉系统　　B. 下丘脑促垂体区

C. 下丘脑-垂体束
D. 正中隆起
E. 中脑

8. 胰岛细胞瘤的定位诊断检查不包括
A. MRI 检查
B. CT 检查
C. 胰腺 B 超检查
D. 超声内镜检查
E. 血糖和胰岛素的比值（Glu/I）检测

9. 身材矮小一般是指低于同一人种、性别、年龄、地区的平均身高减去
A. 1 个标准差以上
B. 2 个标准差以上
C. 3 个标准差以上
D. 4 个标准差以上
E. 5 个标准差以上

10. 女性患者脱发应首选的诊疗措施为
A. 检查血清性激素水平
B. 检查血清甲状腺激素水平
C. 检查血、尿皮质醇水平
D. 详细询问月经史、生育史和伴随症状
E. 建议行妇科检查

11. 特纳综合征的临床表现不包括
A. 身材矮小
B. 子宫缺如
C. 性功能障碍
D. 智力正常
E. 眼距增宽

12. 不属于低促性腺素性功能减退症的是
A. 克兰费尔特（Klinefelter）综合征
B. 普拉德-威利（Prader-Willi）综合征
C. 朗格汉斯（Langerhans）组织细胞增生症
D. 劳-穆-比综合征（Laurence-Moon-Biedl）综合征
E. 卡尔曼（Kallmann）综合征

13. 关于局部黏液性水肿，叙述不正确的是
A. 最常见于小腿胫骨前下段
B. 少数毒性弥漫性甲状腺肿等甲状腺毒症患者可出现
C. 有时伸展至足背部或膝部
D. 大多数患者血中促甲状腺激素受体抗体（TRAb）浓度增高
E. 病理改变为真皮内有大量的黏多糖和黏蛋白聚集，胶原增多，结缔组织纤维损害

14. 甲状腺功能减退性心脏病的常见表现不包括
A. 心包积液
B. 心肌肥大
C. 胸腔积液
D. 腹水
E. 心房颤动

15. 皮质醇增多症最有诊断意义的表现是
  A. X线检查蝶鞍增大
  B. 肾上腺对试验剂量的促肾上腺皮质激素（ACTH）的反应降低
  C. 用大量糖皮质激素不能抑制ACTH的产生
  D. 用甲吡酮不能增加ACTH产生
  E. 血皮质醇昼夜节律消失、24小时尿游离皮质醇增高，小剂量地塞米松抑制试验不被抑制
16. 特纳综合征最常见的染色体核型是
  A. 46，Xr（X）
  B. 46，Xi（Xq）
  C. 45，X/46，XX
  D. 45，XO
  E. 45，X/46，XY
17. 外周性性早熟是由于某些原因引起体内类固醇激素水平升高，造成第二性征过早发育。常见病因不包括
  A. 纤维性骨营养不良综合征
  B. 家族性男性性早熟
  C. 卵巢肿瘤
  D. 睾丸细胞瘤
  E. 性发育相关基因突变

二 A2型题

患者，女性，36岁。脸色苍白、乏力1年余，月经周期延长，临床怀疑为内分泌腺功能减退。此时不需要做的检查是
  A. 动态功能抑制试验
  B. 动态功能兴奋试验
  C. 靶腺激素测定
  D. 影像学检查
  E. 自身抗体测定

三 A3/A4型题

（1~5题共用题干）

患者，女性，16岁。因青春期后第二性征不发育、无月经来潮来诊。查体：身高120cm，轻度智力障碍，颈蹼，肘外翻，膝外翻，无乳房发育，外阴幼稚。

1. 患者最可能诊断为
  A. 生长激素缺乏性侏儒症
  B. 呆小病
  C. 体质性青春期延迟
  D. 特纳综合征
  E. 低促性腺素性功能减退症
2. 下列检查中可作为确诊依据的是

A. 生长激素测定
B. 妇科超声检查
C. 染色体核型分析
D. 胸部 X 线检查
E. 甲状腺激素测定

3. 患者此时闭经的原因可能为
A. 精神因素
B. 垂体功能低下
C. 下丘脑病变
D. 卵巢发育不全
E. 甲状腺功能减退

4. 为明确患者低身高的原因，可能的检查结果为
A. 注射精氨酸后生长激素（GH）分泌
B. 血钙低、血清蛋白低
C. GH 值水平低于正常
D. 雄激素水平低
E. 低血糖兴奋试验后 GH>10μg/L

5. 下列药物中宜首先应用的是
A. 蛋白同化激素
B. 生长激素
C. 雌激素
D. 孕激素
E. 雄激素

（6~9 题共用题干）

患者，男性，30 岁。因性功能减退 6 年来诊。查体：身高 176cm，体重 79kg；皮肤无色素沉着，无胡须和喉结，有乳腺发育，无腋毛，阴毛少许，睾丸容积约 3ml，质韧，阴茎长度约 4cm。

6. 下列检查中可作为确诊依据的是
A. 垂体 MRI
B. 染色体核型分析
C. 左手正位 X 线检查评估骨龄
D. 促性腺激素释放激素（GnRH）兴奋试验
E. 外周性激素和促性腺激素测定

7. 患者染色体核型为 47，XXY。目前应主要考虑的疾病有
A. 克兰费尔特综合征
B. 先天性肾上腺皮质增生症
C. 心肌炎
D. 糖尿病
E. 特纳综合征

8. 患者睾酮水平显著低于正常，并存在腹型肥胖、烦渴症状。为给诊断和治疗选择提供依据，应考虑的检查不包括
A. 睾丸超声
B. 前列腺超声及特异性抗原测定
C. 心脏 MRI
D. 血糖测定，必要时行口服葡萄糖耐量试验
E. 精液常规

9. 由于患者需要雄激素长期替代治疗，下列治疗中属于禁忌的是

A. 骨质疏松
B. 糖、脂代谢异常
C. 前列腺结节
D. 无精子生成
E. 促性腺激素水平高于正常

四 B 型题

（1~2 题共用备选答案）

A. 47，XXY
B. 45，XO
C. 47，X
D. 45，XXY
E. 47，XYY

1. 克兰费尔特综合征染色体核型特征最常见的是
2. 特纳综合征染色体核型特征最常见的是

（3~5 题共用备选答案）

A. 子宫性闭经
B. 卵巢性闭经
C. 垂体性闭经
D. 下丘脑性闭经
E. 外伤性闭经

3. 希恩综合征的闭经类型属于
4. 弗勒赫利希综合征引起的闭经类型是
5. 特纳综合征引起的闭经类型是

五 X 型题

1. 关于甲状腺危象的叙述正确的是
   A. 应激、手术等会引起症状加重
   B. 表现为低热、严重失水、脉率超过 140 次/分
   C. 可出现意识变化、烦躁、嗜睡、木僵、抽搐
   D. 严重时出现昏迷
   E. 淡漠型甲状腺危象出现低体温、低脉压、慢心率
2. 典型艾迪生病患者可以通过（　　）协助诊断
   A. 临床表现
   B. 血、尿皮质醇检查
   C. ACTH 兴奋试验
   D. 皮质醇昼夜节律
   E. 水负荷和皮质素试验
3. 具有多毛特征的内分泌代谢疾病有
   A. 腺垂体功能减退症
   B. 甲减

C. 多囊卵巢综合征
D. 高催乳素血症
E. 皮质醇增多症

4. 可引起低血压的内分泌代谢疾病有
A. 艾迪生病
B. 腺垂体功能减退症
C. 嗜铬细胞瘤
D. 黏液性水肿
E. 甲亢

5. 以肥胖为特点的内分泌代谢疾病有
A. 腺垂体功能减退症
B. 皮质醇增多症
C. 下丘脑综合征
D. 多囊卵巢综合征
E. 胰岛细胞瘤

6. 克兰费尔特综合征的临床表现为
A. 乳房女性化
B. 小睾丸
C. 黄体生成素（LH）、卵泡刺激素（FSH）降低
D. 睾酮水平降低
E. 雌二醇（E_2）可升高

7. 特纳综合征的临床表现为
A. 颈蹼
B. 体型矮小
C. FSH、LH 升高
D. 肘外翻
E. 性早熟

8. 下列可引起高血压的内分泌代谢疾病有
A. 先天性肾上腺皮质增生症
B. 嗜铬细胞瘤
C. 原发性醛固酮增多症
D. 皮质醇增多症
E. 腺垂体功能减退症

9. 垂体危象症状根据各靶腺激素缺乏程度而不同，可分为
A. 低温型
B. 低血糖型
C. 低血压循环衰竭型
D. 水中毒型
E. 低血钠型

10. 下列符合肾上腺危象表现的有
A. 高度乏力
B. 恶心、食欲缺乏
C. 高血压
D. 脉搏细弱、脉压小
E. 严重脱水

11. 下列属于肾上腺危象临床类型的有
A. 低血压型
B. 低钾型

C. 低血糖型　　D. 低钠型

E. 混合型

12. 下列疾病属于低促性腺素性功能减退症的有

A. 克兰费尔特综合征　　B. 先天性肾上腺发育不良

C. 特纳综合征　　D. 单一性 LH 缺乏症

E. 功能性促性腺激素缺乏

13. 关于高催乳素血症，下列说法正确的是

A. 可抑制排卵，缩短黄体期　　B. 可促进下丘脑释放 GnRH

C. 可伴有多毛现象　　D. 可出现溢乳、月经紊乱

E. 可影响促性腺激素的周期性分泌

14. 下列符合甲状腺危象表现的有

A. 高热达 39℃以上　　B. 心律失常

C. 脉率超过 140 次/分　　D. 大汗淋漓、恶心、呕吐

E. 白细胞总数和中性粒细胞数常减低

15. 弗勒赫利希综合征睾丸活检可出现的表现有

A. 精曲小管明显萎缩　　B. 间质纤维化

C. 无成熟精子　　D. 染色体异常

E. 尿促性腺激素浓度及性激素浓度降低

16. 常见的垂体性闭经有

A. 希恩综合征　　B. 单一性促性腺激素缺乏症

C. 垂体生长激素缺乏症　　D. 垂体肿瘤

E. 无嗅觉综合征

17. 引起骨软化症的最主要原因是

A. 维生素 D 缺乏　　B. 钙缺乏

C. 肾功能不全　　D. 肿瘤

E. 药物

18. 下列叙述符合单纯性肥胖的有

A. 多为均匀性肥胖

B. 肥胖常有明显的内分泌功能改变

C. 当体重增加过快时，皮肤上也可出现紫红色细小皮纹

D. 部分小剂量地塞米松抑制试验阳性

E. 当有胰岛素抵抗时可伴有皮肤黑棘皮样改变

19. 关于特纳综合征患者的生殖系统发育，叙述正确的有

A. 条索样性腺　　B. 幼稚子宫

C. 外阴幼稚
D. 卵巢组织大部分纤维化
E. 卵巢内有生殖细胞或滤泡

20. 器质性中枢性性早熟（CPP）病变多位于
A. 下丘脑前部
B. 下丘脑后部
C. 松果体
D. 正中隆突
E. 第三脑室底部

21. 克兰费尔特综合征的治疗措施包括
A. GnRH 脉冲治疗
B. 雄激素替代治疗
C. 促性腺激素治疗
D. 心理及遗传咨询
E. 体外受精等辅助生殖技术

六 案例分析题

（1~3 题共用题干）

患者，女性，35 岁。因身材矮小、原发性闭经来诊。查体：身高 132cm，身材矮小，颈短，无颈蹼，面部皮肤散在黑痣，上睑下垂，鱼形嘴，斜视，盾形胸，肘外翻，后发际低至颈部，乳房无发育，外阴幼稚型，无阴毛、腋毛生长，双肺呼吸音清、无啰音，心率 80 次/分，心律齐，主动脉瓣听诊区可闻及粗糙收缩期杂音，肝、脾未触及增大，双下肢无水肿。

1. 患者最可能诊断为
A. 体质性青春期延迟
B. 特纳综合征
C. 生长激素缺乏性侏儒症
D. 腺垂体功能减退症
E. 甲状腺功能减退症

2. 下列先天性心脏畸形中可能性最大的是
A. 左房室瓣狭窄
B. 主动脉瓣关闭不全
C. 室间隔缺损
D. 主动脉缩窄
E. 房间隔缺损

3. 针对先天性心脏畸形，下列检查中最有价值的是
A. 心电图
B. 超声心动图
C. 冠状动脉 CT
D. 胸部 X 线
E. PET-CT

（4~6 题共用题干）

患者，女性，23 岁。11 岁时因身材矮小就诊，行染色体核型检查为 45，XO/46，XX，确诊为特纳综合征，应用生长激素治疗。至 15 岁时，身高由 120cm 增至 143cm。16 岁开始

出现自发性月经来潮，月经周期 30 天，经量略少，第二性征发育，阴毛、腋毛生长。22 岁结婚，性生活正常，拟近期妊娠，来院进行优生优育咨询。查体：血压 120/80mmHg，智力发育正常，无颈蹼和肘外翻，心、肺听诊无异常。

4. 关于特纳综合征患者的生育能力，叙述正确的是
   A. 死胎率高
   B. 多胎妊娠的概率高
   C. 存活胎儿中先天畸形的发生率高
   D. 存活胎儿中染色体异常的发生率高
   E. 子宫发育成熟后，受孕成功率可增高
   F. 自然受孕成功率极低（<5%）

5. 关于患者的妊娠时机，叙述正确的是
   A. 推迟至 25 岁以后
   B. 无须检查，及早受孕
   C. 由于卵巢功能早衰的风险，不能无故推迟
   D. 子宫内膜厚度达到 7mm 时最为理想
   E. 检查甲状腺功能并确认正常后
   F. 全面评估心血管形态和功能并确认正常后

6. 如果患者自然受孕成功，妊娠前后必须注意的事项有
   A. 受孕前全面评价身体各个系统的功能
   B. 定期产前检查，观察胎儿发育有无畸形
   C. 择期行绒毛活检术或者羊水检查，明确胎儿染色体有无异常
   D. 如果发现胎儿发育存在明显畸形和染色体异常，考虑终止妊娠
   E. 新生儿出生前最后进行染色体检查，明确有无染色体异常
   F. 如出现自发性流产，可以考虑采用正常供者卵子进行人工辅助生殖

（7~11 题共用题干）

患者，女性，24 岁。因闭经 1 年来诊。平素月经不规则，15 岁初潮，经期 2~4 天，月经量少，月经周期 30~60 天，G_1P_0，2 年前人工流产 1 次。1 年前无明显诱因出现闭经。精神、食欲好，排尿、排便无异常。查体：身高 158cm，体重 78kg；痤疮，多毛，无泌乳；妇科检查示外阴已婚未产式，阴道畅，子宫前位、大小正常、无压痛，双侧附件无压痛、未扪及包块。

7. 患者入院后应常规进行的检查有
   A. 心脏超声
   B. 硫酸脱氢表雄酮（DHEAS）测定
   C. 血清皮质醇测定
   D. 17-OHP
   E. 75g 口服葡萄糖耐量试验-胰岛素释放试验

F. 孕激素受体检测

8. 性激素全套（滤泡期）：FSH 4.4U/L（正常值 4.0~13.0U/L），LH 40.8U/L（正常值 2.4~12.6U/L），催乳素 549.744nmol/L，雌二醇 787.1pmol/L（正常值 46.0~607.0pmol/L），孕酮 1.6nmol/L（正常值 0.6~4.7nmol/L），睾酮 2.5nmol/L（正常值 0.2~2.9nmol/L），人绒毛膜促性腺激素 β 亚单位（β-hCG）0.294U/L（正常值<5U/L）。B 超示子宫大小正常，右侧卵巢可见滤泡 9 枚，左附件未见异常。此时应考虑的疾病有

A. 子宫腔粘连综合征
B. 皮质醇增多症
C. 隐匿性卵巢功能早衰
D. 甲减或甲亢
E. 垂体性闭经或不孕
F. 多囊卵巢综合征

9. 患者目前可行的治疗措施有

A. 体外受精、胚胎移植
B. 调整生活方式
C. 心理调节
D. 腹腔镜手术
E. 促性腺激素释放激素激动药的应用
F. 人工周期或炔雌醇环丙孕酮调整月经周期

10. 为使患者达到排卵及获得正常妊娠，应用氯米芬进行促排卵治疗，该药存在的不良反应有

A. 影响宫颈黏液，使精子不易生存与穿透
B. 影响输卵管蠕动及子宫内膜发育，不利于胚胎着床
C. 引起未破裂卵泡明显黄素化
D. 导致卵巢过度刺激综合征
E. 视觉症状
F. 精神症状，如失眠等

11. 为预防远期并发症，可行的方法有

A. 宣传教育
B. 口服地塞米松
C. 早期药物治疗
D. 抑制胰岛素分泌
E. 长期、定期随访观察
F. 控制体重、调整生活方式

（12~16 题共用题干）

患儿，女，10 岁。因自幼精神发育迟缓伴身材矮小来诊。无异常个人史及家族史。查体：身高 110cm，身材矮小，上部量=下部量，小颌畸形，高腭弓，颈短，颈蹼，后发际低，双肘外翻，双侧乳房无发育，外阴幼稚型，无阴毛、腋毛生长，心、肺听诊无异常，腹平软，肝、脾未触及增大，双下肢无凹陷性水肿，神经反射正常。

12. 患儿入院后应常规进行的检查有

A. 心、肾超声　　B. 性激素测定
C. 甲状旁腺激素测定　　D. 骨扫描
E. 生长激素兴奋试验　　F. 染色体核型

13. 患儿经染色体核型检查为45，XO，可以确诊为

A. 生长激素缺乏性侏儒症　　B. 甲减
C. 性早熟　　D. 特纳综合征
E. 体质性青春期延迟　　F. 低促性腺素性功能减退症

14. 首先采取的治疗措施是应用

A. 蛋白同化激素　　B. 雌激素
C. 生长激素　　D. 垂体后叶素
E. 雄激素　　F. 孕激素

15. 如果采用生长激素治疗，下列叙述正确的是

A. 每天睡前皮下注射
B. 每天清晨皮下注射
C. 推荐的剂量是常规治疗生长激素缺乏患者的0.5倍
D. 推荐的剂量是常规治疗生长激素缺乏患者的1.5倍
E. 每3个月评价身高生长速度
F. 每年身高增长<2cm时可以停用
G. 每年身高增长<5cm时可以停用

16. 关于雌激素替代治疗，叙述不正确的有

A. 确诊特纳综合征后立即应用　　B. 18岁以后应用
C. 18岁以后停止应用　　D. 剂量为成人剂量的2倍
E. 剂量为成人剂量的1/6~1/4　　F. 身高已经达到最大高度后开始应用

（17~21题共用题干）

患者，女性，24岁。产前检查来诊。17岁月经来潮后闭经1年，行人工周期治疗后有撤退性出血。23岁结婚，婚后性生活正常，近5个月停经，院外确诊妊娠中期，为行产前检查入院。产前检查后出院随诊。无特殊既往史及家族史。查体：身高160cm，体型正常，乳房发育正常，阴毛、腋毛正常，外阴发育良好，阴道伸展性良好，子宫如妊娠4个月大小。

17. 患者17岁出现月经初潮，明显落后于同龄人。如当时就诊，鉴别诊断时应当考虑到的疾病有

A. 体质性青春期延迟　　B. 甲状腺功能亢进症

C. 特纳综合征
D. 女性性早熟
E. 女性假两性畸形
F. 部分性低促性腺素性功能减退症

18. 患者若在 17 岁时就诊，应进行的实验室检查有
A. 垂体-性腺轴激素
B. 垂体-甲状腺轴激素
C. 生长激素兴奋试验
D. 甲状旁腺激素
E. 胰岛素
F. 抗利尿激素

19. 患者 18 岁后持续进行人工周期治疗，无自然月经。婚后能够自然受孕。有助于明确病因的检查有
A. 染色体核型
B. 胸部 CT
C. 血、尿渗透压
D. 垂体-性腺轴功能评价
E. 垂体 MRI
F. 垂体-肾上腺皮质轴功能评价

20. 患者经染色体核型分析确诊为特纳综合征。若其顺利生产且婴儿阿普加（Apgar）评分 10 分，发育良好。患者的染色体核型最可能是
A. 45，XO
B. 45，XO/46，XY
C. 46，XY
D. 45，XO/46，X，i（Y）
E. 45，XO/46，XX；46，XX 细胞系占的比例大
F. 45，XO/46，XX；46，XX 细胞系占的比例小

21. 对患者生产的婴儿应当进行的检查有
A. 染色体核型分析
B. 腹部 CT
C. 泌尿系统超声
D. 生长激素兴奋试验
E. 心血管系统超声
F. 颅脑 MRI

参考答案与解析

一、A1 型题

1. A【解析】甲状腺功能减退症可出现黏液性水肿，由透明质酸等黏多糖聚积所致，特征性表现为皮肤非凹陷性水肿，常见于眼睑（90%）、颜面（80%）、四肢（55%）。

2. C【解析】甲状腺功能减退症患者有代谢减低，畏寒、懒散、心率缓慢、黏液性水肿等特殊症状和体征。

3. E【解析】皮质醇增多症同时有网状带增生，产生雄激素增多，因而可出现皮肤痤疮、毛发增多、毳毛增粗变浓。多毛是皮质醇增多症的常见表现之一，故选项 E 无毛发脱

落特点。

4. C【解析】性早熟主要是指女童在8岁前、男童在9岁前出现第二性征发育，体内性激素超过青春期前水平，并作用于其敏感的靶器官和靶组织。

5. D【解析】垂体肿瘤对正常垂体组织的压迫及放射性治疗的损伤可造成垂体功能减退，影响人体内的下丘脑-垂体-性腺轴，以至促性腺激素分泌不足，进一步导致性功能减退。

6. E【解析】纤维性骨营养不良综合征即McCune-Albright综合征，以多发性骨纤维结构不良、皮肤牛奶咖啡斑及性早熟为特征。多数同时伴有多种内分泌腺的功能异常，如性早熟、甲状腺功能亢进症、皮质醇增多症、催乳素瘤、生长激素分泌过多等，其中以性早熟最常见。

7. C【解析】大细胞神经元轴突向下延伸投射，终止在神经垂体，因此下丘脑与神经垂体之间存在直接的神经联系，即下丘脑-垂体束。

8. E【解析】胰岛细胞瘤可以通过检测血糖、血糖和胰岛素的比值（Glu/I）进行诊断，胰腺B超、CT、MRI检查及超声内镜检查可帮助定位诊断。

9. C【解析】身材矮小一般是指低于同一人种、性别、年龄、地区的平均身高减去3个标准差以上，一般成年人身高在130cm以下称为矮小体型。

10. D【解析】毛发的生长具有周期性，除了皮肤毛发的疾病可导致毛发脱落外，内分泌代谢系统疾病也可导致毛发脱落。因此，女性患者脱发应详细询问月经史、生育史和伴随症状。

11. D【解析】特纳综合征又称先天性卵巢发育不全，表现为女性患者身材矮小，很难超过140cm，并伴有子宫缺如或很小，性功能障碍，可出现精神发育迟缓、指短、颈蹼、眼距增宽及肘外翻等先天畸形，染色体为45，XO或其变异型。

12. A【解析】由于下丘脑或垂体分泌促性腺激素释放激素（GnRH）、卵泡刺激素（FSH）、黄体生成素（LH）减少或缺乏，导致低促性腺素性功能减退症。可见于中枢神经系统［如下丘脑、垂体肿瘤，朗格汉斯（Langerhans）组织细胞增生症，中枢神经系统感染、创伤、血管异常］、单一性促性腺激素缺乏症［如卡尔曼（Kallmann）综合征、先天性肾上腺发育不良、单一性LH缺乏症、单一性FSH缺乏症］、家族性多种垂体激素缺乏症以及其他疾病［如普拉德-威利（Prader-Willi）综合征、劳-穆-比（Laurence-Moon-Biedl）综合征、功能性促性腺激素缺乏］。

13. D【解析】局部黏液性水肿是较少见的内分泌疾病，多发生于突眼性甲状腺肿。少数毒性弥漫性甲状腺肿等甲状腺毒症患者可出现局部黏液性水肿，病理改变为真皮内有大量的黏多糖和黏蛋白聚集，胶原增多，结缔组织纤维损害。最常见于小腿胫骨前下段（胫前黏液性水肿），有时伸展至足背部或膝部。血清促甲状腺激素受体抗体（TRAb）是毒性弥漫性甲状腺肿的特征性抗体，患者血清TRAb水平随其病情发展而变化，且与其病情呈正相关。

14. E【解析】绝大多数的甲状腺功能减退性心脏病患者有心包积液，积液量大。心包积液比重高，内含高浓度蛋白质和胆固醇，而细胞数少，有时也伴有胸腔积液和腹水，为非炎症性积液。甲状腺功能减退性心脏病患者还可有心脏扩大。由于心脏黏液性水肿、间质水肿、心肌纤维化，导致心肌松弛，心肌收缩无力，形成所谓心肌假性肥大。

15. E【解析】当患者存在典型皮质醇增多症的表现，或者临床疑似时，首先测定 24 小时尿游离皮质醇（UFC）和 24 小时血皮质醇昼夜节律，如果 UFC 升高并且血皮质醇昼夜节律消失，即高度怀疑皮质醇增多症。此时行小剂量地塞米松抑制试验，如果不能被抑制，即可确立皮质醇增多症的诊断。

16. D【解析】参见 A1 型题第 11 题解析。

17. E【解析】外周性性早熟是由于某些原因引起体内类固醇激素水平升高，造成第二性征过早发育，常见病因有纤维性骨营养不良综合征（女）、家族性男性性早熟（男）、卵巢肿瘤（女）、睾丸细胞瘤（男）、先天性肾上腺皮质增生症等。

二、A2 型题

A【解析】内分泌疾病的动态功能中的抑制试验，多适用于内分泌功能亢进的情况，用于观察其正常反馈调节是否消失、有没有自主性的激素分泌过多以及是不是有功能性的肿瘤存在。该患者临床怀疑为内分泌腺功能减退，不需要做此检查。

三、A3/A4 型题

1. D【解析】患者为 16 岁女性，临床表现为身材矮小，身高不超过 140cm，原发性闭经，第二性征发育不全，有颈蹼、肘外翻、膝外翻等躯体畸形，无乳房发育和外阴幼稚等发育畸形，最可能诊断为特纳综合征（又称先天性卵巢发育不全）。

2. C【解析】染色体核型分析是确诊特纳综合征的直接依据。方法是取外周血淋巴细胞培养，常规制备染色体标本，G 显带。计数 100 个中期分裂象，分析 10 个核型。根据人类染色体命名的国际体制（ISCN）1995 分析标准确定染色体核型。

3. D【解析】该患者无乳房发育，外阴呈幼稚型，卵巢发育不全是导致闭经的最可能原因。

4. E【解析】特纳综合征患者均存在不同程度的生长激素缺乏，可以采用生长激素兴奋试验来评价生长激素的分泌能力。常用的血生长激素兴奋试验包括胰岛素低血糖试验、精氨酸兴奋试验、左旋多巴激发试验、可乐定试验等。兴奋试验中，生长激素峰值>10μg/L 为正常反应，5~10μg/L 为部分缺乏，<5μg/L 为严重缺乏。

5. B【解析】Turner 综合征的治疗目的是促进身高，刺激乳房与生殖器发育，防治骨质疏松。Turner 综合征患者均存在不同程度的生长激素缺乏，故 Turner 综合征患者首先应早期使用生长激素，促进身高增长，开始治疗的年龄越小，疗效越显著。多年以来，大量的临床研究和临床实践证实了生长激素在改善终身高方面的价值。生长激素治疗能够使大多数患者的终身高提高 5~10cm，在西方国家中甚至可以达到 15cm。常用方法是每晚睡前皮下注射。

6. B【解析】该患者为 30 岁男性，有性功能减退史。身材高于同龄人，肌肉发育欠佳，无胡须、无腋毛，阴毛稀少，乳房女性化，小睾丸。初步诊断为克兰费尔特（Klinefelter）综合征，血淋巴细胞的染色体核型分析可明确诊断。

7. A【解析】克兰费尔特综合征患者染色体核型特征最常见的为 47，XXY。

8. C【解析】克兰费尔特综合征表现为睾丸小，容积<5ml 或长径<3cm。进行睾丸超声检查可以明确容积；睾酮水平降低，在垂体促性腺激素作用下，精曲小管会出现渐进性透明变性和纤维化，影响生精功能，精液常规检查可明确；患者表现为腹型肥胖伴烦渴，须进行血糖测定，必要时行口服葡萄糖耐量试验以排除糖尿病；后续可能行雄激素替代治疗，须进行前列腺超声及特异性抗原测定检查除外前列腺癌或结节样病变。此题中不需要进行心脏 MRI 检查。

9. C【解析】患者血清睾酮水平低于正常时，即可开始雄激素替代治疗，治疗目标为血清睾酮达到正常中等水平。雄激素替代治疗应该尽早开始并持续终生，以避免出现雄激素缺乏的症状和后遗症。但雄激素替代治疗有以下禁忌证：①伴乳腺癌或前列腺癌。②前列腺可触及结节或质地坚硬，或前列腺特异性抗原（PSA）>3μg/L 而未行进一步泌尿外科检查。③红细胞增多症（血细胞比容>50%）。④高黏血症。⑤未经治疗的睡眠呼吸暂停综合征。⑥严重下尿路症状，国际前列腺症状评分（I-PSS）>19。⑦纽约心功能分级（NYHA）Ⅲ~Ⅳ级。

四、B 型题

1. A【解析】参见 A3/A4 型题第 7 题解析。

2. B【解析】参见 A1 型题第 11 题解析。

3. C【解析】低促性腺激素、低性腺功能（垂体性）闭经主要是垂体功能遭到破坏造成促性腺激素合成分泌低下，卵泡发育不成熟，但下丘脑的促性腺激素释放激素（GnRH）释放是正常的。可见于希恩综合征、单一性促性腺激素缺乏症、垂体生长激素缺乏症、垂体肿瘤。

4. D【解析】低促性腺激素、低性腺功能（下丘脑性）闭经常见的原因有发育延迟、无嗅觉综合征、神经性厌食症、运动性闭经、肿瘤、弗勒赫利希综合征（又称肥胖生殖无能综合征）、药物性抑制（抗抑郁药、口服避孕药）等。

5. B【解析】高促性腺激素、低性腺功能（卵巢性）闭经时，卵巢功能减退，合成与分泌雌、孕激素量不足以对下丘脑、垂体产生正、负反馈，故出现促性腺激素分泌亢进。如特纳综合征、卵巢功能早衰等。

五、X 型题

1. ACDE【解析】甲状腺危象患者有甲状腺功能亢进症（简称甲亢）史，在应激、手术等诱因作用下，甲亢症状加重，主要表现为高热（39℃）、严重失水、脉率超过 140 次/分、心律失常、大汗淋漓、恶心、呕吐等，故选项 B 错误，其余选项均正确。

2. ABC【解析】艾迪生病轻症患者的色素沉着不显著，不典型时容易漏诊。典型患者可以通过临床表现，血、尿皮质醇检查及促肾上腺皮质激素（ACTH）兴奋试验协助诊断。肾上腺钙化、萎缩等可通过影像学检查确诊。

3. CDE【解析】皮质醇增多症有毛发增多表现；女性肾上腺网状带肿瘤或增生患者常以多毛为首发症状，男性化明显；约半数多囊卵巢综合征患者可出现多毛；部分卵巢肿瘤能产生雄激素，可出现多毛；20%~30%的高催乳素血症患者伴有多毛现象；部分女性肢端肥大症患者除有肢端、口鼻增大外，还可出现多毛症。

4. ABCD【解析】甲状腺功能亢进症（简称甲亢）的症状之一就是高血压、脉压大。故选项 E 错误，其余选项疾病均可引起低血压。

5. BCDE【解析】腺垂体功能减退症主要表现为消瘦、无力，严重时可呈恶病质表现。故选项 A 错误，其余选项疾病均有肥胖的特点。

6. ABDE【解析】典型的克兰费尔特综合征患者中，50%~75%血清睾酮水平降低，90%血清卵泡刺激素（FSH）和 80%血清黄体生成素（LH）水平升高。故选项 C 错误，其余选项均为克兰费尔特综合征的临床表现。

7. ABCD【解析】Turner 综合征又称先天性卵巢发育不全综合征，表现为体形矮小，颈蹼，肘外翻和性幼稚，E_2水平低，FSH、LH 明显升高。

8. ABCD【解析】低血压是腺垂体功能减退症的症状之一，由于促肾上腺皮质激素（ACTH）水平低下，其靶腺肾上腺皮质激素分泌量也减少，由于 ACTH 减少，促黑素（MSH）也减少，故患者除无色素沉着外，其他症状与艾迪生病一样。故选项 E 错误，其余选项疾病均可引起高血压。

9. ABCD【解析】垂体危象症状根据各靶腺激素缺乏程度而不同，可分低温型、低血糖型、低血压循环衰竭型、水中毒型等，有时呈混合型。

10. ABDE【解析】肾上腺危象临床表现为高度乏力、恶心、食欲缺乏、腹泻、高热、严重脱水以致脉搏细弱、脉压小、循环衰竭、嗜睡、昏迷。

11. ACDE【解析】肾上腺危象见于艾迪生病、肾上腺手术后或未补充外源性皮质激素者，长期大量应用肾上腺皮质激素的患者骤然停药，在应激等诱因作用下，肾上腺皮质激素严重缺乏，出现肾上腺危象。临床可分为低血压型、低血糖型、低钠型或混合型。

12. BDE【解析】参见 A1 型题第 12 题解析。

13. ACDE【解析】高催乳素血症的主要临床表现是溢乳，约 2/3 患者会在非妊娠、非哺乳期出现溢乳。患者主要表现为月经紊乱及不孕、溢乳、闭经、头痛、视觉障碍、性功能改变等，可能会伴发多毛、骨质疏松等。高催乳素可以抑制排卵或者缩短黄体期，导致不孕，甚至引起原发性闭经。高催乳素也可以抑制下丘脑和垂体分泌促性腺激素释放激素，影响促性腺激素的周期性分泌，导致雌激素减少。

14. ABCD【解析】参见 X 型题第 1 题解析。甲状腺危象属甲亢恶化时的严重表现，白细胞总数和中性粒细胞数常增高，而不是减低。

15. ABC【解析】弗勒赫利希综合征又称肥胖生殖无能综合征，以肥胖、生殖器不发育为主要临床表现。睾丸活检显示精曲小管明显萎缩、间质纤维化、无成熟精子，均有助于诊断。

16. ABCD【解析】参见 B 型题第 3 题解析。

17. AB【解析】骨软化症是以新形成的骨骺及软骨矿化障碍为特征的一种代谢性骨病，由营养缺乏（尤其是维生素 D 和钙的缺乏）所致，也可由肾功能不全、肿瘤、药物等疾病或因素引起。

18. ACDE【解析】单纯性肥胖：①常有家族史，或童年起即肥胖，可能与遗传有关，多为均匀性肥胖。②肥胖常无明显的内分泌功能改变，当体重增加过快时，皮肤上也可出现紫红色细小皮纹（为皮肤的弹性纤维断裂所致），当有胰岛素抵抗时可伴有皮肤黑棘皮样改变。③单纯性肥胖要与皮质醇增多症相鉴别。在单纯性肥胖中，血皮质醇分泌可被小剂量地塞米松抑制，抑制超过基础值的 50%。

19. ABCD【解析】条索状性腺为特纳综合征的主要特征之一。由于 X 染色体部分或完全缺失，导致在胚胎时期就开始出现生殖细胞迅速退化和卵泡间质迅速纤维化。青春期后主要病理改变是双侧卵巢不发育或无卵泡的条索样性腺。约有 30%嵌合型染色体的患者会存在不同程度的卵巢发育。患者的输卵管一般细小、狭窄；子宫呈幼稚型，子宫内膜萎缩或不发育；阴道短小，外阴呈幼稚型。

20. BCDE【解析】中枢性性早熟（CPP）按照病因可分为特发性和器质性。特发性 CPP 指未能发现原发病变的 CPP，垂体可出现轻度增大或饱满。器质性 CPP 病变多位于下丘脑后部、松果体、正中隆突和第三脑室底部，常见于肿瘤、先天发育畸形以及颅脑损伤等。

21. BDE【解析】克兰费尔特综合征作为一种染色体异常疾病，目前没有好的治疗方法。有研究表明，克兰费尔特综合征患者在出生时有精原细胞，但在青春期会损失大量生殖细胞。所以目前只能建议克兰费尔特综合征患者尽早诊断治疗，在确诊后于青春期进行雄激素替代治疗，以维持男性表型；进行心理及遗传咨询，改善患者心理状态，提高患者生活质量；同时运用体外受精等辅助生殖技术提前储备精子，提高拥有自己后代的概率。

六、案例分析题

1. B【解析】根据题干信息所述，参见 X 型题第 7 题解析可知，该患者最可能的诊断是特纳综合征。

2. D【解析】特纳综合征患者中，先天性心脏病的发生率约为 30%。其中，主动脉缩窄约为 30%，最具特征性的临床表现是下肢血压低于上肢血压，患者会出现相应的血压升高、心悸等症状。

3. B【解析】确诊为特纳综合征的患者，必须进行系统的影像学检查，如超声心动图及其他内脏超声检查，来明确是否存在先天畸形。对于不适于超声检查或者超声检查结果可疑者，应当进行 CT 或者磁共振成像检查进一步明确。

4. ACDEF【解析】特纳综合征是 X 染色体异常致先天性卵巢发育异常及其他机体异常的综合征，绝大多数患者不具有生育能力，自然受孕成功率极低（<5%）。因该患者染色体异常，即使受孕成功，也易出现死胎、先天畸形、胎儿染色体异常等。如子宫发育成熟，受孕成功率可能会增高。故选项 B 错误。

5. CDEF【解析】特纳综合征易合并甲状腺功能异常、心血管系统发育畸形，需要检查确认正常后再计划妊娠。1/3 的患者有卵巢部分发育异常，易发生卵巢功能早衰，受孕时间不能无故推迟。所以选项 A、B 叙述错误。

6. ABCDF【解析】99%以上的特纳综合征胚胎会在妊娠 28 周前自然流产，能够存活至出生的特纳综合征主要表现为身材矮小及性腺发育不全，智力通常正常，是完全单体胚胎中唯一出生后能存活的异常核型。选择合适的产前筛查及产前诊断技术进行风险评估，如妊娠早期的绒毛活检术，无创 DNA，或羊水细胞、脐血细胞染色体检查。新生儿出生后需要再次进行染色体检查，以明确有无染色体异常。所以选项 E 错误，其余几项均正确。

7. BCDEF【解析】青年女性，体型肥胖，多毛，闭经，无泌乳，须行相关检查明确诊断，如妇科 B 超、性腺激素、17α-羟孕酮（17α-OHP）、孕激素受体、促肾上腺皮质激素（ACTH）及皮质醇（COR）、75g 口服葡萄糖耐量试验（OGTT）-胰岛素（INS）释放试验等。不需要常规进行心脏超声检查。

8. F【解析】肥胖女性，黄体生成素（LH）与卵泡刺激素的比值为 9. 3（>3），雌二醇（E_2）水平升高，LH 明显升高，右侧卵巢有 9 枚滤泡，血酮水平偏高，有多囊卵巢综合征可能。

9. ABCF【解析】患者体型肥胖，须调整生活方式，控制体重，调节心理，同时可应用人工月经周期治疗。若有生育要求，可行体外受精、胚胎移植等辅助生殖技术助孕。

10. ABCDE【解析】氯米芬具有较强的抗雌性激素作用和较弱的雌激素活性，低剂量能促进腺垂体分泌促性腺激素，有利于卵泡的生长和发育，从而诱发排卵，为促排卵治疗的首选药物。氯米芬的抗雌激素作用可影响子宫颈黏液的清亮度，使之变黏稠，不易被精子穿透。氯米芬也会降低子宫内膜类固醇激素受体而影响子宫内膜发育，不利于胚胎着床。未破卵泡黄素化综合征在药物促排卵周期中，尤其是氯米芬促排卵周期中，发病率较高，为 30%~40%。氯米芬还可能过度刺激卵巢而引起卵巢过度刺激综合征。氯米芬比较少见的不良反应有视物模糊、复视、眼睛对光很敏感、视力减退，甚至出现巩膜及皮肤黄染。

11. ACEF【解析】宣传教育，早期药物治疗，长期、定期随访观察和控制体重并调整生活方式都可预防远期并发症。

12. ABEF【解析】根据题干信息所述，参见 X 型题第 7 题解析可知，该患者最可能诊断是特纳综合征。患儿入院后应常规进行心、肾超声检查（明确是否存在先天畸形）、性激素和生长激素兴奋试验检查（评价内分泌功能）、染色体核型检查（是确诊特纳综合征的直接依据）。

13. D【解析】患儿经染色体核型检查为 45，XO，可以确诊为特纳综合征。因为典型特纳综合征的染色体核型为 45，XO。

14. C【解析】特纳综合征的治疗目的是促进身高，刺激乳房与生殖器发育，防治骨质疏松。目前生长激素（GH）治疗较为热门，重组人生长激素对于治疗特纳综合征有很好的效果。但患者是否有生长激素缺乏的问题，目前尚有争议。

15. ADEF【解析】研究证明，生长激素应每晚临睡前半小时皮下注射，剂量宜个体化，常规剂量为 0. 375U/(kg · W)，推荐的剂量是常规治疗生长激素缺乏患者的 1.5 倍，分 6~7 次注射，每天 1 次，不间断治疗，每年身高增长≤2cm 或骨龄>15 岁可以停用。治疗期间应定期随诊以观察疗效和副作用。每 3 个月复查身高、体重和激素水平一次，每年复查骨龄一次。

16. ABCDF【解析】特纳综合征患者应用雌激素治疗的理想时机为 12~15 岁。患儿 12 岁后可开始雌激素替代治疗，模仿正常的性发育过程，促进乳房的发育和女性体征的形成。一般开始雌激素治疗后，仍可继续生长 18~24 个月。在优先考虑生长的前提下，雌激素应晚用。若 12~13 岁后仍有明显的身高缺陷，雌激素的治疗应延后进行。用雌激素刺激乳房和生殖器发育效果良好，但须长期使用。一般先促进身高，骨骺愈合后再用雌激素使乳房和生殖器发育，因此，开始应用雌激素时应尽可能地保证身高的增长。但是过晚使用雌激素会引起相应的心理社会问题。雌激素治疗剂量应个体化，小剂量（成人用量的 1/6~1/4）开始，每 3~6 个月增加 1 次用量直至第二性征出现，治疗时间需要 2~3 年。若在雌激素治疗12~24 个月或治疗期间出现阴道出血症状，则须加用孕激素并建立人工周期治疗。

17. ACF【解析】女性性早熟常表现为乳房发育及初潮年龄提前，该患者可排除此诊断。甲状腺功能亢进症可引起月经周期紊乱，一般不会引起月经初潮落后于同龄人，故可排除此诊断。女性假两性畸形主要表现为外生殖器局部男性化，阴蒂明显增大，阴唇形态类似于男性阴囊，但没有睾丸。同时，女性的第二性征不明显，包括不来月经、身材粗壮、有胡须、声音粗等症状。题中所述患者的症状不符合此诊断。故选项 A、C、F 正确。

18. ABC【解析】根据疑诊疾病，需要进行垂体-性腺轴激素、垂体-甲状腺轴激素检测、生长激素兴奋试验。

19. AD【解析】染色体核型检查有助于明确是否为特纳综合征，垂体-性腺轴功能评价有助于明确是否为部分性低促性腺素性功能减退症。

20. E【解析】患者为 Turner 综合征，染色体核型可能为 45，XO/46，XX 嵌合型，即有

46，XX 的细胞系，同时存在 45，XO 的细胞系。但该患者生殖器官的发育情况比较好，身高接近正常，智力正常，且产下的婴儿 Apgar 评分 10 分，发育良好。故患者含 46，XX 细胞系的比例高。所以选项 E 正确。若患者含 45，XO 细胞系的比例高，患者的表型接近先天性卵巢发育不全综合征，生殖器官的发育情况也比较差，个子矮，智力趋于轻度低下。

21. ACDE【解析】参见案例分析题第 12 题解析。

垂体前叶功能减退症

第三章 下丘脑和垂体疾病

一 A1 型题

1. 功能性垂体腺瘤中最常见的类型是
   A. 生长激素瘤
   B. 促肾上腺皮质激素瘤
   C. 催乳素瘤
   D. 促甲状腺激素瘤
   E. 促性腺激素瘤
2. 淋巴细胞性垂体炎的病理学特征是大量炎症细胞弥漫性浸润腺垂体组织，主要的细胞是
   A. $CD4^+$ T 淋巴细胞
   B. B 淋巴细胞
   C. 浆细胞
   D. 嗜酸性粒细胞
   E. 巨细胞
3. 希恩（Sheehan）综合征患者各靶腺功能减退，替代治疗应先补充
   A. 性激素
   B. 甲状腺激素
   C. 糖皮质激素
   D. 促肾上腺皮质激素（ACTH）
   E. 促性腺激素释放激素（GnRH）
4. 以下垂体瘤，应首选药物治疗的是
   A. 促性腺激素瘤
   B. 生长激素瘤
   C. 催乳素瘤
   D. 促肾上腺皮质激素瘤
   E. 促甲状腺激素瘤
5. 缩宫素主要产生的部位是
   A. 卵巢
   B. 腺垂体（垂体前叶）
   C. 神经垂体（垂体后叶）
   D. 下丘脑正中隆突
   E. 下丘脑室旁核
6. 最常用的有助于诊断垂体性尿崩症的功能试验是
   A. 禁水-升压素试验
   B. 高张盐水试验
   C. 血、尿渗透压检查
   D. 血浆精氨酸升压素（AVP）测定
   E. AVP 抗体和抗 AVP 细胞抗体测定
7. 巨人症和肢端肥大症的最常见表现为
   A. 肢体粗大
   B. 下颌骨增大

C. 出汗过多　　D. 关节痛

E. 腕管综合征

8. 催乳素瘤鞍区病变首选的影像学检查方式是

A. 磁共振成像（MRI）检查　　B. CT 检查

C. PET-CT 检查　　D. B 型超声检查

E. X 线检查

9. 胰岛素耐受性试验是评价下丘脑-垂体-肾上腺轴功能是否完整的“金标准”，在试验中皮质醇水平（　　）可以排除肾上腺皮质功能减退症

A. >350nmol/L　　B. >400nmol/L

C. >450nmol/L　　D. >500nmol/L

E. >550nmol/L

10. 下列激素不属于下丘脑激素的是

A. 生长激素释放激素（GHRH）　　B. 促性腺激素释放激素

C. 甲状旁腺激素　　D. 催乳素（PRL）

E. 促肾上腺皮质激素

11. 淋巴细胞性垂体炎的激素缺乏种类按易发生的顺序为

A. ACTH>促甲状腺激素（TSH）>卵泡刺激素（FSH）和黄体生成素（LH）

B. ACTH>FSH 和 LH>TSH

C. TSH>ACTH>FSH 和 LH

D. FSH>ACTH>TSH 和 LH

E. FSH>TSH>ACTH 和 LH

12. 垂体腺瘤目前最常用的分类方法是

A. 按病理分类　　B. 按肿瘤的染色分类

C. 按细胞的分泌功能分类　　D. 按肿瘤的大小分类

E. 按细胞来源及分泌功能分类

13. 由下丘脑视上核与室旁核分泌的激素是

A. 醛固酮　　B. 降钙素

C. 精氨酸升压素　　D. 催乳素

E. 生长抑素（SS）

14. 中枢性尿崩症（CDI）的常见病因是

A. 头颅外伤及垂体下丘脑手术　　B. 肉芽肿

C. 组织细胞增多症　　D. 感染性疾病

E. 主动脉冠状动脉旁路移植

15. 严重的腺垂体功能减退症易发生低血糖主要是因为缺乏

A. 催乳素（PRL）、LH
B. PRL、TSH
C. PRL、ACTH
D. 生长激素（GH）、ACTH
E. GH、TSH

16. 垂体大腺瘤是指
A. 直径>10cm 的肿瘤
B. 直径>10μm 的肿瘤
C. 直径>5cm 的肿瘤
D. 直径>1cm 的肿瘤
E. 直径>5mm 的肿瘤

17. 中枢性尿崩症患者控制多尿最适宜的药物是
A. 垂体后叶素
B. 鞣酸加压素
C. 去氨升压素
D. 氢氯噻嗪
E. 氯磺丙脲

18. 女性催乳素瘤患者的高催乳素血症，长期不予治疗可发生
A. 高血压
B. 低钾血症
C. 骨质疏松症
D. 低蛋白血症
E. 贫血

19. 高催乳素血症的首选治疗药物为
A. 赛庚啶
B. 溴隐亭
C. 奥曲肽
D. 酮康唑
E. 雌激素

20. 腺垂体功能减退症危象最常见的诱发因素是
A. 过度劳累
B. 感染性疾病
C. 服用镇静药
D. 激素替代治疗中断
E. 蝶鞍区放射治疗

21. 偏盲型视野缺损一般常见于
A. 糖尿病性视盘水肿
B. 毒性弥漫性甲状腺肿浸润性突眼
C. 嗜铬细胞瘤阵发高血压眼底出血
D. 垂体腺瘤向鞍上发展
E. 希恩（Sheehan）综合征垂体坏死

22. 提示垂体腺瘤有激素分泌功能的表现是
A. 双颞侧头痛
B. 脑脊液鼻漏
C. 视野缺损
D. 睑下垂
E. 手足增大

23. 属于由内分泌疾病引起尿量增多的是
A. 摄水过多
B. 急性肾衰竭多尿期
C. 应用利尿药
D. 中枢性尿崩症

E. 肾结石

24. 肢端肥大症筛选和疾病活动的指标是

A. 胰岛素样生长因子-1（IGF-1）↑

B. SS↑

C. GnRH↑

D. GHRH↑

E. GH↑

25. 下列有关男性性腺功能减退临床表现的叙述不正确的是

A. 临床表现取决于雄激素生成有无障碍和雄激素缺乏在性发育的发生阶段

B. 胎儿发育期早期的雄激素缺乏可出现生殖器难以辨认，但不会出现假两性畸形

C. 成人期才出现雄激素缺乏的患者可表现为阳痿和不育

D. 第二性征发育不良提示雄激素缺乏出现于青春期前

E. 睾酮生成正常，仅单纯精子生成缺乏者的主要临床表现是不育

26. 胰岛素低血糖兴奋试验可用于诊断

A. 尿崩症

B. 糖尿病

C. 生长激素缺乏性侏儒症

D. 甲状腺功能亢进症（简称甲亢）

E. 肢端肥大症

27. 精氨酸升压素分泌不足导致的多尿见于

A. 糖尿病

B. 精神性多饮

C. 原醛症

D. 中枢性尿崩症

E. 原发性甲状旁腺功能亢进症（简称甲旁亢）

28. 锂剂中毒所致的肾性尿崩症的治疗方式为

A. 纠正电解质紊乱

B. 停用锂剂

C. 限制钠盐摄入

D. 使用氢氯噻嗪

E. 使用阿米洛利

29. 临床确诊肢端肥大症和巨人症的“金标准”是

A. 血清 GH 测定

B. 垂体 MRI 检查

C. 口服葡萄糖 GH 抑制试验

D. 胸部和腹部 CT 检查

E. 血清胰岛素样生长因子-1（IGF-1）测定

30. ACTH 是指

A. 促肾上腺皮质激素释放激素

B. 促肾上腺皮质激素

C. 促甲状腺激素释放激素

D. 促甲状腺激素

E. 促性腺激素释放激素

31. 腺垂体功能减退症最常见的表现是

A. 性腺功能减退症

B. 甲状腺功能减退症（简称甲减）

C. 皮质醇分泌增加

D. TSH 缺乏

E. 单纯催乳素（PRL）缺乏

32. 下丘脑综合征患者出现意识改变、嗜睡、低温时，下丘脑病变的部位为

A. 视前区
B. 下丘脑前部视前区
C. 下丘脑前部
D. 下丘脑后部
E. 视上核、室旁核

33. 获得性腺垂体功能减退症最常见的原因是

A. 先天性腺垂体发育不全
B. 垂体肿瘤
C. 感染、浸润性病变
D. 垂体缺血性坏死
E. 空泡蝶鞍综合征

34. 由下丘脑分泌并储存于神经垂体的激素是

A. 抗利尿激素、缩宫素
B. 生长抑素
C. 促甲状腺激素释放激素
D. 黄体生成素、卵泡刺激素
E. 催乳素

35. 生长激素激发试验中，对腺垂体功能减退症确诊的“金标准”是

A. 胰岛素耐受性试验
B. 精氨酸兴奋试验
C. ACTH（1-24）（250μg）兴奋试验
D. 生长激素运动试验
E. 胰岛素兴奋试验

36. 血、尿渗透压降低常见的疾病是

A. 中枢性尿崩症
B. 甲亢
C. 甲旁亢
D. 糖尿病
E. 肾结石

37. 腺垂体功能减退症临床表现不取决于

A. 垂体激素缺乏的程度
B. 垂体激素缺乏的种类
C. 垂体激素缺乏的速度
D. 相应靶腺的萎缩程度
E. 甲减的程度

38. 肢端肥大症首选的影像学检查为

A. 垂体 CT
B. 颅骨 X 线
C. 垂体 MRI
D. 胸部和腹部 CT
E. 正电子发射断层成像（PET）

39. 腺垂体功能减退症的治疗主要采用

A. 替代治疗
B. 病因治疗
C. 对症治疗
D. 支持治疗
E. 放疗或化疗

40. 促甲状腺激素瘤最突出的实验室检查特点是

A. 血 TSH 和甲状腺激素水平同时升高
B. 血 TSH 和甲状腺激素水平均不变
C. 血 TSH 升高的同时甲状腺激素水平下降
D. 血 TSH 升高的同时甲状腺激素水平不变
E. 血 TSH 不变，甲状腺激素水平升高

41. 下列检查不属于内分泌疾病病因学检查的是
A. 视野测定
B. 针吸活检
C. 激素受体抗体的测定
D. 受体功能研究
E. 激素或受体基因的分析

42. 常用于内分泌功能减退的动态功能试验是
A. 兴奋试验
B. 抑制试验
C. 激发试验
D. 拮抗试验
E. 负荷试验

43. 关于精氨酸升压素的叙述不正确的是
A. 由下丘脑前部视上核和室旁核合成
B. 沿视上垂体束和视旁垂体束运输
C. 贮存在垂体后叶
D. 参与血压、血容量和血浆渗透压的调节
E. 损伤下丘脑的视上核、室旁核时，可发生特发性部分性尿崩症

44. 腺垂体功能不全时可出现
A. 血糖升高
B. 皮肤色素沉着过多
C. 体重明显增加
D. 怕热，腹泻
E. 低血压

45. 关于腺垂体功能减退症患者的治疗，以下叙述不正确的是
A. 尽快给患者补充肾上腺皮质激素
B. 补充甲状腺激素须从小剂量开始
C. 禁用或慎用麻醉药
D. 女性生育年龄可以用人工周期疗法
E. 垂体危象应首先补充大剂量糖皮质激素

46. 禁水-升压素试验中注射升压素后尿渗透压升高，见于
A. 正常人
B. 精神性多饮
C. 肾性尿崩症
D. 中枢性尿崩症
E. 慢性肾脏病

47. 下列不属于垂体腺瘤术后并发症的是
A. 一过性尿崩症
B. 脑脊液漏
C. 脑膜炎
D. 糖尿病
E. 视力损伤

48. 人体内最重要的内分泌腺是

A. 垂体
B. 性腺
C. 甲状腺
D. 肾上腺
E. 甲状旁腺

49. 催乳素瘤直径达到多大即可压迫鞍膈而引起严重头痛
A. >0.1cm
B. >0.5cm
C. >10mm
D. >2cm
E. >3mm

50. 影像学诊断催乳素瘤最有价值的检查方法是
A. 垂体激素的测定
B. X 线检查
C. CT 检查
D. 鞍区 MRI 薄层扫描与增强扫描
E. 动态功能试验

51. 抗利尿激素由下列哪一部位分泌
A. 垂体前叶
B. 漏斗柄
C. 下丘脑的视上核
D. 神经垂体
E. 垂体柄

52. 催乳素瘤的首选治疗药物是
A. 卡麦角林
B. 溴隐亭
C. 喹高利特
D. 培高利特
E. 麦角乙脲

53. 催乳素瘤发展压迫（　　）可引起颞侧偏盲
A. 视神经交叉
B. 动眼神经
C. 滑车神经
D. 三叉神经
E. 展神经

54. 神经垂体（垂体后叶）贮存的激素是
A. 促甲状腺激素
B. 促性腺激素
C. 缩宫素
D. 生长激素
E. 催乳素

55. 垂体瘤的最终诊断决定于
A. 临床表现
B. 病理学检查
C. 影像学检查
D. 体格检查，尤其是神经系统检查
E. 各种垂体激素及其动态功能试验

56. 下列选项中可以确诊催乳素瘤的诊断是
A. PRL>300μg/L
B. PRL>200μg/L
C. PRL>150μg/L
D. PRL>250μg/L

E. PRL>100μg/L

57. 治疗催乳素瘤的治疗药物中，溴隐亭属于

A. 多巴胺受体激动药
B. 多巴胺受体阻断药
C. 5-羟色胺再摄取抑制药
D. 5-羟色胺能受体阻断药
E. H_2受体阻断药

58. 关于抗利尿激素分泌失调综合征的叙述正确的是

A. 当抗利尿激素升高时即可出现低钠血症
B. 患者一般无水肿表现
C. 患者常有低容量性低钠血症
D. 患者时可有醛固酮分泌增多
E. 由于抗利尿激素分泌增多使肾小管对水的重吸收增加，患者可出现水肿

59. 内分泌功能减退性疾病目前较普遍使用的替代治疗方法是给予

A. 调节神经递质或受体的药物
B. 药理剂量的靶腺激素
C. 药理剂量的促垂体激素
D. 药理剂量的垂体激素
E. 生理剂量的靶腺激素

60. 下列属于最常见的有功能的垂体腺瘤是

A. 促肾上腺皮质激素瘤
B. 促甲状腺激素瘤
C. 生长激素瘤
D. 催乳素瘤
E. 促性腺激素瘤

61. 以下符合腺垂体功能减退症的是

A. TSH 下降，三碘甲腺原氨酸（T_3）、甲状腺素（T_4）增高
B. TSH 增高，T_3、T_4下降
C. TSH 下降，T_3、T_4下降
D. ACTH 下降，皮质醇增高
E. FSH、LH 增高，雌二醇、孕酮下降

62. 腺垂体功能减退症患者的实验室检查结果不会出现

A. 雌二醇水平降低
B. FSH、LH、TSH、ACTH、GH、PRL 均减少
C. 24 小时尿 17-羟皮质类固醇及游离皮质醇水平降低
D. 血浆皮质醇水平降低，节律消失
E. 血清 TT_4、FT_4均降低，TT_3、FT_3正常

63. 疑为垂体腺瘤时，为定位诊断首选的检查是

A. 脑电图检查
B. CT 检查
C. MRI 检查
D. 放射性核素扫描
E. 脑脊液检查

64. 关于希恩综合征，叙述不正确的是

A. 男女均易发生骨质疏松
B. 产后大出血所致
C. 表现为胡须、阴毛和腋毛稀少
D. 可出现皮肤黑色素加深
E. 表现为性欲减退、阳痿、睾丸萎缩

65. 不能调控生长激素的合成和分泌的是
A. GHRH
B. 生长激素释放抑制因子（SRIF）
C. 促生长激素释放激素
D. PRL
E. IGF-1

66. 下丘脑合成分泌的物质中具有抑制催乳素释放作用的是
A. 精氨酸升压素
B. 促甲状腺激素释放激素
C. 缩宫素
D. 促肾上腺皮质激素释放激素
E. 多巴胺

67. 关于尿崩症的禁水试验，叙述不正确的是
A. 禁水试验时，如患者有多尿、血压明显下降，应停止试验并饮水
B. 尿崩症患者在禁水后体重下降>3%，严重者可有血压下降、烦躁等症状
C. 肾性尿崩症患者在禁水后尿液不能浓缩，注射升压素仍无反应
D. 禁水试验后，部分性尿崩症患者尿渗透压低于血渗透压
E. 一般情况下，正常人禁水后体重、血压、血浆渗透压变化不大，尿渗透压可大于 800mOsm/(kg·H_2O)

68. 生长激素缺乏性侏儒症的重要临床特征是
A. 身材矮小
B. 营养良好
C. 生长缓慢
D. 智力正常
E. 稚气面容

69. 下列不属于腺垂体疾病的是
A. 巨人症
B. 肢端肥大症
C. 尿崩症
D. 高催乳素血症
E. 催乳素瘤

70. 空泡蝶鞍综合征的临床表现中，最常见的症状为
A. 头痛
B. 视力减退
C. 视野缺损
D. 脑脊液鼻漏
E. 良性颅压增高症

71. 以下不符合希恩综合征诊断的是
A. 血中 T_3、T_4下降
B. 闭经，腋毛、阴毛脱落
C. 血中皮质醇下降
D. 常有产后大出血史
E. 视野狭窄

72. 垂体微腺瘤是指肿瘤

A. 直径<10cm
B. 直径<1mm
C. 直径<5cm
D. 直径<1cm
E. 直径<5mm

73. 垂体门脉系统损伤时，以下激素可不减少或升高的是

A. 促性腺激素
B. 促甲状腺素
C. 催乳素
D. 促肾上腺皮质激素
E. 抗利尿激素

74. 下列表现与巨人症不符的是

A. 身材高大
B. 蝶鞍可扩大
C. 可合并糖尿病
D. 可出现视神经交叉受压症状
E. 四肢（尤其是下肢）特别长

75. 通常腺垂体组织破坏（　　）时，开始出现临床症状

A. >10%
B. >30%
C. >50%
D. >75%
E. >95%

76. 通常腺垂体组织破坏（　　）时，可有严重腺垂体功能减退的症状

A. >10%
B. >30%
C. >50%
D. >75%
E. >95%

77. 发生垂体危象时，以下哪一组临床表现是不可能同时出现的

A. 精神症状、昏迷、水中毒
B. 循环衰竭、高热或低温、谵妄
C. 高血糖、恶心、呕吐、循环衰竭
D. 低血压、低血糖、电解质紊乱
E. 低血糖、高热或低温、水中毒、恶心、呕吐

78. 下丘脑肽类能神经细胞分泌释放及抑制两组激素（因子），调节垂体激素的合成和分泌，其中以抑制性调节为主者是

A. 卵泡刺激素（FSH）
B. 促肾上腺皮质激素（ACTH）
C. 生长激素（GH）
D. 催乳素（PRL）
E. 促甲状腺激素（TSH）

79. 生长激素瘤多发生于

A. 下丘脑
B. 腺垂体
C. 神经垂体
D. 脑膜
E. 脑室

80. 生长激素（GH）兴奋试验有助于明确病因诊断的情况是

A. 身材矮小　　B. 身材高大
C. 消瘦　　D. 肥胖
E. 闭经

81. 产后大出血患者引起腺垂体功能减退症时，最早出现的症状是
A. 闭经　　B. 性欲减退
C. 无乳　　D. 性腺萎缩
E. 生育能力丧失

82. 垂体后叶素试验阳性提示
A. 肾性尿崩症　　B. 神经性多饮
C. 糖尿病　　D. 中枢性尿崩症
E. 甲亢

83. 腺垂体分泌的激素不包括
A. 促甲状腺激素　　B. 促肾上腺皮质激素
C. 生长激素　　D. 抗利尿激素
E. 促黑素

84. 来源于垂体的激素不包括
A. 促肾上腺皮质激素　　B. 黄体生成素
C. 促甲状腺激素　　D. 抗利尿激素
E. 促黑素释放因子

85. 关于腺垂体功能减退症，叙述不正确的是
A. 可表现为性欲减退或消失　　B. 可表现为乳房萎缩、闭经
C. 可表现为子宫和阴道萎缩　　D. 可有皮肤色素沉着
E. 50%以上腺垂体坏死就有临床表现

86. 与肢端肥大症高血压无关的因素是
A. 血浆肾素活性低　　B. 肾小管重吸收加强
C. 水、钠潴留　　D. 细胞外容量增加
E. 高胰岛素血症

87. 产后腺垂体坏死及萎缩所致腺垂体功能减退症的临床表现不包括
A. 畏寒　　B. 长期闭经，不孕
C. 产后无乳，乳房萎缩　　D. 极度乏力
E. 皮肤色素沉着

88. 关于生长激素缺乏性侏儒症的辅助检查，叙述不正确的是
A. 血 GH 基础值和空腹值常很低，不能与正常值区分
B. 不能单靠 GH 基础值诊断

C. 可以依靠身高和难产史并除外颅内器质性病变进行诊断

D. 鞍区高分辨 CT 扫描或 MRI 检查可明确生长激素缺乏（GHD）病因

E. 诊断标准为两项试验 hGH 峰值低于 5μg/L 者为完全性 GHD

89. 生长激素缺乏性侏儒症的常见病因是

A. 先天性卵巢发育不全
B. 营养不良
C. 肾衰竭
D. 特发性 GHD 与器质性 GHD
E. 心理社会性侏儒

90. 下列关于垂体腺瘤的叙述，正确的是

A. 垂体微腺瘤直径在 1cm 以内
B. 垂体微腺瘤直径在 1cm 以上
C. 垂体微腺瘤可压迫鞍膈产生头痛
D. 垂体大腺瘤直径在 1cm 以内
E. 垂体微腺瘤引起的激素分泌异常，主要是其占位效应引起的

91. 奥曲肽适合临床应用治疗肢端肥大症，其最严重的不良反应是

A. 食欲缺乏
B. 胆结石
C. 恶心、呕吐
D. 腹痛、腹泻
E. 流感样症状

92. 关于胰岛素耐受性试验（ITT），下列叙述不正确的是

A. 又称胰岛素低血糖激发试验

B. 是评价下丘脑-垂体-肾上腺轴功能是否完整的“金标准”

C. 胰岛素 0.05~0.15U/kg 体重静脉注射，血糖<2.2mmol/L

D. 有心脏疾病和癫痫患者也可以行此试验

E. 在试验中皮质醇水平>550nmol/L 可以排除肾上腺皮质功能减退症

二 A2 型题

1. 患者，女性，30 岁。停经 2 年余，疑诊为催乳素瘤而进行血清催乳素检查，PRL 水平（　　）时可确诊

A. <100μg/L
B. <200μg/L
C. <300μg/L
D. >200μg/L
E. >300μg/L

2. 患者，男性，21 岁。多尿、烦渴、多饮月余。多次查尿比重<1.005，禁水试验尿比重不升高，但升压素试验尿比重、尿渗透压增加。最可能诊断的是

A. 精神性多饮
B. 慢性肾衰竭
C. 肾小管性酸中毒
D. 肾性尿崩症
E. 中枢性尿崩症

3. 患者，女性，51 岁。因头痛 1 年多，2 小时前突发剧烈头痛入院。MRI 检查如图 3-1 所

示。患者最可能诊断为

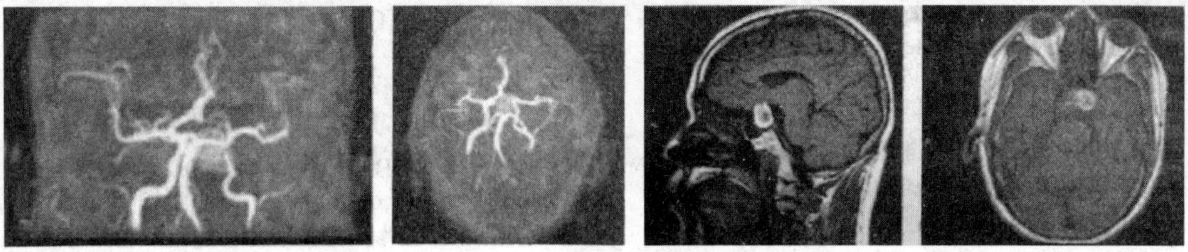

图 3-1 MRI 检查结果

A. 动脉瘤
B. 垂体瘤
C. 颅咽管瘤
D. 脑膜瘤
E. 垂体瘤并卒中

4. 患者，女性，34 岁。月经量进行性减少，现闭经半年，泌乳 3 个月。首选的检查项目应是

A. 孕激素试验
B. 血 hCG 测定
C. 血 PRL 测定
D. 性激素测定
E. 血常规

5. 患者，女性，29 岁。妊娠 5 个月，1 年前诊断为催乳素大腺瘤，肿瘤直径≥10mm。该患者此时可采取的治疗方法为

A. 使用大剂量类固醇
B. 使用溴隐亭
C. 经蝶窦手术治疗
D. 早期引产
E. 使用培高利特

6. 患者，女性，35 岁。继发闭经 2 年，婚后 3 年未孕，查体为双侧泌乳，血 PRL 800μg/L，磁共振成像检查垂体有 2.0cm 的占位病变，诊断为垂体催乳素大腺瘤，继发闭经、不育。宜采用的治疗措施为

A. 手术切除垂体腺瘤
B. 放射治疗垂体腺瘤
C. 应用多巴胺受体激动药溴隐亭
D. 人工周期恢复月经
E. 输血

7. 患儿，男，12 岁。出生正常，智力良好，家长发现其自幼生长比其他儿童慢，最近与同班同学相比差异更大。查体：身高 110cm，体重 20kg，心、肺、腹无异常，双睾丸较同龄人小，声音细脆。经检查发现胰岛素低血糖兴奋试验出现异常。患儿最可能的诊断是

A. 拉龙（Laron）侏儒症
B. 生长激素缺乏性侏儒症
C. 克汀病性侏儒症
D. 体质性侏儒症

E. 青春期发育延迟

8. 患者，男性，32 岁。视物模糊，部分视野缺失，伴有头痛、恶心 2 个月，MRI 检查如图 3-2。患者最可能诊断为

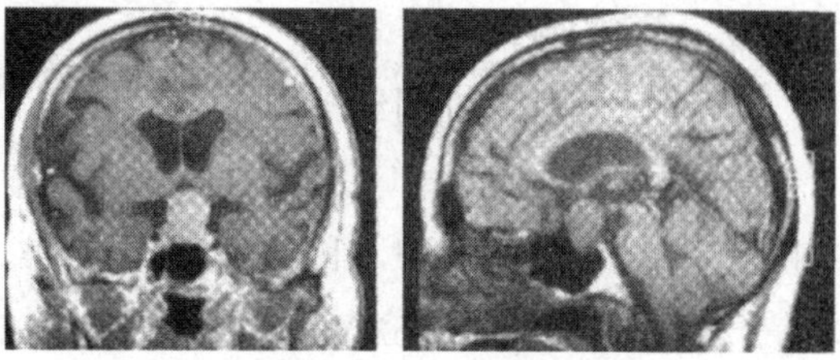

图 3-2 MRI 检查结果

A. 蛛网膜囊肿
B. 颅咽管瘤
C. 表皮样囊肿
D. 垂体瘤
E. 脑膜瘤

9. 患者，男性，48 岁。性欲减退、勃起功能障碍 4 年，近 2 年轻度头痛。MRI 检查发现直径 2.8cm 垂体大腺瘤，压迫视神经交叉，浸润左侧海绵窦。第 2 天早晨取血查垂体及其靶腺功能后，接受 γ 刀垂体外照射放射治疗。5 天后检查报告血睾酮水平 0.7mmol/L，FSH 及 LH 均<0.002U/L，血 PRL、GH、ACTH 及 TSH、三碘甲腺原氨酸（T_3）、甲状腺素（T_4）水平均无特殊。诊断为无功能性垂体大腺瘤。患者垂体腺瘤的治疗方法为

A. 用睾酮类药物替代治疗后再放射治疗
B. 全量放疗
C. 首选溴隐亭等多巴胺受体激动药治疗
D. 手术治疗，术后加用放射治疗
E. 无功能性垂体腺瘤可暂不处理，观察 1~2 年

10. 患者，女性，35 岁。9 年前分娩后出现无乳、闭经、食欲缺乏、畏寒、面色苍白、毛发脱落。最可能的诊断是

A. 腺垂体功能减退症
B. 原发性甲减
C. 神经性厌食症
D. 肾上腺皮质功能减退症
E. 贫血

11. 患者，女性，35 岁。1 年来体重进行性增加，呈向心性肥胖，血皮质醇增高，垂体磁共振成像有微腺瘤。以下首选的治疗方法为

A. 垂体放射治疗
B. 经蝶窦切除垂体微腺瘤
C. 肾上腺切除
D. 影响神经递质药物治疗
E. 肾上腺皮质激素合成阻滞药物治疗

12. 患者，女性，34 岁。2 年前分娩时发生出血性休克，至今无月经。表现为畏寒、嗜睡、性欲减退。妇科检查：子宫明显小于正常。引起该患者闭经的病变部位在

A. 甲状腺
B. 子宫
C. 卵巢
D. 垂体
E. 下丘脑

13. 患者，女性，18 岁。因原发性闭经就诊。查体：女性体态，双乳Ⅲ期（乳核大于乳晕），触发溢乳征（+）。化验：血雌二醇低，血催乳素水平 210μg/L。头颅 CT 正常，B

超示子宫体积小。患者最可能的诊断是

A. 子宫源性闭经
B. 卵巢性闭经
C. 下丘脑垂体性闭经
D. 垂体催乳素微腺瘤
E. 以上都不是

14. 患者，女性，39 岁。因婚后 4 年不孕，伴月经稀少后闭经 3 个月就诊。尿妊娠试验（-）。在常规体格检查时，最不可忽略的检查是

A. 双下肢是否水肿
B. 扁桃体是否肿大
C. 皮肤划痕试验
D. 面肌叩击试验
E. 挤压双侧乳房是否有乳汁溢出

15. 患者，男性，41 岁。因自己发现双侧乳房增大就诊。医师询问病史发现其性欲减退 3 年余，近 2 年出现性功能减退、勃起功能障碍。为了明确诊断，该医师给患者做了有关检查，但该医师少做了一项检查使疾病未得到明确诊断，该医师未做的检查最有可能是

A. 血浆 ACTH 水平
B. 血浆 PRL 水平
C. 血浆胰岛素水平
D. 血浆 PTH 水平
E. 血浆肾素-血管紧张素-醛固酮水平测定

16. 患者，女性，61 岁。已闭经，疑有垂体催乳素瘤，CT 示为蝶鞍可疑。下列检查对确诊最有意义的是

A. 血生长激素 20μg/L
B. 催乳素 20μg/L
C. 血生长激素 10μg/L
D. 卵泡刺激素 10μg/L
E. 以上都不是

17. 患者，女性，42 岁。闭经 4 年，查体发现双侧乳房触之溢乳。该患者首选的检测指标是

A. FSH
B. TSH
C. GH
D. ACTH
E. PRL

18. 患者，女性，28 岁。2 年来闭经、乳房胀，TRH 兴奋试验 PRL 无明显变化，患者最可能诊断为

A. 早孕
B. 甲状腺功能亢进症（简称甲亢）
C. 催乳素瘤
D. 结核
E. 继发性闭经

19. 患者，女性，35 岁。6 年前分娩，分娩后无乳汁分泌，毛发稀疏，患肺炎不发热，出现恶心、呕吐、神志不清、浅昏迷。患者可诊断为

A. 垂体危象
B. 甲状腺危象
C. 肾上腺危象
D. 酸中毒昏迷
E. 神经性厌食症

三 A3/A4 型题

（1～3 题共用题干）

患者，女性，32 岁。未婚，因闭经 6 个月伴自发溢乳 20 天就诊。查体：无特殊发现。实验室检查：血清 PRL＞300μg/L，总三碘甲腺原氨酸（TT_3）1.49nmol/L（正常值 0.89～2.44nmol/L），总甲状腺素（TT_4）98.43nmol/L，游离三碘甲腺原氨酸（FT_3）4.51pmol/L，游离甲状腺素（FT_4）16.24pmol/L，TSH 1.56mU/L，GH 0.578μg/L，睾酮 0.31μg/L。

1. 患者目前最可能诊断为
   A. 妊娠 12 周
   B. 高催乳素血症
   C. 垂体催乳素瘤
   D. 甲减
   E. 多囊卵巢综合征
2. 最重要的确诊依据是
   A. 蝶鞍 X 线片
   B. 鞍区 CT 平扫
   C. 血清 PRL>300μg/L
   D. 乳腺 B 超
   E. 鞍区 MRI 薄层扫描
3. 为了进一步明确定位诊断，首选的检查是
   A. 全垂体功能评价
   B. 性腺功能评价
   C. 血 hCG 检查
   D. 生长激素激发试验
   E. 鞍区 MRI 薄层扫描+动态增强

（4、5 题共用题干）

患者，女性，39 岁。已婚，育有一子，因近年月经周期不规则伴头痛来诊。患者反复出现上腹部饱胀、反酸，常服用多潘立酮等药物治疗。实验室检查：血清 PRL 46.90μg/L，TT_3 1.35nmol/L，TT_4 98.43nmol/L，TSH 2.57mU/L，GH 0.785μg/L。鞍区 MRI：饱满，强化欠均匀。

4. 目前最可能的诊断是
   A. 生长激素缺乏
   B. 高催乳素血症
   C. 颅咽管瘤
   D. 垂体催乳素微腺瘤
   E. 甲减伴垂体病理性增生
5. 首选的处理措施是
   A. 经蝶窦微创手术治疗
   B. γ 刀立体定向外科治疗
   C. 多巴胺受体激动药治疗
   D. 定期随访复查血清 PRL 与鞍区 MRI
   E. 生长激素替代治疗

（6～10 题共用题干）

患者，女性，38 岁。因突发多尿 2 周来诊。明显口渴，多饮，每天饮水 6～7L。既往体健。初步诊断为尿崩症。

6. 以下情况与尿崩症无关的是
   A. 周期性瘫痪
   B. 头痛
   C. 严重脱水
   D. 高钠血症
   E. 乏力

7. 初诊筛查时首选的检查为
   A. 血钠浓度测定
   B. 尿相对密度测定
   C. 血浆渗透压测定
   D. 尿渗透压测定
   E. 血浆 AVP 水平测定

8. 为了鉴别中枢性尿崩症和肾性尿崩症，应选择的检查是
   A. 低钠试验
   B. 水利尿试验
   C. 高钠试验
   D. 禁水-升压素试验
   E. 血、尿渗透压联合测定

9. 该患者经皮下注射抗利尿激素后尿量无明显减小，尿渗透压仍为 200mmol/L。下列判断正确的是
   A. 肾性尿崩症
   B. 腺垂体功能减退
   C. 中枢性尿崩症
   D. 肾上腺皮质功能不全
   E. 部分性尿崩症

10. 假设该患者诊断为肾性尿崩症，应选择的治疗药物是
    A. 氯磺丙脲
    B. 氢氯噻嗪
    C. 去氨加压素（DDAVP）
    D. 卡马西平
    E. 氯丙嗪

（11～14 题共用题干）

患者，男性，28 岁。因高空坠物砸伤头颅昏迷行手术治疗。术后患者清醒，但出现尿量增多，每天达 8000～10 000ml，尿比重 1.002，烦渴，每天饮水约 5000ml。

11. 患者可能存在
    A. 糖尿病
    B. 中枢性尿崩症
    C. 精神性多饮
    D. 急性肾衰竭
    E. 肾性尿崩症

12. 为明确诊断进行的检查为
    A. 口服葡萄糖耐量试验（OGTT）
    B. 禁水-升压素试验

C. 头颅 CT　　D. 肾穿刺

E. 双肾 CT

13. 患者的治疗措施为

A. 胰岛素治疗　　B. 透析治疗

C. DDAVP 肌内注射　　D. 脱水剂治疗

E. 限制每天饮水量<1000ml

14. 若患者 1 个月后症状仍未好转，其头颅损伤的部位可能为

A. 腺垂体　　B. 神经垂体

C. 垂体柄　　D. 下丘脑正中隆突

E. 大脑皮质

（15~18 题共用题干）

患者，女性，16 岁。身高 198cm，面部粗糙，手足肥大，无第二性征发育，垂体发现一腺瘤，向蝶窦内生长。

15. 患者应首先可诊断为

A. 垂体瘤　　B. 巨人症

C. 骨关节炎　　D. 肢端肥大症

E. 青春期发育延迟

16. 患者无第二性征发育是因为

A. 促性腺激素分泌减少或缺乏　　B. GH 使 GnRH 作用减弱

C. GH 使促性腺激素的作用减弱　　D. 甲状腺激素异常

E. 染色体异常

17. 进一步确诊需要进行的检查是

A. PRL 测定　　B. 骨关节 X 线检查

C. 性激素测定　　D. ITT 试验

E. 随机 GH 与葡萄糖负荷后 GH

18. GH 瘤首选的治疗方案是

A. 奥曲肽治疗　　B. γ 刀治疗

C. 经额开颅切除腺瘤　　D. 溴隐亭治疗

E. 经蝶窦显微外科手术切除腺瘤

（19~21 题共用题干）

患者，女性，65 岁，1 年来乏力，记忆力减退，面色苍白。3 天前因急性阑尾炎行手术治疗，术后嗜睡，体温 34℃，血压 60/50mmHg，呼吸 14 次/分，心率 50 次/分，腱反射

减弱。

19. 术后出现上述症状最可能的原因是

A. 术后感染
B. 感染中毒性脑病
C. 黏液性水肿昏迷
D. 麻醉药过量
E. 失血性休克

20. 确诊疾病最有价值的辅助检查是

A. 脑脊液检查
B. 麻醉药血浓度测定
C. 血红蛋白
D. 血细菌培养
E. 血清 T_3、T_4、TSH 测定

21. 抢救该患者的措施不正确的是

A. 限制静脉补液量
B. 静脉注射 T_3或 L-T_4
C. 氢化可的松静脉滴注
D. 纠正休克
E. 体外加热升温

(22~24 题共用题干)

患者，女性，22 岁。因头痛、闭经 6 个月来诊。妇科查体：子宫、双附件、阴道未见异常。实验室检查：尿妊娠试验（-）。垂体 MRI：1.8cm×1.6cm 腺瘤，向鞍上生长。实验室检查：PRL 180μg/L，GH 40μg/L，ACTH<0.1pmol/L。

22. 患者最可能诊断为

A. 催乳素瘤
B. 生长激素瘤
C. 库欣病
D. 继发性肾上腺皮质功能减退症
E. 垂体卒中

23. 首选的治疗方案是

A. 经额开颅切除腺瘤
B. 奥曲肽治疗
C. γ 刀治疗
D. 溴隐亭治疗
E. 经蝶窦显微外科手术切除腺瘤

24. 患病期间患者有口渴、多饮、多尿症状。空腹血糖 8.0mmol/L，空腹胰岛素 31mU/L。该患者诊断应考虑为

A. 2 型糖尿病
B. 葡萄糖耐量减低
C. 应激性糖尿病
D. 1 型糖尿病
E. GH 增高引起的继发性糖尿病

(25~27 题共用题干)

患者，女性，26 岁。已婚，1 年来月经稀发，不孕，就诊时闭经 3 个月。尿妊娠试验

(-)，B 超显示子宫、双侧卵巢均无异常。

25. 在体格检查时对诊断最为重要的检查是

A. 妇科检查
B. 乳头溢液
C. 视野测定
D. 甲状腺触诊
E. 面肌叩击试验

26. 经测定发现催乳素（PRL）3.08mmol/L，在诊断垂体 PRL 微腺瘤之前，必须除外的疾病为

A. 糖尿病
B. 嗜铬细胞瘤
C. 甲亢
D. 垂体功能减退
E. 原发性甲减

27. 蝶鞍 MRI 证实为垂体微腺瘤，应首选的治疗药物为

A. 多巴胺受体阻断药
B. 多巴胺受体激动药
C. 5-羟色胺（5-HT）受体激动药
D. β 受体阻断药
E. H_2受体阻断药

（28、29 题共用题干）

患者，男性，16 岁。因颅咽管瘤行手术治疗，术后出现口渴、饮水较多、尿多症状。经禁水试验后血压下降，不能耐受，尿比重 1.006。

28. 患者可诊断为

A. 术后尿崩症
B. 永久性尿崩症
C. 遗传性尿崩症
D. 完全性尿崩症
E. 三相性尿崩症

29. 患者最佳选用的治疗药物为

A. 垂体后叶素水剂
B. 氢氯噻嗪
C. 卡马西平
D. 氯磺丙脲
E. 去氨加压素

（30~32 题共用题干）

患者，男性，25 岁。半年前出现车祸，头部受伤昏迷。近 3 个月出现多尿、多饮，每天尿量超过 6000ml。

30. 下列检查可能出现异常的是

A. 血糖
B. 尿比重
C. 甲状腺功能
D. 肾功能
E. 肝功能

31. 预计这种异常表现为
A. 空腹血糖高
B. 甲亢
C. 尿比重低于 1.005
D. 血肌酐升高
E. 肝酶升高

32. 对该患者有效的治疗方案为
A. 胰岛素
B. 去氨加压素
C. 保肝治疗
D. 保肾治疗
E. 抗甲状腺治疗

（33~35 题共用题干）

患者，男性，28 岁。1 年前行颅咽管瘤手术，术后出现疲乏无力、食欲缺乏、头晕、性功能减退。3 天前因感冒出现高热，体温 40.2℃，恶心、呕吐，神志不清，血压 80/60mmHg，血糖 2.5mmol/L，未引出病理征。

33. 患者最可能诊断为
A. 颅咽管瘤手术后复发
B. 感染性休克
C. 低血糖休克
D. 垂体危象
E. 脑出血

34. 为明确诊断可进行的检查为
A. 靶腺激素测定
B. 头颅 CT
C. 胸部 X 线
D. 心电图
E. 细菌培养

35. 此时患者应首先进行的治疗是
A. 给予升压药
B. 抗生素治疗
C. 应用抗惊厥药
D. 静脉推注 50%葡萄糖
E. 补充靶激素

（36~38 题共用题干）

患儿，男，14 岁。身高 132cm，体重 24kg，形体均匀矮小，头颅无畸形，智力发育一般。

36. 为了进一步明确诊断应选择的检查方法为
A. 空腹血糖
B. 染色体检查
C. 生长激素测定
D. 尿比重
E. 24 小时尿 17-羟皮质类固醇、17-酮类固醇测定

37. 检查后考虑可能为拉龙侏儒症，下列结果支持此项诊断的是
A. GH 降低，骨龄延迟，ACTH 水平正常

B. GH 降低，骨龄延迟，ACTH 水平稍低
C. GH 升高，骨龄延迟，ACTH 水平正常
D. GH 正常，骨龄延迟，ACTH 水平正常
E. GH 下降，骨龄正常，ACTH 水平增高

38. 若患儿确诊为拉龙侏儒症，应选择的治疗方案为
A. 大剂量生长激素
B. 大剂量生长激素+甲状腺激素
C. 垂体放射治疗
D. 胰岛素样生长因子-1（IGF-1）
E. 小剂量生长激素+甲状腺激素

（39~41 题共用题干）

患者，男性，51 岁。近半年经常头痛，影响工作，流鼻水 2 个月。

39. 对患者进行病史询问时，应特别注意的是
A. 鼻窦炎史
B. 视力、视野改变
C. 甲亢史
D. 颈椎骨质增生病史
E. 高血压史

40. 患者最应进行的检查是
A. 鼻腔分泌物检查
B. 鼻窦 X 线检查
C. 垂体 CT 检查
D. 颈椎 X 线检查
E. 脑血管造影

41. 若检查结果为蝶鞍部位占位性病变，则应进一步检查的项目是
A. 靶腺激素测定
B. 颅内压测定
C. 脑脊液生化检查
D. TRH 兴奋试验
E. 左旋多巴兴奋试验

（42、43 题共用题干）

患者，女性，38 岁。生有一子，有产后大出血昏迷病史，产后月经停止，头晕、乏力 2 年，恶心、呕吐 3 天。体温 35℃，血压 80/40mmHg，血清钾 4.5mmol/L，血清钠 130.4mmol/L，血糖 3.9mmol/L。

42. 经诊断，可首先考虑为
A. 低血糖症
B. 低钠血症
C. 消化道疾病
D. 高钠血症
E. 低血压休克

43. 为明确诊断，首先应进行的检查为
A. 头部 CT
B. 血皮质醇、甲状腺功能检测

C. 心电图（EKG） D. 胸部X线

E. 肾素、血管紧张素Ⅱ、醛固酮测定

（44~46题共用题干）

患者，女性，42岁。10年前分娩后闭经。1周前因不洁饮食出现腹泻，食欲缺乏，精神萎靡，卧床不起。今天上午被家人发现神志不清来诊。查体：血压80/50mmHg，皮肤苍白，毛发稀疏，消瘦，心率90次/分。血糖2.4mmol/L，血清钠128mmol/L。胸部X线检查示左上肺陈旧性结核。

44. 应了解的最重要的既往史是

A. 胃肠道疾病史 B. 糖尿病史

C. 分娩出血史 D. 结核病史

E. 进食异常

45. 低血糖最可能的原因是

A. 长期营养不良 B. 肾上腺结核

C. 慢性胃炎 D. 早期糖尿病

E. 腺垂体功能减退

46. 最有助于诊断的检查是

A. 肝功能检查 B. 胰腺MRI

C. 糖化血红蛋白 D. 垂体激素检查

E. 肾上腺CT

（47、48题共用题干）

患者，女性，18岁。平素喜饮水，近来饮水量明显增加，每日10L左右，多尿。测尿比重1.002，CT检查垂体及蝶鞍区无异常，心电图正常。禁水后尿比重1.003，注射升压素后尿量不减。

47. 患者最可能诊断为

A. 完全性尿崩症 B. 部分性尿崩症

C. 中枢性尿崩症 D. 颅咽管瘤

E. 肾性尿崩症

48. 若上述诊断明确，此患者多尿的原因为

A. AVP-NPⅡ基因突变所致 B. 垂体分泌AVP减少所致

C. 精神因素所致 D. AVP2受体基因突变所致

E. 血钾过低所致

（49~51 题共用题干）

患者，女性，18 岁。原发性闭经、乳房不发育，近 3 年因感到头痛、视力下降、乏力就诊。身高 195cm，血糖 9.3mmoL/L，垂体 CT 示腺瘤增大向鞍上发展。诊断为巨人症，垂体生长激素瘤。

49. 关于患者的情况，下列叙述不正确的是

A. 高血糖对胰岛素反应良好
B. 血清磷升高
C. 血生长激素升高
D. 血清钙正常
E. TRH 兴奋试验可使生长激素升高

50. 最适合患者的治疗方法为

A. 溴隐亭治疗
B. 促性腺激素治疗
C. 放射治疗
D. 手术治疗
E. 降血糖治疗

51. 若进行经额手术治疗，最常见的术后并发症是

A. 脑膜炎
B. 鼻窦炎
C. 尿崩症
D. 低血糖
E. 视力损伤

（52、53 题共用题干）

患者，女性，42 岁。因食欲缺乏、乏力、消瘦、闭经 3 年，恶心、呕吐伴腹泻 1 天就诊。查体：体温 36.6℃，脉搏 120 次/分，血压 70/50mmHg。意识模糊，乳房萎缩，腋毛、阴毛稀少，心、肺、腹均（-）。实验室检查：血糖 2.4mmol/L，血清钠 125mmol/L。

52. 患者最可能的诊断为

A. 恶性肿瘤晚期
B. 严重结核病
C. 中毒性肠炎、感染性休克
D. 黏液性水肿昏迷
E. 腺垂体功能减退症危象

53. 对该患者最重要的治疗措施为

A. 立即使用升压药，继以补充 0.9%氯化钠溶液
B. 立即大量补液，补充高浓度氯化钠溶液
C. 立即补充胶体溶液，静脉输注高糖并大量补液，补充甲状腺激素
D. 立即静脉输注高糖、0.9%氯化钠溶液，大剂量补充肾上腺皮质激素
E. 立即抗感染治疗和大量补液

（54~56 题共用题干）

患者，女性，52 岁。实验室检查：TT_3 3.7nmol/L，TT_4 219nmol/L。甲状腺核素扫描呈

热结节。

54. 患者最可能诊断为
   A. 桥本甲状腺炎
   B. 甲状腺囊肿
   C. 甲状腺瘤伴甲亢
   D. 甲状腺癌
   E. 碘性甲亢

55. 为确诊此结节有无自主分泌功能，应选择的检查项目是
   A. TT_3、TT_4测定
   B. TRH 兴奋试验
   C. 甲状腺自身抗体测定
   D. T_3抑制试验
   E. 甲状腺^{131}I 扫描加 TSH 兴奋试验

56. 若确诊为自主性高功能甲状腺结节，应进行的治疗为
   A. 口服丙硫氧嘧啶（PTU）
   B. 手术切除
   C. 放射性核素^{131}I 治疗
   D. 泼尼松治疗
   E. 普萘洛尔+丙硫氧嘧啶

（57、58 题共用题干）

患者，女性，33 岁。因多饮 1 年，恶心、呕吐伴表情淡漠 10 天来诊。患者有多年原发不孕史，1 年前初孕足月后产一死婴，之后出现多饮，饮水量波动大（每天 3~8 暖瓶），夜间饮水少。否认消瘦，无阴毛、腋毛脱失、体位性头晕或餐前饥饿感。1 个月前在当地医院行禁水试验，诊断为部分性尿崩症，接受鞣酸升压素 0.2ml 肌内注射治疗，3~4 天/次，但症状无明显改善，近 10 天时有恶心、呕吐，伴表情淡漠。血压 96/60mmHg，无其他特殊表现。血糖正常，血清钠 125mmol/L。

57. 该患者发生低钠血症的最可能原因是
   A. 药物致水中毒
   B. 尿崩症
   C. 肾上腺危象
   D. 腺垂体功能减退症
   E. 精神性多饮

58. 患者应采取的治疗措施是
   A. 限水
   B. 输入高张氯化钠溶液
   C. 高张氯化钠溶液+利尿药
   D. 利尿药
   E. 限水+停用鞣酸升压素

（59~62 题共用题干）

患儿，男，11 岁，因身材矮小来诊。父母身高中等。否认家族遗传性疾病史，否认有头颅外伤史及放射治疗史。经诊断为生长激素缺乏性侏儒症（GHD）。

59. 患儿首先应进行的检查是

A. GHD 家族史调查
B. 生长速度曲线
C. ITT 试验
D. 2 项生长激素激发（GHPS）试验
E. 确认是否有矮小与生长速度缓慢，是否低于同地区、同年龄、同性别平均身高 2 个标准差以上

60. 特发性矮小是指
A. 找不到原因的 GHD
B. 比同龄人身高低 1.5 个标准差
C. 先天性营养不良
D. 佝偻病
E. 排除代谢、营养、先天性疾病、内分泌疾病的前提下，身高比同年龄、同性别儿童平均身高小 2 个标准差的状态

61. 确诊单纯性 GHD 需要
A. 生长曲线有生长缓慢
B. IGF-1 水平低
C. 生长激素昼夜分泌节律紊乱
D. 2 项生长激素激发试验 GH 降低
E. 新生儿黄疸时间延长

62. 进行生长激素缺乏性侏儒症治疗时，选用的最佳药物为
A. 溴隐亭
B. 赛庚啶
C. 奥曲肽
D. 生长激素
E. 可的松

（63~65 题共用题干）

患者，男性，42 岁。近 2 年多饮、多尿，尿量 6~12L/d。近 4 天睡眠不好，轻度乏力。查体：血压 110/80mmHg，血清钾 4.1mmol/L，血糖 4.8mmol/L。

63. 为明确诊断应进一步进行的检查为
A. 尿渗透压
B. 视野检查
C. 皮质醇测定
D. 肾动脉血管造影
E. 血清钠测定

64. 此患者最可能诊断为
A. 肾动脉硬化
B. 肾小管疾病
C. 肾性尿崩症
D. 中枢性尿崩症
E. 特发性尿崩症

65. 若上述诊断明确，为明确病因可进行的检查为
A. 骨髓涂片
B. 垂体激素测定
C. 蝶鞍 X 线检查
D. 血浆抗利尿激素（ADH）测定
E. 靶腺激素测定

（66~68题共用题干）

患者，男性，32岁。因多饮、多尿1个月入院。自述每天尿量6~7L。查体：空腹血糖5.1mmol/L，尿糖（-），OGTT正常。怀疑为尿崩症。

66. 下列实验室检查中，最不可能出现的情况为

A. 尿比重>1.020 B. 尿量增多
C. 尿渗透压下降 D. 血浆渗透压增高
E. ADH降低

67. 若进行禁水-升压素试验尿比重达到1.020，应考虑诊断为

A. 精神性多饮 B. 中枢性尿崩症
C. 肾性尿崩症 D. 肾小管性酸中毒
E. 糖尿病

68. 确诊尿崩症后，对进一步明确病因诊断，最没有帮助的检查为

A. 双肾B超检查 B. 鞍区CT检查
C. 视野检查 D. ADH测定
E. PRL测定

（69、70题共用题干）

患者，男性，19岁。因发现乳腺发育3~4年来诊。患者体态偏胖。实验室检查：血清PRL>1000μg/L，睾酮1.23μg/L。鞍区MRI：19mm×12mm×15mm占位。

69. 患者目前最可能诊断为

A. 垂体催乳素微腺瘤 B. 颅咽管瘤
C. 甲减伴垂体病理性增生 D. 垂体催乳素大腺瘤
E. 高催乳素血症

70. 患者首选的治疗措施是

A. 经蝶窦微创手术治疗 B. γ刀立体定向外科治疗
C. 内放射治疗 D. 开颅手术切除肿瘤后放射治疗
E. 多巴胺受体激动药治疗

四 B型题

（1、2题共用备选答案）

A. 催乳素瘤 B. 生长激素瘤
C. 垂体ACTH腺瘤 D. 促甲状腺激素瘤
E. 促性腺激素瘤

1. 肢端肥大症和巨人症属于

2. 库欣（Cushing）病属于

（3~5 题共用备选答案）

A. 氢氯噻嗪　　B. 卡马西平

C. 格列喹酮　　D. 氯磺丙脲

E. 二甲双胍

3. 尿崩症的口服药物中，可引起严重低血糖，也可引起水中毒的药物是
4. 尿崩症的口服药物中，长期服用可引起缺钾、高尿酸血症，应适当补充钾盐的药物是
5. 尿崩症的口服药物中，可引起血粒细胞减少、肝损害、疲乏、眩晕等不良反应的药物是

（6~10 题共用备选答案）

A. 自主神经功能障碍　　B. 高热

C. 摄食障碍　　D. 尿崩症

E. 运动功能减退

6. 下丘脑综合征患者视前区受损，可表现为
7. 下丘脑综合征患者下丘脑前部视前区受损，可表现为
8. 下丘脑综合征患者下丘脑前部受损，可表现为
9. 下丘脑综合征患者视上核、室旁核受损，可表现为
10. 下丘脑综合征患者下丘脑后部受损，可表现为

（11~14 题共用备选答案）

A. 神经垂体　　B. 下丘脑视上核、室旁核

C. 腺垂体　　D. 下丘脑腹内侧核

E. 垂体门静脉系统

11. 产生 AVP 的部位是
12. 产生缩宫素的部位是
13. 储存 AVP 的部位是
14. 储存缩宫素的部位是

（15~17 题共用备选答案）

A. AVP 分泌过多　　B. GH 分泌过多

C. LH 分泌过多　　D. 皮质醇分泌过多

E. 醛固酮分泌过多

15. 引起肢端肥大症的原因是

16. 引起高血压及低钾血症的原因是
17. 引起向心性肥胖的原因是

（18、19 题共用备选答案）

A. 皮质醇
B. 催乳素
C. 促甲状腺激素释放激素
D. 抗利尿激素
E. 肾上腺素

18. 腺垂体分泌的激素是
19. 神经垂体分泌的激素是

五 X 型题

1. 可引起抗利尿激素分泌失调综合征（SIADH）的情况有
A. 小细胞未分化肺癌
B. 呼吸系统疾病
C. 神经系统疾病
D. 遗传性尿崩症
E. 环磷酰胺

2. PIT1 和 PROP1 基因突变可使（　　）分泌细胞发育障碍，导致相应激素分泌障碍
A. 促性腺激素（GnH）
B. 生长激素（GH）
C. 催乳素（PRL）
D. 促甲状腺激素（TSH）
E. 促肾上腺皮质激素（ACTH）

3. 腺垂体功能减退症时最早表现出缺乏的激素是
A. 促性腺激素
B. 生长激素
C. 催乳素
D. 促甲状腺激素
E. 促肾上腺皮质激素

4. 部分性尿崩症是指禁水后
A. 尿量减少
B. 尿比重增加，但多不超过 1.016
C. 最大尿渗透压可超过血浆渗透压
D. 1.0<尿渗透压/血浆渗透压<1.5
E. 最大尿渗透压不超过血浆渗透压

5. 促甲状腺素释放激素分泌失常可引起的疾病有
A. 下丘脑性甲亢
B. 下丘脑性甲减
C. 肢端肥大症
D. 神经源性闭经
E. 营养不良症

6. 催乳素瘤对鞍区占位的临床表现包括
A. 颅内压降低
B. 视力下降
C. 视野缺损
D. 癫痫发作

E. 脑脊液鼻漏

7. 根据病因，中枢性尿崩症可以分为

A. 创伤性尿崩症

B. 继发性尿崩症

C. 三相性尿崩症

D. 遗传性尿崩症

E. 特发性尿崩症

8. 下列可用来治疗巨人症和肢端肥大症的药物有

A. 兰乐肽

B. 卡麦角林

C. 溴隐亭

D. 奥曲肽

E. 米托坦

9. 下丘脑综合征的表现有

A. 两性畸形

B. 肢端肥大症

C. 精神障碍

D. 尿崩症

E. 体温调节异常

10. 可应用于治疗尿崩症的口服药有

A. 卡马西平

B. 氢氯噻嗪

C. 氯磺丙脲

D. 氯贝丁酯

E. 螺内酯

11. 垂体 TSH 瘤与 Graves 病的鉴别要点有

A. 垂体 TSH 瘤患者血 TSH 水平正常或升高；未经治疗的 Graves 病患者血 TSH 水平显著降低，甚至测不出

B. 垂体 TSH 瘤患者血甲状腺自身抗体常为阴性，Graves 病患者多为阳性

C. 垂体 TSH 瘤患者可有头痛、视野缺损等表现，Graves 病患者则无上述表现

D. 垂体 TSH 瘤患者垂体影像学检查多为大腺瘤，Graves 病患者一般无阳性发现

E. 以上均不正确

12. 腺垂体功能减退症 ACTH 缺乏时可出现的异常有

A. 低血压

B. 低血糖

C. 高容量性性低钠血症

D. 低钾血症

E. 皮肤色素减退

13. GH 瘤经额手术的适应证有

A. 肿瘤长入第三脑室伴脑积液及颅内压增高者

B. 肿瘤向鞍外生长至前、中、后窝者

C. 肿瘤出血伴颅内血肿或蛛网膜下腔出血者

D. 前置型视交叉

E. 向鞍上扩展，但不呈哑铃形，未向鞍旁侵袭，影像学提示肿瘤质地松软者

14. 大部分垂体大腺瘤的患者都有一种或多种垂体激素缺乏，最常见的是
A. 促甲状腺素（TSH）
B. 生长激素（GH）
C. 卵泡刺激素（FSH）
D. 黄体生成素（LH）
E. 促肾上腺皮质激素（ACTH）

15. 下列关于巨人症的叙述正确的是
A. 发生于青春期前，因骨骺未融合
B. 若缺乏促性腺激素，性腺不发育，骨骺不闭合，生长激素可持续加速增高
C. 可表现为面部粗糙，手足增厚增大，心、肺等内脏增大
D. 若原有糖尿病可自然缓解
E. 升高的GH水平可为糖负荷所抑制

16. 希恩综合征的临床表现有
A. 围生期大出血
B. 休克、昏迷
C. 产后无乳汁分泌
D. 皮肤色素加深
E. 畏寒、无汗

17. 可引起高催乳素血症和溢乳的药物有
A. 氯丙嗪
B. 组胺
C. 雌激素
D. 甲基多巴
E. 甲氧氯普胺

18. 常用的诊断生长激素缺乏性侏儒症（GHD）的筛选试验有
A. 胰岛素低血糖兴奋试验
B. 可乐定兴奋试验
C. 左旋多巴兴奋试验
D. 运动试验
E. 睡眠试验

19. 关于腺垂体功能减退症的甲状腺激素替代治疗，下列叙述不正确的是
A. 应先补充肾上腺皮质激素后再补充甲状腺素
B. 替代治疗应从小剂量开始
C. 替代治疗应从充足剂量开始
D. 根据甲状腺素（T_4）水平调整剂量
E. TSH可以作为判断甲状腺激素替代是否合适的指标

20. 下丘脑综合征的实验室检查方法有
A. 脑脊液常规及生化检查
B. TRH兴奋试验
C. GnRH兴奋试验
D. 颅骨X线检查
E. 下丘脑、垂体及其靶腺激素检查

21. 巨人症和肢端肥大症的治疗目标有
A. 严格控制生化指标
B. 消除或者缩小肿瘤并防止其复发

C. 防止病变对邻近结构的损毁　　D. 保留垂体功能及重建内分泌平衡
E. 消除或减轻并发症表现，特别是心脑血管、呼吸和代谢方面的并发症表现

22. 下列关于生长激素缺乏性侏儒症的叙述，正确的有
A. 躯体生长迟缓，成年身高一般不超过 130cm
B. 成年后多保持童年体形和外貌，常有营养不良的表现
C. 成年后常有性器官不发育或第二性征缺如
D. 智力多无异常，但常有心理精神方面的障碍
E. X 线摄片可见骨龄幼稚，骨化中心发育迟缓，骨骺久不融合

23. 溴隐亭的作用机制有
A. 属于多巴胺受体激动药　　B. 属于生长抑素类药物
C. 抑制 PRL 分泌和肿瘤的生长　　D. 治疗肢端肥大症和某些 TSH 瘤
E. 抑制 TSH 的分泌

24. 判断生长激素瘤手术达到完全治愈的标准是
A. 术后基础血浆 GH 较正常值增加 2~3 倍
B. 75g OGTT 及 GH 抑制试验各多次测定 GH，多次 GH<1μg/L
C. 年龄校正后的 IGF-1 在正常范围
D. 随机 GH<1μg/L
E. 没有接受药物治疗的患者葡萄糖 GH 抑制试验示 GH<0. 4μg/L

25. 生长激素的生理作用包括
A. 血糖的外周利用减少　　B. 脂肪动员增加
C. 儿童的生长速度减慢　　D. 骨密度增加
E. 唾液酸浓度减少

26. 能为催乳素瘤病变部位提供有价值的定位诊断依据的是
A. 免疫组化　　B. 腺垂体的评价
C. 甲氧氯普胺试验　　D. 神经垂体功能的评价
E. 促甲状腺激素释放激素（TRH）兴奋试验

27. 关于尿崩症的预后，下列叙述正确的有
A. 感染引起的一过性尿崩症可完全恢复
B. 轻度颅脑损伤引起的一过性尿崩症可完全恢复
C. 颅内肿瘤所致继发性尿崩症可基本恢复
D. 全身疾病所致继发性尿崩症预后不良
E. 特发性尿崩症在足够水分供应及抗利尿治疗下，可以基本维持正常生活

28. 关于抗利尿激素分泌失调综合征的叙述，下列正确的是
A. 症状与体征取决于血清钠降低的程度与速度

B. 药物过量是医院获得性低钠血症的重要原因

C. 对于多饮待查的个体，在行禁水-升压素试验之前必须充分主动限水

D. 当血清低于130mmol/L，如尿钠>30mmol/L，提示尿钠排出正常

E. SIADH可作为寻找隐匿性恶性肿瘤的起点，也可作为初步判断肿瘤是否复发的参考指标

29. 下列关于垂体催乳素瘤的叙述，正确的是

A. 男女均可发病，女性多见
B. 一般血清PRL>200μg/L
C. 多为微腺瘤
D. 妊娠可促进催乳素瘤生长
E. 可压迫第Ⅲ对脑神经而引起面部感觉异常

30. 肺部感染引起SIADH是由于

A. 感染的肺组织合成释放素ADH样物质
B. 肺部感染后可影响神经垂体使ADH增多
C. 肺部感染后肺组织自身合成释放ADH
D. 肺部感染可刺激ADH释放
E. 肺部感染引起脑膜炎，影响下丘脑分泌ADH失常

31. GH瘤经蝶窦手术的适应证有

A. 微腺瘤
B. 肿瘤向蝶窦内生长者
C. 伴脑脊液漏者
D. 肿瘤向鞍上生长呈哑铃形
E. 肿瘤卒中不伴颅内血肿或蛛网膜下腔出血者

32. 下列有关巨人症和肢端肥大症的叙述，正确的是

A. 发生于青春期前，因骨骺未融合可表现为巨人症
B. 发生于青春期后，骨骺已融合则表现为肢端肥大症
C. 皮肤改变以头面部最明显，颜面皮肤及软组织增厚
D. IGF-1在疾病活动期间降低，成功治疗后恢复至正常
E. 发生在骨骺融合前后的患者可表现为巨人症，兼有肢端肥大症的外貌，称为肢端肥大性巨人症

33. 尿崩症的临床特点包括

A. 多尿
B. 烦渴
C. 尿比重低
D. 多食
E. 尿渗透压低

34. 抗利尿激素（ADH）的主要作用是使水分回吸收增加，尿浓缩为高渗液，从而调节体内

A. 水总量
B. 有效血容量
C. 渗透压
D. 血压及各种电解质浓度
E. 血糖水平

35. 关于低促性腺素性功能减退症的人绒毛膜促性腺激素兴奋试验，下列叙述正确的有

A. 采用 hCG 作为试验药物
B. 采用 hMG 作为试验药物
C. 取血测定睾酮水平
D. 反映睾丸间质细胞储备功能
E. 取血测定 LH、FSH 水平

36. 下列关于尿崩症的叙述，正确的是
A. 主要表现烦渴、多饮、多食
B. 夜尿较多，每天尿量变化较大
C. 急性起病，有明确的起病日期
D. 有足够的水供应时，健康一般不受影响
E. 男性多于女性，以老年人多见

37. 下列关于尿崩症的说法，正确的有
A. 尿崩症可发生于任何年龄，但以青年人多见
B. 尿崩症的发病无明显性别差异，男女之比约为 1∶1
C. 禁水-升压素试验可用来鉴别中枢性尿崩症和肾性尿崩症
D. 禁水-升压素试验可用来鉴别完全性尿崩症和部分性尿崩症
E. 当尿崩症合并腺垂体功能不全时，尿崩症症状反而会减轻，糖皮质激素替代治疗后症状再现或加重

38. 关于生长激素缺乏性侏儒症，下列叙述正确的是
A. 17 岁以前血清 IGF-1<0.45U/L，应高度怀疑生长激素缺乏性侏儒症
B. 血清 IGF-1 明显较低而生长激素正常时，也可出现生长激素缺乏性侏儒症
C. 17 岁以前血清 IGF-1<0.15U/L，应高度怀疑生长激素缺乏性侏儒症
D. 1~8 岁儿童血清 IGF-1<0.15U/L，应高度怀疑生长激素缺乏性侏儒症
E. 9~17 岁青少年血清 IGF-1<0.15U/L，应高度怀疑生长激素缺乏性侏儒症

39. 肢端肥大症的活动期指标有
A. 头痛、多汗症状明显
B. 进行性视野缺损
C. 血磷降低
D. 基础 GH 水平明显升高
E. IGF-1 升高

40. 关于垂体瘤的手术治疗，下列叙述正确的是
A. 当垂体瘤向鞍上、鞍下生长时，均可用经额手术
B. 当垂体瘤向鞍上生长引起视神经受压时，可经额手术
C. 当垂体瘤向鞍上生长压迫视神经交叉时，可经蝶窦显微外科手术
D. 当垂体瘤向鞍下生长至蝶窦内者，可经额手术
E. 当垂体瘤向鞍下生长至蝶窦内者，可经蝶窦显微外科手术

41. 临床诊断 SIADH 的必备条件有
A. 血清钠降低，常低于 130mmol/L
B. 尿钠（反常性）升高，常超过 30mmol/L
C. 血浆渗透压低，常低于 270mOsm/(kg · H_2O)

D. 尿渗透压高于100mOsm/(kg · H_2O)（水负荷时），甚至大于血浆渗透压

E. 扩容治疗不能纠正血浆低渗透压，但限水后血浆渗透压改善

42. 垂体催乳素瘤的治疗目标为

A. 抑制和纠正催乳素瘤过多的PRL分泌

B. 消除或减轻瘤体对鞍区的占位效应

C. 防止肿瘤对邻近结构的损毁

D. 尽可能多地保留垂体功能

E. 如出现垂体功能减退应及时和恰当地应用药物治疗

43. 可用于诊断生长激素缺乏性侏儒症的试验有

A. 可乐定兴奋实验

B. 左旋多巴兴奋试验

C. GH兴奋筛选试验

D. 胰岛素低血糖兴奋试验

E. 禁水-升压素实验

44. 关于腺垂体功能减退症，下列说法正确的是

A. 腺垂体功能减退主要表现为多种激素同时缺乏

B. 腺垂体功能减退主要表现为单个激素的缺乏

C. 由下丘脑病变引起的是继发的

D. 由垂体病变引起的是原发的

E. 主要表现为一种或多种腺垂体激素分泌不足

45. 垂体危象常见的临床表现有

A. 恶心、呕吐等消化系统症状

B. 低血压、循环衰竭等循环系统症状

C. 尿频、多尿等泌尿系统症状

D. 咳嗽、呼吸困难、胸痛等呼吸系统症状

E. 高热、头痛、昏迷、惊厥等精神神经症状

46. 关于腺垂体功能减退症，下列叙述错误的有

A. 腺垂体功能减退症时，血皮质醇浓度降低，分泌节律可能正常

B. 腺垂体功能减退症时，血清TT_3、FT_3均降低，而TT_4、FT_4可正常或降低

C. 腺垂体功能减退症致肾上腺功能减退，除可出现疲乏无力、食欲缺乏、恶心、呕吐的症状外，还可出现皮肤色素沉着

D. 腺垂体功能减退症采用相应靶腺激素替代治疗能取得满意效果，但须长期乃至终身服用

E. 进行ACTH兴奋试验可以明确诊断

47. 下列疾病可引起多尿的有

A. 中枢性尿崩症

B. 肾性尿崩症

C. 糖尿病

D. 甲旁亢

E. 急性肾衰竭持续期

六 案例分析题

(1~3 题共用题干)

患者，女性，36 岁。7 年前分娩时失血过多伴晕厥，产后无乳汁，闭经 3~4 年伴畏寒、乏力，体位性头晕，餐前经常手抖、心悸并有饥饿感。查体：消瘦、声音嘶哑、毛发稀疏、双乳房萎缩，血压 80/50mmHg。血糖 3.5mmol/L，血皮质醇、雌二醇均低。

1. 患者最可能的临床诊断是
   A. 原发性慢性肾上腺皮质功能减退症（又称艾迪生病）
   B. 卵巢功能早衰
   C. 黏液性水肿
   D. 希恩综合征
   E. 原发性性腺功能减退
2. 当进一步鉴别原发或继发性内分泌功能减退时，对该患者适宜的试验有
   A. TSH 兴奋试验
   B. TRH 兴奋试验
   C. LHRH 兴奋试验
   D. CRH 兴奋试验
   E. 胰岛素负荷试验
3. 为纠正患者腺体功能减退，应采取的最为理想的治疗方法是
   A. 靶腺激素替代
   B. 用促激素刺激靶腺
   C. 应用促激素释放激素
   D. 抑制靶腺激素的拮抗激素
   E. 补充靶腺激素所调节的物质

(4~7 题共用题干)

患者，男性，15 岁。自幼身材矮小，近 4 年身高增长低于 5cm，学习成绩好。查体：身高 98cm，童音童貌，外生殖器未发育，睾丸小，骨年龄 9~10 岁。染色体正常，生长激素基础值 1.11μg/L（正常 0~5μg/L），胰岛素低血糖兴奋试验各时间点值均小于 5μg/L。

4. 以下检查中，患儿最可能出现的异常是
   A. 葡萄糖耐量试验
   B. 视力、视野检查
   C. 血清 GH 测定
   D. 胰岛素低血糖兴奋试验
   E. 生长抑素测定
5. 出现这种异常最可能的疾病是
   A. 生长激素缺乏性侏儒症
   B. 青春期发育延迟
   C. 性腺发育障碍
   D. 甲减
   E. 21α-羟化酶缺乏症
6. 引起本病的原因有

A. 遗传性 GH 或 GHRH 基因缺失　B. 面中线发育不全
C. 伴先天性 GHD 复杂综合征　D. GH 无活性综合征
E. 下丘脑垂体区肿瘤

7. 常用的诊断本病的药理性刺激试验有
A. 胰岛素低血糖兴奋试验　B. 可乐定兴奋试验
C. 左旋多巴兴奋试验　D. 运动试验
E. 睡眠试验

（8~11 题共用题干）

患者，女性，32 岁。结婚 3 年未孕，因反复出现月经周期不规则伴头痛 3 年来诊。实验室检查：血清 PRL 257.30μg/L，TT_3 0.97nmol/L，TT_4 98.13nmol/L，TSH 2.57mU/L，GH 0.035μg/L。鞍区 MRI：鞍内5mm×6mm×3mm 延迟强化影。

8. 该患者最可能的诊断是
A. 高催乳素血症　B. 垂体催乳素微腺瘤
C. 多囊卵巢综合征　D. 颅咽管瘤
E. 生长激素缺乏　F. 甲减伴垂体病理性增生

9. 下列处理措施正确的有
A. 经蝶窦微创手术治疗
B. γ 刀立体定向外科治疗
C. 多巴胺受体激动药溴隐亭治疗
D. 定期随访复查血清 PRL 与鞍区 MRI
E. 生长激素替代治疗
F. 血清催乳素水平正常后继续服有效治疗剂量 3~6 个月

10. 对于该患者，下列叙述正确的是
A. 每月性腺功能评价 1 次
B. 每年双侧卵巢与乳腺 B 超 3~5 次
C. 每年须复查鞍区 MRI 检查 1~2 次
D. 每 2~3 个月复查垂体激素与靶腺激素
E. 考虑生育，如果多巴胺受体激动药不耐受可选择经蝶窦手术治疗
F. 如果发现 hCG 强阳性，考虑生育，应立即停服溴隐亭，可继续妊娠

11. 若该患者妊娠，下列措施正确的有
A. 每 2~3 个月眼科视野检查与脑神经功能评价 1 次
B. 女性患者催乳素瘤妊娠后可常规复查 CT 与 MRI
C. 每 2~3 个月复查垂体激素与靶腺激素

D. 因已服多巴胺受体激动药治疗，须人工流产终止妊娠

E. 妊娠后眼科视野检查出现轻微颞侧偏盲，定期随访

F. 妊娠后眼科视野检查出现颞侧偏盲较妊娠前明显加重，并伴有头痛，可考虑溴隐亭治疗或经蝶鞍手术减压

（12~15 题共用题干）

患者，男性，17 岁。因无青春期发育来诊。查体：身高 175cm，臂展超过身长，皮肤无色素沉着，无胡须和喉结，无乳腺发育，无腋毛，阴毛少许，睾丸容量约 4ml。睾丸质软，阴茎长约 4cm。

12. 患者最可能的诊断为

A. 心肌炎

B. 克兰费尔特（Klinefelter）综合征

C. 特纳（Turner）综合征

D. 先天性肾上腺皮质增生

E. 低促性腺素性功能减退症

13. 本病确诊的检查依据是

A. 垂体 MRI

B. hCG 兴奋试验

C. GnRH 兴奋试验

D. 外周性激素和促性腺激素测定

E. 左手 X 线正位片评价骨龄

14. 本病的治疗措施包括

A. 促性腺激素治疗

B. 外周性激素治疗

C. GnRH 脉冲治疗

D. 心理咨询

E. 肺功能检查

15. 如患者有生育要求，不宜长期应用的药物是

A. hCG

B. 人绝经期促性腺激素（hMG）

C. FSH

D. GnRH

E. 十一酸睾酮

（16~18 题共用题干）

患者，男性，61 岁。平素体质正常，近 2 个月饮水后常出现恶心、呕吐、乏力、嗜睡、无精打采，尿量一般，无水肿，血压 130/80mmHg，心率 82 次/分，心电图正常。

16. 患者最可能诊断为

A. 功能性消化不良

B. 颅内肿瘤

C. 慢性胃炎

D. 烟酸缺乏症

E. 抗利尿激素分泌失调综合征

17. 为明确诊断应进一步进行的检查为

A. 血糖

B. 钡餐造影

C. 头颅CT　　D. 血浆ADH及血清钠

E. 肾功能检查

18. 若诊断正确，对症治疗时首选的治疗措施为

A. 静脉滴注3%氯化钾　　B. 静脉滴注甘露醇

C. 给予地美环素　　D. 限制饮水

E. 抗胃酸治疗

（19~21题共用题干）

患者，男性，44岁。头痛3年，近几天视力减退，伴视野缺损，主要为颞侧偏盲，经强化CT检查诊断为垂体大腺瘤。

19. 为进一步诊治，应做的实验室检查有

A. 测GH　　B. 测PRL

C. 测TSH　　D. 测FSH/LH

E. 测血糖

20. 如检查PRL正常，应首选的治疗措施为

A. 手术治疗　　B. 放射治疗

C. 口服溴隐亭　　D. 化学治疗

E. 激素替代治疗

21. 关于患者的手术治疗，下列叙述正确的有

A. 所有垂体大腺瘤和功能性肿瘤，均宜手术治疗

B. 手术治愈率低

C. 鞍内肿瘤一般均采取经蝶窦显微外科手术切除

D. 大腺瘤手术后易发生尿崩症

E. 大腺瘤已向鞍上和鞍旁扩展者，要开颅经额切除肿瘤

（22~24题共用题干）

患者，女性，32岁。已婚4年，因闭经3年伴溢乳，头痛与视力下降2周来诊。其在院外反复就诊于妇产科与中医科门诊治疗不孕症。查体：无特殊发现。

22. 为明确诊断应立即进行的检查项目有

A. 血清PRL水平　　B. 乳腺B超

C. 垂体-甲状腺轴功能检测　　D. 垂体-性腺轴功能检测

E. 鞍区MRI薄层扫描+动态增强扫描　　F. 垂体-肾上腺轴功能检测

23. 欲明确诊断，尚需要进行鉴别的疾病有

A. 异位妊娠　　B. 颅咽管瘤

C. 病理性原因导致的闭经与溢乳
D. 特发性高催乳素血症
E. 药物原因导致的闭经与溢乳
F. 妇产科疾病导致的不孕症

24. 目前应主要考虑的疾病有
A. 妊娠 2 周
B. 高催乳素血症
C. 甲减
D. 垂体催乳素瘤
E. 多囊卵巢综合征
F. 视神经萎缩

（25~28 题共用题干）

患者，男性，43 岁。因视力下降伴头痛 4 年加重 1 周来诊。近 4 年常头痛、全身乏力、食欲缺乏，逐渐出现阳痿症状。实验室检查：血清 PRL>300μg/L，TT_3 0.35nmol/L，TT_4 38.43nmol/L，TSH 0.173mU/L，GH 0.123μg/L。血浆皮质醇昼夜节律：<10μg/L（上午 8 时），<10μg/L（下午 4 时），<10μg/L（午夜 0 时）。睾酮 0.83μg/L。精液常规：精子质量下降，其中精子 A 级 0，B 级 0，C 级 25%，D 级 75%。鞍区 MRI：42mm×29mm×31mm 占位，向上压迫视交叉并突入第三脑室，包裹右侧海绵窦 2/3 以上。

25. 患者目前最可能诊断为
A. 生长激素缺乏
B. 垂体催乳素侵袭性巨大腺瘤
C. 颅咽管瘤
D. 甲减伴垂体病理性增生
E. 高催乳素血症
F. 勃起功能障碍

26. 首选处理措施是
A. 经蝶窦微创手术治疗
B. γ 刀立体定向外科治疗
C. 多巴胺受体激动药溴隐亭治疗
D. 定期随访复查血清 PRL 与鞍区 MRI
E. 生长激素替代治疗
F. 糖皮质激素与甲状腺素替代治疗

27. 还需要进一步检查的项目是
A. 鞍区 MRI 薄层扫描+动态增强扫描
B. 双侧睾丸、前列腺 B 超
C. 性腺功能评价
D. 每 2 个月复查垂体与靶腺功能
E. 眼科视野检查与脑神经功能评价
F. 每 3~6 个月复查鞍区 MRI

28. 若上述处理措施效果差，进一步综合治疗可选择
A. 经蝶窦微创手术治疗
B. γ 刀立体定向外科治疗
C. 开颅手术治疗
D. 糖皮质激素与甲状腺素替代治疗
E. 生长激素替代治疗
F. 多巴胺受体激动药卡麦角林治疗

（29~31 题共用题干）

患者，男性，18 岁。因青春期发育延迟来诊。既往有嗅觉障碍。查体：身高 168cm，臂展超过身长，皮肤无色素沉着，无胡须和喉结，无乳腺发育，无腋毛，阴毛少许，睾丸容

量约3ml，睾丸质软，阴茎长约4cm。B超：左肾缺如。

29. 为明确诊断应进行的检查项目包括

A. 外周性激素测定
B. 垂体MRI
C. 促性腺激素测定
D. 染色体核型
E. 血生化
F. 动脉血气分析

30. 患者LH水平显著低于正常，如为诊断和治疗提供依据，应考虑进行的检查有

A. 超声心动图
B. hCG兴奋试验
C. GnRH兴奋试验
D. 其他垂体激素测定
E. 精液常规
F. 心脏MRI

31. 目前应主要考虑的疾病有

A. 低促性腺素性功能减退症
B. 先天性肾上腺皮质增生症
C. 卡尔曼（Kallmann）综合征
D. 左肾缺如
E. 特纳（Turner）综合征
F. 克兰费尔特（Klinefelter）综合征

（32~34题共用题干）

患者，男性，41岁。1年前因视物模糊急诊。检查发现颅咽管瘤，立即行颅咽管瘤手术治疗。术后2个月肿瘤复发，再次入院行γ刀治疗。此次治疗后一直乏力、食欲缺乏、恶心，并经常发热，但没有明确感染病灶。2天前第3次入院，检查发现：垂体ACTH、皮质醇、生长激素、甲状腺素及睾酮水平下降，胰岛素耐量试验生长激素峰值<1.59nmol/L。

32. 在垂体前叶激素替代治疗的前提下，用重组人生长激素治疗可能会出现的不良反应有

A. 促进肿瘤再次复发
B. 发生继发性糖尿病
C. 负重关节肿痛
D. 乳房增大
E. 高颅压
F. 低血糖

33. 对该患者进行激素替代治疗应最先选用的药物为

A. ACTH
B. 皮质醇
C. 甲状腺素
D. 雄激素
E. 生长激素+IGF-1
F. 钙剂+维生素D

34. 若该患者用重组人生长激素治疗，监测治疗效果的指标为

A. 骨密度
B. 肌力
C. 上午8时血清生长激素
D. 空腹胰岛素
E. IGF-1和胰岛素样生长因子结合蛋白3（IGFBP-3）
F. 血清瘦素

（35~38 题共用题干）

患者，女性，38 岁。2 个月前精神受刺激，晚上睡眠差，常口渴难忍，夜间也大量饮水，每天饮水 4~5 壶，喜饮凉水，尿量明显增加，平均每小时排尿 1 次，夜间也须排尿 5 次以上，全天尿量达 9L。患者自发病以来精神差、烦躁、消瘦，近 2 周出现头痛。

35. 患者最可能诊断为

A. 精神分裂症
B. 尿崩症
C. 神经症
D. 糖尿病
E. 甲亢

36. 为明确病因，需要进一步进行的检查是

A. 头颅 CT 或 MRI
B. 促甲状腺激素受体抗体（TRAb）
C. 癌胚抗原（CEA）
D. 谷氨酸脱羟酶抗体（GAD-Ab）
E. 上消化道造影

37. 患者入院后第 2 天因受凉发热，头痛加重，饮水量少，神志不清。血压 90/60mmHg，口唇干燥，皮肤弹性差；未见颈抵抗及视盘水肿。此时应首先考虑为

A. 严重脱水、高钠血症
B. 卒中
C. 中毒性休克
D. 颅内压增高
E. 糖尿病急性代谢并发症

38. 此时患者最合理的治疗措施为

A. 胰岛素
B. 限制钠盐
C. 限制饮水
D. 精氨酸升压素每天 400μg
E. 最小有效剂量的精氨酸升压素

（39~41 题共用题干）

患者，女性，42 岁，已婚。因视力下降 1 周伴剧烈头痛、恶心、呕吐 1 小时入院。否认生育史。5 年前鞍区 MRI 扫描示鞍内 39mm×15mm×11mm 占位。既往不规律间断服溴隐亭治疗约 6 个月，已超过 2 年未到医院复查与治疗。

39. 患者目前的诊断可能为

A. 垂体瘤卒中
B. 颅内压增高
C. 急性胆囊炎
D. 脑膜炎
E. 急性胰腺炎
F. 腺垂体功能减退伴垂体危象

40. 此时进一步进行的处理措施是

A. 立即静脉滴注 5%葡萄糖氯化钠溶液 500ml+地塞米松 10mg
B. 静脉滴注 5%葡萄糖氯化钠溶液 200ml+氢化可的松 100mg
C. 急诊鞍区 MRI 薄层扫描+动态增强扫描

D. 急诊检测全垂体激素+靶腺激素

E. 急诊检测血常规、电解质、肝功能、肾功能

F. 视野检测与神经功能检查

41. 结合该病例，下列叙述正确的是

A. 每年须复查鞍区 MRI 1~2 次

B. 每 2~3 个月复查垂体激素与靶腺激素

C. 每 1 个月进行 1 次性腺功能评价

D. 首选多巴胺受体激动药治疗

E. 每年眼科视野检查与脑神经功能评价 1 次

F. 病情稳定后可选择经蝶鞍手术治疗

（42~44 题共用题干）

患者，男性，26 岁。因头痛、发热、恶心、呕吐 3 天来诊。查体：体温 38.2℃，脉搏 100 次/分，血压 84/60mmHg，热病容，眼窝略凹陷，颈强（±），心、肺、腹部检查无特殊发现。实验室检查：白细胞计数（WBC）1.3×10^9/L，中性粒细胞占比 0.73，血清钠 123mmol/L，血清氯 87mmol/L，血尿素氮（BUN）13mmol/L，血肌酐（Scr）123μmol/L，尿钠 87mmol/L，24 小时尿量 700ml。入院第 3 天经腰椎穿刺脑脊液（CSF）检查证实为流行性脑脊髓膜炎。

42. 可能与患者低钠血症有关的因素（或异常）有

A. 低张性脱水

B. 脑性耗盐综合征

C. 低血容量性低钠血症

D. 氯化钠摄入不足

E. 经胃肠丢失氯化钠过多

F. 血浆 AVP 减少

43. 不支持患者合并 SIADH 的是

A. 低钠血症

B. 尿钠浓度相对高

C. 血 BUN、Scr 高

D. 输入等张氯化钠溶液后血钠不升高

E. 低血容量，低血压

F. 输入等张氯化钠溶液后血钠明显升高

44. 以下处理措施不正确的是

A. 限水

B. 静脉补充氯化钠溶液

C. 抗生素

D. 利尿药

E. 血管紧张素Ⅱ受体阻断药

F. 盐皮质激素

（45~47 题共用题干）

患者，男性，15 岁。身高 154cm，近 2 年身高每年增长 3cm。体形微胖，体重 58kg。母亲偏矮。出生时否认有难产史。否认有外伤史。

45. 对诊断与鉴别诊断最有价值的检查是

A. 血生化、血常规测定
B. IGF-1
C. ITT
D. 骨龄评价
E. 垂体 MRI
F. 免疫功能测定

46. 患者 ITT 阳性，下列措施中正确的是

A. 立即用重组人生长激素治疗
B. 观察一段时间再决定是否用生长激素治疗
C. 立即给予钙剂+维生素 D
D. 染色体检查进一步确定 GHD 原因
E. 选择精氨酸升压素兴奋试验进一步确诊 GHD
F. 如果确诊合并其他垂体激素缺乏，可以立即用重组人生长激素和相关垂体激素替代治疗

47. 患者的治疗目标有

A. 获得标准的体重
B. 提高生活质量
C. 取得较高的终身高
D. 预防骨质疏松
E. 预防低血糖发作
F. 预防糖尿病发生

（48～51 题共用题干）

患者，男性，51 岁。因咳嗽、痰中带血丝伴消瘦 3 个月来诊。患者吸烟 20 余年。查体：血压 110/80mmHg，身高 172cm，体重 51kg，消瘦，精神不振、反应迟钝，颈部、心、肺及腹部检查正常。实验室检查：空腹血糖（FBG）5. 5mmol/L，血清钠 117mmol/L，血清氯 83mmol/L，血清钾 3. 4mmol/L，BUN 4. 1mmol/L，Scr 75μmol/L。胸部 X 线片：左肺中部中间带有一约 3cm×2cm 实性占位，边界不整。

48. 为初步诊断，应进行的检查包括

A. 痰找癌细胞
B. 甲状腺功能检测
C. 胸部 CT 和/或 MRI
D. 血气分析
E. 24 小时尿离子排出量
F. 肾上腺功能检测

49. 若患者尿钠 67mmol/L，痰检 3 次，2 次报告为小细胞未分化癌。为明确诊断，安全可行的检查是

A. 水负荷试验
B. 测定血浆 AVP
C. 水负荷试验测血浆 AVP
D. 水负荷试验测尿钠浓度
E. 纤维支气管镜活检
F. 检测尿渗透压

50. 入院第 2 周接受化疗和肠外营养等治疗，数天后患者出现意识错乱，急查血清钠为 107mmol/L。实际加重患者低钠血症的因素是

A. 环磷酰胺（CTX）
B. 长春新碱
C. 进食差
D. 阿糖胞苷
E. 脂肪乳
F. 输入高糖

51. 应对患者尽快作出的处理是
A. 限水
B. 血管紧张素Ⅱ受体阻断药
C. 加用袢利尿药
D. 输入高张（3%~5%）氯化钠溶液
E. 停用造成或加重低钠血症的药物
F. 密切关注钾的丢失

（52~59 题共用题干）

患者，女性。1 周前因跌倒后出现头痛，行头颅 CT 检查示垂体有一微腺瘤，3 天后头痛自行缓解。现为进一步检查而来诊。

52. 垂体微腺瘤的最常见性质是
A. 生长激素瘤
B. 催乳素瘤
C. 促肾上腺激素瘤
D. 促性腺激素瘤
E. 促甲状腺激素瘤
F. 嗜铬细胞瘤

53. 目前需要立即采取的措施是
A. 增强头颅 CT
B. 测甲状腺激素水平
C. 测黄体生成素水平
D. 测肾上腺皮质功能
E. 测血常规
F. 测血清催乳素

54. 病史询问发现患者 3 个月未来月经，乳头偶可见乳汁，无头痛、呕吐、视力下降。查体：血压 120/80mmHg，视野未见缺损，乳头可见可疑乳汁，第二性征明显，妇科体检未见异常。考虑患者可能性最大的疾病是
A. TSH 瘤
B. ACTH 瘤
C. GH 瘤
D. PRL 瘤
E. 无功能腺瘤
F. 多激素腺瘤

55. 对于该患者，应首先考虑治疗方案是
A. 药物
B. 手术
C. 放射治疗
D. 药物加手术
E. 药物加放射治疗
F. 手术加放射治疗

56. 下列可以用于治疗该患者疾病的药物是
A. 米托坦
B. 甲吡酮
C. 氨鲁米特
D. 溴隐亭
E. 奥曲肽
F. 甲巯咪唑

57. 如果患者服用药物后月经恢复并且规则，突然又停经 1 周，应该最先考虑的情况为

A. 妊娠　　B. 药物用量不足
C. 药物用量过大　　D. 药物失效
E. 肿瘤发展　　F. 并发妇科肿瘤

58. 如果患者突然出现视力急剧下降、眼外肌麻痹、昏迷，应首先考虑的情况为
A. 脑梗死　　B. 垂体瘤内出血
C. 脑动静脉畸形破裂　　D. 药物用量过大
E. 药物用量不足　　F. 药物突然减量

59. 下列对于药物治疗的叙述，正确的是
A. 药物治疗疗效优于手术治疗　　B. 手术治疗疗效优于药物治疗
C. 药物一般需要长期服用　　D. 使用药物后肿瘤可以缩小
E. 药物一般可以在症状改善后停用　　F. 使用药物后肿瘤会增大

（60~62 题共用题干）

患儿，男，13 岁。因身材矮小来诊。查体：身高 136cm，体重 52kg，智力一般，甲状腺Ⅰ度肿大；心率 76 次/分，律齐；阴茎、睾丸幼年型，无阴毛、腋毛和胡须；双下肢轻度水肿。

60. 为明确诊断，首先应进行的检查项目包括
A. 生长激素
B. 甲状腺激素
C. 性激素
D. 血常规
E. 垂体 MRI
F. 血生化（肝、肾功能，血糖，血脂，蛋白等）

61. 需要考虑的诊断有
A. 垂体性侏儒　　B. 青春期发育延迟
C. 原发性甲减　　D. 慢性肾小球肾炎
E. 营养不良　　F. 先天性肾上腺增生

62. 为明确诊断应考虑的检查是
A. 甲状腺激素测定　　B. 甲状腺自身抗体测定
C. 心脏多源 CT　　D. 染色体核型
E. 生长激素激发试验　　F. 促肾上腺皮质激素测定

（63~66 题共用题干）

患者，男性，25 岁。因甲状腺弥漫性肿大、心悸、气促、怕热、多汗、多食、便次多、

手颤9年来诊。在县级医院诊断为甲状腺功能亢进症，给予抗甲状腺药物（ATD）甲巯咪唑（30mg/d）及中药治疗1年多，甲状腺未见缩小，当地检测血 T_3、T_4、促甲状腺激素（TSH）多次高于正常，甲亢症状缓解不明显。现因 ATD 治疗效果不满意来院要求给予 ^{131}I 治疗。

63. 对该患者查体，应注意的项目有

A. 眼征
B. 甲状腺肿大程度、质地等
C. 心率
D. 双手细颤
E. 血压
F. 有无胫前黏液性水肿

64. 查体：甲状腺Ⅲ度弥漫性肿大，质地中等硬度、表面光滑，无压痛和触痛、杂音及震颤；心率92次/分，律齐；双手细颤，无突眼，各眼征阴性，无胫前黏液性水肿及皮损。为明确诊断患者应立即进行的检查项目有

A. FT_3、FT_4
B. TSH
C. 抗甲状腺过氧化物酶自身抗体（TPOAb）、促甲状腺激素受体刺激性抗体（TSAb）
D. 甲状腺超声
E. 甲状腺核素显像
F. 24小时甲状腺碘摄取率

65. 考虑到患者病史长，甲亢症状较轻，虽甲状腺激素水平长期增高，但 TSH 始终正常或持续明显增高，怀疑有选择性垂体对甲状腺激素抵抗综合征（PRTH）可能。此时行诊断性试验的药物为

A. 左甲状腺素（L-T_3）
B. 溴隐亭
C. 生长抑素
D. 地塞米松
E. 左甲状腺素
F. 基因药物

66. 1周后检测：TT_3 5.9nmol/L，TT_4 11.18nmol/L，FT_3 16.1pmol/L，FT_4 20pmol/L，TSH 2.1mU/L，TT_4、FT_4和 TSH 均降至正常范围，TT_3、FT_3较高。停用 L-T_3后2周又出现 T_3、T_4和 TSH 水平增高。患者血 FT_3、FT_4及 TSH 增高，甲状腺弥漫性肿大，甲状腺功能亢进较轻，无突眼及胫前黏液水肿，TPOAb、TSAb 及 ^{131}I 摄取率均正常。抗甲状腺功能亢进药物治疗无效，溴隐亭治疗后血 TSH 及 T_3、T_3均恢复正常。与选择性垂体甲状腺激素抵抗综合征（PRTH）临床表现、相关检测及治疗结果相符。临床最后诊断为 PRTH。此时应予以的治疗是

A. ^{131}I 治疗
B. 地塞米松
C. L-T_3
D. 溴隐亭（2.5mg，2次/天）
E. 左甲状腺素
F. 普萘洛尔（10mg，3次/天）

参考答案与解析

一、A1 型题

1. C【解析】垂体腺瘤是指起源于腺垂体细胞的良性肿瘤，是垂体肿瘤中最常见的类型，在总人群中发生率为 10%～15%。催乳素瘤是最常见类型，占原发性垂体腺瘤的 60%，生长激素瘤占 20%，促肾上腺皮质激素瘤占 10%；而促甲状腺激素瘤、促性腺激素瘤以及分泌垂体激素 α 亚单位的腺瘤（简称 α 亚单位腺瘤）则少见。

2. A【解析】淋巴细胞性垂体炎的病理学特征是大量炎症细胞弥漫性浸润腺垂体组织，主要是淋巴细胞（以 $CD4^+$ T 淋巴细胞为主，B 淋巴细胞少见）和浆细胞以及散在的嗜酸性粒细胞等，有时可见淋巴滤泡形成，无肉芽肿、巨细胞或血管炎性改变。

3. C【解析】希恩综合征患者各靶腺功能减退，替代治疗应先补充糖皮质激素。应先补充肾上腺皮质激素，然后再补充甲状腺激素，以防诱发危象或昏迷。

4. C【解析】催乳素瘤的首选治疗是以多巴胺受体激动药为主的药物治疗，现已取代手术成为治疗催乳素瘤的主要手段。药物治疗适合于约 90%的催乳素瘤患者，催乳素微腺瘤或大腺瘤均可应用，可降低催乳素（PRL）水平，减少溢乳，缩小肿瘤，恢复月经和生育，在疗效、安全性与改善腺垂体内分泌功能方面，优于手术与放射治疗，对大腺瘤的疗效尤为突出。除催乳素瘤首选药物治疗外，所有垂体瘤尤其大腺瘤和功能性肿瘤，压迫中枢神经系统和视神经束，药物治疗无效或不能耐受，均宜考虑手术治疗。

5. E【解析】缩宫素是一种肽类激素，由垂体后叶分泌，由下丘脑的室旁核和视上核合成。

6. A【解析】禁水-升压素试验是最常用的有助于诊断垂体性尿崩症的功能试验，可以用于鉴别中枢性、肾性尿崩症及完全性、部分性尿崩症。

7. A【解析】巨人症和肢端肥大症的典型表现：肢体粗大（86%）、下颌骨增大（74%）、出汗过多（48%）、关节痛（46%）、心肌病、腕管综合征、睡眠呼吸暂停综合征、骨关节病、糖尿病、性功能减退（38%，女性可有月经紊乱，男性可有阳痿）、头痛（40%）、视野异常（26%）和复视。

8. A【解析】目前，影像学诊断催乳素瘤最有价值的检查方法是鞍区 MRI 薄层扫描与增强扫描。MRI 检查是鞍区病变首选的影像学检查方式，在垂体微腺瘤的检出、对鞍区病变的定性、定位诊断等各个方面都明显优于 CT 检查，并且无放射线损伤。

9. E【解析】胰岛素耐量试验（ITT）又称胰岛素低血糖激发试验，即胰岛素 0. 05～0. 15U/kg 体重静脉注射。ITT 是评价下丘脑-垂体-肾上腺轴功能是否完整的“金标准”，在试验中血糖<2. 2mmol/L，皮质醇水平>550nmol/L 或增高幅度>170nmol/L，可以排除肾上腺皮质功能减退症。有心脏疾病和癫痫患者禁行此试验。

10. C【解析】甲状旁腺激素是甲状旁腺主细胞分泌的一种多肽类激素。

11. A【解析】淋巴细胞性垂体炎可表现为单一腺垂体激素缺乏或部分或全部腺垂体激素缺乏，激素缺乏种类按易发生的顺序为促肾上腺皮质激素（ACTH）>促甲状腺激素（TSH）>卵泡刺激素（FSH）和黄体生成素（LH），常伴有类似垂体瘤对垂体周围组织的压迫症状，易误诊为垂体瘤。国外在病因分类时常把它归入浸润性疾病。

12. E【解析】目前一般按细胞来源及分泌功能将垂体腺瘤分为以下7类：①催乳素瘤。②生长激素瘤，肢端肥大症和巨人症。③ACTH分泌垂体腺瘤，库欣病。④促甲状腺激素瘤。⑤促性腺激素瘤。⑥α亚单位垂体腺瘤。⑦无功能性垂体腺瘤。

13. C【解析】精氨酸升压素（AVP）一般指抗利尿激素（又称抗利尿激素），是由下丘脑的视上核和室旁核的神经细胞分泌的9肽激素，经下丘脑-垂体束到达神经垂体后叶后释放出来。

14. A【解析】头颅外伤及垂体下丘脑手术是中枢性尿崩症（CDI）的常见病因。以脑垂体术后一过性CDI最常见。如手术造成正中隆突以上的垂体柄受损，则可导致永久性CDI。

15. D【解析】腺垂体功能减退症的临床表现为肾上腺功能减退。由于促肾上腺皮质激素（ACTH）缺乏，皮质醇分泌减少，对胰岛素敏感可有血糖降低，生长激素（GH）缺乏可加重低血糖发作。

16. D【解析】垂体大腺瘤指直径>1cm，伴有鞍区扩大，还可伴有其他垂体功能减退和视力下降。

17. C【解析】中枢性尿崩症是精氨酸升压素严重或部分缺乏引起的尿崩症。最适宜的治疗是激素代替疗法：去氨升压素增加了抗利尿作用而缩血管作用只有精氨酸升压素的1/400，抗利尿与升压作用之比为4000∶1，作用时间达12~24小时，是目前最理想的抗利尿药。100~200μg/d口服或10~20μg/d鼻内给药，大多数患者具有12~24小时的抗利尿作用时间。

18. C【解析】催乳素（PRL）瘤引起继发性垂体功能减退、性功能减退、肾上腺皮质功能减退、甲状腺功能减退甚至尿崩症，都是腺垂体本身受瘤体压迫导致的症状；如果瘤体没有增大导致压迫，可以不会出现上述症状。而高催乳素血症本身是由PRL瘤分泌过多的激素所致，与瘤体增大与否关系较小，故长期高催乳素血症导致的是骨质疏松症，而不是其他并发症。

19. B【解析】溴隐亭是第一种选择性多巴胺受体激动药，目前仍是临床上治疗高催乳素血症最有效的药物。溴隐亭可抑制垂体催乳素分泌和催乳素瘤细胞增殖，从而缩小瘤体；还可抑制月经紊乱、溢乳及恢复生育能力。

20. B【解析】垂体肿瘤为成人腺垂体功能减退症最常见的原因。在全垂体功能减退的基础上常因各种应激而诱发垂体危象，其中感染为最常见原因，“过度劳累”“服用镇静药”“激素替代治疗中断”也是其发生的原因。“蝶鞍区放射治疗”为引起腺垂体功能减退症的原因之一。

21. D【解析】视交叉中部病变（如垂体瘤、颅咽管瘤）导致双颞侧偏盲；视束、外侧膝状体、视辐射或视中枢病变导致病变对侧视野同向性偏盲；视辐射下部受损导致对侧同向性上象限盲，视辐射上部受损导致对侧同向性下象限盲。

22. E【解析】提示垂体腺瘤有激素分泌功能的表现是手足增大。手足增大提示生长激素分泌增多，而“双颞侧头痛”“睑下垂”“视野缺损”都提示肿瘤占位效应。

23. D【解析】中枢性尿崩症出现多尿是由于抗利尿激素分泌或释放不足引起的，而“摄水过多”“应用利尿药”属于暂时性多尿，“急性肾衰竭多尿期”“肾结石”属于肾脏疾病所致多尿。

24. A【解析】血清胰岛素样生长因子-1（IGF-1）测定是诊断、监测疗效、筛查肢端肥大症的重要指标，可作为筛选、疾病活动及评价预后的指标。IGF-1 在疾病活动期间增高，成功治疗后恢复至正常。另外，IGF-1 测定只须单次采样。

25. B【解析】胎儿间质细胞分泌睾酮障碍，可产生男性假两性畸形。故选项 B 错误，其余选项均正确。

26. C【解析】胰岛素低血糖兴奋试验的临床意义是评价患者的垂体生长激素的储备功能，故可用于生长激素缺乏性侏儒症的诊断。

27. D【解析】中枢性尿崩症是由于精氨酸升压素（AVP）严重或部分缺乏，致肾小管重吸收功能障碍，而引起多尿、烦渴等症状，故选项 D 正确。“糖尿病”多尿主要是由于大量的葡萄糖从尿中排出，发生渗透性利尿的结果；“精神性多饮”多由精神因素引起烦渴、多饮，从而导致多尿，并且症状随情绪波动；“原发性醛固酮增多症（简称原醛症）”是由于肾上腺皮质肿瘤或增生，醛固酮分泌增多所致，由于大量丢失钾，肾小球上皮细胞呈空泡变形，浓缩功能减退，伴多尿，尤其夜尿增多，继发口渴、多饮等症状；“原发性甲状旁腺功能亢进症（简称原发性甲旁亢）”是由于甲状旁腺激素过多，引起的以神经、循环、消化等系统兴奋性增高和代谢亢进为主要表现的一组临床综合征。

28. E【解析】阿米洛利是一种保钾利尿药，可通过减少肾脏纤维化改变来降低肾功能损害，用于治疗锂剂中毒所致的肾性尿崩症。

29. C【解析】口服葡萄糖 GH 抑制试验是临床确诊肢端肥大症和巨人症的“金标准”，也是目前判断各种药物、手术及放射治疗疗效的常用指标。

30. B【解析】促肾上腺皮质激素释放激素（CRH）；促肾上腺皮质激素（ACTH）；促甲状腺激素释放激素（TRH）；促甲状腺素（TSH）；卵泡刺激素（FSH）和黄体生成素（LH）。

31. A【解析】腺垂体功能减退症起病隐匿，可缓慢发病，也可以急性起病，且病情危重，需要入院积极治疗。腺垂体功能减退症的临床表现取决于垂体激素缺乏的程度、种类和速度及相应靶腺的萎缩程度。多数以 GH 缺乏和性腺功能减退症为首发表现，随后出现 TSH 缺乏。ACTH 分泌细胞对下丘脑和垂体损伤的抵抗能力最强，通常是最后丧失功能的细胞。单纯催乳素（PRL）缺乏极其罕见。

32. D【解析】下丘脑病变如为局限性，可出现一些提示下丘脑损害部位的征象。如下丘脑后部受损，患者可表现为意识改变、嗜睡、低温、运动功能减退等。

33. B【解析】获得性腺垂体功能减退症最常见的原因是垂体肿瘤。垂体肿瘤引起腺垂体功能减退主要有 3 种方式：①垂体肿瘤直接破坏正常垂体组织或压迫垂体组织。②肿瘤压迫垂体柄导致垂体血供障碍或影响下丘脑释放激素传输至腺垂体。③垂体肿瘤出血导致垂体卒中等。

34. A【解析】参见 A1 型题第 13 题解析。缩宫素是一种由下丘脑室旁核、视上核合成分泌并储存在神经垂体的生殖系统激素。

35. A【解析】参见 A1 型题第 9 题解析。

36. A【解析】中枢性尿崩症是由于各种原因导致的精氨酸升压素合成和释放减少，造成尿液浓缩障碍。表现为多饮、多尿、大量低渗尿，血浆精氨酸升压素水平降低。应用外源性精氨酸升压素有效。

37. E【解析】参见 A1 型题第 31 题解析。

38. C【解析】垂体 MRI 为肢端肥大症首选的影像学检查，MRI 不但能发现垂体腺瘤，更能显示与周围组织的关系，如视交叉、海绵窦等是否受压，肿瘤是否侵犯邻近组织。垂体 MRI 组织分辨率高，能显示肿瘤内出血、坏死和囊性变。

39. A【解析】腺垂体功能减退症的治疗主要采用替代治疗。替代治疗依据患者腺垂体/靶腺激素缺乏的种类和程度，给予靶腺激素，以生理性分泌量为度，并尽量模拟生理节律给药。

40. A【解析】促甲状腺激素瘤最突出的实验室检查特点是血 TSH 和甲状腺激素水平同时升高，但也有患者血 TSH 在正常范围内。促甲状腺激素瘤常常分泌 α-亚单位，引起血 α-亚单位水平升高。此外，90%以上患者血性激素结合蛋白水平升高，部分患者血 GH 和 PRL 升高。

41. A【解析】下丘脑垂体疾病时，视野测定可以判定视交叉、视神经及视束受累情况，不属于内分泌疾病病因学检查。

42. A【解析】在某些情况下，由于激素分泌本身的特点，或疾病的早期、轻症病例等因素，仅测定激素的水平很难确定有无激素分泌的异常，需要通过一些干预的方法来判断其功能是否存在异常。这些方法用于临床后称为内分泌动态功能试验，一般分为兴奋试验和抑制试验 2 类。内分泌功能减退的动态功能试验常用兴奋试验。

43. E【解析】部分性尿崩症：有一定的精氨酸升压素（AVP）分泌，禁水后尿比重大于1.015、小于1.020，渗透压可超过血浆渗透压。损伤下丘脑的视上核、室旁核时引起的尿崩症称为获得（继发）性尿崩症（相对于特发性而言）。

44. E【解析】根据垂体激素缺乏的程度、类型及起病的速度，腺垂体功能不全患者可出现食欲缺乏、体重减轻、恶心、呕吐、低血压、皮肤苍白、畏寒、便秘等症状，如未获得及时诊断和治疗，发展至后期，往往可因感染、创伤、腹泻、脱水、饥饿、寒冷、应用镇静催眠药物和垂体卒中等诱因而发生垂体危象，出现昏迷，为本病最严重的并发症。

45. E【解析】腺垂体功能减退性危象是指在全垂体功能减退症基础上，各种应激均可诱发垂体危象。首先给予静脉推注50%葡萄糖液40~60ml以抢救低血糖，继而补充10%葡萄糖盐水，每500~1000ml中加入氢化可的松50~100mg静脉滴注，以解除急性肾上腺功能减退危象。所以选项E错误。

46. D【解析】一般情况下，正常人禁水后体重、血压、血浆渗透压的变化不大[<295mOsm/(kg·H_2O)]，尿渗透压可大于800mOsm/(kg·H_2O)。注射升压素后，尿渗透压升高不超过9%，精神性多饮者接近或与正常人相似。中枢性尿崩症患者在禁水后体重下降>3%，严重者可有血压下降、烦躁等症状。根据病情轻重可分为部分性尿崩症和完全性尿崩症。前者血浆渗透压平均值不高于300mOsm/(kg·H_2O)，尿渗透压可稍超过血浆渗透压，注射升压素后尿渗透压可继续上升，完全性尿崩症血浆渗透压平均值大于300mOsm/(kg·H_2O)，尿渗透压低于血浆渗透压，注射升压素后尿渗透压升高超过9%，甚至成倍升高。

47. D【解析】垂体腺瘤一般采用显微镜或内镜进行经蝶鞍微创手术（TSS）。经额切除术仅针对少数鞍上扩展的垂体腺瘤。TSS可进行选择性腺瘤切除，保留正常垂体组织，微腺瘤手术的有效率接近90%。手术并发症：①术后出血、脑脊液漏、脑膜炎和视力损伤，其发生率<5%，多见于大腺瘤患者。②一过性尿崩症，通常持续几天至2周，发生率15%，永久性尿崩症少见。经蝶鞍手术后5~14天发生一过性抗利尿激素分泌失调综合征，发生率10%。③手术性垂体功能减退在微腺瘤手术中很少发生，在大腺瘤手术中发生率为5%~10%。

48. A【解析】垂体是人体最重要的内分泌腺，分前叶和后叶两部分，所产生的激素不但与身体骨骼、软组织的生长有关，而且影响其他内分泌腺的活动。

49. C【解析】催乳素瘤直径>10mm者可有严重头痛。催乳素瘤若向鞍上生长可出现视力减退、视野缺损，主要表现为颞侧偏盲或双颞侧上方偏盲。

50. D【解析】参见A1型题第8题解析。

51. C【解析】参见A1型题第13题解析。

52. B【解析】催乳素瘤的首选治疗药物是多巴胺受体激动药，最常用的是溴隐亭，另有卡麦角林、喹高利特及培高利特已在部分国家与地区应用于临床。溴隐亭能够有效地减少催乳素的合成和分泌，并能缩小肿瘤体积，能降低培养的催乳素肿瘤细胞的分化速率，延缓肿瘤细胞的生长。

53. A【解析】双颞侧偏盲为催乳素瘤最常见的视野缺失类型，主要是因为垂体瘤逐渐地生长会压迫到视神经交叉，从而导致颞侧偏盲，患者视力一般不受影响。

54. C【解析】垂体后叶是垂体中间部和神经部的合体，后叶能贮存两种激素，即抗利尿激素和缩宫素。抗利尿激素具有促进血压升高和抗利尿的作用，缩宫素具有促使子宫收缩和乳腺泌乳的作用。垂体前叶也称为腺垂体，分泌的激素包括促甲状腺激素、促肾上腺皮质激素、促性腺激素释放激素（包括卵泡刺激素和黄体生成素）、生长激素、催乳素、促黑素等。

55. B【解析】垂体瘤的最终诊断决定于病理学检查，用免疫细胞化学染色法检测手术切除的标本，可对垂体瘤进行分型诊断。

56. A【解析】目前均广泛应用于临床测定血清 PRL 水平的有放射免疫、酶联免疫以及化学发光等测定方法。因方法不同，PRL 的正常参考值范围与单位也不一致，可根据各实验室的具体情况制订正常参考值。目前，大多数临床内分泌实验室一般将临床症状与体征较明显的催乳素瘤血清 PRL 水平定为>200μg/L。若 PRL 水平>300μg/L 结合鞍区 MRI 影像学检查，则可明确诊断催乳素瘤；若 PRL 水平<200μg/L，需要与其他药物和/或其他慢性疾病，甚至与生理性原因导致的高催乳素血症做鉴别诊断。

57. A【解析】参见 A1 型题第 52 题解析。

58. B【解析】抗利尿激素分泌失调综合征（SIADH）是指内源性抗利尿激素分泌异常增多或其活性作用超常从而导致以水潴留、尿钠浓度升高及高容量性低钠血症为特征的临床综合征。SIADH 患者的症状与体征取决于血钠降低的程度与速度。当血钠>125mmol/L 时，一般无任何表现；血钠为 115~125mmol/L 时，可出现厌食、恶心、呕吐、头痛和疲乏不适等症状；血钠<115mmol/L 时，患者可出现意识障碍、易激惹、肌无力、抽搐等表现；如果血钠<110mmol/L，患者可出现肌力减退、腱反射减弱或消失、惊厥、昏迷，如处理不及可导致死亡。

59. E【解析】内分泌功能减退性疾病常采用缺乏激素的补充治疗或替代治疗，使用外源性激素将缺乏激素补足到正常生理水平，即给予生理剂量的靶腺激素进行替代治疗。

60. D【解析】催乳素瘤在功能性垂体腺瘤中是最常见的疾病，约占垂体腺瘤的 50%，女性发病率比男性高，临床上催乳素瘤除高催乳素血症为特征外，还可以出现对鞍区的占位效应。

61. C【解析】腺垂体功能减退症患者 GH、PRL、FSH、LH、TSH、ACTH 等垂体分泌激素水平低下，甲状腺激素、性激素及肾上腺皮质激素等靶腺激素水平低下。靶腺功能减退可引起相应改变，如红细胞计数及血红蛋白水平降低、低血糖、低血钠、高血脂等。

62. D【解析】腺垂体功能减退症患者的实验室检查结果如下。①女性血雌二醇水平降低，没有排卵及基础体温改变，阴道涂片未见雌激素作用的周期性改变。②肾上腺皮质功能：24 小时尿 17-羟皮质类固醇及游离皮质醇排量减少，血浆皮质醇浓度降低，但节律正常，葡萄糖耐量试验示血糖低平曲线。③甲状腺功能测定：血清 TT_4、FT_4均降低，而 TT_3、FT_3可正常或降低。④腺垂体分泌激素：FSH、LH、TSH、ACTH、GH、PRL 均减少。所以选项 D 错误。

63. C【解析】磁共振成像（MRI）是垂体腺瘤的常规检查手段，对垂体腺瘤定位十分精确。冠状面和矢状面扫描可以清晰地显示肿瘤与受压迫垂体、视神经、视交叉、颈内动脉等的关系。T_2WI 及 Flair 序列可以初步判断肿瘤的质地。此外，根据冠状面扫描图像上肿瘤与颈内动脉的关系，可判断肿瘤的侵袭性。MRI 动态增强扫描可以提高微腺瘤的发现率。

64. D【解析】希恩综合征是由于产后大出血，尤其是伴有长时间的失血性休克，使垂体前叶组织缺氧、变性坏死，继而纤维化，最终导致垂体前叶功能减退的综合征。典型表现：在产后大出血休克后产褥期，长期衰弱乏力，最早为无乳汁分泌，继发闭经，即使月经恢复，也很稀少，继发不孕。女性患者表现为性欲减退，阴道干燥，性交困难。阴毛、腋毛脱落，头发、眉毛稀疏，乳房、生殖器萎缩，精神淡漠、嗜睡、不喜活动、反应迟钝，畏寒、无汗、皮肤变黄、干燥粗糙，食欲缺乏、便秘，体温偏低、脉搏缓慢、血压降低、面色苍白、贫血。多数有水肿、体重下降，少数有消瘦、恶病质。成年男性患者表现为胡须、阴毛和腋毛稀少、性欲减退、阳痿、睾丸萎缩、肌肉减少、脂肪增加。男女均易发生骨质疏松。患 Sheehan 综合征后，女性体内激素水平会下降，而激素水平下降后就很难形成色素，所以 Sheehan 综合征一般不会出现色素沉着。所以选项 D 错误。

65. D【解析】催乳素（PRL）由垂体分泌，正常情况下受下丘脑多巴胺的抑制，主要作用为促进乳腺发育生长，刺激并维持泌乳，还有刺激卵泡 LH 受体生成等作用。故 PRL 不能调控生长激素的合成和分泌。

66. E【解析】多巴肽可直接抑制腺垂体 PRL 分泌，注射多巴胺可使正常人或高催乳素血症患者血中的 PRL 明显下降。

67. D【解析】参见 A1 型题第 46 题解析可知，选项 D 错误，其余选项均正确。

68. C【解析】生长激素缺乏性侏儒症（GHD）又称生长激素缺乏性侏儒症，是指自儿童期起病的腺垂体生长激素缺乏导致的生长发育障碍。生长缓慢是其重要的临床特征，但为相对而非绝对的情况，其身高比同地区、同性别及同年龄儿童身高及其遗传身高明显为小。若身高尚在正常范围内，但因生长缓慢终致 4 岁以上儿童的每年身高生长<4.5cm。

69. C【解析】尿崩症是由于下丘脑-神经垂体病变引起精氨酸升压素（AVP）分泌不足（中枢性尿崩症），或肾脏病变引起肾远曲小管、集合管上皮细胞 AVP 受体和/或水孔蛋白（AQP）及受体后信息传递系统缺陷，对 AVP 失去反应（肾性尿崩症）所致的一组临床综合征。尿崩症不属于腺垂体疾病。

70. A【解析】空泡蝶鞍综合征又称空蝶鞍综合征，女性较男性多见，肥胖者较非肥胖者多见，成人较儿童多见。头痛为其最常见的症状，可轻可重，可频发也可偶发。

71. E【解析】视野狭窄即视野缺损，指视野范围受损，不是希恩综合征的表现，故选项 E 错误，其余选项均正确。

72. D【解析】垂体微腺瘤指肿瘤直径<1cm，无鞍区扩大或鞍外扩展，伴有激素的高分泌水平。无其他垂体激素功能低下，临床治疗预后好。

73. C【解析】催乳素是由腺垂体嗜酸性细胞之一的催乳素细胞所分泌。PRL 的分泌受下丘脑分泌的 2 种激素调节，一种是催乳素释放抑制因子（PIF）（如多巴胺），另一种是催乳素释放刺激因子（PRF），前者的作用是抑制 PRL 过度分泌，后者的作用是刺激催乳素细胞分泌 PRL。在正常生理状态下，PIF 的作用远较 PRH 的作用强，故 PRL 主要受 PIF 的控制。下丘脑肿瘤、浸润性或炎症性病变等可导致阻断垂体门脉血流（或下丘脑多巴胺生成障碍），使多巴胺等 PIF 不能到达腺垂体，而引起高催乳素血症。

74. E【解析】巨人症是机体生长激素分泌过多引起的内分泌疾病，主要表现为身材高大、面部粗糙、手足增厚增大，尤其是四肢生长迅速。该病多发生于青春期前、骨骺未融合时。X 线检查可见头颅增大。颅骨板增厚；多数蝶鞍扩大。巨人症患者的脑垂体增大后，会导致眼部神经受到压迫，出现头痛等症状，还可能会出现视力受损等情况。巨人症患者还可能会发生胰岛素分泌紊乱等情况，引起糖尿病。

75. C【解析】据估计，50%以上腺垂体组织破坏后开始出现临床症状，75%以上腺垂体组织破坏时才有明显临床症状，95%左右腺垂体组织破坏时，可有严重腺垂体功能减退的症状。

76. E【解析】参见 A1 型题第 75 题解析。

77. C【解析】垂体危象五种分型的具体表现如下。①高热型：患者体温通常超过 40℃。②低体温型：患者体温通常低于 30℃。③低血糖型：患者出现低血糖症，血糖低于 2. 8mmol/L。④低血压循环虚脱型：患者会表现为血容量的不足。⑤水中毒型。以上各种类型还可以混合出现表现为混合型，各种类型可伴有相应的对应症状，可以表现为消化系统、循环系统、精神神经系统症状，如高热，循环衰竭休克，恶心、呕吐，头痛、意识不清，精神失常，谵妄、抽搐、昏迷等严重状态。垂体危象没有高血糖的症状，所以选项 C 符合题意。

78. D【解析】催乳素（PRL）的合成与分泌受下丘脑的直接调控，下丘脑通过催乳素释放抑制因子（PIF）和催乳素释放刺激因子（PRF）进行调节，正常情况下以 PIF 的抑制性影响为主。

79. B【解析】生长激素是腺垂体细胞分泌的蛋白质，而生长激素瘤是常见的垂体瘤之一。

80. A【解析】生长激素（GH）兴奋试验适用于 GH 分泌减少的情况，用来估计 GH 的贮备功能。身材矮小是 GH 分泌不足引起的症状，可行 GH 兴奋试验。

81. C【解析】产后大出血患者引起腺垂体功能减退症时，最早出现的症状是产后无乳、乳房萎缩。

82. D【解析】垂体后叶素试验可用于尿崩症的诊断。试验方法：受检者应排空并测定尿量及尿比重，然后肌内注射长效垂体后叶素5单位，收集数小时尿再测定。中枢性尿崩症对本试验反应为尿量迅速显著减少，尿比重增高达1.015以上，烦渴缓解，自觉舒适，但也有少数尿崩症无反应。精神性多饮对本试验反应为尿量可减少，但烦渴依旧，自觉更不适。肾性尿崩症则对本试验无反应或反应极微。糖尿病、甲亢对本试验无反应。

83. D【解析】参见A1型题第54题解析。

84. E【解析】参见A1型题第54题解析可知，本题选项E不是来源于垂体的激素，而是来源于下丘脑的激素。

85. D【解析】腺垂体功能减退症最常见的表现是性腺功能减退综合征，女性患者表现为乳房萎缩、闭经、阴道分泌物减少、性欲减退或消失、性交疼痛、不孕、阴毛和腋毛脱落、子宫和阴道萎缩。合并ACTH缺乏时，表现为皮肤苍白。据估计，约50%以上腺垂体组织破坏后始出现临床症状，75%破坏时才有明显临床症状，破坏达95%左右时，可有严重腺垂体功能减退的症状。

86. B【解析】肢端肥大症患者的最主要死因之一是心血管系统病变，主要表现为心脏扩大、心肌肥厚、间质纤维化、左室舒张功能降低、动脉粥样硬化等。高血压主要与血浆肾素活性低，水、钠潴留，细胞外容量增加，高胰岛素血症等因素有关，还与GH、IGF-1升高程度及病程长短密切相关。

87. E【解析】生育期女性围生期腺垂体缺血坏死所致腺垂体功能减退症称为希恩综合征。产后无乳、乳腺萎缩、闭经、不孕为本症最先出现的特征。其他临床表现包括毛发常脱落，生殖器萎缩，极度乏力、食欲缺乏、体重减轻，肤色变浅，蜷缩畏寒等。

88. C【解析】生长激素缺乏性侏儒症的辅助检查：①实验室检查生长激素缺乏（GHD）患儿血GH基础值和空腹值常很低或测不出，不能与正常值区分。②6岁以上儿童可测定血IGF-1水平作为筛选试验。随年龄增加，血IGF-1水平也升高，至青春发育中期（女孩11~12岁，男孩13~14岁）达高峰，随后逐渐降至成人水平。垂体GH分泌功能低下时，血IGF-1水平也随之下降，但血IGF-1水平对鉴别6岁以下正常及GHD儿童不够灵敏，而其他疾病也可影响血IGF-1水平。③常用GH药理性刺激试验有胰岛素低血糖、可乐定和左旋多巴等。④GH兴奋筛选试验包括运动试验、睡眠试验等。a. 运动试验阳性（血GH≥5μg/L）可靠性达95%以上；b. 运动试验阴性者可再做其他刺激试验，约73.6%患者hGH反应正常，即运动试验假阴性率很高。因此，GH兴奋筛选试验主要用途是除外临床不像GHD的患者，不能确诊GHD。⑤鞍区高分辨CT扫描或MRI检查可明确GHD病因，观察有无垂体增生不良、鞍区肿瘤、空泡蝶鞍综合征或视神经发育不良等。一些患者生长迟缓或生长速度下降可能是颅内肿瘤早期临床表现，需尽早行头颅MRI检查，以免贻误诊治。因此，

GHD 诊断除了身高和难产史并除外颅内器质性病变外，必须依靠两项 hGH 兴奋试验。诊断标准为两项试验 hGH 峰值低于 5μg/L 者为完全性 GHD，而 5.1～9.9μg/L 者则为部分性 GHD。其他诊断标准还包括生长速度小于每年 4cm，骨龄落后于实际年龄 2～3 年以上，血清 IGF-1 和 IGF 结合蛋白 3（IGFBP3）水平低。

89. D【解析】生长激素缺乏性侏儒症的常见病因：①特发性 GHD（IGHD），前叶细胞受影响较后叶严重，组织学上嗜酸性细胞数目减少。IGHD 患者往往有围产期病史，包括早产、难产、严重窒息、发绀等，并发现在产时非头位在 IGHD 患者中比例高达 62%。20 世纪 80 年代应用 GHRH 激发试验后发现有 2/3 的 IGHD 患者的病因来自垂体以上部位的病变，同时，MRI 的应用也发现 IGHD 患者的垂体柄断裂及垂体萎缩等问题。②器质性 GHD，又分为先天性与获得性。先天性 GHD 病因包括遗传性 GH 或 GHRH 基因缺失、面中线发育不全、伴先天性 GHD 的复杂综合征、胎儿期感染、GH 无活性综合征、GH 功能缺陷等。获得性 GHD 病因包括下丘脑垂体区肿瘤、颅内肿瘤、颅外肿瘤治疗后及创伤等。

90. A【解析】肿瘤直径<1cm 为垂体微腺瘤，肿瘤直径≥1cm 为垂体大腺瘤。鞍膈孔较大，肿瘤易于生长到鞍膈以上，头痛并不显著。绝大多数临床显性垂体腺瘤都有分泌功能，分泌一种或几种激素，产生过多激素，称为高分泌综合征。肿瘤的体积不断增大，压迫正常垂体组织和/或邻近脑组织而产生相应的症状，称为占位效应。较大的垂体腺瘤压迫正常垂体组织可引起垂体功能减退。肿瘤占位效应引起的垂体功能减退及促性腺激素不足引起的继发性性腺功能减退症状出现最早，也最常见；其次为 TSH 不足引起的继发性甲状腺功能减退；ACTH 不足引起的继发性肾上腺皮质功能减退症状一般较轻，且较少见。

91. B【解析】奥曲肽比天然生长抑素作用强 20 倍，对 GH 的释放抑制作用强而持久。可使 GH 受抑长达 8 小时，而且没有反跳性 GH 分泌增多，适合临床应用治疗肢端肥大症。奥曲肽治疗最严重的不良反应是胆结石，有资料报道，奥曲肽导致胆结石率约为 50%。

92. D【解析】参见 A1 型题第 9 题解析。

二、A2 型题

1. E【解析】参见 A1 型题第 56 题解析。

2. E【解析】中枢性尿崩症（CDI）的诊断要点：①尿量多，可达 8～10L/d 或更多。②低渗尿，尿渗透压低于血浆渗透压，一般低于 200mOsm/(kg · H_2O)；尿比重低，多在 1.005 以下。③饮水不足时，常有高钠血症，伴高尿酸血症，提示 AVP 缺乏，尿酸清除减少致血尿酸升高。④应用兴奋 AVP 释放的刺激（如禁水、高张盐水试验等）不能使尿量减少，不能使尿比重和尿渗透压显著增高。⑤应用 AVP 治疗有明显效果，尿量减少，尿比重及尿渗透压升高。根据本题题干信息，患者多次查尿比重<1.005，禁水试验尿比重不升高，符合尿崩症。升压素试验尿比重、尿渗透压升高，该患者最可能的诊断是 CDI。

3. E【解析】中年女性，头痛 1 年多，提示垂体大腺瘤可能。剧烈头痛 2 小时提示垂体卒中。MRI 显示鞍区占位性高信号，中间混杂低信号（矢状面+水平面），可见蛛网膜下腔出血。影像学符合垂体大腺瘤并卒中，出血。

4. C【解析】该患者为中年女性，月经量进行性减少，现闭经半年，泌乳 3 个月，考虑为高催乳素血症，为明确诊断，首选的项目应是血 PRL 测定。

5. B【解析】催乳素瘤首选溴隐亭进行药物治疗，从小剂量开始渐次增加，常用有效治疗剂量为每天 2.5~10.0mg，分 2~3 次餐中及睡前服用，多数患者每天 5.0~7.5mg 已有效，大腺瘤的治疗剂量可能每天会超过 10mg。

6. C【解析】参见 A2 型题第 5 题解析。

7. B【解析】患儿智力良好，营养良好，自幼生长缓慢，与同龄同学相比身材矮小。双睾丸较同龄人小，胰岛素低血糖兴奋试验出现异常，考虑为生长激素缺乏性侏儒症。

8. D【解析】男性，32 岁，头痛、恶心提示肿瘤对硬脑膜及导水管压迫及颅内压增高表现，视物模糊、部分视野缺失提示视交叉受压。MRI 显示 T_1WI 鞍内、鞍上不均匀信号，视交叉抬高。综上所述，患者最可能诊断为垂体瘤。

9. D【解析】该患者为垂体腺瘤，应选择手术治疗。垂体腺瘤除催乳素瘤以外的其他腺瘤均应首选手术治疗，手术是治疗垂体腺瘤的重要手段之一。手术切除肿瘤可缓解因占位效应产生的性欲减退、勃起功能障碍等临床症状，纠正内分泌功能紊乱，保护残存的垂体。术后进行放射治疗（包括 γ 刀技术）。

10. A【解析】患者产后无乳汁分泌，症状表现为闭经、食欲缺乏、畏寒、面色苍白、毛发脱落，应考虑为腺垂体功能减退症。腺垂体功能减退症主要累及垂体-性腺、甲状腺和肾上腺轴，临床表现为三个腺体功能减退，如促性腺激素不足出现产后闭经、性欲减退、阴毛脱落，合并催乳素（PRL）缺乏的女性出现产后无乳；促甲状腺激素分泌不足表现为反应迟钝、畏寒、记忆力减退、面色苍白、眉毛及头发稀少；促肾上腺皮质激素分泌不足表现为无力、食欲缺乏等。

11. B【解析】女性，35 岁，有皮质醇增多症表现，血皮质醇升高及垂体微腺瘤、库欣病的可能性最大。垂体微腺瘤和大多数大腺瘤的首选治疗方式是经蝶窦垂体瘤切除术。

12. D【解析】该患者 2 年前分娩时发生出血性休克，现自觉畏寒、嗜睡、性欲减退，应诊断为希恩综合征。希恩综合征是产后出血和休克导致腺垂体急性梗阻和坏死，使腺垂体丧失正常功能引起的一系列腺垂体功能减退的症状，包括闭经、无泌乳、性欲减退、毛发脱落、第二性征衰退等。希恩综合征属于垂体性闭经。

13. D【解析】根据该患者原发性闭经病史与题干信息所述的临床症状，结合血清 PRL 水平>200μg/L 可拟诊断为催乳素瘤，女性的催乳素瘤大多是微腺瘤（直径<10mm）。

14. E【解析】患者婚后不孕，伴月经稀少后闭经，可怀疑为催乳素瘤，催乳素瘤早期可表现为女性在非哺乳期出现泌乳，故应挤压双侧乳房，检查是否有乳汁溢出。

15. B【解析】该患者表现为男性乳腺发育，并有性欲减退、勃起功能障碍等，应考虑为催乳素瘤。为明确诊断，应做血浆 PRL 水平检测。如果患者 PRL 水平>300μg/L，同时结合鞍区 MRI 影像学检查，可明确诊断催乳素瘤。

16. E【解析】患者为垂体催乳素瘤。为明确诊断，做血浆 PRL 水平检测最有意义。若 PRL>300μg/L，鞍区 MRI 显示又有明确占位，则可肯定诊断为催乳素瘤。

17. E【解析】该患者闭经 4 年，双侧乳房触之溢乳，是典型的闭经泌乳综合征，是由 PRL 分泌过多引起的，因此该患者应首先检测 PRL，若 PRL>25μg/L 可确诊。FSH 和 LH 可一起用于鉴别闭经原因，若 FSH 及 LH 水平低于正常值，提示闭经原因在腺垂体或下丘脑；若 FSH 及 LH 水平高于正常值，提示病变部位在卵巢；ACTH 的测定主要用于下丘脑-垂体-肾上腺轴功能的检测；GH 的测定主要用于巨人症及侏儒症的诊断；TSH 的测定主要用于甲状腺疾病的诊断。

18. C【解析】正常健康女性 1 次静脉注射 TRH 100~400μg，15~30 分钟后 PRL 较用药前升高 5~10 倍、促甲状腺激素（TSH）升高 2 倍；而垂体催乳素瘤患者的 PRL 升高不到 1 倍。该患者闭经、乳房胀，TRH 兴奋试验无明显变化，故最可能的诊断为催乳素瘤。

19. A【解析】腺垂体功能不全患者如未获得及时的诊断和治疗，发展至后期，往往可在感染、创伤、腹泻、脱水、饥饿、寒冷、应用镇静催眠药物和垂体卒中等诱因作用下发生垂体危象，出现神志昏迷，为本病最严重的并发症。该患者产后无乳汁分泌，毛发稀疏，提示可能为 Sheehan 综合征后 PRL 及促性腺激素水平低；患肺炎不发热，恶心、呕吐、神志不清、浅昏迷等符合垂体危象表现。应立即进行抢救。同时根据病史和体检，判断昏迷的病因和类型，以加强治疗的针对性。

三、A3/A4 型题

1. C【解析】该患者症状表现为闭经、自发溢乳，结合实验室检查的各项结果，血清 PRL>300μg/L，最可能的诊断为垂体催乳素瘤。

2. C【解析】参见 A1 型题第 56 题解析。

3. E【解析】参见 A1 型题第 8 题解析。

4. B【解析】患者主要表现是月经紊乱伴头痛，实验室检查血清 PRL 46. 90μg/L（>25. 00μg/L），可确诊为高催乳素血症。

5. D【解析】可以引发高催乳素血症的因素非常多，药物因素是其中一种，药物应用所致高催乳素血症称为药物性高催乳素血症，比较常用的会引发本病的药物为胃动力药物、抗精神病药物以及抗高血压药物。该患者常服用多潘立酮等药物，因此应在医师指导下更换药物或停药，3 天后复查，定期随访复查血清 PRL 与鞍区 MRI，一般不需要进行多巴胺受体激动药治疗。

6. A【解析】尿崩症临床表现为烦渴多饮、多尿、低渗透压尿和低比重尿，病程较长的患者容易出现体型消瘦、乏力等。遗传性尿崩症者常于幼年起病，因渴觉中枢发育不全，可引起严重脱水和高钠血症，常危及生命。而“周期性瘫痪”多继发于其他疾病引起的血钾改变，常见于甲状腺功能亢进症、原发性醛固酮增多症、17α-羟化酶缺乏和钡剂中毒等，故选项 A 与尿崩症无关。

7. B【解析】尿崩症初诊时首选检查尿比重，即尿相对密度。

8. D【解析】参见 A1 型题第 6 题解析。

9. A【解析】该患者禁水-升压素试验常无尿量减少、尿比重和尿渗透压升高反应，可判断为肾性尿崩症。

10. B【解析】如该患者诊断为肾性尿崩症，可选择氢氯噻嗪治疗。每次 25mg，每天2~3 次，可使尿量减少约 1/2。其作用机制如下：由于尿中排钠增加，体内缺钠，肾近曲小管水重吸收增加，到达远曲小管的原尿减少，因而尿量减少。

11. B【解析】参见 A2 型题第 2 题解析。

12. B【解析】参见 A1 型题第 6 题解析。

13. C【解析】参见 A1 型题第 17 题解析。

14. C【解析】参见 A1 型题第 14 题解析。

15. B【解析】该患者表现为身高高于正常人，面部粗糙，手足肥大，无第二性征发育，可初步诊断为巨人症。

16. A【解析】患者，16 岁，但无第二性征发育，是因为垂体 GH 瘤压迫致促性腺激素分泌减少或缺乏。

17. E【解析】正常人在运动、应激、急性低血糖时，GH 可明显升高。巨人症和肢端肥大症患者的 GH 分泌丧失昼夜节律性，24 小时 GH 水平总值较正常人高 10~15 倍，GH 分泌脉冲数增加 2~3 倍，基础 GH 水平增加达 16~20 倍。随机 GH 水平不能作为巨人症和肢端肥大症诊断的可靠依据，需要进行多次样本测定、随机和葡萄糖负荷后的 GH 测定。

18. E【解析】GH 瘤的首选治疗方案是经蝶窦显微外科手术切除腺瘤。经蝶窦手术的适应证：①微腺瘤。②向鞍上扩展，但不呈哑铃形，未向鞍旁侵袭，影像学提示肿瘤质地松软者。③肿瘤向蝶窦内生长者。④伴脑脊液漏者。⑤肿瘤卒中不伴颅内血肿或蛛网膜下腔出血者。⑥前置型视交叉。⑦患者年老体弱，不能耐受开颅。

19. C【解析】该患者为老年女性，平素未诊治，因急性阑尾炎行手术治疗，术后嗜睡，低体温、低血压、呼吸减慢、心动过缓，腱反射减弱，最可能的是因手术应激促使黏液性水肿昏迷（又称甲状腺功能减退危象）发生。

20. E【解析】对甲状腺功能减退危象的确诊最有价值的辅助检查是血清 T_3、T_4、TSH 测定。5%的甲状腺功能减退危象患者为中枢性甲减，TSH 低下或正常，需要和甲状腺功能正常的低 T_3、低 T_4综合征鉴别，后者 T_3甚至 T_4是低的，TSH 正常，少数患者的 TSH 低下，但是他们有原发疾病，原发疾病治愈后，甲状腺功能恢复正常。而前者常常合并其他垂体激素异常或垂体肿瘤。

21. E【解析】该患者一旦明确诊断，应立即给予紧急抢救措施。应予以甲状腺激素及肾上腺皮质激素，提高应激能力及对症处理，切不可体外加热，以免外周血管扩张，加剧散热，应加强保温，盖被、毯即可。

22. B【解析】患者头痛、性功能减退（闭经6个月），垂体MRI大腺瘤，向鞍上生长。结合实验室检查PRL升高等结果，最可能的诊断是生长激素瘤。

23. A【解析】该患者垂体腺瘤向鞍上生长，符合手术适应证，而手术也是一线治疗手段，故首选手术方案是经额手术开颅切除腺瘤。

24. E【解析】患者患病期间有口渴、多饮、多尿症状，疑似糖尿病，而生长激素瘤是继发性糖尿病的常见原因，再结合空腹血糖和空腹胰岛素结果，诊断应考虑继发糖尿病，由垂体前叶病理因素致生长激素分泌过盛，引起糖代谢紊乱所致。一般在原发病得到根治后，继发性糖尿病可以痊愈。

25. B【解析】患者为成年已婚女性，有月经失调、不孕、闭经，可初步怀疑垂体催乳素瘤（PRL瘤）。PRL瘤瘤体积增大直接压迫垂体前叶和/或下丘脑，可造成下丘脑-垂体-靶腺功能紊乱，出现溢乳、月经失调或闭经等，故应在对患者进行体格检查时检查乳头是否溢乳，高PRL血症可使女性在非妊娠期及非哺乳期出现溢乳。

26. E【解析】原发性甲减患者的蝶鞍可以增大，可并发高催乳素（PRL）血症，因此在诊断垂体PRL微腺瘤之前，必须除外原发性甲减。

27. B【解析】蝶鞍MRI证实为垂体微腺瘤，药物治疗应首选多巴胺受体激动药，因多巴胺受体激动药溴隐亭可抑制PRL分泌和肿瘤的生长。

28. A【解析】患者因颅咽管瘤行手术治疗后出现多饮、烦渴、多尿症状。禁水试验后血压下降，不能耐受，低比重尿，应考虑尿崩症。尿崩症是颅咽管瘤术后较为多见的并发症，主要由手术中鞍底开窗伤及垂体后叶或垂体柄导致抗利尿激素减少所致。

29. A【解析】该患者最佳选用的治疗药物为垂体后叶素水剂，作用仅能维持3～6小时，每天须多次皮下注射，每次5～10U，长期应用不便。垂体后叶素水剂主要用于颅脑损伤或神经外科术后尿崩症的治疗。

30. B【解析】患者症状表现为多尿、多饮，每天尿量超过6000ml。尿量超过2.5L/d称为多尿，尿崩症患者尿量多可达4～20L/d，尿比重常在1.005以下，部分性尿崩症患者尿比重有时可达1.010。

31. C【解析】参见A3/A4型题第30题解析。

32. B【解析】对该患者最有效的治疗选用去氨加压素。去氨加压素注射液主要用于治疗中枢性尿崩症，以及颅外伤或手术所致暂时性的尿崩症。

33. D【解析】患者颅咽管瘤手术后出现疲乏无力、食欲缺乏、头晕、性功能减退。3天前高热、恶心、呕吐，神志不清，低血压、低血糖，可考虑为垂体危象。垂体危象的临床类型以低血糖性昏迷多见，可有以上表现。

34. A【解析】对疑有垂体危象的患者，应进行垂体-靶腺激素的测定。靶腺激素水平降低伴有垂体促激素不适当的降低（低于正常值或在正常值下限）可以确诊为腺垂体功能减退。

35. D【解析】该患者血糖 2.5mmol/L，可判断为低血糖。低血糖的抢救一般先静注 50%葡萄糖 40～60ml 继以静脉滴注 10%葡萄糖盐水，每 500～1000ml 中加入氢化可的松 50～100mg 以解除急性肾上腺功能减退危象。

36. C【解析】患儿身材比例匀称，但是却相当矮小，头颅无畸形，智力发育一般，可考虑为拉龙侏儒症（Laron dwarfism），该病是一种生长严重迟缓的罕见疾病，由生长激素受体基因突变导致。因此，为了进一步明确诊断，应对该患儿进行生长激素测定。

37. C【解析】检查后考虑可能为拉龙侏儒症（Laron dwarfism），实验室检查 GH 升高，骨龄延迟，ACTH 水平正常。

38. D【解析】若患儿确诊为拉龙侏儒症，应选择胰岛素样生长因子-1（IGF-1）治疗。IGF-1 是一种在人体内发现的独特的激素，参与生长以及管理和维持血糖水平。IGF-1 作用：促进细胞增殖、分化、成熟，并可抑制细胞凋亡；介导生长激素的大部分促生长作用，促进骨生长，刺激成骨细胞分化增殖；促进胚胎，儿童期生长及成年阶段组织更新和修复；刺激全身合成代谢作用。

39. B【解析】垂体腺瘤的常见症状是头痛，且多为持续性头痛，一般呈胀痛，可间歇性加重。头痛部位多在额部、颞部、眶后或鼻根部。肿瘤压迫视神经或视交叉可以造成患者视力、视野改变，两颞侧偏盲为最常见的视野改变，视野缺损的发展一般是对称的。

40. C【解析】为进一步明确诊断，该患者应进行垂体 CT 检查。CT 检查在目前垂体腺瘤的诊断中主要应用于以下几方面：①骨窗 CT 用于判断鞍底、斜坡等周围骨质被侵袭情况。②用于观察鼻中隔、鼻甲、蝶窦分隔的情况，以利于经蝶手术。③垂体腺瘤卒中或病情较重时，用于急诊检查。④由于心脏支架或体内一些特殊植入材料不能行磁共振成像检查时。

41. A【解析】若检查结果为蝶鞍部位占位性病变，应进一步进行靶腺激素测定。测定垂体及靶腺激素水平及进行垂体功能动态试验，有助于了解下丘脑、垂体、靶腺的功能，对术前诊断及术后评估具有重要参考价值。垂体激素主要包括垂体前叶分泌的激素（PRL、GH、ACTH、TSH、LH、FSH 等）和垂体后叶分泌的激素（缩宫素和抗利尿激素）。但由于各种垂体激素呈脉冲样释放，并受昼夜节律变化及内外环境因素的影响，因此同一天所测数值可有较大波动，需要时可在一天内多次测定并取平均值。

42. D【解析】患者有产后大出血昏迷病史，产后月经停止，头晕、乏力 2 年，恶心、呕吐 3 天。结合题干所述低血压、低血糖、低钠血症等，可考虑为 Sheehan 综合征、腺垂体功能减退症。

43. B【解析】为明确诊断，首先应对患者进行血皮质醇、甲状腺功能检测，因为临床表现、血中激素水平测定和腺垂体功能试验是诊断的主要依据。如果靶腺激素水平降低而垂体促激素水平正常或降低，可以确诊为腺垂体功能减退症，对轻症患者可行腺垂体功能试验协助诊断。由下丘脑、垂体柄病变引起的垂体功能减退症常有血清 PRL 水平轻、中度升高，常伴有尿崩症。

44. C【解析】患者有分娩后闭经史，提示 Sheehan 综合征可能。临床表现为腹泻、食欲缺乏、精神萎靡、神志不清。查体为低血压，皮肤苍白，毛发稀疏，消瘦，低血糖、低钠血症，怀疑为腺垂体功能减退。病史应重点了解是否有分娩出血史，因为女性妊娠期腺垂体增生肥大，血供丰富，容易出现缺血性损害。如果围生期因前置胎盘、胎盘早剥、胎盘滞留、子宫收缩无力等引起大出血、休克或血栓形成，可使垂体大部分缺血坏死和纤维化而致腺垂体功能减退，出现 Sheehan 综合征。

45. E【解析】腺垂体功能减退症易发生低血糖，主要原因是缺乏 GH 及 ACTH。GH 缺乏主要是与肾上腺皮质激素分泌不足协同作用使患者容易发生低血糖，尤其空腹低血糖。ACTH 不足可继发肾上腺皮质功能减退。

46. D【解析】腺垂体激素及靶腺测定有助于腺垂体功能减退的诊断。

47. E【解析】患者长年喜饮水，近来的突出表现是多饮、多尿。尿比重 1.002（<1.005），禁水后尿比重 1.003，升压素试验无反应。以上均为肾性尿崩症的临床表现。

48. D【解析】肾性尿崩症按病因不同分为遗传性与获得性，遗传性包括 X 连锁隐性遗传性（AVP2 受体基因）及常染色体隐性遗传（*Aquaporin* Ⅱ 基因）。患者多尿的原因是 AVP2 受体基因突变。治疗以避免高渗性脱水及减少尿量为主要目标，常用药为噻嗪类利尿药。

49. A【解析】患者诊断为巨人症，垂体生长激素瘤，患者可发生代谢改变，GH 过多对糖代谢的影响和对胰岛素的拮抗作用可导致糖耐量异常、糖尿病。故选项 A 错误。

50. D【解析】手术切除是治疗腺垂体生长激素（GH）瘤的主要手段，目前推荐手术作为大多数患者的主要治疗方法。手术的作用在于切除肿瘤，可明显和迅速缩小肿块体积。影响手术的因素：①肿瘤特征，如肿瘤大小、形状、生长方向、鞍外扩展程度。②患者特征：如年龄、健康状况、内分泌损害程度以及蝶鞍蝶窦的解剖等情况。

51. C【解析】巨人症常见的并发症是在术后出现永久性尿崩症、局部受累、视野受影响、脑脊液鼻漏等，还有垂体功能减退、甲状腺功能及肾功能减退等情况，须给予激素替代治疗。

52. E【解析】腺垂体功能减退症危象（垂体危象）患者可表现为高热（>40℃）或低温（<30℃）、低血压、低血糖、低氧血症、低钠血症，伴有头晕目眩、心悸、出汗、恶心、呕吐、面色苍白、四肢厥冷、循环衰竭、水中毒等。重者可发展为精神失常、谵妄、晕厥、昏迷。根据题干信息，该患者可考虑为垂体危象。

53. D【解析】垂体危象的处理如下。①补充葡萄糖：静脉推注 50% 葡萄糖 40 ~ 60ml。②补充氢化可的松：100mg 氢化可的松加入 500ml 葡萄糖液中静脉滴注，第一个 24 小时用量 200~300mg，有严重感染者，必要时还可增加。③有失钠病史及血容量不足表现者，应静脉滴注5%葡萄糖生理盐水，用量须视体液损失量及血容量不足严重程度而定。④有发热、合并感染者，应积极应用有效抗生素及其他对症支持治疗。禁用或慎用麻醉剂、镇静剂、催眠药或降血糖药等。

54. C【解析】患者为中老年女性，游离三碘甲腺原氨酸（TT_3）3. 7nmol/L，提示升高（正常值为1. 6~3. 0nmol/L），是诊断甲状腺功能亢进症（甲亢）最灵敏的指标。血清总甲状腺素（TT_4）219nmol/L，提示升高（正常值为65~155nmol/L）。甲状腺核素扫描呈热结节，提示是功能自主性甲状腺结节（几乎多为良性）。该患者可考虑为甲状腺腺瘤伴甲亢。

55. A【解析】TT_3和TT_4主要测定与甲状腺素结合球蛋白（TBG）结合的甲状腺激素水平，也能反映甲状腺功能状态，但须除外一些影响因素。TT_3和TT_4正常而临床上仍高度怀疑甲状腺功能异常者，应进一步检查FT_3及FT_4水平，方能明确诊断。

56. C【解析】自主性高功能甲状腺结节是由甲状腺内单发、多发的高功能腺瘤引起甲状腺功能亢进症状的一类疾病。对该患者应给予放射性核素^{131}I治疗，但需要严格把控碘的应用剂量，通常主张一个疗程给予一次大剂量，这样可以达到破坏甲状腺腺瘤组织的目的。通常疗效较满意，因此有人认为，放射性核素^{131}I治疗是该病的首选方案。为避免放射性损伤，可在放射性核素^{131}I治疗前数天服用甲状腺粉（片），抑制腺瘤周围甲状腺组织吸收^{131}I的功能。

57. A【解析】患者多年原发不孕史，后初孕足月产后出现多饮症状，饮水量波动大（每天3~8暖瓶），但夜间饮水少。行禁水试验后诊断为部分性尿崩症，继而接受鞣酸升压素肌内注射治疗，但症状无明显改善，出现恶心、呕吐，伴表情淡漠。低血压，血清钠降低（正常值为135~145mmol/L）。根据该患者表现可考虑药物致水中毒引起的低钠血症，血清钠降低是水中毒最重要的实验室指标。

58. E【解析】该患者应限水，记录24小时出入水量，使入水量少于尿量；或者适当加用利尿药，以依他尼酸和呋塞米等袢利尿药为首选；同时停用鞣酸升压素。

59. E【解析】该患儿经诊断为生长激素缺乏性侏儒症（GHD），该病主要表现为生长缓慢、骨骼发育不全，身材比较矮小。因此，应首先确认该患儿是否有身材矮小与生长速度缓慢。身材矮小是指在相似环境下，儿童身高低于同种族、同年龄、同性别个体正常身高2个标准差以上，或者低于正常儿童生长曲线第3百分位。

60. E【解析】特发性矮小（ISS）是指排除代谢、营养、先天性疾病、内分泌疾病的前提下，身高比同年龄、同性别儿童平均身高小2个标准差的状态。ISS是一种异质性不明原因的矮小状态，ISS患者有正常的出生体重与正常的生长激素。

61. D【解析】单纯性生长激素缺乏性侏儒症的诊断主要依据身材矮小、童年体形和外貌、生长速度缓慢以及无第二性征发育等临床特征。血清GH基值明显降低或测不出，结合兴奋试验，以及IGF-1测定等作出诊断。由于GH的释放呈脉冲性，其正常基值仅0~5μg/L，故不能依靠此值作出诊断。怀疑GHD儿童必须做GH刺激试验，以判断垂体分泌GH的功能。生理试验系筛查试验、药物试验为确诊试验。一般认为在试验过程中，GH 峰值<10μg/L，即为分泌功能不正常；GH 峰值<5μg/L，为 GH 无完全缺乏；GH 峰值 5～10μg/L，为 GH 部分缺乏。由于各种 GH 刺激试验均存在一定局限性，必须两种以上药物刺激试验结果都不正常时，才可确诊为 GHD。一般多选择精氨酸加可乐定或左旋多巴试验。此外，若需要区别病变部位是在下丘脑还是在垂体，须作 GHRH 刺激试验。

62. D【解析】生长激素缺乏性侏儒症选用一些生长激素类药物进行治疗，因为生长激素可刺激软骨生长，使骨骼变宽，促进骨骼生长发育。

63. A【解析】患者尿量 6～12L/d，大于 2.5L/d，有多饮、多尿症状，初步怀疑为尿崩症（如果尿量<2L/d 基本可以排除尿崩症），为明确诊断，可进一步检查尿渗透压。尿崩症患者尿渗透压多低于 300mOsm/(kg · H_2O)，尿渗透压正常值为 600～800mOsm/(kg · H_2O)。

64. D【解析】参见 A2 型题第 2 题解析。

65. C【解析】尿崩症可能是蝶鞍上肿瘤的早期表现，蝶鞍摄片可明确病因。

66. A【解析】尿崩症的临床特点是多尿、烦渴、低比重尿和低渗尿。尿比重比较固定，呈持续低比重尿，尿比重<1.006，部分性尿崩症在严重脱水时可以达到 1.010。故选项 A "尿比重>1.020" 在尿崩症的实验室检查中不可能出现。

67. B【解析】参见 A2 型题第 2 题解析。

68. A【解析】双肾 B 超检查的目的主要是确定肾位置、肾活动度，以及是否有肾积液或实质性病变等，对尿崩症的病因诊断没有帮助。

69. D【解析】患者有乳腺发育史，体态偏胖。结合病史与临床表现，实验室检查血清 PRL>1000μg/L（正常值 1.90～25.00μg/L），可考虑为催乳素瘤。PRL>300μg/L 且鞍区 MRI 显示有明确占位，可肯定诊断催乳素瘤。患者"鞍区 MRI：19mm×12mm×15mm 占位"提示垂体瘤直径≥10mm，为大腺瘤。

70. E【解析】垂体催乳素瘤的治疗方法主要有药物治疗（主要是口服溴隐停），放射治疗（主要是伽马刀，主要用于治疗 10mm 以下病灶），手术治疗。该患者首选多巴胺受体激动药药物治疗，一方面治疗肿瘤，另一方面可以作为手术前的准备。同时定期复查激素水平及肿瘤有无缩小，如效果不明显建议手术治疗。

四、B 型题

1. B【解析】巨人症和肢端肥大症是腺垂体生长激素（GH）细胞腺瘤或增生，GH 过度分泌，引起软组织、骨骼及内脏的增生、肥大的内分泌代谢疾病。

2. C【解析】Cushing 病是指垂体病变，分泌过多 ACTH 引起的皮质醇增多症。

3. D【解析】氯磺丙脲可刺激垂体释放 AVP，并加强 AVP 的水重吸收作用，可增加肾小管 cAMP 的生成，但对肾性尿崩症（NDI）无效。可引起严重低血糖，也可引起水中毒，应加注意。

4. A【解析】氢氯噻嗪长期服用可引起缺钾、高尿酸血症等，应适当补充钾盐。

5. B【解析】卡马西平能刺激 AVP 分泌，使尿量减少。每次 0.2g，每天 2~3 次。不良反应有血粒细胞减少、肝损害、疲乏、眩晕等。

6. A【解析】下丘脑综合征患者后腹外核及视前区有病变时常可产生精神症状，主要表现为过度兴奋、哭笑无常、定向力障碍、幻觉及激怒等。

7. B【解析】下丘脑综合征患者下丘脑前部视前区受损，表现为体温调节异常，可出现高温、低温或变异性体温。

8. C【解析】下丘脑综合征患者下丘脑前部受损，可表现为摄食障碍，出现以下 2 种情况：①贪食，过度贪食伴极度肥胖。②厌食伴极度消瘦。

9. D【解析】下丘脑综合征患者病变损害视上核、室旁核或视上核-垂体束，均可引起尿崩症，表现为多饮、多尿。

10. E【解析】下丘脑综合征患者下丘脑后部受损，可表现为运动功能减退。

11. B【解析】参见 A1 型题第 13 题解析。

12. B【解析】参见 A1 型题第 5 题解析。

13. A【解析】AVP 由下丘脑的视上核和室旁核细胞产生，储存于神经垂体。

14. A【解析】缩宫素储存于神经垂体。

15. B【解析】参见 B 型题第 1 题解析。

16. E【解析】低钾血症伴有高血压，可能是各种原因导致了体内的醛固酮水平升高。因为醛固酮的作用就是保钠排钾，醛固酮水平升高会引起血压升高和血钾偏低。

17. D【解析】向心性肥胖是糖皮质激素分泌增多的结果。糖皮质激素是由肾上腺分泌的一种激素，受下丘脑-垂体-肾上腺轴的调节。

18. B【解析】参见 A1 型题第 54 题解析。

19. D【解析】神经垂体激素又称神经叶激素、垂体后叶素，或者简称后叶激素，是由神经垂体分泌的激素，以升高血压的激素（抗利尿激素）和子宫收缩激素（缩宫素）为其代表。

五、X 型题

1. ABCE【解析】抗利尿激素分泌失调综合征（SIADH）病因多样，常见病因为恶性肿瘤、呼吸系统和神经系统疾病、炎症、药物（抗利尿激素、卡马西平、氯磺丙脲、顺铂等）和外科手术，部分原因不明者称之为特发性 SIADH。

2. BCD【解析】PIT1 和 PROP1 基因突变可使 GH、PRL 和 TSH 分泌细胞发育障碍导致相应激素分泌障碍。另外，国外报道多种腺垂体激素缺乏中，50%以上是由于 PIT1 或 PROP1 基因突变。

3. ABC【解析】腺垂体功能减退症的临床表现取决于各种垂体激素减退的速度及相应靶腺萎缩的程度。约 50%以上腺垂体组织破坏后才有症状，75%破坏时才有明显临床症状，待破坏达 95%可有严重垂体功能减退。促性腺激素、生长激素和催乳素缺乏为最早表现出缺乏的激素，随后为促甲状腺激素缺乏次之，最后为促肾上腺皮质激素缺乏。

4. ABCD【解析】完全性尿崩症和部分性尿崩症的鉴别见表3-1。

表3-1 完全性尿崩症与部分性尿崩症的鉴别

鉴别点	完全性尿崩症	部分性尿崩症
症状严重程度	较重	较轻
每天尿量	多为5L以上	多为2.5~5.0L
尿比重	多为1.001~1.005	可达1.010~1.014
禁水后反应	尿量无明显减少，尿比重无明显增加，最大尿渗透压不超过血渗透压	尿量可减少，尿比重可增加，但多不超过1.016；最大尿渗透压可超过血浆渗透压；尿渗透压/血浆渗透压>1，但<1.5
注射升压素后反应	尿量显著减少，尿比重明显增加，尿渗透压增高50%以上	尿量进一步减少；尿比重进一步增加；尿渗透压可增高9%~50%，少数增高60%

5. AB【解析】促甲状腺素释放激素分泌失常可引起下丘脑性甲状腺功能亢进症和下丘脑性甲状腺功能减退症。

6. BCDE【解析】催乳素瘤对鞍区占位的临床表现包括头痛、视力下降、视野缺损和其他脑神经压迫症状、癫痫发作、脑脊液鼻漏等。15%~20%患者存在腺瘤内自发性出血，少数患者发生急性垂体卒中，表现为突发剧烈头痛、呕吐、视力急剧下降、动眼神经麻痹，甚至蛛网膜下腔出血、脑膜刺激征和颅内压增高、昏迷等危象。

7. BDE【解析】任何导致AVP合成、分泌与释放受损的情况均可引起中枢性尿崩症（CDI），CDI的病因有原发性（特发性）、继发性与遗传性3种。

8. ABCD【解析】多巴胺受体激动药（DA）可与垂体的D_2受体结合，从而抑制巨人症和肢端肥大症患者的GH分泌。目前DA主要有两种，即溴隐亭和卡麦角林，国内一般应用溴隐亭较多。还有两种长效生长抑素，即奥曲肽（肌内注射）和兰乐肽（皮下深部注射），两者疗效相当。米托坦通常用于已转移和无法根治的功能性和无功能性肾上腺皮质癌的治疗。

9. BCDE【解析】除“两性畸形”外，其余选项均为下丘脑综合征的临床表现。下丘脑综合征患者具体可表现为肥胖、畏寒、性早熟、闭经、溢乳、性欲减退、勃起功能障碍、少汗、脱发、黏液性水肿、无力、多饮、多尿等。还可出现贪食导致肥胖，出现厌食导致消瘦，或者出现贪食、厌食交替发作。还可有嗜睡、失眠，或者两者交替出现。还可出现高温、低温或变异性体温，以及过度兴奋或抑制、哭笑无常、定向力障碍、幻觉等。

10. ABC【解析】参见B型题第3~5题解析。

11. ABCD【解析】垂体TSH瘤多有甲亢，极易被误诊为Graves病或其他甲状腺性甲亢。垂体TSH瘤和Graves病的鉴别要点为垂体TSH瘤患者血TSH水平正常或升高，而未经治疗的 Graves 病血 TSH 水平显著降低甚至测不出；垂体 TSH 瘤患者血甲状腺自身抗体（如 TSH 受体抗体）常为阴性，Graves 病多为阳性；垂体 TSH 瘤患者可有头痛、视野缺损等表现，Graves 病则无上述表现；垂体 TSH 瘤患者垂体影像学检查可显示腺瘤（多为大腺瘤），Graves 病垂体影像学检查一般无阳性发现。

12. ABCE【解析】ACTH 缺乏可导致皮质醇和肾上腺皮质激素产生减少，症状同原发性肾上腺功能减退，如虚弱、食欲缺乏、恶心、疲乏无力、体重减轻、血压偏低、血钠偏低。但继发性肾上腺皮质功能不全患者 ACTH 分泌减少，促黑素减少，故患者皮肤色素减退、面色苍白、乳晕色素减退。急骤起病者（如垂体卒中）可有低血压、休克、低血糖、恶心、呕吐、极度疲乏无力、高容量性低钠血症等。

13. ABC【解析】GH 瘤经额手术的适应证：①肿瘤向鞍上生长呈哑铃形。②肿瘤长入第三脑室伴脑积液及颅压增高者。③肿瘤向鞍外生长至前、中、后窝者。④有鼻或鼻旁窦炎症及蝶窦气化不良且无微型电（磨）钻设备，不适合经蝶手术者。⑤肿瘤出血伴颅内血肿或蛛网膜下腔出血者。

14. BCD【解析】大部分垂体大腺瘤的患者都有一种或多种垂体激素缺乏，其中最常见的是生长激素（GH）、卵泡刺激素（FSH）和黄体生成素（LH）缺乏。垂体大腺瘤患者垂体促激素分泌减少，会首先影响生长激素，其次会促进黄体生成素和卵泡刺激素增加。

15. ABC【解析】发生于青春期前、因骨骺未融合可表现为巨人症。巨人症常始于幼年，生长较同龄儿童高大，持续长高直到性腺发育完全，骨骺闭合，身高可达 2 米或以上。若缺乏促性腺激素，性腺不发育，骨骺不闭合，生长激素可持续加速长高。软组织增生可表现为面部粗糙、手足增厚增大，心、肺等内脏增大。若垂体瘤发展，迫使其他激素分泌减少，可导致腺垂体功能减退，精神不振，全身无力，毛发脱落，性欲减退，生殖器萎缩。若原有糖尿病，可自然缓解（Houssay 现象）。多数患者可因心血管疾病而死亡。血浆生长激素、IGF-1 增高；过多生长激素可拮抗胰岛素作用，在葡萄糖负荷后可呈糖耐量减低或糖尿病曲线；升高的生长激素水平不为糖负荷所抑制。

16. ABCE【解析】参见 A1 型题第 64 题解析。

17. ACDE【解析】药理性 PRL 升高是高催乳素血症的常见原因，这些药物包括抗抑郁药（如阿米替林）、抗组胺药（如西咪替丁）、抗高血压药（如维拉帕米）、口服避孕药、多巴胺通路药物（如甲氧氯普胺、甲基多巴）、阿片类药等。

18. DE【解析】参见 A1 型题第 88 题解析。

19. CE【解析】腺垂体功能减退症的甲状腺激素替代治疗：如甲状腺功能测定提示甲减，在没有临床症状的情况下，也需要甲状腺激素替代治疗。应先补充肾上腺皮质激素再补充甲状腺素，防止肾上腺皮质功能不全的患者引发肾上腺危象。甲状腺激素的替代应从小剂量开始（如左甲状腺素 25～50μg/d），有心血管疾病者需要从更小的剂量开始，应根据甲状腺素（T_4）水平调整剂量。TSH 不能作为判断甲状腺激素替代是否合适的指标。

20. BCE【解析】下丘脑综合征的实验室检查方法：①下丘脑、垂体及其靶腺激素分泌异常及相应的生化异常。②下丘脑、垂体的储备能力试验异常，如TRH兴奋试验、GnRH兴奋试验等。

21. ABDE【解析】巨人症和肢端肥大症的治疗目标：①严格控制生化指标。②消除或缩小肿瘤并防止其复发。③消除或减轻并发症表现，特别是心脑血管、呼吸和代谢方面的并发症表现。④保留垂体功能及重建内分泌平衡。主要治疗方案包括手术、放射、药物和联合治疗。

22. ACDE【解析】生长激素缺乏性侏儒症患者成年后多仍保持童年体形和外貌，皮肤较细腻，有皱纹，皮下脂肪有时可略丰满，营养状态一般良好。成年身高一般不超过130cm。至青春期，性器官仍不发育，第二性征缺如。患者智力发育一般正常，学习成绩与同年龄者无差别，但年长后常因身材矮小而郁郁寡欢，不合群，有自卑感。X线摄片可见长骨短小，骨龄幼稚，骨骺久不融合。

23. ABCD【解析】溴隐亭是多巴胺受体激动药，能抑制PRL分泌和肿瘤的生长。溴隐亭又是生长抑素类药物，可治疗肢端肥大症和某些TSH瘤。溴隐亭能有效抑制PRL的分泌，并能部分抑制生长激素（GH）的释放（属于生长抑素类药）。溴隐亭不仅可降低PRL水平，而且可缩小肿瘤，使患者头痛减轻，视野缺损改善。

24. CD【解析】随机生长激素水平<1g/L，IGF-1水平降至与性别、年龄相匹配正常范围为生长激素腺瘤的完全治愈标准。

25. ABDE【解析】生长激素的生理作用如下。①促进生长，调节骨代谢：刺激骨骺端软骨细胞分化、增殖，从而促进骨生长，使骨长度增加；可直接刺激成骨细胞代谢，并对维持骨矿物质含量、骨密度起重要作用；协同性激素及促钙化激素干预骨的重塑。②调节物质代谢：促进蛋白质合成，调节脂代谢；降低细胞对胰岛素的敏感性，减少外周组织对葡萄糖的利用，使血糖升高；调节水、矿物质代谢等。③其他作用：增加机体免疫力，刺激免疫球蛋白合成，促进巨噬细胞和淋巴细胞增殖；加速伤口愈合，刺激烧伤创面及手术切口成纤维细胞合成胶原；促进心肌蛋白合成，增加心肌收缩力，降低心肌耗氧量；具有抗衰老，促进脑功能效应；促进精子形成、排卵等。在儿童中，GH对生长及骨代谢的作用比较明显，GH缺乏会导致儿童生长发育停滞，造成儿童GHD。在成人中，GH的主要作用是调节物质代谢及维持能量平衡，GH缺乏会引起成人GHD的一些表现，如体重减轻、体脂增加、血脂升高、心血管发病率增加。

26. BCDE【解析】催乳素瘤病变部位的定位诊断：鞍区MRI薄层扫描与增强扫描结合垂体PRL细胞分泌储备功能评价，如促甲状腺激素释放激素（TRH）兴奋试验和甲氧氯普胺试验，以及腺垂体及相应靶腺、神经垂体功能的评价可为病变部位提供有价值的定位诊断依据。

27. ABDE【解析】尿崩症的预后：①轻度颅脑损伤或感染引起的一过性尿崩症可完全

恢复。②特发性尿崩症常为永久性，但在足够水分供应及抗利尿治疗下，通常可以基本维持正常生活。③颅脑肿瘤或全身疾病所致继发性尿崩症预后不良。

28. ABCE【解析】抗利尿激素分泌失调综合征（SIADH）病因繁杂，起病和发展常隐袭，缺乏特征性临床表现，患者的症状与体征取决于血清钠降低的程度与速度。药物过量是医院获得性低钠血症的重要原因，药物过量在接受 AVP 制剂治疗的青少年和老年人中非常多见，最初给药时应当适当增长给药时间间隔；而若精神性多饮患者错误地接受 AVP 制剂治疗，必将发生严重的 SIADH。因此，对于多饮待查者，在行禁水+升压素试验之前必须充分主动限水。当血清钠浓度低于 130mmol/L，如尿钠浓度>30mmol/L，提示尿钠排出不适当增多。SIADH 可作为寻找隐匿性恶性肿瘤的起点，也可作为初步判断肿瘤是否复发的参考指标，也是在化疗方案中回避某些药物（如环磷酰胺、长春新碱）的重要依据。

29. ABCD【解析】垂体催乳素瘤男女均可发病，但女性发病率更高。患者一般血清 PRL>200μg/L。根据肿瘤大小一般可分为微腺瘤（直径<10mm）、大腺瘤（直径>10mm）、巨大腺瘤（直径>40mm），多为微腺瘤。正常垂体在妊娠期会增大，催乳素瘤在妊娠期也会增大。肿瘤局部压迫症状多见于垂体催乳素大腺瘤，常见的局部压迫症状是头痛、视野缺损（最常见为双颞侧偏盲）。若肿瘤向两侧生长，可包绕海绵窦，影响第Ⅲ、Ⅳ、Ⅵ对脑神经及第Ⅴ对脑神经眼支功能，第Ⅲ、Ⅳ、Ⅵ对脑神经受累引起睑下垂、瞳孔对光反射消失、复视、眼球运动障碍，第Ⅴ对脑神经受累引起面部疼痛等。

30. AC【解析】肺部感染性疾病肺炎、肺结核、肺脓肿、肺曲菌病有时也可引起 SIADH，可能由于肺组织合成与释放 AVP。另外，感染的肺组织可异位合成并释放 AVP 样肽类物质，具有 AVP 同样生物特性。

31. ABCE【解析】参见 A3/A4 型题第 18 题解析。

32. ABCE【解析】参见 A1 型题第 24 题、X 型题第 15 题解析可知，选项 A、B 正确，选项 D 错误。患者皮肤改变以头面部最明显，颜面皮肤及软组织增厚，鼻肥大，鼻内组织增生可引起呼吸受阻，选项 C 正确。发生在骨骺融合前后的患者可表现为巨人症，兼有肢端肥大症的外貌，称为肢端肥大性巨人症，选项 E 正确。

33. ABCE【解析】尿崩症大多数患者表现为多饮、烦渴、多尿。实验室检查患者血浆渗透压正常或稍高，尿比重、尿渗透压低。

34. ABCD【解析】抗利尿激素（ADH）的主要作用是增加肾远曲小管及集合管对水的重吸收作用，直接影响尿量，控制尿排出的水量，增强内髓部集合管对尿素的通透性。ADH 还能帮助调节血压，使全身小动脉收缩，血压上升，可用于某些出血的治疗。

35. ACD【解析】人绒毛膜促性腺激素（hCG）兴奋试验是通过注射 hCG 来检测血浆睾酮水平的一种方法，对诊断睾丸功能衰竭与促性腺激素缺乏等具有重要意义。

36. CD【解析】参见 X 型题第 33 题解析，可知选项 A 错误。CDI 患者一般起病较急，可见于任何年龄，但以青年人多见，男性多于女性。通常在儿童期或成年早期发病，一般起病日期明确。夜尿显著增多，尿量一般在4L/d以上。由于低渗性多尿，血浆渗透压常轻度升高，因而兴奋口渴中枢，患者因烦渴而大量饮水，喜冷饮。如有足够的水分供应，患者健康一般不受影响。

37. ACDE【解析】参见X型题第36题解析，可知选项A正确，选项B错误。禁水-升压素试验可用于鉴别中枢性尿崩症和肾性尿崩症以及完全性尿崩症和部分性尿崩症，选项C正确。尿崩症合并腺垂体功能不全时，尿崩症症状会减轻，糖皮质激素替代治疗后症状再现或加重，选项E正确。

38. BD【解析】生长激素（GH）缺乏性侏儒症又称生长激素缺乏性侏儒症，主要诊断依据如下。①身材矮小，身高年均生长率<4cm，小于同年龄同性别正常人平均值2个标准差以上，以及性发育障碍等临床特征。②骨龄检查较实际年龄落后2年以上。③血清GH基值明显降低或测不出。④兴奋试验：包括胰岛素低血糖、精氨酸升压素、左旋多巴、可乐定兴奋试验等。本病患者经兴奋后GH峰值常低于5μg/L，而正常人可超过10μg/L。⑤1~8岁儿童血清IGF-1<0.15U/L、9~17岁青少年血清IGF-1<0.45U/L者应高度怀疑GH缺乏性侏儒症。⑥胰岛素样生长因子结合蛋白（IGFGB）可反映GH的分泌状态。⑦GHRH兴奋试验：兴奋后血清GH峰值超过5μg/L者为下丘脑性，低于5μg/L者为垂体性。但严重GH缺乏时，一次GHRH注射常不足以兴奋垂体释放GH，须多次注射才能兴奋垂体释放GH。血清IGF-1明显较低而生长激素正常时也可出现生长激素缺乏性侏儒症。

39. ABDE【解析】肢端肥大症活动期患者血磷升高，故选项C错误，其余选项均正确。

40. BE【解析】垂体瘤的手术治疗：①经蝶窦显微手术是治疗垂体瘤的首选方法。手术适应证参见A3/A4型题第18题解析。②经额开颅手术适用于明显向鞍上和鞍旁侵犯的肿瘤。手术适应证参见X型题第13题解析。

41. ABCD【解析】临床诊断SIADH的必备条件如下。①血钠降低，常低于130mmol/L。②尿钠（反常性）升高，常超过30mmol/L。③血浆渗透压低，常低于270mOsm/(kg·H_2O)。④尿渗透压大于100mOsm/(kg·H_2O)（水负荷时），甚至大于血浆渗透压。⑤无临床可测的低血压或低血容量，无应用利尿药史，甲状腺和肾上腺功能正常。

42. ABCD【解析】垂体催乳素瘤的治疗目标：①抑制和纠正催乳素瘤过多的PRL分泌。②消除或减轻瘤体对鞍区的占位效应，防止肿瘤对邻近结构的损毁。③尽可能多地保留垂体功能。④如出现垂体功能减退，应及时和恰当应用靶腺激素替代治疗。应从肿瘤的解剖、病理生理和患者的全身情况来制订个体化的具体治疗措施。

43. ABCD【解析】参见A1型题第88题解析。

44. CDE【解析】腺垂体功能减退症是指各种病因损伤下丘脑、下丘脑-垂体通路、垂体，导致一种或多种腺垂体激素分泌不足的临床综合征，分为原发性和继发性两类，前者由垂体分泌细胞破坏所致，后者由下丘脑病变导致垂体缺乏刺激所致，临床上以前者多见。

45. ABE【解析】垂体危象的临床表现主要取决于肿瘤的扩张方向以及出血、垂体破坏的程度。各种类型垂体危象可伴有相应表现，常为消化系统、循环系统和神经精神表现，如高热、循环衰竭、休克、恶心、呕吐、头痛、神志不清、谵妄、抽搐、昏迷等。

46. BC【解析】腺垂体功能减退症时，血清 TT_4、FT_4 均降低，而 TT_3、FT_3 可正常或降低。所以选项 B 错误。腺垂体功能减退症常有极度乏力、厌食、体重减轻，但肤色变浅，蜷缩畏寒等。所以选项 C 错误。其余选项均正确。

47. ABCD【解析】多尿除了见于大量饮水和服用利尿药物及食物等情况以外，还可见于慢性肾小球肾炎、急性肾衰竭多尿期、慢性小管间质性肾、糖尿病（DM）、尿崩症和精神性多饮。急性肾衰竭持续期患者多可出现少尿（＜400ml/d），部分甚至出现无尿（<100ml/d），故选项 E 错误。

六、案例分析题

1. D【解析】根据题干信息，患者有产后大出血史，因导致垂体缺血，临床表现为垂体功能减退，具体表现为性腺、甲状腺、肾上腺的功能减退。因此，该患者最可能的临床诊断是希恩综合征。

2. ABCD【解析】TSH 兴奋试验、TRH 兴奋试验、促黄体素释放激素（LHRH）兴奋试验、促肾上腺皮质激素释放激素（CRH）兴奋试验均可进一步鉴别原发和继发性内分泌功能减退。因患者希恩综合征诊断明确，可表现为 ACTH、TSH 降低，这些激素都是升糖激素，患者本身就可有低血糖（血糖 3. 5mmol/L），给予胰岛素后可能出现严重的低血糖，故选项 E 错误。

3. A【解析】纠正患者腺体功能减退最理想的治疗方法是靶腺激素替代治疗，具体用药方案应根据患者的甲状腺、肾上腺、性腺等功能减退的具体情况而定。

4. D【解析】参见 A1 型题第 26 题解析。

5. A【解析】参见 A1 型题第 68 题、A2 型题第 7 题解析可知，该患儿最可能的诊断是生长激素缺乏性侏儒症。

6. ABCD【解析】参见 A1 型题第 89 题解析。

7. ABC【解析】参见 A1 型题第 88 题解析。

8. B【解析】患者有不孕史，反复出现的月经周期不规则伴头痛等临床症状，实验室检查血清 PRL 257. 30μg/L（>200μg/L），鞍区 MRI 有延迟强化影提示有明确占位。综上所述，该患者可诊断为垂体催乳素瘤，5mm×6mm×3mm 提示为微腺瘤。

9. CDF【解析】药物治疗垂体催乳素微腺瘤的疗效非常显著，首选多巴胺受体激动药溴隐亭治疗，有 80%~90%的患者血清催乳素水平或者月经周期恢复正常，几天或几周内大部分患者溢乳现象消失或大量减少，2 个月后 70%的女性能够妊娠。血清催乳素水平正常后应继续服有效治疗剂量 3~6 个月。经过长期治疗，即使是微腺瘤也可以缩小。应定期随访复查血清 PRL 与鞍区 MRI。

10. CDEF【解析】催乳素微腺瘤可能发展成为较大的肿瘤。因此，催乳素微腺瘤患者随诊观察期间，应定期复查，每2~3个月复查垂体激素与靶腺激素，每年复查鞍区MRI检查1~2次，且每3~5年测一次骨密度。如果血清PRL水平在期望值以上（如为基础值的2倍），应加用多巴胺受体激动药进行治疗。如果患者考虑生育，经蝶窦手术是除药物治疗之外的一种选择，是对于多巴胺受体激动药不耐受患者最根本的治疗方法。手术成功的关键在于术者经验、肿瘤大小和是否具有侵袭性。若发现患者hCG强阳性，应立即停止服用溴隐亭，可继续妊娠。

11. ACEF【解析】参见案例分析题第10题解析可知，选项D错误。做磁共振成像检查时使用的造影剂对胎儿有影响，因此催乳素瘤患者妊娠后不能做此检查，故选项B错误。其余选项内容均正确。

12. E【解析】大多数低促性腺素性功能减退症（HH）患者因青春期无性发育而就诊。具有睾丸小而软、臂展大于身高、阴毛和腋毛缺如、睾丸容量降低等特点，根据题干所述，该患者符合该病临床表现。Klinefelter综合征多有男性乳房发育。

13. D【解析】临床进行激素检查显示睾酮水平<3.5 nmol/L，促性腺激素水平降低，可作为确诊的检查依据。

14. ABCD【解析】低促性腺素性功能减退症目前的主要治疗方法如下。①促性腺激素治疗：可促进自身睾丸产生睾酮和精子。②性激素替代疗法：可促进男性化，使患者能够完成正常性生活和射精，但不能产生精子。③若病变位于下肢，可予脉冲式GnRH生精治疗，通过促进垂体分泌促性腺激素促进睾丸发育。同时辅以心理咨询治疗。治疗方法可以根据具体情况进行选择，也可以相互替代。

15. E【解析】十一酸睾酮（TU）是外源性的雄激素制剂。雄激素类药物不良反应主要有性欲亢进、女性化现象、睾丸萎缩及精子生成减少等。如患者有生育要求，不宜长期服用。

16. E【解析】参见A1型题第58题解析。

17. D【解析】血清钠及血浆ADH检查可进一步明确诊断。正常血清钠为135~150mmol/L。尿液中钠的排出量取决于尿量和尿钠，通常为130~260mmol/24h，临床上对疑诊SIADH的患者，应做血清钠测定。SIADH患者血浆AVP常不适当升高。一般在基础状态下，血浆AVP变异较大，一次测定常常不能反映AVP的分泌状态。若在水负荷状态下，血浆AVP仍不被抑制，则更具有意义。

18. D【解析】SIADH的治疗原则主要是纠正低钠血症和防止体液容量过多。要严格限制入水量，适当补钠以提高血浆渗透压与血清钠，积极寻找并治疗原发病。严格限制入水量是治疗的关键。水的摄入量限制在500~800ml/d，使血清钠达130mmol/L以上。当血清钠>120mmol/L时，摄水量控制在800ml/d。血清钠<120mmol/L时，应严格限制入水量，并给予3%氯化钠溶液200~500ml，每6小时1次，使血清钠达125mmol/L以上。治疗中要避免血钠上升过快，使血清钠上升的速度维持在每小时1~2mmol/L，第一个24小时内血清钠升

高幅度不能超过 12mmol/L，48 小时内不超过 18mmol/L，以防出现脑桥脱髓鞘病变。

19. ABCD【解析】应用内分泌放射免疫超微量法直接测定脑垂体的生长激素、催乳素、促肾上腺皮质激素、促甲状腺激素、促黑素、卵泡刺激素、黄体生成素等，对垂体腺瘤的早期诊断有很大帮助。

20. A【解析】垂体大腺瘤的治疗方法主要有药物治疗、手术治疗、放射治疗（简称放疗）3 种。治疗首先应该明确垂体大腺瘤的分型，如果是催乳素瘤，首选药物治疗。其他大腺瘤主要采取开颅手术，术后根据病情辅以放疗，或用药物做辅助治疗。

21. CDE【解析】垂体大腺瘤绝大部分属于良性肿瘤，能否治愈主要与肿瘤的性质及其对周围结构产生的影响有关，手术切除肿瘤是最常见的治疗方式（分泌催乳激素的功能性肿瘤除外），治愈率可达到 80%以上（选项 A、B 错误）。关于垂体大腺瘤的治疗：鞍内肿瘤一般均采取经蝶窦显微外科手术切除，只有少数向鞍上和鞍旁扩展的垂体腺瘤采用经额切除术（选项 C、E 正确）；大腺瘤手术后易发生一过性尿崩症（选项 D 正确）。

22. ACDEF【解析】中年女性，闭经溢乳，首先考虑催乳素瘤可能，应查垂体-靶腺轴激素，包括血清 PRL、垂体-性腺轴激素、垂体-甲状腺轴激素、垂体-肾上腺轴激素；还应进行垂体 MRI 检查为鞍区 MRI 薄层平扫+动态增强扫描。

23. BCDEF【解析】垂体腺瘤应与鞍区其他肿瘤和非肿瘤性疾病鉴别，如颅咽管瘤、鞍结节脑膜瘤。该患者闭经伴溢乳，应与病理性和药物性原因导致的闭经与溢乳以及特发性高催乳素血症相鉴别。患者目前治疗不孕症，应与妇产科疾病导致的不孕症相鉴别。

24. BD【解析】该患者闭经溢乳，应首先考虑为高催乳素血症，头痛、视力下降可能与催乳素瘤局部压迫垂体致脑膜及视交叉受累有关。且催乳素瘤是高催乳素血症的最主要原因。

25. B【解析】根据题干信息，患者症状结合实验室检查结果等，初步判断患者为垂体催乳素瘤（PRL 瘤）。“向上压迫视交叉并突入第三脑室，包裹右侧海绵窦 2/3 以上”提示催乳素瘤侵袭性向鞍旁海绵窦生长，会导致脑神经损害如动眼神经、外展神经麻痹。患者“鞍区 MRI：42mm×29mm×31mm 占位”提示为巨大腺瘤（直径>40mm）。综合以上，患者最可能的诊断是垂体催乳素侵袭性巨大腺瘤。

26. CF【解析】参见 A1 型题第 52 题解析。而对于糖皮质激素储备不足的患者，单纯替代甲状腺素而不补充糖皮质激素，可能会导致肾上腺皮质功能减退症，糖皮质激素替代治疗必须优先于甲状腺激素替代治疗。

27. DEF【解析】垂体大腺瘤应评估其对周围组织压迫情况，行视野及其他脑神经功能检查。PRL 大腺瘤全切的成功率低、复发率高，多巴胺受体激动药是一线治疗，可以考虑 2~3 个月药物治疗，使肿瘤缩小，术后再复查垂体和靶腺功能，可增加手术治疗效果。术后定期（每 3~6 个月）复查垂体前叶功能，必要时复查鞍区 MRI，监控肿瘤的复发及生长情况。

28. ABCF【解析】PRL瘤应用溴隐亭出现耐药现象，可换用其他多巴胺受体激动药，如卡麦角林、培高利特有效，多巴胺受体激动药抵抗者可考虑手术治疗，包括经蝶窦微创手术治疗及开颅手术治疗。γ刀立体定向放射外科治疗已经被用于PRL瘤的治疗。它可用于常规手术治疗禁忌和药物治疗失败的患者。

29. ABCD【解析】青春期男性，18岁，无第二性征发育，身材偏矮，有嗅觉障碍，伴单侧肾发育异常（左肾缺如），临床表现提示X连锁遗传性Kallmann综合征（KS）、低促性腺素性功能减退症。进一步进行外周性激素、促性腺激素测定，行垂体MRI（平扫+增强扫描）测定，行染色体核型分析以明确诊断。

30. BCE【解析】该患者睾酮水平、LH、FSH水平均明显降低，即表现为低促性腺素性功能减退症，可行GnRH兴奋试验了解LH及FSH的反应性，进行hCG兴奋试验了解睾丸储备能力，进行精液检查有助于了解睾丸生殖能力。

31. ACD【解析】参见案例分析题第29题解析。

32. ABCDE【解析】中年男性，行颅咽管瘤手术治疗后复发，γ刀治疗后出现垂体前叶功能减退症，补充糖皮质激素（GC）、甲状腺激素（TH）及性腺轴激素后，ITT提示GH缺乏症，应用重组人生长激素（rhGH）治疗的潜在风险包括以下几点：①胰岛素抵抗、糖尿病。②亚临床甲减发展为甲减。③增加肿瘤的再发风险。④股骨头骨骺脱位、股骨头滑脱致跛行、髋部膝部疼痛。⑤特发性颅压升高。⑥男性乳房增大。

33. B【解析】腺垂体功能减退症需要进行补充和/或替代激素治疗，首先给予糖皮质激素（如皮质醇），之后补充甲状腺激素，以防诱发急性肾上腺皮质功能衰竭。

34. E【解析】胰岛素样生长因子-1（IGF-1）和胰岛素样生长因子结合蛋白3（IGFBP-3）是监测重组人生长激素治疗效果的指标。成人GH缺乏症在应用GH后进行以下评估。①疗效评估：根据IGF-1调整rhGH替代治疗剂量。②定期评估：a. 每3~6个月，评估症状、体重、身高、体重指数（BMI）、腰围（WC）、血压（BP）、体脂；b. 每6~12个月，评估IGF-1、骨代谢指标、血脂、血糖；c. 每2年评估骨密度。

35. B【解析】该患者烦渴，多饮，尿量多，全天尿量达9L。患者虽有消瘦，但无多食，所以最可能的疾病是尿崩症。

36. A【解析】中枢性尿崩症常由垂体或附近的肿瘤、创伤等引起，因此为了明确病因应行头颅CT或MRI检查。

37. A【解析】患者入院后第2天因受凉发热，头痛加重，饮水量少，而尿量不减，所以发生脱水，表现为口唇干燥，皮肤弹性差，结果产生高钠血症，引起神志不清。因为血压正常，无颈抵抗和视盘水肿，所以不考虑选项中的其他4种情况。

38. E【解析】参见A1型题第17题解析。

39. ABF【解析】42岁女性，既往发现垂体大腺瘤，服溴隐亭不规律，随诊不规律，1周前出现视力下降，剧烈头痛，恶心、呕吐，提示垂体瘤增大致颅内压增高，垂体瘤卒中；无生育史提示腺垂体前叶功能减退致性腺功能减退。

40. ACDEF【解析】应立即补液，补充糖皮质激素（GC）降颅压，立即静脉滴注5%葡萄糖氯化钠溶液500ml+地塞米松10mg；检查生化了解血电解质、血糖情况；检查垂体-靶腺轴激素，检查视野及神经功能，检查垂体MRI，全面了解垂体瘤情况。

41. ABDEF【解析】结合病史考虑PRL瘤（大腺瘤）可能性大，首选多巴胺受体激动药治疗；病情稳定后可选择经蝶鞍手术治疗切除腺瘤；每2~3个月复查垂体-靶腺激素，调整药物治疗剂量；每年复查鞍区MRI 1~2次，以了解肿瘤生长情况；每年眼科视野检查与脑神经功能评价1次，有助于了解肿瘤对视交叉压迫情况。

42. ABCDE【解析】低钠血症是一种机体内水和电解质紊乱导致的疾病。低钠血症可由钠丢失、摄入不足、血钠被稀释所致。常见导致低钠血症的原因是不合理使用利尿药、摄入过量水分、激素异常、呕吐、腹泻，以及心、肝、肾疾病。

43. CEF【解析】SIADH的特点为在血尿素氮（BUN）、血肌酐（Scr）和血糖正常的情况下，同时有低钠血症和血浆渗透压降低，且伴尿渗透压升高。诊断SIADH的必备条件包括无临床可测的低血压或低血容量，因此选项C、E、F不支持患者合并SIADH。

44. AD【解析】尿钠排泄过多合并血容量不足。治疗方案常采取补液，限制液体摄入可能进一步导致尿液中钠相对减少。

45. ABCDE【解析】参见A1型题第9题及第88题解析。

46. EF【解析】15岁，青春期男性，身材偏矮，且生长速度<6cm/年，应警惕生长激素缺乏性侏儒症（GHD）。ITT阳性提示可能为GHD，须进一步行精氨酸升压素兴奋试验、可乐定及左旋多巴兴奋试验以明确GHD诊断。同时需了解有无其他垂体前叶激素缺乏。如果确诊有其他垂体激素缺乏，可以立即用重组人生长激素和相关垂体激素替代治疗。

47. BC【解析】GHD的治疗目标是提高生活质量并获得较高的终身高。

48. ABCEF【解析】中年男性，严重低钠血症，血压正常，提示为正常血容量性低钠血症。结合呼吸道症状、吸烟病史及影像学肺部占位征象，首先考虑为肺癌致SIADH。应进行尿钠检查，若尿钠>30mmol/L提示为高钠血症；进行肾上腺功能和甲状腺功能检测，若排除肾上腺皮质、甲状腺功能减退症，则SIADH诊断成立；进行胸部CT和/或MRI检查，以明确心、肾、肝功能，可进行SIADH诊断；神经垂体MRI高信号消失对SIADH的诊断有重要意义；痰查癌细胞有助于病因诊断。

49. BEF【解析】结合尿钠（>30mmol/L）、痰脱落细胞基本可明确SIADH诊断。SIADH一般尿渗透压>血浆渗透压，血AVP明显升高。纤维支气管镜活检病理诊断，为下一步治疗提供依据。

50. ABC【解析】患者化疗后有消化道反应，如恶心、呕吐可导致摄入量减少，同时长春新碱、顺铂、环磷酰胺等化疗药物可引起SIADH使血清钠进一步下降。

51. CDEF【解析】急性低钠血症患者应补充高张盐（3%~5%氯化钠溶液），停用致低钠血症的所有药物，同时应注意其他离子紊乱（如钾离子丢失），还应避免纠正低钠过快。SIADH时应用袢利尿药可阻止自由水重吸收。

52. B【解析】垂体微腺瘤大多为良性肿瘤，垂体催乳素瘤是最常见的垂体腺瘤。

53. BCDF【解析】参见案例分析题第19题解析。

54. D【解析】患者在非妊娠及哺乳期出现溢乳，但无头痛、呕吐、视力下降，血压正常，无视野缺损，第二性征明显，最可能的诊断是PRL瘤。

55. A【解析】参见A1型题第4题解析。

56. D【解析】参见A1型题第19题解析。

57. A【解析】PRL瘤患者服用溴隐亭月经恢复，并且有规律性月经，后又突然停经，首先应考虑妊娠的可能。

58. B【解析】参见X型题第6题解析。

59. ACD【解析】参见A1型题第4题解析。

60. ABCF【解析】青春期男孩，体型矮小，无第二性征发育，智力一般，甲状腺肿，双下肢水肿，首先应考虑为甲状腺激素（TH）缺乏症，注意与GHD鉴别。首先应进行甲状腺激素、生长激素、性腺激素检测，同时应查生化指标，对水肿进行鉴别。

61. ABCF【解析】若除外甲减及GHD，则多考虑青春期发育延迟，须密切监测患者生长发育情况。先天性肾上腺皮质增生症（CAH）罕见，17α-羟化酶缺乏及类脂组织增生也可有男孩无青春期发育特征。

62. ABDEF【解析】针对上述疾病的诊断及鉴别诊断，为明确诊断应进行甲状腺功能及自身抗体测定，GH激发试验，血皮质醇（COR）及ACTH、基因检测，染色体核型分析。

63. ABCDF【解析】青年男性，T_3、T_4升高，出现高代谢症候群症状，查体时须注意心率、心律、手细颤、甲状腺肿大、眼征及胫前黏液性水肿等体征，以便于明确甲状腺毒症病因。

64. ABCEF【解析】结合体征，有高代谢体征，缺乏GD特征性体征（如突眼、胫前黏液性水肿），应进一步查TSH、FT_3、FT_4、甲状腺相关抗体、24小时甲状腺碘摄取率、甲状腺发射型计算机体层成像（ECT），了解甲状腺功能状态。

65. A【解析】甲亢时TSH升高，主要考虑垂体TSH瘤或选择性垂体甲状腺激素抵抗（PRTH），此时L-T_3试验有助于诊断PRTH。

66. DF【解析】PRTH应用溴隐亭可抑制TSH水平；对于心率快等甲亢症状，可选择β受体阻断药（普萘洛尔）对症治疗。

甲状腺功能亢进症 1

甲状腺功能亢进症 2

第四章　甲状腺疾病

一、A1 型题

1. 世界卫生组织（WHO）推荐的成年人每天碘摄入量是
   A. 100μg　B. 150μg　C. 200μg　D. 250μg　E. 300μg
2. 不符合弥漫性甲状腺肿伴甲状腺功能亢进症（简称甲亢）临床表现的是
   A. 一般患者均有神经质
   B. 怕热、多汗，皮肤潮湿，心悸、乏力
   C. 部分患者可有发热，一般为低热
   D. 甲状腺呈弥漫性、对称性肿大
   E. 多数起病较急，多在起病后 1 个月就诊
3. 人体降钙素来源于
   A. 甲状腺滤泡旁细胞（又称 C 细胞）
   B. 甲状腺滤泡上皮细胞
   C. 甲状旁腺主细胞
   D. D 细胞
   E. 破骨细胞
4. 甲亢患者出现排便次数增多或腹泻的主要原因是
   A. 肠蠕动增强
   B. 肠内容物渗透压增高
   C. 肠腔内渗出物增加
   D. 小肠吸收不良
   E. 胃酸缺乏
5. 对于威胁视力的格雷夫斯眼病（又称甲状腺相关性眼病）患者，不推荐
   A. 激素治疗
   B. 放射治疗
   C. 手术治疗
   D. 眼部局部治疗
   E. 其他免疫抑制药治疗
6. 甲状腺大部切除术后 48 小时内最危急的并发症是
   A. 甲状腺危象
   B. 喉返神经单侧损伤
   C. 呼吸困难和窒息
   D. 喉上神经内侧支损伤
   E. 甲状腺功能减退
7. 不作为甲亢疗效评价指标的是
   A. 基础代谢率

B. 甲状腺碘摄取率
C. 三碘甲腺原氨酸（T_3）、甲状腺素（T_4）水平
D. 促甲状腺激素（TSH）水平
E. 休息时心率

8. 甲亢患者可出现的脉搏为
A. 水冲脉
B. 交替脉
C. 重搏脉
D. 奇脉
E. 无脉

9. 甲亢患者可有（　　）浓度降低
A. 氨基酸
B. 葡萄糖
C. 胆固醇
D. 血钙
E. 血红蛋白

10. 服用抗甲状腺药物可致粒细胞减少，其停药指征是
A. 白细胞计数<4×10^9/L，中性粒细胞计数<1.5×10^9/L
B. 白细胞计数<3×10^9/L，中性粒细胞计数<1.5×10^9/L
C. 白细胞计数<4.5×10^9/L，中性粒细胞计数<2×10^9/L
D. 白细胞计数<3.5×10^9/L，中性粒细胞计数<2×10^9/L
E. 白细胞计数<2.5×10^9/L，中性粒细胞计数<1.5×10^9/L

11. 以下疾病中不伴高脂血症的是
A. 甲亢
B. 甲状腺性甲状腺功能减退症（简称甲减）
C. 糖尿病
D. 肾病综合征
E. 动脉粥样硬化

12. 预防甲减黏液性水肿昏迷的关键是
A. 坚持甲状腺素替代治疗
B. 水摄入量不宜过多
C. 禁用镇静、催眠药
D. 增强免疫力
E. 避免感染

13. 下列与毒性弥漫性甲状腺肿［又称格雷夫斯（Graves）病］无关的是
A. 促甲状腺激素受体刺激性抗体（TSAb）
B. 甲状腺球蛋白抗体（TgAb）
C. 甲状腺微粒体抗体（TmAb）
D. 抗 T_3、T_4抗体
E. TSH 受体抗体（TRAb）

14. 甲亢抗甲状腺药物治疗的适应证不包括
A. 儿童、青少年甲亢
B. 病情较轻，病程短，甲状腺较小者
C. 异位 TSH 综合征
D. 合并严重心、肝、肾等病不宜手术者
E. 甲状腺手术后复发而又不宜用^{131}I 放疗者

15. 下列选项对诊断亚急性甲状腺炎有重要意义的是

A. 甲状腺肿大

B. 甲状腺部位疼痛和压痛等临床表现

C. TgAb 与甲状腺过氧化物酶抗体（TPOAb）明显↑

D. 血 T_3、T_4↑，甲状腺^{131}I 摄取率明显↓

E. 血 T_3、T_4↑，甲状腺^{131}I 摄取率明显↑

16. 用甲巯咪唑治疗甲亢，其用量及疗程是

A. 300~450mg/d，疗程达 1 年时间可停药

B. 根据病情决定初剂量，以后递减，疗程持续 1.5~2.0 年后酌情停药

C. 30~45mg/d，症状消失后酌情停药

D. 30~45mg/d，甲状腺碘摄取率正常时即可停药

E. 30~45mg/d，血甲状腺激素水平正常时即可停药

17. 慢性淋巴细胞性甲状腺炎的一般疗法为

A. 使用丙硫氧嘧啶　　B. 放射性碘治疗

C. 使用甲状腺激素　　D. 甲状腺次全切除

E. 硫唑嘌呤等免疫抑制剂

18. 直接反映甲状腺功能状态的指标是

A. 总三碘甲腺原氨酸（TT_3）、总甲状腺素（TT_4）

B. 反三碘甲腺原氨酸（rT_3）、TT_4

C. TT_3、TT_4、TSH

D. TT_4、TSH

E. 游离三碘甲腺原氨酸（FT_3）、游离甲状腺素（FT_4）

19. 适碘地区甲减最常见的病因是

A. 桥本甲状腺炎　　B. 亚急性甲状腺炎

C. 无痛性甲状腺炎　　D. 单纯甲状腺肿

E. 结节性甲状腺肿

20. 原发性甲减是指

A. 由于下丘脑或垂体病变引起　　B. 由于甲状腺本身病变引起

C. 由于下丘脑疾病引起　　D. 由于甲状腺对 TSH 有抵抗

E. 由于靶组织对甲状腺激素（TH）不敏感

21. 对毒性弥漫性甲状腺肿最具诊断意义的体征是

A. 浸润性突眼　　B. 心房颤动

C. 手、眼睑震颤　　D. 皮肤温暖湿润，体重锐减

E. 弥漫性甲状腺肿大伴血管杂音及震颤

22. 关于甲减的治疗，下列叙述不正确的是

A. 一般成年患者左甲状腺素的替代剂量为1.6~1.8μg/(kg·d)

B. 儿童所须替代剂量较高，约2.0μg/(kg·d)

C. 妊娠时的替代剂量需要较妊娠前增加60%

D. 老年患者的需要剂量较低，约1.0μg/(kg·d)

E. 甲状腺癌术后的患者需要大剂量替代，约2.2μg/(kg·d)

23. 甲状腺危象时首先应给予的治疗措施为

A. 大剂量碘剂

B. 控制感染

C. 抗甲状腺药物增量口服

D. 氢化可的松静脉滴注

E. 普萘洛尔

24. 甲亢患者，停用甲巯咪唑的指征为

A. 全身酸痛出汗

B. 胃肠道症状，肝大

C. 突眼，加重流泪

D. 贫血

E. 白细胞数计数 $<2.5\times10^9/L$

25. 慢性淋巴细胞性甲状腺炎［又称桥本甲状腺炎（HT）］最常见最突出的首发临床表现是

A. 全身乏力

B. 质地坚韧的甲状腺中度肿大

C. 咽部不适感

D. 甲状腺表面光滑或细沙粒状

E. 压迫颈部引起呼吸和吞咽困难

26. 甲减的病因最多见的是

A. 甲状腺性甲减

B. 垂体性甲减

C. 下丘脑性甲减

D. 消耗性甲减

E. 甲状腺激素受体性甲减

27. 成年型甲减的临床表现不包括

A. 畏寒、少汗

B. 体重增加

C. 毛发干燥稀疏

D. 肌肉松弛

E. 皮肤干燥、增厚、粗糙、脱屑

28. 甲状腺癌预后最差的病理类型是

A. 乳头状腺癌

B. 滤泡状腺癌

C. 未分化癌

D. 髓样癌

E. 甲状腺瘤恶变

29. 甲状腺激素抵抗综合征的发病机制不包括

A. *TR* 基因的突变

B. 受体后缺陷

C. TRAb 增多

D. 抗 T_3/T_4 自身抗体增多

E. 下丘脑、垂体水平Ⅱ型5′-脱碘酶缺乏或活性降低

30. 当亚临床甲减患者的TSH（　　）时，主张给予L-T_4替代治疗

A. >4mU/L
B. >5mU/L
C. >6mU/L
D. >8mU/L
E. >10mU/L

31. 甲状腺结节患者恶变概率较低的是

A. 有甲状腺癌家族史
B. 儿童时期有头颈部放射线照射史
C. 男性且年龄>70岁
D. 有多发性内分泌腺瘤病2型家族史
E. 女性，有桥本甲状腺炎伴甲减

32. 甲状腺炎中最常见的临床类型是

A. 桥本甲状腺炎
B. 亚急性淋巴细胞性甲状腺炎
C. 干扰素相关甲状腺炎
D. 纤维性甲状腺炎
E. 急性化脓性甲状腺炎

33. 甲亢性心脏病的诊断条件不包括

A. 心脏扩大
B. 心力衰竭
C. 甲亢伴有明显心律失常
D. 洋地黄治疗效果好
E. 排除风湿性心脏病（简称风心病）、冠状动脉粥样硬化性心脏病（简称冠心病）、高血压心脏病等

34. 甲亢最常见的类型是

A. 甲状腺性甲亢
B. TSH甲亢
C. 恶性肿瘤伴甲亢
D. 人绒毛膜促性腺激素（hCG）相关性甲亢
E. 卵巢甲状腺肿伴甲亢

35. 下列实验室检查中，对诊断甲亢最可靠的是

A. 甲状腺肿大
B. 多食、消瘦
C. 基础代谢率增高
D. TT_3、TT_4增高
E. 中枢神经系统兴奋性增高

36. 引起Graves病的最根本原因是

A. 精神因素刺激
B. TRH升高
C. 甲状腺细胞产生自身抗体
D. TSH升高
E. 免疫系统功能障碍和遗传因素引起的TRAb升高

37. 判定甲亢病情程度和治疗效果的最重要标志是

A. 体重增减、食量大小
B. 脉率快慢、脉压大小
C. 腺体软硬、大小
D. 出汗多少、手颤的有无
E. 情绪改变、睡眠好坏

38. 下列各项中与 Graves 病的发病关系最密切的是

A. 精神创伤
B. 自身免疫
C. TSH 升高
D. 碘摄入过多
E. 促甲状腺激素释放激素（TRH）升高

39. 原发性甲减的最主要原因是

A. 慢性淋巴细胞性甲状腺炎
B. 亚急性甲状腺炎
C. 甲状腺结节
D. 甲状腺肿瘤
E. 单纯性甲状腺肿

40. 下列检查中，不属于内分泌功能鉴定试验的是

A. 葡萄糖耐量试验
B. 血钾、钠、氯测定
C. 血气分析
D. 甲状腺碘放射性核素扫描
E. 血清甲状腺微粒体抗体测定

41. 甲亢治疗过程中，丙硫氧嘧啶减量的指征是

A. 症状缓解
B. TSAb 下降
C. T_3、T_4开始下降
D. 摄碘试验高峰开始下降
E. 症状缓解，T_3、T_4正常

42. Graves 病的发病与（　　）的关系十分密切

A. Tg
B. TSH
C. TH
D. TRAb
E. TSBAb

43. 鉴别良、恶性甲状腺结节最准确、最可靠、最有价值的检查方法为

A. 甲状腺超声检查
B. 甲状腺 CT 和磁共振成像（MRI）检查
C. 甲状腺细针穿刺细胞学检查
D. 甲状腺放射性核素显像
E. 甲状腺超声检查

44. 下列指标中用于鉴别原发性与继发性甲减的是

A. FT_3
B. TT_3
C. TT_4
D. TSH
E. FT_4

45. 判断甲亢患者可否停用抗甲状腺药物治疗的最好试验是

A. 血清总甲状腺素测定
B. ^{125}I 三碘甲腺原氨酸树脂摄取试验
C. TSH 受体抗体测定
D. 三碘甲腺原氨酸抑制试验
E. 甲腺原氨酸抑制试验

46. 确定甲状腺肿的主要检查方法是

A. B 超
B. 望诊

C. 触诊　　D. 彩色多普勒超声
E. 甲状腺放射性核素扫描

47. 甲状腺良性肿瘤最常见的是
A. 来源于滤泡细胞的腺瘤　　B. 来源于中胚层的脂肪瘤
C. 来源于中胚层的血管瘤　　D. 来源于中胚层的纤维瘤
E. 来源于滤泡细胞的甲状腺乳头状癌

48. 自身免疫性甲状腺病除 Graves 病外还有
A. 亚急性甲状腺炎　　B. 纤维性甲状腺炎
C. 桥本甲状腺炎　　D. 甲状腺自主高功能结节
E. 放射性甲状腺炎

49. 甲减和库欣（Cushing）综合征引起的脂代谢异常主要是
A. 高甘油三酯血症　　B. 高胆固醇血症
C. 高高密度脂蛋白胆固醇（HDL-C）血症　　D. 低 HDL-C 血症
E. 低低密度脂蛋白胆固醇（LDL-C）血症

50. Graves 病患者最不可能出现的情况为
A. TSH↓　　B. TSH↑
C. TRAb 阳性　　D. TgAb、TPOAb↑
E. 碘摄取率正常

51. 引起 Graves 病的基本原因是
A. 长期碘摄入不足　　B. 各种原因致垂体分泌 TSH 过多
C. 长期碘摄入过多　　D. 各种因素致下丘脑分泌 TRH 过多
E. 遗传易患性和自身免疫功能异常

52. 病情重、甲状腺肿大Ⅱ度以上、基础代谢率（BMR）高于60%的甲亢患者宜选用的治疗措施为
A. 放射性碘治疗　　B. 抗甲状腺药物控制后进行手术治疗
C. 碘剂　　D. 抗甲状腺药物（如甲巯咪唑）
E. 普萘洛尔

53. 垂体和周围组织对甲状腺激素的抵抗表现是相似的，患者表现为
A. 甲亢　　B. 甲减
C. 甲状腺功能正常　　D. 甲减或甲亢
E. 甲减或正常

54. 大多数甲亢患者的药物治疗首选
A. 甲硫氧嘧啶　　B. 丙硫氧嘧啶
C. 卡比马唑　　D. 甲巯咪唑

E. 普萘洛尔

55. 下列关于甲状腺癌的叙述，正确的是

A. 甲状腺微小乳头状癌患者术后随诊期间首选随诊方法为^{131}I全身扫描

B. 甲状腺髓样癌患者术后应监测血清甲状腺球蛋白水平

C. 甲状腺未分化癌患者治疗以手术为主

D. 甲状腺未分化癌好发于中年女性

E. 甲状腺原发恶性淋巴瘤患者常合并桥本甲状腺炎

56. 诊断毒性弥漫性甲状腺肿最有价值的体征是

A. 皮肤湿润多汗，手颤

B. 阵发性心房颤动

C. 甲状腺肿大伴震颤和血管杂音

D. 贫血

E. 收缩压升高，舒张压降低，脉压增大

57. 亚临床甲亢是一种常见的甲状腺疾病，基本特征为

A. 血中TSH降低而甲状腺激素正常

B. 血中TSH升高而甲状腺激素正常

C. 血中TSH和甲状腺激素均降低

D. 血中TSH和甲状腺激素均升高

E. 血中TSH降低而甲状腺激素升高

58. 对亚急性甲状腺炎存在地理分布与种族差异，关于此方面该病发病的强有力预测指标是

A. 人类白细胞抗原（HLA）-B3阳性

B. HLA-B8阳性

C. HLA-B35阳性

D. HLA-DR3阳性

E. HLA-DR35阳性

59. 硫脲类抗甲状腺药物治疗甲亢的主要作用是

A. 破坏甲状腺细胞

B. 抑制碘的吸收

C. 阻止甲状腺激素合成

D. 降低靶细胞对T_3、T_4的敏感性

E. 抑制促甲状腺激素的释放

60. 以下结果中，对诊断妊娠合并甲亢无帮助的是

A. 血TT_3、TT_4升高

B. 血FT_3、FT_4升高，

C. 体重不随妊娠月数而增加

D. 休息时脉率>100次/分

E. 四肢近端肌肉消瘦

61. 用于鉴别原发性和继发性甲减的指标是

A. TSH

B. TT_3

C. TT_4

D. FT_3

E. FT_4

62. 慢性淋巴细胞性甲状腺炎临床较常见，各个年龄段均可发病，最常见的是

A. 中老年女性

B. 男性儿童

C. 青年男性

D. 中年男性

E. 老年男性

63. 甲状腺肿大较明显且伴有甲亢性心脏病或肝功能损害患者宜采取的治疗措施为

A. 复方碘溶液治疗　　B. ^{131}I 治疗

C. 抗甲状腺药物治疗　　D. 支持治疗

E. 立即行甲状腺手术治疗

64. 抗甲状腺药物最常见的不良反应是

A. 皮肤瘙痒　　B. 剥脱性皮炎

C. 中毒性肝炎　　D. 心绞痛

E. 粒细胞减少

65. 对 Graves 病引起的甲亢采用甲状腺次全切除术治疗，下列叙述正确的是

A. 儿童甲亢应首选　　B. 甲状腺肿大明显者不宜采用

C. 甲亢症状严重者应尽快进行　　D. 应在药物控制甲亢后施行

E. 甲亢性心脏病者立即进行

66. 诊断不典型甲亢最有意义的是

A. 基础代谢率增高　　B. 甲状腺的^{131}I 摄取率增高

C. 血胆固醇值降低　　D. 血清蛋白结合碘值增高

E. 血清总三碘甲腺原氨酸值增高

67. 甲减根据病因分类不包括

A. 自身免疫性甲减　　B. 药物性甲减

C. 特发性甲减　　D. 先天性甲减

E. 原发性甲减

68. 产后甲状腺炎甲亢期的辅助检查表现有

A. 血清 T_4、T_3水平升高，^{131}I 摄取率降低

B. 血清 T_4、T_3水平升高，^{131}I 摄取率升高

C. 血清 T_4、T_3水平降低，^{131}I 摄取率降低

D. 血清 TSH 水平升高，甲状腺激素水平下降

E. 血清 T_4、T_3水平升高，甲状腺激素水平下降

69. 抗甲状腺药物治疗的一般疗程是

A. 症状缓解即可停药　　B. 症状缓解后 3 个月停药

C. 症状缓解后半年停药　　D. 疗程>1 年

E. 疗程>1 年半

70. 确诊功能自主性结节的检查方法是

A. 红细胞沉降率　　B. T_3抑制试验

C. ^{131}I 摄取率　　D. 甲状腺放射性核素显像

E. 甲状腺 MRI

71. 诊断甲状腺自主高功能腺瘤的最佳检查方法是

A. 甲状腺 CT
B. 甲状腺放射性核素扫描
C. 甲状腺 MRI
D. T_3抑制试验
E. 甲状腺^{131}I 摄取率

72. 甲亢与单纯性甲状腺肿最主要的鉴别点是前者的

A. ^{131}I 扫描与甲状腺增大
B. ^{131}I 摄取率增高
C. 基础代谢率增高
D. ^{131}I 曲线高峰不前移
E. T_3抑制率<50%

73. 原发性甲减最早出现异常的是

A. 血 TSH
B. 血 TT_3
C. 血 FT_3
D. 血 TT_4
E. 血 FT_4

74. 甲亢的术前准备不包括

A. 控制 T_3、T_4正常
B. 加用复方碘溶液
C. 控制心率<80 次/分
D. 给予氢化可的松
E. 使用碘剂 7~10 天

75. 目前使用最广泛的甲减替代治疗药物是

A. L-T_4、左三碘甲腺原氨酸（L-T_3）联合用药
B. 左甲状腺素（L-T_4）
C. 碘剂
D. L-T_3
E. 甲状腺片

76. 甲亢性心脏病的老年患者根治甲亢时，宜采取的治疗措施为

A. 复方碘溶液
B. 中药治疗
C. 抗甲状腺药物
D. 放射性核素治疗
E. 立即行甲状腺手术

77. 淡漠型甲亢的特点是

A. 多见于青壮年
B. 有明显高代谢症候群
C. 常有甲状腺肿大
D. 常有突眼
E. 消瘦，可见恶病质

78. 甲状腺疾病确诊率最高的诊断方法是

A. 甲状腺放射性核素扫描
B. 甲状腺超声
C. 甲状腺^{131}I 摄取率
D. 彩色多普勒超声

E. 甲状腺细针穿刺细胞学检查（FNAC）

79. 预防甲亢术后出现甲状腺危象最重要的措施是

A. 术后用冬眠合剂镇静
B. 吸氧
C. 术后给予氢化可的松
D. 术前放疗
E. 术前使基础代谢率降至正常范围

80. 下列关于甲状腺乳头状癌的叙述，不正确的是

A. 是罕见的甲状腺恶性肿瘤
B. 多见于中年女性
C. 恶性程度较轻
D. 核清晰伴嗜酸性细胞质
E. 常见同心圆的钙盐沉积

81. 慢性淋巴细胞性甲状腺炎引起原发性甲减替代治疗的原则是

A. 间断用药，有利于预防心绞痛
B. 从小剂量开始，逐渐递增到合适剂量
C. 由大剂量开始，逐渐递减到合适剂量
D. 甲减越严重，起始剂量应越大
E. 待甲状腺功能正常后可停用

82. 适用于黏液性水肿昏迷的抢救甲减替代治疗药物是

A. 左三碘甲腺原氨酸（L-T_3）
B. 左甲状腺素（L-T_4）
C. 碘剂
D. L-T_4、L-T_3联合用药
E. 甲状腺片

83. 单纯性甲状腺肿是指

A. 甲状腺弥漫性肿大
B. 甲状腺结节性肿大
C. ^{131}I 摄取率正常的甲状腺肿大
D. 外伤引起的甲状腺肿大
E. 不伴有临床甲状腺功能异常的甲状腺肿

84. 下列叙述符合单纯性甲状腺肿特点的是

A. 甲状腺弥漫性肿大
B. 甲状腺结节性肿大
C. ^{131}I 摄取率正常的甲状腺肿大
D. 甲状腺功能正常的甲状腺肿大
E. 慢性甲状腺炎引起的甲状腺肿大

85. 恶性程度最高的甲状腺癌是

A. 乳头状癌
B. 滤泡状癌
C. 髓样癌
D. 未分化癌
E. 小细胞癌

86. 亚急性甲状腺炎的别称不包括

A. 亚急性淋巴细胞性甲状腺炎
B. 非感染性甲状腺炎
C. 亚急性肉芽肿性甲状腺炎
D. 移行性甲状腺炎
E. （假）巨细胞甲状腺炎

87. 与甲状腺髓样癌无关的激素是

A. 前列腺素 B. 促甲状腺素
C. 降钙素 D. 促肾上腺皮质激素
E. 血清素

88. 下列关于甲状腺髓样癌的叙述，不正确的是
A. 恶性程度高于滤泡状癌 B. 甲状腺髓样癌起源于甲状腺滤泡上皮
C. 常有局部或对侧淋巴结转移 D. 癌肿多位于双侧甲状腺的上1/3
E. 表现有类癌细胞症状和皮质醇增多症

89. 甲状腺危象时应用肾上腺皮质激素的主要作用是
A. 抗休克 B. 抗炎
C. 抗过敏 D. 抑制免疫功能
E. 纠正肾上腺皮质功能相对不全

90. 可鉴别垂体性甲减或下丘脑性甲减的实验室检查方法是
A. TRH兴奋试验 B. 抑制试验
C. 激发试验 D. 拮抗试验
E. 负荷试验

91. 下列检查结果不符合Graves病诊断的是
A. ^{131}I摄取率3小时4%、24小时15% B. TSAb阳性
C. TgAb和TPOAb阳性 D. TSH降低
E. rT_3升高

92. 发生家族性甲状腺肿的原因是
A. 先天性甲状腺激素合成障碍 B. 缺碘或碘相对不足
C. 致甲状腺肿物质 D. 硒缺乏
E. 碘过多

93. 甲状腺髓样癌是在（　　）中发现的
A. A细胞 B. B淋巴细胞
C. C细胞 D. T淋巴细胞
E. 浆细胞

94. 单纯性甲状腺肿患者甲状腺^{131}I摄取率
A. 大多增高，高峰提前，不被T_3抑制 B. 大多增高，高峰不提前，可被T_3抑制
C. 大多正常，高峰提前，可被T_3抑制 D. 大多正常，高峰不提前，不被T_3抑制
E. 大多降低，无高峰，不被T_3抑制

95. 弥漫性甲状腺肿伴甲亢患者心血管系统表现中最常见的心律失常是
A. 心房颤动 B. 房性期前收缩
C. 心房扑动 D. 房室传导阻滞

E. 心室颤动

96. 下列叙述中，与单纯性甲状腺肿不符的是

A. 基础代谢率正常
B. 缺碘
C. T_3抑制试验阴性
D. 甲状腺碘摄取率增加
E. 没有明显体重改变

97. Graves 病浸润性突眼主要与（　　）有关

A. 体液免疫
B. TSAb
C. 细胞免疫
D. 甲状腺过氧化物酶（TPO）
E. TSH

98. 甲亢的早期诊断中，最为灵敏的检查是

A. 血清总三碘甲腺原氨酸（TT_3）和血清总甲状腺素（TT_4）
B. 血清游离三碘甲腺原氨酸（FT_3）和血清游离甲状腺素（FT_4）
C. 高敏促甲状腺激素（sTSH）
D. 基础代谢率
E. 甲状腺^{131}I 摄取率测定

99. Graves 病最重要的诱发因素是

A. 应激
B. 感染
C. 创伤
D. 精神刺激
E. 放射性碘治疗

100. 甲亢诊断主要依靠

A. 临床表现
B. 基础代谢率测定
C. 放射性碘摄取试验
D. 血清蛋白结合碘（PBI）测定
E. 甲状腺扫描

101. 一般与甲亢的严重程度呈平行关系的是

A. 突眼程度
B. TSAb 或刺激甲状腺免疫球蛋白（TSI）
C. 甲状腺肿大程度
D. 基础代谢率增高程度
E. 甲状腺^{131}I 摄取率增高程度

102. 单纯性突眼的施特尔瓦格（Stellwag）征是指

A. 瞬目减少
B. 眼球突出
C. 眼球辐辏不良
D. 上睑挛缩
E. 额纹减少

103. 下列关于地方性甲状腺肿的叙述，不正确的是

A. 甲状腺肿的患病率与碘缺乏的程度无关
B. 长期的非毒性甲状腺肿可发展为毒性甲状腺肿

C. 补充碘剂后，甲状腺肿的患病率显著下降

D. 部分轻度碘缺乏地区人群在青春期、妊娠期可出现甲状腺肿

E. 地方性甲状腺肿的患病率随着碘缺乏程度的加重而增加

104. 甲亢非浸润性突眼的原因有

A. 眶内组织体积增加

B. 球后组织体积增加

C. 淋巴细胞水肿

D. 淋巴细胞浸润

E. 交感神经兴奋眼外肌群和上睑肌

105. 甲亢治疗时，粒细胞减少多见于

A. 复方碘溶液治疗

B. 放射性核素^{131}I 治疗

C. 抗甲状腺药物治疗

D. 甲状腺次全切除术

E. 放疗

106. TRH 兴奋试验中，TSH 有升高反应的意义为

A. 可排除甲亢

B. 支持甲亢的诊断

C. 支持 Graves 眼病的诊断

D. 支持 TSH 瘤的诊断

E. 支持甲状腺自主高功能腺瘤的诊断

107. 可引起甲状腺^{131}I 摄取率升高的药物为

A. 保泰松

B. 利血平

C. 避孕药

D. 水杨酸制剂

E. 甲苯磺丁脲

108. 甲状腺危象的早期临床表现是

A. 心动过速，血压增高，脉压增大

B. 中等发热，体重锐减，恶心、呕吐

C. 血压增高，心力衰竭，肺水肿

D. 低血压，低体温，休克

E. 心率增快，心律失常，谵妄、昏迷

109. 对 Graves 病有早期诊断意义的指标是

A. TSAb

B. TgAb

C. TPOAb

D. TRAb

E. TBAb

110. 关于单纯性甲状腺肿的血清激素水平变化，叙述正确的是

A. TT_3、TT_4正常，TSH↓，血清甲状腺球蛋白（Tg）↑

B. TT_3、TT_4正常，TSH↑，血清 Tg↓

C. TT_3、TT_4正常，TSH 正常，血清 Tg↑

D. TT_3、TT_4正常，TSH 正常，血清 Tg↓

E. TT_3、TT_4正常，TSH↓，血清 Tg↓

111. 下列选项对慢性淋巴细胞性甲状腺炎有诊断意义的是

A. TgAb 与 TPOAb 明显↑
B. 实验室检查呈所谓“分离现象”
C. 一过性甲状腺毒症
D. 甲状腺扫描摄碘功能↓
E. 甲状腺^{131}I 摄取率明显↓

112. 下列情况最易引起先天性甲减的是
A. 甲状腺不发育或发育不全
B. 碘缺乏
C. 甲状腺合成过程中酶的缺乏
D. 促甲状腺激素缺乏
E. 甲状腺或靶器官反应性低下

113. 甲亢浸润性突眼的主要原因是
A. 眼球后组织的浸润水肿
B. 上睑肌的痉挛回缩
C. 交感神经兴奋
D. 眼球后新生物
E. 眼球肿胀

114. 关于甲状腺恶性肿瘤，下列描述不正确的是
A. 乳头状癌是临床最常见的恶性肿瘤
B. 乳头状癌在儿童时期可有颈部放射治疗史
C. 滤泡状癌很少有淋巴转移，有血行转移
D. 滤泡状癌的发病年龄平均较乳头状癌低
E. 治疗剂量的甲状腺激素对抑制滤泡状癌的扩散有较好的作用

115. 放射性碘治疗甲亢的作用机制为
A. 阻断 TSH 对甲状腺的促进作用
B. 抑制自身免疫反应
C. 抑制甲状腺素的活性
D. 降低机体组织对甲状腺激素的敏感性
E. 破坏甲状腺滤泡上皮，减少 TH 分泌

116. 单纯性甲状腺肿不会出现的检查结果是
A. TSH 正常
B. T_4/T_3比值增高
C. 血清 TT_3升高
D. 血清 TT_4正常
E. 血清甲状腺球蛋白（Tg）水平增高

117. 放射性碘治疗甲亢应至少观察（　　）方能行第二次治疗
A. 1 个月
B. 2 个月
C. 3 个月
D. 半年
E. 1 年

118. 关于单纯性甲状腺肿的治疗，下列叙述不正确的是
A. 主要取决于病因
B. 部分患者可用 TH 治疗
C. 可首选手术治疗
D. 可采用碘化食盐防治
E. 成年结节性甲状腺肿避免过量碘治疗

119. 引起原发性甲减最常见的病因是

A. 希恩（Sheehan）综合征
B. 缺碘性地方性甲状腺肿
C. 慢性淋巴细胞性甲状腺炎
D. 先天性甲状腺发育不良
E. 甲状腺大部切除术后

120. 临床最常见、恶性程度最低的甲状腺恶性肿瘤是
A. 甲状腺乳头状癌
B. 甲状腺滤泡状癌
C. 甲状腺未分化癌
D. 甲状腺髓样癌
E. 甲状腺淋巴癌

121. 手术治疗甲亢的禁忌证为
A. 妊娠早期和晚期
B. 甲亢复发或不愿长期服药
C. 胸骨后甲状腺肿伴甲亢
D. 结节性甲状腺肿伴甲亢
E. 中、重度甲亢，药物治疗无效

122. 下列有关毒性弥漫性甲状腺肿并发浸润性突眼的叙述，正确的是
A. 甲亢一定有浸润性突眼症状
B. 甲亢严重程度与突眼程度呈负相关
C. 浸润性突眼一定与甲亢同时存在
D. 甲亢严重程度与突眼程度正相关
E. 浸润性突眼的轻重程度与甲亢的程度无明显关系

123. 原发性甲减的治疗目标是
A. 将血 TSH 及 T_4水平维持在正常值的上 1/3 范围
B. 缓解临床症状并将血 TSH 及 T_4水平维持在正常范围
C. 将血清 TT_4维持在正常值的上 1/3 范围
D. 将 FT_4维持在正常值的上 1/2 范围
E. 将 FT_4维持在正常值的上 1/3 范围

124. 关于甲减病变部位的确定，下列叙述不正确的是
A. 原发性者 TSH↑，继发性者 TSH↓
B. TRH 兴奋试验 TSH↑为垂体性甲减
C. TSH↑，TRH 刺激后更高为原发性
D. T_3、T_4↑，TSH↑而无甲亢表现为 TH 不敏感性
E. TRH 刺激后 TSH 延迟↑为下丘脑性

125. 关于甲减的替代治疗，下列叙述不正确的是
A. 确诊后即刻足量替代
B. TSH 是评价疗效的最佳指标
C. 替代用量应注意个体化
D. 不论何种甲减均须 TH 替代并监测
E. 从小剂量开始逐渐增至最佳效果

126. 关于甲状腺结节，下列描述正确的是
A. 甲状腺多发结节恶性少
B. 结节直径<1cm 者比直径>3cm 者的恶性概率低

C. 查体没有发现而 B 超检查发现的结节恶性概率低
D. 桥本甲状腺炎不可能出现甲状腺恶性肿瘤
E. 甲状腺结节良、恶性与结节大小、单发或多发关系不大

127. 亚急性甲状腺炎的特征表现为
A. 甲状腺区域疼痛　　B. 高热
C. 耳鸣、耳痛、失声　　D. 甲状腺肿大、结节
E. 体重减轻

128. 对于妊娠期甲亢的治疗，下列叙述不正确的是
A. 禁用放射性碘治疗　　B. 药物治疗首选丙硫氧嘧啶（PTU）
C. 慎用或禁用普萘洛尔　　D. 手术宜于妊娠中期施行
E. 可选择碘剂治疗

129. 临床上最常见的甲亢是
A. 弥漫性甲状腺肿伴甲亢　　B. 结节性甲状腺肿伴甲亢
C. 亚急性甲状腺炎　　D. 毒性甲状腺腺瘤
E. 多发性自身免疫性内分泌综合征伴甲亢

130. 下列不属于慢性淋巴细胞性甲状腺炎临床表现的是
A. 甲状腺肿大或甲状腺萎缩
B. 甲状腺多为双侧弥漫性肿大
C. TgAb、TPOAb 阳性，部分患者可测到 TSAb
D. 较多因压迫颈部出现呼吸和吞咽困难
E. 甲状腺肿大与周围组织无粘连

131. 内分泌疾病诊断中，往往首先易于确定的是
A. 病理诊断　　B. 病因诊断
C. 功能状态　　D. 细胞学
E. 物理诊断发现

132. 甲状腺超声发现以下特征时常提示结节恶性可能性大，不包括
A. 回声强　　B. 结节边缘不规则
C. 结节内有点状钙化　　D. 结节内血流信号紊乱
E. 颈部淋巴结肿大

133. 甲状腺激素来源于
A. 甲状腺胶质细胞　　B. 甲状腺滤泡细胞
C. 甲状腺 C 细胞　　D. 甲状腺胶质细胞及甲状腺滤泡旁细胞
E. 甲状腺滤泡细胞及甲状腺胶质细胞

134. TSAb 是一种与（　　）有相同效应的自身抗体

A. TSH
B. TRH
C. TH
D. TPO
E. TRAb

135. 下列有关单纯性甲状腺肿的叙述，不正确的是
A. 甲状腺呈弥漫性肿大
B. 甲状腺呈多结节样肿大
C. 由硒缺乏引起
D. 由碘过量引起
E. 甲状腺功能正常，不会引起声音嘶哑

136. 诊断甲减最灵敏的试验是
A. 基础代谢率测定
B. 血清 T_3测定
C. 血清 T_4测定
D. 血清 TSH 测定
E. 甲状腺^{131}I 摄取率测定

137. Graves 病的甲状腺特点是
A. 症状越严重甲状腺越大
B. 甲状腺质地较硬且有触痛
C. 甲状腺囊肿
D. 甲状腺呈弥漫性、对称性蝶形肿大
E. 短期使用大剂量碘剂后，甲状腺可迅速增大

138. 甲亢患者在维持治疗期间需要（　　）检查甲状腺功能，根据结果适当调整抗甲状腺药物的剂量，将甲状腺功能维持在完全正常状态
A. 每 1~2 个月
B. 每 2~3 个月
C. 每 3~5 个月
D. 每 4~6 个月
E. 每半年

139. 放射性碘治疗甲亢最常见的并发症是
A. 突眼加重
B. 甲状腺危象
C. 甲状腺癌变
D. 甲减
E. 血小板减少

140. 甲减按病因分类最常见的是
A. 原发性甲减
B. 垂体性甲减
C. 下丘脑性甲减
D. TSH 不敏感综合征
E. 继发性甲减

141. Graves 病的特征性症状为
A. 焦躁、易激惹
B. 食量大增
C. 心房颤动
D. 浸润性突眼
E. 周期性瘫痪

142. 目前唯一能够评价甲状腺结节功能状态的影像学检查方法为
A. 甲状腺超声检查
B. 甲状腺 CT 检查

C. 甲状腺放射性核素显像　　D. 甲状腺磁共振成像检查

E. 血清 TPOAb 和 TgAb 水平检测

143. 治疗甲状腺危象不宜使用的药物为

A. 丙硫氧嘧啶　　B. 阿司匹林

C. 氢化可的松　　D. 血液透析

E. 复方碘溶液

144. 关于胫前黏液性水肿，下列叙述不正确的是

A. 属于自身免疫性疾病

B. 是单纯性甲状腺肿的特有临床表现

C. 常与浸润性突眼并存

D. 电镜下见大量微纤维伴糖蛋白及酸性糖胺聚糖沉积

E. 病变皮肤光镜下见黏蛋白样透明质酸沉积

145. 甲状腺^{131}I 摄取率测定检查有助于

A. 鉴别不同病因的甲亢　　B. 估计甲亢严重程度

C. 观察药物治疗疗效　　D. 观察^{131}I 治疗疗效

E. 确定是否为手术适应证

146. 桥本甲状腺炎（HT）伴发的自身免疫性疾病不包括

A. 艾迪生（Addison）病　　B. 1 型糖尿病

C. 2 型糖尿病　　D. 系统性红斑狼疮

E. 特发性甲状旁腺功能减退

147. 妊娠伴甲减者补充 L-T_4的目标值为 TSH

A. <1. 5mU/L　　B. <2. 5mU/L

C. <3. 5mU/L　　D. >1. 5mU/L

E. >2. 5mU/L

148. 已知 Graves 病是自身免疫病，此时机体产生的可以通过激活甲状腺上皮细胞膜上的腺苷酸环化酶而加强甲状腺功能的抗体是

A. TSH 抗体　　B. TRH 抗体

C. 甲状腺球蛋白抗体　　D. 甲状腺微粒体抗体

E. TSH 受体抗体

149. 原发性甲减患者进行 TRH 兴奋试验的结果是

A. 呈正常反应　　B. 呈过度反应

C. 呈近似正常反应　　D. 反应低下

E. TSH 几乎不受 TRH 兴奋

150. 桥本脑病在抗癫痫，维持水、电解质平衡，营养支持等一般治疗的基础上，需要口服

或静脉给予

A. 氨基酸类激素　　B. 肽类激素

C. 蛋白质激素　　D. 类固醇激素

E. 胺类激素

151. 下列关于亚急性甲状腺炎的叙述，不正确的是

A. 甲状腺肿伴触痛　　B. 出现水肿、畏寒、便秘等典型症状

C. 碘摄取率增加　　D. 灵敏度较高，特异度较差

E. 病情缓解后可完全消退

152. 甲状腺危象时使用碘剂的主要目的是

A. 增强抗甲状腺药物的作用　　B. 抑制 TH 合成

C. 降低基础代谢率　　D. 抑制 TH 释放

E. 阻断甲状腺素兴奋交感神经作用

153. 毒性弥漫性甲状腺肿少见的表现为

A. 心房颤动　　B. 胫前黏液性水肿

C. 女性患者月经减少　　D. 双下肢软瘫

E. 多食，体重下降

154. Graves 病的甲状腺特点是

A. 症状越严重甲状腺越大　　B. 甲状腺质地较硬且有触痛

C. 用碘剂可使甲状腺变软　　D. 甲状腺呈弥漫性、对称性肿大

E. 大多为结节性甲状腺肿

155. 一患者行甲状腺次全切除手术后出现声音嘶哑，喉镜检查显示左侧声带麻痹，则手术中可能损伤的结构是

A. 舌下神经　　B. 喉上神经

C. 舌咽神经　　D. 左侧喉返神经

E. 右侧喉返神经

156. 下列不属于碘缺乏地区甲状腺肿诊断标准的是

A. 患者居住在碘缺乏地区　　B. 排除甲亢、甲状腺炎、甲状腺癌

C. 尿碘高于 50μg/L　　D. 碘摄取率呈“碘饥饿”曲线

E. 甲状腺肿大超过受检者拇指末节，或小于拇指末节而有结节者

157. 弥漫性甲状腺肿伴甲亢患者心血管系统最早、最突出的表现是

A. 窦性心动过速　　B. 心律失常

C. 心音改变　　D. 心脏扩大

E. 收缩压升高、舒张压下降和脉压增大

158. 对于长期治疗原发性甲减最不适合的药物是

A. L-T_3　　B. L-T_4+维生素 B_{12}
C. L-T_4　　D. 甲状腺片
E. 甲状腺片+维生素 B_{12}

159. 证明甲状腺单发结节为恶性的主要依据是
A. 结节硬　　B. 采集的病史
C. 扫描为冷结节　　D. 同侧可触及肿大淋巴结
E. 甲状腺细针穿刺细胞学检查

160. 在询问甲亢患者病史及进行体检时最不可能出现的是
A. 手颤　　B. 心房颤动
C. 体重下降　　D. 肌无力
E. 月经过多

161. 下列甲状腺疾病中，必须进行手术的是
A. 青少年甲亢　　B. 妊娠早期（第 3 个月前）甲状腺肿
C. 结节性甲状腺肿伴甲亢　　D. 伴严重浸润性突眼的甲亢
E. 妊娠晚期（第 6 个月后）甲状腺肿

162. 甲亢的最常见病因是
A. 毒性弥漫性甲状腺肿　　B. 多结节性甲状腺肿
C. 甲状腺囊肿　　D. 甲状腺自主高功能腺瘤
E. 桥本甲状腺炎

163. 甲亢控制后，糖尿病的预后情况为
A. 糖尿病可完全治愈　　B. 糖尿病进一步恶化
C. 糖尿病病情无变化　　D. 与甲亢病情变化无关
E. 糖尿病病情可减轻

164. 亚临床甲减的特征是
A. 血 T_3、T_4↓，TSH↑　　B. 血 T_3↑、T_4正常，TSH↓
C. 血 T_3正常、T_4↑，TSH↓　　D. 血 FT_4、TT_4正常，TSH↑
E. 血 T_3、T_4↑，TSH 正常

165. 甲亢患者的手术禁忌证为
A. 中、重度甲亢　　B. 长期服药无效，停药后复发者
C. 甲状腺巨大，有压迫症状者　　D. 结节性甲状腺肿伴甲亢者
E. 甲亢合并较重心、肝、肾、肺疾病，全身状况差不能耐受手术者

166. 在使用过程中应加服甲状腺素片的药物是
A. 糖皮质激素　　B. 磺脲类药物
C. 硫脲类药物　　D. 双胍类药物

E. 同化激素

167. Graves 病患者血清中存在自身抗体，TSAb 是指针对（　　）的抗体

A. 甲状腺微粒体
B. 甲状腺过氧化物酶（TPO）
C. 促甲状腺激素（TSH）
D. 甲状腺球蛋白（Tg）
E. 促甲状腺激素受体（TSHR）

168. 放射性碘治疗甲亢的绝对禁忌证为

A. 中度甲亢，年龄>25 岁
B. 妊娠、哺乳期女性不愿服药者
C. 自主高功能结节或腺瘤
D. 抗甲状腺药过敏或无效或治疗后复发
E. 非自身免疫性家族性毒性甲状腺肿

169. 甲亢手术发生甲状腺危象的高危时间是

A. 术中
B. 术后 48~72 小时
C. 术后 12~36 小时
D. 术后 12~72 小时
E. 术后 3 天以上

170. 垂体性甲亢与甲状腺性甲亢鉴别主要在于后者

A. T_3明显增高
B. T_4明显增高
C. 体重指数（BMI）增高
D. TSH 增高
E. TSH 下降

171. 以下不属于甲亢特殊表现的是

A. 甲亢伴心房颤动、心力衰竭
B. 甲状腺危象
C. 浸润性突眼
D. 甲亢而无甲状腺明显肿大
E. T_3型甲亢

172. 重度浸润性突眼伴甲亢患者的最佳治疗是

A. 甲状腺次全切除术
B. 放射性碘治疗
C. 小量普萘洛尔
D. 偏小量的抗甲状腺药物
E. 偏大量的抗甲状腺药物（如甲巯咪唑）

173. 下列抗体中属于 Graves 病的直接致病原因的是

A. TSAb
B. TSBAb
C. 甲状腺生长免疫球蛋白（TGI）
D. TPOAb
E. TgAb

174. 妊娠 7 个月合并甲亢患者采取的正确治疗方法是

A. 甲状腺次全切除
B. 应用甲巯咪唑
C. 应用普萘洛尔
D. 应用碘剂
E. 放射性碘治疗

175. 浸润性突眼的病理改变不包括

A. 眼球肌水肿增大　　B. 浆细胞浸润
C. 淋巴细胞浸润　　D. 血管丰富、充血、水肿
E. 脂肪及结缔组织中含有较多的黏多糖与透明质酸而水肿

176. 抗甲状腺药物加甲状腺片维持治疗达半年以上的甲亢，甲状腺肿不见缩小，血管杂音不减弱，此时恰当的治疗措施应为
A. 抗甲状腺药物与碘剂联合使用　　B. 维持原治疗
C. 硫脲类与咪唑类联合使用　　D. 停药观察
E. 抗甲状腺药物与普萘洛尔联合使用

177. 妊娠女性可疑甲亢时，不应该做的检查是
A. 甲状腺^{131}I摄取率测定　　B. FT_3、FT_4
C. TRAb　　D. TT_3
E. TSH

178. 毒性弥漫性甲状腺肿合并妊娠时，以下叙述不正确的是
A. 血清TT_3、TT_4增高　　B. 应慎用普萘洛尔
C. 血中TBG结合力降低　　D. 治疗应首选PTU
E. 严禁对患者做放射性核素治疗或诊断检查

179. 早期自身免疫性甲状腺炎的主要表现不包括
A. 甲状腺肿　　B. 具有甲状腺功能的改变
C. 亚临床甲减　　D. 血清甲状腺自身抗体阳性
E. 血清甲状腺自身抗体阴性

180. 不符合弥漫性甲状腺肿伴甲亢诊断的实验室检查结果是
A. TSAb阳性　　B. TSH降低
C. T_3增高　　D. T_4增高
E. T_3抑制试验抑制率>50%

181. 诊断甲状腺功能亢进症最灵敏可靠的方法为
A. 基础代谢率
B. 血清蛋白结合碘
C. 测甲状腺球蛋白抗体（TgAb）、甲状腺微粒体抗体（TmAb）
D. 测FT_3、FT_4、TSH
E. 甲状腺^{131}I摄取率

182. 甲状腺危象时诊断确定后立即给予大剂量抗甲状腺药物的目的是
A. 拮抗应激　　B. 抑制TH合成
C. 降低血TH浓度　　D. 抑制TH释放
E. 降低周围组织对甲状腺激素反应

183. 下列关于甲亢性心脏病的叙述，不正确的是
A. 以年龄大者多见
B. 心尖部可闻及舒张期杂音
C. 甲亢控制后，心脏病可完全治愈
D. 其心律失常多表现为心房颤动及期前收缩
E. 甲状腺^{131}I摄取率增高尚不能确诊时，须做T_3抑制试验

184. 下列属于Graves病的特殊临床表现的是
A. 睡眠时心率增快
B. 脉压增大
C. 胫前黏液性水肿
D. 甲状腺肿大
E. 月经减少

185. 下列选项中，不属于Graves病患者非浸润性突眼表现的是
A. 眼球向前突出
B. 瞬目减少和凝视
C. 畏光、流泪、复视、视力减退
D. 双眼向上看时，前额皮肤不能皱起
E. 上睑移动滞缓

186. 甲巯咪唑治疗甲亢过程中，出现何种情况后须停药处理
A. 甲状腺较治疗前明显增大
B. 突眼情况较前加重
C. 血中性粒细胞计数$<1.5\times10^9/L$
D. T_3、T_4恢复正常
E. TSH恢复正常

187. 非浸润性突眼的突眼度一般不超过
A. 14mm
B. 15mm
C. 16mm
D. 18mm
E. 20mm

188. 下列有关Graves病的叙述，正确的是
A. 1/3有指端粗厚
B. 属于器官非特异性自身免疫病
C. 绝大多数伴突眼
D. 50%以上伴有胫前黏液性水肿
E. 新诊断的患者3/4以上TRAb阳性

189. 抗甲状腺药物因白细胞计数（WBC）减少的停药指征是
A. $WBC<4\times10^9/L$，中性粒细胞计数$<1.5\times10^9/L$
B. $WBC<2.5\times10^9/L$，中性粒细胞计数$<1.5\times10^9/L$
C. $WBC<2\times10^9/L$，中性粒细胞计数$<1\times10^9/L$
D. $WBC<3.5\times10^9/L$，中性粒细胞计数$<1\times10^9/L$
E. $WBC<3\times10^9/L$，中性粒细胞计数$<2.5\times10^9/L$

190. 妊娠合并甲亢时应首选的治疗药物为
A. 甲巯咪唑
B. 丙硫氧嘧啶
C. 碳酸锂
D. 普萘洛尔
E. 碘剂

191. 服抗甲状腺药物可引起粒细胞减少症，常见于首次服药后
A. 首次服药后即刻
B. 2~3个月
C. 4~6个月
D. 7~12个月
E. 1年以后

192. 与亚急性甲状腺炎发病有关的是
A. 细菌感染
B. 病毒感染
C. 衣原体感染
D. 支原体感染
E. 螺旋体感染

193. 造成甲亢术后甲状腺危象的主要原因是
A. 术中挤压甲状腺
B. 术前准备不充分
C. 精神紧张
D. 术中补液不够
E. 术后出血

194. 下列叙述符合淡漠型甲亢的是
A. 心悸、多食、多汗、无力明显
B. 突眼征明显
C. 甲状腺肿大明显
D. T_4不增高，只有T_3增高
E. 多见于老年人，易发生甲状腺危象

195. 浸润性突眼的特征不包括
A. 突眼度一般在18mm以上
B. 伴眼部异物感、胀痛、复视等症状
C. 治疗可以使用糖皮质激素
D. 可以发生在没有甲亢的患者
E. 病因与交感神经兴奋性增高有关

196. 淡漠型甲亢的特点不包括
A. 是抗甲状腺药物治疗过量，导致全身脏器极度衰竭
B. 伴有原因不明的心律失常
C. 淡漠、迟钝、明显乏力、消瘦，甚至恶病质
D. 甲状腺肿大及眼征不明显
E. 心律不齐

197. 可出现收缩压升高、舒张压下降和脉压增大表现的疾病是
A. 冠状动脉粥样硬化性心脏病（简称冠心病）
B. 主动脉瓣狭窄
C. 心包积液
D. 严重心力衰竭
E. 甲亢

198. 关于甲状腺癌的叙述，以下正确的是
A. 在多个结节性甲状腺肿中比单个结节性甲状腺肿多见

B. 甲状腺癌可发生于任何年龄，但多见于年龄大的人，男性多于女性

C. 滤泡状癌大多为淋巴转移，也可血行转移

D. 滤泡状癌及其转移灶有摄碘功能，偶可引起甲亢

E. 放射性核素扫描均为“冷结节”

199. 甲亢术后呼吸困难多发生于术后

A. 6小时以内　　B. 12小时以内

C. 24小时以内　　D. 48小时以内

E. 96小时以内

200. 妊娠早期合并甲亢最有意义的指标是

A. 甲状腺肿大　　B. 多食，心率快

C. TT_3、TT_4升高　　D. 消瘦

E. FT_3、FT_4升高

201. Graves病时，下列血清激素水平变化中正确的是

A. $T_3\uparrow$、$T_4\uparrow$、TSH$\downarrow$　　B. $TT_3\uparrow$、$TT_4\uparrow$、TSH$\uparrow$

C. $TT_3\downarrow$、$TT_4\downarrow$、TSH$\uparrow$　　D. $TT_3\uparrow$、$FT_4\uparrow$、TSH$\uparrow$

E. $TT_3\downarrow$、$FT_3\downarrow$、TSH$\downarrow$

202. 评价甲状腺结节大小和数目较灵敏的方法为

A. 甲状腺超声检查　　B. 甲状腺CT检查

C. 甲状腺放射性核素显像　　D. 甲状腺磁共振成像检查

E. 甲状腺PET检查

203. 下列不属于甲状腺髓样癌特异表现的是

A. 血压下降　　B. 气促、面颈部阵发性皮肤潮红

C. 可有肠鸣音亢进　　D. 较大时可压迫和侵袭周围组织与器官

E. 心力衰竭

204. 甲亢患者在甲状腺大部切除术后出现呼吸困难最常见的原因是

A. 双侧喉返神经外侧支损伤　　B. 一侧喉返神经损伤

C. 甲状腺危象　　D. 甲状腺功能减退致胫前黏液性水肿

E. 伤口内出血或喉水肿

205. 不适宜施行甲状腺大部切除术的情况为

A. 青少年甲亢　　B. 甲亢伴有气管压迫症状

C. 继发性甲亢　　D. 中度原发性甲亢并发心律不齐

E. 单纯性甲状腺肿

206. 甲亢患者合并妊娠8个月宜采用的治疗是

A. 大剂量硫脲类药物治疗　　B. 放射性碘治疗

C. 大剂量 β 受体阻断药治疗
D. 小剂量丙硫氧嘧啶治疗
E. 甲状腺次全切除术

207. 治疗亚急性甲状腺炎伴有甲亢症状时使用的药物为
A. 泼尼松
B. 阿司匹林
C. 吲哚美辛
D. 普萘洛尔
E. 环氧合酶-2 抑制药

208. 甲状腺危象最主要的临床表现是
A. 面色苍白、四肢厥冷、呼吸困难
B. 心率加快、血压高、头晕、头痛
C. 心悸、气促、呕吐、腹泻
D. 发绀、鼻翼扇动、心悸、多汗
E. 心率>140 次/分、体温>40℃、腹泻

209. 甲状腺滤泡旁细胞（又称 C 细胞）分泌降钙素的作用是
A. 促进细胞内的氧化作用
B. 维持糖、蛋白、脂肪正常的代谢
C. 促进机体的正常生长发育
D. 抑制骨骼的吸收
E. 保持机体各系统、器官的生理功能

210. 下列甲状腺肿患者中，不宜行甲状腺大部切除术的是
A. 胸骨后甲状腺肿
B. 弥漫性单纯性甲状腺肿的 16 岁女性患者
C. 结节性甲状腺肿疑有恶变者
D. 结节性甲状腺肿继发甲状腺功能亢进者
E. 压迫气管、食管或喉返神经引起临床症状者

211. 甲状腺相关性眼病受累较多的眼外肌是
A. 下直肌
B. 上直肌
C. 内直肌
D. 外直肌
E. 上斜肌

212. 预测 Graves 病停用抗甲状腺药物是否易复发的指标是
A. 甲状腺 ^{131}I 摄取率
B. 肿瘤标志物
C. TSH、nT_3、T_4 及 rT_3
D. FT_3
E. 促甲状腺免疫球蛋白

213. ^{131}I 治疗甲亢最适合于
A. 甲状腺明显肿大者
B. 合并浸润性突眼者
C. 合并妊娠对抗甲状腺药物过敏者
D. 20 岁以下，病情十分严重者
E. 30 岁以上，病情中等严重的中度甲亢患者

214. 不属于甲亢临床表现的是
A. 周期性瘫痪
B. 周围血管征
C. 月经量过多
D. 肌无力及肌肉萎缩
E. 大便溏稀、次数增加

215. 关于Graves病的心血管系统表现，下列叙述正确的是
A. 心脏可肥大和扩大
B. 心律失常中以房室传导阻滞最常见
C. 心尖部常可闻及舒张期杂音
D. 心动过速，在静息或睡眠时可减慢
E. 收缩压上升，而舒张压不变或稍上升
216. 成年型甲减的神经精神系统表现不包括
A. 记忆力及智力低下
B. 反应迟钝
C. 小脑功能障碍
D. 精神运动性不安
E. 猜疑性精神分裂症
217. 关于甲亢的药物治疗，下列叙述不正确的是
A. 疗程为2年左右
B. 如症状缓解，甲状腺肿大加重，可加少量甲状腺素
C. 适用于年轻、病情轻、甲状腺肿块较小的甲状腺功能亢进症患者
D. 症状控制，T_3、T_4正常后，逐渐减为维持量
E. 可用甲状腺^{131}I摄取率判断甲亢是否得到控制
218. 诊断桥本甲状腺炎最有意义的是
A. 甲状腺肿大
B. FT_3及FT_4下降
C. ^{131}I摄取率下降
D. 甲状腺放射性核素扫描见“冷结节”
E. TPOAb及TgAb效价显著增高
219. 亚临床甲亢的特点是
A. 血T_3、T_4↑，TSH↓
B. 血T_3↑、T_4正常，TSH↓
C. 血T_3正常、T_4↑，TSH↓
D. 血T_3、T_4正常，TSH↓
E. 血T_3、T_4↑，TSH正常
220. 关于甲状腺结节的叙述，下列不正确的是
A. 可单发，也可多发
B. 多发结节的发病率低
C. “热结节”几乎均为良性，恶性病变极为罕见
D. “温结节”“冷结节”部分为恶性
E. 绝大多数甲状腺恶性肿瘤患者甲状腺功能处于正常状态
221. 患者发生甲亢时，其^{131}I摄取率的高峰在
A. 12小时
B. 18小时
C. 24小时
D. 32小时
E. 35小时
222. 甲状腺癌中，生长最慢，恶性程度最低，预后较好的是
A. 乳头状癌
B. 滤泡状癌

C. 髓样癌　　D. 未分化癌
E. 淋巴癌

223. 引起地方性甲状腺肿的最常见原因是
A. 缺碘　　B. 碘过多
C. 甲状腺激素合成发生障碍　　D. 致甲状腺肿物质
E. TH 需要量增加

224. 从长远疗效角度，下列毒性弥漫性甲状腺肿的治疗方案最容易引起甲减的是
A. 卡比马唑　　B. 甲状腺次全切除
C. 丙硫氧嘧啶　　D. 甲巯咪唑
E. ^{131}I

225. Graves 病的典型临床表现有
A. 基础代谢率升高，甲状腺肿　　B. 基础代谢率升高，突眼，甲状腺肿
C. 突眼，甲状腺肿，心率增快　　D. 突眼，甲状腺肿，多食，消瘦
E. 高代谢综合征，眼征，甲状腺肿

226. Graves 病由（　　）缺陷所致
A. B 细胞　　B. 浆细胞
C. Ts 细胞　　D. Th 细胞
E. 抗体依赖介导的细胞毒作用（ADCC）细胞

227. 能够消除毒性弥漫性甲状腺肿症状，但不降低甲状腺分泌甲状腺激素的药物是
A. 甲硫氧嘧啶　　B. 普萘洛尔
C. 碘剂　　D. ^{131}I
E. 碳酸锂

228. 腺垂体合成和分泌的促甲状腺激素
A. 直接分泌到甲状旁腺组织　　B. 经特定血管系统输送到甲状腺组织中
C. 分泌释放到血液中分布至全身　　D. 沿神经轴突纤维移动到甲状腺组织中
E. 直接分泌到甲状腺中，只在甲状腺内发现

229. 桥本甲状腺炎最特征性的病理学改变是甲状腺
A. 中等度对称性弥漫性肿大　　B. 切面似肉样
C. 伴有滤泡上皮嗜酸性变　　D. 滤泡被扭曲、变形
E. 光镜下见大量淋巴细胞浸润伴淋巴滤泡形成

230. 以甲状腺肿大、先天性感音神经性聋和碘的有机化障碍为主要特征的常染色体隐性遗传病称为
A. 彭德莱（Pendred）综合征　　B. 巴泽多（Basedow）病
C. 施密特（Schmidt）综合征　　D. 表象性盐皮质激素过多（AME）综合征

E. 抗磷脂综合征（APS）

231. 关于甲状腺乳头状癌的特点，下列叙述正确的是

A. 预后好
B. 多见于老年人
C. 生长最快
D. 恶性程度高
E. 最主要为淋巴转移

232. 关于 TSAb 的意义，下列叙述不正确的是

A. 诊断 Graves 病
B. 判断疾病是否处于活动
C. 判断 Graves 病是否复发
D. 作为能否停药的指标
E. 作为手术指征

233. 抗甲状腺药物的种类有

A. 咪唑类和磺脲类
B. 咪唑类和硫氧嘧啶类
C. 咪唑类和碘制剂
D. 磺脲类和双胍类
E. 磺脲类和硫氧嘧啶类

234. 下列适于复方碘溶液治疗的情况为

A. 甲亢术前准备和甲状腺危象
B. 甲亢合并妊娠
C. 甲亢性心脏病
D. 甲亢术后复发
E. 甲亢伴重度浸润性突眼

235. 关于甲状腺危象的治疗，下列最理想的是

A. 碘剂+甲巯咪唑
B. 丙硫氧嘧啶+泼尼松
C. 甲巯咪唑+普萘洛尔+泼尼松
D. 丙硫氧嘧啶+普萘洛尔+甲巯咪唑
E. 丙硫氧嘧啶+碘剂+普萘洛尔+泼尼松

236. 产后甲状腺炎典型的临床过程类型为

A. 甲亢甲减双相型
B. 甲亢单相型
C. 甲减单相型
D. 单纯型
E. 混合型

237. 甲亢患者可出现的症状不包括

A. 皮肤温暖湿润
B. 面部和颈部可呈红斑样改变
C. 色素加深或色素减退
D. 典型局限性黏液性水肿
E. 非突眼征

238. 下列有关胫前黏液性水肿的叙述，不正确的是

A. 多发生在胫骨前上 1/3 部位
B. 水肿也可见于肩部、后手背
C. 多发生在胫骨前下 1/3 部位
D. 偶可见于面部，皮损大多为对称性
E. 属于自身免疫性疾病

239. 为预防甲亢术后出现甲状腺危象，最关键的措施是

A. 术后用冬眠合剂镇静
B. 吸氧
C. 术后给予氢化可的松
D. 术后补钙
E. 术前使基础代谢率降至正常范围

二 A2 型题

1. 患者，女性，38 岁。Graves 病患者，抗甲状腺药物治疗已 2 年，对判断是否停药最有参考意义的指标是
A. 甲状腺 ^{131}I 摄取率测定
B. 临床症状和体征
C. 血清 sTSH 测定
D. 血清 FT_4 测定
E. 血清 FT_3 测定

2. 患者，女性，55 岁，体检发现甲状腺肿大就诊。查体：甲状腺对称性Ⅱ度肿大，表面不平、中等硬度、无触痛，无血管杂音，心率 78 次/分。拟诊为慢性淋巴细胞性甲状腺炎，有助于确诊的首选检查是
A. 甲状腺 B 型超声
B. 抗甲状腺抗体
C. TSH、FT_3、FT_4
D. 甲状腺 ^{131}I 摄取率
E. 甲状腺 MRI

3. 患者，男性，51 岁。因巨大甲状腺肿行气管插管全身麻醉下手术，历时 7 小时，术后发现患者烦躁不安，口唇发绀，不能说话，呼吸极度困难。查体：脉搏 130 次/分，血压 160/100mmHg，切口无肿胀，引流管内仅少许陈旧性血液。考虑患者的手术并发症是
A. 甲状腺危象
B. 双侧喉上神经损伤
C. 出血致气管受压
D. 喉头水肿
E. 双侧喉返神经损伤

4. 患者，女性，29 岁。妊娠 8 个月，心悸、气促、畏热、多汗、甲状腺Ⅱ度肿大，无触痛，无血管杂音，心率 91 次/分，T_3 2.0nmol/L，T_4 100nmol/L。患者最可能诊断为
A. 正常妊娠
B. 妊娠合并甲亢
C. 妊娠合并甲亢性心脏病
D. 妊娠合并甲状腺炎
E. 妊娠合并单纯性甲状腺肿

5. 患者，女性，51 岁。甲状腺Ⅰ度肿大，反应迟钝，腹泻，食欲缺乏。实验室检查：FT_3↑，TT_4 正常，TSH↓，甲状腺 ^{131}I 摄取率增高。诊断可考虑为
A. 亚急性甲状腺炎
B. 亚临床型甲亢
C. T_3 型甲亢
D. 甲状腺危象
E. 淡漠型甲亢

6. 患者，女性，29 岁。22 岁时因心悸、畏热、消瘦、多汗就诊，确诊为 Graves 病，经 2 年

的甲巯咪唑治疗。26岁时甲亢复发，再次经甲巯咪唑治疗，3个月后甲状腺功能正常，继续治疗1年半停药。最近3个月甲亢症状、体征再现，查血TSH、T_3、T_4确诊为甲亢第2次复发。患者已结婚5年，尚未生育，希望治疗甲亢后妊娠。患者的治疗方法应为

A. 大剂量碘剂

B. 再次甲巯咪唑治疗，疗程延长至3~4年

C. 用甲巯咪唑，甲状腺功能正常后加用^{131}I治疗

D. 直接行甲状腺大部切除

E. 用甲巯咪唑，甲状腺功能正常后行甲状腺大部切除手术

7. 患者，男性，55岁。乏力、畏寒、便秘，伴声音嘶哑2年，体重增加10kg，经检查诊断为甲减，拟左甲状腺素替代治疗。最适宜的起始剂量为

A. 200μg
B. 100μg
C. 75μg
D. 50μg
E. 25μg

8. 甲亢患者，男性，55岁，甲状腺Ⅱ度肿大，有心房颤动。经丙硫氧嘧啶治疗3个月后，甲状腺未缩小，心房颤动未消失。患者此时应采用的治疗方法应为

A. 继续原治疗
B. 继续原治疗+地高辛
C. 改用手术治疗
D. 改用放射性碘治疗
E. 继续原治疗+普萘洛尔

9. 患者，男性，68岁。因食欲缺乏、消瘦4月余，嗜睡2天入院。查体：极度消瘦呈恶病质，嗜睡状，呼之可应。双眼不突，甲状腺Ⅰ度肿大，巩膜轻度黄染。心率100次/分。下列处理措施不正确的是

A. 可能是晚期肿瘤，应积极寻找病因

B. 可能是病毒性肝炎，应立即隔离

C. 可能是淡漠型甲亢，应立即测定FT_3、FT_4水平

D. 可能是淡漠型甲亢，但应明确诊断后才可应用抗甲状腺药物治疗

E. 可能是淡漠型甲亢，应密切观察病情，防止甲状腺危象的发生

10. 患者，男性，28岁。弥漫性甲状腺肿伴甲亢，经过丙硫氧嘧啶和普萘洛尔治疗2个月后，T_3、T_4恢复正常，但甲状腺肿及突眼加重。此时正确的处理方式为

A. 增加抗甲状腺药物剂量
B. 停用抗甲状腺药物
C. 加用碘剂
D. 加用β受体阻断药
E. 抗甲状腺药酌情减量，加用甲状腺素

11. 患者，女性，56岁。2天前因心悸、畏寒来诊。查体：甲状腺Ⅱ度肿大、质韧，心率62次/分。辅助检查：FT_3、FT_4正常，TSH 12mU/L，总胆固醇（TC）7.8mmol/L，低密度脂蛋白（LDL）5.9mmol/L。下列处理措施正确的是

A. 应用 L-T_4治疗，5μg 起始
B. 使用调脂药物，定期随诊甲状腺功能
C. 手术行甲状腺大部切除术
D. 查垂体 MRI，明确 TSH 增高的原因
E. 25μg L-T_4晨起顿服，1 个月后复查甲状腺功能

12. 患者，女性，48 岁。Graves 病甲状腺次全切除术后 10 年。近 3 个月心悸、畏热、多汗、手颤抖，体重下降 5kg。血 TSH、FT_3、FT_4测定证实甲亢复发，服用甲巯咪唑 2 周后因严重药疹停药。下一步应采取的治疗措施为
A. 甲巯咪唑加抗过敏药物
B. 改用 β 受体阻断药
C. 改用丙硫氧嘧啶
D. 再次手术治疗
E. 用放射性核素^{131}I 治疗

13. 患者，女性，18 岁。体检时发现甲状腺肿，无自觉症状。查体：甲状腺弥漫性Ⅰ度肿大，T_4 90mmol/L，T_3 1. 9mmol/L，TSH 3mU/L，以下治疗措施中最适合的是
A. 应用 L-T_4
B. 复方碘剂每次 3 滴，每天 3 次
C. 行甲状腺次全切除术
D. 放射性碘治疗
E. 定期检查甲状腺及甲状腺功能

14. 患者，男性，25 岁。因烦躁、畏热、多汗，体重减轻 3 个月急诊。血压 120/60mmHg，体型偏瘦，皮肤潮湿，手指震颤，轻微突眼，甲状腺弥漫性肿大，质地软，无触痛，可闻及轻度血管杂音，心率 108 次/分，经甲状腺功能检查确诊 Graves 病。首选的治疗是
A. 应用普萘洛尔
B. 应用碘剂
C. 应用丙硫氧嘧啶
D. 放射性核素^{131}I 治疗
E. 放疗

15. 患者，女性，21 岁。因发现甲状腺肿大 2 月余就诊。体检：甲状腺Ⅲ度肿大，杂音（-），心率 92 次/分，双手细微震颤（-）。碘摄取率：3 小时 40%，24 小时 92%。下列治疗措施不正确的是
A. 可做 T_3抑制试验
B. 可做 TRH 兴奋试验
C. FT_3、FF_4水平测定
D. 可开始抗甲状腺药物治疗
E. 确诊前暂不用碘剂

16. 患者，男性，55 岁。间断发作心悸、大汗、手抖 7 个月，发作时伴饥饿感，无黑矇、眩晕等。查体：血压 140/90mmHg，睑结膜无苍白。心率 78 次/分，律齐。发作时测血压与平素无明显变化，心悸反复发作。最可能的病因是
A. 急性心肌炎
B. 冠心病
C. 低血糖症
D. 贫血
E. 甲亢

17. 患者，男性，57 岁。颈粗 20 多年，因心悸、乏力 2 年，加重 1 个月入院。无突眼，甲状腺Ⅱ度肿大，表面不平，无触痛，可闻及血管杂音，心界不大，心率 106 次/分，期

前收缩 6~8 次/分。该患者最可能的病因诊断是

A. Graves 病
B. 结节性甲状腺肿伴甲亢
C. 甲亢性心脏病
D. 慢性淋巴细胞性甲状腺炎
E. 单纯性甲状腺肿伴冠心病

18. 患者，女性，41 岁。6 年前诊断为甲亢，经抗甲状腺药物治疗后症状完全缓解，已停药 1 年。近 2 个月出现心悸、多汗、手抖。测定 T_3、T_4升高。双眼突出明显，突眼度左 18mm、右 21mm，甲状腺Ⅱ度肿大。下列治疗方案中，不正确的是

A. ^{131}I 治疗
B. 口服抗甲状腺药物+甲状腺片
C. 继续抗甲状腺药物治疗
D. 暂不考虑手术治疗
E. 口服抗甲状腺药物+普萘洛尔+甲状腺片

19. 患者，女性，46 岁。乏力，溢乳，毛发脱落，经期延长 2 年余。体格检查：反应迟钝，心率 56 次/分。实验室检查：FT_3↓，TSH↑，催乳素（PRL）↑。经甲状腺素片治疗后症状改善，PRL 正常。诊断考虑为

A. 继发性甲减
B. 原发性甲减
C. TH 不敏感综合征
D. TSH 不敏感综合征
E. PRL 瘤

20. 患者，女性，49 岁。甲状腺呈多结节状肿大，伴有中枢神经系统兴奋，心悸、多汗、多食、消瘦、便次增多。以下检查对鉴别毒性甲状腺瘤和结节性甲状腺肿伴甲亢最有意义的是

A. 甲状腺放射性核素扫描
B. 碘摄取率测定
C. 基础代谢率测定
D. 血清促甲状腺激素（TSH）测定
E. 三碘甲腺原氨酸（T_3）抑制试验

21. 患者，女性，38 岁。查体：甲状腺Ⅱ度肿大、质地中等硬度、表面不光滑、无触痛、颈浅表淋巴结不大。患者无心悸、畏热、多汗、易饿等症状，也无畏寒、便秘、体重增加等表现，实验室检查 T_3、T_4及 TSH 正常，TPOAb 及 TgAb 显著升高。最可能的诊断是

A. 亚急性甲状腺炎
B. 甲状腺癌
C. 甲状腺腺瘤
D. 结节性甲状腺肿
E. 慢性淋巴细胞性甲状腺炎

22. 患者，男性，18 岁。诊断为单纯性甲状腺肿，如无其他症状。治疗应首先考虑

A. 小量甲状腺素
B. 多食含碘丰富的食物
C. 甲状腺次全切除术
D. 碘剂治疗
E. 无须治疗，门诊观察

23. 患者，女性，27 岁。妊娠 3 个月合并甲亢。患者首选的治疗药物为

A. PTU
B. 甲巯咪唑（MM）
C. TH
D. 甲硫氧嘧啶（MTU）

E. 卡比马唑（CMZ）

24. 患者，男性，42 岁。因甲亢口服 PTU 1 个半月，6 片/天，既往未出现肝肾疾病史，谷丙转氨酶（GPT）180U/L，谷草转氨酶（GOT）67U/L，碱性磷酸酶（AKP）203U/L，T_3、T_4尚未恢复正常，TSH 0. 1mU/L。该患者发生肝功能异常最大可能是

A. 甲亢所致肝损害
B. PTU 所致肝损害
C. 合并急性肝炎
D. 实验室检查误差
E. 合并迁延性肝炎

25. 患者，女性，48 岁。乏力数年。体格检查：双侧甲状腺结节性肿大，质韧。诊断考虑为慢性淋巴细胞性甲状腺炎。下列有确诊价值的检查为

A. 甲状腺细针穿刺细胞学检查
B. T_4、T_3正常，TSH↑
C. 甲状腺^{131}I 摄取率↑，但可被T_3所抑制
D. 甲状腺扫描呈均匀弥漫性，^{131}I 摄取率↓
E. TPOAb 与 TgAb 明显↑

26. 患者，女性，46 岁。胸骨后甲状腺肿伴甲亢，拟行手术治疗。术前准备为

A. 无须做术前准备
B. 使用碘剂
C. 使用抗甲状腺药
D. 使用抗甲状腺药及碘剂
E. 使用 β 受体阻断药

27. 患者，女性，41 岁。行甲亢治疗 2 个月，因突然发热、咽痛、扁桃体化脓 3 天，高热 1 天入院。查体：体温 40℃，心率 150 次/分，血压 90/50mmHg，兴奋不安，谵妄，腹泻 10 余次/天，尿白细胞 0~2 个/HP，血白细胞计数 25.0×10^9/L。该患者诊断可能为

A. 甲亢伴中毒性脑病
B. 甲亢伴中毒性心肌炎
C. 甲亢并感染性休克
D. 甲状腺危象并化脓性扁桃体炎
E. 化脓性扁桃体炎并急性肠炎

28. 患者，男性，38 岁。因心悸、畏热、多汗、消瘦、易饿 3 个月来诊。甲状腺弥漫性Ⅰ度肿大，血 TSH 降低、T_3和 T_4增高，诊断为甲亢。经甲巯咪唑治疗（30mg/d），20 天后血白细胞计数 2.2×10^9/L，中性粒细胞计数 1.0×10^9L。患者的下一步治疗宜为

A. 甲巯咪唑剂量减半再用
B. 甲巯咪唑与升白细胞药合用
C. 改用丙硫氧嘧啶
D. 放射治疗
E. 白细胞计数恢复正常后立即手术治疗

29. 患者，男性，60 岁。恶病质，嗜睡，无突眼，甲状腺肿大不明显，有结节，心率 100 次/分，血清总甲状腺素增高 1 倍。首先应考虑为

A. 甲状腺癌伴甲亢
B. 甲亢
C. T_3型甲亢
D. 淡漠型甲亢
E. 甲状腺自主高功能腺瘤

30. 患者，女性，23 岁。心悸、多汗、低热 2 周。查体：甲状腺左叶肿大、触痛、质硬。血

FT_3及FT_4升高，红细胞沉降率80mm/1h。患者应首先考虑为

A. 甲状腺左叶出血　　B. 甲状腺功能减退
C. Graves病　　D. 亚急性甲状腺炎
E. 桥本甲状腺炎

31. 患者，女性，51岁。畏寒，嗜睡，食欲缺乏，便秘，溢乳，毛发脱落2年余。体格检查：皮肤粗糙，反应迟钝，心率56次/分，律齐。实验室检查：FT_3↓，FT_4↓，TSH↑。诊断为原发性甲减。患者的主要治疗措施是

A. 支持治疗　　B. 对症治疗
C. 病因治疗　　D. 替代治疗
E. 滋补疗法

32. 患者，女性，49岁。甲状腺部位疼痛，并出现结节，红细胞沉降率加快。甲状腺^{131}I摄取率明显下降，经泼尼松治疗后临床症状迅速消失。患者诊断可考虑为

A. 亚急性甲状腺炎　　B. 桥本甲状腺炎
C. 甲状腺癌　　D. 甲状腺囊肿囊内出血
E. 甲状腺腺瘤内出血

33. 患者，女性，29岁。妊娠3个月。表现为多食、畏热、易激惹、甲状腺稍大。检查：血FT_3、FT_4↑，TSH↓，TSAb（-），血hCG显著↑。患者可诊断为

A. 妊娠合并甲亢　　B. hCG相关性甲亢
C. 亚临床甲亢　　D. 亚急性甲状腺炎
E. 桥本甲状腺炎

34. 患者，女性，40岁。因肋骨肿瘤行肋骨切除，术后病理证实为甲状腺滤泡状癌转移，随后检查发现甲状腺右侧下极有一直径2cm的肿块，质硬，颈部未发现肿大淋巴结。下一步正确的治疗方案是

A. 单纯化疗
B. 甲状腺全切，术后行放射性碘治疗
C. 化疗，同时口服甲状腺抑制药
D. 甲状腺全切+右侧颈淋巴结清扫，术后行放射性碘治疗
E. 右侧甲状腺及峡部切除，左侧甲状腺大部切除，术后行放射性碘治疗

35. 患者，男性，38岁。2个月来智力下降，记忆力减退，体重增加10kg，毛发脱落。患者最可能诊断为

A. 单纯性肥胖　　B. 脑梗死
C. 甲减　　D. 神经衰弱
E. 甲亢

36. 患者，女性，38岁。未婚，心悸、多汗约4个月，曾有支气管哮喘史。查体：甲状腺Ⅱ

度肿大，有血管杂音，心率 120 次/分。$FT_3$12pmol/L，TSH<3.12nmol/L。最适合的治疗方案是

A. 甲巯咪唑+普萘洛尔　　B. 丙硫氧嘧啶+普萘洛尔

C. ^{131}I 治疗　　D. 甲巯咪唑或丙硫氧嘧啶+短期地西泮

E. 手术治疗

37. 患者，女性，35 岁。心悸、甲状腺肿大，伴有轻度呼吸不畅、压迫感，首次妊娠约 3 个月，诊断为原发性甲亢。对该患者最有效的治疗方法是

A. 终止妊娠　　B. 抗甲状腺药物治疗

C. ^{131}I 治疗　　D. 甲状腺大部切除术

E. 放射治疗

38. 患者，男性，24 岁。有 Graves 病史 11 年，因抗甲状腺药物治疗不规则，病情长期未获满意控制。近 1 个月出现心悸、气促、多汗而入院检查。诊断为 Graves 病，甲亢、甲亢性心脏病（心房颤动）。其心脏病治疗的关键措施是

A. 电转复　　B. 大剂量普萘洛尔

C. 卧床休息，镇静药　　D. 毛花苷 C 治疗

E. 正规的抗甲状腺药物治疗控制甲亢

39. 患者，女性，43 岁。胸骨后甲状腺肿伴甲亢。治疗宜选择

A. 放射性碘治疗　　B. 抗甲状腺药物

C. 甲状腺次全切除术　　D. 碘剂

E. 普萘洛尔

40. 患者，男性，32 岁。颈前肿物 2 个月。查体：右叶甲状腺可触及一质硬结节，直径 2cm；同侧颈淋巴结可触及 2 个，质中，活动。B 型超声显示甲状腺右叶一低回声实性团块。为明确肿物良恶性，首先应选择的检查方法是

A. 放射性核素扫描　　B. 血清降钙素测定

C. 细针穿刺细胞学检查　　D. 颈部软组织成像

E. PET

41. 患者，女性，19 岁。颈部肿大 2 年，无畏热、多食、易激惹。查体：脉率、血压正常，甲状腺弥漫性肿大，质地柔软，未触及结节，表面光滑。采用的最佳治疗措施是

A. 多吃含碘丰富的食物　　B. 小剂量甲状腺素治疗

C. 口服甲硫氧嘧啶治疗　　D. 注射^{131}I 治疗

E. 观察或手术

42. 患者，女性，27 岁。右颈部肿物伴低热 2 周，抗生素治疗无效，经查体临床诊断为亚急性甲状腺炎，以下检查结果不支持诊断的是

A. 红细胞沉降率加快　　B. FT_3高，TSH 降低

C. FT_3正常，TSH正常　　D. TSAb阳性

E. 甲状腺碘摄取功能降低

43. 患者，男性，55岁。2天前因声音嘶哑、反应迟缓、水肿入院。经诊断为慢性淋巴细胞性甲状腺炎、甲减，有黏液性水肿、心包积液。经左甲状腺素钠（L-T_4）每天25μg起始并逐渐递增剂量治疗后，上述症状、体征已基本消失。调整L-T_4剂量的依据是

A. TSH　　B. TT_3

C. TT_4　　D. FT_3

E. GH

44. 患者，女性，26岁。妊娠4个月，出现心悸、多汗、呕吐剧烈，无突眼及甲状腺肿大，最可能的诊断为

A. 妊娠合并甲亢　　B. 正常妊娠反应

C. 妊娠剧吐　　D. hCG相关性甲亢

E. 妊娠合并心脏病

45. 患者，女性，42岁。胸骨后甲状腺肿伴甲亢，拟行手术治疗。术前准备中使用碘剂的目的是

A. 控制甲亢症状　　B. 预防甲状腺危象

C. 抑制TH合成　　D. 抑制碘化物形成活性碘

E. 减少甲状腺充血，以减少术中出血

46. 患者，男性，42岁。心悸、多食3月余就诊。既往有哮喘史。查体：甲状腺Ⅰ度肿大，心界向左扩大。心率124次/分，心律齐，肝肋下2cm，质中，肝颈回流征（+），双下肢凹陷性水肿。FT_3、FT_4均升高，TSH 312nmol/L。下列处理措施不正确的是

A. 可首选丙硫氧嘧啶　　B. 抗甲状腺药物+小剂量地高辛

C. 抗甲状腺药物+利尿药　　D. 抗甲状腺药物+β受体阻断药

E. 抗甲状腺药物+安定类药物

47. 患者，男性，35岁。2个月前患咽痛，3天前因心悸、畏热求诊。查体：体温38.2℃，甲状腺稍大，右侧可触及一结节，光滑，质韧，压痛明显。患者应首先考虑的诊断为

A. 甲亢　　B. 亚急性甲状腺炎

C. 单纯性甲状腺肿　　D. 甲状腺癌

E. 慢性淋巴细胞性甲状腺炎

48. 甲亢患者进行治疗时加用了普萘洛尔，在以下治疗过程中哪种情况的变化是最重要的

A. 监测血糖　　B. 监测血压

C. 随访心电图　　D. 监测心率

E. 随访甲状腺功能

49. 患者，女性，27岁。结节性甲状腺肿8年，5个月前出现畏热、多汗症状。T_3、T_4值高

于正常值近1倍。现妊娠4个月，有哮喘史。最适合的治疗方法是

A. 抗甲状腺药物治疗
B. 普萘洛尔治疗
C. 碘剂治疗
D. 放射性碘治疗
E. 甲状腺大部切除术

50. 患者，女性，40岁。发现颈部肿大6年，近半年常感心悸、多汗，食量加大，检查：无突眼、甲状腺Ⅱ度肿大、结节状，脉搏116次/分，心、肺、腹无异常发现。其诊断可能是

A. 甲状腺功能减退症
B. 原发性甲状腺功能亢进症
C. 甲状腺自主高功能腺瘤
D. 继发性甲状腺功能亢进症
E. 甲状腺腺瘤

51. 患者，女性，28岁。因心悸、多食、消瘦、月经量少就诊。查体及实验室检查确诊为Graves病。患者幼年有哮喘史，以下应禁忌的药物为

A. 甲硫氧嘧啶
B. 甲巯咪唑
C. 卡比马唑
D. 甲状腺素片
E. 普萘洛尔

52. 甲亢治疗4周后，心悸、多汗基本消失，T_3、T_4水平基本恢复正常，此时最应警惕的并发症是

A. 药物性甲状腺功能减退
B. 突眼加重
C. 药物性肝炎
D. 白细胞计数下降
E. 应用原来剂量胰岛素可能出现低血糖

53. 患者，女性，44岁。心悸、畏热、多汗4个多月，体重下降10kg。查体：无突眼，双手细颤，甲状腺Ⅱ度肿大，可闻及血管杂音，心率108次/分。结合实验室检查确诊为Graves病甲亢。白细胞计数3.0×10^9/L，肝功能GPT 46U/L、GOT 36U/L。患者能否用核素治疗的关键检查是

A. 甲状腺核素扫描
B. 肝功能
C. 抗甲状腺抗体水平
D. 血白细胞计数
E. 甲状腺^{131}I摄取率

54. 患者，女性，32岁。甲亢6年，居住在农村疏于治疗，长期不愈。临床疑诊为甲亢性心脏病，心功能Ⅱ级，甲状腺Ⅰ度肿大，甲状腺^{131}I摄取率3小时68%、24小时91%。下列应首先考虑的治疗方法为

A. 甲巯咪唑治疗
B. ^{131}I治疗
C. 手术治疗
D. 丙硫氧嘧啶治疗
E. 甲巯咪唑+普萘洛尔治疗

55. 患者，女性，33岁。因Graves病进行PTU治疗，症状得到控制，甲状腺缩小，维持治

疗（25mg/d）1年半。现考虑停药宜选用的指标为

A. TSAb转阴
B. 甲状腺^{131}I摄取率
C. T_3抑制试验
D. 放射性核素扫描
E. 基础代谢率测定

56. 患者，男性，41岁。因甲亢应用抗甲状腺药物10个月，白细胞计数降至1.8×10^9/L，中性粒细胞计数降至1.3×10^9/L。患者此时宜采用的治疗措施是

A. 抗甲状腺药物过量，加甲状腺片
B. 继续原治疗方案，加升白细胞药物
C. 停抗甲状腺药物，用升白细胞药物
D. 继续原治疗方案，密切观察白细胞计数变化
E. 停抗甲状腺药物，密切观察白细胞计数变化

57. 患者，男性，20岁。患Graves病，甲亢症状典型，B超示甲状腺位于胸骨后。治疗方案首选

A. 复方碘液
B. 普萘洛尔
C. 抗甲状腺药物长程治疗
D. 甲状腺放疗
E. 甲状腺次全切除

58. 患者，男性，40岁。家住山区，发现甲状腺结节20年，因结节逐渐增大影响呼吸入院行手术治疗。术中见甲状腺右叶内有1个大结节，左叶内亦发现2个小结节，术中可诊断为

A. 甲状腺多发腺瘤
B. 结节性甲状腺肿
C. 甲状腺腺瘤
D. 单纯性甲状腺肿
E. 弥漫性甲状腺肿

59. 患者，女性，28岁。轻度甲亢症候群，血清TT_4正常，下列有助于诊断的检查是

A. 基础代谢率测定
B. 血清TT_3测定
C. 甲状腺^{131}I摄取率
D. TSH测定
E. 血清rT_3测定

60. 患者，男性，24岁。颈前区中线甲状软骨下方可触及一2cm直径大小的肿块，随吞咽上下移动。^{131}I扫描示“冷结节”，B超示该肿块为实性有包膜。患者可诊断为

A. 颈淋巴结炎
B. 颏下皮样囊肿
C. 甲状腺腺瘤
D. 甲状舌管囊肿
E. 囊状淋巴管瘤

61. 患者，女性，42岁。因Graves病入院，服用甲巯咪唑后症状明显减轻，但甲状腺明显增大，突眼加重，最可能是由于

A. 对抗甲状腺药物耐药
B. 无机碘供给不足
C. 血中TRAb明显减少
D. 甲状腺激素反馈抑制减弱
E. 合并甲状腺炎或甲状腺腺瘤

62. 患者，女性，52 岁，因甲状腺肿大就诊。患者的甲状腺^{131}I 摄取率 3 小时为 30%、24 小时为 70%，高峰在 20 小时。患者可能的诊断为

A. 单纯性甲状腺肿　　B. 亚急性甲状腺炎

C. 甲状腺滤泡状癌　　D. 慢性淋巴细胞性甲状腺炎

E. 滤泡性甲状腺瘤

63. 患者，男性，45 岁。右颈侧肿块 3 月余，如蚕豆大，可活动，无压痛，无发热及咳嗽。鼻咽部无异常。甲状腺峡部可触及一直径 0.5cm 大小的结节。患者最可能的诊断为

A. 慢性淋巴结炎　　B. 甲状腺癌转移

C. 淋巴结结核　　D. 肺癌转移

E. 脑部肿瘤转移

64. 青春期患者，甲状腺肿大明显，首选的治疗方法是

A. 口服硫氧嘧啶类药物　　B. 甲状腺大部切除术

C. 口服甲状腺素片　　D. 放射性核素碘治疗

E. 观察

65. 患者，男性，54 岁。心悸、消瘦 2 年。体格检查：结节性甲状腺肿伴血管杂音，心脏增大，心房颤动心律，心尖部Ⅱ级收缩期杂音。患者可诊断为

A. 甲亢性心脏病　　B. 风湿性心脏病

C. 冠心病　　D. 心肌病

E. 先天性心血管病（简称先心病）

66. 患者，男性，52 岁。2 个月前曾做胆囊造影并被怀疑为甲亢，为确定有无甲亢，下列检查中最有价值的是

A. 甲状腺^{131}I 摄取率　　B. 血清蛋白结合碘

C. 甲状腺激素结合试验　　D. 血清 TH 测定 T_3、T_4

E. 以上均无价值

67. 患者，男性，32 岁。因甲亢复发入院。查体：轻度突眼，甲状腺弥漫性肿大，心率 120 次/分。实验室检查：T_3↑，T_4↑，TSH↓，GPT 中度升高，白细胞计数 3.8×10^9/L。对此患者选用的较为适宜的治疗方法是

A. 抗甲状腺药物治疗　　B. 复方碘溶液

C. 甲状腺手术治疗　　D. 抗甲状腺药物+糖皮质激素

E. 放射性碘治疗

68. 患者，女性，46 岁。发现左颈部一无痛性肿块 1 年，约 1cm 大小，近 2 个月出现声音嘶哑。查体：甲状腺左下极质硬结节，直径 1.5cm，随吞咽活动，颈部未触及肿大淋巴结。最可能的诊断是

A. 甲状腺囊肿　　B. 甲状舌管囊肿

C. 甲状腺癌　　D. 甲状腺功能减退症

E. 结节性甲状腺肿

69. 患者，男性，51岁。甲亢、心房颤动史3年，进行药物治疗2年，2天前因消瘦、便频、心前区不适再次就诊。查体：心界扩大，双胫前水肿，心率120次/分，节律极不规整。疑为甲亢性心脏病，在诊断时禁止进行的为

A. FT_4、FT_4、TSH测定　　B. TSAb测定

C. 甲状腺碘摄取率测定　　D. T_3抑制试验

E. TRH兴奋试验

70. 患者，男性，68岁。因消瘦4年，明显乏力、食欲缺乏、腹泻，进行性加重3个月入院。查体：恶病质，甲状腺肿大，无明显杂音，肺（-），心率54次/分，心尖部2~3级收缩期吹风样杂音，较粗糙，腹呈舟状，双下肢肌力Ⅱ~Ⅲ级，腱反射减弱，大便隐血（-），胸部X线片（-）。患者应首先进行的检查是

A. 腹部B超　　B. 消化道造影

C. T_3、T_4　　D. 超声心动图

E. 结核菌素试验

71. 患者，女性，51岁。无意发现颈部有一肿物来诊。自诉曾有腹泻、心悸、抽搐等症状，但未在意。查体见脸面潮红。实验室检查：血钙正常。该患者可能患有

A. 甲状腺乳头状癌　　B. 甲状腺髓样癌

C. 甲状腺滤泡状癌　　D. 甲状腺未分化癌

E. 甲状腺良性肿瘤

72. 患者，女性，34岁。因原发性甲亢行甲状腺双侧次全切除术。有关术中操作，下列叙述正确的是

A. 须保留腺体的背面部分　　B. 结扎切断甲状腺上动脉要远离甲状腺上极

C. 切除腺体的70%~80%　　D. 止血后不必放引流

E. 结扎切断甲状腺下动脉要靠近甲状腺背面

73. 患者，女性，49岁。甲状腺部位疼痛，放射至下颌、耳部及枕部伴甲状腺毒症。体格检查：左叶甲状腺肿大，可触及一1.5cm×1.5cm的结节，质地中等，压痛。诊断考虑为亚急性甲状腺炎。下列有助于诊断的检查结果是

A. FT_3、FT_4↑，TSH↓

B. FT_3↓，TSH↑

C. FT_3↑，甲状腺^{131}I摄取率明显↓，呈所谓“分离现象”

D. FT_3、FT_4↑，甲状腺^{131}I摄取率↑，但可被T_3所抑制

E. 甲状腺细针穿刺细胞学检查

74. 患者，女性，26岁。心悸、多汗、手颤3个月。无明显突眼，甲状腺Ⅰ度弥漫性肿大。

血 FT_3、FT_4增高，TSH 降低。肝、肾功能正常，血 WBC $6.8\times10^9/L$。诊断为甲亢。既往无甲亢病史。治疗选择

A. ^{131}I 治疗

B. 甲状腺部分切除术

C. 抗甲状腺药物治疗

D. 放疗

E. 抗甲状腺药物治疗后 ^{131}I 治疗

75. 患者，男性，60 岁。双下肢肿胀 3 个月。查体：甲状腺可触及，未闻及血管杂音，心率 96 次/分，手平伸有细微震颤；下肢非凹陷性水肿，表面可见少量皮疹。患者最可能诊断为

A. Graves 病

B. 单纯性甲状腺肿伴神经症

C. 甲状腺功能减退症

D. 甲亢性心脏病

E. 冠心病心功能不全伴单纯性甲状腺肿

76. 患者，男性，56 岁。双眼球突出 3 月余，夜间闭目困难、流泪、畏光，2 周后复视，T_3、T_4正常，患者最可能诊断为

A. 眶后肿瘤

B. Graves 病

C. 颅内占位病变

D. 甲状腺功能正常的 Graves 眼病

E. 以上都不是

三 A3/A4 型题

（1、2 题共用题干）

患者，女性，35 岁。因颈部增粗，伴失眠、易激惹、食欲亢进半年来诊。查体：甲状腺弥漫性肿大，眼球突出，脉搏 100 次/分，血压 130/80mmHg，CT 示胸骨后甲状腺肿。

1. 为明确诊断抽血测 T_3、T_4和 TSH，下列检查结果与病情最相符的是

A. T_3略增高，T_4显著增高，TSH 增高

B. T_3显著增高，T_4略增高，TSH 增高

C. T_3略增高，T_4显著增高，TSH 降低

D. T_3显著增高，T_4略增高，TSH 降低

E. T_3、T_4和 TSH 均显著增高

2. 该患者首选的治疗方法是

A. ^{131}I 治疗

B. 普萘洛尔治疗

C. 甲状腺大部切除术

D. 抗甲状腺药物治疗

E. 多吃含碘丰富的食物，如海带、紫菜

（3~5 题共用题干）

患者，男性，24 岁。沿海居民，甲状腺肿 3 年，结节感，质软，无其他不适症状。

3. 患者可能诊断为

A. 无痛性甲状腺炎

B. 甲状腺瘤

C. Graves 病

D. 慢性淋巴细胞性甲状腺炎

E. 单纯性甲状腺肿

4. 有助于疾病确诊的检查是

A. 甲状腺功能测定

B. TgAb、TPOAb

C. TRH 兴奋试验

D. 甲状腺 B 超+TRAb

E. FT_3、FT_4、TSH+TgAb、TPOAb+甲状腺扫描

5. 治疗措施是

A. 抗病毒治疗

B. 口服丙硫氧嘧啶

C. 口服 L-T_4

D. 高碘饮食，定期复查

E. 随诊观察

（6~8 题共用题干）

患者，男性，46 岁。因视物重影 2 周来诊。查体：全身一般情况可。视力：双眼均为 5.1，向前平视双眼上睑缘在角膜上约 2mm，结膜轻度充血，左眼向下运动轻度受限。B 超：左眼下直肌增粗，双眼球突出度 22mm。

6. 患者最可能诊断为

A. 麻痹性上斜视

B. 重症肌无力（眼型）

C. 眼眶特发性炎性假瘤

D. 甲状腺相关性眼病

E. 颈动脉-海绵窦瘘

7. 为进一步明确诊断，下一步的检查应为

A. 眼眶 CT

B. 甲状腺功能检查

C. 复像检查

D. 上睑提肌肌力检查

E. 新斯的明试验

8. 患者最佳的治疗方案为

A. 理疗、针灸治疗

B. 手术治疗斜视

C. 眼眶减压术

D. 抗甲状腺药物+皮质激素治疗

E. 眼眶放射治疗

（9~11 题共用题干）

患者，女性，28 岁。1 周前在当地医院诊断为甲亢，未进一步治疗，后来院就诊，要求手术。查体：心率 104 次/分，血压 120/70mmHg。

9. 此时对于该患者进行的合理处理是

A. 用镇静药和安眠药

B. 服用硫氧嘧啶类药物

C. 应用普萘洛尔

D. 应用阿托品

E. 口服甲状腺素片

10. 若甲亢症状已控制，还需要进行的术前准备为
    A. 继续服用硫氧嘧啶类药物
    B. 限制活动
    C. 高热量、高蛋白质饮食
    D. 服用碘剂 2~3 周
    E. 注意心率及血压的变化
11. 甲状腺术后因血管结扎线脱落出血致呼吸困难，此时适当的处理是
    A. 静脉滴注强力止血药
    B. 请喉科会诊并行气管切开
    C. 血肿穿刺抽血
    D. 拆去缝线，立即送手术室止血
    E. 局部加压包扎

（12~14 题共用题干）

患者，女性，42 岁。近半年体重明显增加，伴乏力、食欲缺乏、便秘；近 2 个月自感畏寒，记忆力减退，腹胀、便秘，月经紊乱，双下肢凹陷性水肿。实验室检查：血清 TSH 60mU/L。甲状腺Ⅱ度肿大，不平，呈橡皮样韧硬。

12. 根据临床表现，最先考虑的诊断为
    A. 急性肾小球肾炎
    B. 肥胖症
    C. 围绝经期综合征
    D. 心力衰竭
    E. 甲减
13. 最可能的病因是
    A. 神经症
    B. 慢性肾小球肾炎
    C. 桥本甲状腺炎
    D. 特发性水肿
    E. 结节性甲状腺肿
14. 对确定本病病因的检查最有价值的是
    A. 甲状腺穿刺活检
    B. 血清 T_3、T_4
    C. 血清 TSH
    D. 血清 FT_4
    E. 血清 TgAb、TPOAb

（15~18 题共用题干）

患者，女性，68 岁。因声音嘶哑、呼吸困难 2 个月来诊。查体：甲状腺结节 4cm，有压痛，质硬如石，固定。

15. 患者最可能的诊断为
    A. 甲状腺结核
    B. 桥本甲状腺炎
    C. 亚急性甲状腺炎
    D. 甲状腺恶性肿瘤
    E. 甲状腺腺瘤合并出血
16. 组织冰冻切片病理学检查结果为未分化癌，接下来的处理是

A. 关闭手术切口
B. 解压手术
C. 甲状腺单叶切除
D. 尽量切除肿瘤组织
E. 甲状腺全切和淋巴结清扫

17. 该患者的肿瘤分期属于
A. Ⅰ期
B. Ⅱ期
C. Ⅲ期
D. Ⅳ期
E. Ⅴ期

18. 患者的下一步处理应为
A. 化疗
B. 放疗
C. 再次手术
D. 随诊观察
E. 综合治疗

（19、20题共用题干）

患者，女性，19岁。体检时发现甲状腺Ⅰ度肿大，表面平滑，质地较软，患者无不适，查血清T_3、T_4正常，血清TSH水平正常。

19. 该患者最可能诊断为
A. 甲状腺功能亢进症
B. 单纯性甲状腺肿
C. 甲状腺炎
D. 自主神经功能紊乱
E. 甲状腺功能减退

20. 应该给予的治疗为
A. 手术治疗
B. 无须治疗，暂观察
C. 药物治疗
D. 放疗
E. 化疗

（21~23题共用题干）

患者，女性，35岁。发现颈部肿块1年余，无痛。查体：颈前正中区左侧有一类圆形肿块，直径1.0~1.5cm，稍硬，表面光滑，随吞咽活动，无压痛。

21. 患者的颈部肿块最可能来源于
A. 淋巴结
B. 淋巴管
C. 血管
D. 甲状腺
E. 以上都不是

22. 根据临床表现可考虑的疾病为
A. 慢性淋巴细胞性甲状腺炎
B. 结节性甲状腺肿
C. 甲状腺癌
D. 亚急性甲状腺炎

E. 甲状腺腺瘤

23. 进一步的检查措施中，不可取的是

A. 基础代谢率测定
B. 肿块部分切除活检
C. 放射性核素扫描
D. 穿刺细胞学检查
E. 患侧结节及腺叶部分切除冰冻切片病理学检查

（24~26 题共用题干）

患者，女性，28 岁。因颈部增粗、畏寒、体重增加 3 个月求诊。查体：双侧甲状腺 I 度肿大，质韧，无压痛，血管杂音（-）。心率 62 次/分，律齐。

24. 为进一步明确诊断，应选择的检查为

A. T_3、T_4测定
B. 甲状腺碘摄取率测定
C. 甲状腺扫描
D. 基础代谢率测定
E. 甲状腺球蛋白抗体（TgAb）测定

25. 若检查结果为 TgAb、TPOAb 阳性，甲减。患者最可能诊断为

A. 单纯性甲状腺肿
B. 甲状腺肿瘤
C. 亚急性甲状腺炎
D. 垂体肿瘤
E. 慢性淋巴细胞性甲状腺炎

26. 患者此时最恰当的治疗为

A. 泼尼松治疗
B. 甲状腺素片治疗
C. 非甾体抗炎药治疗
D. 复方碘溶液治疗
E. 抗甲状腺药物治疗

（27~29 题共用题干）

患儿，女，13 岁。因甲状腺肿大 3 年来诊。家长否认甲亢及甲减史。患儿生长发育及智力均正常。13 岁月经初潮，经期正常。曾于当地医院诊断怀疑为单纯性甲状腺肿，曾服用甲状腺片无甚效果，未给予特殊治疗。查体：甲状腺Ⅱ度肿大，质软无结节，无压痛，其他均无异常发现。实验室检查：FT_3、FT_4、TSH 升高，甲状腺球蛋白抗体（TgAb）、甲状腺微粒体抗体（TmAb）正常，甲状腺^{131}I 摄取率 2 小时 38%。甲状腺扫描示甲状腺弥漫性增大。颅脑及蝶鞍 CT 正常。

27. 患者最可能的诊断是

A. 全身性甲状腺激素抵抗综合征（GRTH）
B. 选择性垂体对甲状腺激素抵抗综合征（PRTH）
C. 选择性周围组织对甲状腺激素抵抗综合征（PerRTH）
D. 桥本甲状腺炎

E. Graves 病

28. 以下检查结果中，最有可能成为确诊依据的是

A. TgAb、TmAb 升高
B. FT_3、FT_4、TSH 升高
C. 颅脑及蝶鞍 CT 正常
D. 甲状腺扫描示甲状腺弥漫性增大
E. 甲状腺^{131}I 摄取率 2 小时 38%

29. 以下药物中最适宜使用的是

A. L-T_3
B. 左甲状腺素
C. 溴隐亭
D. 地塞米松
E. 生长抑素

（30~32 题共用题干）

患者，男性，25 岁。因夜间醒来四肢不能自主活动来诊。语言、呼吸无障碍。查体：体温 36.5℃，脉搏 112 次/分，呼吸 20 次/分，血压 120/70mmHg；意识清楚；甲状腺Ⅰ度肿大，未闻及血管杂音，无震颤；心、肺、腹均（-）；四肢腱反射未引出，肌力Ⅰ级。

30. 实验室检查最可能出现异常的是

A. 血清钾、T_3、T_4
B. 血清钠、皮质醇
C. 血清钙、T_3
D. 血清镁、肾素-醛固酮
E. 血清钾、肾素-血管紧张素-醛固酮

31. 引起这种异常的最大可能原因是

A. 钾排出增多
B. 钾在体内重新分布
C. 钾生成减少
D. 钾摄入减少
E. 钾在体内消耗增多

32. 最有效的治疗是

A. 抗甲状腺药物+氯化钾（KCl）
B. 抗病毒
C. 葡萄糖+钾剂
D. 螺内酯+钙剂
E. 抗甲状腺药物+钙剂

（33~35 题共用题干）

患者，女性，27 岁。因“发热、右侧牙痛累及同侧头痛，向枕部放射 3 天，心悸、烦躁 2 天”来诊。患者 4 周前皮疹、疼痛，确诊为带状疱疹。查体：体温 37.9℃，咽部轻度充血，扁桃体不大；甲状腺Ⅱ度肿大，右侧显著，质地硬，触痛（+）；心率 100 次/分，律齐；肺、腹（-）；可触及 2~3 个颈部淋巴结。

33. 患者最可能的诊断是

A. 急性牙髓炎
B. 上呼吸道感染

C. 颞动脉炎
D. 亚急性甲状腺炎
E. 颈淋巴结炎

34. 本病的主要确诊依据
A. 血常规
B. 心电图
C. 颅脑 CT
D. 碘摄取率
E. 胸部 X 线

35. 不宜应用的药物是
A. 解热镇痛药
B. 抗病毒制剂
C. 抗生素
D. 抗甲状腺药物
E. 糖皮质激素

（36、37 题共用题干）

患者，女性，26 岁。3 周前曾有咽部疼痛，3 天来出现发热、心悸、食欲缺乏，伴多汗、手抖，颈部明显疼痛，吞咽时加重，查甲状腺Ⅱ度肿大，可闻及血管杂音，质地较硬，压痛明显。红细胞沉降率 110mm/1h。

36. 该患者最可能诊断为
A. 单纯性甲状腺肿
B. 甲亢
C. 亚急性甲状腺炎
D. 慢性淋巴细胞性甲状腺炎
E. 咽炎

37. 该患者实验室检查最可能出现的是
A. T_3、T_4减低
B. TSH 增高
C. T_3、T_4增高
D. TPOAb 和 TgAb 效价显著增高
E. ^{131}I 摄取率和血清 T_3、T_4水平呈现分离曲线

（38~40 题共用题干）

患者，女性，45 岁。桥本甲状腺炎 8 年，1 周前出现体重增加、血脂增高、乏力、嗜睡的症状。

38. 患者可诊断为
A. 甲减
B. 甲亢
C. 冠心病
D. 脑血栓形成
E. 单纯性肥胖

39. 首先最应该进行的检查是
A. 心电图
B. 头颅 CT
C. 心肌梗死三项
D. 甲状腺功能

E. 血压

40. 经检查后最早可能出现的实验室检查结果为

A. TSH 升高
B. T_3升高
C. T_4降低
D. T 波倒置
E. 血压升高

（41~43 题共用题干）

患者，男性，64 岁。因心悸、手颤 3 年，加重 1 个月来诊。查体：脉搏 110 次/分，血压 160/60mmHg；消瘦，皮肤潮湿，甲状腺Ⅰ度肿大；颈静脉无怒张，心界不大，心率 134 次/分，心律不齐，心音强弱不等；肺、腹（-）；双下肢无水肿。

41. 患者最可能诊断为

A. 冠心病
B. 扩张型心肌病
C. 高血压心脏病
D. 老年退行性心脏病
E. 甲亢

42. 最适宜的治疗方案应为

A. 手术治疗
B. 立即行放射性碘治疗
C. 抗甲状腺药物治疗
D. 先辅以药物治疗，病情有所控制后行放射性碘治疗
E. 先辅以药物治疗，病情有所控制后行手术治疗

43. 针对心脏并发症应给予

A. 洋地黄+胺碘酮
B. 立即电除颤
C. 胺碘酮
D. 单纯大剂量洋地黄
E. 小剂量洋地黄+β 肾上腺素受体阻断药

（44~48 题共用题干）

患者，女性，64 岁。因心悸、手颤 3 年多，加重 2 个月入院。查体：脉搏 113 次/分，血压 160/65mmHg，消瘦，目光炯炯有神，急躁，易激惹，甲状腺Ⅱ度肿大，未闻及血管杂音，无颈静脉怒张，心界不大，心率 128 次/分，心律不齐，心音强弱不等，肺、腹无异常，无水肿。

44. 该患者最可能诊断为

A. 高血压心脏病
B. 扩张型心肌病
C. 冠心病
D. 甲亢性心脏病
E. 老年退行性心脏病

45. 首选的治疗方案为
A. 手术治疗
B. 放射性碘治疗
C. 抗甲状腺药物治疗
D. 先辅以药物治疗，病情有所控制后行手术治疗
E. 先辅以药物治疗，病情有所控制后行放射性碘治疗
46. 针对现存的并发症，应给予的治疗是
A. 胺碘酮
B. 洋地黄+胺碘酮
C. 常规量洋地黄
D. β肾上腺素受体阻断药
E. 小剂量洋地黄，酌情β肾上腺素受体阻断药
47. 该患者若长期行放射性碘治疗，其最常见的并发症是
A. 甲状腺危象
B. 心力衰竭恶化
C. 甲亢复发
D. 甲减
E. 放射性甲状腺炎
48. 甲亢患者若选用手术治疗，可能的并发症是
A. 突眼恶化
B. 出血、感染、喉上及喉返神经损伤
C. 甲状腺危象
D. 暂时或永久性甲旁减
E. 以上都可能

（49、50题共用题干）

患者，男性，18岁。3个月来时有心悸、易出汗，体重减轻约3kg。查体：血压126/68mmHg，中等体型，皮肤微潮，双手轻度细颤，无突眼，甲状腺Ⅰ度肿大，未闻及血管杂音，心率94次/分，心律齐。

49. 为证实是否为甲亢，应进行的检查是
A. 促甲状腺免疫球蛋白
B. 甲状腺^{131}I摄取率
C. 甲状腺放射性核素扫描
D. 血TSH、FT_3、FT_4
E. 血常规
50. 反映甲状腺功能最灵敏的实验室检查指标是
A. TRAb
B. FT_4
C. TSH
D. FT_3
E. 红细胞沉降率

（51~53题共用题干）

患者，女性，32岁。已婚。因消瘦、乏力、喜食易饥、心悸半年就诊。近2年曾口服

避孕药避孕。

51. 下列对诊断最有意义的体征是

A. 双眼裂增宽

B. 双手震颤

C. 心动过速

D. 体温37.5℃

E. 甲状腺Ⅱ度肿大，双上极可闻及血管杂音

52. 对此患者来说，下列检查最有意义的是

A. TT_3、TT_4、TSH测定

B. FT_3、FT_4、TSH测定

C. 甲状腺吸碘率测定

D. TSH受体抗体的测定

E. TgAb、TPOAb测定

53. 规律服用甲巯咪唑治疗1年半，症状控制后准备停药，停药前必须进行的检查为

A. TgAb、TPOAb测定

B. 甲状腺碘摄取率测定

C. FT_3、FT_4、TSH测定

D. T_3抑制试验

E. TRH兴奋试验加TSH受体抗体的测定

（54、55题共用题干）

患者，女性，51岁。因月经紊乱、疲乏无力5个月来诊。查体：心率64次/分，律齐；甲状腺Ⅱ度肿大，质地较韧，无压痛，有明显结节感；无突眼和下肢水肿。

54. 患者最可能的诊断为

A. 产后甲状腺炎

B. 甲状腺癌

C. 桥本甲状腺炎

D. 2型糖尿病

E. 淡漠型甲亢

55. 确诊本病不需要做的检查是

A. 甲状腺激素测定

B. 甲状腺细针穿刺细胞学检查

C. 颈部CT

D. 甲状腺自身抗体测定

E. 甲状腺超声

（56~58题共用题干）

患者，女性，40岁。因甲状腺肿大20年、劳累后气促3年来诊。查体：血压130/80mmHg，脉搏70次/分；甲状腺弥漫性Ⅲ度肿大，质软，光滑；颈部未触及肿大的淋巴结。甲状腺放射性碘摄取及T_3抑制试验：3小时^{131}I摄取率20%，24小时^{131}I摄取率45%，T_3给药可抑制。SPECT：甲状腺无结节。

56. 最可能的诊断是

A. 单纯性甲状腺肿

B. 甲状腺炎

C. 甲状腺功能亢进症

D. 甲状腺功能减退

E. 甲状腺癌

57. 发生劳累后气促的原因是

A. 并发甲状腺功能亢进

B. 并发甲状腺功能亢进性心脏病

C. 肿大的甲状腺压迫气管

D. 喉返神经损伤

E. 甲状腺腺瘤出血

58. 最合适的治疗是

A. 行甲状腺次全切除术

B. 行放射性外照射

C. 应用丙硫氧嘧啶治疗

D. 放射性碘治疗

E. 应用丙硫氧嘧啶+普萘洛尔治疗

（59~62 题共用题干）

患者，女性，28 岁。近 2 周感觉颈前部及咽部疼痛，伴畏热、心悸、多汗，全身乏力不适就诊。查体：体温 38℃，消瘦、皮肤多汗，无突眼，甲状腺 I 度肿大，双侧均有压痛，无杂音，双手有细微震颤。

59. 在初诊印象中，患者最可能诊断为

A. 桥本甲状腺炎

B. 甲亢

C. 桥本甲状腺炎伴甲亢

D. 亚急性甲状腺炎

E. 急性化脓性甲状腺炎

60. 如果初步诊断是正确的，在实验室检查结果中，最可能出现的表现为

A. 红细胞沉降率增快，T_3↑，T_4↑，甲状腺碘摄取率↑

B. 红细胞沉降率增快，T_3↑，T_4↑，甲状腺碘摄取率↓

C. 红细胞沉降率增快，T_3↓，T_4↓，甲状腺碘摄取率↓

D. 红细胞沉降率增快，TaAb↑，TmAb↑，甲状腺碘摄取率↑

E. 红细胞沉降率增快，T_3↑，T_4↑，TRAb↑

61. 治疗本病使用的药物不合理的是

A. 阿司匹林

B. 糖皮质激素

C. 吲哚美辛

D. 抗甲状腺药物

E. 中草药

62. 关于本病的预后，下列叙述正确的是

A. 可演变为硬化性甲状腺炎

B. 最终演变为甲状腺功能减退

C. 可演变为桥本甲状腺炎

D. 可演变为甲状腺功能亢进

E. 偶可复发，一般不影响甲状腺功能

（63~65题共用题干）

患者，女性，36岁。因甲状腺肿大伴心悸、多汗3月余就诊。查体：甲状腺Ⅱ度肿大，质硬韧，表面欠均匀，压痛（-），血管杂音（-），心率100次/分，心律齐，皮肤略潮湿，双手细微震颤（±）。

63. 为了明确诊断，除测定FT_3、FT_4、TSH水平以外，还应选择的协助鉴别诊断方法为

A. T_3抑制试验
B. 甲状腺细针穿刺细胞学检查
C. TRH兴奋试验
D. T_3摄取率测定
E. TT_3、TT_4测定

64. 患者FT_3 12.5pg/L，FT_4 30.1pg/L，TSH 2.1mU/L，在做临床处理时，下列考虑正确的是

A. Graves病，应开始抗甲状腺药物治疗
B. 不能除外甲状腺肿瘤，应施行手术
C. 可能为单纯性甲状腺肿，立即补充碘剂
D. 为桥本甲状腺炎，应进一步检查
E. 是亚急性甲状腺炎，应立即口服泼尼松

65. 甲状腺细针穿刺见大量淋巴细胞，此时患者最可能出现的结果是

A. TSH明显增高
B. 红细胞沉降率（ESR）增快
C. 甲状腺B超示血流丰富
D. 周围血白细胞及中性粒细胞计数增多
E. 抗甲状腺球蛋白抗体（TgAb）升高，甲状腺微粒体抗体（TmAb）升高

（66~68题共用题干）

患者，女性，51岁。无明显诱因消瘦3个多月。1个月前出现腹泻，3~4次/天，无明显腹痛，抗感染治疗无效。近1周因极度乏力、懒言、不能站立、吞咽呛咳就诊。查体：恶病质，体温37.8℃，表情淡漠，语音低微，皮肤略潮湿。无突眼，甲状腺Ⅰ度肿大，未触及结节，杂音（-），心率124次/分，心律齐。双手细微震颤（±），全身肌萎缩明显，肌力Ⅱ~Ⅲ级。

66. 为建立初步诊断，应首选进行的检查为

A. 胸部X线，腹部B超
B. 急诊胃镜
C. 大便培养及血培养
D. 骨髓穿刺
E. T_3、T_4、FT_3、FT_4、TSH测定

67. 下列检查结果最可能出现的异常是

A. 低钠血症、低钾血症
B. GPT 64U/L
C. 低蛋白血症
D. 尿酮体（+）
E. FT_3↑、FT_4↑、TSH↓

68. 此时最可能诊断为
   A. 恶性肿瘤晚期
   B. Graves 病
   C. 急性炎症性脱髓鞘性多发性神经病（简称格林-巴利综合征）
   D. 重度淡漠型甲亢伴甲亢性肌病
   E. 垂体性甲亢

（69~72 题共用题干）

患者，男性，59 岁。因低热 2 周伴焦虑、易激惹、心悸、多汗入院。查体：体温 37.6℃，脉搏 100 次/分；甲状腺可触及，右侧有质硬结节，触痛明显，无震颤及杂音；舌、手细震颤（+）。ESR 78mm/1h。

69. 患者最可能诊断为
   A. Graves 病
   B. 桥本甲状腺炎
   C. 亚急性甲状腺炎
   D. 甲状腺腺瘤出血
   E. 急性化脓性甲状腺炎
70. 甲状腺功能测定与 ^{131}I 摄取率的结果最可能是
   A. 一致性增高并伴高峰前移
   B. T_3、T_4 降低与 ^{131}I 摄取率增高相分离
   C. 一致性降低
   D. 一致性增高不伴碘摄取高峰前移
   E. T_3、T_4 增高与 ^{131}I 摄取率降低相分离
71. 甲状腺 ^{131}I 摄取率的结果最可能是
   A. 4 小时 67%，24 小时 76%
   B. 4 小时 2%，24 小时 4%
   C. 4 小时 25%，24 小时 40%
   D. 4 小时 62%，24 小时 58%
   E. 4 小时 5%，24 小时 20%
72. 如上述检查仍不能肯定诊断，进一步确诊的方法应选择
   A. T_3 抑制试验
   B. TgAb、TPOAb 测定
   C. TRH 兴奋试验
   D. TRAb 测定
   E. 甲状腺细针穿刺细胞学检查

（73~76 题共用题干）

患者，女性，61 岁。乏力、便秘 2 年，有高血压、糖尿病史。查体：面部水肿；甲状腺Ⅱ度肿大，质韧，轻触痛，杂音（-）；心率 58 次/分，偶有期前收缩。

73. 患者首先应考虑的诊断为
   A. 糖尿病肾病
   B. 高血压心脏病
   C. 肾病综合征
   D. 桥本甲状腺炎

E. 冠心病，心功能不全

74. 为了确诊，需要进行的进一步检查是

A. 尿蛋白-肌酐比值
B. UCG
C. 血脂
D. TRAb
E. T_3、T_4、TSH

75. 辅助检查中不会出现的检查结果为

A. 血中 TgAb、TPOAb 抗体阳性
B. 患者测不到 TSAb
C. 甲状腺肿大、质地较硬
D. T_3、T_4正常
E. 白细胞计数、ESR 正常

76. 患者的治疗措施正确的是

A. 口服甲巯咪唑
B. 补充清蛋白，利尿
C. 扩血管利尿
D. 血管紧张素转化酶抑制药（ACEI）降压，控制蛋白质摄入
E. 以上都不是

（77~80 题共用题干）

患者，男性，52 岁。因心悸、手抖 2 年并加重半个月入院。查体：血压 160/60mmHg，脉搏 110 次/分；消瘦，皮肤潮湿；甲状腺可触及，可闻及血管杂音；颈静脉无怒张；心界不大，心率 134 次/分，心律不齐，心音强弱不等；肺、腹（-）；双下肢不肿。

77. 患者出现以上表现最可能的原因是

A. 冠心病
B. 老年退行性心脏病
C. 扩张型心肌病
D. 高血压心脏病
E. 甲亢性心脏病

78. 患者首选的治疗方案为

A. 抗甲状腺药物治疗
B. 手术治疗
C. 放射性碘治疗
D. 先辅以药物治疗，病情有所控制后行手术治疗
E. 先辅以药物治疗，病情有所控制后行放射性碘治疗

79. 针对出现的并发症，应给予的治疗药物为

A. 常规量洋地黄
B. β 肾上腺素能受体阻断药
C. 洋地黄+胺碘酮
D. 胺碘酮
E. 小剂量洋地黄，酌情 β 肾上腺素受体阻断药

80. 患者若选用放射性碘治疗，其长、短期并发症最可能分别是

A. 致癌、甲状腺炎
B. 甲亢复发、放射性甲状腺炎
C. 心功能恶化、甲状腺危象
D. 甲减、放射性甲状腺炎
E. 甲减、甲状腺肿加重

（81～84 题共用题干）

患者，女性，35 岁。心悸、盗汗、易激惹 2 年，伴有饮食量增加、消瘦。查体：血压 110/80mmHg，重度突眼，甲状腺弥漫性肿大，深入胸骨后上纵隔内，心率 116 次/分。测血 T_3、T_4值高于参考值上限 1 倍。

81. 该患者可诊断为

A. Graves 病
B. 甲状腺自主高功能腺瘤
C. 结节性甲状腺肿
D. 甲状腺囊肿
E. 慢性淋巴细胞性甲状腺炎

82. 对患者应尽早进行手术治疗的适应证是

A. TSH 增高
B. T_3、T_4值显著升高
C. 甲状腺弥漫性肿大
D. 甲状腺位于胸骨后
E. 伴严重浸润性突眼

83. 该患者术前最适合的药物准备是

A. 控制血压
B. 碘剂
C. 丙硫氧嘧啶
D. 抗甲状腺药物+普萘洛尔
E. 抗甲状腺药物+碘剂

84. 该患者行双侧甲状腺次全切除术，术后第 2 天发生四肢抽搐。有效的处理方法应是

A. 口服钙剂
B. 10%葡萄糖酸钙静脉注射
C. 口服镇静药
D. 口服碘剂
E. 气管切开防窒息

（85、86 题共用题干）

患者，男性，65 岁。甲状腺癌根治术后出现一侧上睑下垂、瞳孔缩小、眼球内陷等表现。

85. 结合上述表现，患者应首先考虑为

A. 霍纳（Horner）综合征
B. 一侧面神经损伤
C. 甲状腺危象
D. 甲状旁腺损伤
E. 切除甲状腺组织过多，甲状腺功能减退

86. 出现上述表现的原因可能是

A. 颈交感神经损伤
B. 颈丛神经损伤
C. 喉返神经损伤
D. 喉上神经损伤
E. 术前准备不充分

（87、88 题共用题干）

患者，女性，24 岁。体检时发现甲状腺右叶内有一个 1cm 大小的孤立结节，无任何自觉症状。行手术时病理学检查（冰冻）："甲状腺乳头状癌" 为主，部分为 "甲状腺滤泡状癌"，有较完整的包膜，无腺体被膜侵犯，无肿大淋巴结。

87. 该患者的手术治疗方案应为
A. 肿瘤分化良好，有完整包膜，应行肿瘤摘除
B. 属分化良好型，应选用右叶与峡部全切除，左叶次全切除
C. 应行右叶全切除与右颈部淋巴结清扫术
D. 肿瘤只限于右叶，又无被膜侵犯，应行甲状腺右叶全切除
E. 有甲状腺滤泡状癌成分，应行甲状腺全切除与双侧颈部淋巴结清扫术

88. 术后 2 年，患者右颈部出现一个 1cm 大小肿大淋巴结，此时应采取的治疗是
A. 放射性碘治疗
B. 对右颈部淋巴结行局部放射治疗
C. 口服甲状腺素，使血中 TSH 下降至 "0"
D. 再次行甲状腺全切除及双侧颈部淋巴结清扫术
E. 手术切除肿大淋巴结，同时探查同侧颈部有无肿大淋巴结，对可疑者行病理学检查

（89~91 题共用题干）

患者，女性，35 岁。颈前区肿块 10 年，近年易出汗、心悸，渐感呼吸困难。查体：晨起心率 104 次/分，血压 120/60mmHg；无突眼，甲状腺Ⅲ度肿大、结节状。心电图：窦性心律不齐。

89. 患者初步诊断最可能是
A. 原发性甲亢
B. 桥本甲状腺炎
C. 继发性甲亢
D. 亚急性甲状腺炎
E. 单纯性甲状腺肿

90. 确诊主要根据
A. 颈部 CT
B. 血 T_3、T_4
C. 甲状腺 B 超
D. 血常规
E. MRI

91. 最佳的治疗方法是

A. 内科药物治疗　　B. 中药治疗
C. 甲状腺全切术　　D. 放射性核素治疗
E. 甲状腺大部切除术

（92~94 题共用题干）

患者，女性，35 岁。产后大出血后闭经 3 年。畏寒、头晕伴乏力 3 个月，恶心、呕吐 1 周就诊。查体：贫血貌，颜面水肿，皮肤干燥，心率 60 次/分，心律齐，血压 60/40mmHg，脉搏细弱。

92. 实验室检查可出现的表现为
A. FT_3↑，FT_4↑，TSH 不变，促肾上腺皮质激素（ACTH）不变，血糖↑
B. FT_3↑，FT_4↑，TSH↑，ACTH 不变，血糖↓
C. FT_3↓，FT_4↓，TSH↓，ACTH↓，血糖↓
D. FT_3↑，FT_4↑，TSH↓，ACTH↓，血糖↓
E. FT_3↓，FT_4↓，TSH↑，PRL↓，血糖↑

93. 此患者被诊断为 Sheehan 综合征，如为患者进行 TRH 兴奋试验及 ACTH 兴奋试验，可出现的结果为
A. TSH↑，尿 17-羟皮质类固醇（17-OHCS）↓，17-酮皮质类固醇（17-KS）↓
B. TSH 延迟反应，尿 17-OHCS↑，17-KS↑
C. TSH↑，尿 17-OHCS↑，17-KS↑
D. TSH 不变，尿 17-OHCS↑，17-KS↑
E. TSH 不变，尿 17-OHCS↓，17-KS↓

94. 患者经诊断后，立即补充甲状腺片 60mg/d，2 天后恶心、呕吐症状加重。此时最可能的原因是
A. 诊断错误　　B. 没有使用盐皮质激素替代治疗
C. 甲状腺片替代治疗过量　　D. 出现了低钾血症
E. 补充甲状腺激素，诱发肾上腺危象

（95~97 题共用题干）

患者，女性，54 岁。甲亢不规则药物治疗 2 年。改用放射性碘治疗 1 周后突发高热、心悸。体格检查：体温 40℃，心率 160 次/分，心房颤动，呼吸急促，大汗淋漓，烦躁不安。实验室检查：血白细胞计数↑，中性粒细胞计数↑，FT_3↑，FT_4↑，TSH↓。

95. 患者最可能诊断为
A. 甲亢性心脏病　　B. 甲亢复发
C. 放射性甲状腺炎　　D. 甲状腺危象

E. 心力衰竭

96. 药物治疗首选

A. MTU
B. CMZ
C. MM
D. TH
E. PTU

97. 患者的治疗原则为

A. 强心，利尿，去除诱因
B. 强心，利尿，对症治疗
C. 强心，利尿，抗感染
D. 抗甲状腺药物治疗
E. 抑制 TH 合成和释放，降低周围组织对甲状腺激素反应，支持与对症治疗，去除诱因

（98~101 题共用题干）

患者，女性，32 岁。妊娠 3 个月，近 1 个月心悸、畏热、多汗；焦躁，易激惹；疲乏无力；多食易饥，体重下降；双眼炯炯有神、瞬目减少；甲状腺Ⅱ度肿大，质软、无压痛，未闻及血管杂音；心率 105 次/分；肺、腹无异常。

98. 患者最可能诊断为

A. 甲亢
B. 甲减
C. 妊娠反应
D. 心脏病
E. 神经衰弱

99. 如患者要求手术治疗，应采用的方案是

A. 先用 PTU 控制病情，待症状控制，心率<80 次/分，FT_3、FT_4正常，于妊娠 4~6 个月手术
B. 先用 PTU 控制病情，待症状控制，心率<100 次/分，FT_3、FT_4正常，于妊娠 3~6 个月手术
C. 先用 MTU 控制病情，待症状控制，心率<100 次/分，FT_3、FT_4正常，于妊娠 4~8 个月手术
D. 先用甲巯咪唑控制病情至症状控制，心率<100 次/分，FT_3、FT_4正常，于妊娠 2~6 个月手术
E. 先用甲巯咪唑控制病情至症状控制，心率<100 次/分，FT_3、FT_4正常，于妊娠 4~8 个月手术

100. 该患者治疗时应注意

A. 抗甲状腺药物剂量及甲状腺功能维持与正常人相似，可使用小剂量普萘洛尔类药物，但产后不宜哺乳
B. 抗甲状腺药物剂量及甲状腺功能维持与正常人相似，避免使用镇静类药物，产后不宜哺乳

C. 抗甲状腺药物剂量应大，可与甲状腺制剂合用避免发生甲低，可使用普萘洛尔类药物，产后不宜哺乳

D. 抗甲状腺药物剂量稍小，使甲状腺功能维持在稍高于正常水平，避免使用普萘洛尔类药物，产后不宜哺乳

E. 抗甲状腺药物剂量稍大及甲状腺功能维持在稍低于正常水平，避免应用普萘洛尔类药物，产后不宜哺乳

101. 该患者忌用的治疗是

A. ATD 治疗

B. β 受体阻断药治疗

C. 放射性碘治疗

D. L-T_4治疗

E. 以上都对

（102、103 题共用题干）

患者，女性，19 岁。因颈部增粗 6 个月来诊。自述无畏热、多汗、心悸、消瘦等不适，自觉气促、吞咽困难，食欲可。查体：体温 36.6℃，脉搏 74 次/分，呼吸 22 次/分，血压 120/80mmHg；甲状腺Ⅲ度肿大，边界清楚，表面光滑，未触及结节，质软，无压痛，未闻及血管杂音；声音略嘶哑；心率 74 次/分，心律齐，各瓣膜听诊区未闻及病理性杂音；双手平伸未见细微震颤。甲状腺功能：FT_3 3.1pmol/L，FT_4 12.03pmol/L，sTSH 2.30mU/L。

102. 患者最可能诊断为

A. 结节性甲状腺肿

B. Graves 病

C. 亚急性甲状腺炎

D. 慢性淋巴细胞性甲状腺炎

E. 单纯性甲状腺肿

103. 该患者宜采用的治疗是

A. 暂不处理，观察病情变化

B. 手术治疗

C. 较大剂量的甲状腺激素

D. 多食碘盐

E. ^{131}I 治疗

（104、105 题共用题干）

患者，女性，32 岁。妊娠 5 个月合并甲亢。

104. 患者的治疗方法应选择

A. 首选药物治疗

B. 待分娩后治疗甲亢

C. 首选碘剂治疗

D. 首选放射性碘治疗

E. 首选手术治疗

105. 若该患者对抗甲状腺药物过敏。治疗宜选择

A. 放射性碘治疗　　B. 行甲状腺次全切除术
C. 待分娩后治疗　　D. 碘剂治疗
E. 普萘洛尔治疗

（106~108 题共用题干）

患者，女性，68 岁。因消瘦、便秘 2 年来诊。3 年前确诊为 2 型糖尿病，平时以二甲双胍和格列美脲治疗，血糖控制良好。查体：身高 158cm，体重 50kg；无突眼；甲状腺 I 度肿大，质地中等，未触及结节；心率 72 次/分，心律齐；双下肢无水肿。

106. 本患者可能合并的疾病为
A. 桥本甲状腺炎　　B. 恶性贫血
C. 甲状腺淋巴瘤　　D. 糖尿病外周神经病变
E. 原发性肾上腺皮质功能减退症

107. 最有助于明确诊断的检查是
A. 胸部 CT　　B. 甲状腺扫描
C. 甲状旁腺激素测定　　D. 颈部 MRI
E. 甲状腺激素和自身抗体测定

108. 如果患者合并甲状腺结节与甲减，下列治疗方案中不正确的是
A. 甲状腺激素替代治疗　　B. 小剂量泼尼松调节免疫功能
C. 限制高碘饮食　　D. 积极调整抗糖尿病药物的剂量
E. 给予硒制剂

（109~111 题共用题干）

患者，男性，44 岁。心悸、畏热，手颤，乏力 1 年，大便不成形，每天 3~4 次，体重下降 20kg。查体：脉搏 90 次/分，血压 128/90mmHg，皮肤潮湿，双手细颤，双眼突出，甲状腺弥漫性Ⅱ度肿大，可闻及血管杂音；心率 104 次/分，律不齐，心音强弱不等；腹平软，肝、脾肋下未及，双下肢无水肿。

109. 为明确诊断，首选的检查是
A. T_3抑制试验　　B. 血 TSH、T_3、T_4
C. TRH 兴奋试验　　D. 甲状腺^{131}I 摄取率
E. 红细胞沉降率

110. 患者心律不齐最可能是
A. 窦性心律不齐　　B. 心房扑动
C. 心房颤动　　D. 阵发性期前收缩
E. 心室颤动

111. 患者的首选治疗措施为

A. 丙硫氧嘧啶治疗
B. 普萘洛尔治疗
C. ^{131}I 治疗
D. 行甲状腺全切除术
E. 立即行甲状腺大部切除术

（112～114 题共用题干）

患者，男性，59 岁。颈增粗 15 年，近 1 年消瘦 12kg，并有心悸。查体：双侧甲状腺多个结节。基础代谢率+31%，2 小时内甲状腺碘摄取率 29%。

112. 患者最可能的诊断为

A. 单纯性甲状腺肿
B. 结节性甲状腺肿
C. 原发性甲亢
D. 甲状腺囊肿
E. 继发性甲亢

113. 最有效的治疗是

A. 长期抗甲状腺药物治疗
B. 手术治疗
C. 放射治疗
D. 化疗
E. 甲状腺素治疗

114. 甲状腺手术后 1 天，如果患者发生手足抽搐，此时的处理方法是立即

A. 测血清钙浓度
B. 手术
C. 口服二氢速甾醇
D. 行甲状旁腺移植术
E. 静脉注射 10%葡萄糖酸钙 10～20ml

（115、116 题共用题干）

患者，女性，36 岁。10 年前土法接生产下一子，之后常感乏力、嗜睡、食欲缺乏。3 天前因头晕、恶心、呕吐就诊。查体：血压 70/50mmHg，心率 50 次/分。实验室检查：FT_3、FT_4、sTSH 均降低。

115. 下列处理措施不正确的是

A. 24 小时尿游离皮质醇测定
B. 可做 TRH 兴奋试验了解垂体储备功能
C. 应给予高热量高维生素饮食
D. 应先补充肾上腺皮质激素
E. 垂体性甲状腺功能减退症诊断明确，应立即补充甲状腺激素

116. 该患者最早出现的临床表现可能为

A. 闭经
B. 皮肤苍白
C. 嗜睡、畏寒
D. 食欲缺乏
E. 产后不能泌乳

（117～119 题共用题干）

患者，女性，54 岁。畏热、心悸 2 年多，进行性加重，未就诊；3 天前发热，体温波动在 38℃，伴咳嗽、咳痰，症状加重 1 天，体温持续 39℃以上，并出现恶心、呕吐、腹泻，意识模糊，烦躁不安。查体：体温 40℃，脉搏 130 次/分，呼吸 35 次/分；消瘦，巩膜轻度黄染，甲状腺 I 度肿大，可闻及血管杂音；双肺可闻及干、湿啰音。

117. 该患者应尽快进行的检查为

A. 痰培养
B. T_3、T_4测定
C. 血培养
D. 大便培养
E. FT_3测定

118. 若 T_3、T_4增高，须进行的治疗为

A. 甲巯咪唑+碘剂+小剂量糖皮质激素+β 受体阻断药
B. 甲巯咪唑+碘剂+大剂量糖皮质激素+β 受体阻断药
C. PTU+碘剂+大剂量糖皮质激素+利血平
D. MTU+碘剂+小剂量糖皮质激素+β 受体阻断药
E. PTU+碘剂+小剂量糖皮质激素+β 受体阻断药

119. 若 T_3、T_4增高，该患者选用放射性碘治疗，其长、短期并发症最可能分别是

A. 甲状腺功能减退症、甲状腺危象
B. 甲亢复发、放射性甲状腺炎
C. 甲状腺功能减退症、放射性甲状腺炎
D. 甲亢性心脏病、甲状腺危象
E. 以上都不是

（120～122 题共用题干）

患者，女性，50 岁，颈部肿块 3 个月，生长快，无疼痛。查体：甲状腺右叶有一直径 4cm 的肿块，质硬，边界不清，吞咽时活动度小。

120. 对诊断最有意义的体征是

A. 心脏扩大
B. 气管移位
C. 心率快
D. 颈部淋巴结肿大
E. 脉压增大

121. 如细针穿刺细胞学检查诊断为甲状腺癌，治疗首选

A. 手术治疗
B. 放射性碘治疗
C. 外放射治疗
D. 口服甲状腺抑制药治疗
E. 中药治疗

122. 如术中冰冻切片报告为良性肿瘤，而行患侧甲状腺大部切除术，术后石蜡切片报告为

甲状腺乳头状癌。下一步的治疗首选

A. 外放射治疗
B. 口服甲状腺抑制药治疗
C. 放射性碘治疗
D. 中药治疗
E. 重新手术，行甲状腺患侧、峡部全切，对侧大部切除术

（123、124 题共用题干）

患者，女性，32 岁。发现颈前肿大 2 年，无甲亢症状，TT_3、TT_4正常，甲状腺Ⅱ度肿大，右侧稍小于左侧，表面似有小结节，无压痛。

123. 下列检查对鉴别诊断无帮助的是
A. T_3抑制试验
B. 甲状腺碘摄取率
C. TRH 兴奋试验
D. 甲状腺自身抗体测定
E. 甲状腺细针穿刺细胞学检查

124. 为排除患者有无桥本甲状腺炎应选用的检查为
A. 血浆 TSH 测定
B. 甲状腺^{131}I 扫描
C. 促甲状腺自身抗体测定
D. 甲状腺细针穿刺细胞学检查
E. 抗甲状腺球蛋白及微粒体抗体

（125～127 题共用题干）

患者，男性，60 岁。近 2 年逐渐出现畏寒、乏力、食欲缺乏、恶心、性欲缺乏。查体：皮肤黏膜有色素沉着，血压 80/60mmHg，心率 54 次/分，空腹血糖 3.6mmol/L。垂体 MRI 未见占位性病变。

125. 该患者除考虑存在 Addison 病外，还应进一步明确是否存在
A. 垂体前叶功能减退
B. 胰岛细胞瘤
C. 淡漠型甲亢
D. 垂体瘤
E. 自身免疫性甲状腺炎

126. 该患者的治疗措施应首选
A. 甲状腺素
B. 性激素替代治疗
C. 糖皮质激素
D. 补液扩容，升高血压
E. 服用胃动力药，改善患者食欲

127. 该患者的糖皮质激素替代治疗措施最合理的是
A. 补液，静脉补充大剂量糖皮质激素
B. 口服氢化可的松或可的松，从小剂量开始调整，症状缓解后停用
C. 口服可的松 25mg，每天 1 次，睡前服用
D. 须终身替代，从小剂量开始调整到最佳个体化补充量，此后终身剂量不变

E. 须终身替代，从小剂量开始调整到最佳个体化补充量，应激时应适当增加替代量

（128~133 题共用题干）

患者，女性，32 岁。因疲乏伴记忆力减退 2 年来诊。2 年来患者自觉容易疲乏，活动耐力下降，记忆力较前明显下降，畏寒。3 年前曾患甲亢，经他人介绍服用一杯药水（具体不详）后好转。

128. 该患者的诊断目前考虑可能性最大的是
A. Sheehan 综合征
B. 继发性甲减
C. 原发性甲亢
D. 继发性甲亢
E. 原发性甲减

129. 该患者很少出现的临床表现是
A. 溢乳
B. 皮肤干燥
C. 表情淡漠
D. 眉毛浓密
E. 食欲缺乏

130. 对于该患者，实验室检查很少出现的异常是
A. 低胡萝卜素血症
B. 贫血
C. 血清低密度脂蛋白（LDH）升高
D. 血清 LDL-C 升高
E. 血清甘油三酯升高

131. 对于典型原发性甲减患者，下列实验室检查结果不正确的是
A. FT_3下降
B. FT_4下降
C. TSH 下降
D. TSH 上升
E. rT_3下降

132. 鉴别甲减和低 T_3、T_4综合征，最有价值的检查是
A. TT_3
B. FT_3
C. FT_4
D. TSH
E. rT_3

133. 甲减的替代治疗，一般可以考虑选用
A. 甲巯咪唑
B. 丙硫氧嘧啶
C. L-T_3
D. L-T_4
E. 泼尼松

（134~136 题共用题干）

患者，女性，18 岁。因颈部增粗 10 年来诊。无心悸、手颤、畏寒、便秘等症状。居住地为内陆，食用自产井盐。查体：甲状腺Ⅱ度肿大，呈弥漫性，未触及结节，无压痛，未闻

及血管杂音。

134. 患者最可能的诊断是

A. Graves 病
B. 单纯性甲状腺肿
C. 桥本甲状腺炎
D. 亚急性甲状腺炎
E. 甲状腺癌

135. 有助于本病确诊的检查是

A. TPOAb
B. 颈部 CT
C. 甲状腺功能
D. 甲状腺放射性核素扫描
E. 甲状腺超声

136. 引起患者颈部增粗最可能的原因为

A. 硒缺乏
B. 碘缺乏
C. 高碘
D. 致甲状腺肿物质
E. 青春期发育

（137～139 题共用题干）

患者，女性，38 岁。因心悸、畏热 1 个月求诊。查体：甲状腺肿大，质软，无压痛，甲状腺上极可闻及血管杂音。血清 T_3、T_4高于正常，甲状腺球蛋白抗体（TgAb）、甲状腺过氧化物酶抗体（TPOAb）阳性。

137. 患者最可能诊断为

A. 甲状腺癌
B. 单纯性甲状腺肿
C. Graves 病
D. 亚急性甲状腺炎
E. 甲亢

138. 若患者心率为 120 次/分，血白细胞计数为 2.8×10^9/L。目前的治疗方案宜选用

A. 甲巯咪唑
B. ^{131}I 治疗
C. 复方碘溶液
D. 普萘洛尔
E. 甲巯咪唑及普萘洛尔

139. 若患者使用甲巯咪唑治疗 4 个月后症状缓解，但甲状腺肿较前加重。此时最适当的治疗措施是

A. 加大甲巯咪唑剂量
B. 改为^{131}I 治疗
C. 改为碘剂治疗
D. 停用甲巯咪唑
E. 加用小剂量甲状腺激素

（140～142 题共用题干）

患者，女性，29 岁。因甲状腺肿大、多汗、心悸、易饥、多食、手颤及甲状腺功能异

常1年多来诊。在县级医院检查显示血 TT_3 5.97nmol/L、TT_4 280nmol/L 及 TSH 8.9mU/L，诊断为甲亢。口服甲巯咪唑 30mg/d，治疗 11 个月后甲状腺仍肿大，症状缓解不显著。查体：甲状腺Ⅱ度弥漫性肿大，质软，无杂音及震颤；心率 90 次/分，律齐；无双手细颤；无突眼，各眼征阴性；无胫前黏液性水肿及皮损。实验室检查：FT_3、FT_4、TSH 均升高，TPOAb、TSAb 均正常，24 小时甲状腺 ^{131}I 摄取率 27.2%（正常）。甲状腺放射性核素显像：甲状腺增大，放射性分布均匀。颅脑及蝶鞍部 CT 未见异常。

140. 诊断应首先考虑为

A. 全身性甲状腺激素抵抗综合征（GRTH）

B. 选择性垂体对甲状腺激素抵抗综合征（PRTH）

C. 选择性周围组织对甲状腺激素抵抗综合征（PerRTH）

D. 桥本甲状腺炎

E. Graves 病

141. 有助于明确诊断的检查指标是

A. TgAb、TmAb 升高

B. FT_3、FT_4、TSH 升高

C. 甲状腺核素显像

D. 颅脑及蝶鞍 CT 正常

E. 甲状腺 ^{131}I 摄取率 2 小时 27.2%

142. 患者宜使用的药物是

A. $L\text{-}T_3$

B. 左甲状腺素

C. 溴隐亭

D. 地塞米松

E. 生长抑素

（143～145 题共用题干）

患者，女性，21 岁。因颈部肿物 2 年就诊，自述无任何自觉症状。查体：脉搏 88 次/分，甲状腺双侧对称性肿大，质软，随吞咽活动。

143. 根据以上临床特点，可能性最大的诊断是

A. 甲亢

B. 甲状舌管囊肿

C. 单纯性甲状腺肿

D. 甲状腺癌

E. 慢性淋巴细胞性甲状腺炎

144. 目前适宜的诊治措施是

A. 立即手术

B. 服用抗甲状腺药物

C. 给予小剂量甲状腺素

D. 给予肾上腺皮质激素

E. 给予抗生素

145. 2 年后患者再次就诊，自诉平卧时憋气，此时患者应接受的治疗为

A. 加大甲状腺素剂量

B. 手术治疗

C. 可继续观察 3 个月
D. 加大激素剂量
E. 加大抗甲状腺药物剂量

四 B 型题

（1~5 题共用备选答案）

A. 血 T_3、T_4↑，TSH↓
B. 血 T_3、T_4↓，TSH↑
C. 血 T_3、T_4↑，甲状腺 ^{131}I 摄取率↓
D. 血 T_3、T_4正常，TSH 正常
E. 血 TT_4正常，TSH↓或测不出，甲状腺 ^{131}I 摄取率↑

1. 单纯性甲状腺肿的特点为
2. 暂时性新生儿甲亢的特点为
3. 亚急性甲状腺炎活动期后的特点为
4. 桥本甲状腺炎的特点为
5. 淡漠型甲亢的特点为

（6~10 题共用备选答案）

A. 促甲状腺激素（TSH）
B. 碘剂
C. 咪唑类药物
D. ^{131}I
E. 过氯酸钾

6. 抑制甲状腺素释放的是
7. 促进碘化物被甲状腺细胞摄取的是
8. 促进甲状腺素释放的是
9. 甲状腺滤泡上皮在电离辐射下受到破坏的是
10. 使甲状腺激素合成障碍，引起甲状腺肿大的是

（11~13 题共用备选答案）

A. 血清甲状腺球蛋白升高
B. 血清垂体促甲状腺激素升高
C. 血红蛋白增高
D. 血清降钙素升高
E. 血清 T_3、T_4升高

11. 甲状腺滤泡状癌行甲状腺切除术后复发引起
12. 甲状腺自主高功能腺瘤引起
13. 甲状腺髓样癌引起

（14、15题共用备选答案）

A. 5%~25%
B. 10%~35%
C. 15%~40%
D. 20%~45%
E. 30%~55%

14. 患者发生甲亢时，其3小时的^{131}I摄取率为
15. 患者发生甲亢时，其24小时的^{131}I摄取率为

（16、17题共用备选答案）

A. TRH兴奋试验TSH升高
B. 血TSH降低，FT_3、FT_4正常
C. 甲状腺碘摄取率增高
D. FT_3或TT_3增高，TT_4、FT_4正常
E. 血FT_3、FT_4（或TT_3、TT_4）增高及TSH降低

16. T_3型甲亢的特征为
17. 亚临床甲亢的特征为

（18~22题共用备选答案）

A. 甲状腺乳头状癌
B. 甲状腺滤泡状癌
C. 甲状腺未分化癌
D. 甲状腺髓样癌
E. 甲状腺淋巴癌

18. 有滤泡细胞分化、具有典型的乳头和/或滤泡状结构和核特征性改变的恶性上皮细胞肿瘤是
19. 具有滤泡细胞分化，但缺乏乳头状癌诊断特征的恶性上皮性肿瘤是
20. 多在桥本甲状腺炎的基础上发病，且为淋巴癌中唯一以女性发病为主的恶性肿瘤是
21. 最少见，恶性度极高，早期即可发生远处转移，死亡率极高的恶性肿瘤是
22. 癌肿多位于双侧甲状腺的上1/3，常有局部或对侧淋巴结转移的恶性肿瘤是

（23~28题共用备选答案）

A. 周围血管征
B. 低钙击面征（Chvostek征）与低钙束臂征（Trousseau征）
C. 彭伯顿（Pemberton）征
D. Stellwag征、默比马斯（Mobius）征
E. 惠普尔（Whipple）三联征

23. 胸骨后甲状腺肿可出现
24. 单纯性突眼可出现
25. 甲亢高代谢症候群可出现

26. 低钙血症可出现
27. 低镁血症可出现
28. 低血糖症可出现

五 X 型题

1. 目前治疗甲亢的代表性抗甲状腺药物有
   A. 甲硫氧嘧啶
   B. 丙硫氧嘧啶
   C. 卡比马唑
   D. 甲巯咪唑
   E. 普萘洛尔
2. 中枢性甲减较常见的原因有
   A. 垂体外照射
   B. 垂体大腺瘤
   C. 颅咽管瘤
   D. 产后大出血
   E. 自身免疫
3. 放射性碘治疗甲亢的适应证为
   A. 中度甲亢，年龄>25 岁者
   B. 对抗甲状腺药物过敏，或长期治疗无效者
   C. 甲状腺碘摄取率低下者
   D. 甲状腺自主高功能结节或腺瘤
   E. 合并心、肝、肾疾病等不宜手术，或术后复发，或不愿手术者
4. 产后甲状腺炎临床经历的阶段有
   A. 甲亢期
   B. 衰退期
   C. 恢复期
   D. 甲减期
   E. 以上都是
5. 关于淡漠型甲亢，下列叙述正确的有
   A. 眼病和高代谢症候群表现较少
   B. 以老年人多见
   C. FT_3、FT_4可正常
   D. 表现为神经抑郁
   E. 不少患者合并心绞痛，有的甚至发生心肌梗死
6. 内分泌功能亢进的原因有
   A. 异位内分泌综合征
   B. 多发性内分泌腺瘤病
   C. 功能性内分泌肿瘤
   D. 激素的敏感性缺陷
   E. 医源性内分泌紊乱
7. 复方碘溶液临床用于
   A. 甲亢术前准备
   B. 甲亢术后复发
   C. 甲状腺癌的治疗
   D. 甲状腺危象的治疗
   E. 甲状腺炎的治疗
8. 下列叙述符合亚急性甲状腺炎的有

A. 30~50 岁为初发本病的年龄高峰
B. 人类白细胞抗原（HLA）组型不同，临床表现相似
C. 可表现为耳痛、失声
D. 自身免疫现象对本病来说是非特异的
E. 在碘摄入相对较低地区，短暂甲减的发生率较高

9. 浸润性突眼与非浸润性突眼的不同之处在于浸润性突眼
A. 病情呈进行性
B. 所伴有甲亢症状也较重
C. 临床明显自觉症状
D. 可有眼球后软组织、眼外肌受累
E. 眼球突出度>18mm

10. 引起单纯性甲状腺肿的原因有
A. 缺碘或碘相对不足
B. 硒过多
C. 碘过多
D. 致甲状腺肿物质使甲状腺激素合成障碍
E. 先天性甲状腺激素合成障碍

11. 关于甲亢患者的术前碘准备，下列叙述正确的有
A. 碘剂能减少甲状腺的血流量
B. 抑制甲状腺素的合成
C. 不准备手术者，不宜服碘
D. 停服碘剂后，甲状腺素大量释放
E. 抑制蛋白水解酶，减少甲状腺球蛋白分解

12. 关于 Graves 病的代谢，下列叙述正确的有
A. 肠道糖吸收增加
B. 肝糖原分解增加
C. 尿肌酸排出增加
D. 血总胆固醇增加
E. 糖耐量异常

13. 甲状腺恶性肿瘤以（　　）为主
A. 来源于滤泡细胞的滤泡状癌
B. 来源于滤泡细胞的甲乳头状癌
C. 来源于滤泡细胞的未分化癌
D. 来源于滤泡旁细胞的髓样癌
E. 来源于滤泡旁细胞的甲状腺鳞状细胞癌

14. 关于抗甲状腺药物引起的不良反应，下列叙述正确的有
A. 丙硫氧嘧啶不良反应相对较小
B. 粒细胞减少多发生在最初用药 2~3 个月内
C. 硫脲类抗甲状腺药物之间有一定交叉变态反应
D. 粒细胞减少多发生在最初用药 1~2 周内
E. 发生粒细胞减少应立即停用抗甲状腺药物，粒细胞恢复后再用

15. 长时间使用硫脲类抗甲状腺药物可出现的病理改变为
A. 甲状腺组织呈退行性改变
B. 滤泡增大富含胶质
C. 大部分滤泡细胞仍肥大
D. 少部分滤泡细胞呈扁平或矮立方形

E. 滤泡细胞可见到上皮嵴及短小乳头状结构

16. 甲状腺术后导致呼吸困难的原因包括

A. 伤口内出血、压迫气管

B. 双侧喉上神经损伤

C. 双侧喉返神经损伤

D. 急性喉水肿

E. 气管软化、塌陷

17. 影响 L-T_4吸收的药物有

A. 阿司匹林

B. 氢氧化铝

C. 碳酸钙

D. 考来烯胺

E. 硫糖铝

18. 下列关于甲亢术后并发症的叙述，不正确的有

A. 呼吸困难和窒息多由于排痰不畅

B. 喉返神经损伤可引起饮水呛咳

C. 喉上神经损伤可引起声音嘶哑

D. 甲状腺危象可出现高热、脉快

E. 手足抽搐是由于损伤了颈交感神经

19. 淡漠型甲亢的临床表现不典型，尤其以（　　）表现突出

A. 心血管

B. 消化系统

C. 神经系统

D. 呼吸系统

E. 内分泌系统

20. 下列关于甲状腺髓样癌的叙述，正确的是

A. 可兼有淋巴转移和血行转移

B. 甲状腺髓样癌占甲状腺癌的 7%

C. 手术原则同乳头状癌

D. 甲状腺髓样癌的肿瘤标志物是降钙素

E. 甲状腺髓样癌起源于甲状腺滤泡上皮

21. 关于甲亢药物的保守疗法，下列叙述正确的是

A. 用药应持续 2 年以上

B. 适用于年轻、轻度甲状腺肿大和轻中度的甲亢患者

C. 可用^{131}I 摄取率来判断甲亢是否控制

D. 如甲状腺较前肿大和血管杂音更明显，可加用甲状腺片

E. 三碘甲腺原氨酸抑制试验正常，可以停药

22. 诊断甲亢性心脏病的标准有

A. 期前收缩

B. 心力衰竭

C. 甲亢实验室依据

D. 甲亢控制心功能即可恢复正常

E. 可排除高血压心脏病、先天性心脏病、风湿性心脏病及冠状动脉粥样硬化性心脏病

23. 关于 Graves 病的发病机制，下列叙述正确的有

A. 与遗传因素有关

B. 与抗体 TRAb 的作用有关

C. 与细胞免疫异常有关

D. 与 TSH 分泌亢进有关

E. 与环境因素有关

24. 中枢性甲减的治疗目标是

A. 将血 TSH 及 T_4水平维持在正常值的上 1/3 范围

B. 将血 TT_4维持在正常值的上 1/3 范围

C. 将血 FT_4维持在正常值的上 1/2 范围

D. 将血 FT_4维持在正常值的上 1/3 范围

E. 缓解临床症状并将血 TSH 及 T_4水平维持在正常范围内

25. 甲亢患者使用放射性碘治疗的并发症有

A. 甲减

B. 亚急性甲状腺炎

C. 放射性甲状腺炎

D. 甲状腺结节

E. 活动性浸润性突眼病情加重

26. 关于浸润性突眼，下列叙述正确的有

A. 不侵犯眼外肌

B. 可在甲亢症状出现之前出现

C. 突眼程度与甲亢无明显关系

D. 可与胫前黏液性水肿并存

E. 可两侧不对称，左右两眼可先后出现

27. 加速 L-T_4清除的药物有

A. 苯巴比妥

B. 苯妥英钠

C. 卡马西平

D. 硫酸亚铁

E. 利福平

28. 桥本脑病的诊断标准有

A. 脑电图异常

B. 甲状腺自身抗体阴性

C. 对糖皮质激素反应良好

D. 脑部 MRI 异常

E. 脑脊液蛋白含量和/或寡克隆带增高

29. Graves 病患者血清中可以查到的抗体有

A. TSH 受体抗体（TRAb）

B. 甲状腺刺激性抗体（TSAb）

C. 甲状腺球蛋白抗体（TgAb）

D. 甲状腺过氧化物酶抗体（TPOAb）

E. 抗甲状腺抗体的致敏 T 淋巴细胞

30. 甲状腺结节应进行 FNAC 检查的指征有

A. 直径<1.0cm 者

B. 直径>1.0cm 或怀疑恶性者

C. 甲状腺滤泡状癌患者

D. 桥本甲状腺炎患者

E. 甲状腺癌准备行甲状腺手术或采用非手术方式治疗者

31. 下列属于甲亢性心脏病表现的有

A. 夜间不能平卧，高枕位

B. 心界在左锁骨中线外 0.5cm

C. 心音强弱不等，心律绝对不齐

D. 心率 110 次/分，期前收缩 6~8 次/分

E. 活动后胸骨后痛，口含硝酸甘油可缓解

32. 以下会影响甲状腺^{131}I 摄取率的因素有

A. 缺碘地区的受检查者
B. 停用抗甲状腺药物 1 周患者
C. 肾病综合征患者
D. 去年做过碘油造影
E. 昨晚喝过一大杯牛奶，但禁食 12 小时以上

33. 甲亢患者的血液系统表现有

A. 单核细胞比例减少
B. 白细胞计数偏低
C. 淋巴细胞比例和绝对值增多
D. 单核细胞比例增多
E. 血小板寿命缩短

34. 亚急性甲状腺炎患者的辅助检查会出现

A. 早期甲状腺无摄取或摄取低下
B. 纤维化明显时可出现“干抽”现象
C. 病程早期红细胞沉降率常明显异常，>50mm/h
D. 甲状腺^{131}I 摄取率不受抑制
E. ^{131}I 摄取率和血清 T_3、T_4水平呈现“分离曲线”

35. 下列有关亚临床甲亢的叙述，正确的是

A. 排除下丘脑-垂体疾病、非甲状腺疾病所致的 TSH 降低后可诊断为本病
B. 多数可进展为临床甲亢
C. 血 T_3、T_4正常，TSH 显著降低
D. 患者无症状或有消瘦、失眠、轻度心悸等症状
E. 是 GD 早期、GD 经手术或放射性碘治疗后、各种甲状腺炎恢复期的暂时性临床现象

36. 抗甲状腺药物的优点有

A. 疗效较肯定
B. 不会导致永久性甲减
C. 疗程短，一般仅须 1 年
D. 停药后复发率较低
E. 方便、经济、使用较安全

37. 亚临床甲减出现（　　）时需要替代治疗

A. 高胆固醇血症
B. 血清 TSH>10mU/L
C. 血清 TSH 为 4~10mU/L
D. 甲状腺自身抗体强阳性
E. 甲状腺自身抗体阴性

38. 关于亚急性甲状腺炎与无痛性甲状腺炎的鉴别诊断，下列叙述不正确的是

A. 无痛性甲状腺炎无甲状腺疼痛及发热等全身症状
B. 亚急性甲状腺炎有甲状腺疼痛及发热等全身症状
C. 无痛性甲状腺炎 ESR 可轻度异常
D. 无痛性甲状腺炎 TgAb、TPOAb 阴性

E. 亚急性甲状腺炎 TgAb、TPOAb 阳性

39. Schmidt 综合征包括

A. 1 型糖尿病（T 1DM）

B. 原发性甲减

C. 肾上腺皮质功能减退症

D. 甲状旁腺腺瘤

E. 嗜铬细胞瘤

40. 下面属于内分泌功能状态检查的是

A. 血液中激素水平的测定

B. 上级腺体激素测定

C. 自身抗体检测

D. 放射性核素扫描

E. 血液中激素所调节的生化物质水平的测定

41. 甲状腺分泌的激素有

A. 甲状腺素

B. 降钙素

C. 三碘甲腺原氨酸

D. 催乳素

E. 甲状旁腺激素

42. 内分泌疾病的诊断主要包括

A. 实验诊断

B. 病因诊断

C. 病理诊断

D. 病状诊断

E. 功能诊断

43. 低 T_3 综合征可以是由下列哪些原因引起

A. 创伤

B. 甲状腺炎

C. 心理疾病

D. 甲状腺增生

E. 严重的全身性疾病

44. 下列组合正确的有

A. Graves 病——血中 TH 增加

B. 纳尔逊（Nelson）综合征——血中 ACTH 增加

C. Sheehan 综合征——血中 GH 下降

D. 原发性甲减——血中 TSH 增加

E. 假性甲旁减——血中 PTH 下降

45. 下列属于亚急性甲状腺炎临床表现的是

A. 可伴声音嘶哑甚至声带麻痹，吞咽困难

B. 在发病 3~6 周以上，50%~60%患者出现一过性甲状腺毒症

C. 临床出现长时间无症状的功能正常期

D. 甲状腺质地较硬，无压痛

E. 甲状腺功能减退期出现水肿、畏寒、便秘等症状

46. 甲亢非浸润性突眼的表现有

A. 上睑挛缩　　B. 眼裂缩窄
C. 上睑移动滞缓　　D. 瞬目减少和凝视
E. 两眼看近物时辐辏不良

47. Graves 病可伴有
A. 甲亢性周期性瘫痪　　B. 重症肌无力
C. 呼吸肌麻痹、吞咽困难　　D. 上肢持物无力，下肢蹲、坐时直立困难
E. 构音不清及呼吸深长

48. 甲状腺激素抵抗综合征的类型包括
A. 全身性甲状腺激素抵抗综合征　　B. 选择性周围组织对甲状腺激素抵抗综合征
C. 选择性垂体对甲状腺激素抵抗综合征　　D. 桥本甲状腺炎
E. Graves 病

49. 成年型甲减消化系统的肝功能异常表现为
A. 乳酸脱氢酶（LDH）降低　　B. 乳酸脱氢酶（LDH）增高
C. 肌酸激酶（CPK）增高　　D. 谷草转氨酶（GOT）增高
E. 谷草转氨酶（GOT）降低

50. 单纯性甲状腺肿的特点有
A. 常伴明显突眼　　B. 甲状腺碘摄取率升高，高峰前移
C. 血清 TSH 水平正常　　D. 地方性分布者常为缺碘所致
E. 血清 TT_4、TT_3正常，TT_4/TT_3的比值常增高

51. 以下属于甲亢临床表现的有
A. 顽固性恶心、呕吐　　B. 月经量增多
C. 转氨酶升高　　D. 排便次数增多或腹泻
E. 腱反射时间延长

52. 关于甲亢治疗方法的选择及评价，下列叙述正确的是
A. 初发甲亢，尤其青少年、甲状腺轻度肿大、病情较轻者应首选^{131}I 治疗
B. 经药物治疗后复发的中老年甲亢患者宜采用^{131}I 治疗
C. 甲状腺巨大者应采用手术治疗
D. 结节性甲状腺肿伴甲亢者应采用手术治疗
E. 甲亢合并甲状腺结节不能除外恶性者，应积极采用手术治疗

53. 慢性淋巴细胞性甲状腺炎镜检可见病变甲状腺组织中（　　）呈弥散性浸润
A. 淋巴细胞　　B. 浆细胞
C. 成纤维细胞　　D. 吞噬细胞
E. 肥大细胞

54. 甲状腺危象的治疗措施有

A. 应用肾上腺素受体阻断药普萘洛尔
B. 口服或静脉滴注碘剂
C. 给予大剂量抗甲状腺药物
D. 再次手术
E. 给予大剂量氢化可的松

55. 不适合用放射性碘治疗的甲亢患者包括
A. 25岁以下、妊娠期、哺乳期
B. 严重心、肝、肾功能衰竭
C. 重症浸润性突眼、甲状腺危象
D. 甲状腺碘摄取率低下者
E. 甲状腺自主高功能结节或腺瘤

56. 关于甲亢并发周期性瘫痪，以下叙述正确的有
A. 发作时血钾显著降低
B. 甲亢控制后本病发作减少或消失
C. 发作时尿钾排出增加
D. 多见于亚洲国家的青年男性患者
E. 发生机制可能与过多TH促进 Na^+-K^+-ATP 酶活性有关

57. 甲亢手术治疗的禁忌证有
A. 妊娠前3个月和6个月以后
B. 胸骨后甲状腺肿
C. 伴严重浸润性突眼
D. 结节性甲状腺肿伴甲亢
E. 合并较严重心、肝、肾疾病，不能耐受手术

58. 关于Graves病的临床表现，下列叙述正确的是
A. 甲亢性周期性瘫痪在甲亢控制后可以自愈
B. 甲亢患者的收缩压和舒张压常升高，脉压增大
C. 甲亢性心脏病常出现心房颤动等房性心律失常
D. 大多数Graves病患者有程度不等的弥漫性、对称性甲状腺肿大
E. 甲亢累及血液系统时，外周血淋巴细胞比例增加，单核细胞比例增加，白细胞计数减低

59. 桥本甲状腺炎伴甲亢的内科治疗方法为
A. 给予硫脲类抗甲状腺药物
B. 采取手术治疗
C. 选用 ^{131}I 治疗
D. 给予咪唑类抗甲状腺药物
E. 给予类固醇激素

60. 亚急性甲状腺炎患者血清中可以查到的抗体表现为
A. TRAb阴性
B. TSAb阳性
C. TgAb阴性
D. TPOAb阴性
E. TgAb阳性

61. 甲亢伴重症肌无力的主要临床表现为
A. 上睑下垂
B. 眼外肌运动麻痹
C. 吞咽困难
D. 复视
E. 眼球固定

62. GD 患者的超声检查可见

A. 甲状腺呈弥漫性增大　　B. 甲状腺呈非对称性增大

C. 甲状腺呈均匀性增大　　D. 甲状腺边缘规则

E. 甲状腺内部回声多呈密集、增强光点，分布不均匀

63. Graves 病眼部早期的病变以（　　）为主

A. 浆细胞浸润　　B. 纤维组织增生

C. 炎症细胞浸润　　D. 脂肪增多

E. 纤维化

64. 下列关于慢性淋巴细胞性甲状腺炎的叙述，正确的是

A. 多见于中年女性　　B. 可伴发恶性贫血

C. 可合并甲亢　　D. 可合并 1 型糖尿病

E. 诊断明确者宜手术治疗

65. 患者，男性，48 岁。肥胖，感觉心前区疼痛。最近畏热，多汗，多食。为确定其是否为甲亢，可进行的检查有

A. TT_3、TT_4测定　　B. 甲状腺激素结合试验

C. T_3抑制试验　　D. 甲状腺^{131}I 摄取率测定

E. 血 TSH 测定

66. 甲状腺危象的主要诱因有

A. 感染　　B. 精神刺激

C. 甲状腺手术前准备不充分　　D. 抗甲状腺药物治疗剂量不足

E. 过度劳累

67. 关于亚临床甲减，下列叙述正确的有

A. 如果患者 TSH>10mU/L，主张给予 L-T_4替代治疗

B. 如果患者 TSH<10mU/L，需要替代治疗

C. 亚临床甲减合并高胆固醇血症者需要替代治疗

D. 老年亚临床甲减患者可监测甲状腺功能，不必治疗

E. 妊娠期亚临床甲减不需要替代治疗，以免发生新生儿甲亢

68. 抗甲状腺药物的不良反应有

A. 胃肠道反应　　B. 药疹

C. 肝功能损害　　D. 粒细胞减少

E. 肾损害

69. 成年型甲减的心血管系统表现有

A. 超声心动图提示心包积液　　B. 心动过缓、心音低弱、心界扩大

C. 心排血量减少　　D. 经常发生心脏压迫症状

E. 经常发生心绞痛与心力衰竭

70. TSH抑制疗法的不良反应有

A. 亚临床甲亢
B. 缺血性心脏病患者心绞痛加重
C. 心房颤动危险性增加
D. 绝经女性骨质疏松危险性增加
E. 中枢神经系统失调

71. 甲亢伴重症肌无力的少数临床表现包括

A. 全身肌肉无力
B. 上睑下垂
C. 吞咽困难
D. 构音不清
E. 呼吸浅短

72. 甲减患者发生贫血的原因有

A. 恶性贫血
B. 肠道吸收铁障碍引起铁缺乏
C. 肠道吸收叶酸障碍引起叶酸缺乏
D. 甲状腺激素缺乏引起维生素合成障碍
E. 甲状腺激素缺乏引起血红蛋白合成障碍

73. TRAb的类型包括

A. 促甲状腺激素刺激阻断抗体（TSBAb）
B. TPOAb
C. 钠碘转运体（NIS）
D. TSAb
E. 甲状腺生长免疫球蛋白（TGI）

74. 下面可出现溢乳、月经紊乱的有

A. 催乳素瘤
B. 甲减
C. 单纯性甲状腺肿
D. 生长激素缺乏性侏儒症
E. 肢端肥大症

75. 甲亢浸润性突眼的原因有

A. 眶内组织体积增加
B. 球后组织体积增加
C. 淋巴细胞水肿
D. 淋巴细胞浸润
E. 交感神经兴奋眼外肌群和上睑肌

76. 在诊断单纯性甲状腺肿时，以下说法正确的是

A. 血清TSH水平常增高
B. 血清T_3、T_4常降低
C. TT_4/TT_3的比值常增高
D. 血清TSH水平正常
E. 血清TT_4、TT_3正常

77. GD患者有明显的临床表现，大部分患者的突出主诉有

A. 心悸
B. 胸闷
C. 心动过缓
D. 气促
E. 脉压减小

78. 良性突眼的眼征有

A. 眼裂增宽、凝视
B. 两眼看近物时辐辏不良
C. 向上看时，前额皮肤不能皱起
D. 畏光、流泪、视力减退
E. 向下看时，上睑不能及时随眼球向下移动

79. ^{131}I 治疗甲状腺良性结节的适应证有
A. 甲状腺自主高功能腺瘤
B. 毒性结节性甲状腺肿
C. 甲状腺肿体积小于 100ml 者
D. 不适宜手术治疗和手术治疗复发者
E. 妊娠和哺乳期女性

80. 属于甲状腺自身免疫性疾病的是
A. 甲减
B. Addison 病
C. 甲亢
D. 1 型糖尿病
E. 桥本甲状腺炎

81. 甲状腺危象的死亡原因多为
A. 高热虚脱
B. 心力衰竭
C. 肺水肿
D. 心动过缓
E. 严重水、电解质代谢紊乱

82. Graves 病可伴发的疾病有
A. 顽固性腹泻
B. 月经量增多
C. 周期性瘫痪
D. 重症肌无力
E. 胫前黏液性水肿

83. 可能与甲状腺危象的发生有关的是
A. 感染
B. 手术
C. 循环内 FT_3 水平增高
D. 心脏和神经系统的儿茶酚胺受体敏感性增加
E. 心脏和神经系统的儿茶酚胺受体数目增加

84. 甲亢患者的心血管系统表现有
A. 心动过速
B. 周围血管征
C. 心律失常
D. 血压增高
E. 心脏扩大，心功能不全

85. Graves 病胫前黏液性水肿的病变在皮肤光镜下可见黏蛋白样透明质酸沉积，多有(　　)浸润
A. 肥大细胞
B. 吞噬细胞
C. 成纤维细胞
D. 淋巴细胞
E. 浆细胞

86. 桥本甲状腺炎特殊的表现有
A. 桥本甲状腺炎伴甲亢
B. 桥本假性甲亢或桥本一过性甲亢
C. 伴发甲状腺肿瘤
D. 桥本脑病
E. 桥本甲状腺炎伴非浸润性突眼
87. 关于桥本甲状腺炎，下列叙述正确的有
A. 血中TPO抗体阳性
B. 碘摄取率升高
C. 血清γ球蛋白增加
D. 有时可表现为甲亢
E. 可触及有韧性的较硬的甲状腺肿
88. 下列有关Graves病的叙述正确的是
A. 可表现胫前黏液性水肿
B. 存在T细胞亚群紊乱
C. 临床有弥漫性甲状腺肿
D. 具有遗传倾向
E. 高发年龄在15~30岁
89. 甲亢治疗的主要方法有
A. 抗甲状腺药物治疗
B. 放射性碘治疗
C. 复方碘溶液治疗
D. 甲状腺次全切除
E. 普萘洛尔治疗
90. 抗甲状腺药物的作用机制为
A. 轻度抑制免疫球蛋白生成，使TSAb下降
B. PTU可抑制T_4在外周组织中转化为T_3
C. 增加甲状腺激素的降解
D. 抑制甲状腺组织释放TH
E. 通过抑制过氧化酶活化，使无机碘氧化为活性碘减少，阻止甲状腺激素合成
91. 关于浸润性突眼的特点，下列叙述正确的有
A. 眼部有明显的自觉症状
B. 可伴有胫前黏液性水肿
C. 男性患者比女性患者多
D. 重者可出现全眼球炎，甚至失明
E. 不侵犯眼外肌和眼球后组织
92. 关于甲亢患者对碘剂的使用，下列叙述正确的是
A. 甲亢患者也应食用含碘食盐
B. 碘剂仅在手术前和甲状腺危象时使用
C. 减少碘摄入量是甲亢的基础治疗之一
D. 甲亢患者应当食用无碘食盐
E. 过量碘的摄入会加重和延长病程，增加复发的可能性

六 案例分析题

（1~4 题共用题干）

患者，男性，26 岁。因体重持续增加 6 年，嗜睡 3 年，加重 1 个月来诊。患者 6 年前无明显诱因出现体重持续增加，从 65kg 增加到 105kg。近 3 年睡眠增多，每天睡 10 小时以上，伴有记忆力减退。近 1 个月困倦感明显加重。自患病以来无头痛，无视力下降，二便正常。查体：体温 37.2℃，脉搏 90 次/分，呼吸 25 次/分，血压 126/88mmHg；意识清楚，言语含糊；手背及胸背部皮肤干燥、粗糙、皲裂，面部臃肿；甲状腺不大；双瞳孔等大正圆，直径为 2.5mm，对光反射灵敏，视力、视野粗测正常；鼻、唇肥厚，舌大声粗；颈软，心、肺、腹无明显异常；四肢粗大，手指粗壮，手背及手掌肥厚，肌力、肌张力正常，病理反射阴性。颅脑 MRI：垂体增大，视交叉受压上移，垂体柄显示欠佳，考虑存在垂体瘤。

1. 为明确诊断应进行的检查项目有
   A. FT_4、FT_3、TSH 测定　　B. 降钙素测定
   C. 甲状腺超声　　D. 血 PRL 水平
   E. TPOAb、TgAb 测定　　F. 动脉血气分析
2. 实验室检查：$FT_4<5.15$pmol/L，$FT_3<1.54$pmol/L，TSH>100mU/L，TPOAb、TgAb 正常。超声心动图：少量心包积液。甲状腺彩超：甲状腺体积缩小。患者可考虑诊断为
   A. 三发性甲减　　B. 原发性甲减
   C. 继发性甲减　　D. TSH 不敏感综合征
   E. 甲状腺激素抵抗综合征　　F. 自身免疫性甲状腺疾病
3. 该患者存在垂体瘤，除检测甲状腺功能外，还应检测
   A. 生长激素（GH）　　B. 降钙素
   C. PRL　　D. FSH
   E. 黄体生成素（LH）　　F. ACTH 皮质醇节律
4. 实验室检查：GH 正常，PRL 升高，ACTH 皮质醇节律正常，FSH、LH 均正常。患者需要进行的下一步处理措施有
   A. L-T_4替代治疗
   B. 立即行垂体手术
   C. ^{131}I 治疗
   D. 口服溴隐亭治疗高催乳素血症
   E. 垂体放疗
   F. L-T_4替代治疗一段时间后复查 PRL、甲状腺功能及垂体 MRI

（5~7题共用题干）

患者，女性，38岁。妊娠5个月，低热，多食。测 T_3 8.33nmol/L，T_4 624.6nmol/L。

5. 为确诊患者有无甲亢，下列首选的试验为

A. 甲状腺素结合试验，结合比值
B. FT_3、FT_4测定
C. 甲状腺素结合试验，结合率
D. TRH兴奋试验
E. 甲状腺素结合试验，吸收率

6. 此患者的首选治疗方案为

A. 抗甲状腺药物
B. 手术
C. ^{131}I治疗
D. 普萘洛尔
E. 抗甲状腺药物+甲状腺片

7. 对此患者可进行的处理措施有

A. 立即终止妊娠
B. 定期测定血清 FT_3和 FT_4
C. 定期在内科、产科门诊检查
D. 甲亢症状控制加用小剂量甲状腺片
E. 分娩前1个月停服抗甲状腺药物，改用普萘洛尔

（8~11题共用题干）

患者，女性，65岁。因全身水肿2个月，心悸、气促1周来诊。患者畏寒、食欲缺乏、腹胀，夜里常因呼吸困难憋醒。既往有甲状腺功能亢进、放射性碘治疗史23年。查体：体温36.5℃，脉搏88次/分，呼吸23次/分，血压150/100mmHg；慢性病病容，结膜苍白，口唇发绀，颈静脉充盈，甲状腺无肿大；双肺底呼吸音弱，未闻及干、湿啰音；心界扩大，心音低钝、心律齐；腹膨隆，移动性浊音（+），肝、脾肋下未触及；双下肢指压痕（+）。

8. 为明确诊断需要进行的检查有

A. B超检查
B. 胸部X线检查
C. 血常规检测
D. 心肌酶检测
E. 血生化检测
F. 甲状腺功能测定

9. 甲状腺功能测定：TSH 68mU/L，FT_4 6.4pmol/L，FT_3 1.7pmol/L。血常规：血红蛋白（Hb）80g/L。肝功能：清蛋白28g/L，GPT 269U/L，碱性磷酸酶（ALP）280U/L，γ-谷氨酰转肽酶（γ-GT）536U/L。肌酸激酶同工酶（CK-MB）增高。血清钾、钠、氯正常，血钙1.98mmol/L。胆固醇6.8mmol/L。动脉血气分析：SaO_2 78%，pH 7.4。ECG：Ⅱ、Ⅲ、aVF、V_3~V_6 T波低平。可诊断考虑的疾病有

A. 甲减
B. 多浆膜腔积液
C. 低蛋白血症
D. 中度贫血
E. 高胆固醇血症
F. 高血压

10. 此时应给予的治疗措施有

A. 利尿药　　B. ACEI
C. 调脂药　　D. L-T_4小剂量起始替代
E. 口服地高辛　　F. 硝酸酯类药物扩张冠状动脉治疗

11. 经 L-T_4治疗，心悸、气促略有缓解，但仍有大量腹水，食欲缺乏。目前的处理方案有
A. 行腹部超声检查　　B. 肿瘤标志物检测
C. 抽取腹水，查瘤细胞　　D. 肝炎八项
E. 增加利尿药剂量　　F. 继续目前治疗，观察

（12~16 题共用题干）

患者，女性，36 岁。因心悸、多汗、多食、消瘦 2 个月来院就诊。查体：甲状腺Ⅱ度肿大，右上极可闻及血管杂音。

12. 在进行病史询问及体检时，最不可能出现的情形为
A. 月经过多　　B. 突眼
C. 水冲脉　　D. 手颤
E. 夜梦多

13. 初诊时应进行的最合适的检查是
A. TT_3、TT_4、TSH 测定　　B. 基础代谢率测定
C. FT_3、FT_4、TSH 测定　　D. T_3抑制试验
E. TT_3、TT_4、rT_3测定

14. 患者若被诊断为甲亢，最不可能出现是
A. TSH↓　　B. TSH↑
C. TRAb 阳性　　D. 碘摄取率正常
E. TgAb、TmAb↑

15. 患者治疗期间应该监测的指标有
A. 心率　　B. 排便次数
C. 甲状腺功能　　D. 血脂情况
E. 血常规、肝功能

16. 诊断确立后，在任何时候都是错误的治疗措施是
A. 抗甲状腺药物治疗　　B. 手术治疗
C. ^{131}I 治疗　　D. 普萘洛尔治疗
E. 消瘿汤（含海藻、昆布）治疗

（17~21 题共用题干）

患者，女性，29 岁。突眼，甲状腺肿大，心率 100 次/分，甲状腺^{131}I 摄取率增高，T_3

抑制试验抑制率<50%。

17. 患者可考虑诊断为

A. 单纯性甲状腺肿
B. 亚急性甲状腺炎
C. 桥本甲状腺炎
D. 甲状腺瘤
E. 毒性弥漫性甲状腺肿

18. 下列有助于病因诊断的是

A. TSAb 阳性
B. 甲状腺 ^{131}I 摄取率
C. TRH 兴奋试验
D. T_3 抑制试验
E. $FT_3\uparrow$，$FT_4\uparrow$，TSH↓

19. 若该患者为妊娠 3 个月合并甲亢，不可以选择的治疗方式是

A. 碘剂治疗
D. β 受体阻断药治疗
C. 手术治疗
D. 抗甲状腺药物治疗
E. 放射性碘治疗

20. 若选择抗甲状腺药治疗，应首选的治疗药物为

A. MM
B. CMZ
C. PTU
D. MTU
E. TH

21. 治疗中如症状缓解而甲状腺肿或突眼反而恶化，应采取的治疗措施为

A. 增加抗甲状腺药剂量
B. 减少抗甲状腺药剂量
C. 停用抗甲状腺药
D. 抗甲状腺药酌情减量并加用 L-T_4
E. 抗甲状腺药酌情减量并加用碘剂

（22~26 题共用题干）

患者，女性，34 岁。因颈部增粗 10 多年，自觉呼吸困难近 1 个月来诊。自述无畏热、多汗、心悸、消瘦等不适。其姐妹、母亲均有颈部不同程度增粗史。查体：体温 36.2℃，脉搏 72 次/分；无突眼；甲状腺Ⅲ度肿大，边界清楚，表面光滑，质软，无压痛，未闻及血管杂音；双手平伸未见细微震颤。

22. 患者最可能的诊断为

A. Graves 病
B. 亚急性甲状腺炎
C. 地方性甲状腺肿
D. 甲状腺癌
E. 甲状腺自主高功能腺瘤

23. 患者应进行的必要检查有

A. 碘摄取率
B. 甲状腺功能测定
C. 基础代谢率测定
D. 甲状腺超声检查

E. 甲状腺细针穿刺细胞学检查

24. 下列结果符合本病诊断的有

A. 基础代谢率正常

B. TT_4/TT_3增高

C. 血清 TT_4、TT_3正常

D. 甲状腺碘摄取率增加

E. T_3抑制试验不被抑制

25. 该疾病最常见的病因是

A. 因妊娠、哺乳等，机体对甲状腺激素需要量增加

B. 食物和饮水中含碘量多导致长期摄碘量过多

C. 土壤、食物和饮水中含碘量低导致长期摄碘量不足

D. 长期服用有抗甲状腺作用的硫脲类药物

E. 先天性酶缺乏使甲状腺激素合成障碍

26. 该患者最适合的治疗措施为

A. 无须特殊治疗

B. 低碘饮食

C. 高碘饮食

D. 手术治疗

E. 小剂量 L-T_4治疗

（27~29 题共用题干）

患者，男性，45 岁。因颈部包块伴声音嘶哑 1 个月来诊。曾有阵发性面潮红。无特殊既往史，家族中无甲状腺疾病和肿瘤史。查体：脉搏 96 次/分，血压 150/100mmHg；声音嘶哑；颈部明显增粗；甲状腺Ⅲ度肿大，左侧直径 4cm 结节，质地硬，活动度差；双侧颈部淋巴结大。检查结果显示甲状腺功能正常，TgAb 200U/L，TPOAb 20U/L，血清降钙素 300ng/L，甲状腺 B 超发现甲状腺左叶有一 4. 5cm×5. 0cm 低回声结节，伴粗大钙化点，直径 0. 2cm，右侧有 2 个低回声结节，直径分别为 0. 8cm×0. 7cm 和 0. 3cm×0. 2cm。声带检查发现左侧声带运动障碍。

27. 根据上述提示，患者还应进行的影像学检查有

A. 颈胸部 CT

B. 奥曲肽显像

C. PET 检查

D. 甲状腺放射性核素显像

E. 甲氧基异丁基异腈（MIBI）显像

F. 血管造影

28. 患者入院期间，监测血压发现持续性高血压，血压为 150~160mmHg。为排除多发性内分泌腺瘤病 2A 型（MEN 2A）还需要进行的检查有

A. 超声心动图

B. 24 小时尿儿茶酚胺

C. 血清甲状旁腺激素（PTH）

D. 血钙、磷

E. 肾上腺 CT

F. 心脏 MRI

29. 该患者的诊断、处理和随诊项目分别有

A. 甲状腺乳头状癌　　B. 甲状腺髓样癌
C. 甲状腺单叶切除　　D. 甲状腺全切
E. 血清甲状腺球蛋白　　F. 血清降钙素

（30~35题共用题干）

患者，女性，35岁。未婚。因畏热、多汗、消瘦2个多月来诊。查体：甲状腺Ⅰ度肿大，杂音（-）；心率120次/分，心律齐。甲状腺碘摄取率：3小时36%、24小时90%。

30. 此时最佳处理为
A. T_3抑制试验　　B. 休息加口服普萘洛尔
C. 测定FT_3、FT_4、TSH水平　　D. 口服抗甲状腺药物加普萘洛尔
E. 立即服用甲巯咪唑或丙硫氧嘧啶

31. 患者应用甲巯咪唑治疗6周后症状明显减轻，T_3、T_4基本恢复正常，白细胞计数$3.8\times10^9/L$，中性粒细胞比例0.55。此时最合适的治疗方案为
A. 可选择手术治疗　　B. 立即停药，观察白细胞计数与分类的变化
C. 可选择^{131}I治疗　　D. 加用糖皮质激素
E. 加用升白细胞药物，密切观察白细胞计数变化

32. 患者经4个月的治疗后，感到双手及面部肿胀，甲状腺Ⅱ度肿大，此时应采取的最合适的处理为
A. 立即停药　　B. 补充甲状腺素
C. 增加抗甲状腺药物剂量　　D. 加用碘剂
E. 将抗甲状腺药物减量同时补充甲状腺素

33. 患者经1年治疗，病情稳定后结婚，婚后采用口服避孕药避孕。在随访过程中发现TT_3 0.05nmol/L、TT_4 258nmol/L，此时应
A. 考虑甲亢复发　　B. 测定FT_3、FT_4、TSH水平
C. 增加抗甲状腺药物剂量　　D. 减少甲状腺激素剂量
E. 进行T_3抑制试验

34. 患者连续服药2年，病情稳定，考虑停药，经一系列检查后可以停药的检查结果不包括
A. ^{131}I摄取率正常　　B. TT_3、TT_4、TSH水平正常
C. TgAb、TmAb水平正常　　D. FT_3、FT_4、TSH水平正常
E. FT_3、FT_4、TRH兴奋试验、TRAb均正常

35. 停药后半年，患者妊娠2个月，自觉又出现心悸、多汗。复查FT_3、FT_4偏高，TSH 0.01mU/L，考虑甲亢复发，此时最佳处理方案为
A. 终止妊娠+口服丙硫氧嘧啶　　B. 维持妊娠+甲状腺大部切除
C. 维持妊娠+小剂量^{131}I治疗　　D. 维持妊娠+小剂量丙硫氧嘧啶治疗

E. 维持妊娠+小剂量甲巯咪唑治疗

(36~38 题共用题干)

患者，女性，65 岁。因消瘦半年多来诊。半年来逐渐消瘦、食欲缺乏，并时有腹泻，无明显腹痛、发热，抗感染治疗无效。近 1 个月乏力明显，懒言、嗜睡。查体：恶病质；表情淡漠；皮肤略潮湿；无突眼；甲状腺Ⅰ度肿大，杂音（-）；心率 124 次/分；双手细震颤（+）；全身肌肉萎缩明显，肌力 2~3 级。

36. 为明确诊断，首选的检查为

A. 急诊胃镜
B. 大便培养及血培养
C. 胸部 X 线、腹部 B 超
D. 颅脑 CT
E. TT_3、TT_4、FT_3、FT_4、TSH
F. 骨髓穿刺

37. 实验室检查：TT_3、TT_4正常，FT_3、FT_4升高，TSH 降低。最可能的诊断是

A. 亚急性甲状腺炎
B. 淡漠型甲亢
C. 慢性结肠炎
D. 多发性肌炎
E. 神经症
F. 格林-巴利综合征

38. 该患者的治疗措施应为

A. 使用抗生素消除肠道炎症
B. 使用抗甲状腺药物控制甲亢
C. 使用胺碘酮控制心率
D. 给予高热量、高蛋白质、高维生素饮食
E. 使用糖皮质激素治疗肌肉病变
F. 首选直接手术切除大部分甲状腺组织

(39~41 题共用题干)

患者，女性，29 岁。近 5 年盗汗、心悸、易激惹、食量增加。体格检查：突眼，心率 110 次/分，血压 126/84mmHg，甲状腺弥漫性Ⅲ度肿大，心律齐，心脏无杂音，举手颤动明显。查血 T_3、T_4高于正常值。诊为原发性甲亢，经抗甲状腺药物治疗后复发，拟行甲状腺双侧次全切除术。

39. 若用丙硫氧嘧啶+碘剂做术前准备，达到手术要求的表现是

A. 心率在 90~100 次/分
B. 血 T_3、T_4值均正常
C. 甲状腺缩小变硬
D. 甲亢症状缓解
E. 基础代谢率低于+20%

40. 该患者手术后最危急的并发症是

A. 一侧喉返神经损伤
B. 甲状腺感染
C. 手术区出血压迫气管
D. 双侧喉上神经损伤
E. 手术切口化脓性感染

41. 若术后发生甲减，其诊断的主要依据是

A. 四肢乏力、盗汗
B. 腹泻
C. 颈部皮肤水肿
D. B超示残余甲状腺内结节性肿大
E. T_3、T_4持续低于正常值下限

（42~45题共用题干）

患者，女性，59岁。因甲状腺结节20年伴增大1年来诊。甲状腺检查提示结节直径2.6cm，恶性可能性大。

42. 提示结节可能是恶性病灶的征象是
A. 甲状腺结节高回声
B. 甲状腺结节低回声
C. 结节内有点状钙化
D. 结节周围有壳样钙化
E. 结节内血流丰富
F. 结节内无血流

43. 该患者准备做甲状腺肿瘤切除术，术式应选择
A. 甲状腺结节摘除
B. 甲状腺全切或近全切
C. 甲状腺单叶切除
D. 甲状腺双侧次全切
E. 中央区淋巴结清扫
F. 只摘除术中能摸到的肿大淋巴结

44. 术后病理显示甲状腺乳头状癌，右2.0cm，左0.8cm。此时患者应采取的治疗措施为
A. 化疗
B. 放疗
C. L-T_4替代治疗
D. L-T_4抑制治疗
E. ^{131}I治疗
F. 不治疗

45. 该患者的实验室随诊项目有
A. 甲状腺功能
B. 血清降钙素
C. 血钙、磷
D. 血清甲状腺球蛋白
E. 肝功能和肾功能
F. 血常规

（46~49题共用题干）

患者，男性，28岁。因畏寒、乏力、体重增加4年，头晕2周来诊。查体：血压140/90mmHg，体温36.5℃，脉搏66次/分，呼吸18次/分；BMI 30.5kg/m^2；黏液性水肿面容，皮肤粗糙；甲状腺无肿大；有溢乳；心率68次/分，心律齐，心音低钝；双下肢指压痕（-）。实验室检查：TSH>100mU/L，FT_3<2.5pmol/L，FT_4<5.5pmol/L，PRL 93.73nmol/L，ACTH皮质醇节律正常。垂体MRI显示垂体占位（直径2cm）。

46. 该患者应考虑的诊断有
A. 原发性甲减
B. 垂体催乳素瘤
C. 继发性甲减
D. 垂体无功能肿瘤
E. 垂体TSH分泌肿瘤
F. 甲状腺激素抵抗综合征

47. 用于鉴别诊断的方法有
  A. 溴隐亭抑制试验
  B. 促肾上腺皮质激素释放激素（CRH）兴奋试验
  C. T_3抑制试验
  D. TRH 兴奋试验
  E. 甲氧氯普胺兴奋试验
  F. ACTH 兴奋试验

48. 还应考虑进行的检查有
  A. 超声心动图
  B. 血生化
  C. 血常规
  D. 颅脑 CT
  E. 心肌酶谱
  F. 甲状腺自身抗体 TPOAb 和 TgAb

49. 患者应进行的治疗方案有
  A. 垂体瘤切除术
  B. 垂体瘤放射治疗
  C. 溴隐亭治疗后观察甲状腺功能变化
  D. 奥曲肽治疗
  E. L-T_4替代治疗后观察垂体占位大小变化
  F. L-T_4替代治疗至甲状腺功能正常后行垂体瘤手术治疗

（50~52 题共用题干）

患者，女性，28 岁。明显基础代谢增高症状和交感神经兴奋症状；有突眼症状；甲状腺Ⅲ度肿大，质软，可闻及杂音。

50. 患者最可能诊断为
  A. 毒性弥漫性甲状腺肿
  B. 地方性甲状腺肿
  C. 慢性淋巴细胞性甲状腺炎
  D. 亚急性甲状腺炎
  E. 碘致性甲状腺功能亢进症（简称碘性甲亢）

51. 病史中可能出现的错误是
  A. 多食
  B. 消瘦
  C. 复视
  D. 排便次数增多
  E. 月经量多

52. 下列实验室检查结果正确的有
  A. T_3、T_4升高
  B. FT_3、FT_4升高
  C. TSH 升高
  D. TSAb 阳性
  E. 中国仓鼠卵巢细胞（简称 CHO 细胞）减少

（53~56题共用题干）

患者，男性，60岁。心悸、乏力、消瘦1年余，未就医诊治；3周前开始发热，体温37~38℃，伴咳嗽、咳痰，服用止咳祛痰药物，近3天心悸、乏力症状明显加重，体温持续39℃以上，查体：脉搏110次/分，呼吸32次/分，血压180/50mmHg；消瘦，意识模糊，烦躁不安，大汗；甲状腺Ⅰ度肿大，可闻及血管杂音；双肺可闻多量干、湿性啰音；心界不大，心率160次/分，心房颤动心律，心尖部可闻Ⅰ级收缩期吹风样杂音；下肢无水肿。

53. 患者最可能的诊断是

A. 冠心病，心肌梗死，肺部感染
B. 甲亢，甲亢性心脏病
C. 甲状腺危象，肺部感染
D. 风湿性心脏病，心力衰竭
E. 高血压心脏病，心力衰竭

54. 该患者应尽快进行的检查有

A. TSAb
B. FT_3、FT_4
C. TSH
D. TgAb、TmAb
E. TT_3

55. 患者需要进行的治疗措施有

A. 甲巯咪唑+碘剂+小剂量糖皮质激素+β受体阻断药
B. PTU+碘剂+小剂量糖皮质激素+β受体阻断药
C. PTU+碘剂+大剂量糖皮质激素+β受体阻断药
D. PTU+碘剂+大剂量糖皮质激素+利血平
E. MTU+碘剂+小剂量糖皮质激素+β受体阻断药

56. 该患者的进一步治疗应为

A. 抗感染，补足水分，注意电解质平衡，阿司匹林降温
B. 抗感染，补足水分，注意电解质平衡，物理降温，必要时给予冬眠降温
C. 补足水分，注意电解质平衡，物理降温，强心药物减慢心率
D. 抗感染，注意水、电解质平衡，物理降温，强心药物减慢心率
E. 先辅以药物治疗，病情有所控制后行手术治疗

（57~60题共用题干）

患者，女性，45岁。因低热、焦虑、易激惹、心悸、多汗1周来诊。体温37.6℃，脉搏100次/分；皮肤潮湿；甲状腺可触及，右侧有结节，质硬，压痛，无震颤及血管杂音；舌、手细震颤（+）；ESR 78mm/1h。

57. 患者可初步诊断为

A. Graves病
B. 慢性淋巴细胞性甲状腺炎
C. 亚急性甲状腺炎
D. 甲状腺腺瘤出血

E. 急性化脓性甲状腺炎　　F. 甲状腺癌

58. 应进一步进行的检查是

A. 眼眶 CT　　B. 红细胞沉降率

C. 甲状腺 CT　　D. TSH

E. TT_3、TT_4、FT_3、FT_4　　F. 甲状腺^{131}I 摄取率测定

59. 该患者 T_3、T_4升高的原因是

A. 甲状腺激素合成增多

B. 甲状腺激素释放增多

C. 甲状腺激素合成和释放均增多

D. 甲状腺滤泡结构破坏，甲状腺激素释放入血循环

E. 外周组织对甲状腺激素不敏感，致其代偿性分泌增多

F. 自身免疫性破坏导致甲状腺激素过多释放入血

60. 该患者的治疗措施可选择

A. 抗甲状腺药物　　B. 甲状腺激素

C. β 肾上腺素受体阻断药　　D. 碘剂

E. 非甾体抗炎药或糖皮质激素　　F. ^{131}I 治疗

（61~63 题共用题干）

患者，女性，36 岁。因脱发、乏力、月经紊乱伴膝关节酸痛 4 个月来诊。2 年前妊娠期间甲状腺功能无异常，产后甲状腺过氧化酶抗体阳性，未做特殊处理。血压 138/86mmHg；意识清楚，精神可；无突眼和颜面水肿；甲状腺Ⅱ度肿大，有结节感，质地坚韧；双肺呼吸音清，无啰音；心率 70 次/分，心律齐；双下肢无水肿。

61. 患者首先应考虑的诊断为

A. 桥本甲状腺炎　　B. 产后甲状腺炎

C. 腺垂体功能减退症　　D. 多囊卵巢综合征

E. 类风湿关节炎　　F. 慢性活动性肝炎

62. 有助于确诊的检查有

A. 肝炎病毒定量　　B. 甲状腺激素

C. 垂体 MRI　　D. 甲状腺超声

E. 甲状腺自身抗体　　F. 卵巢超声

63. 经检查，患者 TSH 轻度升高，但甲状腺激素水平正常，下列叙述正确的是

A. 暂不需要治疗

B. 复查 TSH 以后再决定是否治疗

C. 排除垂体瘤以后可以治疗

D. 因患者症状明显，须立即治疗

E. 如合并肾上腺皮质功能减退，不需要治疗

F. 先使用糖皮质激素治疗，4周后再用甲状腺激素替代治疗

（64~66题共用题干）

患者，女性，51岁。无突眼，甲状腺不肿大，食欲缺乏，消瘦明显，心率120次/分，有手抖、出汗。

64. 根据病史可予以考虑的疾病有

A. 慢性淋巴细胞性甲状腺炎

B. 淡漠型甲亢

C. 甲亢性肌萎缩

D. 帕金森病

E. 胃肠恶性肿瘤

65. 为确定此患者是否有甲亢，最好选用的检查项目为

A. 甲状腺^{131}I摄取率

B. T_3抑制试验

C. 甲状腺自身抗体

D. TRH兴奋试验

E. 用放射免疫法测TT_3及TT_4

66. 对该患者甲亢的治疗，应选择的最恰当的治疗方案为

A. 抗甲状腺药物治疗

B. 手术治疗

C. ^{131}I治疗

D. 小剂量抗甲状腺药物治疗

E. 免疫抑制药治疗

（67~69题共用题干）

患者，女性，26岁。因畏热、多汗、体重减轻1个月来诊。3个月前正常分娩一男婴，母乳喂养。近1个月畏热、多汗、体重减轻。查体：体温36.3℃；无突眼；甲状腺Ⅱ度肿大，质韧；心率110次/分。

67. 该患者最可能诊断为

A. 亚急性甲状腺炎

B. 无痛性甲状腺炎

C. 产褥热

D. 桥本甲状腺炎

E. 甲状腺危象

F. 病毒性心肌炎

68. 对确定诊断和鉴别诊断意义较大的是

A. 血清T_3、T_4、TSH

B. 甲状腺B超

C. 检测病毒抗体

D. 红细胞沉降率

E. ^{131}I摄取率

F. 颈部CT

69. 如果上述检查显示T_3、T_4升高，^{131}I摄取率明显降低，治疗方案应为

A. 密切随访

B. 积极术前准备，择期手术

C. 使用糖皮质激素
D. 进行 ^{131}I 治疗
E. 可给予β受体阻断药控制症状
F. 大剂量抗甲状腺药物控制甲亢

（70~74 题共用题干）

患者，女性，18 岁。因颈部增粗 1 个月来诊。无畏热、多汗、心悸、消瘦等，食欲可。查体：体温 36.5℃，脉搏 70 次/分；甲状腺Ⅱ度肿大，边界清楚，表面光滑，质软，无压痛，未闻及血管杂音；心率 70 次/分，心律齐，未闻及病理性杂音；双手平伸未见细震颤。

70. 最可能的诊断是
A. Graves 病
B. 亚急性甲状腺炎
C. 甲状腺自主高功能腺瘤
D. 单纯性甲状腺肿
E. 甲状腺癌
F. 慢性淋巴细胞性甲状腺炎

71. 须进一步做的检查是
A. 甲状腺超声检查
B. 甲状腺功能测定
C. 基础代谢率测定
D. 碘摄取率测定
E. 甲状腺细针穿刺检查
F. 甲状腺放射性核素扫描

72. 可能出现生理性甲状腺肿的时期为
A. 幼儿期
B. 青春发育期
C. 月经期
D. 妊娠期
E. 哺乳期
F. 绝经期

73. 下列关于甲状腺Ⅱ度肿大的叙述，不正确的有
A. 外观没有肿大，甲状腺触诊不能触及
B. 外观没有肿大，但是超声提示甲状腺体积增大
C. 外观没有肿大，但是能触及
D. 既能看到，又能触及，但肿大未超过胸锁乳突肌外缘
E. 肿大未超过胸锁乳突肌外缘
F. 肿大超过胸锁乳突肌外缘并压迫气管

74. 目前该患者的治疗措施有
A. 适当补碘
B. 低碘饮食
C. 手术治疗
D. 放射性碘治疗
E. 小剂量 L-T_4治疗
F. 监测甲状腺功能

（75~78 题共用题干）

患者，男性，51 岁。排便次数增多 2 年，4~6 次/天，最近感到低热、食欲缺乏、消瘦，无腹痛，进行抗生素治疗无明显疗效。体检：甲状腺结节性肿大，心率 96 次/分，血压

150/70mmHg，肝可触及。大便隐血（-），GPT 56U/L；甲状腺^{131}I摄取率：3小时35%，24小时52%。

75. 患者可考虑诊断为
    A. 消化道肿瘤
    B. 慢性肝病
    C. 慢性消化不良
    D. 慢性结肠炎
    E. 甲亢
76. 下列有助于功能诊断的检查是
    A. 基础代谢率测定
    B. 甲状腺^{131}I摄取率测定
    C. TRH兴奋试验
    D. T_3抑制试验
    E. FT_3、FT_4、TSH测定
77. 若该患者对抗甲状腺药无效，应选择
    A. 碘剂治疗
    B. 普萘洛尔治疗
    C. 放射性碘治疗
    D. 糖皮质激素治疗
    E. 手术治疗
78. 若该患者术后复发，治疗应选择
    A. 碘剂治疗
    B. β受体阻断药治疗
    C. 再次手术
    D. 糖皮质激素治疗
    E. 放射性碘治疗

（79~81题共用题干）

患者，女性，48岁。因颈部增粗17年来诊。查体：甲状腺Ⅱ度肿大，可触及多个结节，未闻及血管杂音。

79. 初步考虑颈部增粗的原因可能包括
    A. 桥本甲状腺炎
    B. 结节性甲状腺肿
    C. 甲状腺癌
    D. 地方性甲状腺肿
    E. 产后甲状腺炎
    F. 亚急性甲状腺炎
80. 患者有逐渐加重的皮肤干燥、便秘、周身水肿，时有心前区不适、隐痛。查体：黏液性水肿面容，手掌呈姜黄色；心率58次/分。就甲状腺方面，应尽快做的检查有
    A. 甲状腺功能
    B. TRAb
    C. TPOAb、TgAb
    D. 甲状腺超声
    E. 甲状腺碘摄取率
    F. 颈部CT
81. 患者TSH 52mU/L，FT_3和FT_4低于正常，TPOAb和TgAb明显升高，总胆固醇轻度升高。甲状腺超声：多个低回声结节，最大结节直径约3cm。心电图（ECG）：各导联低电压，V_1~V_4导联T波低平。下列关于进一步诊治的叙述，正确的是

A. 可予利尿药消肿治疗

B. 立即予他汀类药物调脂治疗

C. 可对甲状腺结节行细针穿刺细胞学检查

D. 可予甲状腺素替代治疗，由小剂量开始，逐渐增加剂量

E. 可考虑行超声心动图检查，确定是否存在心包积液

F. 可联用硝酸酯类药物

参考答案与解析

一、A1 型题

1. B【解析】正常成人最低碘生理需要量为 75μg/d，世界卫生组织（WHO）建议成人每天碘摄入量为 150μg、4 岁下每天 70μg、孕妇和哺乳期女性每天 200μg。

2. E【解析】临床上最常见的是弥漫性甲状腺肿伴甲亢，约占所有甲亢患者的 85%，其临床表现复杂多样，多数起病缓慢，难以确定发病日期，少数患者在精神创伤或感染后应激急性起病。该病的临床表现与患者发病年龄、病程和 TH 分泌增多的程度有关。一般患者均有神经质，怕热、多汗，皮肤潮湿，心悸、乏力和体重减轻等。部分患者可有发热，但一般为低热。甲状腺呈弥漫性、对称性肿大，质较柔软，吞咽时上下移动。

3. A【解析】降钙素是由甲状腺的滤泡旁细胞分泌，主要作用是促进骨骼对钙的吸收，调节钙、磷代谢，降低血钙和血磷浓度。而血钙浓度是调节降钙素分泌的主要因素。

4. A【解析】甲亢患者出现排便次数增多或腹泻主要是因为肠蠕动增强，表现为大便溏稀、次数增加，甚至呈顽固性腹泻或脂肪痢。

5. B【解析】对于甲状腺相关性眼病（TAO）患者，糖尿病、高血压视网膜病变者是眼眶局部放射治疗的禁忌证，威胁视力的 TAO 患者并不推荐使用放射治疗。

6. C【解析】甲状腺大部切除术后 48 小时内，对患者危害较大和最需立即处理的问题是手术野出血和喉水肿，气管塌陷，此时的主要表现是呼吸困难和窒息，一旦发现应立即敞开伤口除去积血，不能改善时应立即做气管切开。

7. B【解析】甲状腺碘摄取率一般指甲状腺 ^{131}I 吸收率。甲状腺摄碘的速率和强度可以反映甲状腺的功能状态，但不作为甲亢疗效的评价指标。

8. A【解析】甲亢患者心血管系统表现有收缩压升高、舒张压下降和脉压增大，有时可出现毛细血管搏动、水冲脉等周围血管征。发生原因系心脏收缩力加强，心排血量增加和外周血管扩张、阻力降低所致。

9. C【解析】甲亢患者因能量消耗过多，可导致胆固醇下降。由于大剂量甲状腺激素可促进蛋白质分解，因此血中氨基酸浓度可升高。甲状腺激素还可促进肠黏膜对糖的吸收。增

加糖原分解，使血糖升高，但同时又可促进外周组织对糖的利用，因此血糖可维持正常。血钙浓度主要通过甲状旁腺激素进行调节（主要作用为升高血钙），甲状腺激素对其无明显影响。

10. E【解析】服用抗甲状腺药物可致粒细胞减少，甲巯咪唑（MM）较丙硫氧嘧啶（PTU）多见，多发生在最初用药后2~3个月内，故治疗初期每1~2周、以后每2~4周查白细胞计数及分类，若白细胞计数少于$2.5\times10^9/L$、中性粒细胞计数少于$1.5\times10^9/L$，应考虑停药观察。

11. A【解析】甲亢不伴高脂血症，因为体内的甲状腺激素分泌增加，使机体代谢率加速，促进脂类物质的代谢，可能形成低血脂。

12. A【解析】甲减引起皮肤角化，真皮层有黏多糖沉积，过碘酸希夫染色（PAS）或甲苯胺蓝染色阳性形成黏液性水肿。预防甲减黏液性水肿昏迷的关键是坚持甲状腺素替代治疗，L-T_3可适用于黏液性水肿昏迷的抢救，作用快，持续时间短。

13. D【解析】Graves病（GD）的病因和发病机制尚未完全阐明。一般认为是在遗传基础上，由应激、感染、精神创伤等因素而诱发，属于一种器官特异性自身免疫病。Graves病的发病与促甲状腺激素受体抗体（TRAb）的关系十分密切。TRAb可分为兴奋型和封闭型两类。兴奋型中有一类促甲状腺激素受体刺激性抗体（TSAb），是GD的主要自身抗体；另一类称为甲状腺生长刺激免疫球蛋白（TGI）。抑制型自身抗体与TSH受体结合后，阻断和抑制甲状腺功能，因此被称为甲状腺刺激阻断抗体（TSBAb）。肿大的甲状腺和眼球后组织有大量淋巴细胞和浆细胞浸润，甲状腺局部有合成分泌TRAb的淋巴细胞浸润及大量积聚，同时也发现GD患者甲状腺静脉血中TRAb活性较外周静脉血高。甲状腺微粒体抗体（TmAb）是免疫甲状腺微粒体抗体过程中产生的甲状腺自身抗体。

14. C【解析】甲亢抗甲状腺药物治疗的适应证：①甲亢病情较轻，病程短，甲状腺较小者。②儿童、青少年甲亢及甲亢伴有妊娠者，或合并严重心、肝、肾等病不宜手术者。③甲状腺手术后复发而又不宜用^{131}I放疗者。④^{131}I放疗前后的辅助治疗。

15. D【解析】亚急性甲状腺炎（SAT）患者如有发热，短期内甲状腺肿大伴单个或多个结节，触之坚硬而显著压痛，临床上可初步拟诊为本病。实验室检查早期红细胞沉降率增快，白细胞正常或减少。血T_3、T_4增高，而血TSH降低，甲状腺碘摄取率可降至10%以下，这一特征对诊断本病有重要意义。

16. B【解析】用甲巯咪唑治疗甲亢，其用量、疗程为30~40mg/d，病情缓解，FT_3、FT_4恢复正常后递减，治疗1.5年至2年后酌情停药。

17. C【解析】慢性淋巴细胞性甲状腺炎（CLT）又称桥本甲状腺炎（HT）或桥本病。本病尚无针对病因的有效治疗。因其发展缓慢，通常无须治疗。是否需要治疗取决于甲状腺功能状态及甲状腺肿的程度。治疗应遵循个体化原则。如果伴有甲状腺功能减退，无论是亚临床甲减还是临床甲减，都需要给予甲状腺激素替代治疗，一般使用左甲状腺素治疗。

18. E【解析】血清中 FT_3、FT_4不受血中甲状腺结合球蛋白（TBG）变化的影响，直接反映甲状腺功能状态。成人正常参考值如下。①放射免疫分析（RIA）法：FT_3 3~9pmol/L，FT_4 9 ~ 25pmol/L。②免疫化学发光（ICMA）法：FT_3 2.1 ~ 5.4pmol/L，FT_4 9.0 ~ 23.9pmol/L。

19. A【解析】桥本甲状腺炎是比较常见的自身免疫性甲状腺疾病，是非缺碘地区引起甲状腺肿的甲状腺功能减退的最常见的原因，可见于任何年龄阶段。

20. B【解析】原发性甲减是由于甲状腺腺体本身病变引起的甲减，占全部甲减的99%。其中90%以上原发性甲减是由自身免疫、甲状腺手术和甲亢^{131}I 治疗所致。

21. E【解析】毒性弥漫性甲状腺肿患者，由于甲状腺的血流量增多，故在上、下极外侧可听到连续性或以收缩期为主的吹风样血管杂音，可触及震颤（以腺体上部较明显），是最具诊断意义的体征。

22. C【解析】左甲状腺素（L-T_4）是目前使用最广泛的甲状腺功能减退症（简称甲减）替代治疗药物。L-T_4的替代剂量因人而异，取决于患者的病情、年龄和体重。①一般成年患者 L-T_4替代剂量 1.6~1.8μg/(kg·d)。②儿童所须的剂量较高，约 2.0μg/(kg·d)。③老年患者需要剂量较低，约 1.0μg/(kg·d)。④妊娠时的替代剂量需要较妊娠前增加 30%~50%。⑤甲状腺癌术后患者需要大剂量替代，约 2.2μg/(kg·d)。以上剂量仅供参考。

23. C【解析】甲状腺危象诊断确定后立即给予大剂量抗甲状腺药物抑制 TH 的合成。首选 PTU，首次剂量 600mg，口服或经胃管注入。如无 PTU 时可用 MM 或卡比马唑 60mg，口服或经胃管注入。

24. E【解析】参见 A1 型题第 10 题解析。

25. B【解析】桥本甲状腺炎（HT）最常见、最突出的首发临床表现是质地坚韧的甲状腺中度肿大。甲状腺多为双侧弥漫性肿大，峡部及锥状叶常同时增大，可达正常的 2~4 倍，一般呈对称性肿大，也可为单侧性肿大。肿大可轻度至重度，多数中度肿大，但很少出现压迫颈部所致呼吸和吞咽困难。触诊甲状腺质地坚韧，韧如橡皮样，表面可光滑或细沙粒状，也可呈大小不等的结节状，一般与周围组织无粘连，吞咽运动时可上下移动。

26. A【解析】甲减的病因较复杂，以甲状腺性最多见（占 90%以上，大多数由后天获得性甲状腺组织破坏引起，由遗传因素引起甲状腺激素酶系失常者少见），其次为垂体性，下丘脑性及甲状腺激素受体性少见。

27. D【解析】成年型甲减一般可表现为畏寒、少汗、乏力、懒言少动。典型黏液性水肿者表情淡漠、面色苍白、水肿，皮肤干燥、增厚、粗糙、脱屑，踝部呈非凹陷性水肿，毛发干燥稀疏。还可表现为手（足）掌皮肤呈姜黄色、体重增加。

28. C【解析】甲状腺未分化癌没有包膜，浸润范围广，使甲状腺形态发生改变。未分化癌预后极差。

29. C【解析】甲状腺激素抵抗综合征（THRS）也被称为甲状腺激素不应症或甲状腺激

素不敏感综合征（THIS），以家族性发病多见，大多在儿童和青少年发病。病因与发病机制：大部分 THRS 是由 T_3受体突变导致，T_3R 基因突变可导致 T_3R 结构和功能异常，引起 TH 的作用障碍。目前报道以点突变最多，集中在 T_3R β 亚基的激素结合区。近年，随着对甲状腺激素特异性细胞膜转运体——单羧酸转运体 8 以及硒代半胱氨酸插入序列结合蛋白 2 的认识，进一步拓展了 THRS 的发病机制。

30. E【解析】亚临床甲减患者当 TSH>10mU/L，主张给予 L-T_4替代治疗。治疗目标和方法与临床甲减一致。

31. E【解析】桥本甲状腺炎病情发展主要分为四个阶段：甲状腺功能正常期、甲亢期、甲亢甲减并存期、甲减期（这个阶段极有可能持续终身），本病是一种进展极其缓慢的良性病变，一般不会癌变。

32. A【解析】慢性淋巴细胞性甲状腺炎（又称桥本甲状腺炎）是甲状腺炎中最常见的临床类型，90%以上发生于女性。

33. D【解析】甲亢性心脏病是在甲状腺功能亢进的基础上出现的心血管病症。诊断标准：首先甲状腺功能亢进诊断明确；其次需要除外其他原因引起的心脏病，如高血压心脏病、风湿性心脏病（简称风心病）和缺血性心脏病；且有下列心脏表现之一，如甲亢伴有明显心律失常、心房颤动、室性期前收缩、心力衰竭、心脏扩大、心绞痛、心肌梗死等。

34. A【解析】五个选项均是甲亢的类型，其中甲状腺性甲亢即原发性甲亢，是甲亢最常见的类型。

35. D【解析】TT_3、TT_4水平受甲状腺素结合球蛋白（TBG）的影响。TT_3浓度的变化常与 TT_4的改变平行。TT_3、TT_4测定方法稳定，在无影响血中 TBG 浓度变化的因素存在时，TT_3-TT_4 水平是反映甲状腺功能的良好指标。

36. C【解析】Graves 病的确切病因目前还不完全清楚，但近年的研究提示 Graves 病为一种器官特异性自身免疫性疾病。Graves 病患者体内免疫功能紊乱，使机体产生了针对自身甲状腺成分——促甲状腺激素受体（TSHR）的抗体 TRAb。该抗体与 TSHR 结合后，与 TSH 一样具有刺激和兴奋甲状腺的作用，引起甲状腺组织增生和功能亢进，导致 TH 产生和分泌增多。目前认为，自身抗体的产生主要与存在基因缺陷的抑制性 T 淋巴细胞（Ts）的功能降低有关。Ts 功能缺陷导致辅助性 T 淋巴细胞（Th）的不适当致敏，并在白细胞介素（IL）-1、IL-2 等细胞因子的参与下，使 B 细胞产生抗甲状腺的自身抗体。

37. B【解析】甲亢患者的特征性表现为收缩压升高，舒张压下降，脉压增大，且可客观地反映甲亢的病情严重程度，是判定甲亢病情严重程度和治疗效果的最重要标志。

38. B【解析】参见 A1 型题第 36 题解析。

39. A【解析】甲状腺本身的病变引起的甲减称为原发性甲减，这种甲减可以由很多原因引起，最主要的病因是桥本甲状腺炎。

40. E【解析】抗甲状腺微粒体抗体是一种自身免疫性甲状腺疾病的指标，是一种甲状腺自身抗体，一般来说血清抗甲状腺微粒体抗体较正常值升高10倍以上才有临床意义，不属于内分泌功能鉴定试验。

41. E【解析】丙硫氧嘧啶通过抑制甲状腺内过氧化物酶系统，阻止甲状腺内酪氨酸的碘化及碘化酪氨酸的缩合，从而抑制甲状腺激素的合成。大剂量（每天剂量>700mg）能使周围组织中T_4向T_3的转化减少。治疗甲亢时需要3~4周后才发挥疗效。甲亢症状缓解，T_3、T_4正常后开始减量。

42. D【解析】参见A1型题第13题解析。

43. C【解析】甲状腺细针穿刺细胞学检查（FNAB）是目前鉴别良、恶性甲状腺结节最准确、最可靠、最有价值的检查方法。临床上常通过Bethesda分级对细针穿刺的细胞形态进行划分，判断其良、恶性程度。

44. D【解析】原发性甲减与继发性甲减的血甲状腺激素（FT_3、FT_4、TT_3、TT_4）水平均降低，但原发性甲减病变在甲状腺本身，血甲状腺激素降低后，甲状腺激素对于下丘脑、垂体的负反馈抑制作用减弱，引起垂体分泌TSH增多。因此其血液内分泌激素检查结果为TSH增高、TT_4和FT_4减低。继发性甲减病变位于腺垂体或下丘脑，血中TSH或TRH降低继发性地引起血甲状腺激素降低。因此，继发性甲减患者血中TSH正常或减低、TT_4和FT_4减低。故选项D正确，TSH为原发性甲减与继发性甲减的鉴别点。TT_4与FT_4在原发性甲减与继发性甲减中均可降低，无法用于鉴别。FT_3主要来源于外周组织T_4的转换，其变化方向与T_4相同，故TT_3和FT_3也不能作为鉴别条件。

45. C【解析】促甲状腺激素受体刺激性抗体（TSAb）是Graves病的致病性抗体，在GD中的检出率可高达80%~95%，该抗体阳性的甲亢的病因为Graves病。如存在甲亢，TSH受体抗体（TSAb）阳性可视为TSAb阳性，可作为判断Graves病预后和抗甲亢药物治疗停药的指标。

46. A【解析】颈部B超是诊断甲状腺肿方便、可靠的方法。B超能检测出直径2~4mm的小结节，故能发现体检发现不了的结节。通常体检发现成人甲状腺结节的发生率为4%~7%，而B超检查发现成人近70%有甲状腺结节。

47. A【解析】甲状腺肿瘤是最常见的内分泌肿瘤，依其分化程度和生物学特性可分为良性和恶性两大类。其中，良性肿瘤以来源于滤泡细胞的腺瘤最常见，而来源于中胚层的脂肪瘤、血管瘤、纤维瘤等较少见。

48. C【解析】桥本甲状腺炎（HT）是一类常见的自身免疫性甲状腺疾病（AITDs），也是原发性甲状腺功能减退症最主要的原因。其发病与遗传、碘代谢紊乱等导致的免疫功能异常密切相关。

49. B【解析】甲减和Cushing综合征引起的脂代谢异常主要是高胆固醇血症，通过检查评估甲状腺功能和尿蛋白、血清蛋白水平，可鉴别家族性高胆固醇血症和继发性高胆固醇血症。

50. B【解析】TSH 是反映甲状腺功能的灵敏指标，轻度甲状腺功能异常时，T_3、T_4尚在正常范围内变化时，TSH 就会出现异常。原发性甲状腺功能减退时 TSH 升高，甲状腺功能亢进时 TSH 降低。所以 Graves 病时 TSH 降低而不会出现升高。

51. E【解析】Graves 病为自身免疫性甲状腺疾病的一种特殊类型，与其他自身免疫性甲状腺病有较密切联系，如慢性淋巴细胞性甲状腺炎、特发性黏液性水肿等。Graves 病有显著的遗传倾向，并与 HLA 部分类型有关。

52. B【解析】甲亢患者手术治疗的适应证：①中、重度甲亢，长期服药无效，停药后复发，或不愿长期服药者。②甲状腺巨大，有压迫症状者。③胸骨后甲状腺肿伴甲亢者。④结节性甲状腺肿伴甲亢者。因此，对于病情重、甲状腺肿大Ⅱ度以上、基础代谢率（BMR）高于 60%的甲亢患者，应在服用抗甲状腺药物控制后进行手术治疗。

53. C【解析】甲状腺激素抵抗有多种情况，最常见的为垂体抵抗和全身抵抗，临床可表现为甲状腺功能亢进、甲状腺功能正常或甲状腺功能低减。如果垂体和周围组织对甲状腺激素的抵抗是相似的，患者表现为甲状腺功能正常；如果垂体对甲状腺激素的抵抗低于周围组织，患者表现为甲状腺功能减退；如果垂体对甲状腺激素的抵抗高于周围组织，患者表现为甲状腺功能亢进。甲状腺激素抵抗患者常常被偶然发现，可被不恰当地治疗，如甲状腺切除、放射性核素治疗或硫脲类药物治疗，虽然部分患者血清 TSH 正常，但由于同时血清甲状腺激素升高，所以 TSH 仍然为不恰当升高。

54. D【解析】甲亢药物治疗包括抗甲状腺药物、碘剂碘化物、放射性碘、β 受体阻断药。其中抗甲状腺药物分为咪唑类和硫氧嘧啶类。咪唑类包括甲巯咪唑（MM）（代表药物）、卡比马唑，硫氧嘧啶类包括丙硫氧嘧啶（PTU）（代表药物）、甲硫氧嘧啶。由于 PTU 有潜在的严重肝毒性，大多数甲亢患者的药物治疗首选 MM。

55. E【解析】甲状腺微小乳头状癌（PTMC）预后良好，患者术后随诊期间首选随诊方法为甲状腺球蛋白（TG）测定联合^{131}I全身显像（WBS）随访，两种检查结果有相符情况有助于尽早发现有无复发或有无转移灶，不相符情况则有助于临床医师提高警惕，加强对患者的随访力度（选项 A 错误）。甲状腺髓样癌患者血降钙素水平的升高与降低直接体现了病情的严重程度与变化，一般将血降钙素作为术后患者是否能治愈的检测指标对其进行随访与监测（选项 B 错误）。甲状腺未分化癌的恶性程度较高，且死亡率逐年上升。多见于年老体弱者，发病迅速，早期可发生全身转移。如果没有发生转移，以手术治疗为主。如果已经有转移或者远处转移，手术的意义不是特别大（选项 C、D 错误）。甲状腺恶性淋巴瘤属黏膜相关性淋巴瘤，常发生于淋巴细胞性甲状腺炎基础上，文献报告桥本甲状腺炎中有 5%发生恶性淋巴瘤（选项 E 正确）。

56. C【解析】参见 A1 型题第 21 题解析。

57. A【解析】亚临床甲亢是一种常见的甲状腺疾病，以血中 TSH 降低而甲状腺激素正常为基本特征。

58. C【解析】亚急性甲状腺炎（SAT）病因尚未完全阐明，一般认为与病毒感染有关。相关研究证实，SAT 的确具有 HLA 易患亚型，但存在地理分布与种族差异。目前已证明，多个民族的 SAT 患者均与 HLA-B35 强烈相关，HLA-B35 阳性是这些地区和民族 SAT 发病的强有力预测指标。

59. C【解析】硫脲类抗甲状腺药物的代表药物是丙硫氧嘧啶，其作用机制是抑制甲状腺内碘的氧化并阻止甲状腺球蛋白中酪氨酸残基被甲状腺氧化酶介导的碘化过程，从而达到抑制甲状腺素合成的目的。甲状腺功能亢进时甲状腺合成甲状腺激素的能力增强，硫脲类药物可通过抑制甲状腺素的合成而降低甲状腺激素在血液当中的浓度，从而达到治疗甲亢的目的。

60. A【解析】正常妊娠时可有高代谢症候群表现，如心率可增至 100 次/分，甲状腺稍增大，基础代谢率在妊娠 3 个月后可较妊娠前增加 20%～30%，此时血中甲状腺素结合球蛋白（TBG）也较妊娠前增高，故血清 TT_3、TT_4也较正常增高，易与甲亢混淆。患者体重不随妊娠月份而相应增加，或四肢近端肌肉消瘦，或休息时心率在 100 次/分以上者，应疑及妊娠合并甲亢。如血 FT_3、FT_4升高，TSH<0.5mU/L，可诊断为甲亢。同时有眼征、弥漫性甲状腺肿、甲状腺区震颤或血管杂音、血 TSAb 阳性，即可确定诊断。

61. A【解析】参见 A1 型题第 44 题解析。

62. A【解析】慢性淋巴细胞性甲状腺炎（CLT）临床较常见，从儿童、成人到老年各个年龄段均可发病，最常见的是中老年女性患者。

63. B【解析】放射性碘治疗甲亢的适应证：①中度甲亢，年龄大于 25 岁者。②对抗甲状腺药物过敏或长期治疗无效。③合并心、肝、肾疾病等不宜手术，或术后复发，或不愿手术者。④甲状腺自主高功能结节或腺瘤。

64. E【解析】抗甲状腺药物中硫脲类和咪唑类分别会引起不同的不良反应。硫脲类药物中的硫氧嘧啶类药物会引起皮肤荨麻疹或斑疹、关节肌肉疼痛和胃肠道不适，严重者在服药后会出现粒细胞减少、肝功能损伤和小血管炎症。咪唑类药物的不良反应和硫脲类药物类似，但是较少发生小血管炎症。因此，服药前、后都要复查血常规、肝功能。

65. D【解析】Graves 病甲亢采用甲状腺次全切除术治疗前要用药物控制症状，心率小于 90 次/分，T_3、T_4正常后才可以手术。禁忌证为青少年、浸润性突眼，不能耐受手术者，轻度甲亢等情况。

66. E【解析】血清总三碘甲腺原氨酸（TT_3）值增高对诊断不典型甲亢最有意义。

67. E【解析】甲减根据病因可分为自身免疫性甲减、药物性甲减、^{131}I 治疗后甲减、甲状腺手术后甲减、特发性甲减、垂体或下丘脑肿瘤手术后甲减、先天性甲减等。

68. A【解析】产后甲状腺炎甲亢期：甲亢往往先于甲减出现，并且发生于产后 2～6 个月。甲减可发生于分娩后 3～12 个月的任何时间段。甲亢期发生在产后 1～6 个月（通常在 3 个月），持续 1～2 个月。表现为心悸、乏力、怕热、情绪激动等症状。辅助检查表现是血清甲状腺激素水平与^{131}I 摄取率呈“双向分离”现象，即血清 T_3、T_4水平升高，^{131}I 摄取率显著降低。

69. E【解析】抗甲亢药物治疗的缺点：①疗程长，应大于 1 年半，一般需 2 年以上。②停药后复发率较高。③可引起肝损害或粒细胞缺乏等。

70. D【解析】甲状腺放射性核素显像是目前唯一能够评价甲状腺结节功能状态的影像学检查方法。依据结节对放射性核素摄取能力将结节分为“热结节”“温结节”和“冷结节”。“热结节”几乎均为良性，恶性病变极为罕见。“温结节”“冷结节”部分为恶性。因此，甲状腺放射性核素显像只对“热结节”有诊断意义，对判断甲状腺结节的良、恶性帮助甚少。

71. B【解析】诊断甲状腺自主高功能腺瘤的最佳检查方法是甲状腺放射性核素扫描。大多数的患者在进行甲状腺显像检查都呈单一性的“热结节”，患者的结节部分会呈放射性浓聚的“热结节”，可准确判断。

72. E【解析】甲亢与单纯性甲状腺肿鉴别，最主要在于前者的 T_3抑制率<50%。而单纯性甲状腺肿无甲亢症状，^{131}I 摄取率虽增高，但高峰不提前，TT_3、TT_4正常或 TT_3偏高，sTSH 正常。

73. A【解析】血清 TSH 升高是甲状腺性甲减最早、最灵敏的改变，多>10U/L。

74. D【解析】甲亢手术治疗的术前准备：术前先用抗甲状腺药物充分治疗至症状控制，心率<80 次/分，T_3、T_4正常后，再加用复方碘溶液，每次 5 滴，每天 3 次，3 天后增加至每次 10 滴，每天 3 次。使用碘剂 7~10 天后行手术治疗。

75. B【解析】目前使用最广泛的甲减替代治疗药物是左甲状腺素（L-T_4）。L-T_4在体内可转变为 T_3，故血 T_3水平也可升高。作用较慢而持久，服药后 1 个月疗效明显。L-T_4半衰期约 8 天，口服后 40%~60%被吸收，每天清晨空腹顿服，不必分次服。

76. D【解析】选择何种方法治疗甲亢，应考虑以下多种因素。①初发甲亢，尤其青少年、甲状腺轻度肿大、病情较轻者，应首选抗甲状腺药物治疗。②药物治疗后复发、甲状腺肿大较明显且伴有甲亢性心脏病或肝功能损害、中老年甲亢者，宜采用^{131}I 治疗（即放射碘治疗）。③甲状腺巨大、结节性甲状腺肿伴甲亢、甲亢合并甲状腺结节不能除外恶性者，应积极采用手术治疗。

77. E【解析】淡漠型甲亢多见于老年患者，尤其是 60 岁以上者。高代谢综合征、眼征和甲状腺肿均不明显，主要表现为消瘦、心悸、乏力、震颤、头晕、腹泻等，临床中患者常因明显消瘦而被误诊为恶性肿瘤。

78. E【解析】甲状腺疾病确诊率最高的诊断方法是甲状腺细针穿刺细胞学检查（FNAC）。亚急性甲状腺炎早期典型细胞学涂片可见多核巨细胞，片状上皮样细胞，不同程度炎症细胞。晚期往往见不到典型表现。纤维化明显时也可出现“干抽”现象。合并其他类型甲状腺病变时 FNAC 诊断意义更大。本项检查不作为常规诊断项目。

79. E【解析】甲状腺危象是甲状腺毒症急性加重的综合征。为预防甲亢术后出现甲状腺危象，最关键的措施是术前使基础代谢率降至正常范围。

80. A【解析】甲状腺乳头状癌是最常见的甲状腺癌，占甲状腺癌的 70%～90%，是内分泌系统最常见的恶性肿瘤，恶性程度较低。任何年龄均可发病，但最常见于中、青年女性，有家族史者发病风险增高。甲状腺乳头状癌生长缓慢，大多预后良好。特征性组织病理表现如下：癌组织形成乳头状结构，间质砂砾体（同心圆的钙盐沉积）和典型的癌组织核特征（毛玻璃状核，可见核沟和核内假包涵体形成，核清晰伴嗜酸性细胞质），常呈多灶性，且易侵犯腺体内外组织，通常经淋巴系统转移。

81. B【解析】HT 合并甲减患者须长期应用甲状腺片或 L-T_4替代治疗。一般从小剂量开始，干甲状腺片 40～60mg/d 或 L-T_4 50～100μg/d，逐渐增量分别至 120～180mg/d 或 100～200μg/d，直到 TSH 水平降至正常。临床上应对不同患者采用不同剂量调整到维持量。

82. A【解析】参见 A1 型题第 12 题解析。

83. E【解析】单纯性甲状腺肿也称为非毒性甲状腺肿，是指良性甲状腺上皮细胞增生形成的甲状腺肿大；是指非炎症和非肿瘤原因，不伴有临床甲状腺功能异常的甲状腺肿。本病散发，女性发病率是男性的 3～5 倍。

84. D【解析】参见 A1 型题第 83 题解析。

85. D【解析】未分化癌占甲状腺癌的 5%～10%，多为 60 岁左右发病，好发于女性。高度恶性，没有包膜，广泛浸润。早期就可出现肺、骨和脑等部位远处转移。

86. A【解析】亚急性甲状腺炎又称亚急性肉芽肿性甲状腺炎、（假）巨细胞甲状腺炎、非感染性甲状腺炎、移行性甲状腺炎、病毒性甲状腺炎，De Quervain 甲状腺炎、肉芽肿性甲状腺炎或巨细胞性甲状腺炎等。本病临床变化复杂，易复发，但大多数患者可得到痊愈。

87. B【解析】甲状腺髓样癌来源于滤泡旁降钙素分泌细胞（C 细胞），可以分泌降钙素，但一般血钙正常，不出现低钙血症状；可分泌前列腺素、肾素和血管活性肠肽，引起相应症状；也可分泌血清素和 ACTH，表现为类癌细胞症状和皮质醇增多症。促甲状腺素由甲状腺滤泡上皮细胞分泌，故其与甲状腺髓样癌无关。

88. B【解析】甲状腺髓样癌是发现于 C 细胞的肿瘤。癌肿多位于双侧甲状腺的上 1/3。散发型多局限于一侧甲状腺，家族型常呈双侧多发性。甲状腺髓样癌早期侵犯甲状腺的淋巴管，经淋巴转移的常见部位是颈部淋巴结、气管旁软组织、食管旁或纵隔淋巴结，也可通过血液循环发生远处转移，转移至肺、骨骼或肝。

89. E【解析】甲状腺危象时，患者存在肾上腺皮质功能相对不全，糖皮质激素可纠正肾上腺皮质功能相对不全，并抑制 T_4转变为 T_3。常用氢化可的松 300～500mg/d，分次静脉滴注。

90. A【解析】TRH 兴奋试验可鉴别垂体性或下丘脑性甲减，垂体性甲减 TSH 无反应，而下丘脑性甲减 TSH 呈延迟反应。

91. A【解析】^{131}I摄取率诊断的符合率可达90%，但不能反映Graves病病情严重程度与治疗中的病情变化。^{131}I摄取率正常参考值：3小时及24小时值分别为5%~25%和20%~45%，高峰在24小时。

92. A【解析】先天性甲状腺激素合成障碍是单纯性甲状腺肿的病因之一。发生家族性甲状腺肿的原因是遗传因素导致某些甲状腺激素合成酶缺陷，造成甲状腺激素合成障碍，或者遗传因素导致水解酶缺乏，使甲状腺激素从甲状腺球蛋白中解离发生障碍。

93. C【解析】参见A1型题第88题解析。

94. B【解析】单纯性甲状腺肿患者血清TSH、T_3、T_4水平正常，^{131}I摄取率正常或增高，无高峰前移，可被T_3抑制。

95. A【解析】弥漫性甲状腺肿伴甲亢患者心血管系统表现中，最常见的心律失常是心房颤动，其他心律失常有房性期前收缩、心房扑动、阵发性室上性心动过速。有些患者可仅表现为原因不明的阵发性或持续性心房颤动，尤以老年人多见。

96. C【解析】T_3抑制试验通过抑制垂体释放TSH，使甲状腺的^{131}I摄取率下降。T_3抑制试验目前在临床上主要用于诊断不典型的甲亢或T_3型甲亢，也可以作为判断长期接受抗甲状腺药物治疗患者停药后是否易复发的指标。单纯性甲状腺肿患者口服T_3后，通过垂体的负反馈机制使^{131}I摄取率受到明显的抑制。

97. C【解析】Graves病浸润性突眼主要与细胞免疫有关。

98. C【解析】甲亢的早期诊断中，普通TSH测定不能反映降低。现在大部分实验室测定的为高敏TSH（sTSH），灵敏度和特异度大大提高，适用于甲亢的早期诊断。

99. D【解析】环境因素，如应激、感染、创伤及刺激等均可能成为Graves病的诱发因素。精神因素尤为重要，强烈的精神刺激常可诱发甲状腺功能亢进症。精神刺激可能使患者血中肾上腺皮质激素升高，进而改变Ts或Th细胞的功能，引起异常免疫反应，从而引发甲状腺功能亢进症。

100. A【解析】典型甲亢经详细询问病史，依靠临床表现即可诊断。但早期轻型、特殊类型的甲亢，尤其是小儿、老年或伴有其他疾病的轻型甲亢或亚临床甲亢，须进行相关检查确定诊断。在临床上，对不明原因的体重下降、低热、腹泻、手颤、心动过速、心房颤动、肌无力等，均应考虑甲亢的可能。

101. D【解析】基础代谢率增高程度与甲亢的严重程度一般呈平行关系。甲亢时基础代谢率一般是明显增高的，分级为轻度、中度和重度。甲亢时基础代谢率重度增高，说明甲亢也比较严重；轻度增高说明甲亢程度一般，不是很严重；而中度增高介于两者之间。

102. A【解析】单纯性突眼有以下表现。①轻度突眼：突眼度19~20mm增高。②Stellwag征：瞬目减少，炯炯发亮。③上睑挛缩，睑裂增宽。④vonGraefe征：双眼向下看时，由于上睑不能随眼球下落，出现白色巩膜。⑤若弗鲁瓦（Joffroy）征：眼球向上看时，前额皮肤不能皱起。⑥默比乌斯（Mobius）征：双眼看近物时，眼球辐辏不良。

103. A【解析】碘是甲状腺合成甲状腺激素的重要原料之一，缺碘是引起地方性甲状腺肿（指一个地区儿童中单纯性甲状腺肿的患病率超过5%）的主要原因，但长期过多摄碘也可因阻碍碘的有机化，使甲状腺激素合成发生障碍而引起地方性甲状腺肿。故选项A错误，其余选项均正确。

104. E【解析】甲亢非浸润性突眼又称良性突眼，由交感神经兴奋眼外肌群和上睑肌所致，临床多无明显自觉症状。

105. C【解析】抗甲状腺药物如甲硫氧嘧啶、丙硫氧嘧啶、甲巯咪唑、卡比马唑等的不良反应主要是粒细胞减少、皮疹、肝功能异常，因此须定期查血常规和肝功能，并根据检查结果调整用药。

106. A【解析】参见A1型题第50题解析。

107. C【解析】避孕药可引起甲状腺^{131}I摄取率升高。口服避孕药对甲状腺轴激素的影响会使凝血功能亢进，并增加血栓形成的危险，可使血糖升高，影响甲状腺功能，所以各种血液病、血栓性疾病、内分泌疾病（如糖尿病、甲状腺功能亢进）等患者均应避免应用。

108. B【解析】甲状腺危象表现为患者原有的甲亢症状加剧，体重锐减，恶心、呕吐，以后发热可达40℃或更高，心动过速，心率常在140次/分以上，大汗、烦躁、焦虑不安，继而谵妄、腹泻，严重患者可有心力衰竭、休克及昏迷等表现。

109. A【解析】参见A1型题第13题解析。

110. C【解析】单纯性甲状腺肿的血清激素水平变化：血清TT_4、TT_3正常，TT_3与TT_4的比值常增高，血清甲状腺球蛋白（Tg）水平正常或增高，增高的程度与甲状腺肿的体积呈正相关。血清TSH水平一般正常。

111. A【解析】抗甲状腺抗体测定对诊断慢性淋巴细胞性甲状腺炎有特殊意义。HT大多数患者血中TgAb及TPOAb效价明显升高，可持续较长时间，甚至可达数年或十数年。目前认为，诊断本病，血清TPOAb测定优于TgAb测定，如进行两种抗体联合测定，其诊断价值增高。

112. A【解析】引起先天性甲减的主要原因是激素合成不足。先天性甲减根据病因的不同可以分为两类。①三发性：主要是由先天性甲状腺发育不良、异位和激素合成途径中酶缺陷引起。②地方性：多见于甲状腺肿流行山区，主要由缺碘引起。

113. A【解析】浸润性突眼为GD所特有，为眶内和球后组织体积增加、淋巴细胞浸润和水肿所致。患者常有明显的自觉症状，如畏光、流泪，复视、视力减退，眼部胀痛、刺痛、异物感等。

114. D【解析】甲状腺滤泡状癌发病年龄平均较甲状腺乳头状癌高，多见于中年以上女性，儿童时期常有颈部放疗史。甲状腺乳头状癌是内分泌系统最常见的恶性肿瘤，占甲状腺癌的50%~70%。甲状腺滤泡状癌很少有淋巴转移，但也有血行转移，特别易扩散至骨骼、肺、肝等；治疗剂量的甲状腺激素抑制其扩散有较好的作用。

115. E【解析】放射性碘治疗甲亢的作用机制：利用甲状腺高度摄取和浓集碘的能力及^{131}I释放出的β射线对甲状腺的生物效应，破坏甲状腺滤泡上皮，达到治疗目的（β射线在组织内的射程约2mm，故电离辐射仅限于甲状腺局部而不累及毗邻组织）。放射性碘治疗具有简便、经济、治愈率高等优点。

116. C【解析】单纯性甲状腺肿血清TT_4、TT_3均正常。

117. D【解析】甲亢患者服^{131}I后，甲状腺功能恢复正常须6~12周，有些患者须6个月到一年才可缓解，约2/3的患者可获一次性治愈，1/3的患者须进行2个及2个以上的疗程。在第一次服^{131}I后，至少要间隔6个月方可根据患者情况考虑第二次治疗，以减少甲减并发症的发生。第二次治疗的剂量应根据第一次治疗后的反应而定，若第一次^{131}I量不足，第二次治疗的剂量应适当增加，增加量为第一次剂量的50%左右；若第一次治疗好转后复发，则第二次治疗的剂量要较前一次增加25%；若第一次治疗后，症状改善而未痊愈，第二次治疗的剂量可根据情况适当估计。

118. C【解析】单纯性甲状腺肿的治疗主要取决于病因。目前对单纯性甲状腺肿的治疗以观察为主，一般不需要治疗，尤其是甲状腺肿轻微，没有临床症状且甲状腺功能正常者。由缺碘所致者，应补碘剂，地方性甲状腺肿应用碘剂进行防治。本病一般不采用手术治疗，但若发生压迫症状，疑有甲状腺癌者或大结节与混合型合并坏死、囊性变、出血及其他退行性变者可做甲状腺切除术。

119. C【解析】原发性甲减最常见的原因是桥本甲状腺炎，也就是自身免疫性甲状腺疾病。

120. A【解析】参见A1型题第80题解析。

121. A【解析】甲亢手术治疗的禁忌证：①甲亢合并较重心、肝、肾、肺疾病，全身状况差不能耐受手术者。②妊娠早期（第3个月前）及晚期（第6个月后）。

122. E【解析】浸润性突眼是GD所持有，突眼度一般在18mm以上。重者可出现全眼球炎，甚至失明。浸润性突眼的轻重程度与甲状腺功能亢进的程度无明显关系。

123. B【解析】原发性甲减的治疗目标是缓解临床症状并将血TSH及T_4水平维持在正常范围。

124. B【解析】参见A1型题第90题解析。

125. A【解析】甲减的治疗方法主要是甲状腺激素替代治疗。左甲状腺素片替代治疗是最常用的方法和药物，需要从小剂量开始。需要长期定期复诊、长期用药，不可擅自减药或停药。

126. E【解析】甲状腺结节的良、恶性与结节的大小无关，直径小于1.0cm的结节中，恶性并不少见；与结节是否可触及无关；与结节单发或多发无关；与结节是否合并囊性变无关。

127. A【解析】甲状腺区域疼痛是亚急性甲状腺炎（SAT）的特征。疼痛可逐渐出现或骤然出现，因转颈或吞咽等动作加重，常放射到同侧耳、咽喉、下颌角、颏、头枕部、胸背部等处。

128. E【解析】甲亢合并妊娠时的治疗目标：使母亲的甲状腺功能控制在轻微甲亢状态或正常上限，并预防胎儿甲亢或甲减。治疗措施如下。①抗甲状腺药物：首选 PTU，50~100mg，每天 1~2 次，每月监测甲状腺功能，依临床表现及检查结果调整剂量。应避免治疗过度引起母亲和胎儿甲状腺功能减退，或引起胎儿甲状腺肿。②一般不宜哺乳，因抗甲状腺药物可以从乳汁分泌。如必须哺乳，推荐 MM 20mg/d。③普萘洛尔可使子宫持续收缩而引起胎儿发育不良、心动过缓、早产及新生儿呼吸抑制等，故应慎用或禁用。④妊娠期一般不宜做甲状腺次全切除术，如须择期手术治疗，宜于妊娠中期（即妊娠第 4~6 个月）施行。⑤禁用^{131}I 治疗妊娠期甲亢。

129. A【解析】临床上最常见的甲亢是弥漫性甲状腺肿伴甲亢，其次为结节性甲状腺肿伴甲亢（又称毒性结节性甲状腺肿）。

130. D【解析】参见 A1 型题第 25 题解析。

131. C【解析】内分泌疾病诊断中，往往首先易于确定的是功能状态。

132. A【解析】所有怀疑有甲状腺结节或已有甲状腺结节患者都须行甲状腺超声检查。甲状腺超声检查是评价甲状腺结节大小和数目最灵敏的方法。如果甲状腺超声发现以下特征，常提示结节恶性可能性大。①回声低。②结节边缘不规则。③结节内有点状钙化。④结节内血流信号紊乱。⑤颈部淋巴结肿大。

133. B【解析】甲状腺由甲状腺滤泡的上皮细胞组成。甲状腺滤泡是甲状腺的基本结构单位，也就是说许多的甲状腺滤泡组成了甲状腺，只有甲状腺滤泡才能产生机体不可缺少的甲状腺激素。

134. A【解析】有人认为，TSAb 是一种由独特型-抗独特型免疫网络系统产生的针对 TSH 自身抗体独特型的具有与 TSH 相同效应的自身抗体。

135. E【解析】单纯性甲状腺肿在临床上除甲状腺肿大外，一般无明显症状。当甲状腺肿变为结节性时，可因结节内出血引起急性疼痛及肿胀，类似亚急性甲状腺炎及甲状腺瘤的症状。甲状腺常呈现轻、中度肿大，表面平滑，质地较软，随着腺体肿大加重，可压迫邻近组织结构，如气管、食管、喉返神经，出现咳嗽、活动后气促、严重呼吸困难、吞咽困难、声音嘶哑、痉挛性咳嗽或失声等表现。病因包括缺碘或碘相对不足、致甲状腺肿物质、硒缺乏以及碘过多。

136. D【解析】参见 A1 型题第 73 题解析。

137. D【解析】Graves 病的甲状腺多呈不同程度的弥漫性、对称性蝶形肿大，质较柔软，血管增生，血供丰富。

138. C【解析】抗甲状腺药物治疗甲亢，在维持治疗期间应每 3~5 个月检查甲状腺功能，根据结果适当调整抗甲状腺药物的剂量，将甲状腺功能维持在完全正常状态（即 TSH

在正常范围）。

139. D【解析】放射性碘治疗甲亢效果好、起效快，但也可能出现并发症，如甲状腺功能减退（简称甲减）、放射性甲状腺炎、加重浸润性突眼，个别患者还可出现甲状腺危象，其中最常见的是甲减。

140. A【解析】甲减按病因分类最常见的是原发性甲减，由甲状腺本身疾病所致。

141. D【解析】Graves 病的特征性症状为浸润性突眼，表现为眼睑肿胀、结膜充血、水肿、眼球活动受限，严重者眼球固定。

142. C【解析】参见 A1 型题第 70 题解析。

143. B【解析】治疗甲状腺危象不宜使用阿司匹林，因为阿司匹林属于非甾体抗炎药，能够和甲状腺激素竞争性地结合血液中的甲状腺素结合球蛋白，导致血液中游离甲状腺素增多，从而加重病情。

144. B【解析】胫前黏液性水肿是自身免疫性甲状腺疾病的少见临床表现，常伴发甲状腺功能亢进症和突眼症。胫前黏液性水肿较少见，病变皮肤光镜下见黏蛋白样透明质酸沉积，淋巴细胞片状浸润，主要是 T 细胞。电镜下见大量微纤维伴糖蛋白及酸性糖胺聚糖沉积。

145. A【解析】甲状腺^{131}I 摄取率测定可用于鉴别不同病因的甲亢，如^{131}I 摄取率降低可能为亚急性甲状腺炎、桥本甲状腺炎的一过性甲亢、碘性甲亢或外源 TH 引起的甲亢等。应注意该检查受含碘食物和药物的影响。随着 T_3、T_4和 TSH 测定方法的不断改善，其灵敏度与特异度进一步提高，目前已很少用甲状腺^{131}I 摄取率测定来诊断甲亢。

146. C【解析】桥本甲状腺炎（HT）伴发的自身免疫性疾病包括 Addison 病、1 型糖尿病、性腺功能减退症。也可伴发恶性贫血、特发性甲状旁腺功能减退、重症肌无力、系统性红斑狼疮、干燥综合征、类风湿关节炎等自身免疫性疾病。

147. B【解析】妊娠伴甲减者 L-T_4治疗目标和剂量调整：妊娠前确诊甲减，调整 L-T_4剂量，TSH 正常再怀孕。妊娠期间，L-T_4剂量一般较非妊娠时增加 30%~50%。妊娠期间诊断甲减应即刻治疗，予 L-T_4 2.0μg/(kg·d)，依据妊娠特异的 TSH 正常范围调整 L-T_4剂量。建议 TSH<2.5mU/L 作为补充 L-T_4的目标值。

148. E【解析】Graves 病是自身免疫病，是机体产生了 TSH 受体抗体，该抗体通过激活甲状腺上皮细胞膜上的腺苷酸环化酶增强甲状腺功能。

149. B【解析】TSH 基础值增高，TRH 兴奋试验 TSH 明显增高，呈过度反应时，应考虑原发性甲减。

150. D【解析】桥本脑病内科治疗时，在抗癫痫，维持水、电解质平衡，营养支持等一般治疗的基础上，需要给予类固醇激素（口服或静脉）。急性或亚急性发作时，可口服泼尼松 50~150mg/d 或静脉注射甲泼尼龙 1g/d，连用 3~7 后逐渐减量至维持量或停用。也可应用其他免疫抑制药（如环磷酰胺、硫唑嘌呤），或者尝试免疫球蛋白、血浆交换疗法等。

151. C【解析】亚急性甲状腺炎患者甲状腺碘摄取率明显降低，24 小时常<10%，甚至<2%。

152. D【解析】甲状腺危象诊断确定后立即给予大剂量抗甲状腺药物以抑制甲状腺激素合成，首选丙硫氧嘧啶（PTU）；服 PTU 1 小时后再加用碘剂以抑制甲状腺激素释放；应用肾上腺素受体阻断药普萘洛尔以降低周围组织对甲状腺激素反应。

153. B【解析】毒性弥漫性甲状腺肿可伴有浸润性突眼，少数伴有胫前黏液性水肿及指端粗厚。

154. D【解析】参见 A1 型题第 137 题解析。

155. D【解析】患者行甲状腺次全切除手术后出现声音嘶哑，喉镜检查显示左侧声带麻痹，提示手术中可能损伤了左侧喉返神经，使声带内收肌或外展肌瘫痪，声带运动失控。

156. C【解析】碘缺乏地区甲状腺肿的诊断标准：患者居住在碘缺乏病区；甲状腺肿大超过受检者拇指末节或小于拇指末节但有结节者；排除甲亢、甲状腺炎、甲状腺癌等其他甲状腺疾病。此外，病区 8~10 岁儿童的甲状腺肿大率大于 5%，尿碘低于 100μg/L，可以判定地区甲状腺肿的流行已构成公共卫生问题；碘摄取率呈“碘饥饿”曲线可作为参考。

157. A【解析】弥漫性甲状腺肿伴甲亢患者心动过速（常为窦性心动过速）是心血管系统最早、最突出的表现。心率多在 90~120 次/分。心动过速为持续性，在静息或睡眠时仍快。

158. A【解析】L-T_4是甲状腺激素替代治疗甲减的常用药物，适合长期治疗原发性甲减。L-T_3作用强，持续时间短，但因不良反应大而较少使用。原发性甲减常须终生替代治疗。

159. E【解析】甲状腺细针穿刺细胞学检查（FNAC）可以明确甲状腺单发结节的性质。FNAC 是甲状腺疾病确诊率最高的诊断方法。FNAC 方法简便，有助于在术前作出确定诊断，避免误诊，在国外已广泛开展。国外资料显示 FNAC 结果与术后病理检查结果符合率达 90%以上，可作为首选检查方法，取代放射性核素扫描。在国内，FNAC 还未普遍开展，目前主要用于临床上可疑的恶性征象或结节体积增大超过 50%者。

160. E【解析】女性甲亢患者常表现为月经量减少，周期延长，甚至闭经。

161. C【解析】参见 A1 型题第 52 题解析。

162. A【解析】甲亢的病因很多，发病机制也各不相同。常见病因包括毒性弥漫性甲状腺肿（Graves 病）、毒性结节性甲状腺肿、甲状腺自主高功能腺瘤。其中，毒性弥漫性甲状腺肿是甲亢的最常见病因。

163. E【解析】甲亢和糖尿病都和家族性遗传有一定的关系。这两种疾病的基因缺陷往往发生在同一对染色体上，因此可能会连锁在一起遗传给后代。在临床上，两种疾病同时发生在一个患者身上的情况并不少见。这种糖尿病属于原发性糖尿病，不是继发于甲亢的糖尿病。在甲亢病情控制后，糖尿病依然存在，如果不予降血糖药物治疗，血糖不能降至正常，但糖尿病病情可减轻。但是，甲亢可以加重糖尿病，使血糖进一步增高，故控制甲亢对减轻糖尿病病情也很重要。

164. D【解析】亚临床甲减临床上可无明显甲减表现，血清TSH升高，FT_4或TT_4正常。

165. E【解析】参见A1型题第121题解析。

166. C【解析】长时间使用硫脲类抗甲状腺药物后，可使甲状腺组织呈退行性改变，故在使用过程中应加服甲状腺素片。

167. E【解析】参见A1型题第36题解析。

168. B【解析】放射性碘治疗甲亢的禁忌证：①妊娠、哺乳期女性（^{131}I可透过胎盘进入乳汁）为绝对禁忌证。②甲状腺危象。③年龄小于25岁，严重心、肝、肾功能衰竭等为相对禁忌证。④甲状腺摄碘功能低下者不适宜^{131}I治疗。

169. C【解析】甲亢外科治疗术后并发症之一即为甲状腺危象，高危时间是术后12~36小时。

170. E【解析】垂体性甲亢因为病变在脑垂体，脑垂体分泌过多的促甲状腺激素（TSH），导致甲状腺分泌过多的甲状腺激素。故测定TSH是和T_3、T_4、FT_3、FT_4等甲状腺激素同步增高。甲状腺性甲亢则不同，甲状腺本身分泌过多的甲状腺激素，而上级中枢脑垂体为了代偿，自动减少促甲状腺激素的分泌，故测定TSH是不与血液中的T_3、T_4同步升高的，反而是明显降低，甚至测不出。

171. D【解析】甲亢而无甲状腺明显肿大是甲亢患者的一般临床表现，其余选项均为特殊表现。

172. D【解析】浸润性突眼同时有甲亢存在，多数人认为应选用作用缓慢温和的抗甲状腺药物，控制甲亢不宜过快、过剧，以免发生甲减使突眼加重。一般选用剂量应偏小。抗甲状腺药物除了能抑制甲状腺激素的合成，还具有免疫调节功能。

173. A【解析】参见A1型题第13题解析。

174. B【解析】妊娠7个月合并甲亢患者的正确治疗方法是应用甲巯咪唑。妊娠期合并甲亢患者多选用药物治疗，首选抗甲状腺激素药物。因为妊娠12周后胎儿甲状腺便有浓聚碘的功能，在妊娠期采用放射性碘治疗易引起胎儿先天性甲减，故凡接受^{131}I治疗的女性，应先排除妊娠。

175. D【解析】浸润性突眼病理改变主要有两种：①球后结缔组织增多，部分由含有黏多糖和透明质酸沉积形成的水肿构成，部分由淋巴细胞、浆细胞和肥大细胞浸润所致。②眼外肌炎，肉眼见眼外肌增粗肿大，组织学表现为肌纤维纹理不清、水肿、变性，甚至断裂，伴有淋巴细胞浸润，结缔组织成纤维细胞增生，胶原破坏水肿。上述改变使眶后内容物增多，眶内压增加，造成眼球突出和局部血液循环障碍，眶周水肿。严重者造成视乳头水肿，视神经萎缩。在最初炎症期以后，成纤维细胞产生过多胶原，可发生纤维化和瘢痕形成，造成复视及永久性突眼。

176. E【解析】普萘洛尔是肾上腺素能β受体阻断药，在甲亢治疗中较为常用。抗甲状腺药物不能很快控制甲亢的多种症状，尤其是交感神经兴奋性增高的表现（如心悸、心动过速、精神紧张、震颤、多汗）。普萘洛尔能拮抗儿茶酚胺效应，减弱β受体兴奋，使心脏的收缩力与收缩速度下降，减慢传导系统的传导速度，使心脏对运动或应激的反应减弱，从而改善甲亢患者的临床症状。此药在甲亢的早期治疗中应用较为普遍，一般在抗甲状腺药物治疗的前1~2个月可联合使用普萘洛尔10~20mg，一天3次口服，在甲亢控制后可以考虑停药。

177. A【解析】可疑甲亢的妊娠女性不能做甲状腺^{131}I摄取率测定，避免辐射。

178. C【解析】毒性弥漫性甲状腺肿患者，合并妊娠时，血中甲状腺激素结合球蛋白（TBG）结合力升高，主要原因为妊娠、使用雌激素等。因此，妊娠时血中TT_3、TT_4常升高，但FT_3、FT_4正常。

179. E【解析】早期的自身免疫性甲状腺炎主要表现为甲状腺肿，可以长期没有甲状腺功能的改变，或表现为亚临床甲减和/或血清甲状腺自身抗体阳性。

180. E【解析】参见A1型题第45、50题解析。

181. D【解析】FT_3、FT_4和TSH是诊断甲亢最灵敏可靠的方法。FT_3、FT_4可以直接反映甲状腺的功能状态，其灵敏度和特异度明显高于TT_3、TT_4。而TSH是反映甲状腺功能最灵敏的实验室检查指标。

182. B【解析】参见A1型题第23题解析。

183. E【解析】甲亢性心脏病指甲亢伴有明显心律失常，心脏扩大和心力衰竭者。以老年甲亢和病史较久未能良好控制者多见。其特点为甲亢完全控制后心脏功能可恢复正常。左心室扩大引起相对二尖瓣关闭不全时，心尖部可闻及舒张期杂音。心房颤动时可闻及心律绝对不齐。心律失常最常见，包括窦性心动过速、房性期前收缩、阵发性心动过速、心房扑动、心房颤动，其中最常见者为心房颤动。甲亢控制后，心脏大多可恢复正常，少数可遗留永久性心脏扩大。T_3通过反馈机制抑制垂体释放TSH，从而使甲状腺^{131}I摄取率下降。T_3抑制试验主要用于诊断不典型甲亢和T_3型甲亢，也可作为判断长期接受抗甲状腺药物治疗者停药后是否易复发的指标。

184. C【解析】甲亢时约5%Graves病患者可有典型局限性黏液性水肿，常与浸润性突眼同时或相继发生，有时可不伴甲亢而单独存在。黏液性水肿是本病的特异性表现之一，多见于小腿胫前下1/3部位，有时可延及足背和膝部，也可见于面部、上肢等，出现非感染的深粉色或紫色的中结节斑块。少数患者还可有甲状腺肢端病。

185. C【解析】Graves病患者非浸润性突眼又称良性突眼，临床表现如下。①上睑挛缩。②眼裂增宽。③上睑移动滞缓：眼睛向下看时上睑不能及时随眼球向下移动，可在角膜上缘看到白色巩膜。④瞬目减少和凝视。⑤向上看时，前额皮肤不能皱起。⑥双眼看近物时，辐辏不良。甲亢控制后能自行恢复，预后良好。而“畏光、流泪、复视、视力减退”

是浸润性突眼的临床表现

186. C【解析】参见 A1 型题第 10 题解析。

187. D【解析】非浸润性突眼的突眼度一般不超过 18mm，而浸润性突眼的突眼度一般在 18mm 以上。

188. E【解析】参见 A1 型题第 153 题解析可知，选项 A、C、D 错误。Graves 病一般指毒性弥漫性甲状腺肿，是一种自身免疫性疾病。而器官非特异性自身免疫性疾病又称全身性或系统性自身免疫性疾病，病变可见于多种器官，结缔组织多受累，故又称结缔组织病。典型疾病有系统性红斑狼疮和类风湿关节炎。TSH 受体抗体（TRAb）已经成为诊断 Graves 病的一线指标，未治疗的 Graves 患者 TRAb 阳性率达到 98%。

189. B【解析】参见 A1 型题第 10 题解析。

190. B【解析】参见 A1 型题第 128 题解析。

191. B【解析】参见 A1 型题第 10 题解析。

192. B【解析】参见 A1 型题第 58 题解析。

193. B【解析】甲亢术后发生甲状腺危象的主要原因是术前准备不充分，甲亢症状未控制。

194. E【解析】淡漠型甲亢多见于老年人，易发生甲状腺危象。患者食欲缺乏伴腹泻较多，肌萎缩，肌无力。眼病和高代谢症候群表现较少，多数甲状腺无明显肿大。主要表现为消瘦、心悸、乏力、震颤、头晕、腹泻、恶病质等。患者血清 TT_4 可以正常，FT_3、FT_4 常增高，TSH 下降或测不出，但 ^{131}I 摄取率增高。

195. E【解析】参见 A1 型题第 113 题解析，可知选项 B 正确。浸润性突眼的突眼度一般在 18mm 以上。重者可出现全眼球炎，甚至失明。浸润性突眼的轻重程度与甲状腺功能亢进的程度无明显关系。浸润性突眼发病机制尚未完全阐明，目前认为和自身免疫因素有关。

196. A【解析】淡漠型甲亢临床表现不典型，常以某一系统尤其是心血管和胃肠道症状的表现为突出，不少患者合并心绞痛，有的甚至发生心肌梗死。心律失常和心力衰竭的发生率可达 50%以上。眼病和高代谢症候群表现较少，多数甲状腺无明显肿大。患者表现为淡漠、迟钝、明显乏力、消瘦，甚至恶病质。可能由于长期甲亢未得到诊断和治疗，导致全身各脏器极度衰竭，并易诱发甲状腺危象，应予警惕。

197. E【解析】甲亢患者体内甲状腺激素水平过高，甲状腺激素可以使心脏搏动有力，因此收缩压会增高。而甲状腺激素会使外周血管扩张，引起舒张压偏低。因此收缩压升高，舒张压偏低，导致患者脉压增大，这是甲亢患者血压的特征性表现之一。

198. D【解析】甲状腺癌是最常见的内分泌系统恶性肿瘤，任何年龄均可发病，但以青壮年多见，且女性发病较多。绝大多数甲状腺癌发生于一侧甲状腺腺叶，常为单个肿瘤。滤泡状癌占甲状腺癌的 15%~20%，临床上主要表现为结节性甲状腺肿，单结节多见，体积较大，质硬如石，有包膜，完整或不完整。伴有出血、坏死或囊性变，可累及整叶甲状腺，后期可出现邻近组织的侵蚀、疼痛，以及远处转移。滤泡状癌及其转移灶有摄碘功能，偶可引起甲亢。甲状腺癌中除滤泡状癌及其转移病灶有摄碘功能，扫描呈“温结节”或“热结节”外，其他类型甲状腺癌均呈“冷结节”。

199. D【解析】参见 A1 型题第 6 题解析。

200. E【解析】参见 A1 型题第 60 题解析。

201. A【解析】Graves 病时，血清 TT_3、TT_4测定为甲状腺功能基本筛选试验，甲亢时二者增高。甲亢时 TSH 受抑制，用灵敏方法测定值 TSH 下降，TSH 是诊断甲亢的灵敏指标。

202. A【解析】参见 A1 型题第 132 题解析。

203. D【解析】甲状腺肿瘤较大时可压迫周围组织，出现呼吸困难、吞咽困难、声音嘶哑或远处转移的临床表现。甲状腺髓样癌可有肠鸣音亢进，气促、面颈部阵发性皮肤潮红，血压下降及心力衰竭等类癌综合征表现。选项 A、B、C、E 均属于甲状腺髓样癌的特异表现，选项 D 不属于特异表现，故本题应选 D。

204. E【解析】参见 A1 型题第 6 题解析。

205. A【解析】青少年甲亢应首选抗甲状腺药物治疗，不适宜施行甲状腺大部切除术。

206. D【解析】患者为甲亢合并妊娠 8 个月，需要选择最安全且适当的治疗方案，并密切观察。甲亢合并妊娠时，甲亢不可用^{131}I 治疗，因这种治疗的放射量较大，而胎儿甲状腺有吸碘功能，会把^{131}I 浓聚而损伤胎儿甲状腺。手术治疗在抗甲状腺药物控制甲亢后才可实施，而且妊娠后 3 个月也不宜手术。β 受体阻断药不减少甲状腺激素的合成，可减慢心率、减轻紧张和手颤等症状，然而虽 β 受体阻断药的致畸作用无报道，但大剂量 β 受体阻断药可能使新生儿发生心衰、心动过缓、呼吸困难及低血糖，因而不宜使用。硫脲类抗甲状腺药物可透过胎盘进入胎儿体内抑制胎儿甲状腺功能，引起胎儿甲状腺肿，可能会出现胎儿甲状腺功能减退，也可影响脑发育而发生呆小症，因而常规或大剂量硫脲类抗甲状腺药物治疗也不宜采用。这时唯一可用的是小剂量硫脲类药物，以丙硫氧嘧啶为首选药物。

207. D【解析】亚急性甲状腺炎有甲亢症状时可用普萘洛尔治疗，10 ~ 20mg/次，3 次/天，甲状腺功能一旦恢复正常即可停用。

208. E【解析】甲状腺危象主要是原来的甲亢症状加剧，最主要的临床表现是恶心、呕吐，体温达 40℃以上，心率达 140 次/分以上，大汗、腹痛、腹泻，严重者甚至出现谵妄、昏迷。

209. D【解析】降钙素由甲状腺滤泡旁细胞（即 C 细胞）产生和分泌，其生物学作用是降低血钙和血磷。这种作用是通过降钙素对骨髓和肾的作用实现的，其对骨髓的作用是抑制破骨细胞的活性、减慢骨溶作用，并使破骨细胞数量减少。

210. B【解析】参见 A1 型题第 52 题解析。

211. A【解析】甲状腺相关性眼病中眼外肌受累频率，从高到低依次为下直肌、内直肌、上直肌、外直肌。眼外肌受累时出现限制性眼球运动障碍。

212. E【解析】抗甲状腺药物治疗 Graves 病最主要的缺点是复发率高。为了降低复发率，应认真评估后再决定是否停药。如果甲状腺不大、促甲状腺素受体抗体（TRAb）阴性或在最后阶段抗甲状腺药物维持剂量很小时停药，复发率低。反之，复发率较高，延长疗程可提高治愈率。停药后还应定期检测甲功，如有复发迹象即再次给予治疗。

213. E【解析】参见 A1 型题第 63 题解析。

214. C【解析】甲亢患者常表现为月经减少，且周期延长，故选项 C 错误。

215. A【解析】Graves 病的心血管系统表现可有心脏扩大，多见于久病及老年患者。可加重心脏负荷，发生心力衰竭，以右心衰竭多见。由于心肌收缩力加强，使心搏增强，心尖部第一心音亢进，常有收缩期杂音，偶可在心尖部闻及舒张期杂音。其余选项内容可参见 A1 型题第 8、95、157 题解析。

216. D【解析】成年型甲减的神经精神系统表现：嗜睡，记忆力及智力低下，反应迟钝，精神抑郁，有些呈神经质表现，严重者发展为猜疑性精神分裂症。后期多痴呆、幻觉、木僵或昏迷，20%~25%的重症患者可发生惊厥。因黏液蛋白沉积可致小脑功能障碍，呈共济失调、眼球震颤等，跟腱反射减退。

217. E【解析】使用抗甲状腺药物治疗甲亢后，应定期对治疗效果进行评价，判断疗效主要根据患者甲状腺肿大程度、甲亢类型、症状控制、甲状腺功能以及免疫指标等，并可同时对长期疗效进行预测。甲状腺肿大程度是判断药物疗效的重要指标。

218. E【解析】桥本甲状腺炎（HT）典型病例诊断并不难，但不典型病例临床易漏诊或误诊。临床上，可综合以下几条特征确立 HT 的诊断：①甲状腺弥漫性肿大、韧，特别是峡部大或不对称，或伴结节，不论甲状腺功能如何，均应怀疑此病。②凡具有典型的临床表现，只要血清 TgAb 或 TPOAb 阳性，即可诊断。③临床表现不典型者，需要有高效价的抗甲状腺抗体测定结果才能诊断，即两种抗体用放射免疫法测定时，连续 2 次结果大于或等于60%。④同时有甲亢表现者，上述高效价的抗体持续存在半年以上。⑤必要时考虑做 FNAC 或手术活检。甲状腺 FNAC 方法简便，有确诊价值。⑥超声检查对诊断本病有一定意义。

219. D【解析】亚临床甲亢的特点为血 T_3、T_4正常，但 TSH 显著降低。TSH<10mU/L，一般不需要治疗，但应定期追踪病情变化。

220. B【解析】参见 A1 型题第 126 题解析。

221. C【解析】参见 A1 型题第 91 题解析。

222. A【解析】临床上常见的甲状腺癌有乳头状甲状腺癌、滤泡状甲状腺癌、未分化癌和髓样癌，各种甲状腺癌的生长速度不同。其中，乳头状甲状腺癌生长缓慢，恶性程度比较低，但是会出现较早的淋巴结转移，预后较好；滤泡状癌肿瘤生长速度较快，属于中度的恶性，且有侵犯血管的倾向，可经血液循环转移到肝、肺等部位；未分化癌发展迅速，高度恶性，常经血液循环向肺、骨等远处转移，预后很差；髓样癌恶性程度中等，可有淋巴结侵犯和血行转移。

223. A【解析】参见 A1 型题第 103 题解析。

224. E【解析】放射性碘治疗毒性弥漫性甲状腺肿的主要不良反应是暂时性或永久性甲减、放射性甲状腺炎以及突眼恶化。

225. E【解析】Graves 病起病多较缓慢，少数可在精神创伤和感染后急性起病，或因妊娠诱发本病。其典型的临床表现如下。①高代谢症状：常有疲乏无力、不耐热、多汗，皮肤温暖潮湿、体重锐减、低热（甲亢危象时可有高热）等，也可使糖尿病加重。②甲状腺肿：呈弥漫性对称性肿大，质软，吞咽时上下移动。少数患者的甲状腺肿大不对称或肿大不明显。在上、下叶外侧可听到血管杂音，可触及震颤（以腺体上部较明显）。杂音和震颤为本病的较特异体征，有重要诊断意义。③眼部表现：一类为非浸润性眼病，主要由交感神经兴奋眼外肌群和上睑肌所致；另一类为浸润性眼病，表现为眶内和球后组织容积增加、淋巴细胞浸润、水肿和突眼。

226. C【解析】Graves 病是器官特异性自身免疫性疾病，体液及细胞免疫均参与发病，由于抑制性 T 淋巴细胞（Ts 细胞）功能缺陷，而使辅助性 T 淋巴细胞（Th 细胞）功能增强。

227. B【解析】普萘洛尔可改善毒性弥漫性甲状腺肿患者的部分症状，但不能降低甲状腺合成、抑制甲状腺激素释放。

228. C【解析】腺垂体合成和分泌的促甲状腺激素（TSH）分泌释放到血液中分布至全身，TSH 主要负责调节甲状腺细胞的增殖、甲状腺血液供应以及甲状腺激素的合成和分泌，在维持正常甲状腺功能中起最重要的调节作用。

229. E【解析】桥本甲状腺炎（HT）的病理特征：甲状腺弥漫性肿大，质地坚韧或橡皮样，表面有细结节，边缘清，包膜完整，无粘连。镜检可见病变甲状腺组织中淋巴细胞和浆细胞呈弥散性浸润。切片见腺体有弥漫性淋巴细胞浸润、淋巴滤泡和生发中心形成，甲状腺滤泡有破坏，可见 Askanazy 细胞或 Hürthle 细胞。本病的甲状腺炎组织学改变从轻度淋巴细胞性甲状腺炎，经过典型的嗜酸性中间型，最后可导致严重的纤维化型。

230. A【解析】Pendred 综合征（又称耳聋-甲状腺肿综合征）是一种以甲状腺肿大、先天性感音神经性聋和碘的有机化障碍为主要特征的常染色体隐性遗传病。

231. E【解析】参见 A1 型题第 80 题解析。

232. E【解析】TSAb 测定的应用价值：①TSAb 及 TPO 对单侧突眼、单侧甲状腺肿、甲状腺肿伴结节、亚临床甲状腺功能亢进症的诊断和鉴别诊断有重要意义。②TSAb 有助于确定自身免疫性甲状腺疾病（AITD）病因和类型，TSAb、TPO 和抗甲状腺球蛋白抗体阳性均提示 AITD，TSAb 阳性则提示 GD。③TSAb 对抗甲状腺药物（ATD）治疗后甲状腺功能亢进症复发有重要参考价值，患者 TSAb 阴性，甲状腺肿程度低，维持治疗所需的药物剂量低，提示停药后不易复发，但仅 TSAb 阴性不能作为不复发或停药的依据。④ATD 治疗中，不用 TSAb 来判断疗效，因为 TSAb 与甲状腺功能状况无关。⑤妊娠晚期的 TSAb 测定，可预测新生儿GD。

233. B【解析】参见A1型题第54题解析。

234. A【解析】复方碘溶液在临床上仅用于术前准备和甲状腺危象的治疗。甲状腺危象的治疗是抑制已合成甲状腺激素释放入血，可用复方碘口服液每次5滴，每6小时一次，一般使用3~7天停药。

235. E【解析】甲状腺危象一旦发生，需积极抢救。最理想的应用是丙硫氧嘧啶+碘剂+普萘洛尔+泼尼松。

236. A【解析】产后甲状腺炎（PPT）是女性最常见的内分泌疾病之一，典型的PPT主要发生于产后，表现为暂时性甲亢后紧接着出现暂时性甲减，甲状腺功能大约在产后1年恢复正常。根据患者甲状腺功能异常的类型，PPT可分为3个亚型：①甲亢甲减双相型，占42.9%。②甲亢单相型，占45.7%。③甲减单相型，占11.4%。其中，甲亢甲减双相型是PPT典型的临床过程类型。

237. E【解析】甲亢患者可出现的症状：皮肤温暖湿润、光滑细腻，缺乏皱纹（选项A正确）。年轻患者颜面潮红，部分患者面部和颈部可呈红斑样改变，触之褪色，尤以男性多见（选项B正确）。多数患者皮肤色素正常，少数可出现色素加深或色素减退，毛发稀疏脱落，少数患者可出现白癜风或斑秃（选项C正确）。约5%患者可有典型局限性黏液性水肿，是特异性表现之一（选项D正确）。还可出现突眼征，包括非浸润性突眼和浸润性突眼（选项E错误）。

238. A【解析】胫前黏液性水肿又称Graves皮肤病变，是自身免疫性甲状腺疾病的甲状腺外症状之一。损害一般发生在胫前区，多发生在胫骨前下1/3部位，开始可为一侧发病，随后可逐渐扩展蔓延，累及两小腿伸侧，多呈对称性分布。少数患者手、臂、面部及躯干部也可出现损害。症状主要是皮肤出现圆、长圆或不规则圆形，肿胀坚实，加压后没有凹陷的斑块。

239. E【解析】甲状腺危象是甲状腺毒症急性加重的综合征，其发生可能与循环内FT_3水平增高，心脏和神经系统的儿茶酚胺激素受体数目增加、敏感性增强有关。预防甲亢术后甲状腺危象关键是术前使基础代谢率降至正常范围。

二、A2型题

1. B【解析】抗甲状腺药物停药最主要的指标是临床症状和体征。

2. B【解析】该患者拟诊为慢性淋巴细胞性甲状腺炎（CLT），为进一步确诊，首先检查应做抗甲状腺抗体检查。抗甲状腺球蛋白抗体（TgAb）和甲状腺微粒体抗体（TmAb）测定有助于诊断CLT。

3. D【解析】甲状腺大部切除术后呼吸困难一般由切口出血、喉头水肿和气管塌陷所致，切口出血一般伴有颈部肿胀。气管塌陷一般在气管插管拔除后立即出现，该患者呼吸困难的原因推测为喉头水肿可能性大。

4. E【解析】患者妊娠 8 个月，有心悸、气促、畏热、多汗症状，甲状腺Ⅱ度肿大，T_3、T_4均正常，且患者甲状腺肿无触痛，可确定为单纯性甲状腺肿。故该患者最可能的诊断是妊娠合并单纯性甲状腺肿。

5. E【解析】参见 A1 型题第 77 题解析。

6. E【解析】该女性患者 Graves 病用甲巯咪唑治疗有效，但停药后复发，该患者希望治疗后妊娠，所以宜继续用甲巯咪唑，甲状腺功能正常后行甲状腺大部切除手术的治疗方案最好。而大剂量碘剂仅适用于甲状腺危象及术前准备。在甲状腺大部切除术前均须先用口服抗甲状腺药物，不能直接行甲状腺手术，否则会引起甲状腺危象。该患者尚未生育，希望治疗后妊娠，而妊娠为^{131}I 治疗的禁忌证。

7. E【解析】甲减替代治疗药物首选左甲状腺素（L-T_4），L-T_4具有疗效可靠、不良反应小、依从性好、肠道吸收好、血清半衰期长、治疗成本低等优点。一般开始剂量为 25μg，起始剂量和达到完全替代剂量所须时间要根据患者年龄、体重和心脏功能状态确定。

8. D【解析】患者甲亢，甲状腺Ⅱ度肿大，有心房颤动。经丙硫氧嘧啶治疗 3 个月后无明显效果，考虑改变治疗方案。该患者有心房颤动，不宜选择手术治疗，所以应选择放射性^{131} I 治疗。

9. B【解析】患者食欲缺乏、极度消瘦，呈恶病质，嗜睡但呼之可应。无突眼征，甲状腺Ⅰ度肿大，巩膜轻度黄染。有可能是晚期肿瘤，应做进一步检查，积极寻找病因。根据患者表现，还考虑可能为淡漠型甲亢，应立即测定 FT_3、FT_4水平，若 FT_3、FT_4增高，明确甲亢诊断后，可应用抗甲状腺药物进行治疗。同时应密切观察病情，防止甲状腺危象的发生。根据题干信息，患者无病毒性肝炎的诊断依据。

10. E【解析】患者为弥漫性甲状腺肿伴甲亢，服用丙硫氧嘧啶和普萘洛尔治疗 2 个月后，甲状腺肿及突眼加重，这是因为抗甲状腺药物抑制甲状腺素生成，血液中甲状腺素减少，反馈性地使脑垂体增加促甲状腺素（TSH）的释放，而 TSH 增多又刺激甲状腺，使之更加肿大。再者，抗甲状腺药物会阻滞碘元素进入甲状腺，碘摄入减少也可引起甲状腺肿大加重。可加用甲状腺片观察症状是否改善，可以防止甲状腺素水平下降过快，以利肿大的甲状腺缩小。

11. E【解析】患者表现为心悸、畏寒，甲状腺Ⅱ度肿大、质韧，结合实验室辅助检查结果，最可能的诊断为甲减。首选应用左甲状腺素（L-T_4）治疗，起始剂量 25μg，晨起顿服，1 个月后应复查甲状腺功能。

12. C【解析】药物治疗是甲亢治疗的基石，药物治疗先于其他任何治疗方法。目前临床上最普遍的抗甲状腺药物有 2 种，甲巯咪唑（MM）和丙硫氧嘧啶（PTU）。MM 作用更迅速，半衰期更长，持续时间更长。从服药频率看，MM 每天服用 1 次即可，而 PTU 需要每天服用3~4次。因此，MM 比 PTU 更有优势，是治疗甲亢的推荐药物。但该患者甲亢复发，服用 MM 2 周后出现严重药疹（MM 不良反应是剂量依赖性的），需要停药，应改用 PTU。

13. E【解析】该患者体检时发现甲状腺肿，无自觉症状。查体：甲状腺弥漫性Ⅰ度肿大，T_3、T_4、TSH 正常，提示患者甲状腺功能正常，无临床症状，治疗以观察为主，定期检查甲状腺及甲状腺功能即可。

14. C【解析】参见 A1 型题第 54 题解析。

15. D【解析】参见 A1 型题第 14 题解析，该患者症状及检查结果不属于抗甲状腺药物治疗的适应证。

16. E【解析】该患者间断发作心悸、大汗、手抖 7 个月，发作时伴饥饿感、脉压增大，无黑矇、眩晕等，这些是“甲亢”的表现。“贫血”无发作时饥饿感及大汗、手抖。“冠心病”发作时血压可降低，无饥饿感。“低血糖症”可出现心悸、饥饿感、大汗及手抖，但也有黑矇、眩晕等症状。“急性心肌炎”常有上呼吸道感染前驱病史，病程较短，主要表现为心悸、胸痛、呼吸困难等，无心悸发作时饥饿感及大汗、手抖。

17. B【解析】该患者为中年男性，长期甲状腺肿大后出现甲亢的症状及体征，结节性甲状腺肿伴甲亢的可能性最大。甲状腺肿时间久、不平，无突眼，不首先考虑 Graves 病。桥本甲状腺炎在男性较少见，且甲亢往往发生在起病初期。该患者心界不大，无严重心律失常，根据现有资料甲亢性心脏病证据不足。患者“甲状腺Ⅱ度肿大，表面不平，可闻血管杂音”，可除外单纯性甲状腺肿。题干信息尚无心脏病的足够证据。

18. A【解析】甲亢复发时，应重新用口服药物治疗，治疗周期需要根据病情严重程度来判断，大部分患者需要 1～2 年，根据甲状腺功能复查的结果及时减量，然后用最小剂量维持。^{131}I 治疗适应证参见 A1 型题第 63 题解析。注意 ^{131}I 治疗容易发生甲减，而且是永久性甲减。

19. B【解析】原发性甲减女性患者可表现为月经紊乱、溢乳、呼吸困难、声音嘶哑、听力损伤。心血管系统可表现为心动过缓（<60 次/分）、心音低弱、心界扩大。神经精神系统可表现为反应迟钝、嗜睡等。实验室检查血清 TT_3 或 FT_3 下降仅见于甲减后期或重症者，TSH 升高，PRL 升高。根据题干信息，该患者症状、体征及实验室检查结果均符合原发性甲减的表现。

20. A【解析】鉴别毒性甲状腺瘤和结节性甲状腺肿伴甲亢的主要手段是甲状腺放射性核素扫描和甲状腺 B 超。

21. E【解析】“亚急性甲状腺炎”甲状腺肿大，触痛明显，甲亢表现，血 T_3、T_4 增高。与题干信息不符，故选项 A 错误。“甲状腺癌”质地硬而固定、表面不平，可有颈浅表淋巴结肿大。与题干信息不符，故选项 B 错误。“结节性甲状腺肿”对称弥漫性肿大伴结节，表面光滑、质软。与题干信息不符，故选项 D 错误。“甲状腺腺瘤”常单发，稍硬，表面光滑，无压痛，常无明显症状，TPOAb 及 TgAb 常正常，题干信息与此不符，故选项 C 错误。“慢性淋巴细胞性甲状腺炎”双侧对称肿大、质硬、表面光滑，甲状腺功能可正常、降低，也可升高，TPOAb 及 TgAb 可显著升高，所以选项 E 与题干相符，故该患者最可能的诊断是 E。

22. B【解析】该患者单纯性甲状腺肿，无其他症状，一般不需要特殊治疗，多食含碘丰富的食物。地方性甲状腺肿应用碘剂进行防治。

23. A【解析】参见 A1 型题第 128 题解析。

24. B【解析】患者既往未出现肝、肾疾病史，因甲亢口服 PTU 治疗 1 个半月后出现肝功能异常，应首先考虑该药的不良反应，即 PTU 导致肝损害。

25. A【解析】该患者诊断考虑为慢性淋巴细胞性甲状腺炎（CLT），实验室检查表现为基础代谢率降低及放射性碘的摄取量减少。为进一步明确诊断，可做甲状腺细针穿刺细胞学检查（FNAC），FNAC 对于确诊 CLT 有决定性的作用，CLT 在镜下可呈弥漫性实质萎缩，淋巴细胞浸润及纤维化，甲状腺细胞略增大呈嗜酸性染色，即 Askanazy 细胞。

26. D【解析】甲状腺手术前需要用抗甲状腺药物、碘剂等充分准备，以免诱发甲状腺危象。由于抗甲状腺药物能引起甲状腺肿大和动脉性充血，手术时易出血，增加了手术的困难和危险，因此服用后必须加用碘剂 2 周，使甲状腺缩小变硬，以利于手术操作。碘剂的作用在于抑制蛋白水解酶，减少甲状腺球蛋白的分解，从而抑制甲状腺激素的释放，并减少甲状腺的血流量。

27. D【解析】患者甲亢治疗后突发高热、咽痛、扁桃体化脓，心动过速，低血压，兴奋不安，谵妄，腹泻，这是甲状腺危象的临床表现。

28. E【解析】患者甲亢经甲巯咪唑治疗后中性粒细胞计数少于 1.5×10^9/L，应考虑停药。患者的下一步治疗应在白细胞计数恢复正常后立即手术治疗。

29. D【解析】淡漠型甲亢多见于老年患者，临床症状不典型，没有明显的多食、易饥、心悸、出汗等现象，常以身体某一系统的表现为主，眼病和高代谢综合征表现较少，甲状腺不肿大，但甲状腺结节的发生率较高。血液中甲状腺激素水平常有增高，垂体分泌的 TSH 下降或测不出。根据题干信息，该患者最可能的诊断为淡漠型甲亢。

30. D【解析】根据题干信息，患者心悸、多汗、低热 2 周，体征为甲状腺左叶肿大、触痛、质硬，是亚急性甲状腺炎（SAT）甲状腺肿大、结节的临床表现。血 FT_3及 FT_4升高（疾病活动期过后表现），红细胞沉降率 80mm/1h 异常增快，综合以上，该患者最可能的诊断为 SAT。

31. D【解析】参见 A1 型题第 125 题解析。

32. A【解析】SAT 依据典型病史、症状、体征和实验室检查，诊断大多没有困难，但不典型病例常易误诊。①甲状腺肿大、疼痛、触痛、质地硬，常伴上呼吸道感染症状和体征（发热、乏力、食欲缺乏、颈淋巴结肿大等）。②红细胞沉降率异常。③甲状腺碘摄取率受抑制。④一过性甲状腺毒症。⑤血清 TgAb/TPOAb 阴性或低效价升高。⑥FNAC 或活组织检查显示多核巨细胞或肉芽肿改变。符合上述 4 条即可诊断 SAT。根据题干信息，该患者表现符合①~④，诊断可考虑为 SAT。

33. B【解析】hCG 相关性甲亢：hCG 和 TSH 与 TSH 受体结合存在交叉反应。当 hCG 分泌显著增多（如绒毛膜癌、葡萄胎、妊娠剧吐、多胎妊娠）时，可因大量 hCG 刺激 TSH 受体而出现甲亢。患者的甲亢症状轻重不一，血 FT_3、FT_4升高，TSH 降低或测不出，但 TSAb 和其他甲状腺自身抗体阴性，血 hCG 显著升高。hCG 相关性甲亢往往随血 hCG 浓度的变化而变化，属一过性，终止妊娠或分娩后消失。

34. D【解析】患者术后病理证实为甲状腺滤泡状癌转移，需要再次手术行甲状腺全部切除或术后 6 周内再行甲状腺全切术。随后检查发现甲状腺右侧下极有一直径 2cm 的肿块，质硬，颈部未发现肿大淋巴结，应行右侧颈淋巴结清扫，术后行放射性碘治疗。术后^{131}I 治疗的目的是去除残余的甲状腺组织，前提是完全切除正常甲状腺组织及肿瘤组织具有摄碘能力。如残留有少许甲状腺组织，可先消融，再治疗。

35. C【解析】该患者有智力下降、记忆力减退、体重增加、毛发脱落等甲状腺功能减退的表现，最可能的诊断是甲状腺功能减退症，其他选项诊断不成立。

36. D【解析】该患者为青年女性，根据其临床表现及 FT_3升高、TSH 降低，可确诊甲亢。由于该患者为较年轻的初治患者，首选药物治疗，故不选^{131}I 治疗和手术治疗。因此可排除选项 C、E。由于丙硫氧嘧啶（PTU）相比甲巯咪唑（MM）还可以抑制外周组织 T_3向 T_4转变，且不良反应较少，因此首选 PTU。因该患者曾有支气管哮喘史，故不应使用普萘洛尔治疗。故本题应选 D。

37. D【解析】该患者妊娠 4 个月，处于中期妊娠。中期妊娠者有甲亢的手术指征时，应考虑手术治疗，并可不终止妊娠。

38. E【解析】该患者诊断为 Graves 病，甲亢、甲亢性心脏病（心房颤动）。对于甲状腺毒症心脏病应立即给予足量抗甲状腺药物（ATD），控制甲状腺功能至正常，经 ATD 控制甲状腺毒症症状后，应尽早给予大剂量的^{131}I 的破坏甲状腺组织，给予^{131}I 的同时可给予 β 受体阻断药保护心脏。心房颤动可以被普萘洛尔和/或洋地黄控制。在甲亢得到控制后，多数患者的心脏病症状可以缓解。

39. C【解析】胸骨后甲状腺肿大多为良性，生长缓慢，其临床症状多与肿块的大小、部位及是否压迫邻近脏器有关。肿块体积小者多无症状，常于 X 线检查时发现；肿块体积大者可压迫上纵隔引起胸闷、呼吸困难、吞咽困难、声音嘶哑及上腔静脉综合征，压迫气管严重者可并发气管软化、产生窒息症状，伴有甲亢者可出现甲亢症状。出现剧烈咳嗽、咯血、声音嘶哑时，应考虑恶性甲状腺肿的可能。一旦确诊，应尽早手术切除，行甲状腺次全切除术。

40. C【解析】鉴别甲状腺肿物良恶性最准确的检查为病理学检查，应选甲状腺细针穿刺细胞学检查（FNAC）。

41. B【解析】患者为青少年女性，甲状腺弥漫性肿大，质地柔软，未触及结节，无甲亢的典型临床表现，提示为单纯性甲状腺肿，应给予小剂量甲状腺激素治疗，抑制腺垂体分泌 TSH，缓解甲状腺的增生和肿大。

42. D【解析】参见 A2 型题第 32 题解析。

43. A【解析】该患者为慢性淋巴细胞性甲状腺炎合并甲减，予以 L-T_4替代治疗，调整 L-T_4剂量是依据 TSH。甲状腺功能恢复后 L-T_4维持治疗。

44. D【解析】参见 A2 型题第 33 题解析。

45. E【解析】患者为胸骨后甲状腺肿伴甲亢，拟行手术治疗，手术前服用碘剂的作用是促进甲亢性的血管收缩，使手术中的视野更加清晰，减少手术中出血情况，一般需要应用 2 周。

46. D【解析】根据该患者的临床表现及 FT_3升高、TSH 降低，可确诊甲亢。由于该患者为较年轻的初治患者，首选抗甲状腺药物治疗，可首选丙硫氧嘧啶。β 受体阻断药中，只有普萘洛尔有抑制 T_4向 T_3转化的功能，因此甲亢患者早期宜选用普萘洛尔，甲亢控制后可改用选择性 β_1受体阻断药。但哮喘和慢性阻塞性肺疾病（简称慢阻肺）患者禁用，甲亢合并妊娠者也要慎用，心脏传导阻滞和充血性心力衰竭患者禁用。该患者有哮喘史，不适宜使用 β 受体阻断药，故选项 D 错误。

47. B【解析】患者有咽痛，体温轻、中度升高等上呼吸道感染前驱症状。甲状腺稍大，右侧触及结节，光滑，质韧，压痛明显。应首先考虑的诊断为亚急性甲状腺炎，经手术病理或细胞学检查可确诊。

48. A【解析】普萘洛尔可用于控制甲状腺功能亢进症引起的心率过快，治疗甲状腺危象或危象先兆，甲状腺次全切除术的术前准备，也可在抗甲状腺药物或放射性碘治疗尚未奏效前用以控制病情较重的甲亢患者症状。但普萘洛尔可引起糖尿病患者血糖过低，但对非糖尿病患者无降血糖作用。因此，使用普萘洛尔时要格外注意监测血糖。

49. E【解析】该患者现妊娠 4 个月，有哮喘史、8 年结节性甲状腺肿病史，5 个月前出现畏热、多汗症状（甲亢的典型临床表现）。T_3、T_4高于正常值近 1 倍（甲状腺毒症，支持甲亢诊断），综合该患者的病史及实验室检查结果，考虑诊断为结节性甲状腺肿继发功能亢进。患者处于妊娠 4 个月，存在手术指征，可选择甲状腺大部切除术。抗甲状腺药物治疗、碘剂治疗、放射性碘治疗均可首先排除。因患者有哮喘史，故不能用普萘洛尔。

50. D【解析】该患者有 6 年颈部肿大史，甲状腺有结节，诊断结节性甲状腺肿。近半年出现心悸、多汗、食量增大，脉快等甲亢表现，因此应当诊断为继发性甲亢。

51. E【解析】患者有哮喘史，是普萘洛尔的禁忌证。

52. E【解析】甲状腺激素能抵抗胰岛素，导致糖代谢异常或使原有糖尿病加重，血糖相对较难控制。若甲亢得到控制，仍应用原有剂量胰岛素可能会出现低血糖。

53. E【解析】患者为 Graves 病，在治疗前应行甲状腺^{131}I 摄取率检查，如^{131}I 摄取率低则无法行^{131}I 治疗。此外须进行甲状腺估重，并结合甲状腺^{131}I 摄取率，考虑增加剂量的因素和减少剂量的因素，最后决定治疗剂量。因此，该患者能否用核素治疗的关键检查是甲状腺^{131}I摄取率。

54. B【解析】患者32岁，甲亢病史6年，长期不愈，疑诊甲亢性心脏病，甲状腺碘摄取率高峰时间提前。治疗应首先考虑^{131}I治疗。

55. A【解析】参见A1型题第52题解析。

56. C【解析】甲亢患者应用抗甲状腺药物10个月后，白细胞计数降至$1.8\times10^9/L$（低于$2.5\times10^9/L$），中性粒细胞计数降至$1.3\times10^9/L$（低于$1.5\times10^9/L$），应考虑停药观察，用升白细胞药物。

57. E【解析】胸骨后甲状腺肿伴甲亢者是手术治疗的适应证。

58. B【解析】患者有甲状腺结节史，因结节逐渐增大影响呼吸行手术治疗。术中在甲状腺右叶、左叶均发现结节，术中可诊断为结节性甲状腺肿。结节性甲状腺肿应通过一系列的相关检查，如甲状腺B超、甲状腺功能测定、甲状腺碘摄取率、甲状腺CT、细针穿刺细胞学检查等，排除其他疾病后，确诊该病。

59. D【解析】患者有轻度甲亢表现，血清TT_4正常，TSH测定有助于诊断，TSH下降可以诊断为亚临床甲亢。

60. C【解析】该患者颈前区中线甲状软骨下方可触及单发结节，随吞咽上下移动。^{131}I扫描示“冷结节”。B超示该肿块为实性，有完整包膜，界限比较清楚。最可能的诊断为甲状腺腺瘤。

61. D【解析】Graves病患者服用抗甲状腺药物治疗后，症状明显减轻，但甲状腺明显增大，突眼加重。最可能由甲状腺激素反馈抑制减弱所致，因此可加用甲状腺素片。

62. C【解析】甲状腺乳头状癌和滤泡状癌分化程度较高，具有摄碘功能，因此被称为分化型甲状腺癌（DTC）。^{131}I摄取率的正常参考值：3小时为5%～25%、24小时为20%～45%，高峰在24小时。该患者为中年女性，甲状腺肿大，“甲状腺^{131}I摄取率3小时为30%，24小时为70%，高峰在20小时”提示^{131}I摄取率升高且高峰前移。患者最可能的诊断为甲状腺滤泡状癌。

63. B【解析】该患者右颈侧有蚕豆大、无痛、活动性肿块，无咳嗽及鼻咽部无异常，可除外肺癌及鼻咽癌。患者无脑部肿瘤的相关临床表现，故可排除脑部肿瘤转移。颈部肿块无痛可活动也不像颈淋巴结结核和慢性淋巴结炎。应考虑甲状腺癌淋巴结转移。甲状腺癌多见于30～45岁女性，有的患者可因转移灶而来就诊。

64. C【解析】青春期甲状腺肿为生理性甲状腺素缺乏，腺体代偿性增大，应多食含碘丰富的食物。对于肿大明显者可给予小剂量甲状腺素治疗，以抑制垂体前叶TSH分泌，缓解甲状腺的增生和肿大。常用剂量：$L\text{-}T_4$ 12.5～25.0μg/d，3～6个月为一疗程。

65. A【解析】参见A1型题第183题解析。

66. D【解析】T_3、T_4检查的结果不受是否曾用过碘剂影响，而甲状腺^{131}I摄取率、血清蛋白结合碘和甲状腺激素结合试验都因曾用过碘剂而受影响。该患者2个月前曾做过胆囊造影，造影剂是碘剂，因此血清 TH 测定 T_3、T_4最有价值。

67. E【解析】患者甲亢复发，轻度突眼，甲状腺弥漫性肿大，对于这种甲状腺弥漫性肿伴甲亢的成年患者，放射性碘治疗是最适宜的选择。

68. C【解析】患者甲状腺部位有无痛性肿块，质硬，可随吞咽活动，硬结直径 1.5cm，尚不足直接压迫喉返神经导致声音嘶哑，故“近 2 个月出现声音嘶哑”提示侵犯喉返神经，提示可能为恶性病变。因此，该患者最可能的诊断是甲状腺癌。

69. D【解析】伴有冠心病、甲亢性心脏病或严重甲亢者，禁用 T_3抑制试验，以免诱发心律失常、心绞痛、甲状腺危象等。T_3抑制试验用药是甲状腺激素，甲状腺激素作用于心脏可引起心率加快，并能引起血容量增加，增加心脏负荷。该患者疑为甲亢性心脏病，因此在诊断时，禁止进行 T_3抑制试验。

70. C【解析】患者为 68 岁老年人，主要症状为明显乏力、食欲缺乏、腹泻和消瘦，并进行性加重；体征有恶病质，甲状腺肿大，心率偏慢，心尖部 2～3 级收缩期吹风样杂音等，符合淡漠型甲状腺功能亢进症的表现，因此首先应检查 T_3和 T_4。

71. B【解析】甲状腺髓样癌来源于滤泡旁降钙素分泌细胞，常有家族史，并可出现腹泻、颜面潮红、低钙血症。

72. A【解析】原发性甲亢行甲状腺双侧次全切除术注意事项：结扎切断甲状腺上动脉要靠近甲状腺上极，以免损伤喉上神经；结扎切断甲状腺下动脉要尽量离开甲状腺背面，以免损伤喉返神经；应切除腺体的 80%～90%，术后常规放置引流，预防积血压迫气管；须保留腺体的背面部分，以免损伤喉返神经和甲状旁腺。

73. C【解析】患者诊断考虑为亚急性甲状腺炎。血清甲状腺激素水平升高和甲状腺^{131}I摄取率下降的“分离现象”是亚急性甲状腺炎的特征，该“分离现象”有助于亚急性甲状腺炎的诊断。

74. C【解析】抗甲状腺药物治疗适用于甲状腺较小，病情中度以下，甲亢初治，年龄较小，不宜手术者和妊娠期甲亢，甲状腺术前准备和甲状腺次全切除后甲亢复发者。该患者符合甲亢药物治疗适应证。

75. A【解析】患者症状（双下肢肿胀）、体征（甲状腺可触及，未闻及血管杂音，心率正常，手平伸有细微震颤；下肢非凹陷性水肿，表面可见少量皮疹）符合 Graves 病的诊断。

76. D【解析】患者双眼球突出，夜间闭目困难、流泪、畏光，2 周后出现复视，提示可能为 Graves 眼病（甲状腺相关性眼病，还可能有眼部充血、水肿等症状）。计算机体层成像（CT）可观察球外肌的变化，是诊断本病的重要检查。球外肌的肿大两端细、中间粗是诊断 Graves 眼病的重要依据。T_3、T_4正常提示甲状腺功能正常。因此，该患者可能诊断为甲状腺功能正常的 Graves 眼病。

三、A3/A4型题

1. D【解析】患者失眠，易激惹，食欲亢进，甲状腺弥漫性肿大，眼球突出，符合甲亢表现。甲亢的实验室检查结果为T_3显著增高，T_4略增高，TSH降低。

2. C【解析】患者为胸骨后甲状腺肿伴甲亢者，符合手术治疗适应证，故首选治疗方法是甲状腺大部切除术。

3. E【解析】患者为沿海居民，除甲状腺肿之外，无其他明显症状，初步考虑为单纯性甲状腺肿。

4. E【解析】FT_3、FT_4、TSH+TgAb、TPOAb+甲状腺扫描等检查有助于进一步确诊单纯性甲状腺肿。单纯性甲状腺肿血清FT_3、FT_4正常；TSH一般正常；血清TPOAb、TgAb一般为阴性，少数可为轻度升高。

5. E【解析】单纯性甲状腺肿患者无明显症状，以观察为主，不需要进行特殊治疗，故该患者可随诊观察。

6. D【解析】患者眼球突出，双眼球突出度22mm（超过18mm）提示浸润性突眼。“向前平视双眼上睑缘在角膜上约2mm”提示眼睑退缩，结膜充血，B超提示左眼下直肌增粗，故该患者最可能的诊断为甲状腺相关性眼病（TAO）。

7. B【解析】为进一步明确诊断，下一步的检查应为甲状腺功能及相关抗体检查。TAO伴有甲状腺功能亢进者，核素测定甲状腺碘摄取率升高；血清三碘甲腺原氨酸（T_3）、甲状腺素（T_4）升高，促甲状腺激素（TSH）下降。而TAO甲状腺功能正常者，T_3、T_4、FT_3和FT_4处于正常水平。

8. D【解析】治疗TAO应先予以抗甲状腺药物控制甲状腺功能亢进症。如果临床上甲状腺眼病比较严重，可以给予皮质激素或其他的免疫抑制药冲击治疗。患者应遵医嘱选用给药方式，如静脉应用、口服、眼眶注射等。

9. B【解析】患者诊断为甲亢，治疗药物首选抗甲状腺药物，如甲巯咪唑或丙硫氧嘧啶。患者应规律治疗，定期复查。

10. D【解析】经硫氧嘧啶治疗控制甲亢症状后，可选择甲状腺次全切除术，术前准备应服用碘剂2~3周。术前服用碘剂作用参见A2型题第45题解析。

11. D【解析】该患者甲状腺术后因血管结扎线脱落出血压迫气管致呼吸困难。此时，应先排查出血原因，尝试保守治疗，密切观察。如果不能缓解，可能需要迅速再次手术，清除术区血块，仔细寻找出血点，完成止血。

12. E【解析】患者体重明显增加，伴乏力，食欲缺乏，便秘，近期自感畏寒，记忆力减退，腹胀、便秘，月经紊乱，双下肢凹陷性水肿，以上都是甲状腺功能减退症的典型表现。结合实验室检查血清TSH明显增高，甲状腺Ⅱ度肿大，不难作出甲减的诊断。

13. C【解析】甲状腺性甲减占甲减的90%以上，病因之一为炎症，如免疫反应或病毒感染等，桥本甲状腺炎是原发性甲减中最常见的病因。

14. A【解析】实验室检查如发现 TSH 增高、FT_4降低，原发性甲状腺功能减退症诊断即可成立，但需要进一步明确病因，必要时可通过甲状腺穿刺活检做病理学检查协助诊断。

15. D【解析】患者有大甲状腺结节，有压痛，质硬，不能移动。症状为声音嘶哑、呼吸困难，可能是由肿瘤增大压迫或侵犯邻近器官或组织导致。该患者最可能的诊断是甲状腺恶性肿瘤。

16. B【解析】患者组织冰冻切片病理学检查示未分化癌，接下来应做解压手术。因为未分化癌浸润程度广泛，故解压手术的目的是解除肿瘤压迫，联合放疗和化疗及试验性治疗。

17. D【解析】美国癌症联合会（AJCC）甲状腺癌 TNM 分期（第 8 版）见表 4-1。

表 4-1　美国癌症联合会（AJCC）甲状腺癌 TNM 分期（第 8 版）

<table>
<tr><td rowspan="12">原发灶（T）</td><td>T_X</td><td colspan="2">原发肿瘤无法评估</td></tr>
<tr><td>T_0</td><td colspan="2">无原发肿瘤证据</td></tr>
<tr><td rowspan="3">T_1</td><td colspan="2">肿瘤最大径≤2cm，局限于甲状腺内</td></tr>
<tr><td>T_{1a}</td><td>肿瘤最大径≤1cm，局限于甲状腺内</td></tr>
<tr><td>T_{1b}</td><td>肿瘤最大径>1cm 但≤2cm，局限于甲状腺内</td></tr>
<tr><td>T_2</td><td colspan="2">肿瘤最大径>2cm 但≤4cm，局限于甲状腺内</td></tr>
<tr><td rowspan="3">T_3</td><td colspan="2">肿瘤最大径>4cm 且局限于甲状腺内，或任何大小的肿瘤伴有颈前肌的甲状腺外侵犯</td></tr>
<tr><td>T_{3a}</td><td>肿瘤最大径>4cm 且局限于甲状腺内</td></tr>
<tr><td>T_{3b}</td><td>任何大小的肿瘤侵犯累及至颈前肌（胸骨舌骨肌、胸骨甲状肌、甲状舌骨肌或肩胛舌骨肌）</td></tr>
<tr><td rowspan="3">T_4</td><td colspan="2">肿瘤侵及甲状腺包膜外</td></tr>
<tr><td>T_{4a}</td><td>任何大小的肿瘤侵犯甲状腺包膜外累及皮下软组织、喉、气管、食管或喉返神经</td></tr>
<tr><td>T_{4b}</td><td>任何大小的肿瘤侵犯椎前筋膜或包绕颈动脉或纵隔血管</td></tr>
<tr><td rowspan="4">区域淋巴结（N）</td><td>N_0</td><td colspan="2">无区域淋巴结转移</td></tr>
<tr><td rowspan="3">N_1</td><td colspan="2">区域淋巴结转移</td></tr>
<tr><td>N_{1a}</td><td>转移至Ⅵ区或Ⅶ区（气管前、气管旁、喉前/Delphian 淋巴结或上纵隔）淋巴结，可为单侧或双侧病变</td></tr>
<tr><td>N_{1b}</td><td>转移至单侧、双侧或对侧侧颈淋巴结（Ⅰ区、Ⅱ区、Ⅲ区、Ⅳ区或Ⅴ区），或咽后淋巴结</td></tr>
<tr><td rowspan="3">远处转移（M）</td><td>M_X</td><td colspan="2">区域淋巴结无法评估</td></tr>
<tr><td>M_0</td><td colspan="2">无远处转移灶</td></tr>
<tr><td>M_1</td><td colspan="2">有远处转移灶</td></tr>
</table>

本题患者已感到颈部不适，有压迫感，出现了声音嘶哑、呼吸困难症状，分期属于Ⅳ期。

18. E【解析】甲状腺恶性肿瘤Ⅳ期患者均采用综合治疗方案。

19. B【解析】参见 A3/A4 型题第 3 题解析。

20. B【解析】参见 A3/A4 型题第 5 题解析。

21~23 D、E、B【解析】该患者有颈部肿块，稍硬，表面光滑，随吞咽活动，无压痛，无其他症状，首先考虑甲状腺腺瘤（甲状腺最常见的良性肿瘤）。该患者颈部肿块最可能来源于甲状腺，只有当腺瘤逐日长大，质地变硬；或活动度减小，有癌变的可能时，要早期手术切除。如果性质不能肯定时，行细针穿刺细胞学检查。该患者“肿块稍硬，随吞咽活动，无压痛”，进一步检查措施不包括切除肿块活检。

24. A【解析】慢性淋巴细胞性甲状腺炎高发年龄 30~50 岁。起病隐匿，进展缓慢。早期临床表现不典型，可仅表现甲状腺自身抗体阳性。多数患者以甲状腺肿或甲减首次就诊。晚期出现临床甲减。患者表现为畏寒、疲倦乏力、皮肤干燥、心动过缓、便秘甚至黏液性水肿等典型症状，且常有咽部不适或轻度吞咽困难，时有颈部压迫感，偶有局部疼痛。查体有中度甲状腺肿大，呈弥漫性、分叶状或结节性，质地大多韧硬，与周围组织无粘连。根据题干信息，该患者最可能的诊断是慢性淋巴细胞性甲状腺炎，为进一步明确诊断，应做 T_3、T_4检查，一般正常或偏低。

25. E【解析】参见 A1 型题第 218 题解析。

26. B【解析】患者有甲减，应行甲状腺激素替代治疗，选用甲状腺片或左甲状腺素，直至维持剂量，达到维持剂量的指标是临床症状改善，TT_3、FT_3、TT_4、FT_4、TSH 正常。

27. A【解析】全身性甲状腺激素抵抗综合征是指垂体和周围组织皆抵抗，由于抵抗程度不同，又分为甲状腺功能正常型（代偿型）和甲状腺功能减退型（失代偿型）。代偿型病情较轻，临床表现为甲状腺功能正常，有不同程度的甲状腺肿大和骨化中心延迟，血清 T_4、T_3、FT_4和 FT_3均升高，TSH 增高或正常。失代偿型的特征是血清甲状腺激素升高并伴甲状腺功能减退症的临床表现，如伴精神发育迟缓、甲状腺肿大、第四掌骨短、先天性聋哑等，血清 T_4、T_3、FT_4和 FT_3均升高，但 TSH 正常。本题中患者智力正常，为代偿型全身性甲状腺激素抵抗综合征。

28. B【解析】患者甲状腺Ⅱ度肿大，血清 T_3、T_4水平升高，而临床表现甲状腺功能正常或有甲减时，均应考虑甲状腺激素抵抗综合征的可能性。

29. C【解析】所有药物中最适宜使用溴隐亭。溴隐亭是多巴胺受体激动药，可抑制 TSH 对 TRH 的兴奋反应，使 TSH 水平降低。

30. A【解析】青年男性，晨起出现四肢不能自主活动，考虑可能出现低钾性周期性麻痹。患者脉搏 112 次/分，甲状腺Ⅰ度肿大，考虑可能存在甲亢，进而引起低钾性周期性麻痹。实验室检查最有可能异常的是血清钾降低，T_3、T_4均升高。

31. B【解析】甲亢患者无胃肠道及肾丢失钾、肠道对钾吸收障碍的依据，体内总钾含量正常，说明低钾的发生与细胞内、外钾分布异常有关。研究显示，甲状腺激素可增加骨骼肌细胞 Na^+-K^+-ATP 酶活性，加速钾从细胞外向细胞内转移；甲状腺激素增加组织对 β 肾上腺素能刺激敏感性，而 β 肾上腺素能是 Na^+-K^+-ATP 酶的激活因子。

32. A【解析】甲亢控制后，周期性瘫痪即可不再发作，而甲亢尚未控制时，若麻痹发作仅须补钾即可，故该患者最有效的治疗是予抗甲状腺药物，同时补钾治疗。

33. D【解析】患者甲状腺Ⅱ度肿大，质地硬，触痛（+），伴有上呼吸道感染症状和体征，如发热、颈部淋巴结肿大；有带状疱疹，心悸、烦躁，咽部轻度充血等根据以上信息，可考虑初诊为亚急性甲状腺炎。亚急性甲状腺炎典型症状为发热、颈前疼痛，早期伴甲状腺毒症（畏热、多汗、心悸、烦躁等甲亢症状），中期为甲状腺功能减退症（乏力、嗜睡等）。

34. D【解析】亚急性甲状腺炎在甲状腺毒症期，血清 T_3、T_4 升高，TSH 降低，甲状腺 ^{131}I 摄取率降低，呈“分离现象”，为本病的特征性改变，对确诊有重要意义。

35. D【解析】亚急性甲状腺炎一般采用非甾体抗炎药控制症状，如症状改善不明显、症状较重可考虑使用糖皮质激素缓解症状，一般予泼尼松 20～40mg/d，分次服用，症状可迅速得到控制，体温下降，疼痛消失，甲状腺结节也很快缩小或消失。症状得到控制后持续应用 1～2 周可迅速减量，疗程 1～2 个月。β 受体阻断药可控制甲亢症状，甲状腺激素替代治疗可在甲减时期有症状患者中使用。亚急性甲状腺炎可出现“一过性甲亢”，其原因是自身免疫因素导致甲状腺滤泡毁损致使甲状腺素释放入血，导致体内甲状腺素水平升高，并非由甲状腺本身分泌甲状腺激素过多所致，因此只须对症处理即可，通常不需要抗甲状腺药物治疗，否则患者极易发生甲减。

36. C【解析】参见 A3/A4 型题第 33 题解析。

37. E【解析】参见 A3/A4 型题第 34 题解析。

38. A【解析】患者有桥本甲状腺炎病史，会导致甲状腺功能损伤，进而导致甲减。桥本甲状腺炎合并甲减后，临床上主要表现为甲减症状，面色苍白，眼睑和颊部水肿，表情淡漠；记忆力减退，智力低下，嗜睡，反应迟钝；心动过缓，血压低，心音低钝等。

39. D【解析】患者有桥本甲状腺炎病史 8 年，疾病有进展为甲状腺功能减退症的可能，所以需要监测甲状腺功能。

40. A【解析】TSH 指的是促甲状腺激素，正常人体内的 TSH 都在正常范围内，而出现甲状腺功能减退时 TSH 就会升高，当它的指标高出正常的两倍时就可以高度怀疑为桥本甲状腺炎。所以桥本甲状腺炎最早可能出现的化验结果为 TSH 升高。

41. E【解析】根据患者症状（加重的心悸、手颤，消瘦，皮肤潮湿）、体征（脉搏 110 次/分和心率 134 次/分提示心动过速，甲状腺Ⅰ度肿大，心律绝对不齐，心音强弱不等），最可能的诊断为甲亢。

42. D【解析】该患者有甲亢性心脏病宜先用抗甲状腺药物及普萘洛尔等治疗，待甲亢控制，症状有所减轻，方可用^{131}I治疗。

43. E【解析】患者如有心脏并发症，衰竭的心脏去甲肾上腺素的浓度足以产生心肌细胞的损伤，且慢性肾上腺素能系统的激活介导心肌重构，而心肌重构是心力衰竭发生发展的主要病理生理机制，这是应用β受体阻断药治疗慢性心力衰竭的基础。普萘洛尔可阻断儿茶酚胺样作用，减轻甲状腺素对心脏的毒性作用，另外，普萘洛尔还可抑制T_4向T_3转换，对于控制心率可起到较好的作用。

44. D【解析】甲亢性心脏病患者主要表现为心率增快、心律失常、心力衰竭。还伴有甲状腺功能亢进引起的高代谢症候群及各系统受累表现。①心律失常：心房颤动是甲亢时最常出现的心律失常，还可出现房性期前收缩、心房扑动、阵发性室上性心动过速等。主要表现为心悸、头晕、乏力、胸闷等。②心力衰竭：患者可表现为体力下降、乏力，活动时呼吸困难，甚至端坐呼吸、夜间憋醒、气喘、咳嗽，严重时咳粉红色或白色泡沫痰。根据题干信息所述，该患者明确伴有心脏病表现，可诊断为甲亢性心脏病。

45. B【解析】该患者甲状腺肿大，合并心脏病，首选放射性碘治疗。^{131}I被甲状腺摄取后释放出β射线，破坏甲状腺组织细胞。

46. D【解析】参见A3/A4型题第43题解析。

47. D【解析】参见A1型题第139题解析。

48. E【解析】甲亢手术治疗的并发症如下。①永久性甲减：其发生除了与手术损伤有关外，还与患者的自身免疫状态、手术前血中毁坏性甲状腺抗体浓度高，以及甲状腺组织内淋巴细胞浸润较重有关。有上述情况者术后发生甲减的概率较大，可能与自身免疫反应对甲状腺组织进行破坏有关。②甲状旁腺功能减退症：分一过性甲旁减和永久性甲旁减，前者是由甲状旁腺部分损伤供应血管所致，一般在术后1～7天发生，暂时性甲旁减在数周或数月后可逐渐恢复；永久性甲旁减需要终身治疗。③喉上及喉返神经损伤：如果损伤是单侧，患者可能出现发声困难，术后数周可恢复。如果损伤是双侧性的，患者可出现气道堵塞，需要紧急处理。④术中、术后并发大出血：甲亢手术有可能导致机体术中、术后并发出血，动脉出血在手术后迅速出现，压迫气管，引起呼吸困难、喘鸣，可窒息。⑤低钙血症，手足抽搐：由手术时甲状旁腺被误伤、切除引起，低钙血症往往在手术后1～7天发生，钙向骨骼内转移而致低血钙。此外，还可能并发突眼恶化、甲状腺危象等。

49、50 D、C【解析】参见A1型题第50题解析。

51. E【解析】患者症状表现为消瘦、乏力、喜食易饥、心悸，若体检“甲状腺Ⅱ度肿大，双上极可闻及血管杂音”对甲亢的诊断最有意义。

52. B【解析】参见A1型题第50题解析。

53. E【解析】根据患者的临床表现，可诊断为甲亢，经规律服用甲巯咪唑治疗1.5年后症状控制准备停药，停药前必须进行TRH兴奋试验加TSH受体抗体的测定。抗甲腺药物的最佳停药指标是甲状腺功能正常和TRAb阴性。甲亢患者经1.5年的药物治疗，若经测定 TSH 受体抗体转为阴性，则表明该患者获得治愈，甲状腺功能正常，可以停药。所以选项 E 正确。TGAb（甲状腺球蛋白抗体）、TPOAb（甲状腺过氧化物酶抗体）测定（选项 A）是确定原发性甲减病因和诊断自身免疫性甲状腺炎（包括桥本甲状腺炎）的主要指标。甲状腺吸碘率测定（选项 B）和 FT_3、FT_4、TSH 测定（选项 C）多用于甲亢的诊断，一般不作为停药的指征。T_3抑制试验（选项 D）可以用来协助诊断弥漫性毒性甲状腺肿。

54. C【解析】凡中年女性出现甲状腺肿大有结节，而且质地较韧，不论甲状腺功能如何，均应怀疑桥本甲状腺炎。尤其当患者出现甲状腺肿并伴有疲倦、呆滞、皮肤干燥、月经不调、便秘、音嘶哑等症状时，应尽早进一步确诊。故依据题干信息，该患者最可能诊断为桥本甲状腺炎。

55. C【解析】桥本甲状腺炎的检查如下。①甲状腺激素测定：大多数 HT 患者甲状腺功能正常，约 20%患者有甲减表现，有甲亢表现者不到 5%。HT 为慢性进行性，最终随甲状腺破坏而出现甲减。②甲状腺自身抗体测定：抗甲状腺抗体和 TRAb 或甲状腺刺激抑制性抗体（TSBAb），其中前者对本病的诊断有特殊意义。③甲状腺超声：甲状腺弥漫性肿或结节性肿，回声不均匀，常见低回声，表现为各种由小（增生）到大（甲状腺肿）的颗粒状物或散在的结节状物，腺体表面不规则。④甲状腺放射性核素扫描：常显示甲状腺增大但摄碘减少，核素分布不均，为不规则的稀疏与浓集区，边界不清，具有“破布丁”样特征。如有较大结节可呈“冷结节”表现。但甲状腺显像在本病中并无特异性。⑤甲状腺细针穿刺细胞学检查（FNAC）：是确诊率最高的诊断方法。

56. A【解析】患者有甲状腺肿大病史，劳累后气促提示已有压迫症状，甲状腺弥漫性Ⅲ度肿大，质软，光滑，颈部未触及肿大的淋巴结，无其他症状，可首先考虑为单纯性甲状腺肿。

57. C【解析】单纯性甲状腺肿中、重度肿大的患者多表现为颈部变粗，或者出现相应的压迫症状，如压迫气管出现呼吸困难等。

58. A【解析】患者出现明显压迫症状时一般需要考虑手术治疗，行甲状腺次全切除术，术中注意保护喉返神经和甲状旁腺，喉返神经损伤可出现声音嘶哑，甲状旁腺损伤可出现缺钙、肌肉抽搐等表现。术后患者大多预后良好。

59. D【解析】患者急性起病，有发热，短期内甲状腺肿大，触之双侧均有显著压痛，临床上可初步拟诊为亚急性甲状腺炎。

60. B【解析】参见 A1 型题第 15 题解析。

61. D【解析】亚急性甲状腺炎的治疗：①早期以减轻炎症反应及缓解疼痛为主。轻症可选用非甾体抗炎药如阿司匹林（1~3g/d，分次口服）、吲哚美辛（75~150mg/d，分次口服）或环氧合酶-2 抑制药（有心血管倾向者慎用）。②对疼痛剧烈、体温升高、上述药物治疗无效者，可选用肾上腺皮质激素。给药后数小时可明显缓解疼痛及甲状腺肿大症状，用于症状严重者。如泼尼松，可迅速缓解临床表现，约有5%的患者须用皮质激素减轻症状，症状控制后持续用药1~2周，以后逐渐减少药量，共用6~8周。③伴有甲亢时可用普萘洛尔。④伴有甲减时可用甲状腺激素。⑤急性期除了使用非甾体抗炎药或糖皮质激素进行对症处理，也可以用中药进行辅助治疗。“抗甲状腺药物”为治疗亚急性甲状腺炎的不合理药物，可导致甲减。

62. E【解析】亚急性甲状腺炎预后良好，绝大多数患者可痊愈，症状消失、甲状腺功能恢复正常。个别患者会出现永久性甲状腺功能减退症，影响患者的生活质量。

63. B【解析】为了明确诊断，除测定FT_3、FT_4、TSH水平以外，还应选择甲状腺细针穿刺细胞学（FNAC）检查，FNAC检查是一种简单、易行、准确性高的检查方法。主要用于甲状腺结节良性和恶性病变的鉴别诊断。此外，FNAC对诊断慢性淋巴细胞性甲状腺炎和亚急性甲状腺炎也有很高特异度。

64. D【解析】患者$FT_3$12.5pg/L，FT_4 30.1pg/L，TSH 2.1mU/L，即FT_3、FT_4在正常范围内，TSH升高，表明已经发生了甲状腺功能失代偿，出现了亚临床甲状腺功能减退症，应考虑为桥本甲状腺炎，但应进一步做甲状腺超声检查，当超声显示甲状腺增大，弥漫性低回声区出现短线状强回声并形成分隔状或网格状改变，提示桥本甲状腺炎。

65. E【解析】血清中TgAb和TmAb是两种主要的特异性甲状腺自身抗体。自身免疫性甲状腺疾病（如桥本甲状腺炎和Graves病）时升高，其他甲状腺疾病及健康人群血中也可检出，但效价较低，TgAb是桥本甲状腺炎的特异性诊断指标，常显著提高。

66~68 E、E、D【解析】患者无突眼（眼睛凸出的表现不明显）；甲状腺Ⅰ度肿大（未触及结节）；皮肤略潮湿（少汗，干燥，较冷）；表情淡漠，语音低微（神经精神症状，无明显起伏情感，对周围事物不感兴趣）；无明显诱因的消瘦；心率124次/分（心率增快不明显，心搏往往不是特别有力），心律齐；恶病质。以上均可作为淡漠型甲亢的诊断标准。初步诊断后，应做T_3、T_4、FT_3、FT_4、TSH测定，淡漠型甲亢实验室检查显示甲状腺功能亢进时甲状腺^{131}I摄取率往往有轻度增高，血清蛋白结合碘或T_4升高，基础代谢率也增高。血清TT_4可以正常，FT_3、FT_4常增高，TSH下降。患者“全身肌萎缩明显，肌力Ⅱ~Ⅲ级”提示伴发肌肉病变，即甲亢性肌病。

69. C【解析】患者急性起病，低热、焦虑、易激惹、心悸、多汗，甲状腺可触及，右侧有质硬结节且触痛明显，舌、手细震颤（+），可考虑为亚急性甲状腺炎。结合患者红细胞沉降率（ESR）78mm/1h，明显异常。ESR>50mm/1h对本病是有力的支持，并提示疾病活动。

70. E【解析】参见A1型题第15题解析。

71. B【解析】甲状腺^{131}I摄取率测定对亚急性甲状腺炎的诊断具有很重要的辅助作用。亚急性甲状腺炎患者甲状腺滤泡上皮细胞损伤破坏，甲状腺^{131}I摄取率明显降低，此时储存于滤泡腔中的甲状腺激素会释放入血，血清甲状腺激素水平增高，使^{131}I摄取率与甲状腺激素水平呈分离现象（是比较重要的指征）。在恢复期，^{131}I 摄取率会正常或偏高。甲状腺 ^{131}I 摄取率的正常值：2 小时为 10%~32%，4 小时为 17%~42%，24 小时为 25%~62%，亚急性甲状腺炎时，甲状腺 ^{131}I 摄取率降低。故选项 B 为最可能的结果。

72. E【解析】如上述检查仍不能肯定诊断，选择甲状腺细针穿刺细胞学检查可进一步确诊。

73. D【解析】患者乏力、便秘，有高血压和糖尿病病史，出现甲状腺肿大（质地坚韧），不论甲状腺功能如何，均应怀疑桥本甲状腺炎（HT）。

74. E【解析】对初诊桥本甲状腺炎患者，确诊主要依靠甲状腺功能检查（T_3、T_4、TSH）。桥本甲状腺炎患者早期血清 FT_3 和 FT_4 正常，TSH 可升高；晚期血清 FT_3、FT_4 变化也不太明显，而 TSH 呈持续升高的状态。

75. B【解析】参见 A3/A4 型题第 55 题解析。

76. E【解析】该患者仅有甲状腺肿，无甲减，一般不需要治疗。

77. E【解析】参见 A3/A4 型题第 44 题解析。

78. E【解析】参见 A3/A4 型题第 45 题解析。

79. E【解析】参见 A3/A4 型题第 43 题解析。

80. D【解析】放射性碘治疗甲亢性心脏病，配合护理干预，治疗效果好，并发症少。接受 ^{131}I 治疗早期可见患者颈部发痒、疼痛等放射性甲状腺炎症状，故在治疗后的第一周，应避免触诊或挤压甲状腺。长期主要并发症是甲状腺功能减退症，治疗期间应注意监测甲状腺功能。

81. A【解析】患者为青年女性，心悸、盗汗、易激惹 2 年，伴有饮食量增加、消瘦，重度突眼，脉率快，甲状腺弥漫性肿大，血 T_3、T_4 值高，提示最可能为 Graves 病。“甲状腺自主高功能腺瘤”一般无甲状腺肿大，可排除。“结节性甲状腺肿”为结节性肿大，可排除。“亚急性甲状腺炎”一般有上呼吸道感染史，有甲状腺肿胀、发硬、有压痛等临床表现，可排除。“慢性淋巴细胞性甲状腺炎”一般有甲减的症状，可排除。

82. D【解析】参见 A1 型题第 52 题解析。

83. E【解析】参见 A1 型题第 74 题解析。

84. B【解析】患者行双侧甲状腺次全切除术，术后出现手足抽搐，原因为甲状旁腺损伤导致的低钙血症，急救措施是静脉注射钙剂，即 10% 葡萄糖酸钙静脉注射。

85. A【解析】Horner 综合征：颈部交感神经受压，出现患侧上睑下垂，瞳孔缩小、眼球内陷，同侧额部及胸部无汗或少汗，远处转移现象。根据题干信息，该患者应首先考虑为 Horner 综合征。

86. A【解析】手术是分化型甲状腺癌颈淋巴结转移的首选治疗方法。由于甲状腺癌预后良好，因而在肿瘤根治的基础上对原有功能的保护愈发重要。颈淋巴结清扫术中易造成舌下神经、下颌缘支、副神经、迷走神经、颈交感神经、颈丛、臂丛等重要神经的损伤而引起术后相应症状。其中，颈交感神经损伤可导致患者瞳孔缩小、上睑下垂、眼球内陷，即Horner综合征。处理原则为神经断端吻合。

87. B【解析】该患者病理学检查（冰冻）结果提示为甲状腺微小乳头状癌，多数没有甲状腺包膜浸润，没有血管浸润，没有局部和远处转移，死亡率不足0.1%，推荐采用单侧甲状腺切除术。滤泡细胞腺瘤和滤泡状癌在手术期间常常也不能区分，推荐先行甲状腺单叶和峡部切除术。如术后病理学检查为良性，则不需要做进一步处理；如为恶性，则需要再次手术切除全部甲状腺。

88. E【解析】甲状腺乳头状癌和甲状腺滤泡状癌均为分化型甲状腺癌，分化型甲状腺癌复发和转移采用的治疗手段包括手术、^{131}I治疗、甲状腺激素抑制TSH治疗、放疗、化疗。①当肿瘤发生颈部局部复发和转移，可采用手术切除。②当肿瘤浸润到呼吸道时，可采用手术联合^{131}I或放疗。③当出现远处转移时，可根据转移病灶部位、大小、摄取碘的能力、对^{131}I治疗的反应以及转移病灶的稳定性等因素选用各种治疗方法。该患者“术后2年右颈部出现一个1cm大小肿大淋巴结”应采用手术切除方法，手术切除肿大淋巴结，同时探查同侧颈部有无肿大淋巴结，对可疑者行病理学检查。

89. C【解析】继发性甲亢较少见。大多数患者先有结节性甲状腺肿，后出现甲亢，好发于40岁以上。腺体呈结节性肿大，两侧多不对称，无眼球突出，手部震颤少见，易发生心肌损害。根据题干信息，该患者可首先诊断为继发性甲亢。

90. B【解析】继发性甲亢确诊主要依据甲状腺功能检查，即血T_3、T_4。甲亢发生的早期，T_3上升较早且较快，约4倍于正常值；而T_4则上升较缓，仅2.5倍于正常值，故T_3测定是诊断甲亢的灵敏依据。

91. E【解析】该患者甲状腺结节样肿大多年后出现甲亢，为多结节性甲状腺肿伴甲亢，属于继发性甲亢，多结节性甲状腺肿伴甲亢首选甲状腺大部切除术。

92. C【解析】患者最可能的诊断是Sheehan综合征，实验室检查结果如下。①垂体激素检测：GH、卵泡刺激素（FSH）、LH、ACTH、PRL降低。②甲状腺激素检测：TT_3、TT_4、T_3、T_4、TSH降低。③肾上腺激素检测：血皮质醇、尿皮质醇下降，空腹血糖降低。④性激素检测：雌激素、孕激素、睾酮均降低。⑤血常规检测：常有血红蛋白、红细胞计数减少，血细胞比容下降。⑥免疫学检测：至今未证实Sheehan综合征的发生与自身免疫有关。

93. E【解析】TRH兴奋试验的临床意义是注射TRH以后测定血清TSH的浓度变化，帮助鉴别、定位甲状腺功能减退。该患者为Sheehan综合征，继发性甲减，由于病变在垂体，基础的TSH水平本身就低，注射TRH以后TSH水平没有变化，故TSH不变。ACTH兴奋试验，继发于腺垂体功能不全的肾上腺皮质功能减退时，基础17-OHCS、17-KS均降低，病情较轻者反应正常或接近正常，而重症者延迟反应。

94. E【解析】患者补充甲状腺片2天后，出现恶心、呕吐症状加重。最可能的原因是因补充甲状腺激素诱发肾上腺危象。

95. D【解析】该患者为甲亢不规律药物治疗患者，改用放射性碘治疗 1 周后突发高热、心悸，心率>140 次/分，心房颤动，呼吸急促，大汗淋漓，烦躁不安。以上均可作为甲状腺危象的诊断依据。

96. E【解析】参见 A1 型题第 235 题解析。

97. E【解析】甲状腺危象的治疗原则是去除诱因，减少甲状腺素释放，抑制交感神经活性。首选丙硫氧嘧啶、碘剂，减少甲状腺素释放，β 受体阻断药，糖皮质激素（提高应激能力）等，积极补液，防止并发症。支持对症疗法，如吸氧、物理降温，必要时人工冬眠，抗感染，纠正休克，维持水、电解质平衡，补充足够热量等。

98. A【解析】患者具备以下三项即应考虑甲亢的可能性：①高代谢症状和体征，如易激动、体重下降、低热、腹泻、心动过速、心房颤动、突眼等。②甲状腺肿大。③血清甲状腺激素（T_3、T_4）水平增高，促甲状腺激素（TSH）水平降低。根据题干信息，该患者“焦躁，易激惹，体重下降，心率 105 次/分（提示心动过速），瞬目减少，甲状腺Ⅱ度肿大”，符合甲亢的诊断依据。

99. A【解析】发生在妊娠初期的甲亢，经 PTU 治疗控制甲亢症状后，可选择在妊娠中期做双侧甲状腺次全切除。患者妊娠 3 个月，要求手术治疗甲亢。应该采取安全用药或手术的方法，丙硫氧嘧啶是治疗妊娠期甲亢的首选药物（PTU 进入胎盘和乳汁的量非常少，较少引起胎儿或新生儿甲减）。先用 PTU 控制病情至症状控制，初治剂量 300mg/d，维持剂量 50~150mg/d 对胎儿是安全的。患者心率<80 次/分，FT_3、FT_4正常，于妊娠 4~6 个月（妊娠中期）手术。

100. D【解析】参见 A1 型题第 128、176 题解析。

101. C【解析】放射性碘治疗适宜于不宜手术或手术后抗甲状腺药物无效或过敏的甲亢者，禁用于 20 岁以下患者、妊娠期和哺乳期女性及肾功能不全者。故该患者妊娠期禁用放射性碘治疗。

102. E【解析】患者除颈部增粗（甲状腺肿大，是非毒性甲状腺肿特征性的临床表现）外，无其他畏热、多汗、心悸、消瘦等不适症状，气促、吞咽困难提示甲状腺肿大加重，结合 FT_3、FT_4、sTSH 水平正常，最可能的诊断为单纯性甲状腺肿。

103. D【解析】患者无甲亢表现，单纯性甲状腺肿是由缺碘引起的。由于体内缺碘，甲状腺素减少，相应地促甲状腺素就有所增加，进而刺激甲状腺导致甲状腺肿大。该患者可在饮食中适当补碘。

104、105　A、B【解析】参见 A3/A4 型题第 99 题解析。

106. A【解析】患者有 2 型糖尿病病史，甲状腺Ⅰ度肿大，题干未明确患者甲状腺功能是否改变，但也应怀疑合并桥本甲状腺炎。

107. E【解析】桥本甲状腺炎是最常见的自身免疫性甲状腺疾病之一。一般情况下，临床上主要检测血清甲状腺过氧化物酶抗体（TPOAb）和甲状腺球蛋白抗体（TgAb），这两种抗体显著升高是桥本甲状腺炎最有意义的诊断指标。TPOAb 升高可见于 90%的慢性桥本甲状腺炎患者。60%~70%的桥本甲状腺炎患者可有 TgAb 升高。

108. B【解析】如果甲状腺功能正常，随访是桥本甲状腺炎处理的主要措施。一般主张每半年到 1 年随访 1 次，主要检查甲状腺功能，必要时可行甲状腺超声检查。患者已有甲减或明显的亚临床甲减时，必须用甲状腺激素替代治疗，推荐采用左甲状腺素。治疗目标是将血清 TSH 和甲状腺激素水平恢复到正常范围。足量甲状腺制剂对于抑制 TSH 和退缩甲状腺肿有效。桥本甲状腺炎合并有结节需要注意确定结节的性质，如结节还小，建议定期复查超声，首次是 3 个月复查。如果患者有顾虑，可以进行细针穿刺细胞学检查。如果诊断还不明确，可以手术切除。最近资料显示，一些由自身免疫性甲状腺炎引起的甲减可以是暂时的甲减。限制碘摄入量在安全范围（尿碘在 100~200μg/L）可能有助于延缓甲状腺自身免疫破坏进展。硒制剂能起到缓解症状和增强人体免疫力的作用，并不能够根治桥本甲状腺炎。患者有糖尿病病史，积极控制血糖也是必要的。

109. B【解析】患者心悸、畏热、双眼突出，甲状腺弥漫性Ⅱ度肿大，可闻及血管杂音，应首先考虑为甲亢。在实验室检查中常选用血 T_3、T_4、TSH 明确诊断本病。抗甲状腺抗体为诊断 Graves 病的重要指标之一。^{131}I 摄取率用于甲状腺毒症病因的鉴别。

110. C【解析】心房颤动是甲亢相关的快速性心律失常中最常见的类型。

111. A【解析】甲亢合并严重心、肝、肾等病者不宜手术者首选口服抗甲状腺药物治疗。丙硫氧嘧啶是首选的抗甲状腺药物。

112. E【解析】参见 A3/A4 型题第 89 题解析。

113. B【解析】手术治疗是继发性甲亢的首选治疗方法。手术能快速去除甲状腺内无功能的结节（不摄碘，^{131}I 治疗无效）和纤维化、钙化的病灶，极少引起甲减，术后很少复发，是一种安全有效的治疗方法。手术范围无须过大，可行一侧腺叶切除或一侧腺叶次全切除，术后结节以外的甲状腺组织可以很快恢复其功能。

114. E【解析】参见 A3/A4 型题第 84 题解析。

115. E【解析】垂体性甲减是垂体疾病引起 TSH 不足而发生的继发性甲减，可由肿瘤、手术、放疗和产后垂体缺血坏死所致，后者腺垂体被广泛破坏。多表现为多种垂体促靶腺激素分泌减少。患者虽有产后病史，但没有明确诊断的依据。TRH 兴奋试验可判定垂体性甲减。但题中 TSH 无反应，故选项 E 错误。

116. E【解析】患者产后表现为甲减症状（乏力、嗜睡、食欲缺乏、低血压、心动过缓），缺乏乳汁分泌为产后希恩综合征的首发症状，如不加以治疗，可出现毛发脱落、全身无力、形体消瘦、面容苍白、憔悴等症状和体征，与垂体坏死程度平行。

117. B【解析】由 A3/A4 型题第 44 题解析可知，患者可考虑为甲亢性心脏病，首选 T_3、T_4 检查。

118. E【解析】治疗甲亢性心脏病的关键是控制甲亢，同时治疗心血管的并发症。抗甲状腺药物 PTU 进行初始治疗，用药期间注意复查甲状腺功能；碘剂用于术前准备；甲亢可以导致肝损害，患者表现为腹胀、食欲缺乏、黄疸及肝功能异常。甲亢性肝损害不是抗甲状腺药物使用的禁忌证，因为甲亢性肝损害属于免疫性损害，故可配合使用小剂量糖皮质激素；β 受体阻断药（如普萘洛尔），可减轻心动过速、焦虑等症状，甲亢控制后多数患者可转为窦性心律。

119. C【解析】参见 A3/A4 型题第 80 题解析。

120. D【解析】根据题干信息所述，患者甲状腺肿块生长快，质硬，边界不清，吞咽时活动度小，应考虑恶性的可能性大，因此对诊断最有意义的体征为颈部淋巴结肿大。“心脏扩大”“心率增快”“脉压增大”均提示甲状腺功能亢进症，“气管移位”提示肿块体积较大，这些均不能提示恶性肿瘤的可能。

121. A【解析】如细针穿刺细胞学检查诊断为甲状腺癌，首选手术治疗，因手术治疗是除甲状腺未分化癌以外各型甲状腺癌的基本治疗方法。“放射性碘治疗”在行甲状腺全切之后才有效。“外放射治疗”仅用于甲状腺未分化癌。“口服甲状腺抑制剂”主要用于甲状腺次全切或全切术后患者。甲状腺癌对“中药治疗”不敏感。

122. E【解析】甲状腺乳头状癌的手术方式：①若无颈淋巴结转移，癌肿局限于一侧腺体内，应行患侧腺体及峡部全部切除+对侧腺体大部切除。②若癌肿侵犯左右两叶，应行双侧腺体及峡部全部切除。③若已有淋巴结转移，则应在切除原发灶的同时清扫患侧颈淋巴结。患者为乳头状癌，无颈淋巴结转移，肿瘤局限于右叶内，故应行患侧腺体及峡部全部切除+对侧腺体大部切除。

123. A【解析】参见 A1 型题第 96 题解析。

124. E【解析】抗甲状腺球蛋白抗体（TgAb）和抗甲状腺过氧化物酶抗体（TPOAb）测定有助于诊断桥本甲状腺炎。TgAb 和 TPOAb 呈强阳性，效价可达 1：5200 以上。

125. E【解析】该患者有畏寒、乏力、食欲缺乏等甲状腺功能减退的症状，而引起甲减最常见的病因为自身免疫性甲状腺炎，可检查 TgAb、TPOAb 协助诊断，必要时还可以通过细针穿刺细胞学检查明确诊断。

126. C【解析】该患者血压偏低、血糖偏低、食欲缺乏、恶心，存在肾上腺皮质功能减退的症状，须先补充糖皮质激素，后补充甲状腺激素，否则易诱发肾上腺危象。

127. E【解析】糖皮质激素替代治疗的适应证是肾上腺皮质功能减退症。继发性肾上腺皮质功能减退症可以单独使用糖皮质激素治疗，需要终生应用糖皮质激素替代，推荐氢化可的松每天 20~30mg，应激时应适当增加替代量。

128. E【解析】患者 3 年前有甲亢病史，现在有甲减表现，记忆力减退（精神神经系统表现），容易疲乏、畏寒（低代谢症候群表现），最可能的诊断是原发性甲减，考虑是由于 3 年前患甲亢，经人介绍服用一杯药水，药水中可能含有 ^{131}I；也有可能由甲状腺腺体本身的自身免疫反应所致。

129. D【解析】原发性甲减患者皮肤方面的表现为干燥粗糙，皮温降低；手（足）掌皮肤可呈姜黄色；毛发干燥稀疏；双下肢胫骨前方黏液性水肿，压之无凹陷。

130. A【解析】原发性甲减实验室检查时，血清磷酸肌酸激酶、乳酸脱氢酶、谷草转氨酶升高，血胡萝卜素升高。

131. C【解析】原发性甲减最早的表现为 TSH 升高。

132. E【解析】低 T_3、T_4综合征患者主要是 T_3降低，rT_3升高，T_4多正常（危重患者 T_4也可以降低），TSH 正常或略低。但原发性甲减患者尽管也有 T_3、T_4降低，但 rT_3正常，TSH 往往显著升高，可资鉴别。故鉴别甲减和低 T_3、T_4综合征，rT_3是最有价值的检查。

133. D【解析】原发性甲减的治疗目标是甲减的症状和体征消失，血清 TSH、FT_4、TT_4维持在正常范围，最基本的治疗措施是补充足量甲状腺激素。临床上最常用的是左甲状腺素钠片（L-T_4）单药替代治疗，补充的原则是从小剂量开始，一般建议每天 1 次，每次 25~50μg 开始，每 5~7 天增加 25μg，年轻并且无心脏基础疾病的患者，可以适当加快调整速度。初次服药后，要每月复查甲状腺功能，及时调整甲状腺激素的服用剂量，最终目的是把甲状腺功能控制在目标范围。

134. B【解析】该患者除甲状腺肿大之外，无心悸、手颤、畏寒、便秘等其他症状。甲状腺弥漫性Ⅱ度肿大，表面光滑，质地柔软，无压痛，未闻及血管杂音。最可能的诊断是单纯性甲状腺肿，这是一种地方性流行病，主要由碘缺乏引起。

135. E【解析】颈部超声检查是诊断甲状腺肿最常用的方法，B 超能检测出直径 2~4mm 的小结节，能发现体检触不到的结节。对怀疑恶性的甲状腺结节可以在 B 超引导下进行细针穿刺细胞学检查。

136. B【解析】患者居住地为内陆，食用自产井盐，引起该患者颈部增粗最可能的原因是碘缺乏。补碘是防治地方性甲状腺肿最有效的方法，最简单有效的是在食物中加入碘盐。

137. C【解析】结合患者的症状、体征、实验室检查来诊断，该患者最可能的诊断为 Graves 病。症状主要为心悸、畏热，体征主要为甲状腺肿大、甲状腺上极可闻及血管杂音。实验室检查结果为血清 T_3、T_4高于正常，甲状腺球蛋白抗体（TgAb）、甲状腺过氧化物酶抗体（TPOAb）及促甲状腺激素受体抗体（TRAb）阳性。

138. E【解析】患者心率为 120 次/分提示心动过速，血白细胞计数为 2.8×10^9/L 提示减少。长期未控制的甲亢可能引起甲亢性心脏病，β 受体阻断是甲亢治疗的重要辅助药物，用于减轻心悸等甲状腺素分泌过多引起的症状，其中以普萘洛尔最为常用，普萘洛尔能抑制 T_4外周组织转换为具有活性作用的 T_3，同时通过独立的非肾上腺受体途径阻断甲状腺素对心肌的损伤，保护心脏。碘剂治疗仅用于甲状腺危象的紧急治疗和手术前准备，长期使用碘剂可能导致症状加重，故无特殊情况应避免使用。

139. E【解析】Graves 病患者应用甲巯咪唑治疗 4 个月后症状缓解，但甲状腺肿较前加重，这是由于 T_3、T_4减少后对 TSH 反馈抑制减弱，以致分泌 TSH 偏多，使腺体增生肥大，此时宜加小剂量甲状腺激素，其他治疗措施均无疗效。

140. B【解析】根据题干信息，患者有甲状腺毒症的临床表现，轻度甲亢，无突眼、无颈前黏液性水肿（非自身免疫性）、无肢端病、无心动过速。实验室检查表现为 FT_3、FT_4、TSH 均升高，TPOAb、TSAb 均正常，24 小时甲状腺 ^{131}I 摄取率 27.2%（正常）。颅脑及蝶鞍部 CT 检查无垂体占位，排除垂体肿瘤，首先考虑为选择性垂体对甲状腺激素抵抗综合征（PRTH）。

141. B【解析】PRTH 实验室检查提示 FT_3、FT_4升高的同时有促甲状腺激素的不适当分泌。故 FT_3、FT_4、TSH 升高有助于明确诊断。

142. C【解析】选择性垂体对甲状腺激素抵抗综合征在临床上极为少见，其确切病因尚不清楚，目前认为此病的发生与三碘甲腺原氨酸受体（T_3R）密切相关，确切的发病机制有待进一步研究阐明。治疗主要是 L-T_4、糖皮质激素、多巴胺受体激动药（如溴隐亭）、生长抑素等药物，目前尚无根治方法。本题选择溴隐亭，但不宜长期应用。

143. C【解析】根据患者症状（颈部肿物，无任何其他自觉症状）和体征（甲状腺双侧对称性肿大，质软，随吞咽活动），可初步诊断为单纯性甲状腺肿。

144. C【解析】患者为青年女性，应首先考虑小剂量甲状腺素治疗，以抑制垂体前叶促甲状腺激素的分泌。常用剂量为 L-T_4 25~50mg，每天 1 次，口服，3~6 个月为 1 个疗程。

145. B【解析】单纯性甲状腺肿如有以下情况者，应及时行手术治疗，施行甲状腺大部切除术。①已发展成结节性甲状腺肿者。②压迫气管、食管、喉返神经或交感神经节引起临床症状者。③胸骨后甲状腺肿。④巨大甲状腺肿，影响工作生活者。⑤结节性甲状腺肿继发甲亢者。⑥结节性甲状腺肿疑有恶变者。该患者“2 年后自诉平卧时憋气”，应接受手术治疗。

四、B 型题

1. D【解析】单纯性甲状腺肿患者血清 TSH、T_3、T_4水平正常，^{131}I 摄取率正常或升高。

2. A【解析】新生儿甲亢分为暂时性和持续性两种，前者较为常见。暂时性新生儿甲亢实验室检查显示 FT_4升高，T_3显著升高，TSH 通常低下（与正常新生儿出生时 TSH 水平增高相反）。

3. C【解析】亚急性甲状腺炎疾病活动期过后，储存于甲状腺的激素经过数周耗竭已无力以高浓度释放入血，呈现甲状腺功能“正常”阶段：T_3、T_4正常或轻度增高，TSH 轻度降低，甲状腺碘摄取率仍偏低。

4. B【解析】桥本甲状腺炎实验室检查，早期甲状腺功能正常，随着病情发展，血 T_3、T_4下降，TSH 升高，进入临床甲状腺功能减退期。值得注意的是，部分患者疾病早期可由于甲状腺组织破坏出现一过性 FT_3及 FT_4升高，TSH 下降。

5. E【解析】参见 A1 型题第 77 题解析。

6. B【解析】碘剂可抑制蛋白水解酶，减少甲状腺球蛋白的分解，从而抑制甲状腺素的释放。另外，碘剂还能使滤泡细胞退化，甲状腺的血运减少，能使腺体变小变硬，便于手术，减少术中出血。

7. A【解析】TSH 对甲状腺的作用有促进甲状腺聚碘、促进甲状腺激素合成与释放、刺激腺细胞增生与腺体增大等。

8. A【解析】参见 B 型题第 7 题解析。

9. D【解析】放射性碘治疗是一种治疗甲亢有效的方法。甲状腺细胞对碘化物具有特殊的亲和力，口服一定量的^{131}I 后，^{131}I 能被甲状腺大量吸收，具有损害作用的^{131}I 能进入甲状腺组织中，选择性地破坏甲状腺滤泡上皮而不影响邻近组织，甲状腺组织能受到长时间的集中照射，其腺体被破坏后逐渐坏死，由无功能的结缔组织取代，从而降低甲状腺的分泌功能，使甲亢得以治愈，达到类似甲状腺次全切除手术的效果。

10. E【解析】药物如硫氰化钾、过氯酸钾、对氨基水杨酸、硫脲嘧啶类药物、磺胺类药物、保泰松、秋水仙素等，可妨碍甲状腺素合成和释放，从而引起甲状腺肿。

11. A【解析】当甲状腺癌滤泡癌复发或转移时，在 TSH 的刺激下，血清甲状腺球蛋白会大幅升高，因此甲状腺切除术后需要监测 TSH 刺激后的甲状腺球蛋白水平。TSH 刺激后的血清甲状腺球蛋白升高往往提示甲状腺癌转移或复发。

12. E【解析】在甲状腺自主高功能腺瘤早期，血清中的甲状腺激素水平多在正常范围。但当甲亢症状较明显时，血清中的 T_3、T_4会升高。

13. D【解析】甲状腺髓样癌（MTC）引起血清降钙素升高，MTC 患者降钙素的数值与 MTC 的肿瘤大小和分期呈正相关。

14、15 A、D【解析】参见 A1 型题第 91 题解析。

16. D【解析】T_3型甲亢的特征为 T_4、FT_4正常或偏低，T_3、FT_3升高。超敏 TSH 下降或 TRH 兴奋试验呈低平曲线，甲状腺碘摄取率正常或偏高，但不受外源性 T_3抑制。

17. B【解析】参见 A1 型题第 219 题解析。

18. A【解析】甲状腺乳头状癌是指有滤泡细胞分化、具有典型的乳头和/或滤泡状结构和核特征性改变的恶性上皮细胞肿瘤。

19. B【解析】滤泡状癌是具有滤泡细胞分化但缺乏乳头状癌诊断特征的恶性上皮性肿瘤。

20. E【解析】甲状腺淋巴癌临床上罕见，多在桥本甲状腺炎的基础上发病，是淋巴癌中唯一以女性发病为主的肿瘤，故女性多见。

21. C【解析】甲状腺未分化癌在甲状腺癌中最少见，恶性度极高，早期即可发生远处转移，死亡率极高，一般多在治疗后数月内死亡。

22. D【解析】参见 A1 型题第 88 题解析。

23. C【解析】胸骨后甲状腺肿患者体格检查显示甲状腺肿大，无明显结节或颈部淋巴结肿大。可以明显观察到 Pemberton 征，双臂抬高后出现可逆的面部挤塞，表现为头颈部静脉充血及前胸壁浅静脉曲张。

24. D【解析】参见 A1 型题第 102 题解析。

25. A【解析】甲亢高代谢症候群患者收缩压上升，舒张压下降，脉压增大，有时出现周围血管征。

26. B【解析】低钙血症程度轻时，可用面神经叩击试验或束臂加压试验诱发典型抽搐，可表现为 Chvostek 征和 Trousseau 征阳性，但约 1/3 患者可为阴性。

27. B【解析】低镁血症时，神经纤维和骨骼肌的兴奋性增高，故在临床上可出现一系列神经肌肉兴奋性增高的表现，如小束肌纤维收缩、震颤、Chvostek 征阳性、Trousseau 征阳性和手足抽搐。

28. E【解析】Whipple 三联征是世界卫生组织规定的经典低血糖症诊断标准，具体如下：①具有低血糖的症状。②发作时血糖≤2.8 mmol/L。③服糖（即碳水化合物）后可使症状迅速缓解。少数空腹血糖降低不明显或处于非发作期的患者，应进行多次检测以排查，必要时可采用 48~72 小时禁食后再检查的方法。

五、X 型题

1. BD【解析】参见 A1 型题第 54 题解析。

2. ABCD【解析】中枢性甲减是下丘脑和垂体病变引起的促甲状腺激素释放激素（TRH）或促甲状腺激素（TSH）合成和分泌减少所致甲减。垂体外照射、垂体大腺瘤、颅咽管瘤及产后大出血是其较常见的原因。

3. ABDE【解析】参见 A1 型题第 63 题解析。

4. ACD【解析】发生在产后 1 年内的无痛性甲状腺炎又称产后甲状腺炎，无痛性甲状腺炎常伴随甲状腺功能紊乱。临床表现一般有甲状腺毒症期、甲状腺功能减退期和恢复期 3 个时期。

5. ABDE【解析】参见 A1 型题第 77 题解析。

6. ABCE【解析】内分泌功能亢进的原因如下。①内分泌腺肿瘤：如垂体各种肿瘤，ACTH 瘤、GH 瘤、PRL 瘤、TSH 瘤、促性腺激素（Gn）瘤、甲状腺瘤、甲状旁腺瘤、胰岛素瘤、胰高血糖素瘤、醛固酮瘤、嗜铬细胞瘤等。②多发性内分泌腺瘤病 1 型、2A 型、2B 型。③异位内分泌综合征：由非内分泌组织肿瘤分泌过多激素或类激素所致。④激素代谢异常：如严重肝病患者血中雌激素水平增加，雄烯二酮在周围组织转变为雌二醇增多。⑤医源性内分泌紊乱：见于应用糖皮质激素治疗结缔组织病，出现皮质醇增多症。

7. AD【解析】参见 A1 型题第 234 题解析。

8. ACDE【解析】亚急性甲状腺炎临床多见于中年女性，30~50 岁为初发本病的年龄高峰。在碘摄入相对较低地区，短暂甲状腺功能减退的发生率较高。不典型或程度较轻者甲状腺无疼痛，仅有耳鸣、耳痛、失声，或首先表现为孤立无痛的硬性结节（即所谓“寂静”

型）。近年有研究表明部分SAT患者有自身免疫抗体存在，目前认为这些抗体的释放并不足以使适当量T淋巴细胞致敏，因此难以构成致病因素。有些患者病后长期保留甲状腺自身免疫证据，少数患者于本病前后发生甲状腺自身免疫性疾病。相关研究证实，SAT的确具有HLA易患组型，但存在地理分布与种族差异。目前已证明多个民族的本病患者与HLA-B35强烈相关，HLA-B35阳性是这些地区和民族SAT发病的强有力预测指标。

9. ACDE【解析】参见A1型题第113题解析。

10. ACDE【解析】参见A1型题第135题解析。

11. ACDE【解析】甲状腺手术前的药物准备，碘剂主要是抑制蛋白水解酶的作用，阻抑激素的释放，而不能持续阻止甲状腺激素合成，应用3周以后将进入不应期，故须严格掌握手术时机。因此，碘剂并不能抑制甲状腺素的合成，选项B错误。

12. ABCE【解析】Graves病时增加的甲状腺激素使胆固醇合成、转化及排泄都加速，常致血总胆固醇降低，而不是升高。

13. AB【解析】甲状腺恶性肿瘤中最常见的是分化型甲状腺癌，极少数可有恶性淋巴瘤及转移瘤，除髓样癌外，绝大部分甲状腺癌起源于滤泡上皮细胞。以来源于滤泡细胞的甲状腺乳头状癌和滤泡状癌为主。

14. ABC【解析】抗甲状腺药物（ATD）治疗甲亢可导致粒细胞缺乏症，甲巯咪唑较丙硫氧嘧啶发生粒细胞减少更常见，常见于开始服药的2~3个月，也可见于治疗全程中的任何时间。一旦发生粒细胞缺乏应立即停用ATD，并禁止使用其他抗甲状腺药物，采取消毒隔离措施，使用广谱抗生素。同时需要给予糖皮质激素治疗，该措施对大部分患者有明确疗效。硫脲类抗甲状腺药物之间有交叉变态反应，不宜与碘剂和高碘食物合用。

15. ABE【解析】硫脲类抗甲状腺药物长时间使用可出现以下病理改变：甲状腺组织呈退行性改变，滤泡增大富含胶质，大部分滤泡细胞呈扁平或矮立方形，少部分滤泡细胞仍肥大，或可见到上皮嵴及短小乳头状结构。

16. ACDE【解析】甲状腺术后出现呼吸困难的常见原因：①切口内积血，气管受压。②喉水肿。③气管塌陷。④双侧喉返神经受损伤。⑤黏痰阻塞等。

17. BCDE【解析】影响左甲状腺素（L-T_4）吸收的药物有氢氧化铝、碳酸钙、考来烯胺、硫糖铝、硫酸亚铁、食物纤维添加剂等。加速L-T_4清除的药物有苯巴比妥、苯妥英钠、卡马西平、利福平、异烟肼、洛伐他汀、胺碘酮、舍曲林、氯喹等药物。

18. ABCE【解析】甲亢术后并发症：出现呼吸困难和窒息的常见原因是切口内出血或喉头水肿（选项A错误）。喉返神经损伤：如果损伤是单侧性，患者可出现声音嘶哑，术后数周可恢复；如果损伤是双侧性，患者可出现气道堵塞，饮水呛咳，需要紧急处理（选项B、C错误）。手足抽搐最常见的原因可能是术中损伤甲状旁腺，导致甲状旁腺功能减退，出现手足抽搐症状（选项E错误）。甲状腺危象是甲状腺功能亢进症术后严重的并发症，患者表现为高热、脉快、谵妄甚至昏迷（选项D正确）。

19. AB【解析】淡漠型甲亢的症状与典型甲亢的症状相反，高代谢症状不典型，眼征和甲状腺肿均不明显，常为某一系统表现突出（尤其是心血管和消化系统），主要表现为明显消瘦、心悸、乏力、头晕、晕厥、神经质或神志淡漠、腹泻、食欲缺乏，常因明显消瘦而被误诊为恶性肿瘤，因心房颤动而被误诊为冠心病。

20. ABCD【解析】参见 A1 型题第 88 题解析。

21. ABDE【解析】甲亢药物治疗：疗程至少应持续 2 年，复发率比较高；对于轻度、中度甲亢或者不能耐受手术者建议进行药物控制；甲亢早期用抗甲状腺药物治疗，不用甲状腺素。待病情稳定后，为防止出现甲状腺肿大、突眼及药物性甲减，可适当加用小剂量甲状腺素或左甲状腺素，但在甲亢控制不佳时不宜应用；三碘甲腺原氨酸抑制试验可作为判断长期接受抗甲状腺药物治疗者停药后是否易于复发的指标，如结果正常，可以停药。甲状腺功能检查可用来判断甲亢是否得到控制。

22. BCDE【解析】甲亢性心脏病的诊断标准：首先要符合甲亢的诊断，除有临床症状和体征外，实验室检查十分重要，尤其在不典型老年甲亢患者，除 TT_4、FT_4、TT_3和 FT_3增高外，TSH 水平低下甚至测不出也是诊断甲亢的重要指标。在甲亢的基础上发生下列 1 项或 1 项以上的心脏异常，排除了其他原因引起者，并在甲亢控制后下列心脏异常消失，可诊断为甲亢性心脏病。①心律失常：阵发性或持续性心房颤动，频发房性期前收缩或束支传导阻滞等。②心脏增大：一侧或双侧。③充血性心力衰竭。④心绞痛或急性心肌梗死。

23. ABCE【解析】Graves 病的发生与自身免疫有关，属于器官特异性自身免疫病。Graves 病有显著的遗传倾向，存在免疫调控异常，外周血和甲状腺内 T 细胞数量和功能下降。外部因素包括感染、碘摄入量和环境毒素，内部因素包括 HLA、IL-2R、Tg 和 TSHR 等基因多重性以及妊娠、性别等均可能与 Graves 发病有关。

24. BC【解析】中枢性甲减的治疗不能把 TSH 作为监测目标，而要维持血清 TT_4/FT_4在正常范围。中枢性甲减的治疗目标是使血清 TT_4维持在正常值的上 1/3 范围，FT_4维持在正常值的上 1/2 范围。

25. ACE【解析】放射性碘治疗的并发症如下。①甲状腺功能减退：早期由于腺体破坏，后期则可能由于自身免疫反应参与。一旦发生须行 TH 替代治疗。②放射性甲状腺炎：见于治疗后 7~10 天，个别可因炎症破坏和 TH 的释放而诱发危象。故重症甲亢必须在^{131}I 治疗前用抗甲状腺药物治疗。一般不需要处理，如有明显不适或疼痛可短期使用糖皮质激素。③放射性碘治疗可使活动性浸润性突眼病情加重，故活动性浸润性突眼患者一般不宜采用放射性碘治疗。确须放射性碘治疗者应同时短期使用糖皮质激素预防其恶化。

26. BCDE【解析】浸润性突眼主要由眼外肌和球后组织体积增加、淋巴细胞浸润和水肿所致；可见于甲状腺功能亢进症不是很明显或没有高代谢症状的患者；突眼程度与甲亢轻重不平行；部分患者可伴有局限性黏液性水肿，以胫前多见；眼球明显突出，两侧多不对称，两眼可先后出现。

27. ABCE【解析】一些常见药物如氢氧化铝、碳酸钙、考来烯胺、硫糖铝、硫酸亚铁、食物纤维添加剂等可影响小肠对 L-T_4的吸收；而苯巴比妥、苯妥英钠、卡马西平、利福平、异烟肼、洛伐他汀、胺碘酮、舍曲林、氯喹等可能会加速体内 L-T_4的清除。

28. ACDE【解析】桥本脑病是与桥本甲状腺炎相关的、以神经系统症状为主要表现的疾病，呈急性或亚急性起病。本病的诊断标准如下。①不能解释的复发性肌痉挛发作、全身癫痫样发作、局灶性神经功能缺失或精神异常。②伴有以下 5 项中的 3 项以上：a. 脑电图异常；b. 甲状腺自身抗体阳性；c. 脑脊液蛋白含量和/或寡克隆带增高；d. 对糖皮质激素反应良好；e. 脑部 MRI 异常。

29. ABD【解析】参见 A1 型题第 13、36 题解析。

30. BE【解析】FNAC 是鉴别良、恶性甲状腺结节最准确、最可靠、最有价值的检查方法。以下情况应进行 FNAC 检查：①直径>1. 0cm 或怀疑恶性。②甲状腺癌准备行甲状腺手术或采用非手术方式治疗者。

31. ABCE【解析】甲亢性心脏病患者的心率可达到 180~200 次/分。故选项 D 错误。甲亢性心脏病的表现包括心律失常（心房颤动最常见）、心脏增大、心力衰竭、心绞痛或心肌梗死。

32. ABCD【解析】甲状腺^{131}I 摄取率主要用于甲亢的诊断，影响甲状腺^{131}I 摄取率的主要因素有以下 3 类。①生理因素：儿童及青春期、妊娠 6 周后及绝经期。②环境因素：沿海及山区等。③药物因素：含碘及含溴的药物和食物，抗甲状腺药物及甲状腺素，激素，过氯酸盐及硝酸盐等。本题选项中，“缺碘地区的受检查者”“肾病综合征患者”可使甲状腺^{131}I 摄取率曲线升高，而“停用抗甲状腺药物 1 周患者”“去年做过碘油造影”可使甲状腺^{131}I 摄取率曲线降低。

33. BCDE【解析】甲亢患者的血液系统表现：有些患者可出现周围血液中白细胞计数偏低，淋巴细胞比例增多，粒细胞比例减少，单核细胞计数也可增加，血小板寿命缩短，有时可出现皮肤紫癜。由于消耗增加，营养不良和铁的利用障碍偶可引起贫血。

34. ABCE【解析】亚急性甲状腺炎患者甲状腺滤泡细胞受炎症浸润而广泛破坏，甲状腺激素大量释放入血循环，使血中激素水平增高，甲状腺^{131}I 摄取率降低，二者呈分离现象。故选项 D 错误，其余选项均正确。

35. ACDE【解析】排除下丘脑-垂体疾病、非甲状腺疾病所致 TSH 降低后，可诊断为亚临床甲亢，并须作出相应的病因诊断（选项 A 正确）。亚临床甲亢是一种特殊类型甲亢，仅有少数亚临床甲亢进展为临床状态，发展为甲亢或甲减，大多数甲状腺功能可自行恢复正常（选项 B 错误）。亚临床甲亢血 T_3、T_4正常，但 TSH 显著降低（选项 C 正确）。亚临床甲亢患者无症状或有消瘦、失眠、轻度心悸等症状，并可导致心血管系统或骨代谢的异常（选项 D 正确）。亚临床甲亢可能是 GD 早期、GD 经手术或放射性碘治疗后、各种甲状腺炎恢复期的暂时性临床现象，但也可持续存在，少数可进展为临床甲亢（选项 E 正确）。

36. ABE【解析】抗甲状腺药物的优点：①疗效较肯定。②不会导致永久性甲减。③方便、经济、使用较安全。

37. ABD【解析】参见A1型题第30题解析。

38. DE【解析】无痛性甲状腺炎的临床经过、甲状腺碘摄取率及甲状腺功能演变过程与SAT类似，但无甲状腺疼痛及发热等全身症状，ESR可轻度异常，TgAb、TPOAb阳性。组织及细胞学显示轻、中度淋巴细胞浸润，无多核巨细胞。

39. ABC【解析】如原发性甲减伴自身免疫所致肾上腺皮质功能减退和1型糖尿病，称为Schmidt综合征。

40. ABE【解析】血液中激素水平的测定、上级腺体激素测定、血液中激素所调节的生化物质水平的测定均为内分泌功能状态检查。而自身抗体检测是自身免疫性疾病主要的检测之一，可帮助确诊多种自身免疫性疾病。放射性核素扫描是近年应用放射性核素于临床检查和研究一些肺部疾病、测定肺的灌注及通气功能的方法。

41. ABC【解析】甲状腺主要分泌的是甲状腺激素，甲状腺激素又包括甲状腺素和三碘甲腺原氨酸。降钙素由甲状腺的滤泡旁细胞合成和分泌，催乳素由垂体前叶腺嗜酸细胞分泌，甲状旁腺激素由甲状旁腺主细胞分泌。

42. BCE【解析】完整的内分泌疾病的诊断应包括功能诊断、病因诊断以及病理诊断（定位及定性）。详细的病史和全面体格检查经常可以提供有重要意义的线索。

43. ACE【解析】正常甲状腺病态综合征（ESS）又称低T_3综合征，指非甲状腺疾病原因引起的低T_3的综合征。严重的全身性疾病、创伤和心理疾病等都可导致甲状腺激素水平的改变，其水平改变反映了机体内分泌系统对疾病的适应性反应。

44. ABCD【解析】假性甲旁减患者临床表现为低钙性抽搐，实验室检查异常为低钙血症伴高磷血症，血PTH升高。故选项E错误，其余选项均正确。

45. ABE【解析】亚急性甲状腺炎可伴声音嘶哑甚至声带麻痹，吞咽困难（选项A正确）。在发病最初几周，50%~60%患者出现一过性甲状腺毒症，临床表现如体重减轻、焦虑、震颤、畏热、心动过速等与一般甲状腺功能亢进症相似，但容易被甲状腺疼痛或触痛掩盖（选项B正确）。甲状腺功能"正常"期（或过渡期）时，临床出现短时间无症状的功能正常期（选项C错误）。甲状腺肿大，质地硬，发病初期超声检查可见片状规则低回声区，边界模糊不清，后方回声稍增强，回声减低部位多有明显压痛（选项D错误）。甲状腺功能减退期可出现水肿、畏寒、便秘等典型症状（选项E正确）。

46. ACDE【解析】参见A1型题第185题解析。

47. ABCD【解析】Graves病运动系统临床表现：多数患者有肌无力及肌萎缩。由于神经肌肉兴奋性增高，可出现细震颤、腱反射活跃和反射时间缩短等。可表现出下列病症。①甲亢性周期性瘫痪：甲亢患者中3%~4%可发生，多见于亚洲国家的青年男性患者，日本和我国较常见。发作时血钾显著降低，但尿钾不增多，发生机制可能与过多TH促进Na^+-

K^+-ATP 酶活性有关。②重症肌无力：发生率约为 1%，远高于一般人群。重症肌无力主要累及眼肌，表现为上睑下垂、眼外肌运动麻痹、复视和眼球固定等，少数也可表现为全身肌肉无力、吞咽困难、构音不清及呼吸浅短等。甲亢控制后重症肌无力可减轻或缓解。③急性甲亢性肌病：罕见，起病急，病情重，主要表现为延髓麻痹，如发音不清、呼吸肌麻痹、吞咽困难等。④慢性甲亢性肌病：较多见。起病缓，首先受累的主要是肩胛和骨盆带肌群，表现为上肢持物无力，下肢蹲、坐时直立困难。类似于多发性肌炎表现，但肌活检正常或仅有肌萎缩、变性等改变。

48. ABC【解析】甲状腺激素抵抗综合征的特点是体内靶组织器官对甲状腺激素的反应降低或丧失，分为全身性、选择性周围组织对甲状腺激素抵抗综合征和选择性垂体对甲状腺激素抵抗综合征。除选择性垂体对甲状腺激素抵抗综合征外，血中 T_3、T_4 多正常或增高，临床表现为明显甲减。

49. BCD【解析】成年型甲减消化系统表现：食欲缺乏、腹胀、便秘，严重者可出现麻痹性肠梗阻。可有肝功能异常，表现为 GOT、乳酸脱氢酶（LDH）、肌酸激酶（CPK）增高，易误诊为心肌梗死。

50. CDE【解析】单纯性甲状腺肿是指甲状腺弥漫性肿大，不伴结节及甲状腺功能异常，无突眼。单纯性甲状腺肿根据发病的流行情况，可分为地方性和散发性甲状腺肿两种。地方性甲状腺肿最常见的原因是缺碘，影响甲状腺激素的合成而导致。其余参见 A1 型题第 110 题解析。

51. ACD【解析】甲亢消化系统临床表现：①食欲亢进是甲亢的突出表现之一，但少数老年患者可出现食欲缺乏，甚至恶病质。也有少数患者出现顽固性恶心、呕吐，以致体重在短期内迅速下降。②由于过多 TH 的作用，肠蠕动增加，从而使大便稀溏、排便次数增加，甚至呈顽固性腹泻或脂肪泻。③重症甲亢可有肝大，少数可出现肝功能异常，转氨酶升高甚至黄疸。

52. BCDE【解析】初发甲亢，尤其青少年、甲状腺轻度肿大、病情较轻者，应首选药物治疗，故选项 A 错误，其余选项均正确。

53. AB【解析】参见 A1 型题第 229 题解析。

54. ABCE【解析】甲状腺危象的治疗措施：应用肾上腺素受体阻断药普萘洛尔，降低周围组织对甲状腺激素反应（选项 A 正确）。口服或静脉滴注碘剂，抑制 TH 释放（选项 B 正确）。给予大剂量抗甲状腺药物，抑制 TH 的合成（选项 C 正确）。大剂量氢化可的松，增强机体的应激能力（选项 E 正确）。如上述治疗效果不满意，可采用血液透析、腹膜透析、血浆置换等措施迅速降低血 TH 浓度。其他治疗措施还有支持治疗（监护心、肾、脑功能，迅速纠正水、电解质和酸碱平衡紊乱，补充足够的葡萄糖、热量和多种维生素等）和对症治疗（供氧，防治感染，高热者给予物理降温等）。

55. ABCD【解析】参见 A1 型题第 168 题解析。

56. ABDE【解析】参见 X 型题第 47 题解析。

57. ACE【解析】参见 A1 型题第 121 题解析。

58. ACDE【解析】参见 A1 型题第 8 题解析可知，选项 B 错误，其余选项内容均正确。

59. AD【解析】桥本甲状腺炎伴甲亢的内科治疗：治疗应按 Graves 病进行，可给予硫脲类或咪唑类抗甲状腺药物，但为避免发生甲减，剂量宜小。通常不选用^{131}I 治疗及手术治疗。对于症状明显者，可同时给予 β 受体阻断药（如普萘洛尔）来控制症状。如为一过性甲亢，只给予 β 受体阻断药对症处理即可。

60. CD【解析】参见 A2 型题第 32 题解析。

61. ABDE【解析】参见 X 型题第 47 题解析。

62. ACDE【解析】GD 患者的超声检查可见甲状腺呈弥漫性、对称性、均匀性增大（可增大 2~3 倍），边缘多规则，内部回声多呈密集、增强光点，分布不均匀，部分有低回声小结节状改变。多普勒彩色血流显像示患者甲状腺内血流丰富，血流速度增快，同时可见显著低阻力的动脉频谱和湍流频谱。甲状腺上、下动脉管径明显增宽。眼球后 B 超有助于 GD 眼病的诊断。

63. AC【解析】Graves 眼病是一种自身免疫性疾病，主要临床表现为突眼、眼内异物感、胀痛、畏光、流泪、复视、斜视、眼肌麻痹，通常双眼受累。患者起病隐匿，近半数患者无任何自觉症状或症状较轻，病程较短，多见于女性。病理特点：①早期为眼外肌水肿，慢性炎症细胞（包括淋巴细胞及浆细胞）浸润，主要发生于肌腹，少数可累及肌腱。②晚期眼外肌纤维化及部分脂肪变性。③球后眶内脂肪组织和结缔组织水肿、浸润，体积增大。

64. ABCD【解析】慢性淋巴细胞性甲状腺炎（CLT）多见于中年女性，可伴发恶性贫血，可合并 1 型糖尿病。CLT 早期约 25%患者可有甲亢表现。CLT 一般不宜手术治疗，因为不适当的切除将促使甲状腺功能减退提前发生。但为明确诊断或减轻压迫症状，部分患者须采用手术治疗，如施行甲状腺峡部、部分或次全切除。若 CLT 合并甲状腺癌或恶性淋巴瘤，则行根治性手术。术后终身甲状腺激素替代治疗。

65. ABDE【解析】参见 A1 型题第 96 题解析可知，T_3抑制试验不用于确诊甲亢。

66. ABC【解析】甲状腺危象多为较重甲亢未予治疗或治疗不充分的患者在某种诱因作用下病情急剧恶化，危及生命的状态。主要诱因为感染、手术、创伤、精神刺激、甲状腺手术前准备不充分等。

67. ACD【解析】参见 A1 型题第 30 题解析可知，选项 A 正确。亚临床甲减患者 TSH 处于 4~10mU/L，不主张立即治疗，应定期监测 TSH 的变化（选项 B 错误）。左甲状腺素（L-T_4）是治疗亚临床甲减的主要药物，剂量取决于患者的病情、年龄、体重等。治疗人群：①轻度亚临床甲减（促甲状腺激素<10mU/L）患者，如果伴有甲减症状、甲状腺过氧化物酶抗体（TPOAb）阳性、脂代谢紊乱（选项 C 正确），应给予 L-T_4治疗；不伴有上述情况者，建议定期监测促甲状腺激素的变化。②老年轻度亚临床甲减患者建议密切随访观

察，应谨慎选择 L-T_4治疗（选项 D 正确）。③重度亚临床甲减（促甲状腺激素≥10mU/L）患者，建议进行 L-T_4替代治疗。妊娠期亚临床甲减伴 TPOAb 阳性者应当接受 L-T_4治疗（选项 E 错误）。

68. BCD【解析】抗甲状腺药物的不良反应如下。①粒细胞减少：当白细胞计数少于 2.5×10^9/L、中性粒细胞计数少于 1.5×10^9/L 应考虑停药观察。最好做骨髓检查，以了解造血功能。在众多的升白细胞药物中，糖皮质激素作用较好，要注意防治继发感染。②药疹：较常见，轻者可用抗组胺药物，严重者停药。③肝功能损害：MM 多导致胆汁淤积，PTU 多导致肝细胞性损伤。服用 PTU 的患者中有 30%出现转氨酶升高，其中 4%患者的转氨酶可达正常值上限的 3 倍。

69. ABC【解析】成年型甲减患者的心血管表现可有心动过缓（<60 次/分）、心音低弱、心界扩大。超声心动图常提示心包积液，一般为高蛋白浆液性渗出物，很少发生心脏压迫症状。患者可发生心肌肥大、心力衰竭，病程长者患冠心病的概率较高，但发生心绞痛者少见。部分患者伴有血压升高。

70. ABCD【解析】TSH 抑制治疗是指分化型甲状腺癌（DTC）术后应用甲状腺激素将 TSH 抑制在正常范围的低限或低限以下的一种治疗方法。TSH 抑制疗法的不良反应包括亚临床甲亢、缺血性心脏病者心绞痛加重、心房颤动危险性增加和绝经女性骨质疏松危险性增加。

71. ACDE【解析】参见 A1 型题第 47 题解析。

72. ABCE【解析】甲减患者的贫血多数为轻、中度正色素或低色素小细胞性贫血，少数为恶性贫血（约占 10%）。造成贫血的原因主要与以下几方面有关：①甲减时，血液循环中甲状腺激素减少，所以胃酸分泌减少，食欲缺乏，胃肠蠕动减慢等因素造成铁的吸收障碍，引起铁缺乏。此外，女性患者可有月经紊乱，月经过多使铁丢失增加。上述因素可造成体内铁不足，引起缺铁性贫血。②甲减时，由于甲状腺激素的缺乏，骨髓造血功能受到抑制，红细胞生成素减少，故可出现正细胞性贫血。③某些甲减患者可因胃内因子的缺乏导致大细胞性贫血，有 50%左右的患者血清中有抗甲状腺抗体以及抗胃细胞质、胃壁细胞或内因子抗体等，说明大细胞性贫血与自身免疫对胃黏膜的损害有关。④肠道吸收叶酸障碍引起叶酸缺乏。

73. ADE【解析】参见 A1 型题第 13 题解析。

74. ABE【解析】催乳素瘤、甲减和肢端肥大症患者，都可能出现溢乳、月经紊乱。

75. ABCD【解析】参见 A1 型题第 113 题解析。

76. CDE【解析】参见 A1 型题第 110 题解析。

77. ABD【解析】由于 TH 对心血管系统的作用，以及交感神经兴奋性增高等，GD 患者有明显的临床表现，心悸、胸闷、气促是大部分患者的突出主诉。

78. ABCE【解析】参见 A1 型题第 185 题解析。

79. ABCD【解析】^{131}I 治疗甲状腺良性结节的目的是除去自主高功能结节，恢复正常的甲状腺功能状态，有效性高达80%~90%。少数患者治疗后可发生甲减。^{131}I 治疗用于甲状腺自主高功能腺瘤和毒性结节性甲状腺肿且体积小于100ml者，或不适宜手术治疗或手术治疗复发者。本法不适于有巨大的甲状腺结节者，禁用于妊娠和哺乳期女性。

80. ACE【解析】甲状腺自身免疫性疾病属局限性自身免疫性疾病，如桥本甲状腺炎、原发性黏液性水肿、甲亢。

81. ABCE【解析】甲状腺危象是甲状腺功能亢进症最严重的一个临床表现，短期内可以引起死亡。死亡原因多为高热虚脱，心力衰竭，肺水肿，严重水、电解质代谢紊乱等。

82. ACDE【解析】参见A1型题第4、47、153题解析。

83. CDE【解析】甲状腺危象的发生与甲状腺激素大量进入循环有关，血液循环中甲状腺激素剧增，游离甲状腺激素增加，脏器及周围组织对过多甲状腺激素的适应能力减低，肾上腺素能活性增加，甲状腺素在肝中消除率降低。甲状腺危象的主要诱因包括感染、应激、不适当停用抗甲状腺药物、手术、放射性碘治疗、创伤。

84. ABCE【解析】参见A1型题第8、95、157、215题解析。

85. ABC【解析】参见A1型题第144题解析。

86. ABCD【解析】桥性甲状腺炎的特殊临床表现如下。①桥本甲状腺炎伴甲亢：患者可有典型甲亢的临床表现和实验室检查结果。由于腺体组织不断被破坏，或由于TSH阻断性抗体的影响，可表现为甲减，病程中甲亢和甲减交替出现。②桥本甲状腺炎伴假性甲亢或桥本甲状腺炎伴一过性甲亢：甲亢症状可短期内消失，无须抗甲状腺药物（ATD）治疗，或对症给小量普萘洛尔即可。③儿童型：占儿童甲状腺肿40%以上，多见于9~13岁，5岁以下罕见。往往甲状腺功能正常。④伴发甲状腺肿瘤：常表现为孤立性结节，质硬，TPOAb和TgAb效价较高，病理学检查显示结节部分为甲状腺瘤或癌，周围部分为HT。⑤伴发其他自身免疫性疾病：参见A1型题第146题解析。⑥桥本脑病。本病严重而罕见，其病因尚有争论，但肯定与自身免疫有关，其最具特征性改变是高效价抗甲状腺抗体，特别是TPOAb，同时有神经精神症状。⑦HT伴突眼：HT伴突眼者较少见，一般以浸润性突眼为主，可伴有甲状腺肿。甲状腺功能大多正常，TgAb、TPOAb阳性，部分患者可测到TSAb。

87. ACDE【解析】桥本甲状腺炎甲状腺核素扫描时，常显示甲状腺增大但摄碘减少，核素分布不均，为不规则的稀疏与浓集区，边界不清，具有“破布丁”样特征。故选项B错误，其余选项均正确。

88. ABCD【解析】Graves病高发年龄为20~50岁。故选项E错误，其余选项均正确。

89. ABD【解析】现阶段甲亢治疗的主要方法有药物治疗、放射性碘治疗和手术治疗，主要目的都是降低已升高的甲状腺激素水平，这3种疗法均有效，但各有优缺点。

90. ABE【解析】抗甲状腺药物的作用机制：①通过抑制过氧化酶活化，使无机碘氧化为活性碘减少，阻止甲状腺激素合成。②PTU抑制T_4在外周组织中转化为T_3。③有轻度免疫抑制作用，使 TSAb 下降。

91. ABD【解析】浸润性突眼为弥漫性甲状腺肿伴甲状腺功能亢进症中的特殊表现之一。发病率占 GD 患者的 25%～50%，女性多于男性，多见于 40 岁以上患者（选项 C 错误）。患者可由于眼外肌的受累，出现眼球运动限制（选项 E 错误）。其余选项参见 A1 型题第 113、122 题解析。

92. BCDE【解析】甲亢患者应合理安排高热量、高蛋白质、高维生素和低碘饮食。故选项 A 错误，其余选项均正确。

六、案例分析题

1. ACE【解析】原发性甲减除临床表现外，主要依靠检测 TT_4、FT_4、TT_3、FT_3、TSH 及 TRH 兴奋试验等确立诊断。还须进行甲状腺超声以进行甲状腺功能测定，进行TPOAb、TgAb 等甲状腺相关抗体测定。

2. B【解析】FT_3、FT_4降低存在甲减，而 TSH 显著升高提示病变在甲状腺，为原发性甲减，TgAb、TPOAb 正常，不符合自身免疫性甲状腺疾病。

3. ACDEF【解析】该患者存在垂体瘤，且视交叉受压上移，垂体柄显示欠佳，须了解有无垂体-靶腺激素改变，除检测甲状腺功能外，还应检测 LH、FSH、雌二醇（E_2）、孕酮、PRL、睾酮、ACTH 皮质醇节律、GH。

4. AF【解析】除甲状腺及 PRL 异常外，其他垂体-靶腺激素水平正常，PRL 升高可能与甲减有关，故须进行 L-T_4替代治疗。长期 T_3、T_4降低可导致垂体 TSH 升高，病程长可引起垂体瘤，L-T_4替代治疗可能使肿瘤缩小，故使用 L-T4 替代治疗一段时间后需要复查 PRL、监测甲状腺功能及垂体 MRI。

5. B【解析】为确诊患者有无甲亢，首选 FT_3、FT_4测定。因为 FT_3和 FT_4是甲状腺激素的生物活性部分，能直接反映甲状腺功能状态，且不受血中 TBG 变化的影响。

6. A【解析】患者有甲亢的症状，血清 T_3、T_4增高，可以诊断甲亢。妊娠合并甲亢首选抗甲状腺药物治疗。该患者处于妊娠中期应首选 PTU，并应不断监测甲状腺功能，调整药物剂量。

7. BC【解析】妊娠期甲亢，经抗甲状腺药物治疗可继续妊娠，须定期复查甲状腺功能，定期到内科及产科门诊检查，一般不停服抗甲状腺药物，不与甲状腺片联用，不应用普萘洛尔。

8. ABCEF【解析】患者存在甲状腺功能减退，病因为 23 年前因甲亢行放射性碘治疗，故须进行甲状腺功能测定。需要行 B 超检查了解甲状腺形态，行 X 线检查了解心脏大小，行血常规检查明确有无贫血；行血生化检查了解血脂、肝功能情况。

9. ABCDEF【解析】患者 TSH 升高，FT_3、FT_4降低，符合甲减；血红蛋白（Hb）80g/L 符合中度贫血；清蛋白（Alb）降低存在低蛋白血症；总胆固醇（TC）6. 8mmol/L 升高，存在高胆固醇血症，有高血压、多浆膜腔积液的症状。

10. ABDF【解析】应用利尿药利尿、消肿，治疗多浆膜腔积液；应用血管紧张素转化酶抑制药（ACEI）控制血压、调脂；应用 L-T_4小剂量起始替代治疗甲减；应用硝酸酯类药物扩张冠状动脉，减轻心脏负荷。

11. ABCD【解析】经 L-T_4治疗，仍有大量腹水，应注意恶性肿瘤的可能，可行腹部超声检查，查肿瘤标志物及抽腹水、查瘤细胞，进行肝炎八项检查以除外肝炎导致肝硬化。

12. A【解析】患者症状（心悸、多汗、多食、消瘦）和体征（甲状腺Ⅱ度肿大，血管杂音）均为甲亢的表现。其他表现还包括水冲脉、突眼、手颤、易激惹、多汗、多梦失眠、月经减少、月经周期延长。

13. C【解析】为进一步确诊，应进行 FT_3、FT_4、TSH 测定。

14. B【解析】患者若被诊断为甲亢，TSH 降低（甲减时才会升高）。

15. ABCE【解析】在治疗甲状腺功能亢进症过程中，需要监测甲状腺功能、促甲状腺激素受体抗体。抗甲状腺药物及甲亢本身均可造成肝损伤，所以在用药前、中、后都要定期检查肝功能。有些患者对抗甲状腺药物极为敏感，可发生白细胞计数下降，甲亢本身对白细胞也有一定的抑制作用，因此要定期检查白细胞计数。此外，甲亢患者多数伴有心率加快，治疗过程中应监测心率，注意有无合并心悸、胸闷、气促、胸痛等症状。甲亢患者甲状腺素升高导致胃肠蠕动加快、肠排空加速、吸收减少，从而导致排便次数增多，大便呈糊状或泄泻的症状，治疗期间应监测排便次数。

16. E【解析】中药是甲亢辅助治疗用药。一般情况下，用含碘中药（如海藻、昆布）可以在短期获效，之后会复发、加重，故不赞同服用。

17. E【解析】毒性弥漫性甲状腺肿多见于女性，以 20~40 岁多见，多起病缓慢，典型表现为高代谢症候群、甲状腺肿大（主要是弥漫性对称性肿大）或眼征（突眼）。甲状腺^{131}I摄取率增高，T_3抑制试验抑制率<50%，该患者可初步诊断为毒性弥漫性甲状腺肿。

18. B【解析】^{131}I 摄取率是诊断甲亢的传统方法，目前主要用于甲状腺毒症病因的鉴别，如毒性弥漫性甲状腺肿、自主性高功能结节等甲状腺功能亢进类型患者^{131}I 摄取率升高，而甲状腺炎患者^{131}I 摄取率正常或降低。

19. ABCE【解析】患者妊娠 3 个月为妊娠早期，合并甲亢时应选择抗甲状腺药物治疗，首选丙硫氧嘧啶。碘剂治疗仅用于甲状腺危象的紧急治疗和手术前准备，长期使用碘剂可能导致症状加重，故无特殊情况应避免使用。妊娠期是放射性碘治疗的禁忌证。妊娠早期（1~3 个月）和晚期（7~9 个月）者为手术治疗的禁忌证。甲亢合并妊娠患者也要禁用或慎用 β 受体阻断药治疗，因为应用 β 受体阻断药长期治疗与宫内生长限制、胎儿心动过缓和新生儿低血糖相关，使用时应权衡利弊，且应避免长期使用。

20. C【解析】参见案例分析题第 19 题解析。

21. D【解析】如治疗中症状缓解而甲状腺肿或突眼反而加重，可酌情减少抗甲状腺药剂量，并同时加用甲状腺素（如左甲状腺素）。加用左甲状腺素后，通过负反馈调节抑制 TSH 分泌过多，减轻对甲状腺的刺激作用，可缓解突眼、甲状腺肿。

22. C【解析】患者只有甲状腺弥漫性肿大症状，无其他表现，根据题干信息，可排除甲亢、甲减、桥本甲状腺炎、急性甲状腺炎、亚急性甲状腺炎、无痛性甲状腺炎、甲状腺癌等疾病，结合患者家族中有“颈部不同程度增粗史”，最可能的诊断为地方性甲状腺肿。

23. ABCD【解析】诊断地方性甲状腺肿应证实甲状腺功能处于正常状态，血清 T_3、T_4 水平正常。^{131}I 摄取率正常或升高，而甲状腺 B 超检查是诊断甲状腺肿方便、可靠的方法。

24. ABCD【解析】若患者确诊为地方性甲状腺肿，实验室检查结果应为基础代谢率正常、T_3/T_4 比值增高，血清 TT_4、TT_3 水平正常，甲状腺碘摄取率正常或增加。

25. C【解析】地方性甲状腺肿的主要原因是碘缺乏，多见于一些偏远山区或远离海洋地区。碘是甲状腺合成甲状腺激素的重要原料之一，碘缺乏的时候，合成的甲状腺激素不足，反馈刺激垂体 TSH 升高，升高的 TSH 促使甲状腺增生，引起甲状腺肿。

26. D【解析】患者甲状腺Ⅲ度肿大，已有呼吸困难表现，症状严重，应采取手术治疗。

27. ABE【解析】患者有颈部包块，甲状腺Ⅲ度大，左侧直径 4cm 结节，质地硬、活动性差，淋巴结大，降钙素显著升高，B 超示低回声，提示有甲状腺髓样癌，须行颈胸部 CT 检查了解甲状腺的形态及与周围组织的关系；需要进行奥曲肽显像了解有无神经内分泌肿瘤。根据题干信息，患者同时有嗜铬细胞瘤，应注意除外 MEN 2 的可能，行 MIBI 显像及 PTH、钙、磷水平检查注意有无甲旁亢。

28. BCDE【解析】MEN 2A 临床表现包括甲状腺髓样癌、嗜铬细胞瘤、甲旁亢。为排除 MEN 2A 还需要进行 24 小时尿儿茶酚胺，血清 PTH，血清钙、磷及肾上腺 CT 检查。

29. BDF【解析】患者诊断为甲状腺髓样癌，须行甲状腺全切手术治疗，同时监测血清降钙素水平。

30. C【解析】患者症状（畏热、多汗、消瘦）、体征（甲状腺Ⅰ度肿大，心动过速）。甲状腺^{131}I 摄取率升高，高峰值提前（3 小时^{131}I 摄取率为 24 小时^{131}I 摄取率的 80%以上），不难诊断甲亢。为进一步确诊，应首先测定 FT_3、FT_4、TSH 水平。甲亢时，FT_3 和 FT_4 升高，TSH 水平降低。

31. E【解析】患者应用甲巯咪唑治疗 6 周后症状明显减轻，T_3、T_4 基本恢复正常，中性粒细胞计数 $0.55\times10^9/L$（少于 $1.5\times10^9/L$）。此时应停药观察，加用升白细胞药物，行骨髓穿刺，密切观察白细胞计数变化。

32. E【解析】参见案例分析题第 21 题解析。

33. B【解析】患者治疗 1 年后病情稳定，婚后采用口服避孕药避孕。随访发现 TT_3 0.05nmol/L 升高，TT_4 258nmol/L 升高，此时应测定生理活性的 FT_4 和 FT_3 才能有效评价甲状腺功能。

34. ABCD【解析】甲亢药物治疗疗程通常为 1 年半至 2 年，治疗时间短复发率高。患者连续服药 2 年，病情稳定，可以考虑停药。复查甲状腺功能正常，特别是 TSH 受体抗体阴性或 TSH 受体刺激抗体阴性，可认为是甲亢治愈的标准。就算达到停药标准，也不能保证终身治愈，部分患者有复发甲亢的风险，停药后也建议每年复查甲状腺功能，如出现心悸、手抖、易出汗等高代谢表现要及时复诊。

35. D【解析】停药后患者妊娠 2 个月合并甲亢，可继续妊娠，服用小剂量丙硫氧嘧啶。丙硫氧嘧啶（PTU）半衰期短（60 分钟）、进入胎盘和乳汁的量少，较少引起胎儿或新生儿甲减，为妊娠合并甲亢的首选治疗药物。PTU 初始剂量 300mg/d，维持剂量 50～150mg/d，对胎儿是安全的。

36～38 E、B、BD【解析】参见 A3/A4 型题第 66～68 题解析，考虑该患者可能为淡漠型甲亢，应立即测定 FT_3、FT_4、TSH 水平，若 FT_3、FT_4增高，TSH 降低，可明确诊断。明确甲亢诊断后，可应用抗甲状腺药物进行治疗，给予患者高热量、高蛋白质、高维生素和低碘饮食。如果患者精神紧张、不安或失眠较重，可给予安定类镇静药，过度消瘦可经静脉补充营养液等。

39. BCDE【解析】原发性甲亢患者经抗甲状腺药物治疗后复发，拟行甲状腺双侧次全切除术。甲亢手术前准备是保证手术顺利进行及减少术后并发症的关键，重要环节是通过药物准备降低基础代谢率。用丙硫氧嘧啶+碘剂做术前准备，应在甲亢症状缓解，甲状腺缩小变硬，T_3、T_4值均正常，测定基础代谢率低于+20%，达到手术要求。

40. C【解析】甲亢手术最危急的并发症是切口内出血，压迫气管，患者表现为呼吸困难。

41. E【解析】甲亢手术后发生甲减主要是因为保留甲状腺组织较少，以及甲状腺组织中有较多淋巴细胞浸润。诊断的主要依据是 T_3、T_4持续低于正常值下限，应及时补充左甲状腺素钠治疗。

42. BCE【解析】参见 A1 型题第 132 题解析。

43. BE【解析】甲状腺恶性结节为了能够完整切除肿瘤，避免癌细胞转移，需要采取手术治疗。手术方式包括甲状腺全切或近全切，术中如果发现周围有淋巴结肿大，还要给予中央区淋巴结清扫术，术中应该积极止血，预防术后大出血。

44. DE【解析】患者术后病理显示甲状腺乳头状癌，右 2.0cm，左 0.8cm。甲状腺乳头状癌为分化型甲状腺癌，术后应给予高于生理剂量的 L-T_4，抑制垂体 TSH 分泌，从而达到抑制肿瘤生长、减少甲状腺癌复发的目的。目前建议对患者采用分层管理，高危患者 TSH<0.1mU/L，低危患者 TSH 0.1～0.5mU/L。术后为去除残余的甲状腺组织，除 TNM 分期为Ⅰ期，病灶<1cm，且非柱状细胞、高细胞等侵袭性组织类型的 PTC 外，均应给予^{131}I 治疗，一般在行^{131}I 治疗前应停服甲状腺激素，并应低碘饮食 1～2 周，使 TSH 明显升高后才有效（TSH>25～30mU/L）。

45. AD【解析】甲状腺癌（TC）患者术后应该终身随诊。随诊的主要目的是了解 TSH

抑制治疗是否符合要求，尽早发现甲状腺癌的复发、转移并给予及时处理。随诊的主要项目如下：①血清 TSH、FT_4水平，以了解抑制治疗是否达到目标水平。②甲状腺球蛋白（Tg）水平，以了解是否有甲状腺癌的复发。一般认为，在充分抑制（TSH<0.1mU/L）状态下 Tg<1μg/ml，在刺激状态下 Tg<2μg/ml，如果高于该水平，则提示有甲状腺癌复发转移，应该寻找复发转移灶。③颈部高频彩超，以了解颈部有无复发转移灶。④^{131}I 全身扫描，以了解肺、骨等全身有无转移灶。⑤^{18}F-FDG-PET 全身扫描，作用与^{131}I 全身扫描相同，但其对血清 Tg 水平升高，但^{131}I 全身扫描阴性者有较好的效果。其对 TC 的预后有提示作用，病灶摄取^{18}F-FDG 越多，提示预后越差。

46. AB【解析】患者畏寒、乏力、体重增加，血压升高，脉搏缓慢，呼吸急促，皮肤粗糙，有溢乳，心率正常，黏液性水肿面容，均为原发性甲减症状表现。除临床表现，结合实验室 TSH、FT_3、FT_4检查结果，可确诊。根据 PRL 93.73nmol/L 及垂体占位，还应考虑垂体催乳素瘤。

47. ADE【解析】溴隐亭抑制试验、TRH 兴奋试验、甲氧氯普胺兴奋试验可用于鉴别诊断。其中，PRL 瘤时，溴隐亭抑制试验多为阴性抑制反应。TRH 兴奋试验可鉴别甲减原因，甲氧氯普胺兴奋试验可以有效发现高催乳素血症的发病原因，为治疗提供依据。

48. ABCEF【解析】已行垂体 MRI 检查，不需要进行颅脑 CT 检查。其余选项检查均应进行。

49. E【解析】伴有甲减的垂体瘤，应用 L-T_4替代治疗，密切观察垂体占位大小变化。待甲状腺功能正常后行垂体瘤手术治疗，首选术式是经蝶窦垂体催乳素瘤切除术（垂体直径 2cm 占位为大腺瘤）。

50. A【解析】患者有明显基础代谢率增高症状和交感神经兴奋症状，有突眼症状，甲状腺Ⅲ度肿大，这是毒性弥漫性甲状腺肿的典型表现，初步诊断并不困难。

51. E【解析】毒性弥漫性甲状腺肿女性患者常有月经减少，月经周期延长，甚至闭经，但部分患者仍能妊娠、生育。

52. ABD【解析】毒性弥漫性甲状腺肿患者 TSH 水平下降，T_3、T_4、FT_3、FT_4多升高。TSAb 是本病的致病性抗体，能与甲状腺细胞上的促甲状腺激素受体（TSHR）结合，刺激甲状腺细胞增生，合成、释放更多甲状腺激素，引起甲亢和甲状腺肿。TSAb 阳性率为 80%～90%，经治疗病情缓解后，TSAb 的活性明显下降或转正常。

53. BC【解析】患者有甲亢症状（心悸、乏力、消瘦），近来症状加重，出现高热（体温持续 39.0℃以上）、严重失水、心律失常、大汗淋漓、意识模糊，烦躁不安，考虑为甲状腺危象。甲亢伴有明显心律失常（如心房颤动）和心力衰竭者，怀疑为甲亢性心脏病。

54. BC【解析】为进一步确诊，应尽快进行 FT_3、FT_4和 TSH 检查，FT_3、FT_4升高，TSH 水平降低可明确诊断。

55. C【解析】有垂体危象除针对诱因治疗外还须给予以下治疗。①丙硫氧嘧啶，首次

500~1000mg，以后250mg，4小时1次，口服。②复方碘，5滴/次，6小时1次。③β受体阻断药。④大剂量糖皮质激素，如氢化可的松，首次300mg，以后100mg，8小时1次。⑤透析治疗。⑥降温。⑦其他支持治疗。

56. D【解析】进一步治疗应注意降温，高热者物理降温，避免用乙酰水杨酸类药物，有感染者抗感染治疗，并维持水、电解质平衡。

57. C【解析】根据题干信息，该患者急性起病，发热，高代谢症状，ESR增快（ESR 78mm/1h），首先考虑亚急性甲状腺炎。

58. BDEF【解析】为明确诊断，应进一步检查红细胞沉降率（ESR>50mm/1h对本病是有力的支持，提示疾病活动），TSH（降低），TT_3、TT_4、FT_3、FT_4（均升高）和甲状腺^{131}I摄取率（降低）。

59. D【解析】亚急性甲状腺炎是一种由病毒感染所诱发的甲状腺变态反应性炎症。由于炎症对甲状腺滤泡的破坏，致使滤泡内贮存的甲状腺激素大量释放入血，TSH受抑制。滤泡上皮破坏，摄碘功能障碍，造成血T_3、T_4升高而TSH下降，^{131}I摄取率下降的特殊征象。因此，在疾病早期，患者可有甲亢表现；在疾病后期，腺泡内贮存的甲状腺激素释放完毕，受损的甲状腺组织合成及分泌甲状腺激素的能力尚未恢复，血T_3、T_4下降而TSH升高，可有甲减表现。恢复期甲功恢复正常，极少数病例发展为甲减。

60. CEF【解析】亚急性甲状腺炎的治疗目的是减轻炎症反应，缓解疼痛。该患者仅须服用非甾体抗炎药，如吲哚美辛25mg，3~4次/天；或阿司匹林0.5~1.0g，2~3次/天。对于疼痛剧烈、体温居高不下、非甾体抗炎药治疗无效的重症患者，可予以糖皮质激素治疗，一般初始泼尼松每天20~40mg，分3次口服，疼痛和发热往往会在1~2天内消失，继续维持1~2周，然后缓慢减量，总疗程不少于8周。对于激素治疗停药指征，推荐碘摄取率恢复正常后再停用糖皮质激素，这比以红细胞沉降率恢复正常为停药标准好，治愈率提高，复发率减少。β受体阻断药可缓解甲状腺毒症，症状明显时可使用。

61. A【解析】2年前TPOAb阳性，近4个月出现脱发、乏力、月经紊乱表现，查体甲状腺Ⅱ度大、质韧，应考虑为桥本甲状腺炎。

62. BDE【解析】想要确诊桥本甲状腺炎，首先要完善血液中的甲状腺功能检查，其中一定要包括甲状腺相关抗体，如甲状腺过氧化物酶抗体以及甲状腺球蛋白抗体。因为桥本甲状腺炎患者血液中会出现异常的甲状腺抗体，而且此类抗体会持续存在。其次要完善患者的甲状腺超声检查，超声检查可提示有回声异常，如回声减低区以及发生网格样变等。

63. AB【解析】桥本甲状腺炎目前没有根治方法，治疗的主要目的是纠正继发的甲状腺功能异常和缩小显著肿大的甲状腺。该患者TSH轻度升高，但甲状腺激素水平正常，轻度弥漫性甲状腺肿又无明显压迫症状，不伴有甲状腺功能异常，一般不需要特殊治疗，可随诊观察，暂不治疗，复查TSH以后再决定是否治疗。如甲状腺肿大明显并伴有压迫症状，应给予治疗。

64. BE【解析】患者有消化道症状、消瘦、心率快、手抖，符合淡漠型甲亢，但应注意除外消化道恶性肿瘤。

65. D【解析】TRH 兴奋试验：注射 TRH 后有兴奋反应者为正常。如血中基础 TSH 很低，注射后仍低或未见上升，即不被 TRH 兴奋，结合临床症状（食欲缺乏、消瘦、手抖、出汗等），可能提示有甲亢。

66. A【解析】该患者甲状腺不肿大，病情轻，治疗首选抗甲状腺药物治疗。应用药物前应先检查血常规及肝功能，检测结果基本正常即可服用。服用抗甲状腺药物时应注意变态反应和粒细胞减少、肝功能异常等。

67. B【解析】患者产后 3 个月出现畏热、多汗、体重减轻症状，体温正常，无突眼，甲状腺Ⅱ度肿大，心动过速。首先考试为无痛性甲状腺炎。发生在产后 1 年内的无痛性甲状腺炎又称产后甲状腺炎。

68. AE【解析】血清 T_3、T_4、TSH 和 ^{131}I 摄取率对产后甲状腺炎确诊和鉴别诊断意义较大。①甲状腺毒症期：血清 T_3、T_4升高，TSH 降低，甲状腺 ^{131}I 摄取率降低，对确诊有重要意义。此期红细胞沉降增快、血白细胞计数轻至中度增高、中性粒细胞计数正常或稍高。甲状腺放射性核素扫描可以见到碘摄取率低下或无摄取。②甲减期：TSH 升高，血清 T_3、T_4 正常或降低，^{131}I 摄取率逐渐恢复。③恢复期：血清 T_3、T_4、TSH 和 ^{131}I 摄取率恢复至正常。

69. AE【解析】如检查显示 T_3、T_4升高，^{131}I 摄取率明显降低，呈“分离现象”，是本病的特征性改变，为甲状腺毒症期。有自限性，是暂时性疾病，可密切随访，通常只须用 β 受体阻断药控制症状，如普萘洛尔，可以改善心悸、心动过速、精神紧张、震颤、多汗等。不需要进行外科治疗和放射治疗。

70. D【解析】患者除甲状腺Ⅱ度肿大外，无其他症状，题干信息无甲亢、甲减、慢性淋巴细胞性甲状腺炎、急性甲状腺炎、亚急性甲状腺炎、无痛性甲状腺炎、甲状腺癌等疾病的征象，故最可能的诊断是单纯性甲状腺肿。

71. ABCDF【解析】单纯性甲状腺肿的相关检查如下。①体格检查：根据视诊颈部有无肿大增粗、触诊有无甲状腺结节，可作出初步诊断。②激素检查：检测血清 TSH、T_3、T_4，评估甲状腺功能。多数患者正常。③^{131}I 摄取率：评估甲状腺功能代谢情况，多数患者正常，部分增加。④尿碘测定：碘缺乏所致地方性甲状腺肿患者，尿碘水平低。⑤抗体检查：甲状腺自身抗体（TPOAb）测定，有助于排除自身免疫性甲状腺炎。⑥血清甲状腺球蛋白（Tg）测定：多数患者 Tg 浓度增高。⑦影像学检查：如颈部超声、CT、MRI 和甲状腺放射性核素扫描等，可以准确地描述甲状腺的大小、与邻近组织的关系、向胸骨后延伸的情况，还可评估甲状腺的功能状态、判断甲状腺组织是否具有自主功能等。

72. BDE【解析】甲状腺肿大包括生理性和病理性。单纯性甲状腺肿又称生理性甲状腺肿，一般没有明显症状，或者仅有颈部甲状腺位置稍微增粗。这种生理性甲状腺肿多见于青春期、妊娠期、哺乳期，属于暂时的生理现象，一般不需要特殊治疗。

73. ABF【解析】甲状腺肿可分为以下 3 度。①Ⅰ度：外观没有肿大，但是触诊能触及者。②Ⅱ度：能看到且能触及，但是肿大未超过胸锁乳突肌外缘者。③Ⅲ度：肿大超过胸锁乳突肌外缘者。

74. AEF【解析】该患者为青春期单纯性甲状腺肿，主要由缺碘引起，用食盐加碘及饮食补少量碘剂即有疗效，不宜剂量过大，以防引起碘性甲亢。左甲状腺素（$L\text{-}T_4$）可抑制 TSH 分泌，缓解甲状腺持续肿大与增生，进而缩小甲状腺肿。但 $L\text{-}T_4$ 不应长期应用，治疗期间应监测甲状腺功能。

75. E【解析】根据患者症状（排便次数增多、低热、食欲缺乏、消瘦）、体征（甲状腺结节性肿大，心动过速），GPT 偏高，甲状腺碘摄取率升高，作出甲亢的初步诊断并不困难。

76. E【解析】甲亢的诊断主要依赖于甲状腺功能的检查结果。甲亢时 FT_3、FT_4 升高，TSH 水平降低。

77. E【解析】甲亢患者对抗甲状腺药物治疗无效是手术治疗的适应证。

78. E【解析】甲亢手术治疗术后复发是放射性碘治疗的适应证。^{131}I 治疗的目的是破坏甲状腺组织，减少甲状腺激素的产生。

79. ABCD【解析】患者"甲状腺Ⅱ度肿大，可触及多个结节，未闻及血管杂音"，不排除可能为桥本甲状腺炎、结节性甲状腺肿、甲状腺癌、地方性甲状腺肿等疾病。产后 1 年发生的无痛性甲状腺炎为产后甲状腺炎，该患者为 48 岁女性，应除外此疾病。患者无发热、颈前疼痛，不考虑亚急性甲状腺炎。

80. ACD【解析】依据题干信息，患者存在甲减。应进行甲状腺功能检查：原发性甲减 TSH 升高是最灵敏和最早期的诊断指标，血清 TT_4 和 FT_4 减低是临床甲减诊断必备的条件。TPOAb、TgAb 是确定原发性甲减病因的重要指标和诊断自身免疫性甲状腺炎（包括桥本甲状腺炎、萎缩性甲状腺炎）的主要指标。还要进行甲状腺超声检查明确有无甲状腺体积缩小及占位。

81. CDEF【解析】对甲状腺结节行细针穿刺细胞学检查确诊甲状腺结节性质。给予甲状腺素替代治疗，治疗开始及随后增加剂量均有可能诱发心脏病，故应从小剂量开始，逐渐增加剂量。患者甲减的程度、年龄及全身健康状况决定了 $L\text{-}T_4$ 起始剂量。$L\text{-}T_4$ 理想的服药方法是饭前服用，与一些药物的服用间隔应在 4 个小时以上。心包积液也是甲减常见并发症，可考虑行超声心动图检查，确定是否存在心包积液。

骨质疏松症

第五章　甲状旁腺和矿物质代谢异常疾病

一 A1 型题

1. 治疗原发性甲状旁腺功能亢进症（简称甲旁亢）最有效的措施是

A. 药物治疗　　B. 外放射治疗

C. 放射性碘治疗　　D. 化学治疗

E. 手术切除病变甲状旁腺

2. 甲状旁腺功能减退症（简称甲旁减）的实验室检查结果，叙述不正确的是

A. 血钙降低　　B. 血磷降低

C. 血碱性磷酸酶（ALP）正常或稍低　　D. 血镁增高或降低

E. 尿钙、尿磷均减少

3. 引起原发性甲旁亢最常见的疾病是

A. 甲状旁腺多发腺瘤　　B. 甲状旁腺单发腺瘤

C. 甲状旁腺增生　　D. 甲状旁腺癌

E. 多发性内分泌腺瘤

4. 可作为骨质疏松症判断骨吸收的标志物有

A. 血钙和血磷

B. Ⅰ型胶原前肽（PINP）

C. 血骨钙素

D. Ⅰ型胶原羧基末端肽（CTX）或Ⅰ型胶原氨基末端肽（NTX）

E. 尿钙、尿磷

5. 高钙血症采用地塞米松抑制试验血清钙不下降，可考虑的疾病为

A. 多发性骨髓瘤　　B. 维生素 D 中毒

C. 乳碱综合征　　D. 结节病

E. 甲旁亢

6. 甲状旁腺激素（PTH）的功能是调节血液中的

A. 钙　　B. 镁

C. 钠　　D. 钾

E. 氯

7. 原发性甲旁亢的临床表现不包括

A. 高钙血症
B. 高尿钙
C. 低磷血症
D. 高尿磷
E. 高钾血症

8. 对原发性甲旁亢诊断最有价值的是

A. 血钙、血磷
B. 肾小管磷再吸收试验
C. 甲状旁腺激素+血磷
D. 甲状旁腺激素+血钙
E. 磷清除试验

9. 三发性甲旁亢是指

A. 垂体病变引起的甲旁亢
B. 下丘脑病变引起的甲旁亢
C. 原发性甲旁亢
D. 继发性甲旁亢
E. 继发性甲旁亢基础上部分增生组织转变为腺瘤

10. 原发性甲旁亢的诊断依据是

A. 血清 PTH 增高的同时有高钙血症
B. 血清 PTH 增高的同时有低钙血症
C. 血清 PTH 降低的同时有高钙血症
D. 血清 PTH 降低的同时有低钙血症
E. 血清 PTH 正常而血钙增高

11. 多发性内分泌腺瘤病 1 型（MEN1）中最常见的内分泌腺瘤是

A. 胃泌素瘤
B. 胰岛素瘤
C. 垂体瘤
D. 甲状旁腺腺瘤
E. 肾上腺腺瘤

12. 甲旁亢临床上无症状，若血清总钙（　　）即可诊断为甲旁亢

A. >2. 1mmol/L
B. >2. 3mmol/L
C. >2. 5mmol/L
D. >2. 8mmol/L
E. <2. 8mmol/L

13. 当血清钙超过（　　）时，甲旁亢患者容易出现神经肌肉系统症状

A. 1mmol/L
B. 1. 25mmol/L
C. 2. 25mmol/L
D. 2. 75mmol/L
E. 3. 5mmol/L

14. 可确诊甲状旁腺功能减退症（简称甲旁减）的是

A. 血钙↓、血磷↑
B. 尿钙、尿磷↓
C. 碱性磷酸酶↑
D. 静脉滴注外源性 PTH 后尿磷、环磷酸腺苷（cAMP）↑
E. 血 PTH 明显↑

15. 下列叙述与继发性甲旁亢不符的是

A. 是由于低钙血症，刺激甲状旁腺增生肥大，分泌过多 PTH 而引起

B. 维生素 D 受体表达的减少可损害 1,25-二羟维生素 D_3［1,25-（OH）$_2D_3$］介导的甲状旁腺功能，引起继发性甲旁亢

C. 假性甲旁减可引起继发性甲旁亢

D. 肾病和肾功能不全、骨软化、肠钙吸收不足和氟骨症均可引起继发性甲旁亢

E. 治疗主要补充钙剂、活性维生素 D

16. 下列关于甲旁减的病因，叙述正确的是

A. 高镁血症可引起功能性甲旁减

B. 特发性甲旁减发病与环境因素有关

C. 甲旁减若合并多发性内分泌腺功能减退症，要考虑继发性甲旁减

D. 甲状腺手术可能导致甲旁减

E. 妊娠期间胎儿的甲状旁腺发育会被母体的高钙血症抑制，新生儿出生后就会出现永久性甲旁减

17. 骨质疏松症最常见的临床类型是

A. 绝经后骨质疏松症　　B. 老年性骨质疏松症

C. 退行性骨质疏松症　　D. 继发性骨质疏松症

E. 特发性骨质疏松症

18. 下列关于原发性骨质疏松症的特点，叙述不正确的是

A. 骨丢失类型：Ⅰ型 OP 主要为松质骨，Ⅱ型 OP 为松质骨和皮质骨

B. 骨丢失率：Ⅰ型 OP 加速，Ⅱ型 OP 不加速

C. 主要原因：Ⅰ型 OP 与绝经有关，Ⅱ型 OP 与老龄有关

D. 甲状旁腺功能：Ⅰ型 OP 亢进，Ⅱ型 OP 减退

E. 骨折部位：Ⅰ型 OP 为椎体（粉碎性）和桡骨远端，Ⅱ型 OP 为椎体（多楔形）和髋骨

19. 多发性骨髓瘤的临床症状不包括

A. 贫血　　B. 骨痛

C. 溶骨性骨质破坏　　D. 高钾血症

E. 肾功能不全

20. 甲旁亢同一血标本中（　　），可以明确甲旁亢的诊断

A. 血清钙增高，血清 PTH 降低

B. 血清钙降低，血清 PTH 增高

C. 血清钙和血清 PTH 均降低

D. 血清钙和血清 PTH 均增高

E. 血清钙和血清 PTH 均不变

21. 以下不属于假性甲旁减类型的是

A. 假性甲旁减Ⅰa 型

B. 假性甲旁减Ⅰb 型

C. 假性甲旁减Ⅱ型

D. 假性甲旁减Ⅲ型

E. 假-假性甲旁减

22. 甲旁减的临床生化特征是

A. 低钠血症与低钾血症

B. 低钙血症与低镁血症

C. 低镁血症与低钠血症

D. 低钙血症与高磷血症

E. PTH 缺乏

23. 原发性甲旁亢的最常见病因是

A. 增生

B. 腺瘤

C. 炎症

D. 腺癌

E. 家族性多发性内分泌腺瘤病

24. 甲状腺术后出现手足抽搐是由于损伤了

A. 甲状旁腺

B. 交感神经

C. 喉上神经

D. 喉返神经

E. 副神经

25. 关于原发性甲旁亢与继发性甲旁亢，下列说法正确的是

A. 原发性甲旁亢血清 PTH 常明显升高，血氯下降

B. 继发性甲旁亢血清 PTH 减低，血氯升高

C. 三发性甲旁亢由继发性甲旁亢发展而来

D. 原发性甲旁亢可被地塞米松抑制试验抑制

E. 两者血 ALP 均正常，尿羟脯氨酸、cAMP 增高

26. 下列叙述与甲旁减不符的是

A. 骨质较正常骨致密

B. 吩噻嗪类药物可诱发神经肌肉症状

C. 可出现指端或口周麻木、手足抽搐、锥体外系症状

D. 可发生白内障，较为少见

E. 儿童期发病患者常有精神发育迟缓和外胚层发育障碍

27. 原发性甲旁亢的特征性临床表现不包括

A. 神经肌肉系统的表现包括记忆力减退、轻度个性改变、抑郁和嗜睡，可被误诊为神经症

B. 高钙血症可引起消化道症状，如急性胰腺炎、消化性溃疡、佐林格-埃利森（Zollinger-Ellison）综合征

C. 可有骨痛、纤维囊性骨炎、骨囊肿、骨质疏松、骨质增生、病理性骨折及异位钙化
D. 尿路结石可作为首发和高发症状，并常累及肾小管浓缩功能
E. 可出现四肢无力，以近端肌肉为甚

28. 原发性甲旁亢定位诊断的方法不包括
A. 颈部超声检查
B. 选择性甲状腺静脉取血
C. 颈部和纵隔 CT 扫描
D. 放射性核素检查
E. 甲状旁腺功能抑制试验

29. 导致老年女性发生髋部脆性骨折的疾病不可能是
A. 原发性甲旁亢
B. 肾小管性酸中毒
C. 骨质硬化症
D. 代谢综合征
E. 催乳素瘤

30. 以下关于永久性甲旁减的治疗，叙述正确的是
A. 宜进高钙、低磷饮食，如多食乳制品、蛋黄和肉类食物
B. 枸橼酸钙不适于高尿钙患者，可增加肾结石发生率
C. 噻嗪类药物应避免使用
D. 首选葡萄糖酸钙
E. 采用口服维生素 D 和钙剂来治疗，使血钙维持在接近于正常的水平

31. 甲旁亢患者手术后血清钙持续低于多少可出现低钙击面征（Chvostek 征）或低钙束臂征（Trousseau 征）
A. 1mmol/L
B. 1.25mmol/L
C. 2mmol/L
D. 2.25mmol/L
E. 2.75mmol/L

32. 鉴别高钙血症是由原发性甲旁亢或其他原因引起可进行的检查为
A. 地塞米松抑制试验
B. 地塞米松兴奋试验
C. 螺内酯试验
D. 促甲状腺激素释放激素（TRH）兴奋试验
E. 促甲状腺激素（TSH）兴奋试验

33. 继发性甲状旁腺激素生成减少的主要原因是
A. 炎症
B. 甲状旁腺手术
C. 颈部放射治疗
D. 自身免疫性疾病
E. 甲状腺或颈部手术误伤甲状旁腺

34. 对甲旁亢有诊断价值的 X 线表现是
A. 弥漫性脱钙
B. 纤维囊性骨炎
C. 骨囊肿样变化
D. 多发性骨折或骨骼畸形
E. 骨膜下皮质吸收、颅骨细小斑点的“砂粒样”改变

35. 关于甲状旁腺激素（PTH）的作用，叙述不正确的是
    A. 是调节血钙和血磷代谢最重要的激素
    B. 动员骨钙入血（溶骨），使血钙升高
    C. 促进肾小管对钙的重吸收
    D. 促进近球小管对磷的重吸收，升高血磷
    E. 促使25-羟维生素 D_3［25-$(OH)D_3$］转变成为1,25-$(OH)_2D_3$
36. 骨质疏松症（OP）雌激素替代治疗的适应证为
    A. 子宫内膜异位
    B. 乳腺癌患者
    C. 子宫内膜癌患者
    D. 不明原因阴道出血
    E. 有绝经期症状及骨质疏松症危险因素的女性
37. 甲状旁腺激素对血液中钙磷浓度的调节作用表现为
    A. 降低血钙，升高血磷
    B. 升高血钙，降低血磷
    C. 升高血钙，不影响血磷
    D. 降低血钙，不影响血磷
    E. 升高血钙、血磷
38. 骨质疏松症的临床诊断主要根据
    A. 骨痛
    B. X 线片
    C. 骨超声
    D. CT 或磁共振成像（MRI）
    E. 双能 X 射线吸收法（DXA）测定骨密度（BMD）
39. 原发性甲旁亢的 X 线检查表现不包括
    A. 全身性骨质疏松
    B. 纤维囊性骨炎
    C. 病理性骨折
    D. 颅骨穿凿样改变
    E. 肾钙化
40. 原发性甲旁亢的发病机制不包括
    A. 甲状旁腺激素分泌增多
    B. 抑制肾小管重吸收磷
    C. 1,25-$(OH)_2D_3$合成增多
    D. 抑制肾小管重吸收碳酸氢盐
    E. 抑制肾小管重吸收钙
41. 甲旁亢的最常见类型是
    A. 甲状旁腺增生
    B. 甲状旁腺腺瘤
    C. 甲状旁腺腺癌
    D. MEN1
    E. 多发性内分泌腺瘤病 2 型（MEN2）
42. 可引起甲旁减患者手足抽搐的血钙值为
    A. 2. 5mmol/L
    B. 3. 0mmol/L
    C. 1. 9mmol/L
    D. 2. 3mmol/L
    E. 2. 8mmol/L

43. 诊断原发性甲旁亢有意义的试验是
A. 饥饿试验
B. 螺内酯试验
C. 高张氯化钠溶液试验
D. 酚妥拉明试验
E. 肾小管重吸收磷试验

44. 目前进行骨质疏松症诊断的“金标准”是
A. 双能X射线吸收法
B. 单光子吸收法
C. 双光子吸收法
D. 定量计算机体层扫描
E. 超声发射速率法

45. 原发性甲旁亢患者病变甲状旁腺术前定位检查首选
A. 颈部触诊
B. 颈胸部CT
C. 颈胸部MRI
D. 选择性甲状腺静脉取血测PTH
E. 锝-99m-甲氧基异丁基异腈（^{99m}Tc-MIBI）甲状旁腺扫描

46. 甲状旁腺激素对骨的作用为
A. 抑制钙释出
B. 促进钙释出
C. 抑制磷释出
D. 抑制骨吸收
E. 释出镁

47. 以下不属于骨质疏松症骨骼表现的是
A. 腰背疼痛或全身骨痛是骨质疏松症的最常见症状
B. 骨折的发生可有或无诱因
C. 负重能力减弱，活动后常导致肌肉劳损和肌痉挛
D. Ⅰ型（绝经后）原发性骨质疏松症以松质骨和皮质骨为主，Ⅱ型（老年性）原发性骨质疏松症骨丢失以松质骨为主
E. Ⅰ型（绝经后）原发性骨质疏松症骨折部位以椎体（粉碎性）和桡骨远端为主，Ⅱ型（老年性）原发性骨质疏松症骨折部位以椎体（多楔形）和髋骨为主

48. 慢性肾功能不全继发性甲旁亢主要的原因是
A. 血肌酐增高
B. 血钾升高
C. 血磷升高
D. 维生素D减少
E. 酸中毒

49. 关于雌激素治疗骨质疏松症，下列叙述正确的是
A. 老年女性已绝经多年，雌激素治疗不会导致子宫内膜癌，因而不需要加用孕激素
B. 雌激素替代疗法较为安全，不需要定期监测
C. Ⅰ型、Ⅱ型原发性骨质疏松症采用雌激素治疗，疗效均较好
D. 系统性红斑狼疮者、活动性血栓栓塞性病变者是雌激素治疗的禁忌证
E. 雌激素治疗需要观察子宫内膜厚度变化，若子宫内膜厚度>5mm，则不宜加用孕激

素，以防子宫阴道出血

二 A2 型题

1. 患者，女性，55 岁，绝经 2 年。因全身骨密度降低、多发肾结石就诊。检查血钙升高。患者可初步诊断为

A. 尿石症
B. 甲状腺功能亢进症（简称甲亢）
C. 甲旁亢
D. 甲状腺功能减退症（简称甲减）
E. 甲旁减

2. 患者，女性，47 岁。反复发作尿路结石、骨痛。骨骼 X 线示骨膜下皮质吸收。实验室检查：高钙血症，血清碱性磷酸酶↑，地塞米松抑制试验血清钙不下降。患者可诊断考虑为

A. 原发性甲旁亢
B. 继发性甲旁亢
C. 三发性甲旁亢
D. 骨软化症
E. 维生素 D 缺乏症

3. 患者，女性，54 岁。绝经 5 年，最近感到全身骨痛，尤以腰背部为甚。检查：椎体骨折，骨密度明显↓，血清钙、磷含量正常。采用综合性治疗+降钙素治疗。降钙素属于

A. 刺激骨形成药物
B. 抑制骨吸收药物
C. 性激素
D. 钙剂
E. 维生素 D 制剂

4. 患者，男性，64 岁。因多饮、多尿、肾绞痛、血尿求诊。血钙高，血磷低，肾功能正常，血清甲状旁腺激素测定值增高，X 线示骨质疏松。患者可诊断为

A. 肾结石
B. 肾性骨病
C. 原发性甲旁亢
D. 肾结核
E. 老年性骨质疏松症

5. 患者，女性，50 岁。近 8 个月全身多处骨折。3 个月前右前臂骨折，1 个月前左股骨干骨折，腹平片示右侧肾结石。应首先检查的项目是

A. 静脉肾盂造影
B. 血和尿钙、磷
C. 骨密度测定
D. 血尿酸
E. 骨髓检查

三 A3/A4 型题

（1~4 题共用题干）

患者，男性，38 岁。体检发现尿路结石入院。住院检查发现消化性溃疡。血钙 3mmol/L，

血磷0.5mmol/L，尿钙24小时超过200mg。

1. 患者发生以上症状最可能的原因是

A. 原发性尿路结石
B. 肾癌
C. 甲旁亢
D. 胰腺癌
E. 以上都不是

2. 本病定位诊断的首选检查方法是

A. 颈部超声检查
B. MRI检查
C. 颈部和纵隔CT扫描
D. X线检查
E. 甲状旁腺核素扫描

3. 行手术治疗后36小时，患者出现手足抽搐，最可能的原因为

A. 低钾血症
B. 高钾血症
C. 低钙血症
D. 高钙血症
E. 低磷血症

4. 患者出现手足抽搐，首先给予的恰当处理措施是

A. 静脉应用镇静药
B. 应用降钙素
C. 应用氢化可的松
D. 应用双氢速甾醇
E. 给予10%葡萄糖酸钙10~20ml加等量25%葡萄糖溶液稀释后缓慢静脉注射

（5、6题共用题干）

患者，女性，58岁。腰背及四肢关节酸痛4个月，体检发现高血压，B超发现右侧尿路结石。

5. 为明确诊断，应首选的检查为

A. 血尿酸（UA）测定
B. 四肢关节摄片
C. 血钙、磷、PTH测定
D. 血ALP测定
E. 放射性核素全身骨扫描

6. 若患者同时检查骨密度示有骨质疏松，可排除的疾病为

A. 甲旁减
B. 甲亢
C. 原发性甲旁亢
D. 继发性甲旁亢
E. 骨原发或转移性肿瘤

（7、8题共用题干）

患者，女性，49岁。因甲状腺肿大出现呼吸困难而行手术切除，术后患者自觉指端及嘴部麻木、刺痛，一遇劳累便出现“抽搐”发作。

7. 该患者最可能的诊断是

A. 癫痫
B. 自主神经功能紊乱
C. 甲减
D. 甲旁减
E. 神经系统疾病

8. 为明确诊断，下一步应做的检查是
A. 血钠测定
B. 血磷测定
C. 血镁测定
D. 血钾测定
E. 血 PTH 及血钙测定

（9~11 题共用题干）

患者，女性，56 岁。体质虚弱，5 年来出现反复发作的肾结石，且自觉记忆力减退、情绪不稳、食欲缺乏、恶心、呕吐，自诉腰背痛，逐渐驼背，行走困难。

9. 该患者最可能诊断为
A. 肾结石
B. 原发性甲旁亢
C. 抑郁症
D. 消化系统疾病
E. 骨骼疾病

10. 下列对确定诊断最有价值的检查是
A. 酚妥拉明试验
B. 尿钙
C. 血清 PTH
D. 血清三碘甲腺原氨酸（T_3）、甲状腺素（T_4）
E. 血钙

11. 该患者应采取的治疗是
A. 手术治疗
B. 观察
C. 西咪替丁治疗
D. 糖皮质激素治疗
E. 抗抑郁药治疗

（12~14 题共用题干）

患者，女性，53 岁。因骨痛 8 年，加重伴活动受限 2 年来诊。查体：皮肤偏干燥；左颈前触及直径 2cm 包块，质软，无压痛；心率 90 次/分；胸廓挤压痛、脊柱压痛（+）；左第二掌骨骨性隆起。实验室检查：血清钙 3. 2mmol/L。

12. 患者最可能的诊断是
A. 甲亢
B. 肿瘤骨转移
C. 甲旁亢
D. 骨质疏松症
E. 骨关节炎

13. 确诊所依据的检查是

A. 血清 PTH

B. 骨 X 线片

C. 甲状腺超声

D. 甲状腺功能

E. 骨扫描

14. 如血清 PTH 升高，患者首选的治疗方法为

A. 甲状旁腺手术

B. 双膦酸盐

C. 降钙素

D. 观察

E. 镇痛治疗

（15~17 题共用题干）

患者，女性，66 岁。近几年感觉腰背痛，脊柱 X 线检查示：胸 12、腰 1 椎体楔形压缩性骨折。骨密度测定：腰椎骨量低于正常年轻女性峰值骨量均值 2.5 个标准差。实验室检查：血钙 2.18mmol/L，血磷 0.98mmol/L，血碱性磷酸酶 134U/L。

15. 患者最可能的诊断为

A. 原发性甲旁亢

B. 骨软化症

C. 肾性骨病

D. 原发性骨质疏松症

E. 继发性甲旁亢

16. 世界卫生组织对本病的诊断标准依据

A. 临床症状

B. 骨超声跟骨密度测定

C. 椎骨 CT 骨密度测定

D. X 线片

E. 双能 X 线骨密度测定

17. 以下不适合该患者的治疗药物为

A. 钙剂

B. 雌激素

C. 泼尼松

D. 双膦酸盐

E. 盐酸雷洛昔芬

（18、19 题共用题干）

患者，女性，32 岁。反复发作手足抽搐。Chvostek 征与 Trousseau 征阳性。血钙↓，血磷↑，尿钙、尿磷排出量↓，静脉滴注外源性 PTH 后尿磷与尿 cAMP 显著↑。

18. 患者可考虑诊断为

A. 假性甲旁减

B. 严重低镁血症

C. 维生素 D 缺乏

D. 代谢性碱中毒

E. 特发性甲旁减

19. 患者目前主要采用的治疗方式是

A. 补充钙剂和维生素 D
B. PTH 替代治疗
C. 甲状旁腺移植
D. 应用糖皮质激素
E. 应用西咪替丁

（20~23 题共用题干）

患者，女性，57 岁。因骨痛 3 年，加重伴身高变矮 1 年来诊。查体：身高 156cm（5 年前身高 161cm），体重 68kg；颈前甲状腺未触及；心、肺、肝、脾无异常；脊柱胸段后凸畸形，有轻微压痛，腰椎无异常。实验室检查：血清钙、磷正常。

20. 患者最可能的诊断是
A. 椎间盘突出
B. 骨质软化症
C. 甲旁亢
D. 骨质疏松症
E. 肥胖症

21. 确诊本病所依据的检查是
A. 血 PTH
B. 脊柱 X 线片
C. 骨超声
D. 血脂
E. 骨密度（BMD）测定

22. 如骨密度（BMD）测定结果符合骨质疏松症，可能性最大的类型是
A. 原发性骨质疏松症
B. 老年性骨质疏松症
C. 继发性骨质疏松症
D. 绝经后骨质疏松症
E. 绝经后骨质疏松症合并老年性骨质疏松症

23. 若患者被诊断为绝经后骨质疏松症，其治疗方法应首选
A. 钙剂和维生素
B. 双膦酸盐
C. 胸椎成形术
D. 观察
E. 一般镇痛治疗

四　B 型题

（1~3 题共用备选答案）
A. 双膦酸盐
B. 降钙素
C. 甲状旁腺激素
D. 人工合成锶盐
E. 选择性雌激素受体调节药

1. 目前最受推崇的抗骨质疏松药物为
2. 当前促进骨形成的代表药物为
3. 具有抑制骨吸收和促进骨形成双重作用的药物为

（4~7 题共用备选答案）

A. 骨质边缘反应
B. 骨皮质变薄、分层、疏松化
C. 细小斑点的“砂粒样”改变
D. 较大垂体瘤、脑瘤及颅骨内板增生
E. 类圆形穿凿样、凿孔样或虫噬样缺损

4. 原发性甲旁亢的 X 线特征是
5. 骨质疏松症的 X 线特征是
6. 痛风性关节炎的 X 线特征是
7. 肥胖症的 X 线表现是

五 X 型题

1. 骨质疏松症最常见的骨折部位有
A. 桡骨近端
B. 椎体
C. 桡骨远端
D. 股骨近端
E. 股骨远端

2. 原发性甲旁亢（PHPT）的特征为
A. 高钙血症
B. 尿路结石
C. 高磷血症
D. 骨代谢紊乱
E. 手足抽搐

3. 甲旁减的临床表现为
A. 手足抽搐
B. 癫痫样发作
C. 低钙血症
D. 骨代谢紊乱
E. 高磷血症

4. 甲旁减的临床常见类型有
A. 原发性甲旁减
B. 特发性甲旁减
C. 继发性甲旁减
D. 低血镁性甲旁减
E. 假性甲旁减

5. 急性高钙血症的心血管系统临床表现为
A. 高血压
B. 心动过缓
C. Ⅰ度房室传导阻滞
D. 心搏骤停
E. 洋地黄敏感性增加

6. 甲状旁腺的病理类型有
A. 腺瘤
B. 腺癌
C. 增生
D. 炎症
E. 家族性多发性内分泌腺瘤病

7. 特发性甲旁减典型的三联征包括
   A. 甲旁减
   B. 肾上腺皮质功能减退
   C. 皮肤黏膜念珠菌病
   D. 皮肤、黏膜色素沉着
   E. 蛛网膜下腔出血
8. 甲旁亢 X 线检查可见普遍性骨量减少、骨质稀疏，常为全身性，常见的部位为
   A. 胸腰椎
   B. 扁骨
   C. 掌骨
   D. 肋骨
   E. 趾骨
9. 下列关于原发性甲旁亢的叙述，正确的有
   A. 在欧美多见，女性更为常见
   B. 在大于 50 岁的人群中，男性多于女性
   C. 大多由甲状旁腺腺癌引起
   D. 临床上主要表现为广泛的骨关节疼痛及压痛
   E. 过量的 PTH 可以导致严重的骨量丢失
10. 降钙素治疗骨质疏松症的适应证有
    A. 高转换型骨质疏松症患者
    B. 急性高钙血症
    C. 有过敏史的变形性骨炎者
    D. 骨质疏松症伴有骨折者
    E. 骨质疏松症不伴有骨折者
11. 了解原发性甲旁亢病变甲状旁腺部位的定位诊断方法有
    A. 超声
    B. 放射性核素扫描
    C. 甲状旁腺功能抑制试验
    D. 骨密度测定
    E. 磁共振成像
12. 甲旁减的心电图表现为
    A. ST 段延长
    B. QT 间期延长
    C. T 波异常
    D. 脑电图异常
    E. 出现 U 波
13. 关于甲旁亢（HPT）的分类，叙述不正确的是
    A. 原发性 HPT 是甲状旁腺本身病变引起的甲状旁腺激素合成、分泌过多
    B. 继发性 HPT 是低钙血症刺激甲状旁腺，使之增生肥大，分泌过多的 PTH
    C. 三发性 HPT 是恶性肿瘤分泌类似甲状旁腺激素的多肽物质，致血钙升高
    D. 假性 HPT 是甲状腺腺体受到持久和强烈的刺激，部分增生组织转变为腺瘤，自主地分泌过多的 PTH
    E. HPT 可分为原发性、继发性、三发性和假性
14. 关于原发性甲旁亢的病因，下列叙述不正确的有

A. 甲状旁腺增生不常见
B. 甲状旁腺腺瘤不常见
C. 由甲状旁腺腺癌引起的可占15%
D. 已证实与环境因素有关
E. 有家族史的原发性甲旁亢均伴有多发性内分泌腺瘤病

15. 老年性骨质疏松症的饮食治疗原则为
A. 低钠饮食
B. 高钾饮食
C. 高钙饮食
D. 低钙饮食
E. 低脂饮食

16. 甲旁亢（HPT）的临床类型有
A. 原发性 HPT
B. 继发性 HPT
C. 三发性 HPT
D. 假性 HPT
E. 真性 HPT

17. 原发性甲旁亢骨骼病变的临床表现有
A. 肩关节下垂
B. 驼背
C. 身高挺拔
D. 肋骨和骨盆塌陷伴“鸡胸”
E. 骨盆三叶草畸形

18. 原发性甲旁亢可出现
A. 木僵
B. 急、慢性胰腺炎
C. 高血压
D. 消化性溃疡
E. 水肿

19. 甲旁亢的心电图表现为
A. 心动过速
B. QT 间期缩短
C. 房室传导阻滞
D. QT 间期延长
E. 心动过缓

20. 骨质疏松症的药物治疗原则有
A. 不过分强调某一治疗措施而排斥另外的防治方法
B. 强调早期预防和早期治疗
C. 应尽量选择短效制剂
D. 要注意治疗终点（降低骨折发生率）评价
E. 治疗方法、疗程的选择应考虑疗效、费用和不良反应等因素

21. 骨质疏松症的特征有
A. 类骨质带宽度增加
B. 骨量减少
C. 骨组织微结构破坏
D. 骨脆性增加
E. 易于骨折

22. 骨质疏松症的类型有

A. 原发性骨质疏松症
B. 继发性骨质疏松症
C. 三相性骨质疏松症
D. 创伤性骨质疏松症
E. 特发性骨质疏松症

23. 关于骨质疏松症的治疗，以下叙述不正确的有
A. 骨折患者要尽量避免床上活动，利于骨折的恢复
B. 应用降钙素可使血钙进一步降低，所以一般不用来治疗骨质疏松症
C. 活性维生素 D 的摄入不利于钙的吸收
D. 双膦酸盐主要适用于低转换型骨质疏松症患者，亦可用于治疗原发性和继发性骨质疏松症
E. 雌激素、孕激素替代治疗可治疗骨质疏松症，但过量孕激素可减弱雌激素的抗骨质疏松作用

24. 骨密度（BMD）测定的临床对象为
A. 无 OP 危险因素的 65 岁以下女性和 70 岁以下男性
B. 伴有一个或多个 OP 危险因素的 65 岁以下女性和 70 岁以下男性
C. 有脆性骨折史或脆性骨折家族史者
D. 性激素水平低下者
E. 药物疗效监测者

25. 用双能 X 射线吸收法（DXA）测定 BMD 时，常用的测量部位有
A. $L_{1\sim4}$
B. 股骨颈
C. 股骨干
D. 大转子
E. 总股骨

26. 骨质疏松症的常规生化检查项目包括
A. 血钙和血磷
B. PTH
C. 血骨源性碱性磷酸酶
D. CTX 或 NTX
E. 尿钙、尿磷

27. 关于骨质疏松症的雌激素替代治疗，下列叙述正确的是
A. 结合雌激素 0.300~0.625mg/d
B. 17β-雌二醇或戊酸雌二醇 1~2mg/d
C. 炔雌醇 10~20μg/d
D. 替勃龙 1.25~2.50mg/d
E. 雌二醇皮贴剂 0.5~1.0mg/d

28. 关于甲旁减的诊断，下列叙述正确的有
A. 常有手足抽搐反复发作史
B. Chvostek 征与 Trousseau 征阳性
C. 静脉滴注 PTH 后，尿磷/尿肌酐比值明显降低
D. 血清 PTH 测定结果明显降低或不能测得

E. 实验室检查有血钙降低、血磷升高，且能排除肾功能不全

29. 雌激素替代治疗 OP 的不良反应有

A. 乳腺胀痛
B. 腹胀
C. 恶心、呕吐
D. 体重减轻
E. 子宫出血

30. 关于甲旁减的病理生理表现，下列叙述正确的有

A. PTH 缺乏，骨转换减弱，骨吸收活性降低可使血钙降低
B. PTH 分泌减少，肾小管对钙的重吸收减少，尿钙排出增加，是导致血钙降低的一个原因
C. PTH 缺乏导致尿 cAMP 升高
D. 低钙血症、高磷血症，血钙降低主要表现为离子钙浓度降低
E. 低钙血症、高磷血症，血钙磷乘积发生变化可引起异位钙化及外胚层病变

31. 骨质疏松症的发生取决于

A. 年龄
B. 性别
C. 个体峰骨量
D. 环境
E. 骨质丢失速率

32. 关于原发性甲旁亢，下列说法正确的有

A. 女性发病与男性相当
B. 女性患者 3 倍于男性患者
C. 高钙血症是唯一表现
D. 由于甲状旁腺激素过度分泌引起
E. 检测血钙和 PTH 有助于早期发现本病

33. 与甲旁减有关的原因有

A. PTH 生成减少
B. PTH 破坏增多
C. PTH 分泌不足
D. 维生素 D 缺乏
E. 甲状腺手术时误将甲状旁腺切除或损伤

34. 主要调节钙磷代谢的激素有

A. 甲状旁腺激素
B. $1,25\text{-}(OH)_2D_3$
C. 降钙素
D. 糖皮质激素
E. 肾上腺素

35. 绝经后骨质疏松症的风险因素包括

A. 低体重
B. 吸烟
C. 骨折家族史
D. 性激素缺乏
E. 消化性溃疡

六 案例分析题

(1~4 题共用题干)

患者，女性，56 岁。近 2 天出现口周麻木，手足抽搐，曾有一过性的神志丧失。

1. 下列需要进行的检查有
   A. 肾功能
   B. 血 PTH
   C. 血浆清蛋白测定
   D. 血气分析
   E. 血游离钙、磷，尿游离钙、磷
2. 以下与症状加重有关系的电解质紊乱是
   A. 血钙
   B. 血磷
   C. 血钾
   D. 血铁
   E. 血镁
3. 若患者发生血 PTH 减低，其最可能的诊断是
   A. 甲旁减
   B. 原发性甲旁亢
   C. 氟骨症
   D. 肾性骨病
   E. 骨软化症
4. 该患者在检查中可能会出现的情况有
   A. 头颅 CT 示转移性钙化
   B. 血钙低、血磷高、尿钙排出增加、尿磷排出减少
   C. 肾功能正常
   D. Chvostek 征与 Trousseau 征阳性
   E. 心电图可见 QT 间期延长，T 波低平，传导阻滞

(5~7 题共用题干)

患者，女性，29 岁。因全身疼痛 3 年多来诊。近 3 年出现腰痛、足跟痛、肩背痛等症状，并逐渐加重，伴下肢无力，活动受限，身高降低 3cm。患病过程中有多饮、多尿，间断反酸、胃灼热的表现。无肉眼血尿。查体：血压 100/70mmHg，脉搏 90 次/分；皮肤干燥，甲状腺不大；胸廓挤压痛；心、肺、腹无异常；脊柱、四肢无畸形，骨盆压痛；双下肢无水肿。

5. 患者入院后应进行的常规检查有
   A. 血常规
   B. 红细胞沉降率（ESR）
   C. 骨髓穿刺+活检
   D. 骨 X 线片
   E. 动脉血气分析
   F. 尿钙、磷
6. 血 ALP 1239U/L，血钙 2.90~3.13mmol/L，血磷 0.55mmol/L，血 PTH 778pg/ml（正常

值 12 ~ 65pg/ml）；血常规、ESR 正常。动脉血气分析：pH 7.34，碱剩余（BE）-5.4mmol/L。骨 X 线片：骨小梁稀疏，头颅沙粒样改变，指骨骨膜下吸收，右第二掌骨可疑囊性变，耻骨联合软骨下骨吸收，骨盆呈三角形，双耻骨坐骨支假骨折，椎体双凹变。此时应考虑的诊断有

A. 代谢性酸中毒　　B. 原发性甲旁亢
C. 继发性甲旁亢　　D. 三发性甲旁亢
E. 骨软化症　　F. 肿瘤骨转移

7. 甲状旁腺 B 超：双侧甲状旁腺区实性占位。^{99m}Tc-甲氧基异丁基异腈甲状旁腺扫描：相当于甲状腺右叶中下极及左叶下极水平异常放射性增高区，考虑功能亢进的甲状旁腺组织可能性大。患者应进行的下一步处理为

A. 即刻补充维生素 D 制剂及钙剂
B. 监测血钙水平，对症处理
C. 联系外科行甲状旁腺手术
D. 行颈部 CT 或 MRI 检查进一步明确定位
E. 骨活检
F. 警惕术后出现严重低钙血症，及时补充钙剂及维生素 D 制剂

（8~11 题共用题干）

患者，女性，51 岁。因系统性红斑狼疮（SLE）口服泼尼松（20~40mg/d）6 年，病情加重伴身高变矮和腰痛 6 个月来诊。查体：血压 155/100mmHg，身高 159cm（2 年前身高 163cm），体重 58kg，心率 76 次/分，心律齐，明显向心性肥胖、多血质，甲状腺未触及，肺、肝、脾无异常，胸椎、腰椎、胸骨有压痛，双下肢无水肿。实验室检查：血钙、磷正常。

8. 为明确诊断应进行的检查项目有

A. BMD 测定　　B. 肝、肾功能
C. 血常规　　D. 甲状腺功能
E. 血电解质　　F. 胸部 X 线片

9. BMD：腰椎、髋部显著下降，平均 T 值为-4.4~-3.1。血常规、甲状腺功能、肝功能及肾功能未见明显异常；血钙 2.15mmol/L，血磷 1.22mmol/L，血钾 3.1mmol/L，血骨源性碱性磷酸酶正常。胸部 X 线片未见明显异常。该患者的诊断为

A. 甲亢　　B. 医源性皮质醇增多症
C. 继发性骨质疏松症　　D. 继发性高血压
E. 糖皮质激素所致的骨质疏松症　　F. 嗜铬细胞瘤

10. 经减量泼尼松（10mg/d），降压，补充钾盐、钙剂及其他对症治疗后，血电解质恢复正

常，但患者的骨痛缓解不明显。此时应采取的治疗措施有

A. 应用阿仑膦酸钠　　B. 雄激素治疗

C. 应用降钙素　　D. 应用钙剂加维生素 D

E. 应用双膦酸盐　　F. 雌激素治疗

11. 在治疗过程中应动态观察的指标有

A. BMD　　B. 血皮质醇和促肾上腺皮质激素（ACTH）

C. 血钙、血磷和血钾　　D. 肾功能

E. 血压和心功能　　F. 血糖

（12~16 题共用题干）

患者，女性，65 岁。因多饮、多尿 4 年余，血钙升高 1 年半来诊。近 1 周食欲缺乏，恶心、呕吐，口干明显，便秘。有 8 年结节性甲状腺肿史。查体：体温 36.5℃，脉搏 106 次/分，呼吸 30 次/分，血压 90/50mmHg；意识清楚，精神萎靡，皮肤、口唇干燥；甲状腺Ⅱ度肿大，可触及多个结节，质中，无压痛；心率 106 次/分，律齐；双下肢无水肿。

12. 为明确诊断应立即进行的检查项目有

A. 动脉血气分析　　B. 血常规

C. 肝、肾功能　　D. 甲状腺功能

E. 血电解质　　F. 胃镜

13. 动脉血气分析：pH 7.32，BE -7.2mmol/L。血常规：血红蛋白（Hb）120g/L，血细胞比容（HCT）0.45，白细胞计数（WBC）5×10^9/L。肝功能正常。血肌酐（Scr）150μmol/L。甲状腺功能正常。血钙 3.80mmol/L，血磷 0.82mmol/L，血钾 3.2mmol/L。此时应尽快采取的处理措施有

A. 补液　　B. 给予呋塞米

C. 肌内注射鲑鱼降钙素　　D. 纠正酸中毒

E. 纠正低钾血症　　F. 静脉应用双膦酸盐

14. 经上述处理后，患者胃肠道症状缓解，血钙降至 2.78mmol/L，Scr 100μmol/L。查体：血压 100/60mmHg，皮肤、口唇无干燥，心率 88 次/分。为明确诊断应检查

A. 血甲状旁腺激素　　B. 胃镜

C. 颈部 CT　　D. 甲状旁腺超声

E. 甲状腺扫描　　F. ^{99m}Tc-甲氧基异丁基异腈甲状旁腺扫描

15. 目前主要考虑的疾病有

A. 原发性甲旁亢　　B. 甲亢

C. 结节性甲状腺肿　　D. 高钙危象

E. 慢性肾功能不全　　F. 消化性溃疡

16. 实验室检查：血甲状旁腺激素760pg/ml（正常值12~65pg/ml），血钙2.62~2.88mmol/L。甲状旁腺超声：甲状腺左叶下极背侧有一2cm×2cm实性结节。^{99m}Tc-甲氧基异丁基异腈甲状旁腺扫描：相当于甲状腺左叶下极浓聚区。此时进一步处理措施为

A. 监测血钙水平
B. 氢氯噻嗪
C. 口服磷
D. 尽早行甲状旁腺病变切除术
E. 继续每天肌内注射鲑鱼降钙素
F. 维持水、电解质平衡

（17~19题共用题干）

患者，女性，25岁。因反复腰痛伴肉眼血尿5年来诊。查体：甲状腺不大；心、肺无异常；肾区叩击痛；双下肢无水肿。实验室检查：血钙3mmol/L，血磷0.45mmol/L，ALP 180U/L；24小时尿钙10.4mmol、尿磷13.3mmol。B超：双肾结石。

17. 诊断应首先考虑为

A. 肾小管酸中毒
B. Fanconi综合征
C. 甲旁亢
D. 尿路结石
E. 肾小球肾炎

18. 最有助于明确诊断的检查是

A. 尿常规+沉渣镜检
B. 动脉血气分析
C. 血甲状旁腺激素
D. 肾穿刺活检
E. 静脉肾盂造影

19. 若患者血钙>3.5mmol/L，可采取的正确基础治疗措施有

A. 补液
B. 应用氢氯噻嗪
C. 肌内注射鲑鱼降钙素
D. 静脉应用双膦酸盐
E. 纠正低钾血症

（20~22题共用题干）

患者，男性，52岁。因反复腰痛伴肉眼血尿20年来诊。腹部X线片及B超提示双肾结石，进行过多次碎石治疗。近1年口干，多饮，尿量增多，食欲可，排便正常。无骨痛、骨折，无发热、乏力、盗汗。查体：肾区叩击痛。

20. 目前应考虑的疾病为

A. 单纯尿路结石
B. 痛风
C. 肾小管性酸中毒
D. 原发性甲旁亢
E. 泌尿系统结核
F. 特发性高尿钙症

21. 为明确诊断应进行的检查有

A. 尿常规
B. 血电解质，肝、肾功能

C. 血尿酸　　D. 血甲状旁腺激素

E. 肾穿刺活检　　F. 动脉血气分析

22. 尿常规：红细胞（RBC）200/μl。血钙 3mmol/L，血磷 0.5mmol/L，血 ALP 88U/L，血肌酐 140μmol/L，血 PTH 347pg/ml（正常值 12~65pg/ml）。24 小时尿钙 12.35mmol、尿磷 13.33mmol。血尿酸、动脉血气分析正常。以下叙述不正确的有

A. 该患者的诊断为原发性甲旁亢

B. 应用氢氯噻嗪减少尿钙排泄

C. 应尽快再次碎石治疗

D. 病变甲状旁腺定位明确后首选甲状旁腺手术

E. 甲状旁腺术后肾功能可恢复正常

F. 甲状旁腺手术后尿路结石可消失

参考答案与解析

一、A1 型题

1. E【解析】原发性甲状旁腺功能亢进症（PHPT）简称原发性甲旁亢，治疗包括手术治疗和药物治疗。外科手术切除病变甲状旁腺疗效确切，是最有效的治疗措施。若高钙血症极轻微，或者患者高龄、不能耐受手术，可选择药物治疗。

2. B【解析】甲状旁腺功能减退症（简称甲旁减）的实验室检查示血钙降低，血磷增高，血碱性磷酸酶（ALP）正常或稍低，血镁可增高或降低，尿钙、尿磷均减少。

3. B【解析】PHPT 大多是由散发的、孤立的甲状旁腺腺瘤引起的，占 80%~90%。

4. D【解析】血和尿Ⅰ型胶原羧基末端肽（CTX）和尿Ⅰ型胶原氨基末端肽（NTX）可作为判断骨吸收的标志物，而血骨钙素和Ⅰ型胶原前肽（PINP）可作为骨形成的标志物。

5. E【解析】地塞米松抑制试验可以鉴别甲旁亢和其他原因引起的高钙血症，血清钙不下降，可考虑为甲旁亢。

6. A【解析】甲状旁腺激素是非常重要的内分泌激素，主要参与钙和磷的代谢，另外还可以保护骨骼和肾，促进骨的形成。

7. E【解析】甲状旁腺功能亢进症（简称甲旁亢）的主要病理生理改变是甲状旁腺分泌甲状旁腺激素（PTH）过多，PTH 与骨和肾的细胞表面受体结合，骨钙溶解释放入血，肾小管重吸收钙的能力增强，并增加肾 1,25-二羟维生素 D_3 ［$1,25\text{-}(OH)_2D_3$］——活性维生素 D 的合成，后者作用于肠道增加饮食钙的吸收，导致血钙升高。当血钙上升超过正常水平时，从肾小球滤过的钙增多，致使尿钙、尿磷增多，血磷水平随之降低。临床上表现为高血钙、高尿钙、低血磷和高尿磷。

8. D【解析】对原发性甲旁亢诊断最有价值的指标是甲状旁腺激素+血钙。测定血PTH水平可直接了解甲状旁腺功能，原发性甲旁亢患者血PTH水平增高。正常人血清总钙为2.2~2.7mmol/L，如多次超过2.75mmol/L，应怀疑甲旁亢；如超过2.8mmol/L，对甲旁亢的诊断价值更大。

9. E【解析】三发性甲旁亢是在继发性甲旁亢的基础上，由于腺体受到持久和强烈的刺激，部分增生组织转变为腺瘤，自主地分泌过多的PTH，见于肾移植后。

10. A【解析】原发性甲旁亢的主要诊断依据是血清甲状旁腺激素水平升高，伴有血钙升高。但部分患者血钙正常，因为血钙不仅受甲状旁腺激素调节，还受肾调节。若血钙正常或高于正常值，甲状旁腺激素仍升高，提示甲旁亢。

11. D【解析】多发性内分泌腺瘤病1型（MEN1）中最常见的内分泌腺瘤是甲状旁腺腺瘤。

12. D【解析】参见A1型题第8题解析。

13. E【解析】不同病因导致的高血钙症表现基本相似，主要累及胃肠道、肾、神经肌肉系统、心血管系统等，但均受到病程长短、血钙升高的程度和速度、个体对高钙血症的耐受程度及年龄、种族等多种因素的影响。如疾病发生发展进展缓慢，患者更能够耐受高钙血症，但即使是逐渐出现的高钙血症，一旦血钙水平超过3.5mmol/L，绝大多数患者都可出现相应的临床表现，如神经肌肉系统症状。

14. D【解析】低钙血症与高磷血症是甲旁减的临床生化特征。由于PTH缺乏，尿环磷酸腺苷（cAMP）降低，但注射外源性PTH后，尿cAMP立即升高。甲旁减患者在静脉滴注PTH后，尿磷-尿肌酐比值明显升高（可增加5倍以上）。即静脉滴注外源性PTH后尿磷、cAMP升高可肯定甲旁减的诊断。

15. E【解析】继发性甲旁亢（SHPT）是指在慢性肾功能不全、肠吸收不良综合征、范科尼综合征和肾小管酸中毒、维生素D缺乏或抵抗以及妊娠、哺乳等情况下，甲状旁腺长期受到低钙血症、低镁血症或高磷血症的刺激而分泌过量的PTH，以提高血钙、血镁和降低血磷的一种慢性代偿性临床表现，长期甲状旁腺增生最终导致功能自主性结节。治疗应首先确定何种类型PTH增高明显，然后采取综合治疗措施，具体治疗方法包括减少磷的潴留、补充钙剂、使用1,25-$(OH)_2D_3$、透析疗法以及甲状旁腺切除术。目前手术治疗效果确切，是难治性继发性甲旁亢最有效的治疗方式。

16. D【解析】继发性甲旁减较常见，最多见于甲状腺手术时误将甲状旁腺切除或损伤。特发性甲旁减较少见，系自身免疫性疾病。若孕妇患有HPT，妊娠期间胎儿的甲状旁腺发育会被母体的高钙血症抑制，新生儿出生后就会出现一过性甲旁减。功能性甲旁减患者甲状旁腺分泌受抑制，主要分为以下两个方面：①新生儿的甲旁减。高钙血症的孕妇的新生儿因为甲状旁腺功能受到抑制会有低钙血症。②镁缺乏。低镁血症常伴有低钙血症，大多是暂时性的甲状旁腺分泌障碍。

17. A【解析】骨质疏松症（OP）分为原发性、继发性和特发性3种类型。其中，原发性OP可分为绝经后骨质疏松症（即Ⅰ型原发性OP）和老年性骨质疏松症（即Ⅱ型原发性OP）2种类型。也有人将上述的Ⅰ型OP和Ⅱ型原发性OP统称为退行性OP。Ⅰ型原发性OP是OP的最常见临床类型（占80%以上），其发病与雌激素缺乏直接相关。

18. D【解析】原发性骨质疏松症的特点见表5-1。

表5-1　原发性骨质疏松症的特点

特点	Ⅰ型原发性OP	Ⅱ型原发性OP
好发年龄	50~70岁	>70岁
性别比（男：女）	1：6	1：2
骨丢失类型	主要为松质骨	松质骨和皮质骨
骨丢失率	加速	不加速
骨折部位	椎体（粉碎性）和桡骨远端	椎体（多楔形）和髋骨
甲状旁腺功能	减退	亢进
钙吸收	减少	减少
25-(OH)D_3*→1,25-$(OH)_2D_3$	减少（继发性）	减少（原发性）
主要原因	与绝经有关	与老龄有关

注：*25-(OH)D_3，25羟维生素D_3。

19. D【解析】多发性骨髓瘤临床症状以贫血、骨骼疼痛或溶骨性骨质破坏、高钙血症和肾功能不全为特征。

20. D【解析】血钙和PHT的检测是诊断HPT的重要工具，血清PTH升高的程度与血清钙平行，若患者同一血标本中的血清钙和血清PTH均增高，可明确甲旁亢的诊断。

21. D【解析】假性甲旁减又称PTH抵抗综合征，如假性甲旁减Ⅰa、Ⅰb型和Ⅱ型以及假-假性甲旁减。

22. D【解析】参见A1型题第14题解析。

23. B【解析】参见A1型题第3题解析。

24. A【解析】手足抽搐可由甲状腺手术损伤甲状腺旁腺，导致血钙降低引起，临床症状多在术后2~3天出现。

25. C【解析】参见A1型题第9题解析可知，选项C正确。原发性甲旁亢血清PTH升高，血钙升高；继发性甲旁亢血清PTH升高，血钙下降，出现三高一低（高钙血症、高碱性磷酸酶、高氯血症、低磷血症）。原发性甲旁亢大多不被地塞米松抑制试验抑制。

26. D【解析】甲旁减低钙血症最具特征性的临床表现为慢性低钙血症的基础上，呈发作性低钙抽搐。白内障在慢性低钙血症患者中较常见，常为双侧发病，其严重程度和低钙血症的持续时间及血钙水平相关，故选项 D 错误。其余选项内容均正确。

27. C【解析】原发性甲旁亢的特征性临床表现如下。①神经肌肉系统的表现：包括淡漠、嗜睡、性格改变、智力迟钝、记忆力减退、肌张力减低、易疲劳、四肢肌肉（尤其是近端肌肉）乏力等（选项 A、E 正确）。②消化系统表现：高钙血症使神经肌肉兴奋性降低，胃肠道平滑肌张力减低，胃肠蠕动减慢，表现为食欲缺乏、恶心、呕吐、腹胀、腹痛、便秘、反酸等；高钙血症刺激胃泌素分泌，胃酸分泌增多，可引起消化性溃疡；高钙血症可激活胰蛋白酶，引起急、慢性胰腺炎（选项 B 正确）。③骨骼病变：过量的 PTH 可导致严重的骨量丢失，临床上主要表现为广泛的骨关节疼痛及压痛，多从下肢和腰部开始，逐渐发展至全身，可出现活动受限、卧床不起。骨密度减低，严重者可有骨畸形，如肩关节下垂、驼背、身高变矮、肋骨和骨盆塌陷伴“鸡胸”及骨盆三叶草畸形（选项 C 错误）。④泌尿系统表现：长期高钙血症可影响肾小管的浓缩功能，尿钙和尿磷排出增多，患者常可出现多饮、多尿。发生反复的尿路结石或肾钙化，表现为肾绞痛、血尿、尿砂石等，易合并泌尿系统感染，病程较长不能得到及时正确诊断的患儿可发生肾功能不全（选项 D 正确）。

28. E【解析】一旦确定 PHPT 的诊断，就应该选择恰当的影像学检查方法确定病变部位。超过 80%的 PHPT 是由单个甲状旁腺腺瘤所致，超声检查可以发现较大的占位，但有时不能区别是来自甲状腺还是甲状旁腺。①颈部超声检查简便快速，无创伤。②放射性核素检查采用 ^{99m}Tc-甲氧基异丁基异腈（^{99m}Tc-MIBI）甲状旁腺扫描，可检出直径 1cm 以上的病变。③颈部和纵隔 CT 扫描对颈部的病变甲状旁腺定位意义不大，对手术失败的病例可用于除外纵隔病变。④选择性甲状腺静脉取血测 PTH，血 PTH 峰值点反映病变甲状旁腺的位置，增生和位于纵隔的病变则双侧甲状腺上中下静脉的 PTH 值常无明显差异。此方法有创伤，费用高，仅在临床高度怀疑、其他定位诊断技术结果阴性时才被采用。甲状旁腺功能抑制试验用于定性诊断。

29. C【解析】骨质疏松症（OP）是以骨量低、骨组织微结构损坏导致脆性骨折增加、易发生骨折的全身代谢性骨病。在脆性骨折中，髋部骨折危害性最大、致残致死率最高。原发性甲旁亢可引起骨质破坏，骨基质分解，易继发骨折。肾小管酸中毒、代谢综合征、催乳素瘤也属于继发性骨质疏松症的病因。骨质硬化症不可能导致老年女性发生髋部脆性骨折。

30. E【解析】永久性甲旁减采用口服维生素 D 和钙剂来治疗，使血钙维持在接近于正常的水平。这是目前最常用也是最有效的治疗手段。元素钙的用量为 0.6~1.2g/d，目前常用口服钙剂有碳酸钙、氨基酸螯合钙和枸橼酸钙等。通常要同时服用维生素 D，常需要给予较大剂量维生素 D（50 000~100 000U/d）或给予 1,25-$(OH)_2D_3$ 0.25~0.50μg/d。

31. C【解析】甲旁亢术后低钙血症者只须给予高钙饮食或口服钙剂。但纤维囊性骨炎患者可因“骨饥饿”继发严重的低钙血症，或剩余的甲状旁腺血液供应发生障碍，手术后出现严重低钙血症。如血清钙持续在 2mmol/L 以下，可出现 Chvostek 征与 Trousseau 征，或者有手足抽搐，可静脉注射10%葡萄糖酸钙10~20ml。

32. A【解析】地塞米松抑制试验主要用于鉴别由原发性甲旁亢或其他原因引起的高钙血症。原发性甲旁亢患者口服大剂量糖皮质激素（泼尼松60mg/d）连续1周，血钙不下降。其他原因如结节病、维生素D中毒、多发性骨髓瘤、转移癌或甲状腺功能亢进症引起的高钙血症，在口服大剂量糖皮质激素后。血钙明显下降。

33. E【解析】继发性甲状旁腺激素生成减少的主要原因是甲状腺或颈部手术误伤甲状旁腺，如腺体大部或全部被切除，可表现为一过性或永久性甲旁减，甲状旁腺增生切除腺体过多也可引起甲旁减。

34. E【解析】甲旁亢骨病又称广泛性纤维囊性骨炎，骨膜下皮质吸收是本病的主要特征。颅骨在影像上可表现为有细小斑点的“砂粒样”改变，内外板界限消失。典型的牙槽相表现为牙槽板由于骨膜下骨吸收而受侵蚀或消失，经常发展至邻近的下颌骨。因此，骨膜下皮质吸收、颅骨细小斑点的“砂粒样”改变，对甲旁亢有诊断价值。

35. D【解析】甲状旁腺激素（PTH）是甲状旁腺主细胞分泌的碱性单链多肽类激素。PTH的主要功能是调节脊椎动物体内钙和磷的代谢，促使血钙水平升高、血磷水平下降。PTH促使血钙升高，其作用的主要靶器官是骨和肾。PTH动员骨钙入血，促进肾小管对钙的重吸收和磷酸盐的排泄，使血钙升高和血磷降低。此外，PTH还可间接促进肠道对钙的吸收。

36. E【解析】骨质疏松症（OP）的雌激素替代治疗（ERT）适用于早期预防或性激素缺乏者，适用于有绝经期症状（潮热、出汗等）及OP危险因素的女性，尤其提倡绝经早期应用。

37. B【解析】参见A1型题第35题解析。

38. E【解析】双能X射线吸收法（DXA）是目前诊断骨质疏松症的“金标准”。临床上也常采用骨密度测量作为预测骨质疏松性骨折风险、监测骨质疏松症自然病程以及抗骨质疏松干预措施疗效评估的最佳定量指标。

39. D【解析】原发性甲旁亢的X线检查可以发现患者的全身性骨质疏松、纤维囊性骨炎、病理性骨折、陈旧性骨折、尿路结石、肾钙化等。

40. E【解析】参见A1型题第35题解析。

41. B【解析】甲旁亢的病理类型有甲状旁腺腺瘤、增生和腺癌3种。①甲状旁腺腺瘤：近期国内文献报告占78~92%，绝大多数为单个腺瘤，少数有2个或2个以上腺瘤。瘤体一般较小，重量在0.4~6.0g不等。②甲状旁腺增生：一般所有腺体都增生肥大，也有以某个腺体增大为主。③甲状旁腺腺癌：少见，国外文献报告不足1%，国内文献报告占3~6%，一般瘤体较腺瘤大，生长较慢，颈部检查时常可以扪及，切除后可再生长。

42. C【解析】患甲旁减时，血中甲状旁腺激素减少，骨骼中钙盐就不能溶解入血，肾小管重吸收钙量减少，肠道对钙的吸收减少，使血钙明显降低。血钙与神经肌肉的兴奋性有关，血钙高时，神经肌肉兴奋性降低；血钙低时，神经肌肉的兴奋性升高，引起肌肉不自主地收缩，一般血钙低于 1.9mmol/L 时会出现手足抽搐。

43. E【解析】肾小管重吸收磷试验主要反映甲状旁腺的功能状态，对诊断甲旁亢具有一定价值。正常人肾小管磷重吸收率为 85%~95%，甲旁亢时可降为 60%~83%。因 PTH 具有抑制肾小管对磷的重吸收而促进尿磷排泄的作用，故患甲旁亢时，肾小管磷重吸率下降。

44. A【解析】参见 A1 型题第 38 题解析。

45. E【解析】通常认为 PHPT 甲状旁腺术前定位诊断是手术成败的关键。定位检查首选^{99m}Tc-MIBI 甲状旁腺扫描，可检出直径 1cm 以上的病变，有较高的诊断价值。

46. B【解析】PTH 通过反馈机制，调节血钙含量，血钙的高低对于甲状旁腺有直接影响。PTH 增多可引起骨质溶解释放血钙进入血液循环，首先激起骨细胞的溶骨作用，如果血钙仍然不能上升到正常水平，那么 PTH 就会继续升高，激发破骨细胞的溶骨作用，最终目的就是使血钙恢复正常，保证机体的功能需要。

47. D【解析】参见 A1 型题第 18 题解析。

48. C【解析】慢性肾功能不全，肾小球滤过率下降，尿磷排泄减少，血磷升高（选项 C 正确）。血磷与血钙结合成磷酸钙沉积于软组织，可导致软组织异位钙化，并使血钙降低。高磷血症与低钙血症可以刺激甲状旁腺分泌大量甲状旁腺激素，引起继发性甲状旁腺功能亢进症。

49. D【解析】OP 雌激素替代疗法适用于有骨质疏松症高危因素但无雌激素禁忌的绝经后女性，须在绝经后尽早使用。但应用雌激素可能会使子宫内膜癌的发生率增高，为了消除这一危险，建议加用孕激素，也就是采用雌孕激素联合疗法（选项 A 错误）。OP 雌激素替代治疗的疗程一般不超过 5 年，治疗期间要定期进行妇科和乳腺检查。如子宫内膜厚度>5mm，在进行雌激素治疗时必须加用适当剂量和疗程的孕激素，反复阴道出血者宜减少用量或停药（选项 B、E 错误）；雌激素补充治疗主要用于 I 型原发性 OP 的预防，有时也可作为治疗方案之一（选项 C 错误）。雌激素治疗骨质疏松症禁忌用于雌激素依赖性肿瘤（乳腺癌与子宫内膜癌）患者。不宜或暂不宜使用雌激素制剂的其他情况：①子宫内膜癌和乳腺癌者。②子宫内膜异位者。③不明原因阴道出血者。④活动性肝炎或其他肝病伴肝功能明显异常者。⑤系统性红斑狼疮者。⑥活动性血栓栓塞性病变者（选项 D 正确）。

二、A2 型题

1. C【解析】患者全身骨密度降低，多发肾结石。实验室检查发现血钙升高。临床基本可以诊断为甲状旁腺功能亢进症。明确诊断还要需要进一步检查 PTH，PTH 明显升高同时有高钙血症和低磷血症是甲旁亢诊断的最重要的依据。

2. A【解析】原发性甲旁亢的诊断标准：①典型的纤维囊性骨炎的 X 线证据；多次检查有高钙血症及低磷血症。②无 X 线骨性改变或改变不典型；多发性、复发性和活动性尿路结石；高钙血症、低磷血症；血甲状旁腺激素增高。根据题干信息所述，该患者可初步诊断为原发性甲旁亢。

3. B【解析】根据题干信息，提示该患者有骨质疏松症的可能。采用综合性治疗+降钙素治疗。降钙素为骨吸收抑制剂，主要适用于高转换型 OP 患者或 OP 伴或不伴骨折者，其镇痛效果好。应用降钙素制剂前须补充数天钙剂和维生素 D，有过敏史者慎用或禁用。

4. C【解析】该患者“血清甲状旁腺激素测定值增高”，甲状旁腺激素可促进骨钙释放，过量分泌引起血钙增高、血磷降低，导致骨质疏松，尿钙增高易形成结石。因此，该患者最可能的诊断是原发性甲旁亢。

5. B【解析】该患者 50 岁，最近 8 个月全身多处骨折。3 个月前右前臂骨折，1 个月前左股骨干骨折，腹平片示右侧肾结石。初步考虑有骨质疏松症的可能，应首先检查血和尿钙、磷。

三、A3/A4 型题

1. C【解析】该患者有尿路结石，消化性溃疡。实验室检查显示血钙 3mmol/L（偏高），血磷 0.5mmol/L（偏低），尿钙 24 小时超过 200mg（偏高），检查结果异常提示患者最可能的诊断是甲旁亢。

2. A【解析】高分辨率超声联合核医学成像是甲状旁腺病变术前定位诊断的一线检查方法，具有经济、便捷、应用广泛等优势。颈部超声检查选择高频超声探头（7.5～15MHz），彩色多普勒超声是区分甲状旁腺病变和颈部肿块的有效方式之一，可减少假阳性结果。在甲状旁腺疾病的诊治中，超声的主要作用为定位诊断功能亢进的甲状旁腺病变，区分甲状旁腺病变与甲状腺病变。

3. C【解析】手足抽搐多发生在甲状腺手术后 1～3 天。甲状旁腺手术后甲状旁腺被误伤、切除或其血液供应受累，血钙下降（降至 2mmol/L）神经肌肉的应激性增高而出现手足抽搐。血钙最低值出现在手术后 4～20 天。发生此症状后，应限制含磷较高食物的摄入，以免影响钙的吸收。

4. E【解析】甲旁亢手术后因低钙血症发生手足抽搐时，治疗低钙血症应补充钙剂和维生素 D 或活性维生素 D。一般可在出现症状时口服钙剂，如手足抽搐明显，也可 10%葡萄糖酸钙 10～20ml 加等量 25%葡萄糖溶液稀释后缓慢静脉注射。

5. C【解析】患者表现为腰背及四肢关节酸痛、高血压、尿路结石。为明确诊断，应首选完成血钙、磷、PTH 测定等检查。若检查显示血钙降低、血磷升高，且能排除肾功能不全，基本可以确诊甲旁减。如血清 PTH 明显降低或不能测得，可以肯定诊断甲旁减。

6. A【解析】若患者同时检查骨密度示有骨质疏松，则可以排除甲旁减。因为甲旁减一般不会引起骨质疏松。当甲状旁腺功能减退时，可导致低钙血症和高磷血症，引起手足抽搐、癫痫样发作，并不会导致骨质疏松。

7. D【解析】患者有甲状腺手术切除史，术后表现为末梢神经肌肉症状（麻木感、刺痛），劳累后“抽搐”发作，手足抽搐是低钙血症的典型表现之一。最可能的诊断是甲旁减。

8. E【解析】参见A3/A4型题第5题解析。

9. B【解析】原发性甲旁亢是由甲状旁腺激素（PTH）过度分泌引起的，具有骨骼病变、高血钙临床表现的一种全身性疾病。不同病因导致的高钙血症主要累及胃肠道、神经肌肉系统等。题中患者有反复发作的肾结石病史，有血钙增高引起的神经肌肉系统表现（记忆力减退、情绪不稳）；有因血钙增高使神经肌肉兴奋性降低，胃肠道平滑肌张力减低，胃肠蠕动减慢，引起的消化系统表现（食欲缺乏，恶心、呕吐），有骨骼病变表现（腰背痛、驼背、行走困难）。该患者最可能诊断为原发性甲旁亢。

10. C【解析】血清PTH增高对原发性甲旁亢的确定诊断最有价值。

11. C【解析】PHPT目前尚无满意的内科治疗方法，内科治疗主要是防治肾结石与肾钙化，仅适用于暂不宜手术、拒绝手术及术后血钙依然增高者。该患者56岁，年龄大于50岁且体质虚弱，应选用西咪替丁治疗。西咪替丁可有效阻抑PTH合成和/或分泌的作用，血PTH可降低，血钙也可降至正常，但停药后可反跳。

12. C【解析】患者有骨痛病史，加重伴活动受限2年。颈部可触及肿物。骨骼有压痛、局部隆起，均为甲旁亢的表现。实验室检查血清钙3.2mmol/L，超过2.8mmol/L，对甲旁亢的诊断更有价值。

13. A【解析】参见A3/A4型题第10题解析。

14. A【解析】血清PTH增高可确诊为原发性甲旁亢，且患者有骨骼病变及高血钙临床表现，首选的、最有效的治疗措施就是甲状旁腺手术，即手术切除病变甲状旁腺。

15. D【解析】根据患者有腰背痛病史，年龄66岁为绝经后女性，胸12、腰1椎体楔形压缩性骨折，结合骨密度测定结果和实验室检查可以作出原发性骨质疏松症的诊断。

16. E【解析】参见A1型题第38题解析。

17. C【解析】补充钙剂，纠正骨重建过程中的负钙平衡，保证骨量提高的物质基础，补充维生素D，维生素D不但可以促进肠对钙的吸收与尿钙的重吸收，促进钙盐在骨基质内沉积，还能调节神经肌肉组织的协调性，这两点是防治OP的基本措施。雌激素补充治疗适用于有绝经期症状者及OP患者，建议给予生理剂量或低剂量。双膦酸盐可用于治疗原发性和继发性OP，尤其适用于患高转换型绝经后骨质疏松症（PMOP）且不宜用雌激素治疗者，对类固醇性OP也有良效。此外，双膦酸盐对防治骨肿瘤性骨折有一定作用。因此是目前最受推崇的抗骨质疏松药物，具有广泛的适应证。临床上常用阿仑膦酸钠、利塞膦酸钠和唑来膦酸钠。选择性雌激素受体调节药（SERM）是防治OP的有效药物，对骨组织表现为激动雌激素作用，而对乳腺和子宫内膜则表现为拮抗雌激素的作用，盐酸雷洛昔芬可防止绝经后女性骨丢失，降低椎体骨折发生率，对调节脂代谢也有良好作用，能降低总胆固醇和低密度脂蛋白胆固醇（LDL-C）水平和心血管事件风险。主要适用于治疗无绝经期症状、无血栓栓塞性疾病的PMOP患者（选项E正确）。泼尼松不适合该患者，因为长期服糖皮质激素如泼尼松是骨质疏松症发生的危险因素。

18. E【解析】该患者有反复发作手足抽搐病史，Chvostek 征与 Trousseau 征阳性。该患者有低钙血症、高磷血症，尿钙、尿磷排出量降低，静脉滴注外源性 PTH 后尿磷与尿 cAMP 显著增加。故最可能的诊断是特发性甲旁减。

19. A【解析】患者为慢性低钙血症所致疾病，要根本解决低钙血症须治疗原发病。治疗目标是控制症状，减少并发症。使患者血钙水平维持在 2.075～2.300mmol/L。治疗以补充钙剂和维生素 D 及其衍生物为主，以口服钙剂为宜，且最好在饭后或饭中嚼碎服用。

20. D【解析】出现下列临床情况时，提示可能为 OP：①绝经后和双侧卵巢切除后或合并性激素缺乏。②不明原因的慢性腰背疼痛。③低体重。④身高变矮或脊柱畸形。⑤长期应用某些药物，如抗惊厥药、抗酸药、排钙利尿药、糖皮质激素。⑥脆性骨折史或脆性骨折家族史。根据题干信息，该患者有骨痛病史，临床症状主要为逐渐加重的骨痛伴身高变矮（脊柱发生压缩性骨折时出现），有局部压痛，可初步作出绝经后骨质疏松症诊断。绝经后骨质疏松症是最常见的原发性 OP，其特征是发生在绝经后（多在绝经后 5～10 年内发病），主要由绝经引起，易发生骨折，以及由骨折引起的疼痛、骨骼变形及骨折合并症。

21. E【解析】骨密度（BMD）测定是诊断骨质疏松症的依据，BMD 低于绝经前女性绝对值 2.5 个标准差或以上提示骨质疏松症。

22. D【解析】患者 57 岁，如骨密度（BMD）测定结果符合骨质疏松症，可能性最大的类型是 PMOP，PMOP 也是 OP 最常见的临床类型（80%以上）。

23. A【解析】参见 A3/A4 型题第 19 题解析。

四、B 型题

1. A【解析】参见 A3/A4 型题第 17 题解析。

2. C【解析】PTH 是当前促进骨形成的代表药物，可升高 BMD，降低骨折率。对老年性 OP、雌激素缺乏的年轻女性、男性 OP 和糖皮质激素所致 OP 有治疗作用。PTH 可单独应用，也可与雌激素、降钙素、双膦酸盐、维生素 D 联合应用。PTH 和降钙素循环治疗也可取得良好效果。疗程为 6～24 个月。间歇用药时，为防止皮质骨总 BMD 增加、皮质骨 BMD 下降的“偷盗”现象，必须加用其他药物，如双膦酸盐。

3. D【解析】锶是人体必需微量元素，参与人体许多生理功能和生化效应。人工合成锶盐雷奈酸锶是新一代抗骨质疏松药，同时作用于成骨细胞和破骨细胞，具有抑制骨吸收和促进骨形成双重作用。一般每天 2g，睡前服用，最好在进食 2 小时之后服用，口服。不宜与钙和食物同服，以免影响吸收。

4. C【解析】参见 A1 型题第 34 题解析。

5. B【解析】X 线检查可观察骨组织的形态结构，是对骨折进行定性和定位诊断及鉴别诊断的常用方法。但用 X 线检查诊断 OP 的灵敏度和准确性低，只有当骨量下降 30%以上才能检测出，因而对 OP 的早期诊断无帮助，但对确定骨折具有诊断价值，通常行胸、腰椎 X 线检查或其他怀疑骨折部位的 X 线检查。早期 OP 表现为非应力部分的骨小梁变细、减少、稀疏，而应力骨小梁代偿性增粗，与关节面垂直的应力纵向骨小梁更为明显。随后，非应力骨小梁亦受累，表现为纵向骨小梁数量减少、稀疏，部分区域可见散在分布的点状透光区，骨皮质变薄、分层、疏松化；椎体骨小梁减少多始于椎体的中央区域，随后向椎体四周扩展。

6. E【解析】痛风性关节炎的早期 X 线表现主要为关节的急性炎症反应，晚期可出现较为典型的影像学特征，即软组织或骨质内肿块（痛风石），出现偏心性穿凿样和囊状骨破坏，可可矿物质侵蚀性关节炎及局限性骨破坏。病变可单侧或双侧，常见于手足小关节，第 1 跖趾关节为最好发部位，结合临床及实验室检查不难作出诊断。

7. D【解析】在肥胖症患者的 X 线检查中，头颅平片及蝶鞍分层片可发现较大垂体瘤、脑瘤及颅骨内板增生。

五、X 型题

1. BCD【解析】骨质疏松症患者骨强度下降、脆性增加，难以承受日常活动和简单动作，甚至难以承受机体重量所产生的应切力，因而极易骨折。最常见的骨折部位有椎体、桡骨远端和股骨近端。

2. ABD【解析】原发性甲旁亢是由甲状旁腺激素（PTH）过度分泌引起的，以高钙血症、尿路结石和骨代谢紊乱为特征的一种全身性疾病。

3. ABCE【解析】甲旁减是指甲状旁腺激素（PTH）生成和/或分泌减少或功能障碍所致的一组临床综合征。甲旁减的临床表现为手足抽搐、癫痫样发作、低钙血症和高磷血症。

4. BCD【解析】甲旁减临床常见类型有特发性甲旁减、继发性甲旁减、低血镁性甲旁减，少见类型包括假性甲旁减等。

5. BC【解析】急、慢性高钙血症常见的临床表现见表 5-2。

表 5-2 急、慢性高钙血症常见的临床表现

	急性高钙血症	慢性高钙血症
胃肠道	食欲缺乏	消化不良
	恶心	便秘
	呕吐	胰腺炎
神经-肌肉系统	抑郁	疲乏无力
	谵妄	嗜睡、精神萎靡
	木僵	抑郁焦虑状态
	昏迷	记忆力减退
		肌张力降低、腱反射减弱或消失
心血管系统	心动过缓	高血压
	Ⅰ度房室传导阻滞	心搏骤停
		洋地黄敏感性增加

续 表

	急性高钙血症	慢性高钙血症
其他	烦渴 多饮	肾结石 肾钙盐沉积

6. ABC【解析】参见 A1 型题第 41 题解析。

7. ABC【解析】特发性甲旁减可以单独发生，也可以是自身免疫性多内分泌腺综合征Ⅰ型（APS1）的一部分。其典型的三联征包括甲旁减、肾上腺皮质功能减退和皮肤黏膜念珠菌病，三者有其二即可诊断。

8. ABCD【解析】甲旁亢 X 线检查可见普遍性骨量减少、骨质稀疏，常为全身性，以胸腰椎、扁骨、掌骨和肋骨常见，显示密度减低，小梁稀疏粗糙。

9. ADE【解析】原发性甲旁亢在欧美多见，女性更为常见，在大于 50 岁的人群中，女性和男性发病之比为 3∶1（选项 A 正确、B 错误）。本病是由甲状旁腺腺瘤、增生或腺癌（少见）引起的甲状旁腺激素分泌过多，其病因不明（选项 C 错误）。临床表现复杂，缺乏特异性，常表现为骨痛、尿路结石、精神神经症状，容易误诊、漏诊（选项 D 正确）。可使 PTH 明显升高，导致骨转换加速，骨丢失增加，使患者出现骨痛、骨折、骨骼畸形、骨量明显丢失等一系列骨代谢异常的表现（选项 E 正确）。

10. ABDE【解析】降钙素是骨吸收抑制剂，主要适用于高转换型骨质疏松症，骨质疏松症伴或不伴有骨折。另外，降钙素还可以用于变形性骨炎以及急性高钙血症或高钙血症危象等。孕妇和过敏反应者应当禁用应用，在应用降钙素制剂前需要补充数天钙剂和维生素 D。

11. ABE【解析】用于甲状旁腺定位的无创影像学检查包括超声、放射性核素扫描、计算机体层扫描（CT），磁共振成像（MRI）和正电子发射断层成像（PET）。

12. ABC【解析】甲旁减心电图示 ST 段延长、QT 间期延长和 T 波异常。

13. CD【解析】原发性 HPT 是甲状旁腺本身病变引起的甲状旁腺激素合成、分泌过多。继发性 HPT 是各种原因所致低钙血症刺激甲状旁腺，使之增生肥大，分泌过多的 PTH，见于肾功能不全、骨质软化症和小肠吸收不良等。选项 C 参见 A1 型题第 9 题解析。假性 HPT 是由于某些器官，如肺、肾和卵巢等的恶性肿瘤，分泌类似甲状旁腺激素的多肽物质，致血钙升高。

14. ABCE【解析】原发性甲旁亢的病因中甲状旁腺增生常见，甲状旁腺腺瘤常见，而甲状旁腺腺癌却极为罕见（<2%）；4 个腺体同时增生者亦较少见，占 15%~20%。但是其确切病因不明。流行病学研究表明，既往颈部放射治疗后良、恶性甲状旁腺和甲状腺肿瘤发生率为 11%~25%。有明显家族发病倾向，尤其是作为家族性多发性内分泌腺瘤病（MEN）

的一部分，常分属于 MEN1 型、MEN2 型和家族性低尿钙性高钙血症这 3 种常染色体显性遗传性疾病。

15. ABC【解析】老年性 OP（SOP）应注重饮食治疗和体力锻炼。低钠、高钾、高钙饮食不但适合于 OP 的防治，而且对高血压、冠状动脉粥样硬化性心脏病有益处。体力锻炼重点应放在提高耐受力和平衡能力上。

16. ABCD【解析】甲状旁腺功能亢进症简称甲旁亢，可以分为原发性、继发性、散发性和假性 4 种类型。

17. ABDE【解析】参见 A1 型题第 27 题解析。

18. ABCD【解析】原发性甲旁亢血钙增高可影响中枢神经系统、肌肉骨骼系统、消化系统、泌尿系统等，可出现木僵、多尿、高血压、消化性溃疡等表现；严重高钙血症可引起明显脱水，不引起水肿。另外，高钙血症还可激活胰蛋白酶，引起急、慢性胰腺炎。

19. ABCE【解析】甲旁亢患者可以有多种心律失常。心电图典型表现为 QT 间期缩短，可有心动过速、心动过缓、房室传导阻滞、室性期前收缩，甚至室性心动过速致猝死。

20. ABDE【解析】骨质疏松症的药物治疗应遵守下列基本原则：①不过分强调某一治疗措施而排斥另外的防治方法。②强调早期预防和早期治疗。③治疗方法、疗程的选择应考虑疗效、费用和不良反应等因素，尤其要注意治疗终点（降低骨折发生率）评价。④服药依从性是决定疗效的重要因素，应尽量选择长效制剂，如每周 1 次、每月 1 次、每半年 1 次或每年 1 次。

21. BCDE【解析】骨质疏松症（OP）是一种以骨量减少、骨组织微结构破坏、骨脆性增加和易于骨折为特征的一种全身性代谢性骨骼疾病。骨量减少的特点是骨质绝对量逐渐减少、骨质矿化过程持续正常，即单位体积内骨量减少、骨矿物质和骨有机质比例正常；骨组织微结构破坏，由骨吸收所致，表现为骨皮质变薄、海绵状骨小梁数目减少和体积减小，甚至断裂（微骨折），而类骨质带宽度正常。

22. ABE【解析】参见 A1 型题第 17 题解析。

23. ABCD【解析】骨质疏松椎体压缩性骨折患者在治疗的同时，还需要做好康复训练。治疗初期患者可在床上活动，可促进血液循环，预防肌肉萎缩。治疗后期可多下地走动，也可在床上做平板支撑练习，可以很好地促进疾病康复（选项 A 错误）。降钙素可预防骨丢失并增加骨量，适用于 OP 患者（选项 B 错误）。活性维生素 D 可增加肠道对钙的吸收，促进骨骼强壮，同时应用钙剂和维生素 D 可改善平稳、降低跌倒及骨质疏松性骨折风险（选项 C 错误）。双膦酸盐主要用于治疗骨吸收明显增强的代谢性骨病，如变形性骨炎、多发性骨髓瘤、甲旁亢、肿瘤性高钙血症、骨纤维结构不良、成骨不全、系统性肥大细胞增多症等，也可用于治疗原发性和继发性 OP，尤其适用于患高转换型 PMOP 又不宜用雌激素治疗者（选项 D 错误）。雌激素、孕激素替代治疗可治疗骨质疏松症，适用于围绝经期和绝经后女性，适用于有绝经症状以及希望预防绝经后 OP 者，但过量孕激素可减弱雌激素的抗骨质疏松作用（选项 E 正确）。

24. BCDE【解析】骨密度测定（BMD）的临床对象：①无 OP 危险因素的 65 岁以上女性和 70 岁以上男性。②伴有一个或多个 OP 危险因素的 65 岁以下女性和 70 岁以下男性。③有脆性骨折史或脆性骨折家族史者。④性激素水平低下者。⑤药物疗效监测。⑥其他需要了解 BMD 变化者。

25. AB【解析】用双能 X 射线吸收法（DXA）测定的 BMD 受骨组织退变、损伤、软组织钙化、体位、仪器的精确度及操作的规范程度的影响，因此要严格控制质量。常用的测量部位是 $L_{1\sim4}$和股骨颈。

26. ABCD【解析】骨质疏松症的常规生化检查如下。①血钙、血磷和碱性磷酸酶：原发性 OP 患者血钙、血磷以及碱性磷酸酶水平通常是正常的，骨折后数月碱性磷酸酶水平可增高。②血 PTH：应检查甲状旁腺功能除外继发性 OP。原发性 OP 患者血 PTH 水平可正常或升高。③骨转换的标志物：OP 患者部分血清生化指标可以反映骨转换（包括骨形成和骨吸收）状态，如骨特异的碱性磷酸酶可反映骨形成，抗酒石酸酸性磷酸酶可反映骨吸收，骨钙素可反映骨形成，Ⅰ型胶原羧基末端肽可反映骨形成，尿吡啶啉和脱氧吡啶啉可反映骨吸收，Ⅰ型胶原氨基末端肽可反映骨吸收。④晨尿钙/肌酐比值：正常比值为 0.13±0.01，尿钙排量过多则比值增高，提示有骨吸收率增加可能。

27. ABCD【解析】骨质疏松症的雌激素替代治疗方法与剂量：①结合雌激素：0.300~0.625mg/d。②17β-雌二醇或戊酸雌二醇：1~2mg/d。③炔雌醇：10~20μg/d。④替勃龙：1.25~2.50mg/d。⑤尼尔雌醇（雌三醇衍化物）：每周 1~2mg。⑥雌二醇（E_2）皮贴剂：0.05~0.10mg/d。⑦雌二醇凝胶：2.5g/d（含 E_2 60mg/100g，1.5g/2.5g）。⑧E_2皮埋剂：4~6 个月埋植 1 次。

28. ABDE【解析】参见 A1 型题第 14 题解析可知，选项 C 错误，其余选项均正确。

29. ABCE【解析】雌激素替代治疗 OP 的不良反应主要有乳腺胀痛、腹胀、恶心、呕吐、头痛、体重增加、水肿、子宫出血等。

30. ABDE【解析】甲旁减的病理生理表现：PTH 生成和分泌不足造成低钙血症、高磷血症、尿钙和磷排出量降低。PTH 不足，破骨作用减弱，骨钙动员和释放减少。PTH 不足致 $1,25\text{-}(OH)_2D_3$生成减少；同时肾排磷减少，血磷升高，高磷血症使钙磷乘积升高，促使磷酸钙在组织中沉积引起异位钙化，也使 $1,25\text{-}(OH)_2D_3$生成减少，肠对钙的吸收减少。肾小管对钙的重吸收减少。以上多途径可导致低钙血症，尿钙排量减少。PTH 不足，肾小管对磷的重吸收增加，故血磷升高，尿磷减少。低钙血症和碱中毒达到一定程度时，神经肌肉兴奋性增加，出现手足抽搐。病程较长者常伴有视盘水肿、颅内压增高、皮肤粗糙、指甲干裂、毛发稀少和心电图异常。

31. CE【解析】骨质疏松症的发生取决于个体峰骨量和骨质丢失速率。骨转换（即骨吸收和骨形成）是一个连续不断的过程。正常情况下，30 岁以前，骨形成速率大于骨吸收速率，骨质积累，骨密度逐年增加；30~35岁，骨量达到高峰，是为峰骨量，此时骨吸收和骨形成的速度相对减慢，但两者相等，处于一种动态平衡之中；35岁以后，这种平衡被打破，骨吸收速率超过骨形成速率，骨质丢失，其年丢失率为0.3%~1.0%，而女性在绝经的最初3~5年，骨质年丢失率可达3%~7%。骨质丢失速率与骨转换率快慢有关，骨转换率高，骨更新就快；反之，骨更新就慢。若骨形成不足以代偿骨吸收，骨转换率越快，骨丢失率就越高，骨量减少就越明显。因此，凡是降低峰骨量和增加骨质丢失速率的任何因素都会导致骨质疏松症。

32. BDE【解析】参见X型题第9题解析可知，选项A错误、选项B正确。参见X型题第2题解析可知，选项C错误、选项D正确。甲旁亢起病缓慢，临床表现多种多样。近年发现相当一部分患者除血清钙与PTH增高外，可多年无明显症状，因此检测血钙和PTH有助于早期发现本病，选项E正确。

33. ACE【解析】PTH从合成、释放、与靶器官受体结合的过程中，任何一个环节的障碍均可引起甲旁减，包括PTH生成减少、分泌受抑制、作用受阻3种原因。①PTH生成减少：有继发性和特发性2种原因。前者主要是甲状腺或颈部手术时误将甲状旁腺切除或损伤所致，也可由甲状旁腺手术或颈部放射治疗引起。特发性甲旁减的病因尚未明确，可能与自身免疫有关。②PTH分泌受抑制：严重低镁血症可暂时性抑制PTH分泌，引起可逆的甲旁减，因为镁离子为释放PTH所必需的离子。缺镁时，血清PTH明显降低或测不出。补充镁后，血清PTH立即增加。低镁血症还可影响PTH对周围组织的作用。③PTH作用障碍：由于PTH受体或受体后缺陷，PTH对其靶器官（骨、肾）组织细胞的作用受阻，从而导致PTH抵抗，称为假性甲旁减。

34. ABC【解析】调节钙磷代谢的激素主要有甲状旁腺激素、1,25-$(OH)_2D_3$和降钙素3种。①甲状旁腺激素（PTH）：由甲状旁腺分泌的一种蛋白质，对钙磷代谢起重要作用。PTH对骨的吸收、转换具有双重调节作用。生理剂量有益于骨转换，病理剂量可促进骨吸收，血钙升高，骨矿物质含量下降。②1,25-$(OH)_2D_3$：主要作用是帮助肠道吸收钙和磷。③降钙素（CT）：是由甲状腺组织中的甲状腺腺泡旁细胞（又称C细胞）分泌的，与甲状旁腺激素和1,25-$(OH)_2D_3$一起协调钙和磷的代谢。

35. ABD【解析】骨质疏松症的风险因素有高龄、绝经后女性、低体重、性激素低下、咖啡及碳酸饮料、少动和制动、膳食中钙和/或维生素D缺乏、光照少（户外活动少）、吸烟、酗酒（>2次/天）和药物等。可引起或加重骨质疏松症的药物有锂盐、抗癫痫药、糖皮质激素、肝素、苯妥英药、质子泵抑制药（≥1年）、甲状腺素（过度替代或抑制的剂量）、5-羟色胺再摄取抑制药等。

六、案例分析题

1~4 ABDE、ABCE、A、ACDE【解析】患者出现口周麻木、手足抽搐，一过性的神志丧失等低钾血症和高钠血症表现，首先需要做肾功能、PTH、血气分析，血游离钙、磷，尿游离钙、磷等检查。因为血钙、血磷、血钾、血镁等电解质紊乱均与患者症状加重有关系。实验室检查若发现血 PTH 减低，可初步诊断为甲旁减。甲旁减在辅助检查中的可能表现如下：①头颅 CT 示转移性钙化，多见于脑基底节（苍白球、壳核和尾状核），常对称性分布。可以成为癫痫的主要原因，这也是甲旁减的特征性表现。②血钙降低、血磷增高、血 ALP 正常或稍低。血镁可增高或降低。尿钙、尿磷均减少。③常有 Chvostek 征和 Trousseau 征阳性。④心电图显示 ST 段延长、QT 间期延长、T 波低平，可伴传导阻滞。头颅 X 线检查约有 20%显示基底节钙化，少数患者尚有松果体及脉络丛钙化；CT 检查较 X 线检查更灵敏，能更早及更多地发现颅内钙化灶。

5~7 ABDEF、ABE、BCF【解析】年轻女性，行血常规、红细胞沉降率、动脉血气分析、X 线，尿钙、磷检查后，支持原发性甲旁亢、代谢性酸中毒、骨软化症的诊断，经放射性核素扫描定位诊断后，按治疗原则，联系外科行甲状旁腺手术治疗，监测血钙水平，并对症处理，同时警惕低钙血症，及时补钙及维生素 D 制剂。

8~11 ABCDE、BE、ADE、ACE【解析】患者因系统性红斑狼疮（SLE）口服泼尼松（20~40mg/d）6 年，病情加重伴身高变矮和腰痛，泼尼松是系统性红斑狼疮的首选治疗药物，但长期应用对下丘脑-垂体-肾上腺轴抑制作用较强。容易引起骨质疏松及医源性皮质醇增多症。患者可表现为身高变矮，严重者可发生脊柱后凸、驼背或胸廓畸形。为明确诊断应立即进行血常规、血电解质、BMD 测定、甲状腺功能以及肝、肾功能检查。治疗应尽量减少糖皮质激素用量，更换剂型或给药途径，换用其他免疫抑制药。患者经减量、降压、补充钾盐和钙剂及其他对症治疗后，血电解质恢复正常，但骨痛缓解不明显时，应给予抗骨质疏松药物治疗，如阿仑膦酸钠，是降低高钙血症的最强双磷酸盐类药物。糖皮质激素所致 OP 是常见的继发性 OP，由于在应用糖皮质激素的极早期即出现骨丢失（骨量丢失急性相），所以早期应用双膦酸盐可起到防止骨丢失作用。此外，钙剂与维生素 D 制剂应联合使用，单独使用钙剂并不能预防骨丢失。治疗过程中应动态观察 BMD，血钙、血磷和血钾，血压和心功能。

12. ABCDE【解析】老年女性，有血钙升高病史，出现恶心、呕吐等消化道症状，同时有心率、呼吸加快，血压降低，精神萎靡表现，须警惕高钙危象。结合有甲状腺肿病史，应立即检查血常规，肝、肾功能，血电解质，动脉血气分析，甲状腺功能。

13. ABCEF【解析】患者动脉血气分析：pH<7.35，剩余碱（BE）<-3mmol/L，提示代谢性酸中毒。但患者 pH 为 7.32，属于轻度酸中毒，不需要尽快进行纠酸处理。血常规：血红蛋白（Hb）正常，血细胞比容（HCT）正常，白细胞计数（WBC）正常。肝功能正常，甲状腺功能正常，血肌酐（Scr）增高，血钙增高，血磷降低，血钾降低。应立即补液，纠正低钾血症，待细胞外液容量补足后可使用呋塞米，可抑制钠和钙的重吸收，促进尿钙排泄，同时防止细胞外液容量补充过多，应用呋塞米剂量为 40~60mg 静脉注射。避免使用噻嗪类利尿药。鲑鱼降钙素可预防骨丢失，每天皮下或肌内注射 50~100U，有效后减量；如

须长期使用，可每周注射 2 次，每次 50～100U。静脉应用双膦酸盐可抗骨质疏松，如阿仑膦酸钠每天 10mg，无须间歇。

14～16 ACDF、ACD、ADF【解析】检查甲状旁腺激素功能诊断。行甲状旁腺超声、放射性核素扫描、颈部 CT 定位诊断并明确与周围组织关系。考虑主要诊断为原发性甲旁亢、高钙危象、结节性甲状腺肿。治疗原则：尽早行甲状旁腺手术治疗，监测血钙、磷水平，维持水、电解质平衡。

17. C【解析】甲旁亢的定性诊断：具有骨骼病变、尿路结石、高钙血症，血钙、PTH 及碱性磷酸酶水平升高，血磷水平降低，尿钙和尿磷排出增多，X 线片提示骨吸收增加等均支持甲旁亢的诊断。该患者泌尿系统表现为反复腰痛伴肉眼血尿；查体示甲状腺不大，肾区叩击痛；实验室检查示血钙增高，血磷降低，血 ALP 增高，24 小时尿钙增高、尿磷正常（可能与长期高钙血症影响肾小管的浓缩功能导致尿钙和尿磷排出增多有关）。B 超示双肾结石。最可能的诊断为甲旁亢。

18. C【解析】高钙血症伴低磷血症是甲旁亢诊断的最重要依据之一，但主要诊断依据是血清甲状旁腺激素水平上升。

19. ACDE【解析】若该患者血钙>3.5mmol/L，是危重的征象，应迅速纠正高钙血症，争取尽早手术。正确的治疗措施如下。①补液：患者常有显著的容量不足，伴随过多钙对肾引起的多尿，须首先使用生理盐水补充细胞外液容量。可根据失水情况决定补液量，危象时 24 小时可给予 4000～6000ml。一方面可纠正脱水，另一方面可通过增加肾小球钙的滤过率以及降低肾近、远曲小管对钠和钙的重吸收，增加尿钙排泄。补水时应严密监测电解质和心功能情况。②静脉应用双膦酸盐抗骨质吸收。③降钙素促进尿钙排出和抗骨质吸收，起效快，但效果不及双磷酸盐显著且维持时间短。可与双磷酸盐和静脉输液一起作为初始治疗阶段的辅助治疗，联合使用能够更迅速和大幅度地降低血钙水平。鲑鱼降钙素 2～8U/kg，每 6 小时 1 次，肌内或皮下注射，每 6～12 小时重复注射，但在 24～48 小时后会出现快速耐受。④纠正电解质紊乱，如纠正低钾血症。

20～22 ABCDE、ABCDF、BCEF【解析】该患者为中年男性，双肾结石，腰痛，血尿，伴多饮、多尿，选项中除特发性高尿钙症外均有可能。须查血尿酸，肝、肾功能，尿常规明确有无痛风及血尿程度；查血电解质明确有无离子紊乱，有无高钙血症；查血甲状旁腺激素明确有无异常，以鉴别甲旁亢；进行动脉血气分析明确有无酸中毒或酸碱平衡紊乱。检查结果为血 PTH 明显升高伴高钙血症、低磷血症，诊断为原发性甲旁亢，首先进行手术治疗，监测血电解质，不宜应用氢氯噻嗪利尿。术后肾功能可能不会有太大变化，结石也不会消失，是否再次碎石治疗应随诊。

第六章　肾上腺疾病

一 A1 型题

1. 嗜铬细胞瘤患者骤发高血压危象时，首选的控制血压的措施为
   A. 静脉滴注硝普钠　　B. 舌下含服硝苯地平
   C. 静脉缓慢推注酚妥拉明　　D. 静脉滴注硝酸甘油
   E. 静脉注射呋塞米
2. 皮质醇增多症病因鉴别诊断的经典方法是
   A. 尿 17-羟皮质类固醇（17-OHCS）测定　　B. 尿游离皮质醇测定
   C. 小剂量地塞米松抑制试验　　D. 大剂量地塞米松抑制试验
   E. 午夜一次口服大剂量地塞米松抑制试验
3. 原发性醛固酮增多症（简称原醛症）患者出现肌无力的原因是
   A. 持续性高血压　　B. 血钠升高
   C. 血钾降低　　D. 血钠潴留过多
   E. 持久尿量过多
4. 临床上引起异位促肾上腺皮质激素（ACTH）综合征较多见的肿瘤是
   A. 胸腺癌　　B. 胰腺癌
   C. 小细胞肺癌　　D. 甲状腺未分化癌
   E. 甲状腺髓样癌
5. 原醛症最早且最常见的表现（也可能是唯一表现）是
   A. 低钾血症　　B. 高血压
   C. 心律失常　　D. 神经肌肉功能障碍
   E. 肢端麻木，手足抽搐
6. 血 ACTH 水平不升高的皮质醇增多症（又称库欣综合征），其病因可能是
   A. 肺癌　　B. 垂体 ACTH 细胞增生
   C. 小细胞肺癌　　D. 垂体 ACTH 微腺瘤
   E. 肾上腺皮质癌
7. ACTH 非依赖性皮质醇增多症的病因不包括
   A. 垂体性皮质醇增多症　　B. 肾上腺皮质腺瘤

C. 肾上腺皮质腺癌　　D. 双侧肾上腺皮质大结节增生
E. 原发性色素结节性肾上腺皮质病

8. 内源性皮质醇增多症的最常见原因是
A. 垂体性皮质醇增多症　　B. 异位 ACTH 综合征
C. 双侧肾上腺大结节增生　　D. 肾上腺皮质腺癌
E. 异位促肾上腺皮质激素释放激素（CRH）综合征

9. 肾上腺皮质功能减退症出现高血钾的心电图改变为
A. T 波低平或倒置　　B. T 波高尖
C. QT 间期延长　　D. QT 间期缩短
E. QRS 低电压

10. 原发性慢性肾上腺皮质功能减退症的典型体征是
A. 皮肤紫纹　　B. 轻度肥胖
C. 皮肤黏膜色素沉着　　D. 皮肤多汗及低热
E. 脉率增快

11. 下列关于库欣（Cushing）综合征的叙述，不正确的是
A. 女性发病率高于男性　　B. 成人多见
C. 女性男性化明显提示肾上腺癌　　D. 肾上腺皮质增生少见
E. 主要临床表现有向心性肥胖、高血压、骨质疏松

12. 可考虑为继发性醛固酮增多症的改变是
A. 肾素、血管紧张素Ⅱ高而醛固酮低　　B. 醛固酮、肾素、血管紧张素Ⅱ均低
C. 肾素、血管紧张素Ⅱ低而醛固酮高　　D. 醛固酮、肾素、血管紧张素Ⅱ均高
E. 肾素高而血管紧张素Ⅱ、醛固酮低

13. ACTH 依赖性皮质醇增多症中鉴别垂体和非垂体来源的 ACTH 的最确切的检查方法是
A. 垂体 CT、磁共振成像（MRI）检查　　B. 肾上腺超声检查
C. 岩下窦静脉取血　　D. 肾上腺 CT、MRI 检查
E. 尿游离皮质醇检测

14. 皮质醇增多症常见的并发症为
A. 继发性贫血　　B. 低胆固醇血症
C. 类固醇性糖尿病　　D. 高钾血症
E. 高钙血症

15. 疑诊皮质醇增多症时，最有意义的检查为
A. 尿 17-羟皮质类固醇测定　　B. 尿 17-酮皮质类固醇测定
C. 血 ACTH 测定　　D. 24 小时尿游离皮质醇测定
E. 肾上腺 CT 扫描

16. 有高血压的内分泌疾病中，尿儿茶酚胺增多见于
A. 甲状腺功能亢进症（简称甲亢） B. 皮质醇增多症
C. 肾动脉狭窄 D. 原醛症
E. 嗜铬细胞瘤
17. 以下疾病中不出现高血压的是
A. 17α-羟化酶缺乏症 B. 11β-羟化酶缺乏症
C. 21-羟化酶缺乏症 D. Cushing 综合征
E. 原发性醛固酮增多症
18. 皮质醇增多症的特征性临床表现不包括
A. 满月脸 B. 水牛背
C. 均匀性肥胖 D. 悬垂腹
E. 锁骨上窝脂肪垫
19. 引起血浆 ACTH 水平反馈性增高的疾病是
A. 希恩（Sheehan）综合征
B. 肢端肥大症
C. 嗜铬细胞瘤
D. 原发性慢性肾上腺皮质功能减退症［又称艾迪生（Addison）病］
E. 肾上腺皮质腺瘤或癌引起的皮质醇增多症
20. 大剂量地塞米松抑制试验可用于提示
A. 嗜铬细胞瘤的鉴别诊断 B. 醛固酮增多症的鉴别诊断
C. 皮质醇增多症的定位和病因 D. 肾上腺皮质功能状态
E. 垂体瘤的功能评价
21. 诊断家族性醛固酮增多症 I 型［又称糖皮质激素治疗敏感性醛固酮增多症（GRA）］的主要依据是
A. 24 小时尿香草扁桃酸（VMA）测定 B. 血浆皮质醇节律
C. 24 小时尿游离皮质醇测定 D. 大剂量地塞米松抑制试验
E. 小剂量地塞米松抑制试验及基因检测
22. 小剂量地塞米松抑制试验用于
A. 皮质醇增多症的定位诊断 B. 醛固酮增多症的定位诊断
C. 肾上腺皮质功能的评价 D. 嗜铬细胞瘤的鉴别诊断
E. 单纯性肥胖与皮质醇增多症的鉴别诊断
23. 不能用于皮质醇增多症的诊断与定位的检查是
A. 24 小时尿 VMA 测定 B. 血浆皮质醇节律
C. 24 小时尿游离皮质醇测定 D. 小剂量地塞米松抑制试验

E. 大剂量地塞米松抑制试验

24. 皮质醇增多症的主要临床表现不包括

A. 向心性肥胖
B. 多血质外貌
C. 满月脸
D. 皮肤紫纹
E. 食欲缺乏

25. 适用于各种病因的皮质醇增多症，尤其适用于肾上腺皮质癌治疗的药物是

A. 米托坦
B. 赛庚啶
C. 氨鲁米特
D. 甲吡酮
E. 酮康唑

26. 临床上轻型皮质醇增多症，MRI 检查无明确垂体腺瘤的患者，可先采用的治疗方法是

A. 双侧肾上腺切除
B. 口服赛庚啶
C. 垂体部分切除
D. 垂体放疗
E. 一侧肾上腺大部分切除，另一侧全部切除

27. 肾上腺皮质腺瘤所致皮质醇增多症的治疗方法是

A. 手术切除
B. 放射治疗
C. 溴隐亭
D. 米托坦
E. 赛庚啶

28. 诊断嗜铬细胞瘤最好的初筛试验是

A. 酚妥拉明试验
B. 组胺试验
C. 测定 24 小时尿 TMN
D. 肾动脉造影
E. 测定血中儿茶酚胺

29. 直立性晕厥患者应进行的内分泌功能试验为

A. 促甲状腺激素释放激素（TRH）兴奋试验
B. 24 小时尿游离皮质醇
C. ACTH 兴奋试验
D. 地塞米松抑制试验
E. 立卧位水试验

30. 皮质醇增多症的临床表现不包括

A. 淋巴结大
B. 多血质
C. 骨质疏松
D. 高血压
E. 高血糖

31. 下列检查中，不能评价患者是否存在皮质醇增多症的试验是

A. 口服葡萄糖耐量试验（OGTT）
B. 胰岛素低血糖试验
C. 血浆 ACTH 测定
D. 24 小时尿游离皮质醇测定

E. 小剂量地塞米松抑制试验

32. 对鉴别垂体性和肾上腺性皮质醇增多症有肯定价值的试验是

A. 17-羟皮质类固醇　B. 17-酮皮质类固醇（17-KS）
C. 血浆皮质醇　D. 24 小时尿游离皮质醇
E. 甲吡酮试验

33. 下列更符合异位激素条件的激素是

A. 由膀胱壁间神经节嗜铬细胞分泌的儿茶酚胺
B. 由肾上腺皮质网状带分泌的睾酮
C. 由心房细胞分泌的心房利钠尿多肽
D. 由未分化小细胞肺癌分泌的抗利尿激素
E. 由胰岛 δ 细胞分泌的生长抑素

34. 关于皮质醇增多症的病因，下列描述最确切的是

A. 异位 ACTH 分泌过多　B. 肾上腺皮质腺癌
C. 肾上腺皮质腺瘤　D. 肾上腺皮质分泌过量糖皮质激素
E. 不依赖 ACTH 的肾上腺大结节性增生

35. 原醛症伴严重低钾血症患者，在补钾后醛固酮的变化是

A. 增多　B. 降低
C. 无变化　D. 先增后降
E. 先降后增

36. 下列叙述中，符合嗜铬细胞瘤临床特征的是

A. 收缩压与舒张压均升高，高血压可呈阵发性或持续性发作
B. 所谓西普勒（Sipple）综合征是本症与慢性甲状腺炎的合并
C. 尿中肾上腺素、去甲肾上腺素增多，但 VMA 量不增多
D. 酚妥拉明试验可用于阵发性者，为激发试验
E. 90%的嗜铬细胞瘤位于肾上腺皮质内

37. 鉴别肾上腺皮质腺瘤与异位 ACTH 综合征最简便的实验室检查是

A. 血皮质醇测定　B. 尿 17-羟、17-酮皮质类固醇测定
C. 血 ACTH 测定　D. 小剂量地塞米松抑制试验
E. 大剂量地塞米松抑制试验

38. 皮质醇增多症的表现不包括

A. 皮质醇分泌失去昼夜节律　B. 具有向心性肥胖的特征
C. 呈多血质外貌，常伴痤疮　D. 肾上腺髓质增生或肿瘤
E. 皮肤菲薄、紫纹

39. 对鉴别皮质醇增多症和肾上腺皮质癌最有意义的检查是

A. 血皮质醇测定
B. 尿游离皮质醇测定
C. 尿 17-羟皮质类固醇测定
D. 小剂量地塞米松抑制试验
E. 大剂量地塞米松抑制试验

40. 对鉴别原发性醛固酮增多症和继发性醛固酮增多症最有价值的检查是
A. 血浆 18-羟皮质类固醇测定
B. 螺内酯试验
C. 低钠试验
D. 高钠试验
E. 血浆醛固酮、肾素活性、血管紧张素测定

41. 最早被发现且研究最广泛的异位激素分泌综合征是
A. 肿瘤所致低血糖症
B. 异位抗利尿激素综合征
C. 伴肿瘤的高钙血症
D. 异位 ACTH 综合征
E. 异位人绒毛膜促性腺激素综合征

42. 地塞米松可抑制性醛固酮增多症指的是
A. 肾上腺皮质醛固酮腺癌
B. 特发性醛固酮增多症
C. 原发性肾上腺增生症
D. 肾上腺皮质醛固酮腺瘤
E. 糖皮质激素治疗敏感性醛固酮增多症

43. 与自身免疫性多内分泌腺综合征不符的是
A. 可分为Ⅰ型和Ⅱ型
B. Ⅰ型伴自身免疫性糖尿病
C. Ⅱ型伴自身免疫性甲状腺疾病
D. Ⅰ型伴甲状旁腺功能减退症（简称甲旁减）
E. Ⅰ型伴 *AIRE*-1 基因突变

44. 垂体 ACTH 腺瘤中最多见的垂体病变是
A. 微腺瘤
B. 小腺瘤
C. 大腺瘤
D. 恶性肿瘤
E. 转移瘤

45. 皮质醇增多症的最常见病因是
A. 肾上腺皮质腺瘤
B. 肾上腺皮质腺癌
C. 垂体 ACTH 分泌过多
D. 异位 ACTH 综合征
E. 下丘脑 ACTH 分泌过多

46. 皮质醇增多症中 24 小时尿 17-羟皮质类固醇和 17-酮皮质类固醇的排出量不能被大剂量地塞米松抑制，较大可能的病因诊断是
A. 肾上腺皮质腺瘤
B. 肾上腺皮质癌
C. 肾上腺髓质增生
D. 库欣病
E. 异位 ACTH 综合征

47. Addison 病患者醛固酮缺乏，可导致
A. 低钾、低钙血症
B. 高钠、高钾血症

C. 低钠、低钾血症　　D. 高钠、低钾血症
E. 低钠、高钾血症

48. 诊断嗜铬细胞瘤的一个线索是
A. 高血压对哌唑嗪特别敏感　　B. 高血压对常用降压药有效
C. 高血压伴交感神经亢进　　D. 高血压伴高代谢状态
E. 持续性高血压

49. 对已诊断为肾上腺皮质功能减退症（ACI）患者，如果 ACTH 水平正常，可行（　　）鉴别原发性和继发性（或三发性）ACI
A. 水负荷和皮质素试验　　B. 螺内酯试验
C. 地塞米松抑制试验　　D. 皮质醇昼夜节律
E. 连续 2 天 8 小时 ACTH 兴奋试验

50. 大剂量地塞米松抑制试验用于鉴别
A. 肾上腺皮质腺瘤与腺癌　　B. Cushing 病与异位 ACTH 综合征
C. 单纯性肥胖与皮质醇增多症　　D. 肾上腺皮质肿瘤与 Cushing 病
E. Cushing 病与皮质醇增多症

51. 皮质醇增多症女性患者有显著的男性化表现，最可能的诊断是
A. 服用过量皮质类固醇激素　　B. 垂体 ACTH 腺瘤
C. 异位 ACTH 综合征　　D. 肾上腺皮质腺瘤
E. 肾上腺皮质腺癌

52. 下列选项中，不符合嗜铬细胞瘤消化系统表现的是
A. 腹泻　　B. 胆汁潴留
C. 胆石症　　D. 肠坏死
E. 肠扩张

53. 对鉴别原发性和继发性肾上腺皮质功能减退症具有重要意义的检查是
A. 血浆皮质醇节律测定
B. 24 小时尿 17-羟皮质类固醇、17-酮皮质类固醇测定
C. 24 小时尿游离皮质醇测定
D. 血浆 ACTH 基础值测定
E. 肾上腺 CT

54. 不引起血清催乳素（PRL）升高的疾病是
A. 肾衰竭　　B. 下丘脑疾病
C. 原发性甲减　　D. 应激、睡眠、吮吸
E. 原醛症

55. 皮质醇增多症中最常见的类型为

A. 肾上腺皮质腺瘤
B. 肾上腺皮质癌
C. Cushing 病
D. 异位 ACTH 综合征
E. 原发性色素结节性肾上腺皮质病

56. 肾上腺危象的突出表现为
A. 低血容量性休克
B. 腹痛
C. 食欲缺乏、恶心、呕吐
D. 虚弱乏力、发热
E. 神志模糊或昏迷

57. 21-羟化酶缺乏症按照病情的严重程度依次递减分别为
A. 失盐型、单纯男性化型、非经典型
B. 单纯男性化型、失盐型、非经典型
C. 非经典型、失盐型、单纯男性化型
D. 单纯男性化型、非经典型、失盐型
E. 失盐型、非经典型、单纯男性化型

58. 抢救肾上腺皮质危象的措施正确的是
A. 补液治疗
B. 立即手术治疗
C. 立即进行病因治疗
D. 进行基础治疗
E. 静脉滴注糖皮质激素，补充盐水、葡萄糖及治疗存在的应激状态

59. 自身免疫性多内分泌腺综合征Ⅱ型的相关特征有
A. 伴甲旁减
B. 伴黏膜皮肤念珠菌病
C. 伴 *AIRE*-1 基因突变
D. 伴自身免疫性糖尿病
E. 有外生殖器发育异常

60. 原醛症的实验室特点是
A. 醛固酮、肾素、血管紧张素Ⅱ均高
B. 肾素、血管紧张素Ⅱ高而醛固酮低
C. 醛固酮、肾素、血管紧张素Ⅱ均低
D. 肾素、血管紧张素Ⅱ低而醛固酮高
E. 肾素高而血管紧张素Ⅱ、醛固酮低

61. 肾上腺外嗜铬细胞瘤主要位于
A. 颅内
B. 颈部
C. 腹部
D. 胸部
E. 以上都不对

62. 急性肾上腺危象的主要抢救措施为
A. 替代治疗
B. 手术治疗
C. 对症治疗
D. 静脉给予大剂量糖皮质激素
E. 补充盐皮质激素

63. Addison 病危象的主要抢救措施为
A. 替代治疗
B. 手术治疗
C. 对症治疗
D. 静脉输注糖皮质激素

E. 补充盐皮质激素

64. 皮质醇增多症可被大剂量地塞米松所抑制，而不被小剂量地塞米松所抑制，病因最可能为

A. 肾上腺腺瘤
B. 异位 ACTH 综合征
C. （垂体性）Cushing 病
D. 不依赖 ACTH 的肾上腺大结节性
E. 不依赖 ACTH 的肾上腺双侧小节结性

65. 21-羟化酶缺乏症失盐型的临床表现不包括

A. 拒食、昏睡
B. 呕吐、腹泻
C. 低血压
D. 体重锐减
E. 代谢性碱中毒

66. 皮质醇增多症患者比较少见的表现是

A. 骨质疏松
B. 向心性肥胖
C. 高血压
D. 高血糖
E. 胆固醇明显增高

67. 通常用于儿茶酚胺及代谢产物水平升高的患者以鉴别嗜铬细胞瘤或假阳性结果的试验是

A. 可乐定抑制试验
B. 胰高血糖素试验
C. 酚妥拉明试验
D. 组胺试验
E. 胰岛素低血糖试验

68. 皮质醇增多症是指

A. 各种病因造成下丘脑分泌过多糖皮质激素所致病症的总称
B. 各种病因造成肾上腺分泌过多糖皮质激素所致病症的总称
C. 各种病因造成垂体分泌过多糖皮质激素所致病症的总称
D. 各种病因造成肾上腺分泌过多盐皮质激素所致病症的总称
E. 以上都不对

69. 伴有低钾血症的高血压，按照病因应首先考虑的疾病为

A. 皮质醇增多症
B. 原醛症
C. 嗜铬细胞瘤
D. 慢性肾炎
E. 原发性高血压病

70. 肾上腺皮质腺瘤患者已行腺瘤切除术，术后使用可的松替代治疗的时间多为

A. 1 个月
B. 1~6 个月
C. 6~12 个月
D. 1~2 年
E. 长期

71. 嗜铬细胞瘤高血压危象时，不典型的临床表现为

A. 异常的尿沉淀
B. 心动过速，间或伴有心绞痛

C. 皮肤苍白，恶心、呕吐
D. 高血糖及尿糖
E. 血白细胞增多

72. 皮质醇增多症的临床表现不包括
A. 淋巴结大
B. 皮肤菲薄
C. 皮肤色素沉着
D. 性格改变
E. 性腺功能减退

73. 可有血浆 ACTH 明显增高的疾病是
A. Sheehan 综合征
B. 继发性 ACI
C. 嗜铬细胞瘤
D. Addison 病
E. 肢端肥大症

74. 可提示肾上腺皮质癌的是
A. 皮肤色素明显加深
B. ACTH 兴奋试验呈过度反应
C. 血浆 ACTH 明显升高
D. 大剂量地塞米松抑制试验能被抑制
E. 重度皮质醇增多症，女性明显男性化表现，血钾低

75. 关于先天性肾上腺皮质增生症按缺乏酶的种类分类，下列叙述正确的是
A. 21-羟化酶缺乏症、11β-羟化酶缺乏症、3β-羟类固醇脱氢酶缺乏症、17α-羟化酶缺乏症
B. 21-羟化酶缺乏症失盐型、男性化型、不典型亚型，17α-羟化酶缺乏症、11β-羟化酶缺乏症
C. 21-羟化酶缺乏症失盐型、男性化型，17α-羟化酶缺乏症、11β-羟化酶缺乏症
D. 21-羟化酶缺乏症失盐型、单纯男性化型、非典型失盐型、皮质醇缺乏型，11β-羟化酶缺乏症
E. 21-羟化酶缺乏症、11β-羟化酶缺乏症、3β-羟类固醇脱氢酶缺乏症、17β-羟化酶缺乏症

76. 引起成人皮质醇增多症的最常见原因是
A. 肾上腺皮质腺瘤
B. ACTH 依赖性肾上腺皮质增生
C. 肾上腺皮质腺癌
D. 医源性
E. 异位促肾上腺皮质激素综合征

77. 先天性肾上腺皮质增生症（CAH）中最常见的类型是
A. 11β-羟化酶缺乏症
B. 21-羟化酶缺乏症
C. 17α-羟化酶缺乏症
D. 3β-羟类固醇脱氢酶缺乏症
E. 醛固酮合成障碍

78. 不支持皮质醇增多症的病因可能是肾上腺皮质癌的是
A. 24 小时尿 17-OHCS 超过 50mg
B. 24 小时尿 17-KS 超过 50mg

C. 低钾低氯性碱中毒
D. 肾周充气造影，瘤影直径大于6cm
E. ACTH 兴奋试验后尿 17-OHCS 显著增加

79. 皮质醇增多症的生化特征为
A. 血钾、血氯降低
B. 血钾、血氯增高
C. 红细胞及血红蛋白减少
D. 血糖降低
E. 血钙增高

80. 原发性醛固酮增多症最多见的亚型是
A. 特发性醛固酮增多症
B. 原发性肾上腺皮质增生
C. 醛固酮瘤
D. 醛固酮癌
E. 肾素反应性腺瘤

81. 原醛症与非醛固酮所致盐皮质激素过多综合征的区别在于
A. 后者无高血压
B. 后者无肾素-血管紧张素系统受抑制
C. 后者无低钾性碱中毒
D. 后者血、尿醛固酮不高，反而降低
E. 以上都不对

82. 不属于原发性肾上腺皮质功能减退症临床特点的是
A. 虚弱乏力
B. 食欲缺乏
C. 恶心、腹泻
D. 直立性低血压
E. 肤色苍白

83. 对确诊 Addison 病最具诊断价值的是
A. 螺内酯试验
B. 地塞米松抑制试验
C. 皮质醇昼夜节律
D. ACTH 兴奋试验
E. 水负荷和皮质素试验

84. 国际内分泌学会在皮质醇增多症（又称库欣综合征）诊断指南中提到的筛查试验有 4 项，以下不属于其中的是
A. 24 小时尿游离皮质醇
B. 血皮质醇昼夜节律
C. 下午 11 时唾液皮质醇
D. 经典小剂量地塞米松抑制试验
E. 过夜地塞米松抑制试验

85. 出现原发性慢性肾上腺皮质功能减退症症状是由于缺乏
A. 皮质醇
B. 醛固酮
C. 促肾上腺皮质激素
D. 醛固酮及皮质醇
E. 肾上腺素及去甲肾上腺素

86. Addison 病的病因不包括
A. 肾上腺脑白质营养不良
B. 自身免疫性肾上腺炎
C. 慢性肾衰竭
D. 先天性肾上腺增生症

E. 恶性肿瘤转移

87. 皮质醇增多症患者可有红细胞数及血红蛋白增多，其原因是
A. 慢性缺氧刺激骨髓代偿性增生
B. 肾促红细胞生成素分泌增多
C. 骨髓病变导致克隆性红细胞增多
D. 皮质醇刺激骨髓造血
E. 肾上腺素分泌增多引起应激性红细胞增多症

88. 关于嗜铬细胞瘤下列叙述正确的是
A. 绝大多数为恶性
B. 大多为良性可手术根治
C. 良性可选用药物根治
D. 恶性选用 ^{131}I-MIBG 治疗可获根治
E. 药物治疗首选 β 受体阻断药

89. 为确定皮质醇增多症的病变部位，最有意义的检查是
A. 腹膜后充气造影
B. B 超检查
C. 肾上腺血管造影
D. CT 扫描
E. 肾上腺断层摄片

90. 以下属于肾上腺功能抑制试验的是
A. ACTH 试验
B. 左旋多巴兴奋生长激素（GH）试验
C. 地塞米松试验
D. 促黄体素释放激素（LHRH）试验
E. 苄胺唑啉试验

91. 如果经血 ACTH，血、尿皮质醇测定，大剂量地塞米松抑制试验，头颅、胸腹部影像学等检查仍无法鉴别垂体性皮质醇增多症和异位 ACTH 综合征，则下列最为可靠的鉴别方法是
A. ACTH 兴奋试验
B. CRH 兴奋试验
C. 甲吡酮试验
D. 垂体静脉与外周静脉血 ACTH 浓度比
E. 先注射 CRH，然后测定垂体静脉与外周静脉血 ACTH 浓度比

92. 诊断皮质醇增多症最有意义的检查是
A. 螺内酯试验
B. 地塞米松抑制试验
C. 赛庚啶试验
D. 甲吡酮试验
E. ACTH 兴奋试验

93. 指南推荐的最常用的醛固酮受体阻断药是
A. 螺内酯
B. 依普利酮
C. 卡托普利
D. 氨苯蝶啶
E. 氢化可的松

94. 多数原发性醛固酮增多症的最佳治疗是
A. 口服螺内酯
B. 口服钙通道阻滞药
C. 手术治疗
D. 口服氨苯蝶啶

E. 口服阿米洛利

95. 应警惕为肾上腺皮质危象的临床和实验室检查表现不包括

A. 难以解释的发热

B. 色素过度沉着或白癜风

C. 与当前疾病的严重程度难以匹配的脱水、低血压或休克

D. 体重下降和食欲缺乏的基础上出现恶心、呕吐、腹痛或急腹症

E. 难以解释的高血糖症

96. 原醛症现在认为的常见病因是

A. 肾上腺皮质醛固酮腺瘤　　B. 特发性醛固酮增多症

C. 异位醛固酮腺瘤　　D. 肾上腺皮质醛固酮腺癌

E. 糖皮质激素治疗敏感性醛固酮增多症

97. 患者在切除嗜铬细胞瘤后即刻发生低血压，此时应立即采用的治疗为

A. 盐皮质激素　　B. 皮质类固醇

C. 输血或输血浆　　D. α 肾上腺素受体激动药

E. β 肾上腺素受体激动药

98. 嗜铬细胞瘤的临床表现主要是由（　　）作用于肾上腺素能受体所致

A. 多种肽类激素　　B. 肾上腺髓质素

C. 糖皮质激素　　D. 儿茶酚胺

E. 嗜铬粒蛋白

99. 嗜铬细胞瘤少见的临床现象为

A. 阵发性高血压　　B. 持续性高血压阵发性加剧

C. 高血压与低血压交替发作　　D. 严重心律失常

E. 剧烈腹痛、休克等表现

100. 对原发性慢性肾上腺皮质功能减退症的诊断最有意义的血检结果是

A. 醛固酮↓　　B. 血糖↓

C. 红细胞沉降率↓　　D. 皮质醇↓

E. ACTH↓

101. 21-羟化酶缺乏症的典型特征是

A. 有明显的男性化或女性假两性畸形，高钾血症、低钠血症，高睾酮血症，高血浆 ACTH、低肾素活性，高 17α-羟孕酮

B. 有明显的男性化或女性假两性畸形，高尿钠、低钠血症、高钾血症和代谢性酸中毒，骨龄大于实际年龄、低血浆皮质醇，高 17α-羟孕酮

C. 有明显的男性化或女性假两性畸形，低钾血症、高钠血症，高睾酮血症，高血浆 ACTH、高肾素活性，高 17α-羟孕酮

D. 有明显的男性化或女性假两性畸形，高钾血症、低钠血症，低睾酮血症，高血浆ACTH、高肾素活性，高醛固酮血症
E. 有明显的男性化或女性假两性畸形，高钾血症、低钠血症，低睾酮血症，高血浆ACTH、高肾素活性，低醛固酮血症

102. 皮质醇增多症肾上腺皮质的病理改变中，最常见者为
A. 腺瘤
B. 腺癌
C. 双侧增生
D. 单侧增生
E. 增生伴腺瘤

103. 关于库欣病和肾上腺皮质腺瘤的激素分泌的区别，下列说法正确的是
A. 前者分泌的皮质醇较多
B. 前者分泌的醛固酮较多
C. 前者分泌的性激素较后者多
D. 前者分泌的性激素、醛固酮较后者多
E. 两者分泌的激素无区别

104. 异位ACTH综合征的生化特征是
A. 血钾降低
B. 血钾、血氯升高
C. 血钠升高
D. 血钠降低
E. 血钙升高

105. 异位ACTH综合征较常见的水、电解质及酸碱平衡紊乱是
A. 高钠性碱中毒
B. 低钾性碱中毒
C. 高钾性碱中毒
D. 低钾性酸中毒
E. 高容量性低钠血症伴代谢性碱中毒

106. 下列关于嗜铬细胞瘤患者的代谢紊乱，叙述不正确的是
A. 基础代谢率可升高
B. 空腹血糖升高
C. 血游离脂肪酸升高
D. 血钾可升高
E. 血钙可升高

107. 嗜铬细胞瘤（PHEO）代谢综合征的临床表现不包括
A. 多汗
B. 心悸
C. 高热
D. 软弱无力
E. 低钾血症

二 A2型题

1. 患者，男性，38岁。阵发性血压升高2年，经血、尿儿茶酚胺及其代谢物测定和其他相关检查不能完全排除嗜铬细胞瘤的诊断。下列有助于进一步诊断的方法是
A. 24小时动态血压监测
B. 基础代谢率测定
C. 酚妥拉明试验
D. ACTH兴奋试验

E. 甲吡酮试验

2. 患者，女性，35 岁。乏力、皮肤色素沉着 2 年余，经常感冒、食欲缺乏，偶尔恶心、呕吐。查体：脉搏 90 次/分，血压 90/60mmHg，全身皮肤较黑，掌纹、乳晕色深，齿龈、颊黏膜可见色素沉着，其余未见异常。该患者的替代治疗应使用

A. 氢化可的松　　B. 地塞米松

C. 泼尼松　　D. 甲泼尼龙

E. 泼尼松龙

3. 患者，女性，30 岁。肥胖 1 年，伴月经减少，面部、背部痤疮。查体：血压 160/110mmHg，腹下侧、臀部、大腿见紫纹。实验室检查：皮质醇昼夜分泌节律消失，糖耐量减低。患者诊断最可能为

A. 单纯性肥胖症　　B. 糖尿病

C. 弗勒赫利希综合征　　D. 皮质醇增多症

E. 甲减

4. 患者，女性，48 岁。肢体软弱无力、夜尿多 1 年余，今晨起双下肢不能活动。查体：血压 170/100mmHg，均匀性轻度肥胖，双下肢弛缓性瘫痪，血钾 2. 4mmol/L。患者最可能诊断为

A. 原发性高血压　　B. 嗜铬细胞瘤

C. 肾性高血压　　D. 原醛症

E. 继发性高血压

5. 患者，男性，50 岁。血皮质醇 40μg/dl，小剂量地塞米松抑制后尿游离皮质醇为 26μg/dl，为进一步确诊皮质醇增多症的病因，下列无意义的检查为

A. 皮质醇昼夜节律测定　　B. 大剂量地塞米松抑制试验

C. ACTH 兴奋试验　　D. 蝶鞍 X 线检查

E. 血浆皮质醇测定

6. 患者，女性，26 岁。发作性血压升高 5 个月，发作时血压为 210/110mmHg，伴面色苍白、大汗、心悸。发作间歇期血压正常。最有助于患者诊断的是

A. 定期测量血压

B. 地塞米松抑制试验阳性

C. 颅内蝶鞍 X 线检查阳性

D. 血压升高时，血和尿儿茶酚胺及尿香草扁桃酸水平明显升高

E. 血压升高时，血和尿 17-羟皮质类固醇及 17-酮类固醇水平明显升高

7. 患者，女性，28 岁。肥胖、头痛伴闭经半年。查体：血压 180/110mmHg，向心性肥胖，满月脸，皮肤薄，有痤疮，腹壁有宽大紫纹，下肢胫前凹陷性水肿。拟诊为皮质醇增多症，拟进行的检查为

A. 血浆皮质醇检查
B. 尿游离皮质醇检查
C. 正电子发射断层成像（PET）
D. 小剂量地塞米松抑制试验
E. 大剂量地塞米松抑制试验

8. 患者，男性，63岁。体重进行性增加8个月，1年前诊断为肺癌，曾化疗。查体：多血质面容，右下肺闻及湿啰音，血皮质醇升高且昼夜节律消失，小剂量地塞米松抑制试验抑制率40%，大剂量地塞米松抑制试验抑制率56%。患者最可能的诊断是

A. Cushing病
B. 异位ACTH综合征
C. 肾上腺皮质癌
D. 肾上腺增生
E. 以上都不是

9. 患者，男性，30岁。有半年高血压病史，最高达150/100mmHg，伴乏力、肌痛、口渴。吸烟10年。查体：血压170/100mmHg，肥胖，心脏不大，心律整齐，心率76次/分，双下肢不肿。实验室检查：尿蛋白（+），尿比重1.018，血钾3.1mmol/L。患者最可能的诊断是

A. 原醛症
B. 慢性肾炎
C. 肾性高血压
D. 原发性高血压病
E. 嗜铬细胞瘤

10. 患者，女性，53岁，同时有高血压及低钾血症，诊断考虑为原醛症。下列检查中，有助于诊断的是

A. 螺内酯试验
B. 低钠、高钠试验
C. 地塞米松抑制试验
D. 赛庚啶试验
E. 血浆醛固酮测定

11. 患者，女性，28岁。肥胖、多毛、皮肤紫纹，血ACTH升高，CT示垂体微腺瘤，双侧肾上腺轻度增生。最理想的治疗方法为

A. 肾上腺次全切除+垂体外照射
B. 口服阻滞肾上腺皮质激素合成的药物
C. 经蝶窦切除垂体微腺瘤
D. 肾上腺全切除+垂体外照射
E. 肾上腺次全切除

12. 患者，男性，36岁。因阵发性头痛、心悸发作4次入院，本次发作时面色苍白，头痛剧烈，测血压180/130mmHg，心率130次/分，心律齐，已持续15分钟。该患者首先考虑的诊断是

A. 原发性高血压
B. 肾动脉狭窄
C. 嗜铬细胞瘤
D. 甲亢
E. 围绝经期综合征

13. 患者，女性，38岁。恶心、食欲缺乏，体重下降1年。查体：血压90/60mmHg，皮肤色黑，口腔黏膜可见蓝褐色色素斑。实验室检查：血糖3.0mmol/L，血钾5.8mmol/L。

最可能的诊断是

A. 溃疡病　　B. 肝硬化

C. 血色病　　D. 慢性肾上腺皮质功能减退症

E. 甲亢

14. 患者，男性，48 岁。因皮质醇增多症入院。实验室检查：血浆 ACTH↑，血、尿皮质醇↑，小剂量及大剂量地塞米松抑制试验不能被抑制。病因诊断可考虑为

A. Cushing 病　　B. 肾上腺皮质腺瘤

C. 肾上腺皮质癌　　D. 异位 ACTH 综合征

E. 长期大量使用糖皮质激素

15. 患者，女性，45 岁。乏力、虚弱、食欲缺乏、消瘦 2 年，伴闭经、阴毛及腋毛脱落，皮肤、黏膜色素沉着。患者可诊断考虑为

A. 甲亢　　B. 甲减

C. 继发性肾上腺皮质功能减退症　　D. Addison 病

E. 慢性消耗性疾病

16. 皮质醇增多症患者，血浆 ACTH 200pg/ml，大剂量地塞米松不能抑制，为进一步明确诊断应采取的最有价值的检查为

A. 蝶鞍 CT 或 MRI　　B. 双肺 X 线

C. 双侧肾上腺 B 超　　D. ACTH 兴奋试验

E. 血浆皮质醇昼夜节律测定

17. 患者，男性，41 岁。多饮、多尿，血 pH 7.5，血钾 3.1mmol/L。患者可诊断为

A. 癔症　　B. 尿崩症

C. 糖尿病　　D. 甲亢

E. 原醛症

18. 患者，男性，52 岁。3 年前诊断为原发性慢性肾上腺皮质功能减退症，长期口服氢化可的松（30mg/d）替代治疗。近 2 天发热（38℃）、咽痛。目前氢化可的松应

A. 剂量减少 1/2　　B. 改用等效量的地塞米松

C. 增加 10 倍　　D. 剂量维持不变

E. 剂量增加为 2~3 倍

19. 患者，女性，26 岁。妊娠 8 个月，近 1 个月常在卧位时突发头痛、心悸、多汗，测血压达 230/140mmHg，坐起后症状可逐渐缓解，血压恢复正常，空腹血糖为 7.8mmol/L，电解质及肝、肾功能正常。患者最可能的诊断是

A. 妊娠高血压综合征　　B. Addison 病

C. 原发性高血压病　　D. 原醛症

E. 嗜铬细胞瘤

20. 患者，女性，30岁，主诉有渐进性乏力，体重减轻，食欲缺乏，体检发现皮肤全青铜色，患消耗性疾病。实验室检查；血钠132mmol/L，血钾6.0mmol/L，血皮质醇（上午8时）42pg/L，24小时尿17-OHCS降低，血ACTH超过正常，ACTH兴奋试验不能使血浆皮质醇水平增加，最可能的诊断是

A. Cushing病
B. 尿崩症
C. 肾上腺皮质功能亢进症
D. Addison病
E. 医源性ACTH综合征

三 A3/A4型题

（1~3题共用题干）

患者，男性，51岁。因血压升高5年，乏力伴夜尿增多半年来诊。查体：血压160/105mmHg，脉搏78次/分，BMI 26kg/m²，无向心性肥胖和紫纹，双下肢不肿。实验室检查：血钾3.1mmol/L。

1. 患者最可能的诊断是

A. 皮质醇增多症
B. 醛固酮增多症
C. 嗜铬细胞瘤
D. 周期性瘫痪
E. 2型糖尿病

2. 为明确定性诊断应进行的检查是

A. 皮质醇昼夜节律
B. 卡托普利试验
C. 24小时儿茶酚胺
D. 肾动脉造影
E. 垂体MRI

3. 定位诊断应首选

A. 垂体MRI
B. 奥曲肽显像
C. 肾上腺CT
D. 肾动脉造影
E. 肾上腺MRI

（4~6题共用题干）

患者，女性，15岁。因阴蒂肥大15年、无月经来潮来诊。该患者出生时家人发现其阴蒂肥大，未在意。查体：血压150/94mmHg；身体毳毛增多，正体力型，乳房未发育；心、肺、腹部检查未见异常；阴毛呈男性分布，阴蒂似小阴茎，长4.5cm。

4. 患者最可能的诊断为

A. 21-羟化酶缺乏症
B. 11β-羟化酶缺乏症
C. 17α-羟化酶缺乏症
D. 类固醇5α-还原酶-2缺乏症
E. 睾丸女性化

5. 需要做的检查有

A. 垂体 MRI　　B. 脑电图

C. 动态心电图　　D. 染色体核型分析及基因检测

E. 甲皱微循环检查

6. 治疗首选的药物是

A. 硝苯地平　　B. 格列本脲

C. 卡托普利　　D. 螺内酯

E. 泼尼松

（7~9 题共用题干）

患者，女性，35 岁。发现肥胖 2 年就诊。查体：面呈满月，皮肤痤疮增多，口唇有小须，背部多毳毛，颈部脂肪垫肥厚，血压 150/100mmHg。

7. 下列可帮助诊断的重要体征为

A. 高血压　　B. 皮肤宽大紫纹

C. 水牛背　　D. 乏力

E. 骨质疏松

8. 为了进一步明确诊断，还须进行的不可缺少的检查为

A. 测定血浆皮质醇节律　　B. 24 小时尿钾测定

C. 24 小时尿蛋白测定　　D. 24 小时尿肌酸测定

E. 血浆醛固酮测定

9. 患者 24 小时尿 17-羟皮质类固醇、17-酮皮质类固醇水平明显高于正常，血浆皮质醇节律异常。为了明确定位诊断，下列检查正确的是

A. 双侧肾上腺 B 超　　B. 蝶鞍 MRI

C. 肾上腺 CT　　D. 蝶鞍 CT

E. 双侧肾上腺 CT+蝶鞍 MRI

（10~12 题共用题干）

患者，女性，36 岁。向心性肥胖，多血质外观，皮肤紫纹，CT 示双侧肾上腺增生，垂体 CT 正常，行一侧肾上腺全切，另一侧 3/4 切除。术后 2 年患者皮肤色素逐渐加深，考虑为纳尔逊（Nelson）综合征。

10. 此时最需要进行的检查为

A. 肾上腺超声检查　　B. 肾功能测定

C. 肝功能测定　　D. 垂体 MRI 检查

E. ACTH 兴奋试验

11. 目前根据症状，最不可能出现的检查结果为
A. 血促肾上腺皮质激素原氨基端肽（N-POMC）明显升高
B. 血β-促脂素明显升高
C. ACTH 明显升高
D. 血皮质醇升高
E. 血钾升高

12. 下列可进行的合适的治疗方案为
A. 立即行垂体瘤手术
B. 肾上腺再次手术
C. 口服溴隐亭治疗
D. 酮康唑治疗
E. 泼尼松或地塞米松替代治疗

（13～16 题共用题干）

患者，男性，44 岁。因持续性心悸、头痛、多汗、心动过速、焦虑、烦躁伴血压升高 2 个月来诊。常规降压药物治疗无效，α 受体阻断药治疗有效。查体：血压 190/100mmHg；无颈项强直；心率 112 次/分，心律齐，未闻及杂音；无双下肢水肿。

13. 患者最可能的诊断是
A. 甲亢
B. 原醛症
C. 原发性高血压
D. 皮质醇增多症
E. 嗜铬细胞瘤

14. 本病所具有的特征性表现为
A. 持续性高血压
B. 直立性高血压
C. 阵发性高血压
D. 持续性低血压
E. 低血压、休克，高血压、低血压相交替

15. 可以帮助明确诊断的生化检查是
A. 电解质
B. 皮质醇
C. 儿茶酚胺
D. 醛固酮
E. 促肾上腺皮质激素

16. 不宜单独应用的药物为
A. 多沙唑嗪
B. 维拉帕米
C. 福辛普利
D. 美托洛尔
E. 哌唑嗪

（17～19 题共用题干）

患者，男性，32 岁。阵发性头痛、心悸、出汗 2 年，1 小时前因与人争吵出现剧烈头

痛、心悸、大汗，急诊入院。查体：面色苍白，血压200/130mmHg，心率134次/分。

17. 对患者进行初筛诊断的检查方法为
    A. 血压监测　　B. 心电图监测
    C. 24小时尿VMA定性　　D. 甲状腺功能
    E. 24小时尿游离皮质醇测定

18. 若患者血压持续在200/130mmHg，为明确诊断，应选用的检查方法为
    A. 地塞米松抑制试验　　B. 酚妥拉明试验
    C. 皮质醇昼夜节律　　D. 肾上腺素测定
    E. 胰高血糖素试验

19. 若能除外瘤内出血、心力衰竭和心律失常，该患者应采取的急救措施为
    A. 酚妥拉明静脉注射
    B. 普萘洛尔静脉注射+酚妥拉明静脉注射
    C. 胰高血糖素静脉注射
    D. 哌唑嗪静脉注射
    E. 甲基多巴口服

（20~22题共用题干）

患者，女性，38岁。患Addison病。过去常用泼尼松替代治疗，近3个月出现盗汗，午后低热，乏力，消瘦明显。实验室检查：红细胞沉降率（ESR）50mm/1h，结核抗体试验（+），结核菌素试验强阳性，抗链球菌溶血素“O”（ASO）250U/L，类风湿因子（RF）（-）。胸部X线片正常。

20. 患者应考虑为
    A. 非活动期结核　　B. 合并风湿热
    C. 活动性结核　　D. 肾上腺危象
    E. 恶性肿瘤

21. 该患者最适合的治疗方法为
    A. 加抗结核药物　　B. 减少激素剂量
    C. 加用免疫抑制药　　D. 加用抗生素
    E. 加布洛芬缓释胶囊

22. 对该患者应用某种药物治疗时，为防止发生Addison危象，可能需要增加激素替代量，这种药物是
    A. 头孢氨苄　　B. 雷公藤多苷
    C. 布洛芬　　D. 利福平
    E. 乙胺丁醇

（23~25 题用题干）

患者，女性，39 岁。反复发作肌无力及周期性瘫痪 1 年余，伴肢端麻木，手足抽搐，夜尿增多，口渴。体格检查：体型匀称，血压 170/100mmHg，甲状腺无肿大，心率 82 次/分，心律齐。

23. 患者最有可能诊断为

A. 甲亢
B. 甲状旁腺功能亢进症（简称甲旁亢）
C. 原醛症
D. 皮质醇增多症
E. 嗜铬细胞瘤

24. 以下检查最有助于诊断的是

A. 甲状腺激素测定
B. 甲状旁腺激素测定
C. 螺内酯试验
D. 地塞米松抑制试验
E. 儿茶酚胺测定

25. 鉴别原发性和继发性醛固酮增多症最有价值的检查是

A. 促甲状腺激素（TSH）测定
B. 甲状旁腺激素（PTH）测定
C. 胰高血糖素激发试验
D. ACTH 兴奋试验
E. 血浆肾素活性、血管紧张素Ⅱ测定

（26~28 题共用题干）

患者，女性，36 岁。因多食、体重增加 1 年就诊。查体：身高 160cm，体重 75kg，腹部、臀部脂肪肥厚，下腹及大腿上部可见淡红色皮纹。血压 150/95mmHg。

26. 初步考虑可能为皮质醇增多症，下列最为灵敏的检查为

A. 24 小时尿游离皮质醇测定
B. 血浆皮质醇节律测定
C. 24 小时尿 17-羟皮质类固醇、17-酮皮质类固醇测定
D. OGTT
E. 24 小时血浆 ACTH 节律测定

27. 进一步检查发现患者 24 小时尿游离皮质醇增高。血浆皮质醇：上午 8 时 414mmol/L，下午 4 时 331. 2mmol/L，0 时 281. 5mmol/L。为了明确诊断，还应进行的检查为

A. ACTH 兴奋试验
B. 甲吡酮试验
C. 大剂量地塞米松抑制试验
D. 促肾上腺皮质激素释放激素（CRH）兴奋试验
E. 小剂量地塞米松抑制试验

28. 患者应用口服地塞米松每 6 小时 0. 5mg，连续口服 2 天，服药后 24 小时尿 17-羟皮质类固醇、17-酮皮质类固醇较服药前下降了 67%。此时可能诊断为

A. 皮质醇增多症
B. 肾上腺皮质腺瘤
C. 垂体 ACTH 腺瘤
D. 多囊卵巢综合征
E. 单纯性肥胖

（29~31 题共用题干）

患者，女性，35 岁。满月脸、面红、向心性肥胖伴闭经 1 年，且有明显乏力与口干。腹部皮肤可见紫纹，皮肤薄。血压 160/80mmHg。

29. 对定性诊断最有帮助的实验室检查是
A. 24 小时尿游离皮质醇测定
B. 大剂量地塞米松抑制试验
C. 小剂量地塞米松抑制试验
D. 早 8 时血皮质醇检测
E. 尿游离皮质醇

30. 如果该患者胸部 CT 检查发现左肺有占位性病变，可能诊断为
A. 库欣病
B. 异位 ACTH 综合征
C. 肺部肿瘤
D. 肺部感染
E. 小细胞肺癌

31. 要明确左肺占位性病变与本病是否相关需要的检查为
A. 大剂量地塞米松抑制试验
B. 红细胞沉降率
C. 过夜皮质醇节律加抑制试验
D. 生长抑素显像
E. 胸部 MRI

（32~35 题共用题干）

患者，女性，41 岁。3 年前出现高血压，6 个月前出现多饮、多尿，肌无力，感觉肢端麻木，反复出现手足抽搐。

32. 下列检查中最有意义的是
A. 血钾
B. 血钙
C. 血糖
D. 血钠
E. 血氯

33. 下列检查中，对确定诊断最有价值的是
A. 低钠试验
B. 尿 pH 测定
C. 血 ACTH 测定
D. 血 PTH 测定
E. 肾素-血管紧张素-醛固酮测定

34. 患者最可能的诊断为
A. 原醛症
B. 糖尿病
C. 钙缺乏
D. 癔症

E. 神经肌肉系统疾病

35. 如果患者经检查确诊为醛固酮瘤，根治的方法为

A. 手术切除
B. 螺内酯治疗
C. 可的松治疗
D. 低盐饮食
E. 钙通道阻滞药治疗

（36~40题共用题干）

患者，女性，38岁。因突然发生四肢软瘫伴头晕来诊。查体：神清，面红，全身皮肤较黑，多痤疮，口周小须，毳毛增生。胸、腹部脂肪肥厚，下腹可见紫纹，宽1.0cm。空腹血糖10.2mmol/L，尿17-羟皮质类固醇58.1μmol/24h。

36. 首发可考虑的诊断为

A. 原发性醛固酮增多症
B. 皮质醇增多症
C. 肾上腺肿瘤
D. 糖尿病
E. 单纯性肥胖

37. 为患者进行小剂量地塞米松抑制试验后，尿17-羟皮质类固醇55.61μmol/24h，应进行的下一步检查为

A. ACTH兴奋试验
B. 血浆皮质醇分泌节律测定
C. 大剂量地塞米松抑制试验
D. ACTH分泌节律测定
E. 螺内酯试验

38. 下列检查结果中，最可能出现的情况是

A. ACTH兴奋试验呈延迟反应
B. 血浆皮质醇分泌节律呈早高晚低变化
C. 尿游离皮质醇可增高
D. 螺内酯试验阳性
E. ACTH分泌高峰较皮质醇分泌高峰延迟30分钟

39. 此疾病不应该出现的代谢紊乱是

A. 糖耐量减低
B. 代谢性酸中毒
C. 高血压
D. 低钾血症
E. 骨质疏松

40. 为明确定位诊断，应选择的检查方法为

A. 垂体MRI或CT
B. 肾上腺MRI或CT
C. 垂体加肾上腺B超
D. 垂体加肾上腺CT
E. 双侧肾上腺放射性核素扫描

（41~44题共用题干）

患者，男性，43岁。因咳嗽、发热5天，昏迷1天急诊入院，既往有Addison病史。查

体：血压80/60mmHg，呼吸23次/分，全身皮肤色素增深，心率110次/分，心律齐，左下肺可闻及少量湿啰音。

41. 该患者昏迷最可能的原因为
A. 肺性脑病
B. 垂体危象
C. 中毒性脑病
D. 低血糖昏迷
E. 肾上腺皮质危象

42. 为抢救该患者，最需要进行的检查为
A. 血常规
B. 电解质及血糖
C. 尿常规
D. 心电图
E. 胸部X线

43. 目前最紧急的治疗措施为
A. 补充生理盐水
B. 补充葡萄糖盐水及糖皮质激素
C. 补充糖皮质激素
D. 血浆扩容
E. 激素减量并加大抗生素用量

44. 患者抢救成功后应知道在今后的生活中需要注意
A. 低糖饮食
B. 发热时应用广谱抗生素
C. 发热时大量饮水
D. 低钠饮食
E. 发热时糖皮质激素加量

（45~47题共用题干）

患者，女性，28岁。产后面色变红、肥胖1年半，乏力、头痛加重半年，并口渴、多饮，夜间尿量达1800ml，比白天多。查体：血压180/126mmHg，脉率104次/分，向心性肥胖，面色红黑，有痤疮，皮肤薄，乳晕及指关节伸侧色较深，腹壁、腘窝及腋窝周围有紫纹，双下肢有凹陷性水肿。

45. 患者最可能的诊断是
A. 产后高血压伴肥胖
B. 2型糖尿病
C. 醛固酮增多症
D. 皮质醇增多症
E. 原发性高血压病

46. 对诊断最有提示意义的是血中
A. 血脂↑
B. 血糖↑
C. 醛固酮↑
D. 皮质醇↑
E. 胰岛素↑

47. 为明确诊断应选择
A. ACTH兴奋试验
B. 小剂量地塞米松抑制试验

C. 糖耐量试验
D. 螺内酯试验
E. 过夜皮质醇节律加抑制试验

（48、49题共用题干）

患者，男性，39岁。因乏力、肥胖、高血压就诊，检查空腹血糖为7.2mmol/L。

48. 该患者同时出现（　　），可怀疑为嗜铬细胞瘤
A. 直立性低血压
B. 夜尿增多
C. 四肢软瘫
D. 女性患者情绪紧张
E. 血压中重度升高

49. 若该患者为老年人，且伴剧烈呛咳，可考虑为
A. 嗜铬细胞瘤
B. 肺癌、异位激素综合征
C. 糖尿病、肺癌
D. 糖尿病伴肺部感染
E. 高血压、糖尿病

（50、51题共用题干）

患者，女性，46岁。有5年高血压病史，血压经常维持在180/100mmHg，伴口干、多尿，以夜尿增多为主。血钾3.0mmol/L，时常出现四肢麻木和手足抽搐。

50. 该患者的病因诊断可能为
A. 原发性高血压
B. 肾脏疾病
C. 嗜铬细胞瘤
D. 原醛症
E. 脑血管栓塞

51. 出现四肢麻木和手足抽搐的原因不包括
A. 细胞内钾离子丢失
B. 细胞内钠、氢离子增加
C. 细胞内pH上升
D. 碱中毒时，细胞外液游离钙减少
E. 尿镁排出增多

（52~54题共用题干）

患者，男性，35岁。平时血压正常，每当情绪激动时便会出现头痛、心悸、出汗、心前区紧迫感，视物模糊，查血压为220/140mmHg，每次持续10分钟左右。

52. 该患者最可能的诊断是
A. 焦虑症
B. 心脏病
C. 原发性高血压
D. 嗜铬细胞瘤
E. 自主神经功能紊乱

53. 对确诊无帮助的检查为

A. 甲氧基肾上腺素（MN）
B. CT
C. 心电图
D. 酚妥拉明试验
E. MRI 检查

54. 治疗时首选的治疗药物为
A. 普萘洛尔
B. 酚苄明
C. 三环类抗抑郁药
D. 复方利血平
E. 地西泮

（55~57 题共用题干）

患者，男性，52 岁。消瘦、乏力、畏热、手颤 2 个月，2 天前因夜间突然出现双下肢软瘫急诊入院。查体：神志清，血压 140/80mmHg，心率 108 次/分，心律齐，甲状腺轻度增大，无血管杂音。

55. 导致患者双下肢软瘫的直接原因可能是
A. 脑栓塞
B. 运动神经元病
C. 重症肌无力
D. 呼吸性碱中毒
E. 血钾异常

56. 为明确诊断，应首先进行的检查项目是
A. 头颅 CT、血糖测定
B. 血电解质测定及甲状腺功能测定
C. 肌电图及血电解质测定
D. 血气分析及血电解质测定
E. 胸部 CT 及血抗乙酰胆碱受体抗体测定

57. 患者的急诊处理应为
A. 螺内酯治疗
B. 纠正电解质紊乱
C. 静脉滴注氯化钾及胰岛素
D. 溴吡斯的明和皮质激素治疗
E. 脱水降颅压治疗

（58~60 题共用题干）

患者，女性，32 岁。乏力 1 年。因发作性手足抽搐伴软瘫 3 次就诊。查体：神志清楚，对答切题。四肢不能自主运动，肌力Ⅱ级，无明显肌萎缩。血压 180/110mmHg，心率 92 次/分，心律齐。

58. 初诊时，在考虑鉴别诊断时，以下疾病可能性最大的是
A. 甲减
B. 原醛症
C. 低钾性周期性麻痹
D. 急性炎症性脱髓鞘性多发性神经病（又称格林-巴利综合征）

E. 甲亢伴低钾性周期性麻痹

59. 血钾 2.5mmol/L，24 小时尿钾 30mmol/L，为进一步明确诊断，应选择的检查方法为

A. 血管紧张素Ⅱ加血钠测定

B. ACTH 兴奋试验

C. 地塞米松抑制试验

D. 胰岛素低血糖兴奋试验

E. 肾素-血管紧张素-醛固酮测定

60. 患者经一系列检查后符合手术指征，手术前为了良好控制血压，应选择的治疗药物为

A. α 受体阻断药

B. 钙通道阻滞药

C. 醛固酮拮抗药

D. β 受体阻断药

E. 血管紧张素转化酶抑制药

（61~64 题共用题干）

患者，男性，42 岁。因进行性乏力、食欲缺乏伴反复性干咳 3 个月，发作性软瘫 1 次来诊。查体：血压 150/100mmHg；BMI 25kg/m^2，腹围 90cm；轻度“满月脸”；下腹两侧少量紫纹；无颈项强直；心率 112 次/分，心律齐，未闻及杂音；无双下肢水肿。

61. 患者应首先考虑的诊断为

A. 皮质醇增多症

B. 原发性醛固酮增多症

C. 原发性高血压

D. 嗜铬细胞瘤

E. 肺癌伴异位激素综合征

62. 有助于本病诊断的检查为

A. 血钙水平

B. 皮质醇

C. 胸部 CT

D. 电解质

E. 血清胰岛素水平

63. 为了明确患者乏力和软瘫发作的原因，必须进行的实验室检查是

A. 血钾测定

B. 血 pH 测定

C. 血钙测定

D. 维生素 D_3 测定

E. 血钾和 24 小时尿钾测定

64. 根据以上检查结果，为作出完整诊断，还应该进行的检测为

A. 测定血清胰岛素样生长因子-2（IGF-2）水平

B. 测定血清 TSH 水平

C. 大剂量地塞米松抑制试验

D. 测定血皮质醇和 ACTH 水平

E. 测定皮质醇节律

(65~67 题共用题干)

患者，女性，38 岁。因肥胖、乏力、高血压、多毛 5 年就诊。查体：向心性肥胖、满月脸、多血质面容，血压 165/95mmHg。初步考虑诊断为皮质醇增多症。

65. 下列检查对评价肾上腺皮质功能最有价值的是

A. 血浆皮质醇测定

B. 血浆 ACTH 测定

C. 24 小时尿 17-羟皮质类固醇、17-酮皮质类固醇测定

D. 24 小时尿游离皮质醇测定

E. 血浆醛固酮测定

66. 进一步检查发现患者 24 小时尿游离皮质醇明显增高，血浆皮质醇节律异常，为明确诊断还应进行的检查为

A. 甲吡酮试验

B. CRH 兴奋试验

C. ACTH 兴奋试验

D. 小剂量地塞米松抑制试验

E. 大剂量地塞米松抑制试验

67. 患者午夜服用地塞米松 1mg，服药后次日 24 小时尿游离皮质醇下降了 27%，此时诊断考虑为

A. 皮质醇增多症

B. 垂体 ACTH 腺瘤

C. 醛固酮增多症

D. 单纯性肥胖

E. 肾上腺皮质腺瘤

(68、69 题共用题干)

患者，女性，40 岁。3 个月来发作性头晕、头痛伴面色苍白、心悸、冷汗，共发作 4 次，每次持续 20 分钟至 2 小时，发作时测血压 (180~210)/(110~130) mmHg，平时血压正常。查体：血压 120/90mmHg，体型偏瘦，皮肤微潮，心率 90 次/分，心律齐，四肢末梢凉。

68. 患者最可能的诊断是

A. 嗜铬细胞瘤

B. 类癌

C. 皮质醇增多症

D. 胰岛素瘤

E. 甲状腺髓样癌

69. 为进一步明确诊断，应采取的检查方法为

A. OGTT

B. 酚妥拉明抑制试验

C. 血皮质醇节律测定

D. 小剂量地塞米松抑制试验

E. 胰高血糖素激发试验

（70~73题共用题干）

患者，女性，35岁，因多食、肥胖、闭经、血糖高就诊。体检：身高160cm，体重75kg；腹部、臀部脂肪堆积，紫纹（+），血压：170/100mmHg，血糖10.1mmol/L，初诊皮质醇增多症。

70. 下述检查中，对确诊最有意义的是
A. 血皮质醇节律测定
B. 地塞米松抑制试验
C. 24h尿17-羟皮质类固醇，17-酮皮质类固醇测定
D. 血ACTH测定
E. OGTT

71. 如经上述检查确定了皮质醇增多症后，为进一步确定是否为Cushing病，最有意义的检查为
A. CRH兴奋试验
B. 小剂量地塞米松抑制试验
C. ACTH兴奋试验
D. 大剂量地塞米松抑制试验
E. 甲吡酮试验

72. 如垂体CT证实鞍内有微腺瘤，首选治疗方案为
A. 经额垂体瘤切除术
B. 经蝶窦垂体瘤切除术
C. 垂体放射治疗
D. 双侧肾上腺次全切除术
E. 赛庚啶治疗

73. 患者于手术后随诊，不支持治疗有效的情况是
A. 向心性肥胖减轻
B. 月经恢复
C. 空腹血糖6.8mmol/L
D. 血压150/90mmHg
E. 血皮质醇早8时510mmol/L（正常165~441mmol/L），下午4时480mmol/L

四 B型题

（1~5题共用备选答案）
A. 酚苄明
B. 特拉唑嗪
C. 氨氯地平
D. α-甲基-L-酪氨酸
E. 阿替洛尔

1. 属于非选择性α受体阻断药，半衰期长，已广泛应用于PHEO治疗的药物是
2. 属于选择性α_1受体阻断药，可避免全部α受体阻断引起的不良反应的药物是
3. 对儿茶酚胺的生物合成有限速作用，能降低儿茶酚胺合成速率的药物是
4. 可预防儿茶酚胺引起的冠状动脉痉挛，用于PHEO内科治疗的药物是
5. 属于β受体阻断药，适用于有心动过速和心律不齐患者的药物是

（6~9 题共用备选答案）

A. 阻碍分泌过多的激素合成
B. 对抗激素对组织器官的作用
C. 利用激素之间生理效应的拮抗作用
D. 利用激素之间的允许作用
E. 利用靶腺激素对促激素的负反馈作用

6. 螺内酯治疗原醛症的原理是
7. 糖皮质激素治疗先天性肾上腺皮质增生的原理是
8. 甲巯咪唑治疗甲亢的原理是
9. 糖皮质激素配合儿茶酚胺用于升压治疗的原理是

（10~14 题共用备选答案）

A. *CYP*21
B. *CYP*11*B*1
C. *CYP*17
D. *HSD*3*B*2
E. *CYP*11*B*2

10. 21-羟化酶缺乏症的受损基因位于
11. 11β-羟化酶缺乏症的受损基因位于
12. 17α-羟化酶缺乏症的受损基因位于
13. 3β-羟类固醇脱氢酶缺乏症的受损基因位于
14. 醛固酮合成障碍的受损基因位于

（15、16 题共用备选答案）

A. 诊断糖尿病
B. 诊断尿崩症
C. 诊断嗜铬细胞瘤
D. 诊断 Addison 病
E. 诊断原醛症

15. 螺内酯试验用于
16. 血浆儿茶酚胺测定用于

（17~19 题共用备选答案）

A. 原醛症
B. 主动脉缩窄
C. 嗜铬细胞瘤
D. 原发性高血压病
E. 皮质醇增多症

17. 向心性肥胖，满月面，面部多血质貌，水牛背，乏力，最可能的诊断是
18. 高血压、钠潴留、因排钾增多而导致低钾血症，最可能的诊断是
19. 高血压伴有“头痛、心悸、出汗”三联征，最可能的诊断是

（20、21题共用备选答案）

A. 开颅手术+放射治疗
B. 经蝶窦手术切除
C. 双侧肾上腺切除术
D. 经腹腔镜单侧肾上腺切除术
E. 阻滞肾上腺皮质激素合成的药物

20. 垂体ACTH腺瘤瘤体直径<1cm时，多采用的治疗方法为

21. 单侧肾上腺腺瘤推荐采用的治疗方法为

五 X型题

1. 以下属于嗜铬细胞瘤危象的有
A. 高血压危象
B. 高血压与低血压交替
C. 发作性低血压与休克
D. 慢性全心衰竭
E. 糖尿病酮症酸中毒及低血糖危象

2. 原醛症常见的亚型有
A. 醛固酮瘤
B. 双侧特发性醛固酮增多症
C. 单侧肾上腺增生
D. 原发性肾上腺增生
E. 家族性醛固酮增多症

3. 原发性和继发性肾上腺皮质功能减退症共有的表现为
A. 乏力、虚弱和抑郁
B. 食欲缺乏和体重减轻
C. 头晕和直立性低血压
D. 恶心、呕吐和腹泻
E. 皮肤黏膜色素沉着

4. Addison病患者皮肤色素加深的原因是由（　　）分泌增多所致
A. 生长素（GH）
B. 催乳素（PRL）
C. 促黑素（MSH）
D. 促脂素（LPH）
E. 促肾上腺皮质激素（ACTH）

5. 继发性肾上腺皮质功能减退症特有的表现有
A. 嗜酸性粒细胞增多
B. 女性闭经
C. 无明显贫血但肤色苍白
D. 腋毛稀少
E. 男性阳痿和睾丸小

6. 肾上腺皮质功能减退症的临床表现特点有
A. 色素沉着
B. 虚弱乏力
C. 体重增加
D. 血压下降
E. 血压上升

7. 高血压患者出现某些情况时，应考虑嗜铬细胞瘤的可能，这些情况包括
A. 血压波动幅度大

B. 降压药物治疗后血压控制理想

C. 急进性高血压，伴视力及心功能减退

D. 伴有高血糖、白细胞计数增高以及发热等高代谢状态

E. 未经治疗的高血压患者出现直立性低血压，尤其伴心动过缓

8. 肾上腺皮质功能减退症的电解质紊乱表现以（　　）为主

A. 低钠血症　B. 高钠血症

C. 高钾血症　D. 低钾血症

E. 高钙血症

9. 下列疾病中，可引起高血糖的有

A. 嗜铬细胞瘤　B. Cushing 综合征

C. Addison 病　D. 甲旁亢

E. 生长激素瘤

10. 1969 年康恩（Conn）提出的诊断原醛症的三项标准有

A. 低钠血症　B. 高醛固酮

C. 低肾素　D. 正常皮质醇

E. 低钾血症

11. 库欣病的病因有

A. 垂体 ACTH 腺瘤　B. 肾上腺皮质腺瘤分泌大量皮质醇

C. 下丘脑-垂体功能紊乱　D. 非内分泌腺肿瘤组织分泌 ACTH

E. Meador 综合征

12. 考虑为 Addison 病的可能情况有

A. 临床出现明显乏力且呈进行性加重

B. 伴随有低血压、消化系统症状

C. 面部呈对称性黄褐色或褐色斑

D. 色素位于额、面、耳后及颈部，不累及口腔黏膜

E. 伴有皮肤和黏膜广泛的色素沉着，尤其出现某些特征性部位色素沉着的典型表现

13. Addison 病的治疗包括

A. 增加食盐量　B. 应用糖皮质激素

C. 应用 ACTH　D. 应用盐皮质激素

E. 甲状腺素

14. 下列可以用于鉴别醛固酮瘤和特发性醛固酮增多症的检查有

A. 螺内酯试验　B. 立卧位血醛固酮测定

C. 地塞米松抑制试验　D. 赛庚啶试验

E. 肾上腺静脉血激素测定

15. 皮质醇增多症患者下腹两侧、大腿外侧等处常出现紫纹的原因有

A. 脂肪沉积
B. 皮肤菲薄
C. 脂肪合成受抑制
D. 毛细血管脆性增加
E. 皮肤弹力纤维变细和断裂

16. 可出现糖耐量减低的疾病有

A. 皮质醇增多症
B. 甲亢
C. 肥胖症
D. 肢端肥大症
E. Addison 病

17. 典型的嗜铬细胞瘤（PHEO）临床上引起高血压伴有三联征，包括

A. 头痛
B. 心悸
C. 出汗
D. 腹痛
E. 低血压

18. 肾上腺皮质激素是维持生命的基本要素，在肾上腺皮质激素中最重要的是

A. 皮质醇
B. 抗利尿激素
C. 醛固酮
D. 胰岛素
E. 雄激素

19. 原发性肾上腺皮质功能减退症特有的表现有

A. 皮肤黏膜色素沉着
B. 高钾血症
C. 皮肤白斑
D. 低钠血症
E. 轻度正细胞性贫血

20. 引起 Addison 病乏力的主要原因有

A. 水、电解质代谢紊乱
B. 蛋白质代谢紊乱
C. 血糖降低
D. 糖的利用不足
E. 促黑素（MSH）分泌不足

21. 对鉴别醛固酮瘤和特发性醛固酮增多症有意义的检查有

A. 肾上腺 CT 扫描
B. 赛庚啶试验
C. 立卧位采血测血醛固酮变化
D. 螺内酯试验
E. 静脉滴注血管紧张素Ⅱ

22. 原醛症的确诊试验有

A. 口服钠负荷试验
B. 静脉盐水输注试验
C. 卡托普利抑制试验
D. 氟氢可的松抑制试验
E. 酚妥拉明试验

23. 诊断嗜铬细胞瘤的必要检查是

A. 尿、血浆儿茶酚胺测定
B. 尿香草扁桃酸（VMA）测定

C. 必要时行胰高血糖素兴奋试验
D. 肾上腺 CT 检查
E. 垂体 CT 检查

24. 自身免疫性多发内分泌腺综合征 I 型的相关特征有
A. 伴甲旁减
B. 伴黏膜皮肤念珠菌病
C. 伴 *AIRE*-1 基因突变
D. 伴自身免疫性糖尿病
E. 有外生殖器发育异常

25. 肾上腺皮质功能减退症与缺乏糖皮质激素有关的心电图表现为
A. T 波低平或倒置
B. T 波高尖
C. QT 间期延长
D. QT 间期缩短
E. QRS 低电压

26. 鉴别双侧肾上腺增生及肾上腺皮质腺瘤的辅助检查有
A. 测定 ACTH
B. 24 小时尿游离皮质醇
C. 测定血浆皮质醇
D. 大剂量地塞米松抑制试验
E. 肾上腺 CT

27. 17α-羟化酶缺乏症可出现的病理生理特征有
A. 雄激素降低
B. 糖皮质激素正常
C. 糖皮质激素降低
D. 盐皮质激素升高
E. 盐皮质激素降低

28. 皮肤色素沉着与以下哪几项分泌有关
A. 类固醇
B. 皮质醇
C. 垂体 ACTH
D. 促黑素
E. 促脂素

29. 属于肾上腺皮质疾病的有
A. Cushing 综合征
B. 嗜铬细胞瘤
C. 原醛症
D. Addison 病
E. 先天性 11β-羟类固醇脱氢酶缺乏

30. 嗜铬细胞瘤的不典型症状包括
A. 腹泻
B. 便秘
C. 低血压
D. 高血压
E. 面色潮红

31. 下列关于皮质醇增多症的叙述，正确的有
A. 向心性肥胖、多毛、皮肤紫纹
B. 血压升高
C. 葡萄糖耐量降低
D. 血淋巴细胞及嗜酸性粒细胞计数升高
E. 病程久者肌萎缩、骨质疏松、脊柱压缩性骨折

32. 对于原发性慢性肾上腺皮质功能减退症的治疗，以下叙述正确的有
A. 不能限制食盐摄入量
B. 需要终身用皮质激素替代治疗
C. 必要时可加服氟氢可的松
D. 并非每一病例都需要盐皮质激素治疗
E. 如为肾上腺结核所致，不宜使用氢化可的松治疗
33. 下列叙述正确的有
A. ACTH 瘤常为微腺瘤，引起 Cushing 病
B. 皮质醇增多症以并发症就诊者，年龄较大，皮质醇增多症易被忽略
C. 皮质醇增多症高血压与肾素-血管紧张素系统激活有关
D. ACTH 非依赖性双侧肾上腺小结节增生又称 Meador 综合征
E. 皮质醇增多症早期病例，以高血压为主，向心性肥胖不够显著，全身情况好，尿游离皮质醇不高
34. 能引起皮肤色泽变黑的常见疾病有
A. Addison 病
B. 肝硬化
C. 血色病
D. 重症 Cushing 病
E. 嗜铬细胞瘤
35. 影响肾素-血管紧张素-醛固酮系统水平测定的药物有
A. 螺内酯
B. α 受体阻断药
C. 血管紧张素转化酶抑制药
D. 噻嗪类利尿药
E. 血管紧张素Ⅱ受体阻断药
36. 测定尿儿茶酚胺时，需要避免一些因素的影响，不宜进食有荧光反应的物质，如
A. 香蕉
B. 咖啡
C. 巧克力
D. 四环素
E. 苹果
37. 下列关于皮质醇增多症的叙述，正确的是
A. 抑制脂肪合成
B. 抑制蛋白质合成
C. 对感染抵抗力减弱
D. 皮质醇分泌增加
E. 抑制垂体促性腺激素的释放
38. 下列关于嗜铬细胞瘤的叙述，正确的有
A. 多为恶性，很难治愈
B. 大多数病例如能及早诊治，可以治愈
C. 此种肿瘤持续或间断地释放大量的儿茶酚胺
D. 可起源于肾上腺髓质、交感神经节或其他部位的嗜铬组织
E. 可引起持续性或阵发性高血压和多个器官功能紊乱
39. 不能做口服钠负荷醛固酮抑制试验的情况有

A. 严重的未控制的高血压
B. 肾功能不全
C. 心功能不全
D. 心律失常
E. 严重的低钠血症

40. Addison 病患者在食盐及盐皮质激素治疗时应注意
A. 食盐的摄入量应充分
B. 如有水肿、高血压、低钾血症应减量
C. 食盐每天应至少摄入 20g
D. 如有大量出汗应酌加食盐摄入量
E. 若患者充分摄盐后，仍有头晕、乏力、低血压，应加用盐皮质激素

41. 关于原醛症患者的神经肌肉功能障碍表现，下列叙述正确的有
A. 骨骼肌症状通常与血钾降低程度成正相关
B. 血钾低于 2.5mmol/L 时，出现从下肢开始逐渐向上肢蔓延的对称性、弛缓性瘫痪
C. 血钾低于 3.5mmol/L 时，患者自觉双下肢乏力、阵发性肌无力
D. 低钾性周期性麻痹可能为首发症状，补钾后立即缓解
E. 低钾性周期性麻痹通常有固定发作时间和发作频率

42. 抢救肾上腺危象的原则是
A. 静脉滴注糖皮质激素
B. 补充盐水、葡萄糖
C. 积极治疗感染及其他诱因
D. 糖皮质激素加量口服
E. 以上都对

43. 导致醛固酮增多的病因有
A. 肾上腺皮质醛固酮腺瘤
B. 假性醛固酮增多症
C. 特发性醛固酮增多症
D. 肾上腺皮质醛固酮腺癌
E. 糖皮质激素治疗敏感性醛固酮增多症

44. 肾上腺腺瘤所致原发性醛固酮增多症的确诊试验有
A. 小剂量地塞米松抑制试验
B. 卡托普利醛固酮抑制试验
C. 钠负荷醛固酮抑制试验
D. ACTH 兴奋试验
E. 大剂量地塞米松抑制试验

45. 皮质醇增多症有多种类型，下列说法正确的有
A. 按照病因可分为 ACTH 依赖性和 ACTH 非依赖性两大类
B. 典型病例表现为向心性肥胖、满月脸、多血质、皮肤紫纹等
C. 库欣病属于 ACTH 依赖性，主要见于 50 岁以后的女性
D. 库欣病患者占皮质醇增多症患者总数的 60%~70%，可发生在任何年龄
E. 有 85%~90%的库欣病患者存在垂体 ACTH 腺瘤

46. 下列关于肾上腺脑白质营养不良的叙述，正确的有
A. 呈 X 染色体连锁遗传
B. 呈常染色体显性遗传
C. 表现为神经功能缺损
D. 表现为阿尔茨海默病、睾丸衰竭

E. 表现为血浆长链脂肪酸水平降低

47. 下列关于特发性醛固酮增多症的叙述，正确的有
    A. 为双侧肾上腺皮质球状带小结节增生
    B. 醛固酮分泌呈自主性
    C. 现认为特发性醛固酮增多症是原醛症的常见类型
    D. 大多数原醛症患者无肾上腺组织学上的明显异常变化
    E. 患者大多数为肾上腺球状带细胞弥漫性增生，少数为局灶性或结节性增生

48. 下列关于垂体性 Cushing 病与异位 ACTH 综合征缓慢发展型的鉴别，叙述正确的有
    A. 较为有效的鉴别方法为同时测定垂体静脉及外周静脉血 ACTH 浓度比值，比值在 3 以上表明 Cushing 病，比值在 1.8 以下为异位 ACTH 综合征
    B. 较为有效的鉴别方法为同时测定垂体静脉及外周静脉血 ACTH 浓度比值，比值在 3 以上表明异位 ACTH 综合征，比值在 1.8 以下为 Cushing 病
    C. 后者大剂量地塞米松抑制试验抑制作用较差
    D. 后者有 60%伴有胸部病变，故应常规做胸部 X 线检查，必要时做胸部 CT 检查
    E. 后者血中 ACTH，血、尿皮质醇增高较为明显

49. 可以干扰嗜铬细胞瘤患者血、尿儿茶酚胺测定结果的有
    A. 休克　　B. 服用氯丙嗪
    C. 服用 B 族维生素　　D. 低血糖
    E. 过度紧张

50. 可能与皮质醇增多症混淆的疾病有
    A. 单纯性肥胖　　B. 糖尿病
    C. 抑郁症　　D. 多囊卵巢综合征
    E. Addison 病

51. 下列关于原发性肾上腺皮质增生症的叙述，正确的有
    A. 病理形态表现为肾上腺皮质增生　　B. 生化改变与腺瘤相似
    C. 血浆 18-羟皮质酮浓度明显增高　　D. 切除双侧肾上腺后，高血压也难以控制
    E. 单侧或部分肾上腺切除术后可使高血压，低钾血症得到完全控制与恢复

52. 11β-羟化酶缺乏症可出现的临床表现有
    A. 肾上腺增生合成雄激素增多
    B. 血浆 ACTH、11-脱氧皮质醇、脱氧皮质酮水平升高
    C. 女性患者男性化（多毛和痤疮），男性假性性早熟
    D. 低血压、低钾血症
    E. 糖皮质激素治疗能使激素的水平和高血压水平恢复正常

53. 下列关于糖皮质激素治疗敏感性醛固酮增多症（GRA）的叙述，正确的有

A. 有显著的家族发病倾向，为常染色体隐性遗传
B. 与醛固酮合成酶基因的异位表达有关
C. 双侧肾上腺皮质增生以束状带及网状带明显
D. 是一种特殊类型的原醛症，较罕见，约占 1%
E. 有高水平的杂合类固醇如 18-羟皮质醇和 18-羟-11-脱氧皮质醇

54. 同时有高血压和低钾血症表现的疾病有
A. 原发性醛固酮增多症
B. 肾缺血性高血压
C. 失盐性肾病
D. 肾小球旁细胞肿瘤
E. 嗜铬细胞瘤

55. Addison 病可能具有的表现有
A. 皮肤苍白
B. 直立性低血压
C. 对胰岛素敏感
D. 女性患者多有阴毛、腋毛脱落
E. 弥漫性肌痛

56. 下列症状可在原醛症患者中出现的是
A. 高钾血症
B. 高血压
C. 心肌细胞纤维化
D. 手足抽搐和肌痉挛
E. 心、脑、肾血管损害

57. 肾上腺皮质腺癌的特点为
A. 病情进展迅速
B. 有心力衰竭的表现
C. 临床上有高血压伴低钾性碱中毒的表现
D. 女性患者出现多毛、阴蒂肥大、声音低沉等男性化表现
E. 患者可有腹痛，甚至腹部可触及长大的肾上腺包块

58. Cushing 病发生的病因有
A. 垂体微腺瘤
B. 垂体大腺瘤
C. 肾上腺皮质腺瘤
D. 肾上腺皮质癌
E. 原发性色素结节性肾上腺皮质病

59. 下列关于 Cushing 综合征的临床特点，叙述正确的有
A. 库欣病多见于女性，有色素沉着及女性男性化
B. 异位 ACTH 综合征多见于 50 岁以后的男性
C. 肾上腺皮质腺瘤多无低钾血症
D. 肾上腺皮质癌多有低钾血症
E. 异位 ACTH 综合征及肾上腺皮质腺癌均有雄激素明显增多

60. 关于嗜铬细胞瘤可产生的儿茶酚胺，下列说法正确的有

A. 肾上腺髓质嗜铬细胞瘤可产生去甲肾上腺素和肾上腺素
B. 嗜铬细胞瘤还可释放嗜铬粒蛋白
C. 嗜铬细胞瘤可产生多种肽类激素
D. 极少数肾上腺髓质嗜铬细胞瘤，只分泌肾上腺素
E. 肾上腺外的嗜铬细胞瘤，只分泌去甲肾上腺素

61. 下列关于皮质醇增多症的叙述，正确的有
A. 垂体微腺瘤为主要原因
B. 低钾性碱中毒的程度比较严重
C. 成年女性较多
D. 口服糖耐量试验显示糖耐量异常
E. 白细胞及中性粒细胞减少

62. 肾上腺皮质功能减退症的血清皮质醇的测定时间可选定在
A. 早晨6时
B. 早晨8时
C. 下午1时
D. 下午4时
E. 午夜

63. 原醛症的低钾血症的心电图表现有
A. QT间期延长
B. T波低平、增宽或倒置
C. U波消失
D. QT间期缩短
E. U波出现

64. 家族性黏膜皮肤色素沉着胃肠道息肉病的特征表现有
A. 局限性黏膜色素沉着
B. 皮肤色素沉着
C. 胃肠多发性息肉
D. 休克和发热
E. 恶心、呕吐、腹泻

65. Addison病可能的表现有
A. 皮肤色素沉着
B. 血压降低，心脏缩小
C. 对胰岛素敏感
D. 女性患者多有阴毛、腋毛脱落
E. 黏膜白念珠菌感染

六 案例分析题

（1~3题共用题干）

患者，女性，31岁。因月经稀发8年，轻度向心性肥胖、紫纹2年来诊。查体：血压140/100mmHg，身高156cm，体重49kg，躯干部皮下脂肪厚，皮肤薄，紫纹多、宽，多处瘀斑，面部散在雀斑，下肢轻度水肿。大、小剂量地塞米松抑制试验均不被抑制，ACTH<5pg/ml。鞍区MRI示拉特克（Rathke）裂囊肿可能性大。肾上腺CT（平扫+增强）未见明显异常。

1. 患者可初步诊断为

A. 库欣病　　B. ACTH 非依赖性皮质醇增多症
C. ACTH 依赖性皮质醇增多症　　D. 异位 ACTH 综合征
E. 原发性色素结节性肾上腺皮质病　　F. 异位肾上腺皮质腺瘤

2. 为了明确诊断应进行的检查项目有
A. 肾上腺三维成像　　B. CRH 兴奋试验
C. 重复测血 ACTH　　D. 岩下静脉插管取血
E. 重复大剂量地塞米松抑制试验　　F. 放射性核素显像

3. 患者经手术切除一侧肾上腺后，临床表现明显改善。病理诊断为原发性色素结节性肾上腺皮质病。以下关于原发性色素结节性肾上腺皮质病的叙述，正确的有
A. 又称双侧肾上腺小结节性增生　　B. 是一种常见的皮质醇增多症类型
C. 有家族性与散发性两种类型　　D. 增生的结节自主性分泌皮质醇增多
E. 垂体 ACTH 的分泌受抑制　　F. 结节周围的肾上腺组织萎缩

（4~6 题共用题干）

患者，男性，65 岁。因双侧肾上腺占位半个月来诊。无皮质醇增多症的临床表现。患者被诊断为 2 型糖尿病 25 年，高血压 15 余年。查体：血压 170/80mmHg；BMI 24. 2kg/m^2。血皮质醇 14. 68μg/dl（上午 8 时）、8. 26μg/dl（午夜 0 时），过夜小剂量地塞米松抑制试验后 6. 9μg/dl。经典2 日法：尿游离皮质醇对照日 66. 3μg/24h，小剂量服药后 25. 9μg/24h，大剂量服药后 20. 5μg/24h。血 ACTH 17. 4~18. 5pg/ml。肾 CT 示双侧肾上腺多发结节，双肾多发囊肿。垂体 MRI 未见明显异常。腹部彩超示腹主动脉粥样硬化，双侧肾动脉未见明显狭窄。

4. 患者正确的诊断有
A. 原发性高血压　　B. 皮质醇增多症
C. 2 型糖尿病　　D. 动脉粥样硬化
E. 促肾上腺皮质激素非依赖性双侧肾上腺大结节增生（AIMAH）

5. 最有助于明确诊断的检查为
A. 唾液皮质醇（下午 11 时）　　B. 岩下静脉插管取血测 ACTH
C. CRH 兴奋试验　　D. 大剂量地塞米松抑制试验
E. LDDST-CRH 联合试验

6. 若患者大剂量地塞米松抑制试验不被抑制，ACTH<15pg/ml，最可能的诊断是
A. 无功能肾上腺意外瘤　　B. 原发性色素结节性肾上腺皮质病
C. 垂体性皮质醇增多症　　D. ACTH 非依赖性双侧肾上腺大结节增生
E. 异位 ACTH 综合征

（7~9 题共用题干）

患者，女性，29 岁。因脸变圆、变红，皮肤紫纹及月经紊乱 8 年，伴皮肤多毛、痤疮增多来诊。患者有瘀斑，体重增加不明显，但肩背部脂肪堆积。查体：血压高。实验室检查：空腹血糖（FBG）15mmol/L；血皮质醇 27.10μg/dl（上午 8 时），22.38μg/dl（午夜 0 时）；行过夜小剂量地塞米松抑制试验，服药后血皮质醇 19.97μg/dl（上午 8 时）；24 小时 UFC 268.8μg；血 ACTH 591pg/ml。

7. 对该患者诊断为皮质醇增多症的重要条件有
   A. UFC 升高
   B. 血皮质醇昼夜节律消失
   C. ACTH 升高
   D. 有皮质醇增多症的典型临床表现
   E. 过夜小剂量地塞米松抑制试验不被抑制

8. 判断皮质醇增多症是 ACTH 依赖性还是 ACTH 非依赖性最重要的条件是
   A. CRH 兴奋试验
   B. 皮质醇增多症的临床表现
   C. 大剂量地塞米松抑制试验
   D. 血 ACTH 测定
   E. 小剂量地塞米松抑制试验

9. 岩下静脉插管取血测定 ACTH 是一个很好的试验，该试验适用于
   A. 所有的皮质醇增多症患者
   B. 所有的 ACTH 依赖性皮质醇增多症患者
   C. 所有的 ACTH 非依赖性皮质醇增多症患者
   D. 已明确为 ACTH 依赖性皮质醇增多症患者但肿瘤定位困难者
   E. 已明确为 ACTH 非依赖性皮质醇增多症患者但肿瘤定位困难者

（10~12 题共用题干）

患者，女性，19 岁。因无月经来潮，发作性头晕、乏力 1 年来诊。体格检查：血压 170/100mmHg，身高 169cm；甲状腺不大，乳房未发育；心率 80 次/分，心前区可闻及 2/6 收缩期杂音；未见阴毛；女性外阴、双侧腹股沟可触及 4cm×5cm 包块，可移动，轻压痛。

10. 患者最可能的诊断为
    A. 原发性高血压
    B. 疝
    C. 肾素瘤
    D. 原醛症
    E. 17α-羟化酶缺乏症

11. 患者需要进行的检查有
    A. 肾上腺 CT
    B. 盆腔超声
    C. 染色体核型分析及基因检测
    D. 岩下窦静脉取血测定 ACTH
    E. 血浆促肾上腺皮质激素（ACTH）

12. 患者治疗可使用的药物为

A. 呋塞米　　B. 螺内酯
C. 地塞米松　　D. 地高辛
E. 甲巯咪唑

（13～15 题共用题干）

患者，女性，32 岁。因高血压 4 年来诊。查体：血压 170/120mmHg，脉搏 88 次/分，BMI 19kg/m^2；消瘦，腹部可闻及血管杂音。实验室检查：血钾 2.9mmol/L。

13. 患者应首先诊断为
A. 甲亢　　B. 嗜铬细胞瘤
C. 原发性高血压　　D. 肾动脉狭窄致继发性醛固酮增多症
E. 肾上腺皮质腺瘤致原发性醛固酮增多症

14. 最有助于明确诊断的检查为
A. 甲状腺功能　　B. 血皮质醇
C. 24 小时尿儿茶酚胺　　D. 血 ACTH 水平
E. 血醛固酮水平和肾素活性

15. 下列试验中对病因诊断最有帮助的有
A. 卡托普利肾图　　B. 卧立位醛固酮试验
C. 肾动脉造影　　D. 间碘苄胍（MIBG）显像
E. 动脉彩色多普勒超声

（16～19 题共用题干）

患者，女性，45 岁，12 年前生育一子后闭经，体力差，常因为感染脱水，血压低。

16. 以下检查中，最可能出现异常的是
A. 血糖　　B. 尿 17-OHCS
C. 电解质　　D. ACTH
E. 以上都是

17. 该患者最可能的疾病为
A. 交感性低血糖　　B. 继发性闭经
C. Addison 病　　D. Sheehan 综合征
E. 以上都不是

18. 对该患者最有效的治疗措施是
A. 静脉滴注 ACTH　　B. 输入盐水加胰岛素
C. 输入葡萄糖加抗生素　　D. 输入糖盐水加氢化可的松
E. 输入糖盐水加地塞米松

19. 下列关于患者的治疗方案，正确的有
A. 治疗2年后逐渐减量停药
B. 终身用药
C. 避免劳累
D. 调整药量
E. 终身定期检查

（20~23题共用题干）

患者，男性，41岁。因发作性头痛、心悸伴大汗3次来诊。发病时查体：血压190/130mmHg，心率140次/分，面色苍白，数分钟可缓解，继而出现面色潮红。

20. 在初诊时，最为重要的实验室检查为
A. 血糖测定
B. 甲状腺功能测定
C. 24小时尿游离皮质醇测定
D. 24小时尿肌酐测定
E. 24小时尿VMA测定

21. 患者收入病房后病情稳定，未见类似发作，血压120/(80~90)mmHg。此时为帮助诊断应进行的检查为
A. 酚妥拉明试验
B. 普萘洛尔试验
C. 胰高血糖素试验
D. 胰岛素低血糖试验
E. 甲氧氯普胺刺激试验

22. 患者入院后第19天时，夜间突然发生剧烈头痛、胸闷、面色苍白、烦躁，血压180/130mmHg，2分钟后明显大汗，血压下降至40/20mmHg。以下可发生的情况有
A. 嗜铬细胞瘤瘤体内骤然出血
B. 严重心律失常
C. 肿瘤分泌肾上腺素为主
D. 低血糖反应
E. 心力衰竭

23. 如果患者此时血压下降原因已除外心力衰竭、心律失常，也无瘤体内出血的依据，应紧急进行的处理为
A. 哌唑嗪静脉滴注
B. 酚妥拉明静脉滴注
C. 普萘洛尔静脉滴注
D. 胰高血糖素静脉滴注
E. 口服卡托普利

（24~31题共用题干）

患者，女性，32岁。有高血压史2年。2年前在体检时发现血压高于正常，血压为145/86mmHg，无自觉不适，自服中药治疗，未监测血压，常有四肢无力，偶有四肢末端麻木感，曾发生过手足抽搐，无头痛、头晕、恶心、呕吐、视力下降。查体：血压150/90mmHg，皮肤未见紫纹，心、肺无异常，脐周及双肾区未闻及血管杂音。

24. 为了协助诊断，目前还应进行的检查有

A. 血糖　　B. 血钾
C. 血渗透压　　D. 血钙
E. 血脂　　F. 血心肌酶
G. 转氨酶　　H. 血清二氧化碳结合力

25. 检查：血钾 2.5mmol/L，血清二氧化碳结合率 32mmol/L，经考虑可能性较大的疾病有
A. 原发性高血压　　B. 高血压
C. 甲旁亢　　D. 原发性醛固酮增多症
E. 继发性醛固酮增多症　　F. 皮质醇增多症
G. 嗜铬细胞瘤　　H. 慢性肾功能衰竭

26. 患者若被诊断为醛固酮增多症，其可能出现的临床表现和实验室检查有
A. 服用氢氯噻嗪后，四肢无力
B. 手足抽搐，血钾越低，手足抽搐越严重
C. 手足抽搐，低钾严重时，手足抽搐反而减轻
D. 即便没有糖尿病也可能出现多尿、夜尿增多
E. 可能会出现葡萄糖耐量减低
F. 心电图表现为 U 波明显
G. 心电图表现为 U 波消失
H. 如果没有合并血糖异常，不会出现多尿、夜尿增多

27. 下列关于醛固酮增多症的叙述，正确的有
A. 尿 pH 通常为中性或偏酸性　　B. 尿比重通常高于正常且比较固定
C. 血钠通常在正常高限或略高于正常　　D. 尿渗透压通常减低
E. 尿钠通常较摄入量减少或接近平衡　　F. 血钾通常高于正常
G. 尿钾通常较摄入量减少或接近平衡　　H. 低钾血症常出现在高血压之前

28. 下列有关醛固酮检查叙述，正确的有
A. 血浆和尿醛固酮均升高
B. 血浆和尿醛固酮均降低
C. 血浆醛固酮升高，尿醛固酮降低
D. 血浆醛固酮降低，尿醛固酮升高
E. 如果是原发性醛固酮增多症，补钾后醛固酮增高更明显
F. 如果是原发性醛固酮增多症，补钾后醛固酮可不增高
G. 无论是醛固酮增多症患者还是健康人群，低钠时，醛固酮升高
H. 醛固酮增多症患者，低钠时，醛固酮升高；健康人群低钠时，醛固酮下降

29. 为了鉴别原发性醛固酮增多症和继发性醛固酮增多症，需要检查
A. 血钾　　B. 血钠

C. 尿钾
D. 尿钠
E. 血肾素活性
F. 血管紧张素Ⅰ
G. 血管紧张素Ⅱ
H. 血管紧张素Ⅲ

30. 可以用于鉴别醛固酮瘤和特发性醛固酮增多症的检查和试验为
A. 午夜卧位试验
B. 赛庚啶试验
C. 禁水试验
D. 禁水-升压素试验
E. 上午立卧位试验
F. 小剂量地塞米松抑制试验
G. 大剂量地塞米松抑制试验
H. 氢氯噻嗪

31. 可以用于治疗醛固酮增多症的药物有
A. 螺内酯
B. 氢氯噻嗪
C. 呋塞米
D. 依普利酮
E. 酚苄明
F. 氨苯蝶啶
G. 美托洛尔
H. 硝苯地平

（32～38 题共用题干）

患者，男性，39 岁。因皮肤紫纹伴头痛 3 个月来诊，3 个月前患者背部、双侧腹股沟无明显诱因出现皮肤紫纹，未见皮肤破损溃烂，且伴头痛，多见于激动时，无头晕、恶心、呕吐。既往体健，无长期服药史。查体：身高 162cm，体重 80kg，血压 145/95mmHg。

32. 以下应该考虑的疾病有
A. 单纯性肥胖
B. Addison 病
C. Cushing 反应
D. 皮质醇增多症
E. 继发性醛固酮增多症
F. 嗜铬细胞瘤
G. Cushing 病
H. 原发性醛固酮增多症

33. 为明确诊断，该患者必须做的检查有
A. 血脂
B. 血钙
C. 血磷
D. 尿磷
E. 尿钙
F. 血皮质醇
G. 尿渗透压
H. 尿 17-OHCS

34. 对鉴别单纯性肥胖和皮质醇增多症最有价值的检查是
A. 血皮质醇
B. 血 ACTH
C. 尿 17-OHCS
D. 尿 17-酮皮质类固醇（17-KS）
E. 尿皮质醇
F. 肾上腺 CT
G. 小剂量地塞米松抑制试验
H. 大剂量地塞米松抑制试验

35. 对鉴别肾上腺皮质增生和肾上腺腺瘤最有价值的检查是

A. 血皮质醇　　B. 血钾
C. 血钠　　D. 尿钾
E. 尿钠　　F. 尿渗透压
G. 小剂量地塞米松抑制试验　　H. 大剂量地塞米松抑制试验

36. 可以用于阻滞肾上腺皮质激素合成的药物有
A. 伊曲康唑　　B. 氯磺丙脲
C. 双氯芬酸钠　　D. 酮康唑
E. 氨鲁米特　　F. 苯巴比妥
G. 甲吡酮　　H. 米托坦

37. 以下关于针对垂体性皮质醇增多症和肾上腺皮质腺瘤所做检查的结果，叙述正确的有
A. 给予小剂量地塞米松抑制试验，垂体性皮质醇增多症多数能被抑制，肾上腺皮质腺瘤不能被抑制
B. 给予大剂量地塞米松抑制试验，垂体性皮质醇增多症多数能被抑制，肾上腺皮质腺瘤不能被抑制
C. 血浆 ACTH 测定，垂体性皮质醇增多症和肾上腺皮质腺瘤均表现为升高
D. 血浆 ACTH 测定，垂体性皮质醇增多症表现为升高，肾上腺皮质腺瘤表现为下降
E. 血浆 ACTH 测定，垂体性皮质醇增多症表现为下降，肾上腺皮质腺瘤表现为升高
F. 血浆 ACTH 测定，垂体性皮质醇增多症和肾上腺皮质腺瘤均表现为下降
G. 对于 CRH 兴奋试验，垂体性皮质醇增多症正常反应或过度，肾上腺皮质腺瘤无反应
H. 对于 CRH 兴奋试验，垂体性皮质醇增多症无反应，肾上腺皮质腺瘤正常反应或过度

38. 以下常会出现低钾性碱中毒的疾病有
A. 垂体瘤　　B. 单纯性肥胖
C. 肾上腺皮质癌　　D. 肾上腺皮质腺瘤
E. 异位 ACTH 综合征　　F. 1 型糖尿病
G. 2 型糖尿病　　H. 垂体性皮质醇增多症

（39~41 题共用题干）

患者，男性，46 岁。因乏力、食欲缺乏 3 个月来诊。经检查发现为低钠血症。既往体健，无吸烟史。查体：血压 135/90mmHg，心率 80 次/分，心律齐，各瓣膜区未闻及杂音，双手示指呈杵状指，双下肢无水肿。

39. 为明确诊断应立即进行的检查项目有
A. 测定胰岛素　　B. 颅脑 CT
C. 复查血钠和 24 小时尿钠　　D. 测定血皮质醇、ACTH
E. 胸部 X 线或 CT　　F. 测定儿茶酚胺及其代谢产物

40. 患者入院后检查血压在（130~140）/(80~85）mmHg。胸部 X 线片：右肺第 3、4 肋间近肺门处见一 2cm×2cm 结节影，周边有毛刺样改变。为了明确诊断，还需要进行的检查有

A. 垂体 CT
B. 测定抗利尿激素水平
C. 痰液瘤细胞检查
D. 高张氯化钠溶液试验
E. 大剂量地塞米松抑制试验
F. 血浆、尿渗透压测定

41. 实验室检查：血钠 112mmol/L，尿液渗透压 150mmol/L，ACTH 和血皮质醇水平升高，且节律消失，不能被大剂量地塞米松抑制试验所抑制。垂体 CT 未见明确异常。经支气管镜活检显示为小细胞肺癌。目前最可能的诊断有

A. 肺癌
B. 伴抗利尿激素分泌失调综合征
C. 库欣病
D. 伴异位 ACTH 综合征
E. 间质性肾炎
F. 肾上腺皮质功能减退

（42~45 题共用题干）

患者，女性，20 岁。因面部变圆、变红，向心性肥胖、宽大紫纹 8 年伴加重 8 个月来诊。查体：血压 160/120mmHg。实验室检查：FBG>140mg/dl，血钾 2. 5mmol/L，血 ACTH 99. 6pg/ml；大、小剂量地塞米松抑制试验均不被抑制。胸部及肾上腺 CT 未见异常。鞍区 MRI 示部分空泡蝶鞍，蝶窦内有异常信号。

42. 根据现有条件，可能的诊断有

A. ACTH 依赖性皮质醇增多症
B. ACTH 非依赖性皮质醇增多症
C. 异位 ACTH 综合征
D. 库欣病
E. 肾上腺皮质增生症
F. 异位肾上腺皮质腺瘤

43. 经口鼻蝶窦内病变切除，同时行垂体探查，发现蝶窦病变为蝶窦囊肿，垂体有微腺瘤，切除微腺瘤。术后血压、血糖恢复正常，需要糖皮质激素替代治疗。2 年多后临床和激素测定提示皮质醇增多症复发。此时的处置方案有

A. 进一步检查以明确诊断
B. 没有必要做进一步检查
C. 如不做进一步检查，选择再次垂体手术
D. 如不做进一步检查，选择垂体放疗
E. 如做进一步检查，应以垂体 MRI 动态增强为首选
F. 如做进一步检查，应以岩下静脉插管取血为首选

44. 患者在第一次垂体手术后 2 年半接受了垂体 γ 刀治疗，症状无明显缓解。此时优先考虑的应对方案有

A. 观察，等待放疗效果出现
B. 药物治疗
C. 再次垂体放疗
D. 再次垂体手术

E. 切除一侧肾上腺　　F. 切除双侧肾上腺

45. 库欣病的药物治疗中比较常用的有

A. 氨鲁米特　　B. 酮康唑

C. 呋塞米　　D. 米托坦

E. 米非司酮　　F. 甲吡酮

（46~49 题共用题干）

患者，女性，16 岁。在体检时发现血压高来诊。平时血压 135/98mmHg，无头痛、心悸等不适。自诉从小畏热、易出汗，自 12 岁起出汗症状逐渐加重，常大汗淋漓，尤以夜间为重。其母亲有高血压病史。入院后查体：体温 36.5℃，脉搏 86 次/分，呼吸 24 次/分，血压 160/90mmHg，口唇无发绀，心率 86 次/分，心律齐，各瓣膜区未闻及杂音，双手平举细震颤（-），双下肢无水肿。

46. 为明确诊断应立即进行的检查项目有

A. 血生化　　B. 肾上腺 CT

C. 基因突变筛查　　D. 24 小时动态血压

E. 心电图　　F. 儿茶酚胺及其代谢产物

47. 血 MN 78.5pg/ml；血 NMN 4044.6pg/ml。心电图（ECG）：窦性心律不齐。动态血压监测：血压轻度升高，昼夜节律消失，最高 177/105mmHg（凌晨 3 时）。双肾 CTA：双肾动脉未见异常，请结合临床。^{131}I-MIBG 检查：双侧肾上腺未见明显异常病变；胸部异常病变，考虑异位嗜铬细胞瘤可能。在进行检查明确诊断期间，应给予的治疗有

A. 注意休息，避免剧烈运动

B. 快速大量补液

C. 低盐饮食

D. 予以多沙唑嗪缓释片口服治疗

E. 吸氧

F. 应用多沙唑嗪后，再给予美托洛尔控制心率

48. 经治疗后，血压控制在 105/65mmHg 左右，晨起心率 80 次/分。患者可排除的疾病有

A. 甲亢　　B. 原醛症

C. 肾性高血压　　D. 消化性溃疡

E. 肾小球肾炎　　F. 皮质醇增多症

49. 该患者需要进行的下一步处理措施有

A. 应用酚苄明控制血压　　B. 待血压控制稳定后，行手术治疗

C. 对该患者进行相关基因检测　　D. 明确诊断后，可立即行肿瘤切除术

E. 若肿瘤病理为恶性，可考虑化疗等　　F. 术后应进行长期随访

（50~54 题共用题干）

患者，男性，28 岁。因皮肤紫纹、血压升高 8 个月伴向心性肥胖 3 个月来诊。查体：血压 145/95mmHg，具有典型皮质醇增多症体征。空腹血糖 7.0mmol/L，血钾 3.5mmol/L，血钠 142mmol/L。过夜小剂量地塞米松抑制试验：血皮质醇（上午 8 时）服药前 28.79μg/dl，服药后 23.01μg/dl；血 ACTH 84.6~85.6pg/ml。

50. 为明确皮质醇增多症的病因诊断，应进行的检查项目有
   A. 24 小时尿钾、钠、氯试验
   B. 小剂量地塞米松抑制试验（2 日法）
   C. 大剂量地塞米松抑制试验
   D. 小剂量地塞米松抑制试验-促肾上腺皮质激素释放激素（LDDST-CRH）联合试验
   E. CRH 兴奋试验
   F. 岩下静脉插管取血测 ACTH

51. 以下应首选的影像学检查方法有
   A. 腹部 CT　　B. 腹部 MRI
   C. 蝶鞍 CT　　D. 蝶鞍 MRI
   E. 胸部 CT　　F. 胸部 X 线

52. 联合大、小剂量地塞米松抑制试验：对照第一天 24 小时 UFC 1431.60μg，第 2 天 1285.20μg，小剂量服药后 1678.60μg，大剂量服药后 1677.00μg。MRI 示垂体微腺瘤。为明确诊断应进一步进行的检查有
   A. 垂体 MRI 动态增强　　B. CRH 兴奋试验
   C. ACTH 兴奋试验　　D. 胰岛素低血糖兴奋试验
   E. 岩下静脉插管取血测 ACTH　　F. LDDST-CRH 联合试验

53. 目前应主要考虑的诊断有
   A. ACTH 依赖性皮质醇增多症　　B. ACTH 非依赖性皮质醇增多症
   C. 异位 ACTH 综合征　　D. 垂体性皮质醇增多症
   E. 库欣病　　F. 原发性色素结节性肾上腺皮质病

54. 岩下静脉插管取血的结果如表 6-1，这一结果提示

表 6-1　岩下静脉插管取血结果

静脉	PRL（ng/L）	ACTH（pg/ml）
左岩下静脉	12.5	122
右岩下静脉	196.2	133

续 表

静脉	PRL（ng/L）	ACTH（pg/ml）
左颈内静脉	12.5	116
右颈内静脉	14.4	112
外周静脉	12.4	110

A. 库欣病
B. 垂体右侧可能有分泌 ACTH 的微腺瘤
C. 异位 ACTH 综合征
D. 垂体右侧可能有分泌 PRL 的微腺瘤
E. 垂体性皮质醇增多症
F. 原发性色素结节性肾上腺皮质病

（55～59 题共用题干）

患者，女性，52 岁。因血压升高 6 年伴头痛来诊。患者在近 3 年使用钙通道阻滞药、利尿药和血管紧张素受体阻断药（ACEI）3 种降压药物联合治疗，血压仍波动在 160/100mmHg 左右，伴有夜尿增多、口干和多饮，活动后感到下肢乏力和肢体麻木，无软瘫发作。自述在 2 年前曾因左侧肢体无力被诊断为脑梗死。查体：体温 36.5℃，脉搏 82 次/分，呼吸 20 次/分，血压 164/104mmHg，BMI 27kg/m^2，腰围 88cm，无向心性肥胖，皮肤无紫纹，未闻及血管杂音，心、肺（-），双下肢无凹陷性水肿。

55. 为明确诊断，应立即进行的检查项目有
A. 血电解质检查
B. 动脉血气分析
C. 24 小时尿电解质
D. 24 小时儿茶酚胺
E. 大、小剂量地塞米松抑制试验
F. ACTH 兴奋试验

56. 入院后检查：血钠 143mmol/L，血钾 3.0mmol/L。血气分析：pH 7.48，二氧化碳分压 43.6mmHg，HCO_3^- 29.3mmol/L，标准碱剩余（SBE）4.2mmol/L。24 小时尿钾 42mmol。进一步的定性试验有
A. 卧立位醛固酮试验
B. 小剂量地塞米松抑制试验
C. 卡托普利试验
D. 钠负荷试验
E. 24 小时尿醛固酮
F. ACTH 兴奋试验

57. 24 小时 UFC：68μg；卧立位醛固酮试验结果：卧位醛固酮 13.77ng/dl，肾素活性 0.11ng/(ml·h)；立位醛固酮 14.12ng/dl，肾素活性 0.08ng/(ml·h)。卡托普利服药前醛固酮 14.42ng/dl，肾素活性 0.24ng/(ml·h)；服药后醛固酮 13.13ng/dl，肾素活性 0.26ng/(ml·h)。为明确定位诊断，可选择的检查有
A. 肾上腺 CT
B. ^{131}I-MIBG 显像
C. 奥曲肽显像
D. 大剂量地塞米松抑制试验

E. 肾上腺B超
F. 双侧肾上腺分段取血

58. 肾上腺CT示右侧肾上腺内侧支有一1.4cm×1.6cm占位，增强后周边轻度强化，占位内强化不明显。目前可考虑诊断为

A. 嗜铬细胞瘤
B. 原发性高血压
C. 继发性醛固酮增多症
D. 特发性醛固酮增多症
E. 肾上腺皮质醛固酮腺瘤
F. 肾上腺皮质腺瘤致皮质醇增多症

59. 患者的进一步处理措施有

A. 钙通道阻滞药降压治疗
B. 螺内酯治疗
C. 手术切除肾上腺腺瘤
D. 评价心、肾和眼底等并发症患病情况
E. 评价糖、脂代谢状态
F. 监测血电解质，维持高血钾水平

（60~67题共用题干）

患者，男性，40岁。因反复发作头痛，伴恶心、呕吐20年来诊。20年来患者常无明显诱因出现剧烈头痛，发作时伴恶心，呕吐胃内容物，非喷射状，无头晕、耳鸣、视力减退，持续几秒后自行缓解。患者曾在发作时测量血压为260/120mmHg，平素血压130/80mmHg。近来发作较以往频繁，且持续时间增长，其余性质同前。

60. 目前患者最应该考虑的疾病为

A. 嗜铬细胞瘤
B. 原醛症
C. 颅内动静脉畸形
D. 颅内肿瘤
E. 原发性高血压
F. 慢性肾衰竭
G. 皮质醇增多症
H. 游离转换障碍

61. 嗜铬细胞瘤可能出现的临床表现有

A. 阵发性高血压
B. 持续性高血压
C. 头痛、心悸、多汗
D. 腱反射消失
E. 直立性低血压
F. 腹部剧痛、胃肠出血、休克
G. 消瘦、软弱无力
H. 癫痫样大发作

62. 关于嗜铬细胞瘤，下列叙述正确的有

A. 可引起体重减轻
B. 一般导致空腹血糖偏低
C. 可引起胃肠活动增强
D. 有些患者可以出现低钾血症
E. 有些患者可出现高钾血症
F. 有些患者可以出现低钙血症
G. 有些患者可出现高钙血症
H. 可出现心动过速或反射性心动过缓

63. 可以诱发嗜铬细胞瘤患者发生高血压危象的因素有

A. 排尿
B. 灌肠
C. 使用哌唑嗪
D. 排便

E. 情绪激动
F. 麻醉
G. 使用钙通道阻滞药
H. 术中按摩肿瘤

64. 可以用于诊断嗜铬细胞瘤的因素有
A. 血浆甲氧基肾上腺素
B. 血浆甲氧基去甲肾上腺素
C. 血浆儿茶酚胺
D. 血香草扁桃酸
E. 尿甲氧基肾上腺素
F. 尿甲氧基去甲肾上腺素
G. 尿儿茶酚胺
H. 尿香草扁桃酸

65. 对于嗜铬细胞瘤在阵发性高血压发作时可以进行的试验为
A. 小剂量地塞米松抑制试验
B. 大剂量地塞米松抑制试验
C. 胰高血糖素试验
D. 酚妥拉明试验
E. 禁水试验
F. 禁水-升压素试验
G. T_3抑制试验
H. CRH 兴奋试验

66. 对于疑诊嗜铬细胞瘤但血压不高的患者，可以考虑进行的试验为
A. 禁水试验
B. T_3抑制试验
C. 胰高血糖素试验
D. 酚妥拉明试验
E. 小剂量地塞米松抑制试验
F. 禁水-加压试验
G. 大剂量地塞米松抑制试验
H. CRH 兴奋试验

67. 嗜铬细胞瘤在术前控制血压应服用的药物首选
A. α 受体阻断药
B. β 受体阻断药
C. 利尿药
D. 长效钙通道阻滞药
E. 血管紧张素转化酶抑制药
F. 钙通道阻滞药
G. 血管紧张素Ⅱ受体阻断药
H. 长效血管紧张素转化酶抑制药

（68～70 题共用题干）

患者，女性，51 岁。因反复发作肌无力及周期性瘫痪，伴夜尿多、口渴、多饮入院。查体：血压 160/100mmHg，血钾 3.0mmol/L，醛固酮水平高，肾素、血管紧张素Ⅱ水平低。

68. 患者最可能的诊断是
A. 皮质醇增多症
B. 原醛症
C. 甲状腺功能减退症
D. 嗜铬细胞瘤
E. 假性盐皮质激素过多综合征

69. 下列检查中，有助于进一步明确病因的是
A. 超声心动图
B. 心电图
C. 胸部 CT 检查
D. 肾上腺 CT 检查
E. 右心导管检查

70. 以下药物中可以使用的有

A. 呋塞米

B. 螺内酯

C. 氯化钾

D. 钙通道阻滞药

E. ACEI

参考答案与解析

一、A1型题

1. C【解析】嗜铬细胞瘤患者突发高血压危象，应立即给予吸氧，心电监护，密切观察血压、心率，立即吸入亚硝酸异戊酯，同时静脉缓慢推注酚妥拉明降血压。如果合并心律失常，应根据性质给β受体阻断药或其他抗心律失常的药物。如果有急性左心功能不全，应该给予相应的处理。如果高血压合并有脑血管意外，出现颅内压增高者，应该立即予脱水剂，以防脑疝的发生。

2. D【解析】皮质醇增多症病因鉴别诊断的经典方法是大剂量地塞米松抑制试验（HDDST）。试验方法：地塞米松2mg，每6小时1次，连用48小时，服药前一天及服药第2天留24小时尿测定尿游离皮质醇（UFC）或17-羟皮质类固醇（17-OHCS）。

3. C【解析】原发性醛固酮增多症（简称原醛症）时尿钾排出过多，血钾降低，引起低钾血症，进而出现神经肌肉症状。

4. C【解析】临床上异位促肾上腺皮质激素（ACTH）综合征较多见的病因是肺癌，尤其是小细胞肺癌，其次为胸腺癌和胰腺癌，其他尚有起源于神经嵴组织的肿瘤、甲状腺髓样癌等。

5. B【解析】高血压是原发性醛固酮增多症患者最早且最常见的表现，也可能是唯一表现。原醛症患者血压呈中度至重度升高，少数患者血压可高于200/130mmHg，但极少数患者血压可正常。

6. E【解析】皮质醇增多症是各种病因造成肾上腺分泌过多糖皮质激素所致疾病的总称，其中最多见者由垂体促肾上腺皮质激素（ACTH）分泌亢进所致。①垂体ACTH微腺瘤和垂体ACTH细胞增生，都可导致ACTH分泌过多，引起糖皮质激素分泌过多。②小细胞肺癌为异位ACTH综合征，是垂体以外的肿瘤分泌大量ACTH，伴肾上腺皮质增生。③肾上腺皮质癌是肿瘤细胞大量分泌糖皮质激素，负反馈抑制垂体ACTH的释放，血清ACTH降低，因此，称为ACTH非依赖性皮质醇增多症。

7. A【解析】皮质醇增多症的病因可分ACTH依赖性和ACTH非依赖性两大类。ACTH非依赖性是指肾上腺皮质自主地分泌过量皮质醇，其原因可以是肾上腺皮质腺瘤、肾上腺皮质腺癌，也可以是双侧肾上腺大结节增生，原发性色素结节性肾上腺皮质病。

8. A【解析】垂体分泌 ACTH 增多所致皮质醇增多症是内源性皮质醇增多症的最常见原因，又称库欣病。由垂体分泌过量 ACTH 引起双侧肾上腺皮质弥漫性和/或结节性增生，束状带和网状带明显增宽，皮质醇分泌显著增加。

9. B【解析】肾上腺皮质功能减退症（ACI）可出现高钾血症的心电图改变，如 T 波高尖。

10. C【解析】色素沉着是 Addison 病最具特征性的临床表现。几乎见于所有原发性慢性 ACI 患者。棕褐色色素分布全身，尤以暴露处、摩擦处、乳晕、瘢痕等处明显，如脸、手、掌纹、乳晕、甲床、足背、瘢痕和束腰带等部位；齿龈、舌表面和颊黏膜、阴道、外阴、肛门也常有明显的色素沉着。

11. D【解析】皮质醇增多症的主要临床表现为向心性肥胖、满月脸、多血质外貌、皮肤紫纹、痤疮、高血压、高血糖、骨质疏松等。女性发病率明显高于男性，各年龄组均可发病，但成人多于儿童，主要见于 20～45 岁女性。皮质醇增多症可表现为性腺功能紊乱，但女性明显男性化（乳房萎缩、长须、喉结出现、阴蒂肥大）则少见，一旦出现，要警惕为肾上腺癌。肾上腺皮质增生是引起肾上腺皮质功能亢进的常见原因，约 70%的皮质醇增多症继发于垂体分泌 ACTH 的微腺瘤引起的肾上腺皮质增生。

12. D【解析】继发性醛固酮增多症常见于肾动脉硬化、肾病综合征、慢性肾炎、充血性心力衰竭和肝硬化等。这些疾病症状各不相同，但共同点是会造成低钾血症和高血压。继发性醛固酮增多症的诊断标准：①存在以上相关的疾病。②有低钾血症和高血压的表现。③肾素活性、血管紧张素Ⅱ、醛固酮都会升高。

13. C【解析】岩下窦静脉取血是 ACTH 依赖性 Cushing 综合征中鉴别垂体和非垂体来源的 ACTH 的最确切的检查。

14. C【解析】皮质醇增多症患者约 50%有糖耐量减低，约 20%有显性糖尿病。大量皮质醇抑制糖利用促进糖异生，同时又具有拮抗胰岛素的作用，导致葡萄糖耐量减低，表现为血糖升高，部分患者出现糖尿病症状，临床上称为类固醇性糖尿病。

15. D【解析】疑诊皮质醇增多症时，最有意义的检查为 24 小时尿游离皮质醇测定，因其反映血中游离皮质醇水平，且较少受其他因素干扰，诊断价值优于 17-羟皮质类固醇，300nmol/24h 以上（正常为 55～275nmol/24h）为异常。推荐至少 2 次尿液检测，以提高测定结果的可信度。

16. E【解析】正常尿儿茶酚胺排量以去甲肾上腺素计<885nmol/24h，以肾上腺素计<273nmol/24h，以多巴胺计<2500nmol/24h。非嗜铬细胞瘤的高血压患者大多正常或仅轻度增高。嗜铬细胞瘤（PHEO）持续性高血压型及阵发性高血压发作期常成倍增高，超过正常值 2 倍以上有诊断意义。

17. C【解析】21-羟化酶缺乏（21-OHD）可有低血压表现，先天性肾上腺皮质增生症（CAH）的各类酶缺乏特征见表 6-2。

表 6-2 CAH 不同类型酶缺乏的病理生理特征

特征	21-羟化酶缺乏	11β-羟化酶缺乏	17α-羟化酶缺乏	3β-羟类固醇脱氢酶缺乏	类脂性肾上腺增生	醛固酮合成障碍
受损基因	*CYP*21	*CYP*11*B*1	*CYP*17	*HSD*3*B*2	*StAR*	*CYP*11*B*2
染色体位点	6p21.3	8q21～q22	10q24.3	1p13.1	8p11.2	8q24.3
生殖器模糊	+（女性）	+（女性）	+（男性），无青春期发育（女性）	+（男性），女性轻度	无青春期发育（男性），可有青春期发育（女性）	无
急性肾上腺功能不全	+	罕见	无	+	++	仅见于失盐型
发病率	1∶15 000	1∶100 000	罕见	罕见	罕见	罕见
糖皮质激素	降低	降低	降低	降低	降低	正常
盐皮质激素	降低	升高	降低	降低	降低	降低
雄激素	升高	升高	降低	降低（男性），升高（女性）	降低	正常
升高的肾上腺激素代谢产物	17α-羟孕酮（17α-OHP）	脱氧皮质酮 11-脱氧皮质醇	皮质酮 脱氧皮质酮	脱氢表雄酮 17-羟孕烯醇酮	无	皮质酮
血压	降低	升高	升高	降低	降低	降低
血钾	升高	降低	降低	升高	升高	升高

18. C【解析】皮质醇增多症的特征性临床表现是满月脸、水牛背、悬垂腹和锁骨上窝脂肪垫。少数患者（尤其是儿童）可表现为均匀性肥胖。

19. D【解析】肾上腺皮质功能减退症（ACI）分为原发性及继发性两类。原发性又称艾迪生病，是由肾上腺本身的病变导致肾上腺皮质激素及盐皮质激素等分泌不足、血浆促肾上腺皮质激素（ACTH）水平反馈性增高的一种内分泌疾病。

20. C【解析】参见A1型题第2题解析。

21. E【解析】小剂量地塞米松抑制试验及基因检测是诊断糖皮质激素治疗敏感性醛固酮增多症（GRA）的主要依据。长程的小剂量地塞米松治疗是本病的特效治疗。

22. E【解析】小剂量地塞米松抑制试验可用于单纯性肥胖与皮质醇增多症的鉴别诊断。在单纯性肥胖中，血皮质醇分泌可被小剂量地塞米松抑制，抑制超过基础值的50%。

23. A【解析】24小时尿香草扁桃酸（VMA）测定不能用于皮质醇增多症的诊断与定位的检查。24小时尿VMA测定的主要意义是了解是否有大量的盐损失，主要用来确定患者是否有失水性的脱水或缺盐性的脱水。

24. E【解析】参见 A1 型题第 11 题解析。

25. A【解析】米托坦可抑制皮质醇合成中多种酶，对肾上腺皮质细胞有直接破坏作用，因而作用持久，被称为“药物性肾上腺切除”，适用于各种病因引起的皮质醇增多症，尤其适用于肾上腺皮质癌的治疗。

26. B【解析】5-羟色胺受体阻断药等影响神经递质和神经调质作用的药物对轻症皮质醇增多症有效，尤其在双侧肾上腺全切除或次全切除术后皮质功能不足的情况下，一方面补充皮质激素，一方面服用赛庚啶能减少垂体瘤的发生概率；但对重症皮质醇增多症效果欠佳。

27. A【解析】肾上腺皮质腺瘤的治疗方法是手术将腺瘤摘除，并保留已经萎缩的腺瘤外肾上腺，可达到治愈的目的。手术一般采用腰部切口入路，也可采用腹腔镜方法，腹腔镜方法创伤小、术后恢复快，但对技术要求比较高。

28. C【解析】由于嗜铬细胞分泌大量儿茶酚胺，因此嗜铬细胞瘤患者尿儿茶酚胺及其代谢物香草扁桃酸（VMA），甲氧基肾上腺素（MN）、甲氧基去甲肾上腺素（NMN）和二者总和（TMN）均增高，常在正常值上限的 2 倍以上。由于 24 小时尿 TMN 测定是无创检查，且测量方便，因此常作为嗜铬细胞瘤的最佳筛选试验。

29. C【解析】ACTH 兴奋试验是对肾上腺皮质功能异常进行的一种诊断试验，意义在于通过该兴奋试验鉴别皮质醇增多症的类型区分 ACTH 依赖性皮质醇增多症与 ACTH 非依赖性。ACTH 有昼夜的分泌规律，上午 8 时最高，晚上最低，皮质醇增多症患者 ACTH 的昼夜节律消失。直立性晕厥患者血压降低需要疑及肾上腺皮质功能减退症。

30. A【解析】参见 A1 型题第 11 题解析。

31. A【解析】皮质醇增多症的诊断一般分以下两步：①确定是否为皮质醇增多症。②明确皮质醇增多症的病因。确定皮质醇增多症必须有高皮质醇血症的实验室依据：血皮质醇测定、24h 尿游离皮质醇（UFC）测定、小剂量地塞米松抑制试验、胰岛素低血糖试验。口服葡萄糖耐量试验（OGTT）是葡萄糖耐量试验，用于判断是否患有糖尿病。

32. E【解析】甲吡酮试验对鉴别垂体性和肾上腺性皮质醇增多症有肯定的价值，但对鉴别垂体性和异位 ACTH 性皮质醇增多症不能确定诊断。若试验以 ACTH 为指标，对两者鉴别可能有帮助。垂体性皮质醇增多症患者在服用甲吡酮 24 小时（750mg，每 4 小时 1 次，连用 6 次）后，血 ACTH 水平比服药前显著上升，而异位 ACTH 综合征者变化不明显。

33. D【解析】异位激素是由非分泌腺体组织异常分泌的激素。未分化小细胞肺癌：细胞形态类似燕麦粒，因而又称燕麦细胞癌。细胞核仁小而多个，胞质很少，胞质内可有嗜银神经分泌颗粒，能产生 5-羟色胺、促肾上腺素等多肽类激素。临床上可呈现副癌综合征。从而认为小细胞肺癌可能起源于支气管黏膜上皮中的嗜银细胞。

34. D【解析】皮质醇增多症是指由各种原因引起的肾上腺分泌糖皮质激素（以皮质醇

为主）过多导致的临床综合征，临床上以下丘脑-垂体病变致皮质醇增多症常见。

35. A【解析】原醛症伴严重低钾血症的患者，醛固酮分泌受抑制，血、尿醛固酮增高可不太严重。但在补钾后，醛固酮增多更为明显。

36. A【解析】发作性血压骤升伴儿茶酚胺分泌亢进综合征是典型 PHEO 的临床特征。发作时收缩压可高达 200. 25~225. 00mmHg，舒张压可高达 127. 5~180. 0mmHg，高血压可呈阵发性或持续性发作。根据临床表现、病理特点及分子遗传学的不同，多发性内分泌腺瘤病 2 型（MEN 2）可分为 3 种亚型：MEN 2A、MEN 2A 变异型及 MEN 2B。MEN 2A 又称 Sipple 综合征，以甲状腺髓样癌（MTC）、嗜铬细胞瘤及甲旁亢为特征。尿中儿茶酚胺（肾上腺素、去甲肾上腺素）及其代谢产物（VMA）均升高是诊断嗜铬细胞瘤的重要依据。其他一些兴奋试验与抑制试验如胰高血糖素试验、酚妥拉明试验、组胺试验等，由于诊断灵敏度较差，目前已较少使用。酚妥拉明系肾上腺素受体阻断药，酚妥拉明试验为抑制试验。约 90%的嗜铬细胞瘤位于肾上腺髓质，10%左右的嗜铬细胞位于肾上腺外。

37. C【解析】鉴别肾上腺皮质腺瘤与异位 ACTH 综合征最简便的实验室检查是血 ACTH 测定。肾上腺皮质腺瘤血浆 ACTH 降低，而异位皮质醇增多症 ACTH 明显升高，可以鉴别两者。

38. D【解析】皮质醇的分泌有昼夜规律，上午 8 时最高，午夜 12 时最低，但皮质醇增多症患者皮质醇分泌失去昼夜节律。有典型的向心性肥胖表现，呈多血质外貌，常伴多毛、痤疮等。皮肤菲薄，毛细血管脆性增加，皮肤紫癜，可有色素沉着。“肾上腺髓质增生或肿瘤”是嗜铬细胞瘤的典型表现。

39. E【解析】可用来鉴别 Cushing 病和肾上腺皮质癌最有意义的检查是大剂量地塞米松抑制试验。皮质醇增多症的诊断依据是皮质醇分泌增多，昼夜分泌节律消失，且不能被小剂量（1mg、2mg）地塞米松抑制。皮质醇增多症诊断成立后，再进一步行大剂量（8mg）地塞米松抑制试验。如能抑制，则支持 Cushing 病诊断，90%的 Cushing 病可被抑制。如不能抑制，则支持肾上腺皮质肿瘤或异位 ACTH 综合征的诊断。

40. E【解析】血浆醛固酮、肾素活性、血管紧张素测定对鉴别原发性醛固酮增多症和继发性醛固酮增多症最有价值。当血浆醛固酮水平及尿醛固酮排量明显增加，同时血浆肾素活性及血管紧张素水平受到严重抑制时，有助于原醛症的确诊。继发性醛固酮增多症患者肾素-血管紧张素系统活性增高，可与原醛症相鉴别。

41. D【解析】异位 ACTH 综合征是皮质醇增多症的病因之一，异位 ACTH 综合征是由于垂体以外的肿瘤组织产生 ACTH，刺激肾上腺皮质增生，分泌过量的皮质醇，从而引起的皮质醇增多症。异位 ACTH 综合征是发现最早并研究得最广泛的异位激素分泌综合征。多见于胺前体摄取及脱羧细胞肿瘤（又称 APUD 瘤），如小细胞支气管肺癌（约占半数）。

42. E【解析】糖皮质激素治疗敏感性醛固酮增多症（GRA）是一种特殊类型的原醛症，较罕见，约占 1%，又称地塞米松可抑制性醛固酮增多症（DSH）或 ACTH 依赖性醛固酮增多症。

43. B【解析】自身免疫性多内分泌腺综合征（APG 综合征）可分为Ⅰ型和Ⅱ型。APG 综合征Ⅰ型典型病变如下：常先以慢性黏膜皮肤念珠菌病变为先发病（1/3 病例），继之伴以甲状旁腺功能减退（>70%），再后出现 Addison 病（40%～70%）与性腺功能减退（40%）。APG 综合征Ⅱ型常为以下病变组合：Addison 病、自身免疫性甲状腺病、1 型糖尿病、性腺功能减退。其中如只有甲状腺病变（主要）与 1 型糖尿病（次要）者为Ⅱb 型，后者为最常见的 AGP 综合征。

44. A【解析】有 85～90%的库欣病患者存在垂体 ACTH 腺瘤。垂体 ACTH 腺瘤的病因和发病机制仍然不很清楚，但一般认为是垂体依赖性的。垂体 ACTH 腺瘤可能存在着若干不同的类型。垂体 ACTH 腺瘤中微腺瘤的比例高达 90%，而且其中直径≤5mm 的占多数，大腺瘤只有大约 10%。

45. C【解析】皮质醇增多症各病因的相对发病率依次如下：垂体疾病所致者 70%，肾上腺腺瘤和癌约占 15%，而异位 ACTH 综合征约占 15%。垂体疾病分泌过多的 ACTH 使得双侧肾上腺皮质增生。

46. D【解析】大剂量地塞米松抑制试验多采用 8mg 2 天法，第 3 天上午 8 时血皮质醇不能被抑制到对照值的 50%（或 50nmol/L）以下，或尿游离皮质醇不能抑制到 55nmol/24h 以下，提示为库欣病，否则提示为腺瘤或癌、异位 ACTH 综合征。

47. E【解析】Addison 病由于醛固酮缺乏，临床上以高钾血症、低钠血症、低血容量、直立性低血压和尿盐丢失为主要表现。

48. A【解析】嗜铬细胞瘤患者常见高血压，可表现为阵发性、持续性或持续性高血压基础上阵发性加重。高血压发作时，一般降压药治疗无效，α-肾上腺素受体阻断药降压有效，如酚妥拉明、酚苄明、哌唑嗪、特拉唑嗪、多沙唑嗪等。

49. E【解析】对已诊断为肾上腺皮质功能减退症患者，如果 ACTH 水平正常可行连续两天 8 小时 ACTH 兴奋试验以鉴别系原发性还是继发性（或三发性）ACI。具体方法如下：清晨 8 时采血测定血皮质醇后，将 ACTH 25U（250μg）溶于 500ml 生理盐水中静脉滴注8 小时共 2 天，在第 2 天静脉滴注结束前再次采血测定血皮质醇。如果经 2 天 ACTH 兴奋后血皮质醇水平>690nmol/L 提示多系继发性或三发性肾上腺皮质功能减退症，反之则为原发性。

50. D【解析】大剂量地塞米松抑制试验用于鉴别肾上腺皮质肿瘤与 Cushing 病。

51. E【解析】除肾上腺皮质腺瘤外，其他原因引起的皮质醇增多症均有不同程度的肾上腺弱雄激素，如脱氢表雄酮及雄烯二酮的分泌增加。这些激素本身雄性激素作用不强，但可在外周组织转化为睾酮。其结果是皮质醇增多症患者常有痤疮，女子多毛，甚至女子男性化的表现，肾上腺皮质腺癌的女性约 20%出现女子男性化的表现，脱发、头皮多油很常见。这些弱雄激素还可抑制下丘脑-垂体-性腺轴，是性腺功能减退的另一原因。

52. A【解析】嗜铬细胞瘤的消化系统表现：儿茶酚胺使肠蠕动减弱及张力降低，胆囊收缩减弱，引起便秘、腹胀甚至肠扩张，以及胆汁潴留、胆石症。儿茶酚胺可使胃肠壁血管发生增殖性及闭塞性动脉内膜炎，造成肠坏死、出血、穿孔，临床表现为腹部剧痛、胃肠出血、休克等急腹症表现。

53. D【解析】血浆 ACTH 基础值测定可用来进行原发性与继发性肾上腺皮质功能减退症的鉴别。原发性 ACI 患者清晨（晨 8 时）血浆 ACTH 基础值高于正常，有时可高达 4000pg/ml 以上，继发性 ACI 患者清晨血浆 ACTH 基础值可在正常低限或低于正常。检测 ACTH 的血标本必须在糖皮质激素治疗之前或短效糖皮质激素如氢化可的松治疗至少 24 小时之后取样，否则 ACTH 水平可因糖皮质激素负反馈抑制作用而降低，对于用糖皮质激素长期治疗的患者，检测血浆 ACTH 基础值之前必须以氢化可的松替代治疗几天。

54. E【解析】引起血清催乳素（PRL）升高的疾病：①最常见的是垂体催乳素瘤。②原发性甲状腺功能减退症。甲状腺功能减退症时，TRH 及 TSH 分泌增加，致使血中 PRL 水平上升，造成高催乳素血症。③慢性肾功能衰竭。血清催乳素经肾排泄，当肾功能不良，血清 PRL 上升。④下丘脑垂体柄疾病。考虑是由于催乳素释放抑制因子（PIF）产生或运送发生紊乱所致。⑤肾上腺功能减退。糖皮质激素可抑制 *PRL* 基因的转录和释放。⑥空蝶鞍综合征。由于先天异常或由于创伤、手术致蝶鞍隔的缺陷，蛛网膜形成疝，进入蝶鞍，压迫垂体和垂体柄，由于运送多巴胺（DA）受到影响，致高 PRL 血症。⑦特发性高催乳素血症。未查出病因，并尚未发现脑垂体瘤，属功能性异常 PRL 增高，称特发性高催乳素血症。⑧多囊卵巢综合征（PCOS）和高催乳素血症间的因果关系尚无定论。但原醛症并不引起血清 PRL 升高。

55. C【解析】皮质醇增多症各种类型的病因中，依赖垂体 ACTH 的 Cushing 病最常见，约占皮质醇增多症的 76%，多见于成人，女性多于男性。

56. A【解析】肾上腺危象的突出表现是低血容量性休克，并伴随一些其他非特异性症状，如极度食欲缺乏、恶心、呕吐、腹痛、极度虚弱乏力、发热、神志模糊或昏迷。

57. A【解析】21-羟化酶缺乏症根据缺乏程度及轻重程度临床可分为经典型和非经典型，其中经典型又包括单纯男性化型和失盐型。按照病情的严重程度依次递减分别为失盐型、单纯男性化型和非经典型。

58. E【解析】急性肾上腺危象是危及生命的急症，不应等到确诊后才开始治疗。当临床高度怀疑急性肾上腺皮质危象时，在取血标本送检 ACTH 和皮质醇后应立即开始治疗，包括静脉给予大剂量糖皮质激素，纠正低血容量和电解质紊乱，全身支持疗法和去除诱因。

59. D【解析】任何原因导致肾上腺组织结构破坏、肾上腺皮质发育异常或肾上腺类固醇合成障碍均可引起原发性肾上腺皮质功能减退症，详见表 6-3。

表 6-3　原发性肾上腺皮质功能减退症的病因及相关特征

病因	相关特征
自身免疫性	
自身免疫性肾上腺疾病	多见于男性
自身免疫性多内分泌腺综合征Ⅰ型	伴甲状旁腺功能减退症（简称甲旁减）、黏膜皮肤念珠菌病、其他自身免疫性疾病，*AIRE*-1 基因突变
自身免疫性多内分泌腺综合征Ⅱ型	伴自身免疫性甲状腺疾病、自身免疫性糖尿病、其他自身免疫性疾病
感染性	
结核	肾上腺钙化，通常无结核活跃的临床表现
真菌	组织胞浆菌病，隐球菌病，球孢子菌病，常伴免疫功能缺陷
获得性免疫缺陷综合征	常伴巨细胞病毒肾上腺炎
基因缺陷	
肾上腺脑白质营养不良	神经功能缺损，阿尔茨海默症，睾丸衰竭。血浆长链脂肪酸水平升高。X-连锁隐性遗传，*ABCD*1 基因突变
先天性肾上腺增生症	外生殖器发育异常，可伴高血压或失钠，常染色体隐性遗传，*CYP*21 基因缺陷是最常见类型
先天性肾上腺发育不全	促性腺激素缺乏性性腺功能减退，X-连锁隐性遗传，*DAX*-1 基因关键区域突变
家族性糖皮质激素缺乏症	糖皮质激素缺乏而盐皮质激素正常。Ⅰ型：高身材，*MC2R* 基因突变。Ⅱ型：正常身高，*MRAP* 基因突变
IMAGe 综合征	宫内发育迟缓，骨干骺端发育不良，生殖器异常，尚不知何种基因异常
3A 综合征（Allgrove 综合征）	贲门失弛缓症，干眼症，精神发育迟缓，聋，常染色体隐性遗传，*AAAS* 基因突变
卡恩斯·塞尔（Kearns-Sayre）综合征	眼肌麻痹，视网膜变性，肌无力，心肌病，乳酸性酸中毒，感音神经性聋，线粒体 DNA 缺失
其他	
浸润性病变	恶性肿瘤转移，淋巴瘤，淀粉样变，血色病或结节病
出血	脑膜炎球菌败血症，抗凝治疗
梗死	抗磷脂抗体综合征
医源性	双侧肾上腺切除，使用某些药物，如酮康唑、依托咪酯、氨鲁米特、米托坦

60. D【解析】原醛症的实验室检查，血浆肾素活性、血管紧张素Ⅱ明显降低，患者立位 4 小时并注射呋塞米 20mg，仍无显著升高。原醛症中血浆、尿醛固酮均增高。正常成人参考值：血浆醛固酮卧位时 50～250pmol/L，立位时 80～970pmol/L；尿醛固酮于钠摄入量正常者为 6.4～86nmol/d，低钠者为 47～122nmol/d，高钠者为 0～13.9nmol/d。原醛症伴严重

低钾血症者，醛固酮分泌受抑制，血、尿醛固酮增高可不太严重，而在补钾后，醛固酮增多更为明显。

61. C【解析】肾上腺外嗜铬细胞瘤主要位于腹部，多在腹主动脉旁，占 10%～15%，其他少见部位为肾门、肾上脊、肝门区、肝及下腔静脉之间近胰头部位、髂窝或近髂窝血管处，如卵巢内、膀胱内、直肠后等。腹外者少见，偶位于胸内、颈部和颅内。

62. D【解析】急性肾上腺危象的抢救措施是综合性的，补充糖皮质激素和纠正水电解质平衡紊乱是抢救的重点，主要措施为静脉给予大剂量糖皮质激素。治疗原则：①治疗剂量个体化。②避免长期采用大剂量（氢化可的松>400mg/d）。③应用糖皮质激素治疗前应采血测定 ACTH 和皮质醇。

63. D【解析】参见 A1 型题第 62 题解析。

64. C【解析】皮质醇增多症可被大剂量地塞米松所抑制，而不被小剂量地塞米松所抑制的最可能病因是垂体性 Cushing 病。因垂体性 Cushing 病时，垂体 ATCH 分泌增多致使肾上腺皮质增生，分泌皮质醇增多，皮质醇的分泌依赖 ACTH。

65. E【解析】21-羟化酶缺乏症失盐型是临床表现最重的类型。75%的患者除了出生后表现为皮质醇缺乏症群、女性新生儿的外生殖器男性化，还伴有失盐症候群。新生儿可在出生后 1 周内表现为肾上腺危象，拒食、昏睡、呕吐、腹泻、脱水、低血压、体重锐减等，可有高尿钠、低钠血症、高钾血症、代谢性酸中毒等临床表现，严重时可出现低血糖和低血容量性休克，也被称作失盐危象，多于出生后 2 周内出现。

66. E【解析】骨质疏松、向心性肥胖、高血压和高血糖都是皮质醇增多症患者的主要临床表现，但“胆固醇明显增高”比较少见。

67. A【解析】可乐定在正常情况下可抑制神经元所释放的儿茶酚胺，但不能抑制嗜铬细胞瘤分泌儿茶酚胺，故可乐定抑制试验通常用于儿茶酚胺及代谢产物水平升高的患者以鉴别嗜铬细胞瘤或假阳性结果。其他一些兴奋试验与抑制试验如胰高血糖素试验、酚妥拉明试验、组胺试验，由于诊断灵敏度较差，目前已较少使用。

68. B【解析】皮质醇增多症是指各种原因造成肾上腺皮质分泌过量糖皮质激素（主要是皮质醇）而出现的一系列临床症状与体征。

69. B【解析】伴有低钾血症的高血压是原醛症的主要临床表现。实验室检查有低钾血症，高尿钾，醛固酮增高、肾素受抑制形成的高醛固酮、低肾素。肾上腺 CT 有相应肾上腺肿瘤或者增生的改变，就可以确定原醛症的诊断。卧立位试验和生理盐水抑制试验有助于原醛症的病因诊断。

70. C【解析】肾上腺皮质腺瘤患者已行腺瘤切除术，腺瘤摘除后患者会有一过性的肾上腺皮质功能减退，需要补充小量糖皮质激素。糖皮质激素剂量要慢慢减，约半年至 1 年后可逐渐停药。由于肾上腺皮质激素水平突然下降，即使已补充生理量的糖皮质激素，患者在前几个月内仍然有乏力、食欲缺乏、恶心、关节肌肉疼痛等不适。

71. A【解析】嗜铬细胞瘤的高血压危象的典型临床表现有心动过速（间或伴有心绞痛）、剧烈头痛头晕、恶心、呕吐、皮肤苍白、体重减轻、糖代谢异常、视力障碍和濒死感，严重时可发生心力衰竭、脑出血、肺水肿等。

72. A【解析】皮质醇增多症的临床特征详见表 6-4。

表 6-4 皮质醇增多症的临床特征

受累部分	临床特征
全身	向心性肥胖，满月面，面部多血质貌，水牛背，乏力
皮肤	多毛，痤疮，皮肤菲薄，皮肤紫癜，宽大紫纹（直径>1cm），可有色素沉着
精神	情绪异常，如烦躁、少言、性格改变，失眠多梦，抑郁
心血管	高血压，易形成血栓
生殖系统	月经紊乱，性腺功能减退，性欲降低
代谢	糖尿病或糖耐量异常，血脂异常，低钾性碱中毒
感染	易伴发结核与真菌感染，伤口易感染
肌肉、骨骼	肌无力，近端肌萎缩，儿童生长迟缓，骨质疏松伴骨折，高钙血症伴肾结石
眼	青光眼，球结膜水肿

73. D【解析】Addison 病患者血浆 ACTH 明显增高，多超过 55pmol/L，常为 88～440pmol/L。

74. E【解析】肾上腺皮质癌病情重，进展快。临床上有重度皮质醇增多症表现，伴显著高血压、低钾血症（与脱氧皮质酮增多有关），可同时产生雄激素，女性有明显男性化表现，呈多毛、痤疮、阴蒂肥大；可有腹痛、背痛、侧腹痛，体检有时可触及肿块，肿块在左侧者可使肾向下移位，转移至肝者伴肝大。

75. A【解析】参见 A1 型题第 17 题解析。

76. B【解析】垂体瘤或下丘脑-垂体功能紊乱导致的 ACTH 分泌过多，刺激双侧肾上腺皮质增生，至皮质醇分泌增多，产生相应的临床症状，是皮质醇增多症最常见的原因，占 60%～70%，又称库欣病。

77. B【解析】21-羟化酶缺乏症（21-OHD）是先天性肾上腺皮质增生症（CAH）中最常见的类型，约占本病的 95%，在人群中的患病率约为 1∶10 000，男女患病率相等，近亲婚配所生子女患病率增高。

78. E【解析】肾上腺皮质癌属非依赖 ACTH 性皮质醇增多症，除典型的皮质醇增多症皮质醇特征，激素异常表现为血皮质醇及其代谢产物水平升高，包括血皮质醇（COR）、24 小时 UFC、24 小时尿 17-OHCS、24 小时尿 17-酮类固醇（17-KS 明）显升高，同时 ACTH 明显受抑，且不被 ACTH 兴奋试验所刺激增加。肾上腺皮质腺癌占皮质醇增多症的 5%以下，病情重，进展快，瘤体直径大，伴显著高血压、低钾性碱中毒、女性男性化等。

79. A【解析】皮质醇增多症血常规及生化特征如下。①血常规：红细胞及血红蛋白增多，白细胞及中性粒细胞计数升高，嗜酸性粒细胞、淋巴细胞计数降低。②轻度低钾血症、低氯血症。③血糖增高，口服糖耐量试验显示糖耐量异常。

80. A【解析】原发性醛固酮增多症（简称原醛症）最常见的亚型有醛固酮瘤（APA），占原醛症的 35%；双侧特发性醛固酮增多症（IHA），占 60%。其他少见的亚型有单侧肾上腺增生或称原发性肾上腺增生（PAH）、家族性醛固酮增多症（FH）、醛固酮癌、分泌醛固酮的异位肿瘤。

81. D【解析】非醛固酮所致盐皮质激素过多综合征的临床表现近似原醛症，包括严重高血压，明显的低钾性碱中毒。但本病血、尿醛固酮不高，反而降低。此病多见于儿童和青少年，其病因为先天性 11β-羟类固醇脱氢酶缺乏，导致脱氧皮质酮增多，这种疾病的盐皮质激素过多。

82. E【解析】参见 A1 型题第 59 题解析。

83. D【解析】确诊 Addison 病的试验最具诊断价值的是 ACTH 兴奋试验。几乎全部原发性肾上腺皮质功能减退症及大部分继发性肾上腺皮质功能减退症患者 ACTH 刺激后血皮质醇水平<500nmol/L（正常人注射 ACTH 后 30~60 分钟血皮质醇水平>500nmol/L）。

84. B【解析】2008 年，国际内分泌学会制定了皮质醇增多症（库欣综合征）诊断指南。该指南的要点如下：对临床疑诊为皮质醇增多症者，首先要通过详细询问病史排除外源性糖皮质激素引起的医源性皮质醇增多症，然后进行筛查试验。筛查试验共 4 项，选其中一项进行。这 4 项试验分别是：①UFC≥正常值高限。②过夜地塞米松抑制试验 1mg（过夜 DST），血皮质醇>50nmol/L。③下午 11 时唾液皮质醇≥4nmol/L。④经典小剂量地塞米松抑制试验（LDDST），血皮质醇>50nmol/L。如果筛查试验阳性，要进行确诊试验。确诊试验选用筛查试验的另一项，或做 LDDST-CRH 联合试验，或检测 0 时血皮质醇。

85. D【解析】肾上腺皮质激素是维持生命的基本要素，在肾上腺皮质激素中最重要的是皮质醇、醛固酮和雄性类固醇激素。当两侧肾上腺绝大部分被破坏，出现多种皮质激素不足的表现，称肾上腺皮质功能减退症（ACI）。

86. C【解析】Addison 病是原发性肾上腺皮质功能减退症，发生 Addison 病的主要原因如下。①肾上腺结核，当患者发生肾上腺结核时可以导致肾上腺破坏，导致肾上腺皮质激素分泌减少，出现 Addison 病。②自身免疫反应性肾上腺炎，属于器官特异性自身免疫反应性疾病，导致肾上腺纤维化出现 Addison 病，血液中可以检出抗肾上腺抗体。③其他，如肾上腺肿瘤，肾上腺外伤、血肿，恶性肿瘤及血液病的肾上腺转移或浸润等，都可以导致肾上腺破坏，发生 Addison 病。获得性免疫缺陷综合征目前已成为引起本病的一个原因。在中国，Addison 病最常见的病因是肾上腺结核，由血行播散所致。

87. D【解析】皮质醇增多症患者皮质醇升高，且节律异常即昼夜节律消失，皮质醇增多会使蛋白质分解增加，皮肤菲薄，易引起瘀斑、紫纹，还能刺激骨髓造血，红细胞计数及血红蛋白增多，有多血质外貌、面红，但并非是静脉血管明显所致。

88. B【解析】嗜铬细胞瘤（PHEO）是嗜铬细胞起源的分泌儿茶酚胺的肿瘤，大多为良性，有10%的嗜铬细胞瘤为恶性肿瘤。一旦确诊并且定位，手术治疗是首选，应尽早手术切除肿瘤。通过药物长期控制嗜铬细胞瘤导致的高血压并不现实。对恶性嗜铬细胞瘤可采用^{131}I-MIBG治疗、化疗，以及能够减轻患者症状的治疗。嗜铬细胞瘤的预后具体取决于肿瘤的良、恶性，以及是否进行了及时的诊断和治疗。良性大多数经手术治疗可治愈，术后多数患者血压可逐渐降至正常，少数患者可用降压药控制，复发率低于10%。恶性治疗较困难，重者在数个月内死亡，少数可活10年以上，5年生存率约为45%。β受体阻断药不常规使用，尤其不可在未使用α受体阻断药的情况下单独使用，可能会导致严重后果。

89. D【解析】垂体、肾上腺或胸部腹部CT检查主要用于定位诊断，可确定皮质醇增多症的病变部位。

90. C【解析】地塞米松试验属于肾上腺功能抑制试验，是通过地塞米松对垂体、下丘脑分泌的促肾上腺皮质激素和促肾上腺皮质激素释放激素的抑制作用，以及由此引起肾上腺皮质激素分泌减少的程度，来了解下丘脑-垂体-肾上腺轴功能是否高于正常，以及明确其可能病变器官的试验。ACTH试验用于检测疑为肾上腺皮质功能减退者或用于鉴别皮质醇增多症的类型。左旋多巴兴奋生长激素（GH）试验适用于了解可疑垂体性侏儒症患者的储备功能。促黄体素释放激素（LHRH）试验主要用来判断下丘脑和垂体功能的完整性。苄胺唑啉试验是测验高血压的一项试验。

91. E【解析】岩下窦静脉取血测ACTH目前被认为是ACTH依赖性皮质醇增多症两种病因鉴别诊断的最重要的方法。试验方法：将导管插入垂体的引流静脉——双侧岩下静脉，双侧同时取血或静注CRH后双侧同时取血测ACTH（IPS），并同时取外周静脉血测ACTH（P），对异位ACTH综合征和垂体性Cushing病的鉴别及对异位ACTH瘤的定位有意义。在基础情况下，IPS∶P≥2提示垂体性皮质醇增多症可能性大，如IPS∶P<2提示异位ACTH综合征。加用CRH兴奋试验时，IPS∶P切点提高到3，IPSS对确定垂体ACTH瘤在左侧还是右侧也有一定意义。

92. B【解析】给予地塞米松可反馈抑制垂体分泌ACTH。故地塞米松抑制试验用于测定皮质醇增多症原因；螺内酯可拮抗醛固酮，使醛固酮增多症患者电解质紊乱得到纠正，血压常有不同程度的下降，有助本症诊断，但不能鉴别原发或继发性醛固酮增多症；血清素具有兴奋醛固酮分泌作用，可能为特醛症发病因素之一。赛庚啶为血清素拮抗剂。故赛庚啶试验可用来鉴别特发性醛固酮增多症还是醛固酮瘤；甲吡酮抑制11β-羟化酶而使11-脱氧皮质酮转变为皮质酮及11-脱氧皮质醇转变成皮质醇的过程受阻，使血浆皮质醇降低，从而反馈抑制减弱，促使垂体分泌大量ACTH，甲吡酮试验可测定垂体分泌ACTH的储备能力；ACTH

刺激肾上腺皮质分泌激素，可反映皮质贮备功能，ACTH 兴奋试验可用以鉴别原发性或继发性肾上腺皮质功能减退。

93. A【解析】原醛症的药物治疗中，螺内酯为指南推荐的常用的醛固酮受体阻断药。如血钾水平较低，初始剂量可为 200~300mg/d，分 3~4 次口服。待血钾恢复正常，血压下降后，可减至维持量 60~120mg/d。长期服用或择期进行手术，术前至少应服用 4~6 周。

94. A【解析】多数原醛症的病因为特发性醛固酮增多症，故最佳治疗是盐皮质激素受体阻断药为主的药物治疗。指南推荐，如确诊为单侧肾上腺醛固酮瘤（APA）或单侧肾上腺增生（PAH），应采用微创手术腹腔镜行单侧肾上腺手术切除术。术前宜用低盐饮食，服用螺内酯做准备，以纠正低钾血症、降低高血压，待血钾正常，血压下降后减至维持量 60~80mg/d，即可进行手术。

95. E【解析】具有以下临床和实验室检查表现时应警惕肾上腺皮质危象：①与当前疾病的严重程度难以匹配的脱水、低血压或休克。②体重下降和食欲缺乏的基础上出现恶心和呕吐、腹痛或急腹症。③难以解释的低血糖。④难以解释的发热。⑤低钠血症、高钾血症、氮质血症、高钙血症或嗜酸性粒细胞计数升高。⑥色素过度沉着或白癜风。⑦其他自身免疫性内分泌腺功能减退，如甲状腺功能减退或性腺功能减退。

96. B【解析】原醛症现在认为的常见病因是特发性醛固酮增多症，约占 60%。病因不清楚。系双侧肾上腺皮质增生致醛固酮分泌过多，双侧肾上腺形态可正常，也可表现为增生，甚至局限性“瘤样”结节。

97. C【解析】患者在切除嗜铬细胞瘤后即刻发生低血压，大多由于血管过度收缩及血容量不足，一般不用血管加压剂，而宜采用滴注苄胺唑啉并补充复方乳酸钠（林格液）以扩容，必要时可输血或输血浆。使收缩压升至 80~100mmHg，一般情况良好，尿量正常。

98. D【解析】嗜铬细胞瘤是起源于嗜铬组织并分泌儿茶酚胺的肿瘤，其临床表现主要是由儿茶酚胺作用于肾上腺素能受体所致。

99. E【解析】典型的嗜铬细胞瘤（PHEO）临床上引起阵发性或持续性高血压伴有“头痛、心悸、出汗”三联征，诊断不难。可表现为阵发性高血压、持续性高血压、直立性低血压以及高血压与低血压相互交替等。但其临床表现存在许多不典型的表现，如腹痛、呕吐、气促、心力衰竭、低血压甚至猝死，若不及时诊断，贻误治疗，可造成严重的心、脑、肾血管损害，治疗棘手，预后差，最终多可致残、致死。

100. D【解析】皮质醇降低对原发性慢性肾上腺皮质功能减退症的诊断最有意义。正常人的血皮质醇上午最高，午夜最低，男女无显著性差异。ACI 皮质醇水平多明显降低，而且昼夜节律消失。一般认为血皮质醇基础值 ≤3μg/dl 可诊断为肾上腺皮质功能减退症；≥20μg/dl可排除本症。但对于急性危重患者，基础血皮质醇在正常范围尚不能排除肾上腺皮质功能减退。

101. B【解析】参见 A1 型题第 17 题解析。

102. C【解析】皮质醇增多症大部分患者是因垂体 ACTH 分泌增多所引起的双侧肾上腺皮质增生。

103. C【解析】库欣病（CD）是由于垂体 ACTH 呈高分泌状态而导致的糖皮质激素分泌增多，常出现与分泌皮质醇的肾上腺皮质腺瘤相似的临床症状和体征。肾上腺皮质腺瘤是发生于肾上腺皮质的良性肿瘤，约有 80%为无分泌功能的皮脂腺瘤，20%为能够分泌激素的功能性皮脂腺瘤。故选项 C 正确。

104. A【解析】皮质醇增多症的高血压一般为轻至中度，低钾性碱中毒的程度也较轻，但异位 ACTH 综合征及肾上腺皮质癌患者由于皮质醇分泌量的大幅度上升，同时弱盐皮质激素分泌也增加，因而低钾性碱中毒的程度常常比较严重。

105. B【解析】参见 A1 型题第 104 题解析。

106. D【解析】嗜铬细胞瘤引起的代谢紊乱如下。①基础代谢率升高：肾上腺素水平升高作用于中枢神经系统，尤其是交感神经系统，机体耗氧量增加。基础代谢率增高导致患者出现发热、体重下降、消瘦，继发性高血压发作时，体温升高。②糖代谢紊乱：肝糖原分解加速，胰岛素分泌受抑制，出现糖耐量减低，肝糖异常增加，血糖升高或尿糖升高。③脂代谢紊乱：儿茶酚胺水平较高可加速脂肪分解，使血的游离脂肪酸增高，而导致高脂血症。④电解质紊乱：由于儿茶酚胺的作用，会出现低钾血症或高钙血症。

107. C【解析】PHEO 代谢综合征的临床表现：①因代谢加速、氧耗增加，患者有多汗、心悸、低热等类似甲亢的症状。②糖代谢紊乱，可出现糖尿病的“三多一少”症状。③由于肌肉及脂肪组织分解代谢加速，患者可出现消瘦、软弱无力等。④由于儿茶酚胺促进钾离子进入细胞内和促进肾素与醛固酮分泌，可导致低钾血症。

二、A2 型题

1. C【解析】患者阵发性血压升高 2 年，经血、尿儿茶酚胺及其代谢物测定和其他相关检查不能完全排除嗜铬细胞瘤的诊断，进行酚妥拉明试验有助于进一步诊断。因为肾上腺嗜铬细胞瘤分泌大量肾上腺素，使血压升高。酚妥拉明可阻断 α 肾上腺素受体，使肾上腺嗜铬细胞瘤所致高血压明显下降，因此可用于肾上腺嗜铬细胞瘤的诊断和此病骤发高血压危象时及手术前的治疗。但用于诊断时，其可靠性和安全性均较差，应慎用。

2. A【解析】原发性和继发性肾上腺皮质功能减退症的激素替代方法有所区别：前者因肾上腺被破坏，皮质醇、醛固酮的合成可能同时受损，治疗上应首选潴钠作用强的氢化可的松；后者因垂体前叶功能减低主要影响皮质醇的合成，醛固酮分泌主要受肾素-血管紧张素系统调节，其合成不受影响，所以应首选潴钠作用弱、作用时间较长的泼尼松。本患者有皮肤黏膜色素沉着，是原发性肾上腺皮质功能减低的特征性表现，因此本题应选 A。

3. D【解析】根据题干信息，该患者有肥胖史，腹下侧、臀部、大腿见紫纹，高血压等典型的临床表现，实验室检查见皮质醇昼夜分泌节律消失，糖耐量减低。这些都是皮质醇增多症的重要诊断线索。

4. D【解析】患者血压170/100mmHg为高血压，双下肢松弛性瘫痪，血钾2.4mmol/L，低钾血症，首先考虑诊断为原发性醛固酮增多症。该病是由肾上腺的皮质肿瘤或增生，醛固酮分泌增多所致。主要临床表现如下。①高血压：是本病的早期症状，多为进展缓慢的良性高血压。血压水平一般在（170~180）/（100~110）mmHg。②低钾血症：由大量醛固酮促进尿钾排泄过多所致，患者可有肌无力、麻痹、软瘫，甚至吞咽和呼吸困难。心电图示低钾血症表现，有时出现心律不齐。长期低钾血症可造成肾远曲小管空泡变性，肾浓缩功能下降，患者出现口渴、多尿、夜尿增多和低比重尿等表现。③碱中毒。

5. E【解析】皮质醇增多症的诊断一般分两步：①确定是否为皮质醇增多症。②明确皮质醇增多症的病因，并进行病灶定位。皮质醇增多症的常见病因有垂体瘤、肾上腺腺瘤，或者肾上腺增生、异位ACTH综合征等。皮质醇增多症的病因诊断对于治疗方法的选择是必不可少的。而病因鉴别有时是极为困难的。常用方法如下。①皮质醇昼夜节律测定：血内皮质醇含量增高，皮质醇节律异常，24小时尿17-羟皮质类固醇含量增高。②大剂量地塞米松抑制试验：是目前最常用的方法。在确诊为皮质醇增多症后，本试验对鉴别病因为皮质增生还是皮质腺瘤时有帮助。如为增生，应用地塞米松后，血皮质醇明显下降，如为皮质腺瘤则无影响。③ACTH兴奋试验：对鉴别ACTH依赖性和ACTH非依赖性有肯定的意义，但对鉴别垂体性和异位ACTH分泌仅作参考。④蝶鞍摄片：影像检查对皮质醇增多症的病因鉴别及肿瘤定位是必不可少的。首先应确定肾上腺是否有肿瘤。目前，肾上腺CT及B型超声检查已为首选。CT的灵敏度很高，只要用薄层扫描，直径1cm以上的肿瘤一般不会漏诊。蝶鞍磁共振成像（MRI）优于CT，尤其对垂体微腺瘤的诊断方面。CT无异常表现的垂体微腺瘤在MRI上有异常表现，所以，MRI应为垂体瘤的首选检查。此外，24小时尿游离皮质醇（UFC）测定对皮质醇增多症的诊断也有较大价值，其诊断符合率约为98%。

6. D【解析】患者为青年女性，出现阵发性高血压，发作间歇正常，发作时血压为210/110mmHg，伴面色苍白、大汗、心悸，符合嗜铬细胞瘤的临床表现。嗜铬细胞瘤可间断释放大量儿茶酚胺，引起阵发性高血压，嗜铬细胞瘤发作期间血和尿中的儿茶酚胺及香草扁桃酸会升高，有助于本病的诊断。

7. D【解析】患者主要症状是向心性肥胖，头痛伴闭经，高血压，满月脸，皮肤薄，有痤疮，腹壁有宽大紫纹，下肢胫前凹陷性水肿。均符合皮质醇增多症的诊断，小剂量地塞米松抑制试验是鉴别单纯性肥胖与皮质醇增多症的方法。

8. B【解析】患者有肺癌化疗病史，体重进行性加重，多血质面容，右下肺闻及湿啰音，血皮质醇升高且昼夜节律消失，不被大剂量地塞松抑制。患者最可能的诊断是异位ACTH综合征。因为患者血浆ACTH水平较垂体肿瘤高，同时由于其垂体ACTH分泌受到抑制，故由垂体外肿瘤产生的ACTH一般不被大剂量地塞米松抑制。临床诊断异位ACTH综合征的依据：①肿瘤和内分泌综合征同时存在，而肿瘤有非发生与正常时分泌该激素的内分泌腺。②肿瘤伴血或尿中激素水平异常升高。③激素分泌呈现自主性，不能被正常的反馈机制所抑制。④排除其他可引起综合征的原因。⑤肿瘤经特异性治疗（如手术、化疗、放疗等）后，激素水平下降。内分泌综合征症状缓解。⑥在外科手术时取肿瘤的动静脉血测激素，证明静脉血中激素水平高于动脉。或用导管术取引流肿瘤静脉血与另一远离肿瘤的静脉血样作比较，证明肿瘤血中激素含量明显升高。⑦在肿瘤的提取物中用放疗法或生物法证实激素的存在。

9. A【解析】参见 A2 型题第 4 题解析。

10. A【解析】患者同时有高血压及低钾血症，拟诊为原醛症。螺内酯试验有助于诊断，本试验用于鉴别有无醛固酮分泌增多，但不能区分病因是原发性还是继发性醛固酮增多症。

11. C【解析】患者 CT 示垂体微腺瘤，垂体微腺瘤的直径<1cm，多采用经蝶窦手术切除，治愈率 65%~90%。而对于已向鞍上或海绵窦浸润的大腺瘤需要行开颅手术切除，术后复发率较高。术后所有患者同样需要亚生理剂量的糖皮质激素替代治疗数月至 1 年方能停药。

12. C【解析】患者有高血压，伴有典型的“头痛、心悸、多汗”三联征，初步做出嗜铬细胞瘤的临床诊断不难。定性诊断主要通过实验室检查来明确。定位诊断一般可通过 CT 或者磁共振平扫发现肾上腺的病灶。

13. D【解析】患者恶心、呕吐、消瘦半年，血压低，皮肤、黏膜色素沉着，实验室检查结果显示血糖降低、血钠降低和血钾升高。这些都支持糖皮质激素（皮质醇）及盐皮质激素缺乏，最可能的诊断是慢性肾上腺皮质功能减退症。容易混淆的选项“血色病”虽然皮肤色泽暗黑，但血糖应该升高。

14. D【解析】患者已被诊断为皮质醇增多症，且 ACTH 升高，其最常见的病因是垂体 ACTH 分泌过多，小剂量及大剂量地塞米松抑制试验不能被抑制，故病因诊断应首先考虑为异位 ACTH 综合征。异位 ACTH 综合征患者血 ACTH 异常增高，而皮质醇增多症降低甚至测不出。血、尿皮质醇增高，节律失调有诊断意义。

15. D【解析】根据患者症状表现，首先考虑 Addison 病。Addison 病的主要症状是乏力，而最特征性的临床表现是色素沉着，Addison 病轻症患者胃肠道表现为食欲缺乏伴体重下降，重症患者恶心、呕吐、腹痛、腹泻。该患者出现明显的胃肠道症状，往往提示病情已属较晚期。因女性约 50%的雄性激素来源于肾上腺，故女性患者因雄性激素不足出现阴毛及腋毛脱落，性欲下降。约 1/4 女性患者因营养不良或合并其他自身免疫性疾病等原因出现闭经。

16. B【解析】皮质醇增多症患者在进行病因鉴别诊断时，若 ACTH 明显升高，大剂量地塞米松不能抑制，排除垂体性库欣病。因为垂体性库欣病患者服药第 2 天，UFC 或 17-OHCS水平可以被抑制到对照日 50%以下，可除外；而肾上腺腺瘤或腺癌患者一般不能被抑制到 50%以下，但 ACTH 明显降低，亦可除外。综上，考虑为异位 ACTH 综合征。故进一步明确诊断应做双肺 X 线检查，以明确肿瘤原发灶。大部分引起异位 ACTH 综合征的肿瘤位于肺或纵隔内，因此胸部 X 线、CT 扫描等检查十分必要。

17. E【解析】患者多饮、多尿（长期尿钾排泄增多，引起肾小管上皮细胞空泡样变性，导致肾小管浓缩功能障碍引起低钾血症），血 pH 上升呈碱性。如合并高血压初步诊断可考虑为原醛症。大约 37% 原发性醛固酮增多症患者合并低钾血症，约 50% 醛固酮瘤和 17% 特发性醛固酮增多症患者血钾低于 3.5mmol/L，醛固酮抑制试验可明确诊断。如无高血压，则注意肾小管疾病。

18. E【解析】原发性慢性肾上腺皮质功能减退症确诊后，患者需要终身糖皮质激素替代治疗。应用糖皮质激素替代治疗时，据身高、体重、性别、年龄、劳动强度等确定合适的基础量。清晨时服用全天量的 2/3，下午服用 1/3。一般成人每天氢化可的松 20～30mg。发热、感冒或劳累等应激状况时应适当增加剂量至 2～3 倍。

19. E【解析】患者卧位时血压突然升高，伴有"头痛、心悸、多汗"三联征，坐位后症状逐渐缓解（直立性低血压），这是嗜铬细胞瘤的典型临床特征，应首先排查嗜铬细胞瘤。

20. D【解析】原发性肾上腺皮质功能减退症又称 Addison 病。指自身免疫反应、结核、手术等破坏肾上腺皮质，导致糖皮质激素减少并常伴有盐皮质激素分泌不足而致病。临床可见全身各系统功能减退，低血糖、低钠血症、高钾血症、高钙血症等生化检查改变。低水平糖皮质激素可负反馈促进阿黑皮素原（POMC）、ACTH 和促黑素（MSH）等释放，出现特征性皮肤黏膜色素沉着。

三、A3/A4 型题

1. B【解析】患者血压升高 5 年，乏力伴夜尿增多，无向心性肥胖和紫纹（排除皮质醇增多症），体重指数（BMI）26kg/m^2，体重超重，双下肢不肿。以上症状结合实验室检查血钾降低，初步可考虑为醛固酮增多症。

2. B【解析】指南推荐在血浆醛固酮（PAC）与肾素（PRA）比值增高的患者中，再选择下述 4 种试验之一并根据结果作为确诊或排除原醛症的依据，即口服钠负荷试验、盐水输注试验、氟氢可的松抑制试验、卡托普利试验。

3. C【解析】原醛症的定性诊断明确后，需要进一步鉴别其两种主要类型，即醛固酮瘤（APA）或双侧特发性醛固酮增多症（IHA），因为两者的治疗方法截然不同，APA 需要手术治疗，IHA 则用药物治疗。因此，对所有定性诊断为原醛症的患者均应做肾上腺定位检查以鉴别其亚型分类及定位，并除外较大肿物的肾上腺皮质癌。美国内分泌学会指南推荐肾上腺 CT 扫描为首选的无创性定位方法，应采用高分辨率 CT 连续薄层及造影剂对比增强扫描，并行冠状面及矢状面三维重建显像，可发现直径几毫米大小的肿瘤并提高肾上腺腺瘤的诊断阳性率。不推荐首选 MRI 检查。

4. B【解析】患者女性，15 岁，身体毳毛增多有男性化表现，出现无月经来潮、乳房未发育、阴毛呈男性分布等慢性肾上腺皮质功能减退症的表现，血压 150/94mmHg 为高血压（是特征性表现，可与 21-OHD 相区别），最可能的诊断是 11β-羟化酶缺乏症。

5. D【解析】临床女性男性化，结合激素水平检测可确诊11β-羟化酶缺乏症，染色体核型分析及基因检测对遗传学确诊及分类很重要，是必须做的检查。

6. E【解析】目前，糖皮质激素治疗是各种类型 CAH 的主要治疗手段，故治疗的首选药物是泼尼松。糖皮质激素的剂量因人而异，其治疗目的是通过最小剂量的外源性糖皮质激素抑制垂体 ACTH 的分泌，同时抑制雄激素的过度产生。

7. B【解析】根据题干信息，该患者最可能的诊断为皮质醇增多症。皮肤宽大紫纹是本病特异性的体征，约 56%阳性，经常分布在下侧腹部、臀部、肩部、腋前部等，紫纹中央宽，两端细，呈紫红色。

8. A【解析】确定皮质醇增多症必须有高皮质醇血症的实验室依据。因此，为了进一步明确诊断，必须做血浆皮质醇节律测定检查。单次血皮质醇测定对本病诊断的价值不大，因为皮质醇分泌是脉冲式的，且血皮质醇水平极易受情绪、静脉穿刺是否顺利等影响。血皮质醇昼夜节律的测定比早上单次皮质醇的测定有意义。下午 4 时血皮质醇测定也有一定价值，但不如半夜零点。

9. E【解析】皮质醇增多症的诊断分确定疾病诊断、病因诊断和定位诊断 3 个方面。确定疾病诊断主要依据典型的临床症状和体征。病因诊断即鉴别肾上腺皮质腺瘤或腺癌、垂体肿瘤引起的皮质增生，非垂体肿瘤或异源性 ACTH 分泌肿瘤引起的皮质增生。定位诊断主要是明确肾上腺皮质肿瘤的定位，以利手术切除。双侧肾上腺 CT（对直径 1cm 以上的肾上腺皮质腺瘤，大多能正确定位）加蝶鞍 MRI 检查可明确定位诊断。

10. D【解析】患者有皮质醇增多症的表现（向心性肥胖，多血质外观，皮肤紫纹，CT 示双侧肾上腺增生），行双侧肾上腺切除后，术后 2 年患者皮肤色素逐渐加深，可能未进行垂体放射治疗而发生了 Nelson 综合征。垂体 MRI 检查可查出垂体窝内有无腺瘤。影像学示垂体瘤征象，病理学证实为 ACTH 腺瘤，则可确诊。

11. D【解析】Nelson 综合征的实验室检查可见血浆 ACTH 水平显著升高，一般超过 500pg/ml，甚至高达10 000pg/ml。血 β-促脂素明显升高，血糖降低，血钾升高，血N-POMC 明显升高，血皮质醇显著降低。

12. A【解析】Nelson 综合征最佳治疗方法就是垂体瘤手术。Nelson 综合征患者必须在垂体瘤穿破鞍膈前及时行经鼻垂体瘤手术，如果肿瘤穿破鞍膈，非常可能是局部侵犯、很难治愈且有可能发展为垂体癌的肿瘤。因此行双侧肾上腺切除术的库欣病患者必须定期行垂体 MRI 检查，避免肿瘤发展至鞍上。

13. E【解析】患者为中青年患者，在持续性高血压的基础上阵发性加剧，伴有“头痛、心悸、多汗”三联征，应考虑嗜铬细胞瘤的可能。嗜铬细胞瘤患者还常伴有头痛、烦躁、焦虑等症状。

14. C【解析】嗜铬细胞瘤临床表现的主要特征为阵发性高血压，常出现血压突然升高，伴有头痛、心悸、大汗淋漓，发作间期血压明显下降至正常或呈低血压。

15. C【解析】嗜铬细胞瘤的诊断以临床表现为主要依据，血、尿儿茶酚胺的测定可以帮助明确诊断，24小时尿儿茶酚胺含量升高2倍以上即有意义。

16. D【解析】β受体阻断药适合于有心动过速和心律不齐的嗜铬细胞瘤患者。目前推荐使用阿替洛尔12.5~25.0mg，2~3次/天；或美托洛尔25~50mg，3~4次/天；或普萘洛尔20~80mg，1~3次/天。但单用β受体阻断药可引起α肾上腺素能兴奋致血压过高，并有诱发心力衰竭和肺水肿的危险，故使用前须予以α受体阻断药使血压下降。

17. C【解析】参见A3/A4型题第13题解析，该患者首先考虑诊断嗜铬细胞瘤。由于肾上腺素和去甲肾上腺素在代谢过程中先降解为变肾上腺素类，最终降解为香草扁桃酸（VMA）。因此实验室中将尿中变肾上腺素类及VMA作为功能性嗜铬细胞瘤的诊断指标。

18. B【解析】若患者血压持续在200/130mmHg，明确诊断应选用酚妥拉明试验。酚妥拉明是一种α肾上腺素受体阻断药，可阻滞儿茶酚胺的α受体效应，使因儿茶酚胺水平增高引起的持续性或阵发性高血压迅速下降。因此通过对酚妥拉明的反应，可以判断高血压与嗜铬细胞瘤的关系。

19. B【解析】患者心率134次/分心动过速，若能除外瘤内出血、心力衰竭和心律失常，内科治疗药物应选择β受体阻断药，急救措施选择普萘洛尔静脉注射，可使心率减慢，心肌收缩力减弱，心排血量减少。但绝不能单独或先用β受体阻断药，普萘洛尔和α受体阻断药一起可作为嗜铬细胞瘤的术前准备药物。

20. C【解析】Addison病患者，用泼尼松进行替代治疗期间出现盗汗、午后低热、乏力、体重下降等活动性肺结核的常见症状。实验室检查常见淋巴细胞计数相对升高、血红蛋白降低及红细胞沉降率增快。结核抗体试验阳性，结核菌素试验强阳性提示体内有活动性结核灶，抗链球菌溶血素“O”（ASO）升高，类风湿因子（RF）阴性。综合以上情况，该患者应考虑为活动性结核。

21. A【解析】肾上腺结核所致Addison病需要抗结核治疗。肾上腺结核可以是陈旧的，也可以是活动的，而且一般都伴有其他部位的结核病灶。皮质激素治疗后，可能使旧结核病灶活动或使活动结核扩散。因此在Addison病伴有结核时，尽管无活动结核证据，也主张抗结核治疗半年。患者不能擅自减药、停药，以免加重病情或导致耐药结核。

22. D【解析】利福平属于肝酶诱导剂，与糖皮质激素合用可加速糖皮质激素代谢，糖皮质激素作用减弱。因此，应增加糖皮质激素替代量，防止发生肾上腺危象。

23. C【解析】患者有反复发作肌无力及周期性瘫痪等神经肌肉功能障碍，为低钾血症表现。还可有肢端麻木，手足抽搐（这是低钾引起代谢性碱中毒，进一步降低循环中离子钙水平导致的症状），夜尿增多伴烦渴（长期尿钾排出增多导致）。血压170/100mgHg，高血压以舒张压升高为主。患者最有可能诊断为原醛症。临床上，有下列情况时要列为筛选原醛症的对象：①年龄较轻（≤50岁）、病情较重（收缩压≥160mmHg或舒张压≥100mmHg）或疗效较差的高血压。②用降压药治疗无效或效果较差的高血压。③高血压伴低钾血症，或伴明显的肌无力与周期性瘫痪。④低肾素活性型高血压伴高醛固酮血症。⑤高血压伴多尿或碱血症。⑥肾上腺意外瘤（尤其伴高血压者）。

24. C【解析】螺内酯试验最有助于原醛症的诊断。螺内酯可拮抗醛固酮对肾小管上皮的作用，每天 320~400mg，分 3~4 次口服，历时 1~2 周，可使原醛症患者的电解质紊乱得到纠正，血压往往有不同程度的下降。此试验有助于证实高血压、低钾血症是否由于醛固酮增多所致。继发性醛固酮增多症患者的试验结果与原醛症相同。

25. E【解析】正常人血浆肾素活性（当每天钠摄入量为 200mmol，站立 3 小时）为 3.2±0.5 ng/(ml · h)，每天钠摄入量为 10mmol，站立 3 小时，血浆肾素活性则为 17.6±0.9ng/(ml · h)。患原醛症时，无论在高钠还是低钠条件下，血浆肾素活性均有明显降低。而继发性醛固酮增多症，血浆肾素活性均明显增高。故可依此来鉴别原醛症和继发性醛固酮增多症。正常血浆血管紧张素Ⅱ的意义相同，其正常值为 26±10pg/ml，立位加呋塞米激发后平均增加 45±38pg/ml，原醛症时下降，继发性醛固酮增多症时上升。

26. B【解析】对诊断皮质醇增多症最为灵敏的检查是血浆皮质醇节律测定，正常人血浆皮质醇具有明显的昼夜周期波动，而皮质醇增多症患者的昼夜节律消失。

27. E【解析】正常成人尿游离皮质醇排出量为 47~110μg/24h，皮质醇增多症的患者大多明显高于正常。血浆皮质醇测定上午最高，午夜最低，仍保留昼夜分泌节律。故明确诊断还需要进行小剂量地塞米松抑制试验（LDDST），这是确定是否为皮质醇增多症的必要实验，也是鉴别单纯性肥胖与皮质醇增多症的方法。

28. E【解析】小剂量地塞米松抑制试验 2 日法临床意义：正常人及单纯性肥胖者，服药后尿游离皮质醇（UFC）或尿 17-OHCS 比服药前下降≥50%；如果不被抑制或抑制率<50%，提示存在皮质醇增多症。而该患者应用 2 日法后，服药后 24 小时尿 17-羟皮质类固醇、17-酮皮质类固醇较服药前下降了 67%，故可诊断为单纯性肥胖。

29. C【解析】患者为青年女性，向心性肥胖、皮肤紫纹、皮肤薄、血压升高、闭经，为典型皮质醇增多症的表现，为明确诊断，应首选小剂量地塞米松抑制试验，对本病定性诊断最有帮助。

30. B【解析】患者诊断为皮质醇增多症，若胸部 CT 检查发现左肺有占位性病变，即垂体外发现肿瘤，从而引起皮质醇增多症，很可能为异位 ACTH 综合征。肺癌是引起异位 ACTH 综合征较多见的原因，尤其以小细胞肺癌多见。

31. A【解析】先定性诊断皮质醇增多症，再通过大剂量地塞米松抑制试验明确左肺占位性病变与本病是否相关，寻找皮质醇增多症的定位证据。

32. A【解析】患者高血压病史 3 年，半年前出现多饮、多尿，肌无力，感觉肢端麻木，手足抽搐等症状。低钾血症表现出现在高血压之后，首先考虑原醛症，血钾检查最有意义。检查示血清 K^+浓度降低，尿 K^+排出量明显增高，血清 Na^+浓度正常或略高于正常，血氯化物浓度正常或偏低。

33. E【解析】目前，检测血浆中肾素活性（PRA）、血管紧张素Ⅱ（ATⅡ）和醛固酮（ALD）已成为原发性和继发性高血压分型诊断、治疗及研究的重要指标。原醛症实验室检查有以下特点：①血浆肾素活性和血管紧张素Ⅱ的水平降低，且和体位变化无关。②血浆醛固酮和尿醛固酮增加。③血浆醛固酮（ng/dl）/血浆肾素活性>30ng/(ml · h)，高度提示原醛症，如比值>50，可确诊为原醛症［按《原发性醛固酮增多症诊断治疗的专家共识》（2020 版）］。

34. A【解析】怀疑原醛症患者首先进行醛固酮/肾素浓度比值（ARR）测定，阴性者排除，阳性者进行确诊试验。对于合并自发性低钾血症、血浆肾素水平低于可检测水平且醛固酮>20ng/dl 的患者，可直接诊断。醛固酮>20ng/dl，直接肾素浓度<2. 5mU/L，伴低钾血症的高血压患者，可直接诊断。

35. A【解析】如果患者经检查确诊为醛固酮瘤，手术切除是根治的方法。醛固酮瘤是原醛症最主要的发病原因，是生长在肾上腺的一种良性肿瘤，醛固酮瘤的患者血压升高较特发性醛固酮增多症患者更为明显。用一般降压药常无明显疗效，表现为药物抵抗性高血压。

36. B【解析】依据典型的临床症状和体征。加上尿 17-羟皮质类固醇 581μmol/24h 排出量显著增高，空腹血糖 10. 2mmol/L（高血糖），初步考虑诊断为皮质醇增多症。

37. C【解析】为患者进行小剂量地塞米松抑制试验后，尿游离皮质醇不能抑制到 55μmol/24h 以下，提示为皮质醇分泌增多。题中患者考虑为皮质醇分泌增多，即 ACTH 升高。ACTH 升高时做大剂量地塞米松抑制试验，能被抑制提示为垂体源性 ACTH。高 ACTH 不能被大剂量地塞米松抑制时需要考虑为异位 ACTH 分泌，可加大地塞米松抑制剂量和/或做 CRH/AVP 激发试验进一步鉴别。

38. C【解析】尿中游离皮质醇水平是反映皮质醇分泌最直接和可靠的方法。正常成人尿游离皮质醇排出量为 47～110μg/24h，皮质醇增多症的患者大多明显高于正常。

39. B【解析】皮质醇增多症患者的代谢紊乱中，高血糖、高血压、骨质疏松症出现低钾性碱中毒，不会出现代谢性酸中毒。

40. D【解析】皮质醇增多症患者应常规做蝶鞍侧位和正侧位 X 线检查，但很少有异常发现，只有垂体肿瘤较大时才有异常表现，蝶鞍体积增大，鞍底双边和鞍背直立等。CT 是诊断垂体瘤的主要手段，若 CT 发现蝶鞍壁扭曲，应行蝶鞍部冠状面薄层扫描和造影剂加强扫描。CT 对垂体微腺瘤的诊断符合率达 50%左右。若应用 MRI 对蝶鞍区薄层扫描，能发现 90 %以上的垂体微腺瘤。绝大多数肾上腺肿瘤通过 B 超检查能够发现，CT 几乎能 100%发现肾上腺腺瘤。

41. E【解析】患者有 Addison 病史，有发热，昏迷（神经系统表现），心动过速（心率 110 次/分）、血压下降（血压 80/60mmHg）等休克表现，全身皮肤色素加深，以上肾上腺皮质激素缺乏所致表现均为肾上腺皮质危象的临床表现，也是患者昏迷的原因。

42. B【解析】患者低血糖昏迷较常见，可伴有低钠血症。故抢救患者首先做电解质及血糖检查。

43. B【解析】当临床高度怀疑肾上腺皮质危象时，在取血标本送检 ACTH 和皮质醇后应立即开始治疗。治疗的根本目标是保持循环中有充足的糖皮质激素及补充钠和水的不足。治疗包括静脉给予大剂量糖皮质激素，纠正低血容量和电解质紊乱，全身支持疗法和去除诱因。

44. E【解析】有 Addison 病的患者，应坚持持续激素治疗，不得任意间断。如有应激情况，应在医师指导下增加激素剂量。如患者发热，应将糖皮质激素剂量增加一倍，直至痊愈，一般 4~5 天即见控制。

45. D【解析】该患者的临床表现主要是向心性肥胖，多血质面容（面色红黑），有痤疮，皮肤薄，腹壁、腘窝及腋窝周围有紫纹，高血压（血压 180/126mmHg），伴有色素沉着（乳晕及指关节伸侧色较深），双下肢凹陷性水肿（皮质醇增高表现），不难作出皮质醇增多症的诊断。

46. D【解析】血浆皮质醇增高，失去昼夜节律，能确定皮质醇增多症的诊断。

47. B【解析】皮质醇增多症的初步检查应包括 24 小时尿游离皮质醇测定、午夜唾液皮质醇测定、血清皮质醇昼夜节律检测。当初步检查结果异常时，应进行过夜或经典小剂量地塞米松抑制试验协助确诊皮质醇增多症。

48. A【解析】有以下情况的高血压尤其应考虑嗜铬细胞瘤的诊断：①血压波动幅度大，尤其是阵发性高血压与低血压交替出现（可能由于血压极度升高后反射性兴奋迷走中枢；或者嗜铬细胞瘤释放多巴胺，消除去甲肾上腺素的升压作用；或者以结合型多巴胺为主，后者与血压呈负相关）。②伴抽搐，或直立性低血压，或原因不明的休克。个别嗜铬细胞瘤瘤体出血坏死，常表现为剧烈腹痛，血压急剧升高，继而因儿茶酚胺突然释放减少而发生难治性休克，此类患者多诱发于用抗凝药后。③未经治疗的高血压患者出现直立性低血压，尤其伴心动过缓（可能因立位儿茶酚胺大量释放，抑制交感神经反射，或过量儿茶酚胺使肾上腺素能受体敏感性降低，或血浆容量减少，或去甲肾上腺素代谢产物的假性神经递质作用，或肿瘤生成的扩血管物质）。④发作时伴一过性高血糖，白细胞计数及中性粒细胞占比升高，以及发热等高代谢状态。⑤急进性高血压，伴视力及心功能减退。⑥短期内高血压频繁发作，迅速恶化，并常并发心、脑、肾器官损害及昏迷，甚至死亡，称急性嗜铬细胞瘤儿茶酚胺危象。多需要急诊手术抢救。⑦按摩或挤压腹部、特殊姿势、腹内压力增高（如用力排便、分娩或性交）、运动、精神刺激、某些药物（如拟交感神经药、组胺、单胺氧化酶抑制药，胰高血糖素、酪胺、吗啡、纳洛酮、箭毒类、甲氧氯普胺、三环类抗抑郁药、某些降压药、酚噻嗪等），以上情况诱发的严重阵发性高血压。⑧手术、创伤、插管、麻醉、分娩、血管造影时血压骤升或出现休克。⑨对一般降压药（如 β 肾上腺素受体阻断药、肼屈嗪）效果不佳，特别是出现反常性血压升高。

49. B【解析】老年男性，乏力、肥胖、高血压、高血糖，应考虑为皮质醇增多症。结合咳嗽，且为剧烈呛咳，首先考虑为小细胞肺癌致异位ACTH综合征。剧烈呛咳多由肿瘤侵犯或压迫引起，或由转移至纵隔淋巴后压迫喉返神经引起。有可能是支气管中央型肺癌的早期症状。异位激素综合征是指恶性肿瘤引起的内分泌紊乱，肿瘤多为恶性肿瘤，以癌居多，如胃癌、肝癌、结肠癌等。

50. D【解析】参见A3/A4型题第23题解析。

51. C【解析】原醛症严重钾缺乏期的主要临床表现：高血压（为最常见症状）、神经肌肉功能障碍（如肌无力、周期性瘫痪、肢端麻木、手足抽搐）等。原醛症患者高钠血症常不明显，但低钾血症却非常普遍。细胞内大量钾离子丢失后，此时细胞外液的钠离子和氢离子进入细胞内，钠离子和氢离子由细胞内排出的效能降低。故细胞内钠离子和氢离子增多，细胞外液氢离子减少，引起细胞内液pH下降呈酸血症；细胞外液pH上升，二氧化碳结合力（CO_2CP）增高呈碱血症。故选项C错误。

52. D【解析】患者平时血压正常，当情绪激动时血压升高伴头痛、心悸、出汗、心前区紧迫感，视物模糊，应考虑嗜铬细胞瘤的可能。

53. C【解析】血浆甲氧基肾上腺素（MN）是儿茶酚胺激素的中间代谢产物，与其他儿茶酚胺激素相比，半衰期更长。在嗜铬细胞瘤的诊断中，若MN水平高于正常参考值4倍以上，那么几乎100%的患者能明确诊断。影像学检查如B超、CT及MRI检查可发现肾上腺增粗或肿块。酚妥拉明降压试验可辅助诊断。心电图对嗜铬细胞瘤的确诊无帮助，但可用于手术治疗时的监护。

54. B【解析】嗜铬细胞瘤的首选治疗药物是酚苄明。酚苄明适用于控制高血压症状、术前准备、手术不耐受、不能摘除及恶性PHEO术后复发者。为非选择性α受体阻断药，半衰期长，已广泛应用于PHEO的治疗。初始剂量10mg，每天2次，以后根据治疗反应逐渐加量，一般每天30~40mg分次口服，即可获得满意控制。

55. E【解析】患者有甲亢症状（消瘦、乏力、畏热、手颤），2天前夜间突然出现双下肢软瘫。结合查体情况，可怀疑为甲亢引起的低钾性周期性瘫痪。低钾血症是导致患者双下肢软瘫的直接原因。

56. B【解析】为明确诊断，应首先进行血电解质测定及甲状腺功能测定。当软瘫发生时，患者血钾可降低，血磷也降低。心电图（ECG）有相应的低钾变化，常见T波平坦，U波出现，PR与QT间期延长，QRS波群增宽，ST段降低等。典型病例根据临床表现、血钾测定结果与ECG改变不难确诊。

57. B【解析】急诊处理应纠正电解质紊乱，补钾，同时注意避免诱发因素。选项C为易混淆选项，胰岛素一般用在高钾血症，主要是为了促进钾往细胞内移动。

58. B【解析】参见A3/A4型题第23题解析。

59. E【解析】参见A3/A4型题第25题、A1型题第40题解析。

60. C【解析】患者经一系列检查后认为有手术指征，一般手术前需要纠正高血压、低钾血症。术前控制血压首选的药物为醛固酮拮抗药，如螺内酯、依普利酮（为高选择性醛固酮拮抗药，指南推荐为螺内酯不能耐受时的选择用药）。

61. E【解析】中年男性，腹围 90cm，BMI 25kg/m^2，呈轻度向心性肥胖；同时有满月脸、紫纹等，是皮质醇增多症的典型体貌特征，合并高血压及发作性软瘫，应考虑为皮质醇增多症。另外，反复干咳 3 个月，首先怀疑小细胞肺癌合并异位 ACTH 综合征。

62. C【解析】胸部 CT 有助于肺癌的早期诊断。

63. E【解析】实验室检查同时测定血钾和 24 小时尿钾，可明确患者乏力和软瘫发作的原因。若结果为低钾血症，患者可出现软瘫，以四肢肌肉最为突出，腱反射迟钝或消失。此外，出现低钾血症、高血压，需要排除肾上腺皮质功能亢进和醛固酮增多症。

64. C【解析】为作出完整诊断，还应该进行大剂量地塞米松抑制试验，异位 ACTH 综合征患者约 90%不被抑制。

65. D【解析】该患者已初步考虑诊断为皮质醇增多症，对评价肾上腺皮质功能最有价值的是 24 小时尿游离皮质醇测定。测定 24 小时尿游离皮质醇可避免血皮质醇的瞬时变化，也可避免受血中皮质类固醇结合球蛋白浓度的影响，对皮质醇增多症的诊断有较大的价值，诊断符合率约为 98%。但应注意，测定时一定要准确留取 24 小时尿量，并且应避免服用影响尿皮质醇测定的药物。

66. D【解析】进一步检查发现患者 24 小时尿游离皮质醇明显增高，血浆皮质醇节律异常，为明确诊断应进行小剂量地塞米松抑制试验，如血皮质醇、尿游离皮质醇不被抑制，提示存在皮质醇增多症，这是皮质醇增多症的重要定性诊断试验。

67. A【解析】患者午夜服用地塞米松 1mg，正常人或单纯性肥胖患者抑制后血皮质醇比对照值下降 50%以上，皮质醇增多症抑制率<50%。该患者服药后次日 24 小时尿游离皮质醇下降了 27%（<50%），此时诊断考虑为皮质醇增多症。

68. A【解析】嗜铬细胞瘤的诊断以临床表现为主要依据。根据题干信息，患者 40 岁，为中青年，出现了阵发性高血压，伴有头痛、面色苍白、心悸、冷汗等交感神经兴奋的表现，首先应该考虑嗜铬细胞瘤的可能。

69. B【解析】参见 A3/A4 型题第 18 题解析。

70. B【解析】小剂量地塞米松抑制试验或过夜地塞米松抑制试验时，增高的尿或血皮质醇水平不被抑制是皮质醇增多症必须的确诊试验。

71. D【解析】小剂量地塞米松抑制试验或过夜地塞米松抑制试验，增高的皮质醇不被抑制是皮质醇增多症必须的确诊试验。患者经上述检查确定了皮质醇增多症，为进一步确定是否为 Cushing 病，大剂量地塞米松抑制试验是病因诊断，故大剂量地塞米松抑制试验更合适。

72. B【解析】对于垂体瘤除了垂体瘤中的催乳素瘤首先采用药物治疗外，其他均应早期手术治疗，对于鞍内肿瘤一般采取经蝶窦垂体瘤切除术，放射治疗用于手术切除不彻底或者复发或者转移癌的病例。

73. E【解析】对诊断皮质醇增多症灵敏度最高的检测指标为血皮质醇昼夜节律的消失和增高，治疗后血皮质醇仍高于正常说明治疗无效。

四、B型题

1. A【解析】参见A3/A4型题第54题解析。

2. B【解析】特拉唑嗪、哌唑嗪、多沙唑嗪均为选择性α_1受体阻断药，可避免全部α受体被阻断引起的不良反应。对PHEO非常敏感，药物作用时间短，能够更快地调整剂量并减少了术后低血压的发生。

3. D【解析】α-甲基-L-酪氨酸对儿茶酚胺的生物合成有限速作用，能降低儿茶酚胺合成的速率。用药后3天左右作用最大，可明显减少但不完全耗竭儿茶酚胺储备。通常用于控制高血压，特别是在肿瘤有广泛转移者，或在术前用于肿瘤生化功能活跃的患者。与其他肾上腺素受体阻断药联合使用效果更好。

4. C【解析】钙通道阻滞药，如氨氯地平、尼卡地平、硝苯地平、维拉帕米，在患者血压正常时不引起低血压或直立性低血压，并可预防儿茶酚胺引起的冠状动脉痉挛。

5. E【解析】β受体阻断药，如阿替洛尔、美托洛尔、普萘洛尔，适合于有心动过速和心律不齐的患者。

6. B【解析】螺内酯是原醛症治疗的首选药物，其与肾小管细胞质及核内的受体结合与醛固酮起竞争性抑制作用，致使潴钾排钠。

7. E【解析】糖皮质激素治疗先天性肾上腺皮质增生的作用机制是利用靶腺激素（糖皮质激素）对促激素（垂体ACTH）的负反馈作用，进而ACTH促进肾上腺皮质增生作用下降，选择性治疗CAH。

8. A【解析】甲巯咪唑是咪唑类抗甲状腺药物。其作用机制是抑制甲状腺内过氧化物酶，从而阻碍甲状腺内碘化物的氧化及络氨酸的偶联，阻碍甲状腺素（T_4）和三碘甲腺原氨酸（T_3）合成。

9. D【解析】糖皮质激素配合儿茶酚胺用于升压治疗的原理是利用激素之间的允许作用。激素的允许作用是指：有些激素并不能直接作用于器官、组织或细胞而产生生理作用，但是其存在却为另一种激素的生理学效应创造了条件（即对另一激素起支持作用），这种现象称为激素的允许作用。例如，糖皮质激素本身对血管平滑肌没有收缩作用，但是只有在糖皮质激素存在的情况下，儿茶酚胺才能发挥对心血管的作用。

10~14 A、B、C、D、E【解析】参见A1型题第17题解析。

15. E【解析】螺内酯试验用于诊断原醛症，主要鉴别有无醛固酮分泌增多，但不能区分病因是原发性还是继发性。

16. C【解析】血浆儿茶酚胺反映瞬间的血浆浓度，对于嗜铬细胞瘤阵发性发作时及激发试验血压升高时，有很高的诊断价值。临床上多用放射酶法测定总儿茶酚胺，灵敏度高。

正常基础值为100~500pg/ml，500~1500pg/ml为可疑诊断，>2000pg/ml或基础状态偏高而发作时明显增高，有高度诊断意义。

17. E【解析】参见A1型题第72题解析。

18. A【解析】原发性醛固酮增多症（简称原醛症）是指因体内重要的盐皮质激素——醛固酮分泌增多而使肾素-血管紧张素系统（RAS）受抑制、但不受钠负荷调节的疾病，是一种以高血压、正常血钾或低钾血症、低血浆肾素（PRA）及高血浆醛固酮水平为主要特征的临床综合征。

19. C【解析】参见A1型题第99题解析。

20. B【解析】参见A2型题第11题解析。

21. D【解析】单侧肾上腺腺瘤推荐采用经腹腔镜单侧肾上腺切除术，术后罕有复发。但术后对侧受抑制的肾上腺皮质功能须数月至一年时间方能恢复，因此术后应予以亚生理剂量的糖皮质激素替代治疗，如泼尼松3.75mg或地塞米松0.5mg清晨顿服。检测清晨血皮质醇水平，如果血皮质醇水平已达180nmol/L以上可以停止替代治疗。

五、X型题

1. ABCE【解析】嗜铬细胞瘤危象是在嗜铬细胞瘤未被诊断或虽已诊断但未良好控制的情况下，加上一些诱发因素导致多种具特征性表现的危急综合征发生，如不及时进行处理，病死率极高。嗜铬细胞瘤危象包括高血压危象、高血压与低血压交替、发作性低血压与休克、急性左心功能不全、上消化道大出血、糖尿病酮症酸中毒及低血糖危象等。

2. AB【解析】参见A1型题第80题解析。

3. ABCD【解析】原发性和继发性ACI共有的表现：①乏力、虚弱和抑郁。②食欲缺乏和体重减轻。③头晕和直立性低血压。④恶心、呕吐和腹泻。⑤低钠血症。⑥轻度正细胞性贫血、淋巴细胞和嗜酸性粒细胞增多。

4. CDE【解析】Addison病患者皮肤色素加深是由垂体ACTH、促黑素（MSH）、促脂素（LPH）（三者皆来源于共同的前体）分泌增多所致。一些患者在色素沉着的皮肤间可出现白斑（白癜风），少数患者无皮肤色素加深。

5. BCDE【解析】继发性ACI特有的表现：无明显贫血但肤色苍白，女性闭经、腋毛稀少，男性阳痿和睾丸小。同时出现其他垂体激素缺乏表现，如继发性甲状腺功能减退，青春期延迟，尿崩症，视力、视野改变等。

6. ABD【解析】肾上腺皮质功能减退症多见于成年人，男性多于女性，自身免疫所致者女性多于男性。临床表现以虚弱乏力、体重减轻、色素沉着、血压下降等为特征。

7. ACDE【解析】参见A3/A4型题第48题解析。

8. AC【解析】ACI患者多有电解质紊乱表现，一般以低钠血症和高钾血症为主，血清Na^+/K^+比值下降（<30）。发生危象时可出现明显电解质紊乱，为醛固酮缺乏所致。

9. ABE【解析】嗜铬细胞瘤患者空腹血糖升高；皮质醇增多症有半数患者糖耐量减低，

表现为高血糖；生长激素具有升高血糖的作用，故生长激素瘤可引起高血糖。Addison 病因皮质醇和醛固酮减少，可造成蛋白质代谢紊乱和水盐代谢紊乱以及血糖降低；甲旁亢是由甲状旁腺激素增多引起的，甲状旁腺主要是调节钙磷代谢，常见的症状有血钙升高、骨痛、病理性骨折，也可以导致肾功能不全，但不会引起血糖升高。

10. BCD【解析】1969 年 Conn 提出的诊断原醛症的三项标准如下。①高醛固酮：醛固酮分泌增多而不被高钠负荷引起的血容量增加所抑制。②低肾素：肾素分泌受抑制而不因立位及低钠刺激而分泌增加。③正常皮质醇：尿 17-羟皮质类固醇水平正常（或皮质醇水平正常）。Conn 认为不论有无低钾血症，凡符合上述条件均可诊断，符合率达 94%。

11. AC【解析】继发于垂体瘤或下丘脑-垂体功能紊乱的双侧肾上腺皮质增生，称为库欣病。由于垂体瘤或下丘脑-垂体的功能紊乱，分泌 ACTH 过多，刺激双侧肾上腺皮质增生，可引起皮质醇过多分泌，故属 ACTH 依赖型。除了下丘脑-垂体功能紊乱引起的库欣病，更多的是垂体腺瘤引起的库欣病（占库欣病患者的 80%~96%）。

12. ABE【解析】参见 A1 型题第 10 题解析可知，选项 C、D 错误。

13. ABD【解析】Addison 病需要终身使用肾上腺皮质激素治疗。①糖皮质激素的替代治疗，方案需要根据患者的身高、体重、性别、年龄、体力劳动强度等来确定合适的基础量。②食盐及盐皮质激素，食盐的摄入应该充分，每天至少 8g，如果有大量的出汗、腹泻等情况应该酌情增加。多在服用氢化可的松及充分食盐摄入量即可获得满意效果，如仍有头晕、血压偏低、乏力等，则需要加用盐皮质激素，可用 9α-氟氢可的松，上午 8 时口服 0.5~1.0g，如有水肿、高血压、低钾血症则减量。

14. BCDE【解析】参见 A3/A4 型题第 24 题解析可知，螺内酯试验不是鉴别醛固酮瘤和特发性醛固酮增多症的检查，其余选项均是。

15. ABDE【解析】皮质醇增多症患者下腹两侧、大腿外侧等处常出现紫纹的原因是由于皮肤菲薄，毛细血管脆性增加，轻微损伤即可出现瘀斑，腹下侧、臀部、大腿根部、腋下方等处因脂肪沉积，皮肤弹力纤维变细和断裂，而透过菲薄的皮肤可见微血管的红色，一般呈中间宽、两头尖的红色或紫红色，临床上称为紫纹。

16. ABCD【解析】皮质醇增多症、甲状腺功能亢进症、肥胖症、肢端肥大症、2 型糖尿病等疾病均可出现糖耐量减低。Addison 病患者空腹血糖多正常，但口服葡萄糖耐量试验多呈低平曲线。部分患者餐后 3 小时血糖低于正常。继发性肾上腺皮质功能减退患者，空腹血糖偏低的多见。

17. ABC【解析】参见 A1 型题第 99 题解析。

18. ACE【解析】肾上腺皮质激素（简称皮质激素）是肾上腺皮质受脑垂体前叶分泌的促肾上腺皮质激素刺激所产生的一类激素，对维持生命有重大意义。其中最主要的是皮质醇、醛固酮和雄激素。可分为 3 类，具体如下。①盐皮质激素：由球状带分泌，有醛固酮和脱氧皮质酮等，以醛固酮的生理效应最强。②糖皮质激素：由束状带合成和分泌，有氢化可的松、可的松等，其分泌和生成受促皮质素调节。③性激素：由网状带分泌。临床常用的皮质激素大多是指糖皮质激素。

19. ABC【解析】原发性 ACI 由于 ACTH 及 MSH 升高而出现特有的表现，如皮肤黏膜色素沉着，盐皮质激素减少致高钾血症，特发性肾上腺萎缩患者常有皮肤白斑及其他自身免疫性疾病的表现。

20. ABCD【解析】Addison 病乏力表现为晨轻晚重，轻者可勉强坚持工作，重者需要卧床休息。乏力主要是因为皮质醇和醛固酮减少造成蛋白质代谢紊乱，水、电解质代谢紊乱，血糖降低及糖的利用不足。

21. ABCE【解析】参见 X 型题第 14 题解析。

22. ABCD【解析】参见 A3/A4 型题第 2 题解析。

23. ABCD【解析】嗜铬细胞瘤定性检查可以检测血、尿中的儿茶酚胺和代谢物。24 小时尿儿茶酚胺、儿茶酚胺的中间代谢产物甲氧基肾上腺素（MN）和甲氧基去甲肾上腺素（NMN）及最终代谢产物香草扁桃酸（VMA）升高，有诊断意义。儿茶酚胺与代谢产物同时测定价值更大，因儿茶酚胺代谢的快慢可使儿茶酚胺与代谢产物结果不一致。留尿期间应注意一些药物、食物和饮料对测定结果的影响。血中儿茶酚胺测定也用于定性诊断，测定结果波动较大，假阳性较尿儿茶酚胺测定多。兴奋试验不作为常规检查，仅用于阵发性高血压的间歇期，一直不发作而不能明确诊断时，常用有组胺试验（静脉注射磷酸组胺 0. 14mg）或胰高血糖素试验（静脉注射胰高血糖素 1mg），后者比较安全。肾上腺 CT 扫描是确诊嗜铬细胞瘤的首选检查。但在做检查时，需要注意应先用 α 肾上腺素受体阻断药控制高血压，并在扫描过程中随时准备酚妥拉明以备急需。因为体位的改变或者注射造影剂可能引发高血压。

24. ABC【解析】参见 A1 型题第 59 题解析。

25. ACE【解析】肾上腺皮质功能减退症（ACI）心电图异常往往有 3 种情况，与缺乏糖皮质激素有关的主要表现为 T 波低平或倒置、QT 间期延长、QRS 低电压。

26. ADE【解析】本题选项中的测定 ACTH、大剂量地塞米松抑制试验、肾上腺 CT 是鉴别诊断双侧肾上腺增生及肾上腺皮质腺瘤的辅助检查方法。ACTH 测定对于鉴别 ACTH 依赖性与 ACTH 非依赖性有重要意义。ACTH 非依赖性患者血 ACTH 水平应低于最小可测值（<5pg/ml）。ACTH 依赖性的库欣病及异位 ACTH 综合征患者血 ACTH 水平均有不同程度的升高。异位 ACTH 综合征患者中，显性肿瘤的 ACTH 分泌量大，血 ACTH 常高于 300pg/ml，明显高于垂体性皮质醇增多症患者，而隐性肿瘤患者的血 ACTH 水平与垂体性皮质醇增多症重叠。大剂量地塞米松抑制试验时，肾上腺腺瘤患者一般不能被抑制到 50%以下。肾上腺超声、CT、MRI 检查可提示肾上腺增大，如为增生则双侧增大；如为腺瘤或癌则一侧增大，对侧会出现萎缩。

27. ACE【解析】参见 A1 型题第 17 题解析。

28. CDE【解析】参见 X 型题第 4 题解析。

29. ACDE【解析】肾上腺皮质疾病是由肾上腺皮质长期分泌过量皮质醇引起的一组症候群。常见的肾上腺皮质疾病如下：①各种肾上腺的占位（肾上腺瘤、肾上腺结节、肾上腺癌等）和增生。②肾上腺原因引起的皮质醇增多症又称皮质醇增多症，多由自主分泌皮质醇的肾上腺皮质腺瘤或肾上腺皮质腺癌引起。③醛固酮增多症，多由自主分泌醛固酮的肾上腺皮质增生或腺瘤引起。原发性醛固酮增多症（简称原醛症）属于此类型，是指因体内重要的盐皮质激素-醛固酮分泌增多而使肾素-血管紧张素系统（RAS）受抑制、但不受钠负荷调节的疾病。④先天性肾上腺皮质增生症（CAH）是肾上腺皮质类固醇激素生物合成过程中代谢酶先天性缺乏，最终导致肾上腺皮质增生及人体代谢紊乱。先天性 11β-羟类固醇脱氢酶缺乏是先天性肾上腺皮质增生症的一种类型。⑤原发性肾上腺皮质功能减退症又称 Addison 病，由结核、自身免疫性疾病等原因导致的肾上腺被破坏，糖皮质激素和盐皮质激素分泌缺乏引起。

30. ABCE【解析】嗜铬细胞瘤可产生多种肽类激素，引起面色潮红、便秘、腹泻、面色苍白、血管收缩及低血压或休克等不典型症状。

31. ABCE【解析】皮质醇增多症患者血常规检查可示红细胞计数及血红蛋白升高，白细胞及中性粒细胞计数升高，嗜酸性粒细胞、淋巴细胞计数降低。故选项 D 错误，其余选项均正确。

32. ABCD【解析】原发性慢性肾上腺皮质功能减退症的治疗包括应激危象时的紧急治疗、激素替代治疗（终身）以及病因治疗。Addison 病患者应进食高碳水化合物、高蛋白、富含维生素易消化吸收的饮食。每天食盐的摄入量应充分，至少达 10g。若有腹泻、大汗等情况时，应适当增加。注意休息，避免过度劳累，预防感染或肾上腺危象。若已服适量糖皮质激素并充分摄取食盐，患者还不能获得满意疗效，仍有头晕、乏力、血压偏低等症状时，则需要加用盐皮质激素。如 9α-氟氢可的松，每天上午 8 时口服 0. 05～0. 15mg。若盐皮质激素过量，患者可出现水肿、高血压，甚至发生心力衰竭。故肾炎、高血压、肝硬化和心功能不全者慎用。继发性肾上腺皮质功能减退者一般不需要盐皮质激素替代治疗。

33. ABCD【解析】皮质醇增多症中，垂体病变最多见者为 ACTH 微腺瘤（直径<10mm），约见于 80%Cushing 病患者（选项 A 正确）；皮质醇增多症以并发症为主就诊者，如心力衰竭、脑卒中、病理性骨折、精神症状或肺部感染等，患者一般年龄较大，皮质醇增多症易被忽略（选项 B 正确）；皮质醇增多症时高血压是由肾素-血管紧张素系统激活引起的（选项 C 正确）；ACTH 非依赖性双侧肾上腺小结节增生又称 Meador 综合征，可伴或不伴 Carney 综合征（选项 D 正确）；皮质醇增多症早期病例以高血压为主，向心性肥胖不够显著。全身情况较好，尿游离皮质醇明显增高（选项 E 错误）。

34. ABCD【解析】能引起皮肤色素沉着常见的原因为 Addison 病，其与 Cushing 病均为 ACTH 水平增高，后者的结构内存在促黑素片段，增多可导致色素沉着。血色病由于铁在体内组织沉积，导致皮肤呈现青铜色。肝硬化时促黑素灭活及转化失常引起体内水平增高，加之该病时体内多种激素分泌紊乱使色素沉着加重。而嗜铬细胞瘤无此临床表现。

35. ACDE【解析】影响肾素-血管紧张素-醛固酮系统水平测定的药物有螺内酯、β受体阻断药、血管紧张素转化酶抑制药、噻嗪类利尿药、血管紧张素Ⅱ受体阻断药。

36. ABCD【解析】测定尿儿茶酚胺时，需要避免一些因素的影响，不宜进食有荧光反应的物质，如香蕉、咖啡、巧克力、四环素、氯丙嗪、奎宁、水杨酸、B族维生素。不要服用L-多巴、甲基多巴、吗啡，骤停可乐定、拉贝洛尔等药物。另外，过度紧张、精神刺激、肝功能不全、颅内压增高等也会影响测定结果。

37. BCDE【解析】皮质醇增多症时，肾上腺皮质会分泌过量皮质醇，促进脂肪合成和重新分布（选项A错误、选项D正确）；患者大量皮质醇促进蛋白质分解，抑制蛋白质合成，使机体处于负氮平衡状态，临床上出现蛋白质过度消耗的现象，表现为皮肤菲薄及病程久者肌萎缩、骨质疏松、脊柱压缩性骨折等（选项B正确）；患者免疫功能受到抑制，易有各种感染（选项C正确）；女性患者由于肾上腺皮质产生过多雄激素和皮质醇，二者共同对垂体促性腺激素的分泌起抑制作用，因此大多女性患者月经减少，月经不规则或闭经，轻度多毛，如生少量胡须、发髻降低等，痤疮常见（选项E正确）。

38. BCDE【解析】嗜铬细胞瘤大多数属于良性，但是也有恶性的情况（约10%）（选项A错误）；如果定位清晰、诊断明确，应积极进行手术治疗，手术成功可以达到治愈的目的（选项B正确）；嗜铬细胞瘤起源于肾上腺髓质、交感神经节或其他部位的嗜铬组织，这种瘤持续或间断释放大量儿茶酚胺，引起持续性或阵发性高血压，多个器官功能异常，以及代谢紊乱（选项C、D、E正确）。

39. ABCD【解析】醛固酮抑制试验是原醛症的确诊试验，分为钠负荷醛固酮抑制试验和卡托普利醛固酮抑制试验。钠负荷试验又分为口服钠负荷试验和静脉盐水输注试验。有下列情况者不能做口服钠负荷醛固酮抑制试验：严重的未控制的高血压、肾功能不全、心功能不全、心律失常以及严重的低钾血症等。

40. ABDE【解析】参见X型题第32题解析。

41. ABCD【解析】原醛症患者的骨骼肌症状通常与血钾降低程度成正相关。血钾低于3.5mmol/L时，患者自觉双下肢乏力、阵发性肌无力。通常血钾低于2.5mmol/L时，可出现从下肢开始逐渐向上肢蔓延的对称性、弛缓性瘫痪，严重时可累及呼吸肌，出现呼吸肌麻痹，导致窒息，威胁生命。这种低钾性周期性瘫痪无固定发作时间和发作频率，部分患者清晨起床时发现双下肢甚至四肢无法活动，且可能为首发症状，补钾后立即缓解。

42. ABC【解析】一旦发生肾上腺危象，治疗原则为立即补充肾上腺皮质激素、补充盐水和葡萄糖、控制感染及对其他诱因的治疗，纠正低血容量和电解质紊乱。

43. ACDE【解析】导致醛固酮增多的病因如下。①肾上腺皮质醛固酮腺瘤（APA）：原来认为APA是原醛症的主要病因，现在报告约占原醛症病因的35%，APA多为单一腺瘤，左侧多见，大多数直径<2cm，仅1%左右为双侧或一侧有两个腺瘤，而70%的腺瘤又多见于女性患者。②特发性醛固酮增多症（IHA）：为双侧肾上腺皮质球状带小结节增生，患者对肾素-血管紧张素的反应增强，醛固酮分泌不呈自主性。IHA实际上可能比APA要更常见，现认为是原醛症的常见病因。也有学者认为IHA可能就是原发性低肾素性高血压（PLRH）的一部分。③糖皮质激素治疗敏感性醛固酮增多症（GRA或GSH）：GRA有显著的家族发病倾向，为常染色体显性遗传，与醛固酮合成酶基因的异位表达有关，故有高水平的杂合类固醇，如18-羟皮质醇和18-氧皮质醇。GRA的双侧肾上腺皮质增生以束状带及网状带明显。④肾上腺皮质醛固酮腺癌：是原醛症一种很少见的病因，约占1%，其肿瘤比较大，易广泛转移。⑤异位醛固酮腺瘤或癌：很罕见，可发生在肾、肾上腺的其余部分或卵巢。⑥原发性肾上腺皮质增生症（PAH）：介于APA和IHA之间。⑦肾素反应性醛固酮腺瘤（APRA）：又称血管紧张素Ⅱ反应性腺瘤（AT Ⅱ-RAPA），其病理形态表现为腺瘤，但其组织学变化与一般APA不同。⑧家族性醛固酮增多症（FH）：分为Ⅰ型和Ⅱ型，GRA为FH-Ⅰ型，而FH-Ⅱ型最早是在1992年被报告，在同一个家族中分别表现为APA、IHA或两者均有。

44. BC【解析】醛固酮抑制试验是原发性醛固酮增多症的确诊试验，分为钠负荷醛固酮抑制试验和卡托普利醛固酮抑制试验。

45. ABDE【解析】参见A1型题第7、11、44题解析。库欣病患者约占皮质醇增多症患者总数的60%~70%，可发生在任何年龄，以25~45岁为多见。

46. ACD【解析】参见A1型题第59题解析。

47. ACE【解析】特发性醛固酮增多症（IHA）为肾上腺皮质球状带小结节增生，占PA的60%~70%，是原醛症最常见的亚型之一（选项A正确）。IHA患者大多数为肾上腺球状带细胞弥漫性增生，少数为局灶性或结节性增生。这些结节含大量类脂细胞，在电镜下具有正常束状带的亮细胞的特征（选项E正确）。也有极少数原醛症患者无肾上腺组织学上的明显异常变化（选项D错误）。其余内容参见X型题第43题解析（选项B错误、选项C正确）。

48. ACDE【解析】异位ACTH综合征与垂体性Cushing病的鉴别较为有效的方法是同时测定垂体静脉及外周静脉血ACTH浓度比值，比值>3为Cushing病，比值<1.8为异位ACTH综合征。异位ACTH综合征的胸部病变占60%左右，与Cushing病有时较难鉴别，需要对多个部位进行影像学检查，故应常规做胸部X线片，必要时做胸部CT。肾上腺肿瘤所致皮质醇增多症患者血ACTH水平降低或测不出，垂体性库欣病血ACTH水平正常或轻度升高，异位ACTH综合征血ACTH明显升高。而且异位ACTH综合征大剂量地塞米松抑制试验抑制作用较差。

49. BCE【解析】参见X型题第36题解析。

50. ABCD【解析】皮质醇增多症有典型表现的患者约占80%，但有的只有其中一两项。有些患者表现不典型，因而皮质醇增多症应和其他疾病，如单纯性肥胖、高血压、糖尿病、多囊卵巢综合征等相鉴别。有皮质醇增多症典型临床表现者，也应小心地除外因长期应用糖皮质激素（包括局部应用）的医源性皮质醇增多症或饮用乙醇饮料、精神性厌食、抑郁症及腹型肥胖引起的假性皮质醇增多症。

51. ABCE【解析】原发性肾上腺皮质增生症（PAH）病理形态表现为肾上腺皮质增生，但其生化改变与腺瘤相似，血浆 18-羟皮质酮浓度明显增高，单侧或部分肾上腺切除术后可使高血压、低钾血症得到完全控制与恢复，而 IHA 患者即使切除双侧肾上腺后，高血压也难以控制。

52. ABCE【解析】11β-羟化酶缺乏症是由于 11β-羟化酶缺乏致 11-脱氧皮质酮（DOC）增多，而皮质醇和醛固酮合成受阻，在促肾上腺皮质激素作用下造成肾上腺合成过量雄激素，引起女性男性化或男性假性性早熟以及慢性肾上腺皮质功能减退的表现。临床特征是低肾素性高血压，多为轻至中度高血压。患者血浆 ACTH、11-脱氧皮质醇、脱氧皮质酮（DOC）和睾酮水平升高，PRA 和醛固酮水平降低。24 小时尿 17-KS 和 17-生酮类固醇（17-KGS）水平升高。糖皮质激素替代治疗需要持续终身，治疗后能使激素的水平和高血压水平恢复正常。单纯糖皮质激素不能完全使血压恢复正常的患者，需要加用降压药。

53. BCDE【解析】家族性醛固酮增多症（FH）较罕见，有 FH-Ⅰ型和 FH-Ⅱ型两种类型。其中，FH-Ⅰ型也被称为糖皮质激素治疗敏感性醛固酮增多症（GRA），是常染色体显性遗传伴有不同程度的醛固酮增高，但能被外源性糖皮质激素所抑制。GRA 属于原发性醛固酮增多症的一种，仅占 1%。多见于青少年男性，可为家族性或散发性。GRA 由于患者的第 8 号染色体 11β-羟化酶基因与醛固酮合成酶基因形成一融合基因，融合基因的 5′为部分 11β-羟化酶基因，3′为部分醛固酮合成酶基因，故编码蛋白质具有醛固酮合成酶活性。有高水平的杂合类固醇如 18-羟皮质醇和 18-羟-11-脱氧皮质醇，血、尿中两者水平均升高。GRA 的双侧肾上腺皮质增生以束状带及网状带明显。

54. ABCDE【解析】同时合并高血压病及低钾血症，一般多见于继发性高血压（如肾缺血性高血压）、原发性醛固酮增多症及嗜铬细胞瘤。失盐性肾病和肾小球旁细胞肿瘤也会同时出现高血压和低钾血症表现。

55. BCDE【解析】艾迪生病常出现低血压表现，是由皮质醇缺乏，对儿茶酚胺的升压反应减弱，患者缺钠，脱水，血容量降低引起的。患者变换体位时常感头晕不适，心率减慢，心音低钝。初期往往表现为直立性低血压，严重病例（如急性危象时）可出现卧位低血压甚至休克。本病对胰岛素特别敏感，即使注射很小剂量也可以引起严重的低血糖反应。女性约 50%的雄激素来源于肾上腺，故本病女性患者因雄激素不足出现阴毛及腋毛脱落，性欲下降。一些艾迪生病患者可出现弥漫性肌痛或关节痛、脾大及淋巴组织增生、嗜酸性粒细胞增多、高钙血症等。而“皮肤苍白”是继发性 ACI 特有的表现。

56. BCDE【解析】原醛症：①是临床上可控制或可治愈的一种继发性高血压（选项 B 正确）。②因心肌细胞存在特异性盐皮质激素受体，醛固酮可直接作用于心脏，促进心肌细胞和成纤维细胞增生，引起心肌肥大、心肌细胞纤维化（选项C正确）。③少数原醛症患者可因循环中离子钙水平降低而出现手足抽搐和肌痉挛（选项D正确）。④原醛症所致血钾降低可抑制胰岛素分泌或致胰岛素抵抗而使患者出现糖调节受损，如葡萄糖耐量减低甚至发生糖尿病，并产生心、脑、肾血管损害（选项E正确）。⑤本病可表现为正常血钾或低钾血症，故选项A错误。

57. ACDE【解析】肾上腺皮质腺癌是一种恶性肿瘤，病情进展迅速，特别容易复发和转移。发病率比较低，而恶性程度高，预后不好。肾上腺皮质腺癌细胞由于其分化程度低，细胞类固醇合成酶的表达减少而不能有效合成皮质醇，故皮质醇合成过程的各种中间代谢产物如脱氢表雄酮、脱氧皮质酮、皮质酮等大量堆积。临床上除皮质醇增多症的特征外，尚有明显的盐皮质激素与雄激素过多的表现如高血压伴低钾性碱中毒，女性患者出现多毛、阴蒂肥大、声音低沉等男性化表现。病情进展迅速，患者可有腹痛，甚至腹部可触及长大的肾上腺包块。

58. AB【解析】Cushing病由良性垂体腺瘤分泌过多ACTH所致，约占皮质醇增多症的70%，多见于成人，女性多于男性。垂体病变最多见者为ACTH微腺瘤（直径<10mm），约见于80%Cushing病患者。另外，约10%患者为ACTH大腺瘤。

59. ABDE【解析】皮质醇增多症的临床特点：①库欣病多见于女性，有女性男性化，表现为女性体毛增多，长胡须，喉结增大。可出现胰岛素抵抗和糖耐量减低，高血压，皮肤色素沉着等。②异位ACTH综合征主要见于50岁以后的男性。③肾上腺皮质腺瘤一般不产生盐皮质激素醛固酮，只分泌糖皮质激素，糖皮质激素的醛固酮作用只是醛固酮的1/500，而腺癌既分泌醛固酮也分泌糖皮质激素，故没有低钾性碱中毒。但肾上腺皮质腺瘤术后常出现低钾血症，与病程、体重指数相关。④参见X型题第57题解析可知，选项D、E正确。

60. ABCD【解析】嗜铬细胞瘤产生的儿茶酚胺。①肾上腺髓质的嗜铬细胞瘤可产生去甲肾上腺素和肾上腺素，以前者为主，极少数只分泌肾上腺素，家族性者可以肾上腺素为主，尤其在早期、肿瘤较小时（选项A、D正确）。②嗜铬细胞瘤还可释放嗜铬粒蛋白至血中，在血中测得嗜铬粒蛋白高浓度，可协助诊断（选项B正确）。③嗜铬细胞瘤可产生多种肽类激素，其中一部分可能引起嗜铬细胞瘤中一些不典型的症状，如面部潮红（舒血管肠肽，P物质）、便秘（阿片肽，生长抑素）、腹泻（血管活性肠肽，血清素、胃动素）、面色苍白、血管收缩（神经肽γ）及低血压或休克（舒血管肠肽、肾上腺髓质素）等（选项C正确）。④肾上腺外的嗜铬细胞瘤，除主动脉旁嗜铬体所致者外，产生去甲肾上腺素，不能合成肾上腺素，因为将去甲肾上腺素转变为肾上腺素的苯乙醇胺N-甲基转移酶需要高浓度的皮质醇才能激活，只有肾上腺髓质及主动脉旁嗜铬体才具备此条件（选项E错误）。

61. ABCD【解析】参见A1型题第79题解析可知，选项E错误，选项D正确。参见A1型题第11、44、104题解析可知，选项A、选项B、选项C均正确。

62. BDE【解析】肾上腺皮质功能减退症的血清皮质醇一般于早晨 8 时和下午 4 时采血测定，必要时午夜加测一次。

63. ABE【解析】原醛症的低钾血症可表现为心律失常。低钾血症可对心脏产生影响，可出现心律失常，以期前收缩和阵发性室上性心动过速常见，严重时可出现室性心动过速或心室颤动而死亡。心电图表现为 QT 间期延长，T 波低平、增宽或者倒置，U 波出现，T 波、U 波融合成双峰。

64. ABC【解析】家族性黏膜皮肤色素沉着胃肠道息肉病特征是局限性黏膜、皮肤色素沉着和胃肠多发性息肉。色素沉着多分布于口周、上下唇与颊黏膜等处，为圆形、卵圆形或不规则的棕色至黑色斑点，直径为 1~5mm 或更大。同样的色素沉着也可发生于鼻孔或眼眶周围。胃肠道息肉可行胃镜和纤维结肠镜检查以助诊断。

65. ABCDE【解析】“皮肤色素沉着”是 ACTH、MSH、LPH 分泌增多所致。“血压降低，心脏缩小”是 Addison 病的心血管系统表现。Addison 病时糖异生作用减弱，肝糖原减少，容易发生低血糖，对胰岛素敏感。“女性患者出现阴毛、腋毛脱落”是肾上腺分泌雄激素减少。Addison 病常合并白念珠菌感染。

六、案例分析题

1. AEF【解析】该患者为 31 岁女性，有典型皮质醇增多症的特征，包括向心性肥胖、紫纹、瘀斑、高血压、月经稀发、小剂量地塞米松不被抑制，故皮质醇增多症的诊断明确。ACTH 明显降低，且大剂量地塞米松不被抑制，提示定位在肾上腺或异位肾上腺疾病。

2. ACEF【解析】可重复测血 ACTH 及进行大剂量地塞米松抑制试验，同时行肾上腺影像学检查以及 ^{131}I 核素显像检查以明确病灶。

3. ACDEF【解析】原发性色素结节性肾上腺皮质病（PPNAD）又称双侧肾上腺小结节性增生，是一种罕见的皮质醇增多症类型，有家族性与散发性两种类型。前者系常染色体显性遗传性疾病。组织学上肾上腺结节直径为 2~4mm，切面呈褐色或黑色。这些增生的结节自主性分泌皮质醇增多，垂体 ACTH 的分泌受抑制，结节周围的肾上腺组织萎缩。

4. ABCD【解析】老年男性，2 型糖尿病（T2DM）病史 25 年，高血压（HT）病史 15 年，易出现动脉粥样硬化，故原发性高血压、皮质醇增多症、2 型糖尿病和动脉粥样硬化的诊断成立。皮质醇增多症也可出现高血糖、高血压，皮质醇增多症治疗后血糖（BG）、血压（BP）明显下降。

5. A【解析】近年，多项研究显示，测量夜间唾液中的皮质醇水平对筛查皮质醇增多症有极好的特异度和灵敏度。正常范围为 8. 39~8. 99nmol/L。

6. D【解析】ACTH 非依赖性双侧肾上腺大结节增生（AIMAH），是一种少见的皮质醇增多症。其病理特点为双侧肾上腺明显增大，其内有多个非色素性直径大于 5mm 的结节，与原发性色素结节性肾上腺皮质病（PPNAD）所不同的是这些结节周围的肾上腺组织并无萎缩，而是增生肥大。患者血皮质醇水平增高，但 ACTH 水平不高。AIMAH 皮质醇的分泌有很强的自主性，垂体 ACTH 分泌被严重抑制。若患者大剂量地塞米松抑制试验不被抑制，ACTH<15pg/ml，最可能的诊断是 AIMAH。

7. ABDE【解析】参见 A1 型题第 84 题解析。

8. D【解析】使用灵敏度和特异度均较高的双位点放射免疫法进行血 ACTH 测定，可判断皮质醇增多症是 ACTH 依赖性还是 ACTH 非依赖性。ACTH 依赖性的库欣病及异位 ACTH 综合征患者血 ACTH 水平均有不同程度的升高。异位 ACTH 综合征患者中，显性肿瘤的 ACTH 分泌量大，血 ACTH 常高于 300pg/ml，明显高于库欣病患者，而隐性肿瘤患者的血 ACTH 水平与库欣病重叠。因而，血 ACTH 测定对鉴别 ACTH 依赖性和非依赖性有肯定的意义，但对鉴别垂体性还是异位 ACTH 分泌仅作参考。

9. D【解析】岩下窦静脉取血在鉴别诊断垂体和异位 ACTH 分泌有较高的准确率。因此，岩下窦静脉取血测 ACTH 为根据影像学检查结果无法明确诊断的患者的治疗，提供了指导意义。近年，新的插管方法，如海绵窦或颈内静脉取血也开始在临床上应用，为鉴别 ACTH 依赖性皮质醇增多症提供了新的手段。

10. E【解析】17α-羟化酶缺乏症临床可表现为男性与女性的性分化均差，男性表现为假两性畸形（外生殖器可呈女性型）或女性化，而女性则有原发性闭经、第二性征缺如。因此，该病在青春期后才引起患者的关注而就医。另外，患者表现有高血压和/或低钾血症。根据题干信息，该女性患者最可能的诊断为 17α-羟化酶缺乏症，该病以高血压、低钾血症和性发育缺陷为基本特征。

11. ABCE【解析】CAH 可表现为血皮质醇不高，而 ACTH 偏高，故应测血 ATCH；肾上腺 CT 或 MRI 可见肾上腺肥大或畸形；盆腔超声无子宫或卵巢，阴道呈盲端，可伴隐睾；染色体核型除外真两性畸形；确诊依靠基因检测。

12. C【解析】17α-羟化酶缺乏症应采取糖皮质激素替代治疗，以补充肾上腺分泌皮质醇的不足，抑制促肾上腺皮质激素过多释放，从而减少脱氧皮质酮等物质的分泌，削弱其潴钠排钾的作用，使血压下降并纠正低钾血症。地塞米松为首选的糖皮质激素。治疗后，雄激素合成减少，症状缓解，卵巢功能可恢复正常，青春期后月经正常，可排卵，有生殖功能。

13～15 D、E、ABCE【解析】健康人腹部无血管音。肾动脉狭窄时，可在脐周及其左右上方相应部位闻及吹风样杂音，并伴有血压升高。结合该患者病史及查体结果和低钾血症（血钾 2. 9mmol/L），最可能的诊断是肾动脉狭窄致继发性醛固酮增多症。高醛固酮血症伴高肾素活性是继发性醛固酮增多症的特点，血浆肾素活性或水平是鉴别原发性和继发性醛固酮增多症的关键。一般来说，患者高血压病程进展较快、眼底改变较明显、肾动脉狭窄时腹部可闻及血管杂音，恶性高血压者常有心、脑、肾并发症，测定血浆醛固酮及肾素水平均增高。因此，从病史、体征、肾功能检查结果，以及血浆醛固酮水平、肾素活性等也不难予以鉴别。此外，肾血流图、肾血管多普勒超声检查、卡托普利肾图、肾动脉造影等可以帮助病因诊断。立、卧位醛固酮试验又称动态试验，主要用于鉴别原发性醛固酮增多症病因（醛固酮瘤）和特发性原醛症。

16~19 D、D、D、BCDE【解析】患者产后继发性闭经，体力差，常因为感染脱水，血压低。应考虑 Sheehan 综合征的可能。该病是由产后大出血、失血性休克引起的脑垂体前叶缺血、坏死，导致垂体功能减退引起的。实验室垂体激素检测可发现 GH、卵泡刺激素（FSH）、黄体生成素（LH）、ACTH、PRL 均降低。Sheehan 综合征应根据甲状腺、肾上腺皮质、性腺等功能减退的具体情况，分别予以长期的激素替代疗法。患者血压低，应先静脉滴注盐水加氢化可的松，好转后改为口服氢化可的松（如患者有水肿，可改用泼尼松或地塞米松）。患者应加强营养，注意休息，避免劳累，适当运动，给予高热量、高蛋白、高维生素饮食，补充维生素、钙剂，防止贫血等。终身用药，通过激素替代治疗可以控制症状，但激素的用量需要结合症状，以皮质醇水平为依据调整药量，并应终身定期复查。

20. E【解析】患者有阵发性高血压并伴有“头痛、心悸、多汗”三联征。心律失常，面色苍白，缓解后面色潮红。初诊嗜铬细胞瘤并不难，最重要的实验室检查是 24 小时尿 VMA 测定，VMA 是儿茶酚胺的最终代谢产物，包括肿瘤内进行代谢的儿茶酚胺，PHEO 患者尿 VMA 显著增高可确诊。

21. C【解析】患者收入病房后病情稳定，此时，胰高血糖素抑制试验可帮助诊断。当临床高度怀疑为嗜铬细胞瘤而生化检查不能提供诊断依据时，宜选用该试验。因为胰高血糖素可以刺激嗜铬细胞瘤分泌儿茶酚胺，而对于正常肾上腺的髓质无刺激作用。如注射胰高血糖素后血压很快升高，可静脉注射 5mg 酚妥拉明以阻断高血压发作。此试验的灵敏度 83%，特异度 96%。

22. ABCE【解析】患者入院第 19 天，夜间突然出现发作性低血压、休克等，可能与肿瘤坏死、瘤内出血或肿瘤分泌肾上腺素使儿茶酚胺释放骤停，或发生严重心律失常、心力衰竭等有关。如果出现这种情况，预后常较恶劣。

23. C【解析】如果患者此时血压下降原因已除外心力衰竭、心律失常，也无瘤体内出血的依据，可给予普萘洛尔静脉滴注进行紧急处理。普萘洛尔属于 β 受体阻断药，可以应用在 α 受体阻断药之后，因为有的 PHEO 患者使用 α 受体阻断药之后 β 受体兴奋性增强，导致心动过速，心肌收缩力增强，耗氧量增加，这时可适当应用 β 受体阻断药改善症状。心律失常者按其性质选用适当药物，最多为心动过速及频发期前收缩，严重者常用普萘洛尔 1~5mg 缓慢推注（每分钟推注 0. 5~1. 0mg）。

24. BH【解析】患者典型表现是高血压（血压 150/90mmHg），低钾血症（有乏力、四肢末端麻木、手足抽搐等表现），初诊怀疑为醛固酮增多症。低钾血症，血清二氧化碳结合力正常高值或高于正常有助于诊断。

25. DE【解析】实验室检查示血钾 2. 5mmol/L，降低；血清二氧化碳结合力 32mmol/L，升高（正常值是 20~29mmol/L），原发性醛固酮增多症或继发性醛固酮增多症的可能性较大。

26. ACDEF【解析】患者若被诊断为醛固酮增多症，其可能出现的临床表现和实验室检查如下：①氢氯噻嗪是降压复合制剂，有利尿作用，长期服用可有低钾现象，因而可出现四肢无力。②手足抽搐，低钾严重时，手足抽搐反而减轻，与血钾降低程度有关。③低钾血症引起的肾方面的表现为肾小管浓缩功能障碍，尿量增多（尤其以夜尿量增多显著），伴口渴、多饮。故即便没有糖尿病，也可能出现多尿、夜尿增多。④血钾降低可抑制胰岛素分泌，患者糖调节受损，可能会出现葡萄糖耐量减低。⑤心电图有低钾血症表现，如 U 波明显，T、U 波相连成驼峰状等。

27. CDEG【解析】醛固酮增多症患者因大量醛固酮分泌入血，作用于肾小管，促进钠的重吸收和钾的排泄，细胞内钾离子丢失后，钠、氢离子增加，细胞内 pH 下降，细胞外液氢离子减少，pH 上升呈碱血症，故原发性醛固酮增多症的尿液呈中性或偏碱性，尿钾多（选项 A 错误）；尿比重较低，常常稳定在 1.010~1.018，少数醛固酮增多症患者的尿比重低于 1.010（选项 B 错误）；醛固酮增多使肾小管保钠排钾作用增强，同时对钙、镁离子排泄也增加，再加上盐皮质激素导致的“逃逸”现象，血钠通常在正常高限水平或轻度升高，血钙、血镁可轻度降低（选项 C 正确）；肾的浓缩功能下降，尿渗透压降低（选项 D 正确）；尿钠、尿钾通常较摄入量减少或接近平衡（选项 E、G 正确）；患者表现为低钾血症（选项 F 错误）；在发现患者低钾血症数年或十数年前即有高血压，故低钾血症常出现在高血压之后，如病程短，则血钾可正常（选项 H 错误）。

28. AEG【解析】醛固酮增多症患者血浆醛固酮水平增高，高醛固酮血症是诊断原醛症的直接依据。24 小时尿醛固酮排出量增多，尿醛固酮正常不能排除原醛症。如果是原醛症，补钾后醛固酮增高更明显。醛固酮增多症患者或正常人，低钠时醛固酮都会升高。

29. EG【解析】血浆肾素活性（PRA）和血管紧张素Ⅱ可鉴别原发性醛固酮增多症和继发性醛固酮增多症。低 PRA 水平及不因低钠、脱水或站立体位刺激而增高，也可作为诊断原醛症的筛选试验。血管紧张素水平受到严重抑制时，有助于原醛症的确诊。目前认为血浆醛固酮浓度/血浆肾素活性比值>40，可作为诊断原醛症最具肯定意义的指标。

30. BE【解析】赛庚啶试验和上午立卧位试验可用于鉴别醛固酮瘤和特发性醛固酮增多症。上午立卧位试验：正常人在隔夜卧床，上午 8 时血浆醛固酮值为 110~330pmol/L，保持卧位到中午 12 时，血浆醛固酮浓度下降，和血浆皮质醇浓度的下降相一致。如卧床过夜取立位时，则血浆醛固酮上升，因为站立后肾血流灌注量减少，刺激肾素-血管紧张素升高的作用超过 ACTH 的影响。①特发性醛固酮增多症：卧位血浆肾素-血管紧张素Ⅱ低，醛固酮增高，立位血浆肾素-血管紧张素Ⅱ轻度升高，血浆醛固酮上升超过正常人。②醛固酮腺瘤：卧位醛固酮水平明显高于正常，肾素-血管紧张素水平明显低于正常，立位 4 小时后醛固酮较前降低，肾素-血管紧张素较前无明显改变。

31. ADFH【解析】螺内酯为指南推荐的醛固酮增多症治疗药物。建议螺内酯的起始剂量为 12.5~25.0mg 每天 1 次，可以依据需要缓慢、小量增加至 100mg/d。依普利酮为选择性的醛固酮拮抗药（MRA），被推荐为螺内酯不能耐受时的药物选择，初始剂量为25mg，每日1次或2次。MRA或糖皮质激素单药使用效果不理想或不能耐受时，可考虑加用阿米洛利、氨苯蝶啶，钙通道阻滞药（CCB）、血管紧张素转化酶抑制药（ACEI）或血管紧张素Ⅱ受体阻断药（ARB）等药物。硝苯地平缓释片属于CCB，联合螺内酯治疗能有效抑制患者病情，有较好的疗效。

32. ADG【解析】根据题干信息，患者无明显诱因出现皮肤紫纹，这是皮质醇增多症和Cushing病都具有的典型的外貌表现之一；身高162cm，体重80kg，无内分泌紊乱和代谢紊乱表现，为单纯性肥胖。

33. FH【解析】血皮质醇和尿17-羟皮质类固醇（17-OHCS）检查对进一步诊断有意义。尿17-OHCS含量可以反映肾上腺皮质分泌皮质醇的情况，临床意义与血浆皮质醇相同。尿17-OHCS在55μmol/24h以上（男性正常范围为13.8～41.4μmol/24h，女性正常范围为11～28μmol/24h），尤其是≥70μmol/24h，对皮质醇增多症的诊断意义更大。

34. G【解析】小剂量地塞米松抑制试验是鉴别单纯性肥胖与皮质醇增多症最有价值的方法。

35. H【解析】大剂量地塞米松抑制试验是鉴别肾上腺皮质增生和肾上腺腺瘤最有价值的检查，也是对鉴别肾上腺皮质肿瘤引起的皮质醇增多症与Cushing病最有意义的实验室检查。皮质醇增多症患者因肾上腺皮质肿瘤引起的高皮质醇血症已在很大程度上抑制了垂体促肾上腺皮质激素的分泌，再给予外源性糖皮质激素，也不会对促肾上腺皮质激素分泌有多大影响，血、尿皮质醇亦变化不大。而大剂量地塞米松对垂体病变引起的Cushing病会有一定抑制作用，使垂体促肾上腺皮质激素分泌减少，皮质醇分泌也相应减少，抑制率多>50%。

36. DEGH【解析】阻滞肾上腺皮质激素合成的药物如下。①米托坦：可使肾上腺皮质束状带及网状带萎缩、出血、细胞坏死，主要用于肾上腺癌。开始每天2～6g，分3～4次口服，必要时可增至每天8～10g，直到临床缓解或达到最大耐受量，以后再减少至无明显不良反应的维持量。用药期间为避免肾上腺皮质功能不足，需要适当补充糖皮质激素。②甲吡酮：能抑制肾上腺皮质11β-羟化酶，从而抑制皮质醇的生物合成，每天2～6g，分3～4次口服。③氨鲁米特：能抑制胆固醇转变为孕烯醇酮，故皮质激素的合成受阻，对不能根治的肾上腺癌患者有一定疗效。每天用量为0.75～1.00g，分次口服。④酮康唑：可使皮质醇、皮质酮产生量减少，开始时每天0.2～1.0g，从小剂量开始，分次口服。维持量每天0.6～0.8g，治疗过程中需要监测肝功能，少数患者可出现严重肝功能损害。

37. BDG【解析】参见A2型题第16题、X型题第26题解析。垂体性库欣病患者在静脉滴注CRH 100μg或1μg/kg后血ACTH及皮质醇水平均显著上升。上升幅度比正常人还高，而多数异位ACTH综合征患者无反应。因此，血CRH兴奋试验对这两种ACTH依赖性皮质醇增多症的鉴别诊断有重要价值。

38. CE【解析】皮质醇增多症重型患者表现为体重减轻、摄食减少、血压升高、重度低钾性碱中毒、水肿、肌无力，多见于迅速进展的异位 ACTH 综合征、肾上腺皮质癌。

39. CDE【解析】中年男性，有乏力、食欲缺乏及低钠血症的症状，需要立即复查血钠及同步尿钠，若低钠血症伴尿钠升高，首先考虑为肾上腺皮质功能减退（原发性或继发性）及抗利尿激素分泌失调综合征（SIADH），故血皮质醇、ACTH 及肺部影像学检查（可了解有无小细胞肺癌、其他肺部疾病）有助于明确病因。

40. ABCEF【解析】肺部结节有恶性征象，注意肺癌引起异位内分泌综合征，如 SIADH、异位 ACTH 综合征等，进一步查血浆、尿渗透压，抗利尿激素（AVP），以了解有无 SIADH；行大剂量地塞米松抑制试验及垂体 CT 检查，进行异位 ACTH 综合征的诊断及鉴别诊断；查痰脱落细胞明确肿瘤性质。

41. ABD【解析】支气管镜病理证实小细胞肺癌，低钠血症、尿液渗透压低于血浆渗透压，提示为 SIADH；血皮质醇及 ACTH 升高，提示 ACTH 非依赖性 CS，HDDST 不受抑制；垂体 CT 无异常明确异位 ACTH 综合征。

42. ACDE【解析】患者症状（面部变圆、变红，向心性肥胖、宽大紫纹 8 年伴加重）、体征（高血压）、实验室检查（空腹血糖增高，低钾血症，血 ACTH 增高，大、小剂量地塞米松抑制试验均不被抑制）、鞍区 MRI 示部分空泡蝶鞍，蝶窦内有异常信号。根据以上信息，考虑的疾病可能为 ACTH 依赖性皮质醇增多症、异位 ACTH 综合征、库欣病、肾上腺皮质增生症。

43. AE【解析】该患者经口鼻蝶窦内病变切除，切除垂体微腺瘤后血压、血糖恢复正常，糖皮质激素替代治疗 2 年多后皮质醇增多症复发。此时应进一步检查以明确诊断，首选垂体 MRI 动态增强，对垂体微腺瘤的检出价值最大。

44. AB【解析】患者在第一次垂体手术后 2 年半接受了垂体 γ 刀治疗，用 γ 刀或 X 刀治疗垂体瘤，称立体定位放射手术。其疗效和常规放疗相似，优点是起效较快，不良反应较少。但患者症状无明显缓解，此时可观察等待放疗效果出现，同时辅助给予药物治疗，药物治疗主要用于放疗起效前。手术后疗效不满意时用药物可达到暂时的病情缓解。药物有两类：一类针对肾上腺皮质，通过对皮质醇生物合成中若干酶的抑制以减少皮质醇的合成；另一类针对下丘脑-垂体。

45. BDEF【解析】库欣病的一线治疗方式为经鼻蝶垂体瘤切除术，二线治疗方式包括放疗、药物治疗和双侧肾上腺切除。按照作用靶点的不同，治疗的常用药物可分为以下四类：①作用于垂体的神经递质类药物：直接作用于垂体 ACTH 腺瘤，与手术一样，是针对病因的治疗方式。主要包括生长抑素类似物（如帕瑞肽）、多巴胺受体激动药（如卡麦角林）。②作用于肾上腺的类固醇合成抑制药：通过抑制类固醇合成酶的活性发挥作用，尤其适用于术前、术后有严重皮质醇升高的患者，放疗起效前也常用它来控制病情。但使用这类药物时需要注意监控不良反应的发生，必要时需要采取糖皮质激素替代治疗。主要包括酮康唑、甲吡酮。③糖皮质激素受体阻断药：米非司酮，通过与糖皮质激素受体和孕激素受体结合，拮抗皮质醇与孕激素的作用。④其他：选择性表皮生长因子受体酪氨酸激酶抑制药，如吉非替尼、替莫唑胺。米托坦是治疗皮质醇增多症的药物，可以作用于库欣病放疗时的辅助治疗，也可以作为肾上腺癌的化疗药物。

46. ABDEF【解析】该患者为青春期女孩，高血压，先查 24 小时动态血压以明确高血压诊断及了解有无阵发性高血压，首先考虑为继发性高血压；患者无水肿、夜尿多，不考虑为肾性高血压，需要先考虑内分泌（肾上腺疾病）性高血压；查生化了解离子、血脂、血糖情况，结合多汗、大汗淋漓，应怀疑为 PHEO；查儿茶酚胺及其代谢产物明确诊断。肾上腺 CT 查找病因，ECG 有助于发现心律失常。

47. ACDF【解析】血 MN 明显升高，可确诊 PHEO。患者应低盐饮食、注意休息、避免剧烈运动，避免血压急剧升高的诱因，尽快用药、手术。选择性 α 受体阻断药（如多沙唑嗪、哌唑嗪）口服有助于降压，但需要注意体位性高血压后，若心率快，可予以 β 受体阻断药控制心率。

48. ABCEF【解析】应用 α 受体阻断药后，血压明显下降，进一步证实为 PHEO，故可除外甲亢、PA、CS 及肾疾病引起的继发性高血压。

49. BCDEF【解析】PHEO，尤其异位嗜铬细胞来源需要立即手术治疗，血压平衡后可考虑手术。手术病理为恶性者，可考虑进一步化疗，预防肿瘤复发，术后长期随访血压及肿瘤变化。因其母有高血压，可行基因检测，以除外 MEN 2 等遗传性疾病。

50. ACEF【解析】进行血浆促肾上腺皮质激素的测定，对于皮质醇增多症的病因诊断具有重要价值。还应进行血尿、电解质及血气分析的检测，也可进行大剂量地塞米松抑制试验、CRH 兴奋试验、岩下静脉插管取血测 ACTH 等检查。

51. D【解析】蝶鞍 MRI 检查可提示垂体增大，蝶鞍受压、破坏的证据，且对垂体微腺瘤的检出价值最大。胸部 X 线、CT 检查有助于发现肺部肿瘤，故用于异位 ACTH 综合征。

52. ABE【解析】ACTH 升高诊断为 ACTH 依赖性皮质醇增多症；LDDST 不受抑制支持皮质醇增多症；HDDST 不受抑制支持异位 ACTH 综合征；垂体 MRI 发现微腺瘤，常行增强扫描以明确诊断；CRH 兴奋试验及岩下静脉插管取血测 ACTH 有助于两种皮质醇增多症鉴别。

53. ACDE【解析】参见案例分析题第 52 题解析。

54. CD【解析】在双侧岩下静脉导管及外周静脉共三处同时取血，标本送实验室测定 ACTH，ACTH 若下静脉/外周静脉<1.8，提示为异位 ACTH 综合征，且根据 PRL 值，垂体右侧可能有分泌 PRL 的微腺瘤。

55. ABC【解析】中年女性，高血压 6 年，应用 3 种降压药血压仍难以控制。有右下肢乏力、肢体麻木、夜尿多、口干、多饮等低钾血症表现，需要行肾素-血管紧张素-醛固酮系统（RAAS）检测以除外 PA，首先查血电解质了解有无低钾血症，同步查 24 小时尿钾，明确是否排钾多，低钾时，血气分析高代谢性碱中毒亦支持 PA。

56. ACDE【解析】结合检查结果，低钾血症+尿钾排出多+代谢性碱中毒，应考虑为PA。行卧立位试验、卡托普利试验、钠负荷试验、24小时尿醛固酮检查，以确诊PA。

57. AEF【解析】化验提示低肾素活性，醛固酮偏高，ARR 176.5（>50），卡托普利试验后醛固酮未受抑，提示PA诊断明确。进一步行肾上腺B超、CT检查了解PA病因，双侧肾上腺静脉采血（AVS）了解有无优势分泌侧，以决定手术或药物治疗。

58. E【解析】PA患者单侧（右侧）肾上腺提示腺瘤征象，故选项E正确。

59. ABCDE【解析】应评估患者血糖、血脂等代谢情况，以及高血压靶器官损害（心、肾、眼底）情况，首先选择螺内酯治疗，该患者血压难以控制，可联合CCB降压。血压平衡后，血钾正常，行右侧肾上腺腺瘤切除术。

60. A【解析】患者40岁为中青年患者，20年来反复出现阵发性高血压，常无明显诱因出现剧烈头痛，发作时伴恶心、呕吐，持续几秒后自行缓解。发作时血压260/120mmHg，发作性血压骤升伴儿茶酚胺分泌亢进综合征，应考虑嗜铬细胞瘤的可能。

61. ABCEFGH【解析】阵发性或持续性高血压伴“头痛、心悸、多汗”三联征是典型PHEO的临床特征。PHEO的临床表现常有头痛、失眠、烦躁、焦虑，可有视物模糊、腱反射亢进、肌震颤、意识障碍或癫痫样大发作等，重者可发生脑血管意外。其余参见A1型题第99、52、107题解析。

62. ADGH【解析】嗜铬细胞瘤的表现：①因肌组织及脂肪组织分解代谢加速，可引起体重减轻。②儿茶酚胺促进钾离子进入细胞内和促进肾素与醛固酮分泌，可导致低钾血症。③异源性激素分泌增多综合征是由于嗜铬细胞瘤为神经内分泌源性，可同时分泌其他激素，导致异位激素分泌过多的临床综合征。如分泌甲状旁腺激素相关蛋白（PTHrP）过多，临床上出现高钙血症的症状和体征。嗜铬细胞瘤常见症状和体征见表6-5。

表6-5 PHEO患者的常见症状和体征

体征		症状	
具体体征	发生频率	具体症状	发生频率
高血压	++++	头痛	++++
持续性高血压	++	心悸	++++
阵发性高血压	++	焦虑、紧张	+++
直立性低血压	+	发抖	++
心动过速或反射性心动过缓	+++	乏力，疲倦	++
大量出汗	++++	恶心、呕吐	+
面色苍白	++	胸痛、腹痛	+
面色潮红	+	眩晕或头晕	+

续　表

体征		症状	
具体体征	发生频率	具体症状	发生频率
体重下降	+	感觉异常	+
空腹血糖升高	++	便秘（偶有腹泻）	+
胃肠活动减弱	+	视觉异常	+
呼吸频率增加	+		

63. ABDEFH【解析】嗜铬细胞瘤患者常发生高血压危象，其发生机制是交感神经活性亢进和循环儿茶酚胺过多，发作时血压急剧升高，可高达300/200mmHg。术前诱因：刺激挤压瘤体、情绪变化，便秘、排尿困难、灌肠引起的腹内压力增高，过度疲劳及降压药服用不当。手术常因麻醉、术中按摩肿瘤引起高血压危象及心律失常，或者血容量补充不足及术后容易引起低血压休克，因此术前需要应用 α 受体阻断药作准备。一旦发生高血压危象，应迅速降压，控制心率，严密监测血压。

64. ABCEFGH【解析】实验室测定血浆和尿的游离儿茶酚胺（CA）（包括肾上腺素、去甲肾上腺素和多巴胺）及其代谢产物如尿香草扁桃酸（VMA）是传统诊断嗜铬细胞瘤的重要方法。尿中儿茶酚胺、尿香草扁桃酸、3-甲氧基肾上腺素（MN）和甲氧基去甲肾上腺素（NMN）及其总和（TMN）均可升高。香草扁桃酸（VMA）是肾上腺素、去甲肾上腺素的主要终末代谢产物，其中大约60%以尿液形式排出体外，故尿香草扁桃酸对嗜铬细胞瘤的诊断价值高。血香草扁桃酸对嗜铬细胞瘤的诊断无意义。

65. D【解析】对于嗜铬细胞瘤，在阵发性高血压发作或持续性高血压时，可以进行抑制试验，如酚妥拉明试验、可乐定试验。

66. C【解析】对于疑诊嗜铬细胞瘤，但阵发性高血压始终不发作的患者，可以进行激发试验，如冷加压试验、胰高血糖素激发试验。

67. A【解析】PHEO 患者术前治疗的主要目的如下。①使血压、心率和其他器官功能恢复正常。②纠正血容量不足。③防止患者出现手术诱发的儿茶酚胺阵发性大量释放及其对心血管系统的影响。PHEO 患者术前控制血压应服用的药物应首选 α 肾上腺素受体阻断药：①酚妥拉明：用于高血压的鉴别诊断，治疗高血压危险发作或手术中控制血压，但不适于长期治疗。②酚苄明：常用于术前准备。术前 7～10 天初始剂量 10mg/d，口服递增 0.5～1.0mg/(kg·d)，分为 2 次/天，直至血压接近正常，大多数患者需要 40～80mg/d。服药过程中应严密监测卧、立位血压和心率的变化。术前准备的目标：①坐位时血压 130/80mmHg 或更低，立位时收缩压约 100mmHg（不低于 90mmHg）。②坐位时心率 60～70 次/分，立位时心率 70～80 次/分。

68. B【解析】患者的临床表现主要是高血压（血压 160/100mmHg）、低钾血症（肌无力及周期性瘫痪，伴夜尿多、口渴、多饮），血醛固酮水平升高并出现肾素受抑制的情况，也就是出现高醛固酮低肾素血症，应高度怀疑原醛症。

69. D【解析】原醛症根据病因的不同可分为6型，即醛固酮瘤、特发性醛固酮增多症（简称特醛症）、原发性肾上腺皮质增生（又称单侧肾上腺增生；PAH/UAH）、家族性醛固酮增多症（FH）、分泌醛固酮的肾上腺皮质癌及异位醛固酮瘤。但在临床中，原醛症的分型诊断一直是临床上的难点，在很大程度上影响了治疗方案的选择，肾上腺CT检查有助于进一步明确病因，但判定病变的类型还要结合生化指标及双侧肾上腺静脉采血（AVS）结果进行综合分析。

70. BCDE【解析】题中患者为低钾血症，应首先使用氯化钾使血钾恢复到正常水平。螺内酯为指南推荐的常用的醛固酮受体拮抗药。对于不能手术的肿瘤患者以及特发性醛固酮增多症患者，用螺内酯治疗，如病情需要，可逐渐增加剂量（最大不宜超过100mg/d）。其他如钙通道阻滞药（CCB）、血管紧张素转化酶抑制药（ACEI）、血管紧张素Ⅱ（AT1）受体阻断药（ARB）、钾制剂等可与螺内酯联合使用作为降压或补钾治疗。

第七章 性腺疾病

一 A1 型题

1. 不属于中枢性性早熟（又称真性性早熟）范畴的是
   A. 下丘脑错构瘤引起的性早熟
   B. 神经胶质瘤引起的性早熟
   C. 先天性肾上腺皮质增生症引起的性早熟
   D. 蛛网膜囊肿引起的性早熟
   E. 特发性中枢性性早熟
2. 男性中枢性性早熟与外周性性早熟（又称假性性早熟）最主要的区别点是
   A. 睾丸、阴茎均增大
   B. 生长速度加快
   C. 出现喉结及变声
   D. 出现阴、腋毛
   E. 骨龄增速
3. 外周性性早熟又称促性腺激素释放激素（GnRH）依赖性性早熟，其发病机制是（　　）过早激活，提前增加了 GnRH 的分泌和释放量，使内、外生殖器发育以及第二性征出现
   A. 下丘脑-垂体-性腺轴
   B. 下丘脑-垂体-胰腺轴
   C. 下丘脑-垂体-甲状旁腺轴
   D. 下丘脑-垂体-甲状腺轴
   E. 下丘脑-垂体-肾上腺皮质轴
4. 需要与多囊卵巢综合征（PCOS）进行鉴别的疾病不包括
   A. 肾上腺和卵巢肿瘤
   B. 侏儒症
   C. 皮质醇增多症［又称库欣（Cushing）综合征］
   D. 高催乳素血症
   E. 高雄激素-胰岛素抵抗-黑棘皮综合征
5. 性早熟是指任何一个性征出现的年龄比正常人群的平均年龄早（　　）的现象
   A. 1 个标准差
   B. 1.5 个标准差
   C. 2 个标准差
   D. 2.5 个标准差
   E. 3 个标准差
6. 女性 GnRH 依赖性性早熟的表现不包括
   A. 乳房发育
   B. 小阴唇变大
   C. 子宫、卵巢增大
   D. 皮下脂肪增多

E. 阴道黏膜细胞的雌激素依赖性改变

7. 性早熟的治疗目标不包括

A. 改善终身高
B. 最大限度缩小与同龄人的差异
C. 禁止初潮出现
D. 减少心理影响
E. 控制和减缓第二性征成熟程度和速度

8. 目前，治疗 GnRH 依赖性性早熟的首选药物是

A. 酮康唑
B. GnRH 类似物
C. 环丙孕酮
D. 达那唑
E. 螺内酯

9. 目前性早熟的定义是

A. 女孩在 8 周岁以前，男孩在 9 周岁以前呈现第二性征的现象
B. 女孩在 6 周岁以前，男孩在 7 周岁以前呈现第二性征的现象
C. 女孩在 7 周岁以前，男孩在 9 周岁以前呈现第二性征的现象
D. 女孩在 7 周岁以前，男孩在 8 周岁以前呈现第二性征的现象
E. 女孩在 10 周岁以前，男孩在 12 周岁以前呈现第二性征的现象

10. 睾酮是由睾丸的（　　）合成的

A. 生精上皮细胞
B. 支持细胞
C. 间质细胞
D. 成纤维细胞
E. 肥大细胞

二 A2 型题

患者，女性，32 岁。体重指数（BMI）为 $29kg/m^2$，月经稀发。查体：血压 150/90mmHg，腹部肥胖，紫纹，B 超示多囊卵巢。以下不需要立即做的检查为

A. 皮质醇
B. 地塞米松抑制试验
C. 垂体磁共振成像（MRI）
D. 胰岛素释放试验
E. 黄体生成素（LH）、卵泡刺激素（FSH）、睾酮（T）、雌二醇（E_2）

三 A3/A4 型题

（1～3 题共用题干）

患者，女性，27 岁。因月经稀发 4 年来诊。4 年前出现月经稀发，周期为 2～3 个月，有时须用孕激素撤退出血。经量偏多，经期为 7～9 天。近 3 年体重较前增加 9.5kg，向心性肥胖。近半年监测基础体温，无双相改变。结婚 3 年，近 1 年未避孕，G_0P_0。曾停经 4 个月，给予黄体酮撤退出血。妇科检查：子宫、双附件未见异常。激素六项：雌二醇 43μg/L，

孕酮 0.06μg/L，睾酮 0.85μg/L，催乳素（PRL）13.20μg/L，FSH 5.75mU/ml，LH 23.56mU/ml。盆腔 B 超未见异常。

1. 诊断应首先考虑为
   A. 无反应卵巢综合征
   B. 多囊卵巢综合征
   C. 卵巢男性化肿瘤
   D. 卵泡膜细胞增殖症
   E. 低 GnRH 性性腺功能减退症
2. 最有助于明确诊断的检查是
   A. 肾上腺 B 超
   B. 卵巢 B 超
   C. 胰岛素和 C 肽检测
   D. 皮质醇检查
   E. 小剂量地塞米松抑制试验
3. 以下基础治疗中，不正确的是
   A. 心理治疗
   B. 口服避孕药
   C. 口服二甲双胍
   D. 疏通输卵管
   E. 调节饮食，控制体重

（4~6 题共用题干）

患者，女性，25 岁。因月经稀发 8 年、闭经 2 年来诊。患者 14 岁初潮，2~4 个月 1 次，经量中等，无痛经。近 1 年无明显诱因月经未来潮。21 岁结婚，丈夫体健，夫妻生活正常。G_0P_0，未避孕。查体：发育正常，营养良好，身高 160cm，体重 80kg，外观肥胖，皮肤见痤疮，体毛多，妇科检查未见异常。

4. 患者最可能的诊断为
   A. 皮质醇增多症
   B. 垂体瘤
   C. 雄激素肿瘤
   D. 多囊卵巢综合征
   E. 先天性肾上腺皮质增生症
5. 下列检查中，可作为确诊依据的是
   A. 卵巢 B 超
   B. 甲状腺功能检测
   C. 子宫输卵管造影（HSG）
   D. 监测排卵
   E. 空腹血糖+空腹胰岛素检查
6. 患者不宜使用的药物是
   A. 氯米芬
   B. 吡格列酮
   C. 炔雌醇环丙孕酮
   D. 奥曲肽
   E. 螺内酯

（7~9题共用题干）

患儿，女，15岁。因身高矮于同龄人、青春期无月经来诊。患儿儿童期身高较同龄儿童高，并出现阴蒂肥大，肌肉发达，皮肤较黑。10岁后身高增长减慢，就诊时矮于同龄人，青春期无月经来潮。查体：血压110/70mmHg，身高161cm，体重63kg，指间距154cm，上部量87cm，下部量74cm，全身皮肤色素沉着，毛发重，上唇胡须较重，下颌胡须少许，腹正中线、双下肢毳毛增多，可见喉结，乳房发育差，乳晕色素沉着，小阴茎样阴蒂，约3cm。染色体核型：46,XX。妇科B超：幼稚子宫，卵巢正常。肾上腺CT：双侧肾上腺增粗。

7. 诊断应首先考虑为
   A. 纤维性骨营养不良综合征
   B. 家族性高睾酮血症
   C. 特发性中枢性性早熟
   D. 卵巢肿瘤
   E. 先天性肾上腺皮质增生症（21-羟化酶缺乏）
8. 患者的性早熟不属于
   A. GnRH非依赖性性早熟
   B. GnRH依赖性性早熟
   C. 外周性性早熟
   D. 异性性早熟
   E. 假性性早熟
9. 下列实验室检查符合该患者的是
   A. 血睾酮增高、促肾上腺皮质激素（ACTH）增高、17-羟孕酮（17-OHP）升高、孕酮降低、皮质醇降低
   B. 血睾酮增高、ACTH增高、17-OHP降低、孕酮增高、皮质醇降低
   C. 血睾酮增高、ACTH增高、17-OHP升高、孕酮增高、皮质醇降低
   D. 血睾酮降低、ACTH增高、17-OHP升高、孕酮增高、皮质醇降低
   E. 血睾酮增高、ACTH降低、17-OHP升高、孕酮增高、皮质醇降低

（10~12题共用题干）

患儿，女，6岁。因乳房增大，身高增长加速1年，阴道出血3天就诊。查体：身高120cm，乳房Tanner Ⅲ期，耻骨上毳毛略显增粗。手腕骨X线片示骨龄8岁。

10. 患儿目前可诊断为
    A. 特发性性早熟
    B. 单纯性乳房早发育
    C. 纤维性骨营养不良综合征
    D. 原发性甲状腺功能减退症（简称甲减）伴性早熟
    E. 先天性肾上腺皮质增生症
11. 为明确病因，不需要进行的检查为

A. 骨龄
B. LH、FSH、雌激素
C. 盆腔 B 超
D. 超声心动图
E. GnRH 兴奋试验

12. 最有助于判断垂体功能和中枢性性早熟的检查是
A. 骨龄
B. LH、FSH、雌激素
C. 盆腔 B 超
D. 超声心动图
E. GnRH 兴奋试验

四 B 型题

（1、2 题共用备选答案）
A. 乳房发育
B. 出现阴毛
C. 睾丸增大
D. 月经来潮
E. 阴囊皮肤皱褶增加伴色素加深

1. 女性青春期发育的首要标志是
2. 男性青春期发育的首要标志是

（3~5 题共用备选答案）
A. 真性性早熟和中枢性性早熟
B. 完全性性早熟和部分性性早熟
C. 同性性早熟和异性性早熟
D. 假性性早熟和外周性性早熟
E. GnRH 依赖性性早熟和 GnRH 非依赖性性早熟

3. 根据发病机制的不同，性早熟可分为
4. 根据患者性早熟的表现与其性别是否一致，性早熟可分为
5. 根据第二性征是否完全充分发育，性早熟可分为

五 X 型题

1. GnRH 依赖性性早熟又被称为
A. 真性性早熟
B. 中枢性性早熟
C. 假性性早熟
D. 外周性性早熟
E. 同性性早熟

2. 目前用于治疗性早熟的药物主要有
A. α 受体阻断药
B. 孕激素类药
C. GnRH 类似物
D. 抗雄激素类药
E. 5α 还原酶抑制药

3. 关于多囊卵巢综合征（PCOS）的发病机制，下列叙述正确的有
   A. PCOS 发病涉及自身免疫和慢性轻型炎症性疾病
   B. 胰岛素抵抗与 PCOS 雄激素过多的关系尚未明确
   C. *HLA-DQA* 基因分布可能对预测或诊断 PCOS 具有重要意义
   D. 卵巢男性化肿瘤产生过多雄激素引起 PCOS
   E. *CYP*11*A* 基因和脂联素基因可能与 PCOS 发病相关
4. 关于克兰费尔特（Klinefelter）综合征，下列叙述正确的有
   A. 生殖细胞肿瘤易发
   B. 染色体核型 45，X
   C. 生殖功能减退
   D. 染色体核型 47，XXY
   E. 骨龄延迟
5. 可用于治疗多囊卵巢综合征的药物有
   A. 二氢睾酮
   B. 吡格列酮
   C. 二甲双胍
   D. 甲羟孕酮
   E. 非那雄胺
6. 可以使用药物治疗的性早熟有
   A. 外周性性早熟
   B. 中枢神经系统肿瘤所致性早熟
   C. 特发性真性性早熟
   D. GnRH 非依赖性性早熟
   E. 家族性高睾酮血症引起的性早熟
7. 下列疾病所致性早熟中，属于真性性早熟的有
   A. 星形细胞瘤
   B. 男性化肾上腺肿瘤
   C. 松果体瘤
   D. 睾丸间质细胞瘤
   E. 生殖细胞瘤
8. 下列疾病所致性早熟中，属于假性性早熟的有
   A. 脊髓脊膜膨出
   B. 家族性高睾酮血症
   C. 脑缺血缺氧
   D. 卵泡膜细胞瘤
   E. 颗粒细胞瘤
9. 关于单纯性乳房早发育的临床表现，下列叙述正确的有
   A. 8 岁前只有单侧或双侧乳房发育
   B. 可出现阴毛、子宫大小和小阴唇的改变
   C. 常见于 2 岁内，4 岁后较少发生
   D. 血中雌激素水平可正常或轻度升高
   E. 血中性激素结合球蛋白（SHBG）常升高，但无 FSH 升高
10. 关于单纯性阴毛早发育的临床表现，下列叙述正确的有
   A. 无下丘脑-垂体-性腺轴的发动
   B. 有第二性征发育的表现
   C. ACTH 激发后脱氢表雄酮可升高
   D. 部分患儿可有轻度生长加速和骨龄提前
   E. 病程呈非进行性，真正的青春期发动在正常年龄开始

11. 对女童 GnRH 依赖性性早熟采用药物治疗的前提有
A. LH 激发峰值达到青春期水平　B. 骨龄提前 2 岁或以上
C. 女童骨龄≤12.5 岁　D. 女童预测成年期身高≤150cm
E. 女童预测成年期身高低于其遗传靶身高 3 个标准差

六 案例分析题

(1~3 题共用题干)

患者，女性，32 岁。已婚，因月经周期不规律、反复出现闭经伴不孕 4~5 年来诊。患者长期就诊于妇产科生殖医学门诊。查体：体态丰满，BMI 31kg/m^2，颈后皮肤颜色较深，体毛比同龄同性别者稍多。实验室检查：血清 PRL 67.32μg/L（正常值 1.90~25.00μg/L），睾酮 1.35μg/L（成年女性正常值≤0.6μg/L），空腹血浆胰岛素 32.93mU/L（正常值0~17.5mU/L）。鞍区 MRI 薄层扫描：垂体稍饱满。

1. 患者最可能的诊断为
A. 多囊卵巢综合征　B. 甲减
C. 垂体催乳素微腺瘤　D. 原发性不孕症
E. 高催乳素血症

2. 本患者进行妇科检查时，应检测的激素有
A. 睾酮（T）　B. 黄体生成素（LH）
C. 卵泡刺激素（FSH）　D. 促甲状腺素（TSH）
E. 催乳素（PRL）

3. 欲进一步明确病因诊断，最重要的检查是
A. 双侧卵巢 B 超　B. 性腺功能评价
C. 甲状腺功能检查　D. 鞍区 CT 平扫
E. 鞍区 MRI 薄层扫描+动态增强扫描

(4~6 题共用题干)

患者，男性，62 岁。因左侧睾丸增大伴乳房肿大 1 个月来诊。查体：双侧乳房肿大，可触及直径约 3cm 的圆盘状组织，边界清楚，无压痛；左侧睾丸肿大，体积 5cm×4cm×4cm，有触痛。

4. 该患者的乳腺增生应首先考虑为
A. 特发性男性乳房发育　B. 老年期生理性乳房发育
C. 药物性男性乳房发育　D. 睾丸肿瘤引起的男性乳房发育
E. 肝源性男性乳房发育

5. 为明确诊断，不需要进行的检查有

A. 超声心动图
B. 人绒毛膜促性腺激素（hCG）测定
C. 乳腺B超
D. 睾丸B超
E. LH、FSH、T和雌激素（E）的测定

6. 患者首选的治疗方式为
A. 观察随诊
B. 他莫昔芬
C. 氯米芬
D. 放射治疗
E. 手术切除睾丸肿块

（7~11题共用题干）

患者，男性，65岁。因右乳肿块20天来诊。查体：右乳可触及一2.0cm×1.5cm肿物，质硬，活动，表面光滑，形态欠规则；生殖系统无异常。

7. 患者入院后，为明确诊断需要进行的检查有
A. 乳腺B超
B. 胸部CT
C. 腹部B超
D. 心电图
E. 肝、肾功能
F. 超声心动图

8. 乳腺B超：右乳可见一1.7cm×1.2cm实性低回声光团，边界清晰，有完整包膜，内部回声均质，肿物后方回声无明显衰减，提示为右乳实性肿物，乳腺癌可能性大。下一步需要进行的检查有
A. 骨扫描
B. 胸部X线
C. 心电图
D. 乳腺钼靶X线
E. 腹部B超
F. 肿块穿刺病理学检查

9. 患者行肿块穿刺术，病理检查示男性乳腺发育。下一步需要进行的检查有
A. hCG
B. 性腺功能测定
C. 甲状腺功能测定
D. 染色体检测
E. 超声心动图
F. 肾上腺B超

10. 激素测定显示甲状腺激素正常，LH升高，T下降，hCG正常。染色体检查正常。考虑该患者乳房发育的原因可能为
A. 甲状腺功能亢进
B. 生殖细胞瘤
C. 药物因素
D. 肾上腺肿瘤
E. 生理因素
F. Klinefelter综合征

11. 患者可采用的治疗方法有
A. 他莫昔芬治疗
B. 睾酮治疗
C. 乳腺成形术
D. 放射治疗
E. 开腹探查
F. 绒毛膜促性腺激素治疗

（12~17 题共用题干）

患儿，女，8 岁。因乳房增大、身高增长加快伴阴道分泌物增多来诊。查体：身高 132cm，体重 30kg，双侧乳房发育（Tanner Ⅲ期），外阴发育正常，阴毛 Tanner Ⅲ期，阴蒂无肥大，大、小阴唇着色，发育良好。

12. 为明确诊断，应进行的检查项目有

A. 骨龄
B. 血常规
C. 子宫、卵巢 B 超
D. LH、FSH、雌激素
E. GnRH 兴奋试验
F. 垂体 MRI

13. 实验室检查：FSH、LH 升高至成人水平；hCG 正常；肿瘤标志物正常；GnRH 兴奋试验 LH 较基线升高 9 倍，FSH 升高 3 倍。B 超：双侧卵巢多个卵泡发育。MRI：未发现垂体、鞍区、第三脑室、松果体区的异常病变。患儿的诊断为

A. 单纯乳腺发育
B. 完全性性早熟
C. 中枢性性早熟
D. 外周性性早熟
E. 特发性性早熟
F. 真性性早熟

14. 患儿的骨龄为 10 岁，预测身高为 150cm。其首选治疗药物是

A. 酮康唑
B. 环丙孕酮
C. GnRH 类似物曲普瑞林
D. 达那唑
E. GnRH 类似物亮丙瑞林
F. GnRH 类似物亮丙瑞林+生长激素

15. 患儿选择每 4 周皮下注射亮丙瑞林进行治疗。治疗中需要监测的指标有

A. GnRH 激发试验
B. 体重
C. 阴道涂片（成熟指数）
D. 骨龄
E. 子宫、卵巢 B 超
F. 血清雌二醇（E_2）浓度

16. 患儿经半年治疗后复查，提示治疗有效的是

A. LH 基础值下降
B. 卵巢体积缩小
C. 子宫体积缩小
D. LH 刺激后峰值下降
E. 身高明显增加
F. 血清雌二醇水平下降

17. 患儿在治疗 2 年后骨龄为 11 岁，身高 138cm，生长速度下降为每年 3cm。患儿此时的治疗方案是

A. 维持原治疗
B. 亮丙瑞林减量
C. 停用亮丙瑞林
D. 亮丙瑞林+生长激素
E. 亮丙瑞林+芳香化酶抑制药
F. 亮丙瑞林+生长激素，并加强伸展和弹跳运动

（18～22 题共用题干）

患者，女性，32 岁。因原发性不孕 4 年来诊。患者平素月经不规则，初潮 14 岁，(4～16) 天/(60～90) 天，痛经（-）。查体：身高 156cm，体重 68kg，多毛，阴毛浓密且呈"△"形分布，泌乳（-）。B 超：子宫小于正常，双侧卵巢增大，每侧卵巢有 12 个以上直径 2～9mm 的小卵泡。丈夫精液常规：精子密度为 61×10^6/ml，a 级 9.0%，b 级 12.2%，c 级 23.8%，d 级 55.0%，畸形率 43%。

18. 为明确诊断，还需要进行的检查项目有

A. LH/FSH 比值
B. 胰岛素、血糖水平
C. 硫酸脱氢表雄酮（DHEA-S）
D. 立卧位醛固酮
E. 检测排卵
F. 子宫输卵管造影（HSG）

19. 月经第 2 天实验室检查：FSH 4.3U/L，LH 0.5U/L，T 3.40nmol/L；空腹血糖 5.9mmol/L，胰岛素 25.7mU/L。患者可考虑的诊断为

A. 多囊卵巢综合征
B. 空卵泡综合征
C. 宫颈宫腔粘连［又称阿什曼（Ashman）综合征］
D. 分泌雄激素肿瘤
E. 空蝶鞍综合征
F. 雄激素不敏感综合征
G. 胰岛素微腺瘤
H. 迟发性 21-羟化酶缺乏症

20. 患者可能出现的远期并发症有

A. 卵巢功能早衰
B. 肾功能不全
C. 糖尿病
D. 卵巢癌
E. 心血管疾病
F. 子宫内膜癌

21. 目前可采取的治疗方案有

A. 二甲双胍
B. 卵巢楔形切除术
C. 胰高血糖素样肽 1（GLP-1）类似物
D. 联合型口服避孕药
E. 氯沙坦钾
F. 经阴道超声引导的卵巢间质水凝术

22. 患者若采用体外受精-胚胎移植（IVF-ET）治疗，在促排卵过程中可能出现的并发症有

A. 卵巢反应减退
B. 多胎妊娠
C. 高危妊娠
D. 异位妊娠
E. 受精障碍
F. 卵巢过度刺激综合征

(23~26 题共用题干)

患者，男性，65 岁。因左侧乳房肿胀 5 个月、体重明显减轻 1 个多月来诊。患者 1 年前无明显原因出现右侧乳房明显肿胀，畏热、多汗伴心悸，在当地医院手术切除右乳肿块，病理报告为乳腺增生。5 个月前出现左乳肿胀，1 个多月前体重明显减轻就诊。查体：脉搏 92 次/分，消瘦貌，眼球无突出，甲状腺Ⅰ度弥漫性肿大，右侧乳晕处可见约 3cm 长术痕，双手细震颤（+），睾丸未见异常。

23. 该患者乳房增生的原因可能为

A. 生理性　　B. 特发性
C. 药物性　　D. 甲亢
E. 老年性　　F. 睾丸功能减退

24. 患者下一步应做的检查有

A. 甲状腺功能　　B. 肝、肾功能
C. 性激素检测　　D. 甲状腺 B 超
E. 乳腺 B 超　　F. 超声心动图

25. 如检查示甲状腺功能亢进，患者下一步的治疗包括

A. 低碘饮食　　B. 乳腺成形术
C. 甲巯咪唑　　D. 丙酸睾酮
E. ^{131}I 放射性核素治疗　　F. 他莫昔芬

26. 结合该病例，下列叙述正确的是

A. 甲状腺功能亢进性乳房发育与催乳素分泌过多有关
B. 甲状腺功能亢进性乳房发育在甲状腺功能亢进控制后可自行缓解
C. 甲状腺功能亢进性乳房发育须给予外科手术治疗
D. 甲状腺功能亢进性乳房发育须给予药物治疗
E. 男性甲状腺功能亢进患者多有乳房发育表现
F. 甲状腺功能亢进性乳房发育与 SHBG 升高有关

参考答案与解析

一、A1 型题

1. C【解析】先天性肾上腺皮质增生症引起的性早熟属于非 GnRH 依赖性性早熟（假性、外周性性早熟）的范畴，不属于真性性早熟的范畴。引起 GnRH 依赖性性早熟（真性、中枢性）的原因如下。①特发性中枢性性早熟。②中枢神经系统器质性病变：a. 错构瘤。

b. 肿瘤，如神经胶质瘤、星形细胞瘤、室管膜瘤、松果体瘤、生殖细胞瘤。c. 中枢神经系统损伤，如手术、感染、脑外伤、颅脑照射、脑缺血缺氧。d. 其他，如大脑畸形、脑积水、鞍隔发育异常、脊髓脊膜突出、蛛网膜囊肿。③性发育相关基因突变。④外周性性早熟转化而来。

2. A【解析】男孩可以通过测量双侧睾丸、阴茎是否增大区别真性性早熟和假性性早熟。女孩可通过双侧卵巢中的卵泡是否增大区别真性性早熟和假性性早熟。

3. A【解析】GnRH 依赖性性早熟的发病机制为下丘脑-垂体-性腺轴过早激活，提前增加了 GnRH 的分泌和释放量，出现垂体黄体生成素（LH）、卵泡刺激素（FSH）升高，并有脉冲分泌，导致性腺发育并分泌性激素，使内、外生殖器发育以及第二性征出现。上述过程呈进行性发展，直至生殖系统发育成熟。

4. B【解析】多囊卵巢综合征（PCOS）需要与下列疾病相鉴别。①非经典型 21-羟化酶缺乏症所致肾上腺增生。②分泌雄激素的肿瘤：肾上腺和卵巢肿瘤。③皮质醇增多症。④服用雄激素类和/或合成代谢类的药物。⑤高雄激素-胰岛素抵抗-黑棘皮综合征。⑥甲状腺功能异常。⑦高催乳素血症。

5. C【解析】性早熟是指任何一个性征出现的年龄比正常人群的平均年龄早 2 个标准差（SD）的现象。

6. D【解析】GnRH 依赖性性早熟患儿常表现为生长加速，骨龄提前，除出现第二性征发育外，还有卵巢或睾丸发育。此性发育过程和正常青春期发育的顺序一致，只是年龄提前。女性表现为乳房发育、小阴唇变大、阴道黏膜细胞的雌激素依赖性改变，子宫、卵巢增大，阴毛出现，月经初潮。

7. C【解析】性早熟的治疗目标是最大限度缩小与同龄人的差异，改善终身高，控制和减缓第二性征成熟程度和速度，预防初潮出现和减少心理影响。

8. B【解析】目前，治疗 GnRH 依赖性性早熟的首选药物是 GnRH 类似物。酮康唑、环丙孕酮、达那唑用于 GnRH 非依赖性性早熟的治疗。螺内酯用于 PCOS 的抗雄激素治疗。

9. A【解析】目前一般认为，女孩在 8 岁前出现第二性征发育或 10 岁前月经来潮，男孩在 9 岁前开始青春期发育，可诊断为性早熟。

10. A【解析】睾酮是最重要的男性激素（雄激素），主要由睾丸分泌（睾丸间质细胞）。

二、A2 型题

C【解析】患者体重指数（BMI）为 29kg/m^2，肥胖，月经稀发，高血压，腹部肥胖，紫纹，B 超示多囊卵巢。首先需要明确肥胖是原发性肥胖，还是继发性肥胖，应立即做激素测定。应该进行糖耐量及胰岛素释放试验以确定是否存在胰岛素抵抗。应进行皮质醇、地塞米松抑制试验以进行皮质醇增多症诊断。待以上结果出来后再行必要的检查，故垂体磁共振成像不是需要立即做的检查项目。

三、A3/A4 型题

1. B【解析】多囊卵巢综合征的诊断为排除性诊断。目前较多采用鹿特丹标准，以下3项中符合2项并排除其他高雄激素病因（如先天性肾上腺皮质增生症、皮质醇增多症、分泌雄激素的肿瘤）后可诊断。①稀发排卵或无排卵。②高雄激素的临床表现和/或高雄激素血症。③卵巢多囊改变的超声提示，一侧或双侧卵巢直径2~9mm的卵泡≥12个和/或卵巢体积≥10cm³。根据题干信息，该患者有月经稀发病史，向心性肥胖，不孕。激素六项：雌二酮（E_2）正常，孕酮降低，睾酮升高，催乳素（PRL）正常，LH/FSH比值升高。首先考虑诊断为多囊卵巢综合征。

2. B【解析】卵巢B超最有助于明确诊断，目的主要是排除器质性疾病。诊断依据：可见卵巢体积增加（≥10cm³）；包膜回声增强，轮廓较光滑；被膜增厚，回声增强。一侧或双侧卵巢中可见12个或更多直径2~9mm的卵泡。

3. D【解析】多囊卵巢综合征（PCOS）的基础治疗为调整生活方式。大多数PCOS患者有肥胖问题，对于超重或肥胖的PCOS患者，可通过控制饮食、增加运动量、行为干预改善与健康相关的生活质量。由于个体差异大，PCOS患者药物治疗除常用非处方药外，应在医师指导下充分结合个人情况选择最合适的药物。须根据PCOS的临床表现，分别采用调节月经周期药物（如短效复方口服避孕药、孕激素）、降低血雄激素水平药物（如糖皮质激素、复方醋酸环丙孕酮、螺内酯）、改善胰岛素抵抗药物（如二甲双胍）、诱发排卵药物（如氯米芬、来曲唑、促性腺激素）进行治疗。

4. D【解析】患者14岁初潮开始不能建立规律月经，2~4个月1次，月经稀发，有痤疮、体毛多等雄激素水平升高的临床表现，体重超重。近1年无明显诱因发展到无排卵，最终出现不孕。符合多囊卵巢综合征的表现。

5. A【解析】参见A3/A4型题第2题解析。

6. D【解析】参见A3/A4型题第3题解析。

7. E【解析】根据题干信息，患儿处于青春期，无月经来潮，出现男性化，全身皮肤色素沉着，毛发重，上唇胡须较重，下颌胡须少许，腹正中线、双下肢毳毛增多，可见喉结，乳房发育差，乳晕色素沉着，小阴茎样阴蒂。综上所述，需要考虑21-羟化酶缺乏（21-OHD）的可能，这是先天性肾上腺皮质增生症（CAH）中最常见的类型，需要进一步检查以明确诊断。

8. B【解析】GnRH非依赖性性早熟的临床表现与GnRH依赖性性早熟相似，只是女性乳晕和小阴唇往往色素沉着明显。该患儿为GnRH非依赖性性早熟，该病又被称为假性性早熟或外周性性早熟。

9. C【解析】先天性肾上腺皮质增生症（21-OHD）实验室检查可表现为促肾上腺皮质激素（ACTH）兴奋试验（是目前公认诊断21-OHD的“金标准”）升高、血17-羟孕酮

（17-OHP）（是筛查和诊断21-OHD及评价疗效的重要指标）明显升高（>242nmol/L）、孕酮升高、皮质醇降低。血中其他激素［如黄体酮（P）、雄烯二酮（AD）］也常升高。

10. A【解析】特发性性早熟女孩发育的早期征象：①身高加速增长和骨盆发育。②乳房下有硬节，胀痛。③乳晕乳房增大、隆起、着色。④大阴唇、腋窝着色和出现色素较浅的长毛。⑤阴道分泌物增多、内裤上有少许分泌物、阴部瘙痒等。⑥皮下脂肪增多。本例患儿乳房增大，乳房Tanner Ⅲ期，身高增长加速，阴道出血，耻骨上毳毛略显增粗。手腕骨X线片示骨龄8岁，超越年龄2年，可诊断为特发性性早熟。

11. D【解析】为明确病因不必要进行超声心动图检查。特发性性早熟需要结合具体病情进行相应的B超检查。主要是为了明确子宫以及卵巢的发育，检查其是否与患儿的实际年龄相符合，有助于更好地判断性早熟的程度。超声心动图检查与特发性性早熟没有必要联系。

12. E【解析】GnRH兴奋试验可检查垂体和卵巢功能，对性早熟的性质具有鉴别诊断意义。

四、B型题

1. A【解析】女性青春期发育的首要标志是乳房发育（Tanner Ⅱ期），95%的正常女孩第二性征出现（如乳房增大）于8~13岁，通常乳房最先开始发育，约1年后出现阴毛，再过1.5年至2年月经来潮，从乳房增大到月经初潮一般历时2年至2.5年。女孩青春期生长加速在青春期早期发动。

2. C【解析】男性青春期发育的首要标志是睾丸增大（容积>4ml或长径>25mm），95%的正常男孩第二性征出现（如睾丸增大）于9~13.5岁。男孩的青春期较女孩迟1年左右，一般先有睾丸、阴茎增大，继之阴囊皮肤皱褶增加伴色素加深，随后阴毛开始出现。腋毛和胡须在阴毛生长2年后出现。晨起阴茎勃起次数增加，甚至有精子生成，男孩从睾丸增大到遗精出现平均历时3年。男孩青春期生长加速在青春期中期最明显。

3. E【解析】根据发病机制的不同，性早熟一般可分为以下两类。①GnRH依赖性性早熟：是由下丘脑促性腺激素释放激素（GnRH）提前释放，导致垂体促性腺激素（LH、FSH）过早分泌，性腺（睾丸和卵巢）体积增大、体内性激素增高而引起的第二性征提前出现。②非GnRH依赖性性早熟：由其他非GnRH依赖性原因引起体内性激素水平升高，而性腺轴本身未发育导致的第二性征过早出现。

4. C【解析】根据患者性早熟的表现与其性别是否一致，性早熟可分为以下两类。①同性性早熟：是指女性患者出现女性性早熟的表现或男性患者出现男性性早熟的表现。②异性性早熟：是指女性患者出现男性化表现或男性患者出现女性化，以前者多见。

5. B【解析】根据第二性征是否完全充分发育，性早熟可分为完全性性早熟和部分性性早熟，后者仅表现为单独乳腺早发育、单独阴毛早现或单独阴道出血，部分性性早熟多可自行恢复。

五、X 型题

1. AB【解析】GnRH 依赖性性早熟又被称为真性性早熟或中枢性性早熟。

2. BCD【解析】目前用于治疗性早熟的主要药物如下。①孕激素类药：孕激素通过对下丘脑的负反馈作用，抑制下丘脑-垂体-性腺轴（HPGA）的活性，减少垂体促性腺激素的释放，缓解第二性征的发展。②GnRH 类似物是目前治疗中枢性性早熟的首选药物。③抗雄激素类药：环丙孕酮为 17-羟孕酮的衍生物，有较强的抗雄激素作用，也有孕激素的活性，能抑制促性腺激素的分泌。

3. ABCE【解析】研究表明，PCOS 患者亚临床慢性炎症因子水平升高，并与胰岛素抵抗（IR）存在密切关系，推测 PCOS-IR 的发病机制可能与自身免疫及慢性轻型炎症性疾病有关，但 IR 与 PCOS 雄激素过多的关系尚未明确，所以选项 A、B 均正确。PCOS 的发病有遗传物质基础，*HLA-DQA* 基因分布可能对预测或诊断 PCOS 具有意义；所以选项 C 正确。卵巢男性化肿瘤需要与 PCOS 进行鉴别。卵巢男性化肿瘤均可分泌较多的雄激素，出现类似 PCOS的症状，但不会引起 PCOS，所以选项 D 错误。*CYP*11*A* 基因是 PCOS 的一个重要遗传易感位点，在 PCOS 发病机制中其多态性表现的作用仍有争论，并未完全阐明，值得进一步深入研究。*CYP*11*A* 基因和脂联素基因多态与 PCOS 发病相关，但其遗传机制仍须进一步验证。所以选项 E 正确。

4. ACDE【解析】Klinefelter 综合征又称细精管发育障碍症、先天性睾丸发育不全。Klinefelter 综合征最重要的临床特点为小而质韧的睾丸和雄激素缺乏症的不同表现。青春期中后期生殖细胞移行到原始非整倍体睾丸组织后开始逐渐死亡，而正常情况下生殖细胞应在此增殖，生殖细胞的大量死亡导致严重的精子发生缺陷。Klinefelter 综合征的标准核型为 47，XXY，男性表型，约占 Klinefelter 综合征的 80%。Klinefelter 综合征患者易发生生殖腺外的恶性生殖细胞肿瘤（如纵隔恶性非精原细胞瘤和中枢神经系统生殖细胞瘤），患者发病年龄早，常小于 30 岁，肿瘤分泌的 hCG 可导致性早熟。另外，Klinefelter 患者白血病、淋巴瘤等血液系统恶性疾病的发病率也增高。

5. BCDE【解析】参见 A3/A4 型题第 3 题解析。

6. BCE【解析】GnRH 非依赖性性早熟（外周性性早熟）除了外源性激素摄入外，一般都具有器质性病因，因此，治疗目的在于去除病因，改善性早熟状态，GnRH 类似物治疗无效，但周围性性早熟转化为中枢性性早熟时加用 GnRH 类似物治疗有效。由外源性药物或食物引起者应及时停用。性腺、肾上腺肿瘤须切除肿瘤，恶性者辅以放疗、化疗等。先天性肾上腺皮质增生症应使用糖皮质激素治疗，必要时行矫形手术切除肥大的阴蒂。原发性甲状腺功能减退者须进行甲状腺激素的替代治疗。McCune-Albright 综合征和家族性高睾酮血症引起的性早熟治疗可选用抑制类固醇激素合成的药物或拮抗其作用的药物。

7. ACE【解析】参见 A1 型题第 1 题解析。

8. BDE【解析】家族性高睾酮血症、颗粒细胞瘤、卵泡膜细胞瘤、卵巢癌等疾病能导致假性性早熟。“脊髓脊膜突出”和“脑缺血缺氧”所致性早熟属于真性性早熟。

9. ACDE【解析】8 岁前只有单侧或双侧乳房发育而无其他第二性征如阴毛、子宫大小和小阴唇的改变等出现，即为单纯性乳房早发育。常见于 2 岁内，4 岁后较少发生，少数可持续时间较长。血中雌激素水平可正常或轻度升高，血中性激素结合球蛋白（SHBG）常升高，但无 FSH 升高。GnRH 激发后 FSH 明显升高，其反应大于正常对照者（正常青春前期女性激发后也会升高），但 LH 升高不明显（多数<5U/L）。单纯性乳房早发育多为良性过程，诊断单纯性乳房早发育后须定期随访，尤其是对乳房反复增大或持续不退者，必要时应重复激发试验。

10. ACDE【解析】单纯性阴毛早发育可见于两性，大多数在 6 岁左右出现阴毛，可伴有腋毛，但无下丘脑-垂体-性腺轴的发动，也无其他任何第二性征发育表现。部分患儿可有轻度生长加速和骨龄提前，血脱氢表雄酮、17-羟孕酮、17-羟孕烯醇酮、雄烯二酮可达正常儿童阴毛 TannerⅡ期时水平。ACTH 激发后脱氢表雄酮可升高，但 17-羟孕酮、17-羟孕烯醇酮升高程度不如先天性肾上腺皮质增生症明显。病程呈非进行性，真正的青春期发动在正常年龄开始。本类疾病须与引起儿童期雄激素分泌增多的其他病变加以区别。

11. ABD【解析】治疗 GnRH 依赖性性早熟的首选药物是 GnRH 类似物。治疗指征为女孩<7 岁和男孩<8.5 岁，同时生长潜能明显受损但又存在潜能的患儿，前提如下：LH 激发峰值达到青春期水平，骨龄提前 2 岁或以上，女童骨龄≤11.5 岁，男童≤12.5 岁，女童预测成年期身高≤150cm，男童≤160cm，或低于其遗传靶身高负 2 个标准差者，性发育进程迅速，骨龄增长/年龄增长>1。

六、案例分析题

1. A【解析】参见 A3/A4 型题第 1 题解析。

2. ABC【解析】患者进行妇科检查时，应测定睾酮和脱氢表雄酮（DHEA），排除其他疾病；在导致女性男性化的肾上腺和卵巢肿瘤中，二者明显升高，可以分别>200ng/dl 和>600μg/dl。LH 通常正常和轻度升高。随机测定的 17-羟孕酮<200ng/dl 可以排除不典型的特发性肾上腺皮质增生症。小剂量地塞米松抑制试验可以排除 Cushing 综合征。测定 PRL 和 TSH 可以排除高催乳素血症和甲减。PCOS 患者可以出现以下激素异常。①总睾酮和游离睾酮可以正常或达到正常上限 2 倍。②DHEA-S 会轻度升高。③LH 和 FSH 升高，LH/FSH 比值升高；LH 可以作为诊断 PCOS 指标，尤其在偏瘦的闭经患者中。④血清雌酮可以升高，而雌二醇正常或下降。⑤PRL 可以轻度升高。⑥部分患者有糖耐量异常和血胰岛素升高。⑦可有极低密度脂蛋白（VLDL）和低密度脂蛋白（LDL）升高，高密度脂蛋白（HDL）下降。

3. A【解析】参见 A3/A4 型题第 2 题解析。

4. D【解析】患者男性，左侧睾丸增大伴有触痛，双侧乳房肿大无压痛，应首先考虑可能为睾丸肿瘤引起的男性乳房发育。因性腺功能减退，雄激素分泌很低，血中睾酮、雌激素比例发生改变，引起男子乳房肥大。

5. A【解析】男子乳房发育的常规检查项目包括 hCG 测定，乳腺 B 超，LH、FSH、T 和 E 测定，肝、肾功能检查，睾丸 B 超（可观察睾丸有无肿瘤）。

6. E【解析】睾丸肿瘤患者应先经腹股沟入路行根治性睾丸肿块切除术，根据睾丸肿瘤组织类型及临床分期再选择后续的治疗方案。

7. ABE【解析】患者男性，发现单侧乳房肿块，质硬，活动，表面光滑，形态欠规则，为明确诊断，需要进行乳腺 B 超、胸部 CT 以及肝、肾功能检查。

8. DF【解析】患者乳腺 B 超提示右乳实性肿物，乳腺癌可能性大，为明确诊断，应做以下检查。①乳腺钼靶 X 线检查：是男性患者常用来排除是否有乳腺癌的检查。乳腺钼靶 X 线检查可更加明显地反映乳腺组织状态，如乳晕区是否有毛刺状肿块阴影，致密区是否有放射状血管或泥沙样钙化点等，以此区分异常组织或乳腺囊肿。②肿块穿刺病理学检查：是临床最直接的用来判断患者是否乳腺癌的检查，并可帮助确定是否需要治疗。

9. ABCDF【解析】患者肿块穿刺病理学检查结果为男性乳腺发育，选项中除“超声心动图”不需要外，其余均是下一步需要进行的检查。

10. E【解析】患者激素测定显示甲状腺激素正常，LH 升高，T 下降，hCG 正常。染色体检查正常。该患者乳房发育的最可能原因考虑为生理因素。生理因素引起的乳房发育最常见于 50~80 岁的老年人，通常是因为老年人睾丸功能的下降，导致体内的雌激素相对增高，造成男性乳腺发育。

11. ABC【解析】男性乳房发育的治疗应根据其病因、病史长短、有无伴随症状、乳房大小等作出合理选择。首先应该针对病因进行治疗。目前治疗方法有药物治疗和手术治疗两种。其中，药物治疗主要采用激素对抗治疗，常用药物有他莫昔芬（能与靶组织的雌激素受体结合，阻断雌激素）、睾酮（对睾丸功能减退疗效良好）等，一般可使部分患者疼痛缓解，肿块消退。但是药物治疗治标不治本，想彻底摆脱疾病的困扰仍须手术治疗。

12. ACDEF【解析】8 岁女性患儿，乳房发育（Tanner Ⅲ期），外生殖器改变，阴毛出现（Tanner Ⅲ期），伴阴道分泌物增多，均为性早熟表现，为明确诊断，应进行性激素测定，GnRH 兴奋试验（是判断中枢性性早熟的“金标准”）、骨龄（代表骨骼发育成熟度，是目前评价生物年龄或成熟状况的可靠而操作简便的方法）、颅脑 CT 和 MRI（可排除颅内占位性病变）、盆腔 B 超（可确定子宫大小、卵巢发育情况）。

13. BCEF【解析】根据题干患儿表现，结合各项实验室检查结果以及 B 超和 MRI 检查结果，考虑该患儿为 CnRH 依赖性性早熟，即真性性早熟或中枢性性早熟。患儿第二性征完全充分发育，为完全性性早熟。根据题中叙述可诊断为特发性性早熟。女孩特发性性早熟的主要诊断依据如下。①女孩在 8 岁前出现无相关病因的女性第二性征，并呈进行性发育成熟，甚至月经来潮和建立排卵周期。②血中雌二醇和垂体促性腺激素达青春期或成人水平。③盆腔 B 超显示子宫、卵巢均同时发育，卵巢容积大于 1 升，并有多个直径达 3~4 毫米的卵泡存在。④头颅 X 线、CT 和垂体 MRI、脑电图、眼底及视野检查等排除颅内占位性病变。⑤手 X 线摄片示患者骨龄明显提前。

14. CEF【解析】患儿 8 岁，骨龄为 10 岁，超过 2 岁则视为明显提前。患儿预测身高为 150cm。GnRH 依赖性性早熟的治疗是以改善患儿的成年期身高为核心，对性早熟进行药物干预，抑制性发育并使已发育的第二性征消退，防止初潮发生，药物治疗首选 GnRH 类似物（曲普瑞林、亮丙瑞林或亮丙瑞林）加生长激素。

15. ACDEF【解析】该患儿选择每 4 周皮下注射亮丙瑞林进行治疗，这是目前唯一疗效确切、安全性相对较好的治疗方法。治疗中应仔细监测骨龄并预测身高，检查性激素及子宫、卵巢 B 超（最好还能检查乳腺 B 超），定期复查基础血清雌二醇（E_2）浓度。还应检查垂体 MRI 或 CT，排除可分泌性激素的肿瘤。确定是否是真性性早熟的最可靠检查是促性腺激素释放激素（GnRH）激发试验。只有符合真性性早熟的诊断标准，且有用药指征时，才需要考虑注射 GnRH 类似物（亮丙瑞林或曲普瑞林）。

16. ABCDF【解析】亮丙瑞林治疗能有效抑制性早熟女童的性激素的分泌，延缓其子宫和卵巢的发育，减轻患儿病情。该患儿治疗半年后复查，以下指标提示治疗有效：LH 基础值下降、卵巢体积缩小、子宫体积缩小、LH 刺激后峰值下降、血清雌二醇水平下降。

17. DF【解析】患儿在治疗 2 年后骨龄为 11 岁，身高 138cm，生长速度下降为每年 3cm。患儿此时应选择亮丙瑞林联合生长激素治疗，联合治疗在降低性激素水平方面有很好的临床疗效，还有益于改善中枢性性早熟（CPP）患儿的成人终身高，不影响糖、脂代谢，安全性高。患儿应同时均衡营养，控制体重（避免超重或肥胖），增强体育锻炼（如加强伸展和弹跳运动）。

18. ABCEF【解析】为明确诊断，还需要进行的检查项目有 LH/FSH 比值，胰岛素、血糖水平，DHEA-S，检测排卵，子宫输卵管造影（HSG）。

19. A【解析】多囊卵巢综合征诊断标准如下。①稀发排卵或无排卵：a. 初潮 2~3 年不能建立规律月经；闭经，停经时间超过 3 个以上月经周期或≥6 个月；月经稀发，即周期≥35 天及每年≥3 个月不排卵者（世界卫生组织Ⅱ类无排卵）；b. 月经规律并不能作为判断有排卵的证据；c. 基础体温（BBT）、B 超监测排卵、月经后半期孕酮测定等方法有助于判断是否有排卵。②雄激素水平升高的临床表现：痤疮，复发性痤疮，常位于额、双颊、鼻及下颌等部位；多毛，上唇、下颌、乳晕周围、下腹正中线等部位出现粗硬毛发。③雄激素水平升高的生化指标：总睾酮、游离睾酮指数或游离睾酮水平高于实验室参考值。④多囊卵巢（PCO）诊断标准：一侧或双侧卵巢中直径 2~9mm（<9mm）的卵泡≥12 个和/或卵巢体积≥10ml。根据以上标准，结合患者临床表现和实验室检查结果，患者可考虑诊断为 PCOS。

20. CEF【解析】PCOS 是生育期女性常见的内分泌紊乱性疾病，存在多种远期并发症，具体如下。①子宫内膜癌：PCOS 患者因长期无排卵导致月经稀发、闭经，卵巢无周期性的排卵与黄体形成，子宫内膜长期处于雌激素的单一刺激而无孕激素对抗，子宫内膜过度增生容易发生不典型增生甚至癌变。②2 型糖尿病：PCOS 患者如果伴随肥胖可以进行口服葡萄糖耐量试验（OGTT）筛查是否有糖耐量异常和 2 型糖尿病。建议每隔 3~5 年重测一次，如果有向心性肥胖，更应该经常筛查。③血管疾病：PCOS 患者伴代谢综合征者血脂、血糖及血压异常，应注意排除并预防心血管疾病。

21. ABDF【解析】患者空腹血糖 5. 9mmol/L，胰岛素 25. 7mU/L，有糖耐量异常和血胰岛素升高，胰岛素增敏药（如二甲双胍）可以通过改善胰岛素抵抗，降低体重，从而起到降低雄激素水平和促排卵的作用。二甲双胍每天 1500~2000mg，分 2~3 次口服。口服避孕药是无备孕计划患者的标准治疗方案，能打断高雄激素和月经稀少的循环，恢复正常的月经周期，从而减少雌激素对子宫内膜的长期刺激。能降低雄激素的水平并减轻多毛和痤疮，但有可能加重胰岛素抵抗。一般是联合应用炔雌醇和雄激素样作用较小的孕激素（炔诺酮或去氧孕烯）。卵巢楔形切除术可以减少卵巢中部分颗粒细胞，卵巢间质产生雄激素减少，从而使循环中的雄激素水平降低，进而 GnRH 降低，引起血清雄激素浓度进一步降低，术后大部分患者可恢复自发排卵和月经，有部分可能自然怀孕。但损伤较大，现在已很少应用。经阴道超声引导的卵巢间质水凝术（THL）主要用于检查无明显盆腔原因的不孕症患者的输卵管及卵巢结构。通过 THL 对氯米芬抵抗的 PCOS 患者进行卵巢打孔治疗，术后6 个月累积妊娠率达 71%。

22. BCF【解析】体外受精-胚胎移植（IVF-ET）是 PCOS 不孕症的三线治疗方法，也常用于合并其他不孕症病因的患者，如高龄、输卵管因素、男方精液异常等。但促排卵过程中可能出现以下并发症。①卵巢过度刺激综合征（OHSS）：少数患者使用促排卵药物后，卵巢发生过度反应，出现腹水胸腔积液、血液浓缩、少尿等症状。OHSS 为自限性疾病，一般经 7~30 天自行缓解，妊娠者病程长、病情重。促排卵过程中严密监测能有效减少重度 OHSS 的发生，但不能完全杜绝重度 OHSS。②异位妊娠：由于 IVF-ET 周期中往往移植多个胚胎，偶尔也会发生宫内外混合妊娠，但手术切除宫外孕囊一般不影响宫内胚胎发育。③多胎妊娠：发生率较高，易引起母胎严重并发症，导致 IVF-ET 术后孕妇妊娠结局不良。目前降低多胎妊娠率的主要措施是提高胚胎选择的准确性以减少移植胚胎的数量，而将多余胚胎进行冷冻保存，待以后再用。④高危妊娠：如流产、早产、胎膜早破等。从总体上讲，IVF-ET妊娠者妊娠并发症高于自然妊娠者，可能与妊娠年龄、不孕症病因有关。

23. D【解析】男性患者，乳腺增生术后再次出现左乳肿胀，体重明显减轻。甲状腺Ⅰ度弥漫性肿大，双手细震颤（+），初步诊断为甲亢、男性乳腺发育症。甲亢很可能是患者乳腺增生的原因。

24. ABCDE【解析】为进一步明确诊断，应做以下检查。①实验室检查：肝、肾以及甲状腺功能检查有助于判断是否存在肝、肾、甲状腺功能异常，查找导致乳腺发育的病因，指导正确治疗。激素水平检测（性腺激素、促性腺激素、皮质醇、促肾上腺皮质激素等）有助于判断是否有睾丸和肾上腺等疾病，明确病因。②超声检查：乳腺 B 超能显示致密的增生乳腺组织。甲状腺 B 超是检查甲状腺疾病的首选方法，可进一步观察甲状腺血流分布和血流动力学，增加了对甲状腺功能的诊断依据。

25. ACE【解析】甲状腺功能检查后，患者为甲状腺功能亢进。应给予低碘饮食，甲巯咪唑口服治疗，乳房胀痛大多可缓解。^{131}I 治疗甲亢在临床上应用比较广泛，该治疗方法简单效果较好。

26. BF【解析】男性乳腺发育在初发的男性甲亢患者中所占比例不超过 5%，通过抗甲亢治疗有效控制血清高甲状腺素血症后，激素代谢紊乱会得到一定程度的纠正，相应症状可缓解、减轻。故随着甲亢的控制，乳房胀痛会消失，包括雄激素在内的性激素水平也可恢复正常。甲亢性乳房发育与性激素结合球蛋白（SHBG）升高有关，甲亢时，SHBG 的结合容量增加，导致更多的 SHBG 升高。甲亢治疗后乳腺症状缓解，不需要特殊治疗。甲亢合并男性乳腺发育的患者，绝大多数可通过药物治疗控制，不需要手术。

第八章　多发性内分泌腺瘤病

一 A1 型题

1. 多发性内分泌腺瘤病 2 型（MEN 2）中关于甲状腺髓样癌的叙述，不正确的是
   A. 起源于甲状腺的滤泡旁细胞　　B. 主要特征为双侧性和多中心肿瘤
   C. 血清降钙素明显降低　　D. 有明显的家族史
   E. 手术是首选治疗方法
2. *Menin* 基因缺陷与（　　）的发病有关
   A. 多发性内分泌腺瘤病 1 型（MEN 1）　　B. MEN 2
   C. 嗜铬细胞瘤　　D. 垂体瘤
   E. 原发性醛固酮增多症（简称原醛症）
3. MEN 2 的发病与以下哪个基因突变有关
   A. *Menin* 基因　　B. *RET* 基因
   C. *ras* 基因　　D. *Src* 基因
   E. *fos* 基因
4. 甲状腺髓样癌在下列哪种疾病或综合征中是最常见且最早出现的病变
   A. MEN 1　　B. 多发性内分泌腺瘤病 2A 型（MEN 2A）
   C. 多发性内分泌腺瘤 2B 型（MEN 2B）　　D. 伴瘤内分泌综合征
   E. 异位促肾上腺皮质激素（ACTH）综合征
5. MEN 2B 的诊断要点不包括
   A. 甲状腺髓样癌（MTC）　　B. 嗜铬细胞瘤
   C. 常染色体显性遗传史　　D. 常染色体隐性遗传史
   E. 多发性黏膜神经瘤的表型特征
6. MEN 1 最早和最常见的病变是
   A. 甲状旁腺功能亢进症（简称甲旁亢）　　B. 消化道胰腺内分泌肿瘤
   C. 胰岛 B 细胞瘤　　D. 胰高血糖素瘤
   E. 血管活性肠肽瘤
7. MEN 1 最主要累及的腺体为
   A. 甲状旁腺　　B. 胰腺

C. 性腺
D. 腺垂体
E. 甲状腺

8. MEN 2 最常见的病变为
A. 嗜铬细胞瘤
B. 甲状旁腺增生或腺瘤
C. 甲状腺髓样癌
D. 胰岛细胞瘤
E. 类癌

9. 关于 MEN 1 病变中的垂体瘤，下列叙述不正确的是
A. 大多数是单个腺瘤
B. 仅少数为增生
C. 大多为恶性瘤
D. 其诊断、治疗同散发性者
E. 检出率<3%

10. 对 MEN 1 患者的家庭成员进行筛查时应做全面的病史采集及体检，重要的实验室检查为
A. 血钠测定
B. 血钾测定
C. *Menin* 基因突变检测
D. 血钙测定
E. 血氯测定

11. MEN1 又称
A. 皮质醇增多症［又称库欣（Cushing）综合征］
B. 佐林格-埃利森（Zollinger-Ellison）综合征
C. 沃纳（Werner）综合征
D. 西普勒（Sipple）综合征
E. 以上都不对

12. MEN 2B 的表现一般不包括
A. 甲状腺髓样癌
B. 甲旁亢
C. 嗜铬细胞瘤
D. 马方（Marfan）综合征体型
E. 多发性神经瘤

13. 多发性内分泌腺瘤病 2 型中嗜铬细胞瘤的表现不包括
A. 发病的年龄较早
B. 肿瘤多位于肾上腺，肾上腺外极罕见
C. 大多为恶性嗜铬细胞瘤
D. 肿瘤常为双侧和多发性
E. 肿瘤外肾上腺髓质可见增生

14. MEN 1 中胃泌素瘤的确诊依据是
A. 血清胃泌素正常，伴有胃酸分泌正常或降低
B. 血清胃泌素正常或升高，伴有胃酸分泌正常或降低
C. 血清胃泌素升高，伴有胃酸分泌显著降低或缺乏
D. 血清胃泌素升高，伴有基础胃酸分泌增加
E. 血清胃泌素水平正常或稍高，伴有胃酸高

15. MEN 1 的诊断要点不包括

A. 胰腺内分泌肿瘤　　B. 垂体瘤

C. 可伴有或不伴有其他肿瘤　　D. 常染色体隐性遗传家族史

E. 甲旁亢，多为 4 个甲状旁腺同时受累

16. MEN 2B 的 X 线检查不可见

A. 结肠袋与黏膜皱襞异常　　B. 结肠憩室与巨结肠

C. 食管节段性扩张　　D. 小肠节段性收缩

E. 胃排空延迟

17. MEN 1 相关的胃泌素瘤最常合并的内分泌腺瘤病是

A. 甲状旁腺腺瘤　　B. 催乳素瘤

C. 肾上腺腺瘤　　D. 嗜铬细胞瘤

E. 甲状腺腺瘤

18. 关于 MEN 1 病变中的胃泌素瘤，下列说法不正确的是

A. 一旦诊断有胃泌素瘤，即提示 MEN 1 存在的可能

B. 50%的肿瘤在发现时常常已发生转移

C. 是 MEN 1 第二位最常见的表现

D. 1/3 发生于十二指肠壁，2/3 发生于胰腺

E. 大多数为多灶性，体积小，多为恶性

二 A2 型题

患者，女性，32 岁。消瘦，乏力，皮肤色素沉着伴直立性低血压 2 年，继发闭经 1 年，既往无结核病史，血糖 13.1mmol/L，尿酮体（+++），血皮质醇低，抗肾上腺抗体和抗胰岛细胞抗体均阳性，诊断应为

A. 肾上腺皮质功能减退　　B. 1 型糖尿病

C. 卵巢功能早衰　　D. 2 型糖尿病

E. 自身免疫性多内分泌腺病

三 A3/A4 型题

（1~4 题共用题干）

患者，男性，38 岁。因头晕、头痛 4 年，加重 1 年来诊。患者母亲有嗜铬细胞瘤手术史。查体：血压 150/90mmHg；甲状腺Ⅱ度肿大，右侧可触及一结节；双肺呼吸音清，无啰音；心率 76 次/分，律齐，未闻及杂音；腹平软，无压痛，肝、脾剑突下未触及。实验室检查：血甲氧基肾上腺素及甲氧基去甲肾上腺素明显升高。肾上腺 CT 示双侧肾上腺占位。颈

部 B 超示右侧甲状腺占位。

1. 诊断应首先考虑为

A. 原发性高血压

B. 散发性嗜铬细胞瘤

C. 多发性内分泌腺瘤病 1 型

D. 多发性内分泌腺瘤病 2 型

E. 神经纤维瘤病 1 型

2. 下一步的治疗措施应首选

A. 暂不手术，观察随访

B. 口服降压药物治疗

C. 肾上腺占位切除术

D. 甲状腺占位切除术

E. 先行肾上腺占位切除术，再行甲状腺占位切除术

3. 患者的甲状腺占位术后病理诊断最有可能是

A. 甲状腺未分化癌

B. 甲状腺髓样癌

C. 甲状腺良性肿瘤

D. 甲状腺乳头状癌

E. 甲状腺滤泡状癌

4. 如进行分子生物学检查，该患者应首选的基因检测是

A. *NF*1

B. *RET*

C. *VHL*

D. *SDHD*

E. *SDHB*

（5~7 题共用题干）

患者，女性，47 岁。因反复腹痛伴腹泻 2 年来诊。轻度贫血貌，心率 100 次/分，心律齐，腹软，全腹轻压痛、无反跳痛，肠鸣音亢进。胃镜示胃及十二指肠多发溃疡，胃黏膜皱襞肥大。

5. 最可能的诊断是

A. 消化性溃疡

B. 溃疡性结肠炎

C. 胃泌素瘤

D. 胃癌

E. 萎缩性胃炎

6. 下列检查中有助于进一步明确诊断的是

A. 肠镜

B. 上消化道钡餐造影

C. 腹部 CT

D. 大便常规及细菌培养

E. 血清胃泌素测定

7. 首选治疗药物是

A. 雷尼替丁

B. 奥曲肽

C. 柳氮磺吡啶

D. 奥美拉唑

E. 丙谷胺

（8~10 题共用题干）

患者，女性，31 岁。表现为情绪不稳定、记忆力差、嗜睡、四肢无力、消化不良、恶心、呕吐，近日出现腰背及四肢疼痛，详细询问病史，发现其父亲有类似病史并于 38 岁病故，经检查发现患者伴有垂体瘤。

8. 患者最可能诊断为

A. 原发性甲旁亢
B. 垂体瘤
C. 多发性内分泌腺瘤病
D. 抑郁症
E. 自主神经功能紊乱

9. 该患者的上述症状应属于

A. 甲旁亢症状
B. 胃肠道症状
C. 骨骼肌肉症状
D. 神经精神症状
E. 甲亢症状

10. 对其家庭成员筛查，重要的实验室检查为

A. 血甲状旁腺激素（PTH）测定
B. 血钙测定
C. 地塞米松抑制试验
D. 血磷测定
E. 血促甲状腺激素（TSH）测定

（11、12 题共用题干）

患者，男性，45 岁。因突发上腹痛 2 小时来诊。既往半年内有类似发作史 3 次，均诊断为上消化道穿孔合并弥漫性腹膜炎。查体：急性病容，强迫屈曲位；板状腹，全腹压痛、反跳痛，肝浊音界消失。腹部 X 线立位片：膈下游离气体。腹部 CT 示胰颈部有一直径 1.0cm 的肿块。

11. 患者应高度怀疑为

A. 胃癌
B. 胰腺炎
C. 胃泌素瘤
D. 胰腺癌
E. 消化性溃疡复发

12. 下列检查中最有助于了解有无转移灶的是

A. 腹部 MRI
B. 生长抑素受体闪烁扫描
C. 经皮肝门静脉分段采血
D. 选择性动脉促胰液素注射试验
E. 选择性动脉造影

（13~15 题共用题干）

患者，女性，29 岁。因闭经、溢乳 3 个月来诊。入院后 2 次查血 PRL 均升高，分别为 210μg/L 和 240μg/L；血钙分别为 3.4mmol/L 和 3.2mmol/L，血磷正常值低限；PTH 水平升高，两次检测分别为 180μg/L 和 200ng/L；尿隐血（+++）。垂体磁共振成像（MRI）示微

腺瘤。

13. 患者最可能的诊断是

A. MEN 1
B. MEN 2A
C. MEN 2B
D. 原发性甲旁亢
E. 催乳素瘤

14. 无须进一步做的检查为

A. 尿钙
B. 肾功能
C. 空腹血糖
D. *RET* 基因筛查
E. 肾和输尿管B超

15. 以下处理措施不正确的是

A. 溴隐亭治疗
B. 行甲状旁腺全切除与自体甲状旁腺移植
C. 甲状旁腺手术中须探查所有甲状旁腺
D. 不能耐受溴隐亭者可进行垂体手术或放疗
E. 降钙素治疗

四 B型题

（1、2题共用备选答案）

A. 甲状腺髓样癌
B. 嗜铬细胞瘤
C. 甲状旁腺功能减退症（简称甲旁减）
D. 甲旁亢
E. 先天性巨结肠症

1. 在 MEN 1 中，最常见和最早出现的病变是
2. 在 MEN 2 中，最常见和最早出现的病变是

（3、4题共用备选答案）

A. 胃泌素瘤
B. 高钙血症
C. 甲状腺髓样癌
D. 嗜铬细胞瘤
E. 血管活性肠肽瘤

3. MEN 1 的主要死亡原因是
4. MEN 2 的主要死亡原因是

五 X型题

1. MEN 1 临床表现多种多样，主要特征为

A. 甲旁亢　　B. 甲状腺髓样癌
C. 垂体的内分泌肿瘤　　D. 肠胰内分泌肿瘤
E. 嗜铬细胞瘤

2. MEN 2 的主要特征为
A. 甲状腺髓样癌　　B. 甲旁亢
C. 肠胰内分泌肿瘤　　D. 垂体的内分泌肿瘤
E. 嗜铬细胞瘤

3. MEN 2B 的 *RET* 基因突变主要发生的基因位点是
A. 820 号基因　　B. 883 号基因
C. 890 号基因　　D. 918 号基因
E. 921 号基因

4. MEN 2B 的黏膜神经瘤伴甲状腺髓样癌可分布在从口唇至肛门的各处，最多见的部位是
A. 口腔黏膜　　B. 舌
C. 唇　　D. 颊部
E. 眼睑

5. 具有 MEN 2A 临床表现的疾病有
A. 甲状腺髓样癌　　B. 嗜铬细胞瘤
C. 甲状旁腺功能亢进症　　D. Marfan 综合征体型
E. 黏膜神经瘤综合征

6. *RET* 基因可在染色体 10q11-12 第 10、11 号外显子的（　　）等基因位点发生突变，有助于 MEN 2A 的诊断
A. 609　　B. 615
C. 618　　D. 620
E. 634

7. MEN 2 的筛查项目包括
A. *RET* 基因突变筛查　　B. 血清钙
C. 空腹血糖　　D. 基础和刺激后的血清降钙素
E. 尿儿茶酚胺和甲氧基肾上腺素

8. MEN 1 的甲旁亢与三发性甲旁亢的鉴别点不包括
A. 两者的临床表现不同　　B. 两者的甲状旁腺病理学检查结果不同
C. 两者甲状旁腺手术后的结局不同　　D. 前者几乎不会进展为甲状旁腺癌
E. 两者的定性和定位检查不同

9. 关于 MEN 1 的筛查，下列叙述正确的有
A. 从 15 岁开始定期检查　　B. 检查时一定要做 *Menin* 基因突变检测

C. 从5岁开始定期检查
D. 重要的实验室检查为血钙测定
E. 对MEN 1的家庭成员应做全面的病史采集及体检

10. MEN 2B中的MCT为家族性病例的特点有
A. 病情最重
B. 发生最早
C. 病情最轻
D. 进展最快
E. 发生最晚

11. MEN 1胃泌素瘤的临床表现有
A. 多发性顽固性胃十二指肠溃疡
B. 空肠上段溃疡
C. 腹泻
D. 空腹低血糖
E. 腹痛

12. MEN 1胰岛B细胞瘤的临床表现有
A. 空腹低血糖
B. 血浆胰岛素升高
C. 胰岛素原升高
D. C肽水平降低
E. 胰岛素/血糖比值>0.3

13. MEN 1胰高血糖素瘤的临床表现有
A. 体重增加
B. 移行性坏死性皮炎
C. 糖尿病
D. 贫血
E. 低血糖

14. MEN 1血管活性肠肽瘤的临床表现有
A. 体重增加
B. 水样腹泻
C. 低钾综合征
D. 空腹血管活性肠肽（VIP）较低
E. 恶性倾向明显

15. MEN 1肾上腺皮质瘤常见的临床表现有
A. 皮质醇增多症
B. 原发性醛固酮增多症
C. 嗜铬细胞瘤
D. 弥漫性或结节性增生
E. 腺癌

16. MEN 1病变中胃泌素瘤与胃酸缺乏症伴高胃泌素血症的区别是
A. 前者存在高胃泌素血症及正常胃酸分泌
B. 促胰液素兴奋试验时前者血胃泌素升高
C. 促胰液素兴奋试验时后者血胃泌素升高
D. 前者同时存在高胃泌素血症及高胃酸分泌
E. 以上都不对

17. 以下属于有功能的胰十二指肠肿瘤的有
A. 胰高血糖素瘤
B. 胃泌素瘤

C. 血管活性肠肽瘤　　　　D. 生长抑素瘤
E. 胰岛 B 细胞瘤

18. MEN 1 病变中甲旁亢与腺瘤所致散发性病例相比较，下列说法正确的是
A. 两者术后结局不同　　　　B. 前者起病较早
C. 前者女性发病率高于男性　　　　D. 后者发病率女性高于男性
E. 前者在病理上为多个甲状旁腺增生，大小可不一致

19. 胃泌素瘤患者消化性溃疡的特点包括
A. 60%以上为多发溃疡　　　　B. 易发生出血、穿孔等并发症
C. 常伴有幽门螺杆菌感染　　　　D. 可伴有分泌性腹泻
E. 可发生在不典型部位，如空肠、十二指肠降部

六 案例分析题

（1~3 题共用题干）

患者，女性，48 岁。因腹痛、腹泻半年，加重伴呕吐 15 天来诊。患者频繁呕吐，夜间吐酸性液约 1500ml，腹泻 10 余次，为黄色稀水样便，伴消瘦、乏力、食欲缺乏。查体：血压 100/60mmHg，心、肺无异常，腹平软，剑突下压痛，肝、脾不大，移动性浊音（-），肠鸣音亢进。

1. 为明确诊断应立即进行的检查有
A. 胃液分析　　　　B. 肠镜
C. 胃镜　　　　D. 血生化
E. 生长抑素受体闪烁扫描　　　　F. 血清胃泌素测定

2. 实验室检查：血钾 3.0mmol/L，血清胃泌素 500pg/ml，胃液 pH 3.2。胃镜：食管多处糜烂及陈旧性出血，胃底黏膜粗大、肥厚，胃窦部黏膜明显充血，十二指肠球部及降部可见数处大小不等糜烂及溃疡。患者下一步治疗应有
A. 补液　　　　B. 胃黏膜保护药
C. 质子泵抑制药　　　　D. 纠正低钾血症
E. 静脉应用喹诺酮类抗生素　　　　F. 生长抑素类似物奥曲肽

3. 经上述处理后，患者腹痛、腹泻等症状明显改善。为进一步明确诊断应选择的检查有
A. 胃泌素激发试验　　　　B. 腹部 MRI
C. 生长抑素受体闪烁扫描　　　　D. 经皮肝门静脉分段采血
E. 选择性动脉促胰液素注射试验　　　　F. 肠镜检查

（4~8 题共用题干）

患者，女性，28 岁。因阵发性心悸伴头痛、胸闷 4 个月来诊。血压 130/80mmHg，脉搏

80次/分，身高168cm，体重48kg，指、趾细长，右上唇和舌尖分别见直径0.7cm、0.8cm肿物，甲状腺左叶可触及一个1.0cm×1.5cm肿物，表面光滑，质硬，可随吞咽上下活动，左颈部可触及一个肿大淋巴结，质中，无压痛，活动度差，心、肺及腹部未见异常。

4. 为明确诊断，应当进行的检查项目有

A. 超声心动图
B. 甲状腺功能
C. 唇及舌肿物活检
D. 颅脑CT
E. 血生化
F. 甲状腺和颈部淋巴结B超

5. 患者在入院后，症状突然发作，此时测脉搏110次/分，血压190/110mmHg。心电图（ECG）示窦性心动过速。患者在安静休息10分钟后症状自行缓解。肾功能、电解质正常。患者下一步应做的检查有

A. 肾上腺CT
B. 血儿茶酚胺
C. 血、尿皮质醇
D. 血肾素-血管紧张素-醛固酮系统（RAAS）测定
E. 尿儿茶酚胺及其代谢产物
F. 肾动脉造影

6. 超声示甲状腺左叶低回声实性结节，边界不清，可见钙化；左颈部淋巴结肿大，可见钙化。为明确诊断，应当首先考虑的检查为

A. 甲状腺球蛋白
B. 血PTH
C. 甲状腺功能
D. 血磷
E. 甲状腺结节或颈部淋巴结活检
F. 血钙

7. 患者血钙、磷及PTH正常，血降钙素升高。腹部B超：右肾上腺实性占位，约4.0cm×5.0cm；唇及舌肿物活检示神经瘤。其弟幼年发现甲状腺髓样癌。患者目前可考虑诊断为

A. 脑视网膜血管瘤病
B. MEN 2A
C. MEN 2B
D. MEN 1
E. 家族性甲状腺髓样癌
F. 神经纤维瘤病1型

8. 患者下一步的处理措施有

A. 首先进行右侧肾上腺肿瘤切除术
B. α和β肾上腺素受体阻断药
C. 其他家系成员基因筛查
D. 肾上腺皮质激素替代疗法
E. 甲状腺激素替代疗法
F. 甲状腺全切术及中央区域淋巴结清扫

（9~11题共用题干）

患者，男性，29岁。因发作性头痛伴心悸、多汗1年来诊。症状发作时，血压为200/110mmHg，每次发作持续约10分钟，休息后可自行缓解。既往患甲状腺髓样癌并行手术治

疗，术后行甲状腺激素替代治疗。查体：脉搏 88 次/分，血压 180/100mmHg；体型正常，颈部有陈旧性手术瘢痕，未触及甲状腺和肿大淋巴结。实验室检查：血去甲肾上腺素和肾上腺素明显升高，血清降钙素、甲状腺功能及电解质正常。

9. 诊断应首先考虑为
A. 嗜铬细胞瘤　　B. MEN 1
C. MEN 2A　　D. MEN 2B
E. 甲状腺髓样癌复发

10. 需要进一步做的检查有
A. 肾上腺 CT　　B. *RET* 基因突变检测
C. 血钙和 PTH　　D. 尿儿茶酚胺
E. 肾动脉造影

11. 若患者合并高钙血症、血 PTH 升高，以下处理正确的有
A. 病变侧肾上腺肿瘤切除术　　B. 首先进行甲状旁腺手术
C. 首先进行肾上腺肿瘤切除术　　D. 应该进行甲状旁腺探查和切除术
E. 术前和术中应该使用 α 和 β 肾上腺素受体阻断药

（12~14 题共用题干）

患者，男性，48 岁。6 个月前行十二指肠溃疡穿孔修补术，因 3 天前再次出现黑便来诊。患者反复腹痛、腹泻 20 多年，多次胃镜检查为消化性溃疡，长期间断服用雷尼替丁。其父亲有类似病史，死于消化道大出血。查体：血压 100/76mmHg，意识清楚，贫血貌；双肺呼吸音粗，无啰音；心率 90 次/分，律齐；腹软，无压痛；肝、脾未触及增大。

12. 患者入院后做了下列检查，可提示胃泌素瘤的有
A. 基础胃液 pH<2　　B. 基础胃酸分泌量（BAO）10mmol/h
C. BAO/MAO 比值为 80%　　D. 最大胃酸分泌量（MAO）100mmol/h
E. 基础胃液分泌量 120ml/h　　F. 空腹血清胃泌素 1750pg/ml

13. 实验室检查：血钙 3.8mmol/L，血 PTH 80pmol/L。颈部 B 超：淋巴结直径 0.5cm。腹部 B 超、MRI 均无异常。生长抑素受体扫描：十二指肠异常信号。结合胃液分析及胃泌素测定结果，目前诊断考虑 MEN 1 相关胃泌素瘤。下一步的治疗方法为
A. 补液　　B. 利尿
C. 皮下注射降钙素　　D. 甲状旁腺腺瘤切除术
E. 行胰十二指肠切除术　　F. 质子泵抑制药

14. 患者拒绝手术治疗，要求药物治疗。关于胃泌素瘤药物治疗，叙述正确的有
A. 生长抑素类似物奥曲肽的抑酸作用较质子泵抑制药强
B. 理想的有效剂量应能使下一次给药前胃酸分泌量维持在 10mmol/h 以下

C. 质子泵抑制药可发生继发性失效

D. H_2受体阻断药剂量是一般消化性溃疡的2~8倍

E. 须监测胃酸分泌情况调整抑酸药用量

F. 质子泵抑制药是首选内科治疗药物

参考答案与解析

一、A1型题

1. C【解析】在多发性内分泌腺瘤病2型（MEN 2）中，最常见和最早出现的病变是甲状腺髓样癌（MTC），起源于甲状腺的滤泡旁细胞（又称C细胞），多见于MEN 2B。MTC一般可分为散发性（约占80%）和家族性（约占20%）两类，散发性MTC多表现为单发甲状腺肿瘤，遗传性MTC多表现双侧受累，且病灶呈多中心性。基础和激发试验（钙和五肽胃泌素）后的血清降钙素增高，但血清钙则正常。注射钙或五肽胃泌素后测定血清降钙素可以更早识别MTC。目前手术是MTC首选治疗方法。

2. A【解析】MEN 1的原癌基因定位于第11号染色体长臂上（11q13），有10个外显子，编码610个氨基酸的蛋白质，称Menin蛋白。MEN 1基因缺失或突变，导致Menin蛋白被截短而丧失功能，使神经内分泌细胞过度增生从而形成肿瘤。

3. B【解析】MEN 2为*RET*基因的特异性突变所致，*RET*基因定位于10号染色体长臂上（10q11-12），包含21个外显子，编码酪氨酸激酶，80%~98%的MEN 2是由于*RET*基因第10、11号外显子发生点突变，导致酪氨酸激酶异常激活，诱导细胞增殖及肿瘤发生。

4. B【解析】参见A1型题第1题解析。

5. D【解析】MEN 2B的诊断要点：就MEN 2B整体而言，有个人或家族的甲状腺髓样癌病史和*RET*基因的突变。甲状腺结节的细针穿刺对甲状腺髓样癌的诊断有帮助。就MEN 2B而言，患者若表现有甲状腺髓样癌、嗜铬细胞瘤及原发性甲旁亢加上*RET*基因的突变，即可诊断。仅有*RET*基因的突变而无任何临床表现者为MEN 2B的高危人群。

6. A【解析】甲状旁腺功能亢进症（简称甲旁亢）是MEN 1最早和最常见的症状，高钙血症可在青少年时期出现，而大多数患者到40岁才被发现，50岁以上95%都有甲旁亢表现，常累及3~4个甲状旁腺，初为增生，后为腺瘤，一般不发生癌变。

7. A【解析】参见A1型题第6题解析。

8. C【解析】参见A1型题第1题解析。

9. C【解析】在垂体瘤中，多发性内分泌腺瘤病1型（MEN 1）的检出率<3%；垂体瘤也是常见的病变组分，大多数是单个腺瘤，仅少数为增生。垂体瘤占MEN 1第3位，见于

约 1/3 的 MEN 1 患者，多为良性。诊断和治疗同一般的垂体瘤。

10. D【解析】对 MEN 1 患者的家庭成员进行筛查时应做全面的病史采集及体检，重要的实验室检查为血钙测定。血清基线降钙素通常与肿瘤体积和肿瘤分化程度有关，其在肿瘤可触及的患者中通常偏高。

11. C【解析】MEN 1 又称 Wermer 综合征，为一常染色体显性遗传疾病。发病率为（1~20）/10 万。MEN1 临床表现多种多样，通常在 20 岁以后发病，以甲状旁腺功能亢进症、肠胰内分泌肿瘤以及垂体的内分泌肿瘤为特征，以上 3 种主要疾病有 2 个或 2 个以上即可诊断 MEN1。

12. B【解析】MEN 2B 的特征是黏膜神经瘤伴甲状腺髓样癌（或 C 细胞增生），又称黏膜神经瘤综合征。患者常呈现特殊面容：嘴唇肥厚、宽鼻梁、睑外翻和多发性神经瘤。Marfan 综合征体型，表现为四肢细长、消瘦、脊柱后凸，蜘蛛样手足或弓形足，足趾外翻畸形等，皮肤出汗异常，温觉丧失，可出现便秘或腹泻。可以伴有嗜铬细胞瘤。

13. C【解析】嗜铬细胞瘤占 MEN 2A 的 50%，与散发的病例不同，在 MEN 2A 中嗜铬细胞瘤常常累及双侧肾上腺，多为良性，而且发病的年龄较早（有报道在 12 岁的儿童中发现）。有的患者由于临床表现较轻而没有被诊断，而在行甲状腺髓样癌手术过程中出现高血压危象而被发现。其主要特征如下：①肿瘤多位于肾上腺，肾上腺外极罕见。②肿瘤常为双侧和多发性，且瘤外肾上腺髓质可见增生。③大多为良性，恶性嗜铬细胞瘤罕见。许多患者的症状和体征均不典型，这可能是对具有高危险因素者进行筛查而得到早期诊断的缘故。早期肾上腺髓质异常可引起发作性头痛、心悸及神经质，但高血压少见。

14. D【解析】胃泌素瘤是 MEN 1 的主要死亡原因，确诊依据是血清胃泌素升高伴基础胃酸分泌增加。

15. D【解析】MEN 1 的诊断要点：①甲旁亢，多为 4 个甲状旁腺同时受累。②胰腺内分泌肿瘤。③垂体瘤。④可伴或不伴有其他肿瘤。⑤常染色体显性遗传家族史。值得注意的是，不同患者的临床病程可以完全不同，多种腺体可同时或先后受累，甚至腺体无后受累的时间间隔很长。

16. D【解析】MEN 2B 的 X 线检查可见结肠袋与黏膜皱襞异常、结肠憩室与巨结肠、食管节段性扩张、胃扩张、小肠节段性扩张、胃食管反流、胃排空反流和胃排空延迟等。其他特殊检查参考 MEN 2A。

17. A【解析】MEN 1 相关的胃泌素瘤的患者中，90%~100%存在甲状旁腺功能亢进，通常由甲状旁腺增生或腺瘤所致，表现为高钙血症、骨痛、病理性骨折。

18. D【解析】消化道胰腺内分泌肿瘤是 MEN 1 第二位最常见的表现，胃泌素瘤占 MEN 1 患者肠胰内分泌肿瘤的一半，故一旦确诊胃泌素瘤，即提示 MEN 1 存在的可能。胃泌素瘤有 1/3 发生于胰腺，2/3 发生于十二指肠壁，大多数为多灶性，体积小，多为恶性。50%的肿瘤在发现时已发生转移，是 MEN 1 患者死亡的主要原因之一。

二、A2 型题

E【解析】题中患者表现为多个内分泌器官功能障碍，且有2种内泌腺抗体阳性，诊断须考虑自身免疫性多内分泌腺病。自身免疫性多内分泌腺病（APD）是指在同一个体发生2个或2个以上的内分泌腺体自身免疫病，腺体病变以功能减退为主，偶有功能亢进与功能减退合并存在。很多APD患者血清中存在各种器官特异性自身抗体。

三、A3/A4 型题

1. D【解析】患者母亲有嗜铬细胞瘤手术史，该病具有一定的家族遗传性。该患者头晕、头痛4年伴加重1年，高血压，甲状腺Ⅱ度肿大并有结节。实验室检查血甲氧基肾上腺素及甲氧基去甲肾上腺素明显升高，肾上腺CT示双侧肾上腺占位，颈部B超示右侧甲状腺占位。诊断应首先考虑为多发性内分泌腺瘤病2型嗜铬细胞瘤。该患者的高血压可能是由嗜铬细胞瘤导致的。

2. E【解析】患者肾上腺CT示双侧肾上腺占位，颈部B超示右侧甲状腺占位。应先行嗜铬细胞瘤手术后再行甲状腺髓样癌手术，以免发生高血压危象。

3. B【解析】患者的甲状腺占位术后病理诊断最有可能是甲状腺髓样癌（MTC）。MTC是大多数多发性内分泌腺瘤病2型（MEN 2）最早出现的临床表现，并见于所有的MEN 2患者中。

4. B【解析】*RET*基因的突变与MEN 2的表型之间关系密切，有必要开展基因的筛查。可在染色体10q11-12第10、第11号外显子的634、609、611、618和620等基因位点发生突变，有助于MEN 2A的诊断。

5. C【解析】该患者主要的临床表现是多发性顽固性胃十二指肠和空肠上段溃疡，反复腹痛伴腹泻、恶病质（Zollinger-Ellison综合征）。故最可能的诊断是MEN 1胃泌素瘤。

6. E【解析】血清胃泌素测定有助于进一步明确诊断，若数值升高且基础胃酸分泌增加，可确诊MEN 1胃泌素瘤。

7. D【解析】在MEN 1胃泌素瘤的患者中，Zollinger-Ellison综合征的治疗通常推荐用双倍剂量的质子泵抑制药，目前临床常见的本类药物有奥美拉唑、兰索拉唑、泮托拉唑等。

8. C【解析】患者有典型的甲旁亢症状，表现为情绪不稳定、记忆力差、嗜睡（中枢神经系统症状），四肢无力（神经肌肉症状），消化不良、恶心、呕吐（消化系统症状），近日出现腰背及四肢疼痛，伴有垂体瘤。其父亲有类似病史。结合以上症状、家族病史及检查结果，患者最可能诊断为多发性内分泌腺瘤病（继发性甲旁亢）。

9. A【解析】参见A3/A4型题第8题解析。

10. B【解析】参见A1型题第10题解析。

11. C【解析】该患者表现为急性病容，强迫屈曲位；板状腹，全腹压痛、反跳痛。腹部X线立位片见膈下游离气体，首先需要考虑消化道穿孔的可能，腹部CT示胰颈部有肿块。结合以上症状、体征和影像学检查结果，患者应高度怀疑为胃泌素瘤，其临床表现主要与大量胃酸分泌有关。如患者腹痛症状主要是由胃泌素瘤过度分泌，持续刺激胃黏膜所致。1/4～1/3 的患者还伴有腹泻，可为本病的初发症状或唯一症状。

12. B【解析】胃泌素瘤通常出现空腹血清胃泌素水平升高（>171pmol/L），伴有基础胃酸分泌增加。血清胃泌素轻度升高时，应行或促胰液素激发试验，如胃泌素升高幅度>114pmol/L，可除外其他原因所致高胃泌素血症。内镜和内镜超声检查可发现消化性溃疡和十二指肠胃泌素瘤。必要时也可以采用生长抑素受体闪烁扫描来检查有无转移灶。

13. A【解析】MEN 1 垂体瘤的临床表现：①60%为催乳素瘤，女性患者表现为闭经、溢乳；男性患者表现为阳痿。②25%为生长激素瘤，表现为肢端肥大症。③2%～6%可为垂体 ACTH 瘤，表现为库欣（Cushing）病。④大腺瘤可出现局部压迫表现，如头痛、视力障碍、视野缺损、垂体功能减退等。患者女性，表现为闭经、溢乳，血 PRL 升高，血钙升高，血磷正常值低限；PTH 水平升高，血尿，垂体 MRI 示微腺瘤。最可能的诊断是 MEN 1。

14. D【解析】MEN 1 生化及激素水平的检测：①累及甲状旁腺，测血钙、血磷、碱性磷酸酶、尿钙、尿磷、甲状旁腺激素。②累及垂体，测 PRL、GH、ACTH、TSH、FSH、LH 等。③累及胰腺，测血糖、胰岛素、胰岛素原、C 肽、胰高血糖素等。④累及肾上腺，测血、尿皮质醇，ACTH，24 小时尿 17-羟皮质类固醇、17-酮类固醇，24 小时尿游离皮质醇等。⑤累及甲状腺，测三碘甲腺原氨酸（T_3）、甲状腺素（T_4）、TSH 以及降钙素等。而选项 D“*RET* 基因筛查”主要用于 MEN 2 的基因筛查，有助于 MEN 2A 的诊断。

15. E【解析】MEN 1 的治疗：①溴隐亭治疗高催乳素血症。②甲状旁腺功能亢进的最佳治疗方案是手术切除肿瘤。有严重高钙血症（>3. 0mmol/L）、骨病或肾结石是手术的适应证。患 MEN 1 时，甲状旁腺 4 个腺体均可受累，切除 3 个及以下腺体，术后仍可复发，通常切除 4 个腺体并做自体移植。③垂体肿瘤较大、有功能（能分泌激素引起临床症状）或有压迫症状者均应手术切除。④其他肿瘤包括肾上腺皮质腺瘤、类癌等原则上都应采取手术治疗，脂肪瘤通常不必治疗。而选项 E“降钙素”是 MTC 特异性的肿瘤标志物，可作为甲状腺髓样癌的诊断、判断手术疗效和观察术后复发的指标，有重要意义。

四、B 型题

1. D【解析】参见 A1 型题第 6 题解析。

2. A【解析】参见 A3/A4 型题第 3 题解析。

3. A【解析】参见 A1 型题第 18 题解析。

4. C【解析】MTC 为起源于甲状腺滤泡旁细胞的肿瘤，为多病灶性。在开始时为滤泡旁细胞的增生，以后是癌变，最终发生转移（淋巴结、肝、肺和骨）。可血行转移至远处部位，常见转移部位为肝、肺及骨骼，成为 MEN 2 患者死亡的主要原因。

五、X 型题

1. ACD【解析】MEN 1 临床表现多种多样，主要特征为甲旁亢、垂体的内分泌肿瘤和肠胰内分泌肿瘤，其他还有胃泌素瘤、血管活性肠肽瘤等。而甲状腺髓样癌和嗜铬细胞瘤是MEN 2的主要临床表现。

2. AE【解析】参见X型题第1题解析。

3. BD【解析】MEN 2B的*RET*基因突变主要发生在918或883号基因位点，基因筛查可早期诊断。

4. ABCD【解析】MEN 2B的黏膜神经瘤伴甲状腺髓样癌可分布在从口唇至肛门的各处，见于95%的MEN 2B患者，以口腔黏膜、舌、唇、颊部最多，也可见于眼睑、结膜、角膜、皮肤及胃肠道等处。

5. ABC【解析】参见A1型题第5题解析。

6. ACDE【解析】参见A3/A4型题第4题解析。

7. ABDE【解析】MEN 2的筛查项目包括*RET*基因突变筛查，适用于MEN 2患者及其亲属、MEN 2可疑患者、MTC患者，尤其是年轻起病和/或伴有甲状腺滤泡旁细胞增生者。对突变位点已明确的MEN 2家系尚可进行产前诊断。生化筛查项目如下。①基础和刺激后的血清降钙素。②尿中儿茶酚胺和甲氧基肾上腺素。③血清钙。目前建议基因筛查应二次确认，而生化筛查应每年进行1次，MEN 2A和MEN 2B分别从5岁和出生后开始筛查。

8. AE【解析】MEN 1需要与非MEN 1的同类病变（如三发性甲旁亢、胰腺内分泌肿瘤及垂体瘤）相鉴别，两者的临床表现、定性和定位检查相似，但从多种内分泌腺体病变和家族史不难进行鉴别。

9. ADE【解析】MEN有明显的家族发病倾向，为常染色体显性遗传性疾病，故对MEN 1的家庭成员应做全面的病史采集及体检，MEN 1的筛查从15岁时开始定期检查，重要的实验室检查为血离子钙测定。由于MEN 1基因突变与基因外显率不一致，故通过基因筛查来诊断和预测该病较困难。

10. ABD【解析】MTC是MEN 2型患者中最常见且最早出现的病变，也是决定病情进展的最重要的因素。全部甲状腺髓样癌中约有1/4是遗传性的，分布特点是45%是MEN 2A型，50%为单一性的家族性甲状腺髓样癌，5%是MEN 2B型，其中MEN 2B中的甲状腺髓样癌为家族性病例中病情最为严重、发展最早、进展最快的。甲状腺髓样癌的扩散最初是在甲状腺内，继而累及区域性的淋巴结，可以转移至肝、肺以及骨骼。

11. ABCE【解析】MEN 1胃泌素瘤的临床表现为多发性顽固性胃十二指肠和空肠上段溃疡、腹泻、恶病质及腹痛。

12. ABCE【解析】胰岛B细胞瘤占MEN 1患者肠胰内分泌肿瘤的10%，很少是MEN 1的首发症状。可发生在胰腺的多个部位，尽管临床上表现为典型的空腹低血糖，血浆胰岛素、胰岛素原和C肽水平升高，胰岛素/血糖比值>0.3。但由于肿瘤小，定位诊断困难，在手术中行B超检查。腺瘤切除后易复发。90%胰岛B细胞瘤为良性，少数为恶性，恶性者可发生肝转移。

13. BCD【解析】MEN 1 胰高血糖素瘤少见，表现为移行性坏死性皮炎、糖尿病、体重下降和贫血等，血清胰高血糖素水平>1000ng/L 时即可诊断胰高血糖素瘤。在出现临床症状时，胰高血糖素瘤通常体积较大，并已发生转移。

14. BCE【解析】MEN 1 血管活性肠肽瘤又称弗纳·莫里森（Verner-Morrison）综合征、胰性霍乱综合征，罕见，表现为水样腹泻、低钾综合征，空腹血管活性肠肽（VIP）>200ng/L 时可确诊，且恶性倾向明显。在出现临床症状时，VIP 瘤通常体积较大，并已发生转移。

15. ABCD【解析】肾上腺皮质瘤在 MEN 1 中可高达 40%。大多数为无功能性腺瘤，极少数为功能性腺瘤，可引起皮质醇增多症、原发性醛固酮增多症或嗜铬细胞瘤的临床表现。此外，尚可见弥漫性或结节性增生，腺癌少见。

16. BD【解析】胃泌素瘤常伴 Zollinger-Ellison 综合征，占 MEN 1 中肠胰瘤的 50%~60%。诊断依据为同时存在高胃泌素血症及高胃酸分泌，据此可与常见的胃酸缺乏症伴高胃泌素血症相鉴别。必要时可做促胰液素兴奋试验，胃泌素瘤患者血浆胃泌素升高。

17. ABCD【解析】有功能的胰十二指肠肿瘤包括胰高血糖素瘤、胃泌素瘤、血管活性肠肽瘤和生长抑素瘤，均较为罕见，恶性程度高，呈多灶性，定位难，易转移，手术时 50%患者已有淋巴结转移。通常采用根治手术治疗。若发生肝转移，可考虑肝转移瘤切除或射频消融，这样可减轻由肿瘤持续分泌过多激素导致的临床症状。

18. ABDE【解析】MEN 1 的甲状旁腺功能亢进症与三发性甲旁亢存在一些不同，具体如下。①流行病学不同：MEN 1 的甲旁亢较三发性甲旁亢发病年龄早（25~55 岁），且没有性别差异［男女比例（1∶1）~（3∶1）］。②甲状旁腺病理学不同：对 MEN 1 患者进行甲状旁腺探查时发现多个甲状旁腺增大，而且其增大的程度极其不均匀。三发性甲旁亢通常为单个的甲状旁腺瘤。③甲状旁腺手术后的结局不同：MEN 1 患者首次手术中要探查每一个甲状旁腺，这会导致术后甲状旁腺功能减退症发生率增加。成功进行甲状旁腺次全切手术的 MEN 1 患者，在术后随访 10 年中，约 50%的患者甲旁亢会复发。三发性甲旁亢患者术后复发很罕见。

19. BCDE【解析】胃泌素瘤作为一种比较常见的胃肠胰腺神经内分泌肿瘤，往往会导致患者出现消化性溃疡或胃酸分泌过多的症状。消化性溃疡 75%位于十二指肠第 1 段，14%可在十二指肠第 2、第 3 或第 4 段，11%在上段空肠，部分患者因反流性食管炎而致下段食管溃疡形成。溃疡多数为单个也可呈多发溃疡。胃泌素瘤引起的溃疡和普通消化性溃疡的发生机制不同，上腹痛的特征也不同。胃泌素瘤所致消化性溃疡的症状：①持续性腹痛。常表现为上腹烧灼样痛，且对正规溃疡病治疗反应欠佳。主要是由于胃泌素长期强烈刺激胃黏膜使胃酸和胃蛋白酶大量分泌，胃黏膜功能出现异常。手术后，易于发生吻合口近端或远端溃疡，出现并发症，如复发出血穿孔甚至瘘管性痛。②大量腹泻。临床上，患者在腹泻时常常伴有一些水样或者是脂肪泻分泌物。情况严重的时候，往往会导致患者出现电解质紊乱的症状。

六、案例分析题

1. ACDF【解析】根据题干信息，该患者为 Zollinger-Ellison 综合征表现，初步怀疑为 MEN 1 胃泌素瘤。为明确诊断，应立即进行血生化、血清胃泌素测定、胃液分析和胃镜检查。

2. ABCD【解析】患者实验室检查低钾血症，血清胃泌素偏高，胃酸过高。胃镜示食管多处糜烂及陈旧性出血，胃底黏膜粗大、肥厚，胃窦部黏膜明显充血，十二指肠球部及降部可见数处大小不等糜烂及溃疡。下一步治疗应补液、纠正低钾血症、胃黏膜保护药、质子泵抑制药（双倍剂量）。

3. ABCDE【解析】①胃泌素激发试验适用于怀疑胃泌素瘤而空腹血清胃泌素轻度升高者。激发试验包括促胰液素激发试验（是判断胃泌素瘤患者最有价值的刺激试验）、钙剂激发试验、标准餐刺激试验。②在胃泌素瘤诊断确定后，必须对胃泌素瘤进行定位。B 型超声、CT、MRI 属无创伤性检查，应首先采用，上述检查有助于胃泌素瘤的定位和瘤体大小的诊断。③经皮肝门静脉分段采血：将导管插入门静脉的各汇入支（胰十二指肠上、下静脉，肝静脉）取血测定血清胃泌素水平，根据各分支静脉胃泌素增高的浓度梯度，判定胃泌素瘤可能位于该静脉的回流区内。此方法可用于发现术前未能定位的胰腺或十二指肠壁的微小胃泌素瘤。④选择性动脉促胰液素注射试验：先明确供应胃泌素瘤的动脉，然后明确肿瘤的位置，可使胃泌素瘤准确定位。⑤生长抑素受体闪烁扫描：是发现胃泌素瘤原发灶及转移灶最灵敏的方法。

4. ABCEF【解析】患者有阵发性心悸伴头痛、胸闷，应行超声心动图检查；患者唇、舌处有肿物，应行唇及舌肿物活检；患者甲状腺左叶有一光滑、质硬肿物，可随吞咽上下活动，左颈部可触及肿大淋巴结，质中，无压痛，活动度差，应行血生化、甲状腺功能、甲状腺和颈部淋巴结 B 超检查。

5. ABE【解析】患者入院后，症状突然发作，高血压，窦性心动过速，但是在安静休息 10 分钟后症状即自行缓解。查肾功能、电解质正常。考虑到 MEN 2A 甲状腺髓样癌的可能，为确认患者是否因分泌降钙素及多种异源性激素（ACTH、血管活性肽、5-HT 等）而引起多种症状，下一步应做的检查有血儿茶酚胺、尿儿茶酚胺及其代谢产物、肾上腺 CT 检查。

6. E【解析】超声示甲状腺左侧叶低回声伴钙化，且边界不清，不能排除有恶性的可能。左颈部淋巴结肿大，可见钙化。超声提示恶性可能性大，首先应考虑甲状腺结节或颈部淋巴结细针抽吸活检（FNAB），送病理学检查，可明确其性质。

7. C【解析】患者弟弟幼年发现甲状腺髓样癌，有家族的甲状腺髓样癌病史，血钙、磷及 PTH 正常，血降钙素升高。腹部 B 超示右侧肾上腺实性占位，唇及舌肿物活检示神经瘤。多发性黏膜神经瘤伴甲状腺髓样癌是 MEN 2B 的特征表现，患者目前可考虑诊断为 MEN2B。

8. ABCEF【解析】MEN 2B 的治疗：①MEN 2 中的甲状腺髓样癌，由于其病变为多中心性，应做甲状腺全切术及中心性淋巴结切除。术后给予甲状腺激素替代治疗。②嗜铬细胞瘤者，应先行嗜铬细胞瘤手术后再行甲状腺髓样癌手术，以免发生高血压危象。术前准备同散发性者，术前和术中应使用 α 和 β 肾上腺素受体阻断药。由于肿瘤多为双侧性，故过去多主张行双侧肾上腺全切除，术中和术后必须补充糖皮质激素和盐皮质激素。③多发性神经瘤尚无有效治疗，面部病变可行整形手术，胃肠道病变的手术治疗需视功能损害情况而定。

9. C【解析】根据血去甲肾上腺素和肾上腺素升高，可确诊为甲状旁腺功能亢进。患者既往有甲状腺髓样癌。根据有甲状腺髓样癌及甲状旁腺功能亢进等内分泌腺症候群，结合相关的腺体激素测定、功能试验及定位检查，即可确诊为 MEN 2A。甲状腺髓样癌及甲状旁腺功能亢进症是 MEN 2A 的临床表现。

10. ABCD【解析】MEN 2A 的实验室检查：血钙、血磷、碱性磷酸酶、PTH，尿钙、尿磷，血降钙素、血尿儿茶酚胺水平，24 小时尿香草扁桃酸（VMA），尿甲氧基肾上腺素等。MEN 2A 的特殊检查：①颈部 B 超在甲状腺髓样癌的诊断中有重要的作用，可以判断肿瘤的有无及转移的情况。②在怀疑甲状腺髓样癌时要行胸部 CT、颈部 CT 和肝的 CT 或 MRI 检查。③在怀疑嗜铬细胞瘤时，应行腹部和肾上腺的 CT 或 MRI 检查，这是肿瘤术前定位的最佳方法，CT 检查在大多数情况下即足以确诊，但 MRI 的特异度更强，有助于区分小的嗜铬细胞瘤和肾上腺皮质腺瘤。^{123}I-MIBG 和^{111}In-喷曲肽扫描对其定位也有帮助。

11. ACDE【解析】若患者合并高血钙、血 PTH 升高，可诊断为原发性甲状旁腺功能亢进症，首先进行肾上腺肿瘤切除术，切除病变侧肾上腺肿瘤。应该进行甲状旁腺探查和切除术，术前和术中应该使用 α 和 β 肾上腺素受体阻断药。甲状旁腺手术是对有症状或有并发症的原发性甲状旁腺功能亢进症患者的首选治疗。所以选项 B 错误。

12. ACDEF【解析】①胃液分析：空腹 12 小时后持续负压抽吸胃液进行分析，正常人胃液分泌总量一般不超过 400ml，而胃泌素瘤患者胃液总量常超过 1000~2000ml。基础胃液 pH 大于 3.0，可排除胃泌素瘤。诊断标准：a. 基础胃酸分泌量（BAO）>15mmol/h（胃大部切除术者>5mmol/h、迷走神经切断术者>10mmol/h）；b. 基础胃液分泌量>100ml/h；c. 最大胃酸分泌量（MAO）>60mmol/h；d. BAO/MAO 比值>60%。因为部分十二指肠溃疡患者有类似的胃酸分泌表现，而 BAO/MAO<60%不能排除胃泌素瘤，胃液分析的应用价值有争议。②胃泌素测定：诊断胃泌素瘤的最灵敏和具有特异度的指标是血清胃泌素。在普通溃疡和正常人中，平均空腹血清胃泌素为 60pg/ml（或更少），高限为 150pg/ml，胃泌素瘤患者空腹血清胃泌素常>150pg/ml，平均水平接近 1000pg/ml，有时可高至 450 000pg/ml。空腹血清胃泌素>200pg/ml 可基本确定诊断。胃泌素与胃酸分析共同检查可提高诊断率：空腹血清胃泌素明显增高时（>1000pg/ml），BAO>15mmol/h（行胃大部切除术者>5mmol/h）或高胃泌素血症伴有胃液 pH<胃泌素瘤的诊断即可成立。如胃泌素水平升高<1000pg/ml 而胃液 pH<2，胃泌素瘤的可能性约为 66%，此时需行胃泌素激发试验以明确诊断。

13. ABCDF【解析】患者血钙3.8mmol/L，为高钙血症，应皮下注射降钙素治疗；根据患者B超发现颈部淋巴结，且PTH升高，可确诊为甲状旁腺腺瘤，应行甲状旁腺腺瘤切除术；患者有消化性溃疡，须长期服用抑酸药物，如质子泵抑制药，抑制胃酸分泌、促进溃疡愈合。质子泵抑制药为高选择性抑酸药，抑制壁细胞膜 Na^+-K^+-ATP 酶，可用于胃泌素瘤治疗；MEN 1相关胃泌素瘤患者经常发生腹泻，故应采取补液、利尿治疗。

14. BDEF【解析】该患者拒绝手术治疗，要求药物治疗。胃泌素瘤患者药物治疗的主要目的是减轻临床症状、抑制胃酸分泌和防止消化性溃疡，治疗的基础是抑制胃酸分泌药物的使用。所有胃泌素瘤患者都应周期性测定胃酸浓度以决定抑酸药的用量，应达到在下一次给药前将胃酸分泌量降至低于10mmol/h水平。①质子泵抑制药：是首选的内科治疗药物，患者开始治疗时可用奥美拉唑（最常用）60mg 1次/天、兰索拉唑45mg 1次/天，或雷贝拉唑60mg 1次/天。某些患者治疗初期就需要较大剂量，但一旦胃酸分泌被控制，通常可将药物逐渐减量。每位患者药物减量前都应测定胃酸分泌量2周，若症状复发或胃酸分泌量在下一次给药前>10mmol/h则必须恢复原剂量。②H_2受体阻断药：可缓解症状，减少胃酸分泌和治愈溃疡，但需要长期服药。西咪替丁是第1个被证明有效的H_2受体阻断药，可治愈80%~85%的胃泌素瘤患者的溃疡，雷尼替丁和法莫替丁同样有效。H_2受体阻断药的用量比普通十二指肠溃疡大得多，是一般消化性溃疡的2~8倍。③奥曲肽：是一种人工合成的生长抑素类似物，能够直接抑制胃泌素的释放，可皮下注射。但手术切除是胃泌素瘤患者的最佳治疗方法，也是唯一能彻底治愈的方法。

糖尿病

胰岛素瘤

第九章　代谢性疾病

一 A1 型题

1. 主要鉴别皮质醇增高是原发于肾上腺还是继发于垂体及下丘脑的试验为
   A. 血浆皮质醇测定
   B. 尿游离皮质醇测定
   C. 尿 17-羟皮质类固醇测定
   D. 尿 17-酮皮质类固醇测定
   E. 促肾上腺皮质激素（ACTH）兴奋试验
2. 强直性脊柱炎血清学检查（　　）为阳性，无血尿酸水平升高
   A. 人类白细胞抗原（HLA）-B3
   B. HLA-B27
   C. HLA-B35
   D. HLA-DR3
   E. HLA-DR35
3. 尿糖阳性的原因不包括
   A. 糖尿病
   B. 尿崩症
   C. 麻醉
   D. 妊娠
   E. 重大精神创伤后
4. 下列生物半衰期最长的磺脲类降糖药为
   A. 甲苯磺丁脲
   B. 格列本脲
   C. 格列齐特
   D. 格列喹酮
   E. 格列吡嗪
5. 肢体外周动脉粥样硬化常以（　　）病变为主
   A. 主动脉
   B. 冠状动脉
   C. 脑动脉
   D. 肾动脉
   E. 下肢动脉
6. 2 型糖尿病最重要的诱因为
   A. 肥胖
   B. 吸烟
   C. 运动量减少
   D. 食糖过多
   E. 感染和应激
7. 与 1 型糖尿病患者的诊断关系不密切的是
   A. 谷氨酸脱羧酶（GAD）
   B. 胰岛细胞抗体（ICA）

C. 胰岛细胞膜抗体（ICAs）
D. 甲状腺过氧化物酶抗体（TPOAb）
E. 蛋白酪氨酸磷酸酶（IA-2）

8. 1 型糖尿病尿酮体的测定采用硝酸钠与（　　）反应，形成了一种紫色物质，提示尿酮体阳性
A. 丙酮
B. 乙酰乙酸
C. β 羟丁酸
D. 丙酮酸
E. α 酮戊二酸

9. 和原发性糖尿病无关的因素为
A. 遗传因素
B. 自身免疫
C. 病毒感染
D. 胰腺癌
E. 肥胖或精神刺激、创伤等应激状态

10. 关于代谢综合征流行病学的描述正确的是
A. 合并代谢综合征者，冠心病和心血管疾病的死亡率显著增加
B. 代谢综合征发病率在男女性别中有显著性差异，男性显著高于女性
C. 我国人群中，体重指数（BMI）大者和小者相比，代谢综合征的患病率无显著性差异
D. 对心血管事件的危险性从高至低排列，代谢综合征在吸烟后面
E. 以上都正确

11. 下列对低密度脂蛋白（LDL）的叙述不正确的是
A. LDL 亦称 β 脂蛋白
B. 具有致动脉粥样硬化的作用
C. 富含载脂蛋白 B48（Apo B48）
D. LDL 在血中由极低密度脂蛋白（VLDL）转变而来
E. 它是胆固醇酯含量百分比最高的脂蛋白，是血中胆固醇的主要运输形式

12. 与大血管病变的危险性呈正相关的是
A. 胰岛素
B. 病情的进展
C. 血清高密度脂蛋白胆固醇
D. 年龄
E. 血清低密度脂蛋白和极低密度脂蛋白

13. 下列可以作为糖尿病确诊依据的是
A. 多次空腹血糖≥7. 0mmol/L
B. 尿糖（+++）
C. 餐后血糖≥11. 1mmol/L
D. 葡萄糖耐量试验 1 小时血糖≥11. 1mmol/L
E. 无“三多一少”症状，血糖多次为 7. 8~11. 1mmol/L

14. 血脂异常症的临床分类不包括

A. 高胆固醇血症
B. 高甘油三酯血症
C. 低高密度脂蛋白血症
D. 混合型高脂血症
E. 多基因性脂蛋白异常血症

15. 糖尿病酮症酸中毒和糖尿病非酮症高渗性昏迷的主要鉴别症状是
A. 神志改变
B. 多饮、多尿症状明显
C. 血压偏低
D. 食欲缺乏、恶心、呕吐
E. 局灶性癫痫样抽搐和上肢粗震颤

16. 体重增加时可以发生的变化为
A. 使 LDL 生成减少
B. 减少肝合成载脂蛋白 B
C. 减少体内胆固醇合成
D. 使肝内胆固醇池缩小
E. 抑制 LDL 受体的合成和功能

17. 妊娠糖尿病（GDM）是指
A. 内分泌性糖尿病
B. 非胰岛素依赖型糖尿病
C. 妊娠糖尿病
D. 胰源性糖尿病
E. 胰岛素依赖型糖尿病

18. 糖尿病患者失明的主要原因是
A. 视网膜微血管瘤
B. 白内障
C. 青光眼
D. 视网膜剥离
E. 视网膜出血

19. 鉴别是否为索莫吉（Somogyi）反应的最好方法是
A. 测早餐前空腹血糖
B. 夜间多次测血糖
C. 晚餐前测血糖
D. 测晚餐后 2 小时血糖
E. 睡前监测血糖

20. 下列关于胰岛素治疗糖尿病的叙述，不正确的是
A. 适用于胰岛素依赖型糖尿病者
B. 适用于糖尿病产妇的新生儿
C. 适用于并发急性严重代谢紊乱者
D. 适用于有严重慢性并发症者
E. 适用于成年型糖尿病经饮食及口服降糖药仍控制不良者

21. 抢救糖尿病酮症酸中毒应用碳酸氢盐的指征不包括
A. 合并有乳酸性酸中毒
B. 酸中毒所诱发的心肺功能不全
C. 伴有严重的高血钾
D. 出现严重心律失常
E. 血碳酸氢根（HCO_3^-）严重缺乏（<5mmol/L）或二氧化碳结合力（CO_2CP）为4.5~6.7mmol/L

22. 发生糖尿病酮症酸中毒时，补碱原则不正确的是
A. 血 pH 降至 7.1 时须补碱

B. 血 HCO_3^- 降至 5mmol/L 时须补碱

C. 补碱过快易致脑细胞酸中毒

D. 随代谢紊乱的纠正，代谢性酸中毒会加重，应增加补碱量

E. CO_2CP>11. 2～13. 5mmol/L，无明显酸中毒深大呼吸者，可暂不补碱

23. IFG 是指

A. 糖耐量减低

B. 空腹血糖调节受损

C. 妊娠糖尿病

D. 青年人中的成年发病型糖尿病

E. 线粒体 tRNALeu（UUR）基因突变糖尿病

24. 糖尿病酮症酸中毒的补钾原则为

A. 治疗酸中毒起初的 2 小时

B. 治疗前，血钾正常，每小时尿量 20ml 以上

C. 治疗前，血钾高于正常

D. 治疗前，血钾正常，每小时尿量 30ml 以上

E. 治疗前，血钾正常，每小时尿量 40ml 以上

25. 低血糖症发作时血糖低于

A. 3. 3mmol/L

B. 3. 0mmol/L

C. 2. 8mmol/L

D. 2. 5mmol/L

E. 2. 2mmol/L

26. 胰岛素依赖型糖尿病与非胰岛素依赖型糖尿病的最主要的区别在于

A. 发病年龄不同

B. 发生酮症酸中毒的倾向不同

C. 血糖稳定性不同

D. 对胰岛素的敏感性不同

E. 胰岛素基础水平与释放曲线不同

27. 糖尿病患者失明的主要原因是

A. 白内障

B. 视网膜微血管瘤

C. 硬性渗出

D. 视网膜小静脉扩张

E. 增殖性视网膜病变

28. 抢救糖尿病酮症酸中毒，在第 1 个 24 小时内补液总量为

A. 4000～6000ml

B. 2000～4000ml

C. 1000～3000ml

D. 3000～4000ml

E. 6000～10 000ml

29. 糖尿病血糖升高的机制是

A. 组织对葡萄糖的利用减少

B. 糖异生增多

C. 糖原分解增多

D. 糖原合成减少

E. 以上均有关

30. 最容易产生抗药性的胰岛素是
A. 单峰纯胰岛素
B. 猪胰岛素
C. 人胰岛素
D. 长效胰岛素
E. 牛胰岛素
31. TG 升高的慢性肾病患者应慎用的药物为
A. 胆酸螯合剂
B. 非诺贝特
C. 氟伐他汀
D. 吉非贝齐
E. n-3 脂肪酸
32. 下列对糖尿病检验结果的解释，叙述正确的是
A. 尿糖阴性可以排除糖尿病
B. 尿糖阳性可以诊断为糖尿病
C. 尿酮阳性仅见于糖尿病
D. 空腹血糖正常可以排除糖尿病
E. 葡萄糖耐量试验正常，不能排除潜伏糖尿病
33. 对于代谢综合征合并高血压患者，可首选的降压药物为
A. 利尿药
B. 血管紧张素转化酶抑制药（ACEI）和血管紧张素Ⅱ受体阻断药（ARB）
C. 血管扩张药
D. 钙通道阻断药
E. 以上都是
34. 磺脲类药物的主要不良反应是
A. 恶心、呕吐
B. 低血糖
C. 肝功能损害
D. 白细胞减少
E. 皮肤瘙痒
35. 关于双胍类药物治疗糖尿病的叙述，不正确的是
A. 能引起乳酸性酸中毒
B. 青（幼）年型糖尿病不能应用
C. 常用于成年型糖尿病，特别是肥胖者
D. 有严重并发症的患者不宜应用
E. 加速糖无氧酵解，抑制糖异生及葡萄糖在胃肠道吸收
36. 口服阿卡波糖降低餐后高血糖的机制为
A. 抑制小肠黏膜上皮细胞 α-葡萄糖苷酶
B. 抑制蛋白质非酶糖基化
C. 增加外周组织对胰岛素的敏感性
D. 增加胰岛素分泌
E. 抑制肝葡萄糖的输出
37. 引起继发性肥胖症的原因不包括
A. 下丘脑-垂体疾病
B. 皮质醇增多症
C. 甲状腺或性腺功能减退
D. 胰岛素瘤
E. 合成代谢超过分解代谢

38. 最能判断糖尿病血糖控制情况的指标是
A. 空腹血糖
B. 糖耐量试验
C. 餐后2小时血糖
D. 糖化血红蛋白
E. 胰岛素释放试验

39. 可用于特发性功能性低血糖症鉴别诊断的是
A. 胰岛素释放指数升高
B. 饥饿试验（-）
C. 低血糖伴ACTH升高
D. 空腹低血糖伴皮质醇下降
E. 餐前有心悸、冷汗等低血糖表现，餐后血糖升高，胰岛素峰值延迟

40. 以下并发症不是由糖尿病微血管病变引起的是
A. 干性坏疽
B. 肾小球硬化症
C. 糖尿病神经病变
D. 心肌损害
E. 糖尿病视网膜病变

41. 肥胖患者糖耐量减低的最主要原因是
A. 循环中常有大量胰岛素抗体
B. 外周组织胰岛素受体数目减少
C. 胰岛素分泌不足
D. 拮抗胰岛素的激素分泌过多
E. 胰岛B细胞对葡萄糖刺激欠敏感

42. 不可以导致渗透压间隙增大的化学物质是
A. 氯化钠
B. 甘露醇
C. 乙醇
D. 甲醇
E. 乙二醇

43. 有关糖尿病酮症酸中毒（DKA）的治疗原则，下列叙述不正确的是
A. 应用小剂量胰岛素缓缓降低血糖
B. 立即补液迅速纠正失水
C. 尽早用碱性药迅速纠正酸中毒
D. 在治疗开始2~6小时后考虑补钾
E. 积极治疗诱因

44. 胰岛素瘤患者异常的是
A. 胰岛素释放指数升高
B. 饥饿试验（-）
C. 低血糖伴ACTH升高
D. 空腹低血糖伴皮质醇下降
E. 餐前有心慌、冷汗等低血糖表现，餐后血糖升高，胰岛素峰值延迟

45. 糖尿病患者如须施行择期大手术，应该从（　　）开始使用或改用胰岛素治疗
A. 术前1周
B. 术前3天
C. 术前1天
D. 手术当天
E. 术前2天

46. V型高脂蛋白血症的表现为
A. 血浆乳糜微粒（CM）增加，血脂主要是甘油三酯（TG）升高，总胆固醇（TC）正

常或轻度增加

B. 血浆 LDL 增加，血脂主要是 TC 升高，TG 正常

C. 血浆 VLDL 和 LDL 增加，血脂 TC、TG 均升高

D. 血浆 CM 和 VLDL 均升高，血脂 TC、TG 均升高，以 TG 升高为主

E. 血浆 VLDL 增加，血脂 TG 明显升高，TC 正常或偏高

47. 下列各项诊断胰岛素瘤的方法中，效果不佳的是

A. 惠普尔（Whipple）三联征　　B. 血胰岛素测定

C. 术前 B 超检查　　D. 选择性动脉造影

E. CT 和磁共振成像（MRI）

48. 下列各项中，为糖尿病肾病高度特异性病理改变的是

A. 肾动脉粥样硬化　　B. 结节性肾小球硬化性病变

C. 渗出性肾小球硬化性病变　　D. 弥漫性肾小球硬化性病变

E. 肾盂、肾盏变形缩窄，肾外形凹凸不平

49. 2 型糖尿病的发病机制是

A. 胰岛素拮抗激素增多　　B. 胰岛 B 细胞自身免疫反应性损伤

C. 胰岛 B 细胞遗传性缺陷　　D. 胰岛素抵抗和胰岛素分泌缺陷

E. 胰岛 B 细胞破坏，胰岛素绝对不足

50. 2 型糖尿病大血管病变主要侵犯的动脉不包括

A. 主动脉　　B. 冠状动脉

C. 脑动脉　　D. 肾动脉

E. 肺动脉

51. 抢救糖尿病酮症酸中毒的关键是

A. 充分补液　　B. 去除诱因

C. 防治并发症　　D. 立即胰岛素皮下注射

E. 纠正电解质及酸碱平衡失调

52. 下列关于尿糖阳性的说法，正确的是

A. 肯定伴有糖代谢异常　　B. 正常人餐后尿糖可阳性

C. 可以作为诊断糖尿病的确诊依据　　D. 肯定伴随血糖升高

E. 肾小管不能将管腔液中葡萄糖全部吸收的结果

53. 下列关于班氏尿糖定性试验阳性的叙述，最为完善的是

A. 示尿糖升高　　B. 示尿中有还原性物质

C. 示尿中有葡萄糖　　D. 可排除糖尿病的低血糖反应

E. 可诊断为糖尿病

54. 下列关于 1 型糖尿病的叙述，不正确的是

A. 常不依赖胰岛素治疗
B. 容易发生酮症酸中毒的倾向
C. 有胰岛B细胞破坏
D. 病毒感染常是重要的环境因素
E. 与某些特殊HLA类型有关，决定其遗传易患性

55. 下列与低血糖的严重程度无关的是
A. 低血糖的持续时间
B. 患者的性别
C. 血糖降低的绝对程度
D. 血糖下降的速度
E. 机体对低血糖的反应性

56. 不刺激胰岛素分泌，延缓肠道碳水化合物吸收的口服降糖药为
A. 磺脲类药
B. 格列奈类药
C. 双胍类药
D. 噻唑烷二酮类药
E. α-葡萄糖苷酶抑制药

57. 糖尿病酮症酸中毒的补碱指征为
A. CO_2CP 22~27mmol/L
B. CO_2CP 118~22mmol/L
C. CO_2CP 9~18mmol/L
D. CO_2CP<10mmol/L
E. CO_2CP>27mmol/L

58. 欲了解糖尿病患者近8~12周血糖水平应测定
A. 糖化血红蛋白
B. 果糖胺
C. 血浆胰岛素
D. C肽
E. 空腹和餐后2小时血糖

59. 下列属于高渗性昏迷临床特点的是
A. 皮肤潮湿多汗，呼吸正常
B. 多发于青年，有糖尿病史
C. 脉搏饱满，血压稍高
D. 尿糖强阳性，尿酮阴性
E. 起病急速，有嗜睡、幻觉、震颤、抽搐等

60. 1型糖尿病与2型糖尿病的主要区别是
A. 发病年龄
B. 起病缓急
C. 病情轻重
D. 胰岛素依赖情况
E. 葡萄糖刺激后胰岛素释放的反应

61. 血中可直接调节胰岛素分泌的重要因素是
A. 游离脂肪酸
B. 血糖浓度
C. 肾上腺素
D. 胃肠道激素
E. 血酮体浓度

62. 弥漫性肝病患者餐后血糖可高于正常，但与糖尿病的主要区别是
A. 同样存在胰岛B细胞功能的缺陷
B. 随着时间的延长，也会出现糖尿病的各种微血管并发症

C. 餐后 2~3 小时血糖正常或低于正常
D. 空腹血糖正常
E. 不需要用降糖药

63. 胰岛素治疗最常见的不良反应是
A. 抗体形成　　B. 注射部位荨麻疹
C. 低血糖　　D. 局部脂肪萎缩
E. 变态反应

64. 下列糖尿病患者眼底检查的结果提示增殖性视网膜病变的是
A. 机化物增生　　B. 微血管瘤
C. 棉絮状软性渗出　　D. 黄斑水肿
E. 微血管瘤，出血并有硬性渗出

65. 口服葡萄糖耐量试验（OGTT）中 2 小时血浆葡萄糖正常值，目前采用的标准为
A. <7. 0mmol/L　　B. <7. 8mmol/L
C. <6. 0mmol/L　　D. <6. 1mmol/L
E. <11. 1mmol/L

66. 所有妊娠 24~28 周的女性都应进行 100g OGTT，试验前夜间至少要空腹
A. 5 小时　　B. 6 小时
C. 7 小时　　D. 8 小时
E. 9 小时

67. 从量上来说，餐后肝内葡萄糖去路最多的代谢途径是
A. 糖酵解　　B. 糖有氧氧化
C. 糖原合成　　D. 磷酸戊糖途径
E. 转变为其他单糖

68. 调整胰岛素剂量最简便的检查是
A. 空腹血糖　　B. 尿糖
C. 糖化血红蛋白　　D. 葡萄糖耐量试验
E. 胰岛素释放试验

69. 糖尿病非酮症高渗性昏迷补液首先考虑使用
A. 等张生理盐水　　B. 低张生理盐水
C. 3%氯化钠溶液　　D. 5%葡萄糖溶液
E. 胶体溶液

70. 体重指数（BMI）的计算公式为
A. BMI=体重（kg）/身高（m）^{2}　　B. BMI=体重（kg）^{2}/身高（m）
C. BMI=体重（kg）^{2}/身高（m）^{2}　　D. BMI=身高（m）/体重（kg）^{2}

E. BMI=身高（m）^{2}/体重（kg）

71. 下列关于线粒体基因突变糖尿病的特点，叙述不正确的是

A. 母系遗传
B. 呈典型的2型糖尿病的表现
C. 胰岛细胞抗体阴性
D. 发病早，胰岛B细胞功能逐渐减退
E. 可伴感音神经性聋或神经肌肉表现

72. 胰岛素皮下注射时吸收最快的部位是

A. 上臂
B. 腹部
C. 大腿
D. 臀部
E. 小腿

73. 关于α-葡萄糖苷酶抑制药，下列说法不正确的是

A. 是1型糖尿病患者的主要治疗药
B. 对有肝、肾功能损害者不宜使用
C. 常见不良反应为胃肠道反应
D. 一般不引起营养吸收障碍
E. 是肥胖的2型糖尿病患者首选的降糖药

74. 诊断早期糖尿病肾病最有意义的检查是

A. 尿常规检查
B. 微量蛋白尿测定
C. 肾穿刺活检
D. 肌酐清除率
E. 双肾B超

75. 糖尿病饮食治疗中碳水化合物、蛋白质、脂肪含量占饮食总热量百分比分别为

A. 30%~40%，40%~50%，20%
B. 40%~50%，35%~50%，10%
C. 55%~60%，15%~20%，30%
D. 20%~30%，50%~60%，20%
E. 10%~15%，60%，20%~30%

76. 抢救糖尿病酮症酸中毒时，关于胰岛素的使用，下列用法正确的是

A. 应使血糖迅速下降至正常
B. 可予静脉注射普通胰岛素10~20U作为首次负荷剂量
C. 将普通胰岛素加入生理盐水中按0.1U/(kg·min）持续静脉滴注
D. 尿酮体消失后，可停止输液，恢复平时治疗
E. 当血糖下降至正常时，改输5%葡萄糖液并加入普通胰岛素（按每3~4g葡萄糖加1U胰岛素计算）

77. 糖尿病酮症酸中毒的电解质紊乱表现为

A. 高氯性酸中毒，血钾、血钠正常
B. 血氯、血钾、血钠均增高
C. 血氯偏高或正常，血钠和血钾减低
D. 血钾减低，血钠和血氯增高
E. 血氯、血钾偏高，血钠偏低

78. 糖尿病最常见的急性并发症是

A. 糖尿病酮症酸中毒
B. 心血管病变

C. 脑血管病变
D. 糖尿病肾病
E. 糖尿病视网膜病变

79. TG 水平在 1.70~2.26mmol/L 的高甘油三酯血症患者应采取的治疗措施为
A. 非药物治疗加用烟酸类药物治疗
B. 非药物治疗加用贝特类药物治疗
C. 减轻体重，增加体力活动
D. 选用贝特类药物治疗
E. 选用贝特类+烟酸类药物治疗

80. 对于家族性醛固酮增多症（FH）的高胆固醇血症重症患者首选的调节血脂药为
A. 胆酸螯合剂
B. 依折麦布
C. 普罗布考
D. 烟酸
E. 贝特类药物

81. 下列关于肥胖症的叙述，不正确的是
A. 指体内脂肪堆积过多和/或分布异常
B. 肥胖症可并发心血管疾病和多种内分泌代谢紊乱
C. 患者常具有腹部脂肪积聚过多的特点
D. 临床所见肥胖症绝大多数为单纯性肥胖，可伴有器质性疾病
E. 继发性肥胖症是由疾病引起的肥胖，是由内分泌紊乱或代谢障碍引起的疾病

82. 自我血糖监测（SMBG）最理想的方法是
A. 指尖毛细血管血糖检测
B. 尿糖检测
C. 糖化血红蛋白检测
D. 静脉空腹血糖检测
E. 空腹胰岛素检测

83. 不会引起糖耐量异常的疾病为
A. 甲状腺功能亢进症（简称甲亢）
B. 痛风
C. 肢端肥大症
D. 皮质醇增多症
E. 嗜铬细胞瘤

84. 糖尿病的基本病理生理改变是
A. 葡萄糖耐量减少
B. 生长激素分泌过多
C. 胰高血糖素分泌过多
D. 胰岛素绝对或相对分泌不足
E. 糖类肾上腺皮质激素分泌过多

85. 糖尿病控制不良者主要发生（　　）脂代谢紊乱
A. 高胆固醇
B. 高甘油三酯
C. 高低密度脂蛋白
D. 低高密度脂蛋白
E. 高 α 脂蛋白

86. 与胰岛素合用可造成严重低血糖反应的药物是
A. 水杨酸钠
B. 氯丙嗪

C. 普萘洛尔
D. 氯噻嗪
E. 硫脲类药

87. 关于糖尿病的诊断标准，下列叙述正确的是
A. 空腹血浆葡萄糖水平≥11.1mmol/L
B. OGTT中，2小时PG水平≥11.1mmol/L
C. 糖尿病的症状
D. 任意时间血浆葡萄糖水平≥11.1mmol/L
E. 以上都不是

88. 2型糖尿病最关键的预防措施是
A. 早期筛查出糖耐量减低（IGT）
B. 防止肥胖
C. 加强糖尿病教育
D. 饮食治疗
E. 早期使用药物干预

89. 下列指标中能反映下丘脑-垂体-甲状腺轴功能的是
A. 氨酸三碘甲腺原（TT_3）、总甲状腺素（TT_4）
B. 促甲状腺激素（TSH）
C. TT_4、游离甲状腺素（FT_4）
D. TT_3、游离三碘甲腺原氨酸（FT_3）
E. FT_3、FT_4

90. 对于功能性低血糖的胰岛素瘤患者，为减少低血糖发作，下列饮食调整不正确的是
A. 少食多餐
B. 避免吸收快的糖类
C. 高蛋白质饮食
D. 高脂肪饮食
E. 低纤维饮食

91. 应用磺脲类药物进行治疗时，被称为“原发性失效”的治疗时间是
A. 2周内
B. 1个月内
C. 2个月内
D. 3个月内
E. 半年内

92. 继发性痛风的治疗主要是针对原发病的病因，降低尿酸药物首选
A. 别嘌醇
B. 螺内酯
C. 呋塞米
D. 碳酸氢钠
E. 乙酰唑胺

93. 肥胖性代谢综合征患者生活方式的改变不包括
A. 减轻体重
B. 增加蔬菜、水果和鲜奶的摄入
C. 戒烟
D. 增加微量元素的摄入
E. 低盐饮食

94. 反应性低血糖最常见于
A. 2型糖尿病早期
B. 倾倒综合征

C. 果糖不耐受症　　D. 胰岛素瘤
E. 特发性功能性低血糖症

95. 关于代谢综合征的典型血脂谱，下列描述正确的是
A. 低甘油三酯
B. 高密度脂蛋白胆固醇（HDL-C）
C. 低密度脂蛋白胆固醇（LDL-C）显著增高
D. 小而密 LDL-C 颗粒增加
E. 以上都正确

96. 肥胖或超重的 2 型糖尿病患者在调整饮食和运动不能满意控制血糖，并且伴有代谢综合征或其他心血管疾病危险因素，可优先选用
A. 二甲双胍　　B. 甲苯磺丁脲
C. 阿卡波糖　　D. 胰岛素
E. 依帕司他

97. 应用二甲双胍时，下列叙述不正确的是
A. 诱发乳酸性酸中毒　　B. 易见胃肠道反应
C. 偶可有皮疹　　D. 肥胖者不宜使用
E. 肝、肾功能不全者禁忌使用

98. 诊断痛风主要根据的生化指标是
A. 红细胞沉降率增快　　B. 血脂高
C. 肾功能不良　　D. 血尿酸高
E. 类风湿因子阳性

99. 下列关于脂肪酶抑制药的叙述，正确的是
A. 选择性地抑制胃肠道脂肪酶　　B. 作用于 5-羟色胺通路
C. 不良反应有便秘　　D. 可以降低食欲
E. 同时抑制胰蛋白酶、淀粉酶和磷酸酯酶

100. 2 型糖尿病发病机制的 2 个基本环节为
A. 高胰岛素血症和胰岛素抵抗　　B. 高胰岛素血症和糖耐量减低
C. 胰岛素分泌缺陷和胰岛素抵抗　　D. 胰岛素抵抗和糖耐量减低
E. 高胰岛素血症和糖耐量增高

101. 貌似健康而有自发性空腹或运动后低血糖症的原因中最常见的是
A. 药源性低血糖症　　B. 胰岛素瘤
C. 伴瘤的低血糖　　D. 反应性低血糖
E. 胰岛素自身免疫综合征

102. 下列关于糖尿病非酮症高渗性昏迷的叙述，不正确的是

A. 神经精神症状突出
B. 多见于老年人，好发年龄为 50~70 岁
C. 血糖可高至 33. 3mmol/L 以上
D. 因血浆渗透压增高明显，故补液时应先输低张生理盐水
E. 约 2/3 患者起病隐匿，进展缓慢，或仅有轻度症状

103. 糖尿病酮症酸中毒患者，经小剂量胰岛素、补液、补碱等治疗后，出现心悸、期前收缩、乏力，其正确的处理措施为
A. 脱水
B. 补钾
C. 普萘洛尔
D. 补钙
E. 肾上腺素

104. 以下脂蛋白中，分子量最大的是
A. 低密度脂蛋白
B. 高密度脂蛋白
C. 极低密度脂蛋白
D. 乳糜微粒
E. 以上都不是

105. 糖尿病的高血糖是由于
A. 胰岛素分泌缺陷
B. 胰岛素作用缺陷
C. 糖异生增加
D. 胰岛素分泌缺陷和作用缺陷
E. 胰岛素作用缺陷和糖异生增加

106. 低血糖经处理后患者血糖升至 8. 9mmol/L，但半小时后神志仍不恢复，此时应采取的措施为
A. 做头颅 CT 检查
B. 再度静脉推注 50%葡萄糖液 60~100ml
C. 胰高血糖素 1mg 皮下或肌内注射
D. 20%甘露醇 200ml 脱水治疗
E. 持续静脉滴注 5%~10%葡萄糖液直至患者清醒

107. 新诊断为糖尿病的患者在用胰岛素治疗后第 7 天，血糖下降至正常，但突然视物模糊，最可能的原因是
A. 已有白内障
B. 晶状体渗透压改变
C. 视网膜微血管病变
D. 合并青光眼
E. 玻璃体积血

108. 格列本脲的作用机制是
A. 加速无氧糖酵解
B. 抑制胰岛 γ 细胞分泌胰高血糖素
C. 促进肌肉外周组织摄取葡萄糖
D. 抑制或延缓葡萄糖在胃肠道吸收
E. 刺激胰岛 B 细胞分泌胰岛素而发挥作用

109. 尿糖检测的临床意义是
A. 尿糖阳性是诊断糖尿病的重要线索，但是尿糖阳性不一定就是糖尿病

B. 根据 24 小时尿糖的变化，可以判断 1 天内血糖总的控制水平

C. 并发肾小球硬化时，肾糖阈可升高，肾小管损伤为主时或妊娠时肾糖阈降低

D. 尿糖阳性但随机血糖正常的人，应该检测糖化血红蛋白和 OGTT

E. 以上都对

110. 糖尿病周围神经病变的晚期表现为

A. 肌力减弱

B. 肢体麻木

C. 痛觉过敏

D. 肢体烧灼感

E. 腱反射亢进

111. 诊断糖尿病的唯一手段是

A. 全血血糖测定

B. 血浆或血清葡萄糖测定

C. 糖化血红蛋白测定

D. 用药后测血糖

E. 24 小时尿糖定量测定

112. 有关糖尿病的治疗，下列叙述正确的是

A. 饮食治疗强调控制主食量是最重要的

B. 磺脲类降糖药不适用于 1 型糖尿病（T1DM）患者

C. 任何患者使用胰岛素都能获得良好的降糖效果

D. 2 型糖尿病 T2DM 患者一经发现应立即使用口服降糖药

E. 2 型糖尿病患者一经发现应立即使用胰岛素

113. 抢救糖尿病酮症酸中毒的主要措施是

A. 抗生素

B. 纠正电解质紊乱

C. 补液+胰岛素

D. 补液

E. 吸氧等对症处理

114. 下列降糖药中，不能刺激胰岛 B 细胞分泌增加的是

A. 甲苯磺丁脲

B. 格列喹酮

C. 格列本脲

D. 消渴丸

E. α-糖苷酶抑制药

115. 糖尿病酮症酸中毒主要是由于

A. 呕吐、食欲缺乏引起失水

B. 肾功能衰竭，少尿

C. 电解质紊乱，钾离子浓度上升

D. 大量脂肪酸经肝氧化产生酮体过多

E. 蛋白质分解加速产生大量的酸性代谢物

116. 磺脲类口服降糖药的主要作用原理是

A. 加强周围组织对葡萄糖的利用

B. 抑制肝糖原的异生

C. 抑制胰高血糖素的分泌

D. 抑制葡萄糖自肠道吸收

E. 刺激胰岛 B 细胞分泌胰岛素而发挥作用

117. 引起糖尿病代谢紊乱的主要原因是
A. 拮抗胰岛素的激素增多
B. 胰岛素受体数目减少、亲和力降低
C. 葡萄糖耐量降低
D. 高胰岛素血症和胰岛素抵抗
E. 胰岛素生物活性或效应绝对或相对不足

118. 符合糖尿病酮症酸中毒的实验室检查结果是
A. 血钾不变
B. 二氧化碳结合力下降
C. 血钠升高
D. 血白细胞计数下降
E. 血尿素氮降低

119. 药物减重的目标不包括
A. 使体重恢复正常范围
B. 使原体重减轻5%~10%
C. 最好能逐步接近理想体重
D. 减重后维持体重不再反弹和增加
E. 使降血压、降血糖、调节血脂药物能更好地发挥作用

120. 2型糖尿病控制不良的患者常存在脂代谢紊乱，以下脂代谢紊乱中，最常见的是
A. 胆固醇升高为主
B. HDL降低为主
C. Ⅱ型高脂蛋白血症
D. Ⅳ型高脂蛋白血症
E. 甘油三酯增高为主

121. T1DM根据其发病机制和临床特征的差异，可分为
A. 自身免疫性和特发性
B. 青少年发病的成年型糖尿病1型（MODY1）和MODY2
C. MODY和线粒体DNA
D. IGT和空腹受损（IFG）
E. MODY和妊娠糖尿病（GDM）

122. 双胍类降血糖药物的降糖作用机制为
A. 抑制小肠上皮细胞表面的α-葡萄糖苷酶，从而延缓糖类的吸收
B. 刺激胰岛B细胞分泌胰岛素发挥作用
C. 快速促进胰岛素分泌，降低糖化血红蛋白和餐后血糖
D. 加强胰岛素作用，减轻胰岛素抵抗
E. 增加组织对胰岛素的敏感性，加强组织对葡萄糖的利用，抑制肠道对葡萄糖等营养物质的吸收

123. 下列关于血脂的说法，不正确的是
A. 脂质不溶或微溶于水
B. 血脂的主要成分是胆固醇、甘油三酯与脂肪酸
C. 在血浆中，脂质与蛋白质结合存在
D. 高脂血症实际上指高脂蛋白血症

E. 血脂异常指血脂含量、血脂组分的比例和质的异常

124. 对酮症酸中毒表现不明显的糖尿病患者，下列治疗措施正确的是

A. 仅需要给小量胰岛素皮下注射　　B. 补给足量液体

C. 仅需要给足量胰岛素及补充液体　　D. 不需要紧急处理

E. 需要大量胰岛素治疗

125. 不符合双胍类药物降血糖机制的是

A. 外周组织加速无氧糖酵解　　B. 抑制肝糖原异生

C. 促进外周组织摄取葡萄糖　　D. 刺激胰岛 B 细胞释放胰岛素

E. 抑制或延缓葡萄糖在胃肠道吸收

126. 下列关于糖耐量减低的描述，正确的是

A. IGT 是糖尿病的一个亚型

B. IGT 的诊断应根据 3 个月内 2 次 OGTT 结果的平均值来判断

C. IGT 与胰岛素分泌缺陷有关，是糖尿病的必经过程

D. IGT 的及早检出有利于糖尿病的治疗

E. IGT 是指空腹血糖在 6.1~6.9mmol/L，而餐后 2 小时血糖在 7.8~11.1mmol/L

127. 糖尿病酮症酸中毒的首选药物治疗方法是

A. 注射胰岛素+口服降糖药　　B. 口服降糖药

C. 注射普通胰岛素　　D. 注射精蛋白锌胰岛素

E. 注射珠蛋白胰岛素

128. 酮体包括的物质有

A. 丙酮　　B. 丙酮、β-羟丁酸

C. β-羟丁酸　　D. 丙酮、β-羟丁酸、乙酰乙酸

E. 乙酰乙酸

129. 空腹静脉血浆葡萄糖正常值，目前采用的标准为

A. <6.1mmol/L　　B. ≤6.5mmol/L

C. <7.0mmol/L　　D. <7.8mmol/L

E. <11.1mmol/L

130. 下列关于 α-葡萄糖苷酶抑制药的叙述，正确的是

A. 阻止碳水化合物在肠道的吸收

B. 最常见的不良反应是乳酸性酸中毒

C. 可用于胃溃疡患者

D. 饮食中如无碳水化合物，不能发挥降糖作用

E. 与其他降糖药物合用发生低血糖时可立即食用淀粉类食物

131. 胰岛素缺乏时，生物代谢过程的多种酶类活性下降，此时没有下降反而升高的酶是

A. 糖原合成酶
B. 己糖激酶
C. 丙酮酸羧基酶
D. 1,6-二磷酸果糖激酶
E. 丙酮酸脱氢酶

132. 下列有关Lp（a）的叙述，不正确的是
A. 电泳后位于前β区
B. 密度小于LDL
C. 密度大于LDL
D. 是心血管疾病的危险因素
E. 与遗传有关

133. 应用胰岛素治疗糖尿病，下列治疗方法不正确的是
A. 以饮食疗法为基本措施
B. 从小剂量开始，以避免苏木杰现象
C. 不稳定型，可加用双胍类药
D. 酮症酸中毒时首选普通胰岛素
E. 高渗性昏迷宜选用精蛋白锌胰岛素

134. 低密度脂蛋白的英文缩写是
A. VLDL
B. TG
C. CM
D. HLD
E. LDL

135. 血浆各种脂蛋白中，按所含胆固醇及其酯的量从多到少的排列顺序是
A. CM、VLDL、LDL、高密度脂蛋白（HDL）
B. HDL、LDL、VLDL、CM
C. LDL、HDL、VLDL、CM
D. VLDL、LDL、HDL、CM
E. LDL、VLDL、HDL、CM

136. 下列不宜选用胰岛素治疗的情况为
A. 严重肝、肾功能不全
B. 极度消瘦
C. 合并心肌梗死
D. 妊娠糖尿病
E. 肥胖型糖尿病

137. 对IGT不采用的干预措施为
A. 饮食调整
B. 体育锻炼
C. 应用阿卡波糖
D. 应用二甲双胍
E. 胰岛素强化治疗

138. 下列关于糖尿病大血管病变的叙述，不正确的是
A. 是2型糖尿病患者的主要死亡原因
B. 内源性高胰岛素血症促进脂质合成，加速动脉粥样硬化形成
C. 胰岛素不足可减低脂质清除，加速动脉粥样硬化形成
D. 与血清低密度脂蛋白水平呈正相关

E. 引起糖尿病心肌病

139. 抢救糖尿病酮症酸中毒时，静脉应用胰岛素的剂量是

A. 0.1U/(kg·h)
B. 0.01U/(kg·h)
C. 0.5U/(kg·h)
D. 1U/(kg·h)
E. 0.1U/(kg·d)

140. 下列关于糖尿病酮症酸中毒的实验室检查结果的叙述，不正确的是

A. 血糖多数为16.7~33.3mmol/L
B. 血酮体多数患者>4.81mmol/L
C. 尿糖和尿酮体均呈强阳性
D. 阴离子隙增大，与碳酸氢盐降低大致相等
E. 碱剩余负值减小

141. 胰岛素分泌缺陷表现为胰岛素的

A. 需要量增加
B. 早期时相增高，第二时相缺如或减弱
C. 生理效应低于预计正常水平
D. 早期时相和第二时相缺如或减弱
E. 早期时相缺如或减弱，第二时相高峰延迟

142. 肾功能不全的糖尿病患者适宜使用的磺脲类药物是

A. 甲苯磺丁脲
B. 格列喹酮
C. 格列吡嗪
D. 格列齐特
E. 格列本脲

143. 痛风发生的最重要的生化基础是

A. 高尿酸血症
B. 尿酸减少
C. 尿酸增多
D. 尿素氮升高
E. 高脂血症

144. 1999年，世界卫生组织（WHO）正式公布了糖尿病病因学分型报告，下列关于该报告的叙述，不正确的是

A. 取消营养不良相关糖尿病
B. 糖耐量减低作为一个亚型，不作为糖尿病发展过程中的一个阶段
C. 保留妊娠糖尿病
D. 保留Ⅰ型和Ⅱ型糖尿病的名称，但用阿拉伯数字（1型和2型），不用罗马数字
E. 取消胰岛素依赖型糖尿病（IDDM）和非胰岛素依赖型糖尿病（NIDDM）的医学术语

145. 下列关于糖尿病的胰岛素治疗，叙述正确的是

A. 肥胖的糖尿病患者较适宜于胰岛素治疗
B. 脆性糖尿病患者在胰岛素治疗的基础上可加用甲苯磺丁脲

C. 清晨高血糖而半夜有饥饿感、出冷汗的糖尿病患者应增加胰岛素剂量

D. 因感染、发热而食欲缺乏的糖尿病患者应将胰岛素剂量加倍

E. 经一段时间的胰岛素治疗后，患者都可产生胰岛素抗体

146. IGT 是指

A. 空腹血糖过高
B. 葡萄糖耐量减低
C. 妊娠糖尿病
D. 青年人中的成年发病型糖尿病
E. 线粒体 tRNALeu（UUR）基因突变糖尿病

147. 糖尿病酮症酸中毒时，早期过多补碱的主要危害是

A. 脑水肿
B. 低氯血症
C. 代谢性碱中毒
D. 低钙血症
E. 代谢性酸中毒

148. 糖尿病酸中毒患者，小剂量胰岛素滴注及大量生理盐水输液最常见的不良反应是

A. 低钠血症
B. 低血糖
C. 低钙血症
D. 脑水肿
E. 低钾血症

149. 下列叙述不符合胰岛素作用机制的是

A. 促进糖原的分解
B. 促进某些氨基酸进入肌细胞内
C. 促进脂肪和蛋白质的合成
D. 促进葡萄糖进入肌细胞和脂肪细胞内
E. 促进脂蛋白酯酶的生物合成和活性

150. 下列疾病中，不会引起继发性糖尿病的是

A. 生长激素瘤
B. 甲状腺功能减退症（简称甲减）
C. 嗜铬细胞瘤
D. 皮质醇增多症
E. 急性重症胰腺炎

151. 磺脲类口服降糖药不适宜用于

A. 2 型糖尿病对胰岛素不敏感者
B. 2 型糖尿病患者已用胰岛素<30U/d
C. 2 型糖尿病对胰岛素抗药者
D. 2 型糖尿病合并妊娠者
E. 2 型糖尿病基础治疗未达控制目标者

152. 根据亚洲-太平洋地区 2 型糖尿病政策组提出的糖尿病控制目标（2002 年，第 3 版），说法正确的是

A. 理想的糖化血红蛋白应控制在 7.5%~8.5%

B. 理想的空腹血浆葡萄糖应控制在 4.4~7.0mmol/L

C. 理想的血压应控制在小于 135/85mmHg

D. 理想的 LDL-C 应控制在小于 3.5mmol/L

E. 理想的 HDL-C 应控制在大于 1.1mmol/L

153. 各国指南中指定的治疗血脂异常的最重要药物是
A. 他汀类药物
B. 烟酸类药物
C. 贝特类药物
D. 氯贝丁酯类药物
E. 胆酸螯合剂
154. 胰岛素与受体结合后细胞内的特征性变化是
A. 环磷酸腺苷（cAMP）增加
B. 肌醇三磷酸（IP3）、甘油二酯（DAG）浓度升高
C. 热休克蛋白自激素结合区水解
D. cAMP 减少
E. 受体 B 亚单位上酪氨酸磷酸化
155. Somogyi 反应（低血糖后反应性高血糖）多见于
A. 继发性糖尿病
B. 潜伏性糖尿病
C. 化学性糖尿病
D. 非胰岛素依赖型糖尿病
E. 病情稳定的胰岛素依赖型糖尿病
156. 与动脉粥样硬化密切相关的物质是
A. 醛固酮、脂蛋白及甘油三酯
B. 胆固醇、脂蛋白及醛固酮
C. 胆固醇、醛固酮及甘油三酯
D. 胆固醇、脂蛋白及甘油三酯
E. 肾上腺素、醛固酮及甘油三酯
157. 培戈洛酶具有降血尿酸和缩小痛风结节的作用，其最有效剂量为
A. 每周注射 8mg
B. 每 2 周注射 8mg
C. 每 2 周注射 10mg
D. 每 3 周注射 14mg
E. 每个月注射 20mg
158. 下列关于 2 型糖尿病的叙述，不正确的是
A. 可无明显“三多一少”症状
B. 可表现为餐后反应性低血糖
C. 餐后 2 小时血糖≥11.1mmol/L
D. 餐后血糖增高的同时空腹血糖也增高
E. 尿糖检查可出现阴性
159. 双胍类药物常见的不良反应为
A. 乳酸性酸中毒
B. 低血糖
C. 消化道不良反应
D. 变应性皮疹
E. 肝功能障碍
160. 下列有关 HDL 的叙述，不正确的是
A. 促进胆固醇酯合成
B. 促进 CM 和 VLDL 分解
C. 富含磷脂、载脂蛋白 A（ApoA）、载脂蛋白 C（ApoC）

D. 促进游离胆固醇沉积于动脉壁

E. 低 HDL-C 血症是心血管疾病的危险因素

161. 糖尿病目前的主要死亡原因是

A. 肺结核感染

B. 化脓性感染

C. 酮症酸中毒

D. 高渗性昏迷

E. 心脑血管合并症

162. 关于糖尿病的临床表现，下列叙述正确的是

A. 糖尿病患者都有多饮、多尿和多食症状

B. 糖尿病因烦渴多饮而引起多尿

C. 糖尿病的一些并发症表现可作为首发症状

D. 目前糖尿病的主要死亡原因是酮症酸中毒

E. 最常见的糖尿病神经病变是脑神经损害

163. 若诊断临床型糖尿病，应选择的最适当检查是

A. 尿糖

B. 空腹血糖

C. 口服葡萄糖耐量试验

D. 空腹胰岛素测定

E. 以上均不是

164. 初次注射胰岛素，最常见的全身反应是

A. 变应性休克

B. 低血糖反应

C. Somogyi 反应

D. 胰岛素抵抗

E. 局部脂肪营养不良

165. 1 型糖尿病最常见的神经病变是

A. 周围神经炎

B. 动眼神经麻痹

C. 坐骨神经痛

D. 下肢麻痹

E. 腕管综合征

166. 痛风性关节炎早期的主要病理改变发生在

A. 软骨下骨组织

B. 关节软骨

C. 关节滑膜

D. 关节周围肌腱韧带

E. 关节周围皮下软组织

167. 关于 2 型糖尿病的特点，下列说法正确的是

A. 胰岛功能正常

B. 患者须使用胰岛素维持血糖代谢

C. 常以慢性并发症为首发症状

D. 中老年患者多见，不发生酮症

E. 血清中 GADA、ICA 往往阳性

168. 出现糖尿病肾病肾功能不全时，应选择的治疗方案为

A. 饮食控制+运动

B. 低盐低脂糖尿病饮食+格列喹酮

C. 单纯饮食控制
D. 优质低蛋白糖尿病饮食+胰岛素
E. 低盐低脂糖尿病饮食+二甲双胍

169. 不属于糖尿病性自主神经病变的是
A. 直立性低血压
B. 腹泻、便秘
C. 尿潴留
D. 肢体麻木、感觉过敏
E. 多汗

170. 对胰岛素瘤的诊断具有决定意义的是
A. 低血糖症状
B. 供糖后症状迅速消失
C. 常于空腹时发作
D. 空腹胰岛素升高
E. 胰岛素/血糖比值升高

171. 关于 2 型糖尿病的临床表现，下列叙述不正确的是
A. 有“三多一少”症状的糖尿病患者血糖一般已经明显升高
B. 2 型糖尿病发现时可以无症状
C. 初诊以昏迷为首发表现的糖尿病肯定不是 2 型糖尿病
D. 2 型糖尿病早期可以有低血糖表现
E. 2 型糖尿病可因皮肤外阴瘙痒、视物模糊、伤口不易愈合、手足麻木等症状首诊

172. 与低血糖临床表现的严重程度无关的是
A. 年龄
B. 低血糖发生的时间
C. 低血糖的程度
D. 机体对低血糖的反应
E. 低血糖发生的速度和持续时间

173. 胰岛素瘤来源于胰腺的
A. A 细胞
B. B 细胞
C. C 细胞
D. D 细胞
E. F 细胞

174. 下列有关皮质醇生理作用的叙述，不正确的是
A. 促进糖异生作用
B. 促进蛋白质分解
C. 促进脂肪合成
D. 有抗利尿作用
E. 有抗炎、抗过敏作用

175. 高尿酸血症和痛风是常染色体多基因显性遗传病，在（　　）区存在高尿酸血症或痛风的易患基因
A. 染色体 3q21
B. 染色体 4q25
C. 染色体 1q21
D. 染色体 16p22
E. 染色体 3q34

176. 糖尿病的诊断标准是典型糖尿病症状加上 1 次随机血糖

A. ≥7.1mmol/L　　B. ≥9.1mmol/L
C. ≥10.1mmol/L　　D. ≥11.1mmol/L
E. ≥20mmol/L

177. 对可疑糖尿病患者，下列检查最有助于确诊的是
A. 证实尿糖确为葡萄糖　　B. 饭后血糖 8.9mmol/L
C. 空腹时血浆胰岛素水平偏低　　D. 葡萄糖耐量试验呈耐量减低
E. 复查空腹血糖 6.9mmol/L

178. 不易发生糖尿病状态的患者为
A. 慢性胰腺炎　　B. 胰腺癌
C. 肢端肥大症　　D. 艾迪生（Addison）病
E. 甲状腺功能亢进症

179. 长链脂肪酸在血浆中被运输的主要形式是
A. 与球蛋白结合　　B. 参与组成 CM
C. 与清蛋白结合　　D. 参与组成 VLDL
E. 参与组成 HDL

180. 关于 WHO 推荐的 OGTT 评价标准，下列叙述正确的是
A. 空腹血糖>7.8mmol/L 不必行此试验诊断糖尿病
B. 含 75g 葡萄糖液体积在 200~300ml 范围内
C. 至少空腹 4 小时方能进行试验
D. 儿童和成人使用相同重量的葡萄糖进行试验
E. 试验前 2 天应严格限制碳水化合物摄入量

181. 禁食 15 小时，空腹血糖在（　　）者，可确诊为胰岛素瘤
A. 3.8mmol/L 以下　　B. 3.5mmol/L 以下
C. 3.0mmol/L 以下　　D. 2.78mmol/L 以下
E. 2.5mmol/L 以下

182. 判断糖尿病治疗效果的指标不包括
A. 餐后血糖　　B. 空腹血糖
C. 糖化血清蛋白　　D. 糖化血红蛋白
E. IA-2、谷氨酸脱羧酶 65（GAD65）

183. 下列关于糖化血红蛋白的叙述，不正确的是
A. 可以了解取血前 2~3 个月平均血糖控制情况
B. 是目前判断糖尿病血糖控制水平的较好的指标之一
C. 其量与血糖浓度成正相关
D. 是葡萄糖与血红蛋白 β 链-N 端非酶糖化而成，是可逆反应

E. 糖化血红蛋白正常值为 8%～10%

184. 理想体重的计算

A. 理想体重（kg）= 身高（cm）－100　B. 理想体重（kg）= 身高（cm）－105

C. 理想体重（kg）= 身高（cm）－110　D. 理想体重（kg）= 身高（cm）－115

E. 理想体重（kg）= 身高（cm）－120

185. 以下关于高脂蛋白血症的说法，正确的是

A. Ⅰ型高脂蛋白血症在临床上较为常见

B. Ⅱa 型高脂蛋白血症在临床上罕见

C. Ⅱb 型高脂蛋白血症在临床上相当常见

D. Ⅲ型高脂蛋白血症在临床上最常见

E. Ⅴ型高脂蛋白血症以 TC 升高为主

186. 下列关于口服降血糖药物的临床应用，叙述正确的是

A. 糖尿病合并严重感染时，宜增加口服降血糖药物的剂量

B. 脆性糖尿病宜用磺脲类和双胍类联合治疗

C. 磺胺类药物可延长双胍类药物的生物半衰期，增加低血糖反应

D. 磺脲类药物可能诱发乳酸性酸中毒

E. 肥胖型非胰岛素依赖型糖尿病饮食治疗控制不佳时，宜加用双胍类药物

187. 胰岛 B 细胞分泌的是

A. 胰高血糖素　B. 胰岛素

C. 促胃液素　D. 胰多肽

E. 醛固酮

188. 不符合糖尿病非酮症高渗性昏迷特点的是

A. 多见于青少年　B. 无糖尿病史或轻型患者

C. 死亡率较高　D. 有高血糖、高钠血症及高血浆渗透压

E. 神经精神症状较突出

189. 病程 10 年以上的 1 型糖尿病患者的主要死亡原因是

A. 糖尿病酮症酸中毒　B. 非酮症高渗性昏迷

C. 脑血管意外　D. 糖尿病肾病肾衰竭

E. 心血管事件

190. 下列疾病中属于器官特异性自身免疫病的是

A. 2 型糖尿病

B. 冠状动脉粥样硬化性心脏病（简称冠心病）

C. 高血压

D. 重症肌无力

E. 1 型糖尿病

191. 抢救糖尿病酮症酸中毒应用碳酸氢盐的指征为

A. 出现低钾血症
B. 常规应用
C. 合并严重感染
D. 出现心律失常
E. 休克或者昏迷或严重酸中毒（pH<7.0）

192. 2 型糖尿病“理想”的目标血浆葡萄糖值（mmol/L）在空腹与非空腹时分别为

A. 4.4~7.0，4.4~10.0
B. 6.0~7.0，8.0~10.0
C. 4.0~8.0，7.0~10.0
D. 4.4~6.2，6.2~8.0
E. 6.0~8.0，8.0~10.0

193. 糖尿病微血管病变的典型改变是

A. 糖尿病肾病、视网膜病变、心肌病变
B. 血流动力学改变、血液流变学改变
C. 结节性病变、弥漫性病变、渗出性病变
D. 单纯性病变、增殖性病变
E. 微循环障碍、基底膜增厚

194. 1 型糖尿病的主要特点是

A. 多见于 40 岁以上的成年人
B. 以糖尿病酮症酸中毒就诊
C. 早期常不需要胰岛素治疗
D. 与免疫介导的胰岛 B 细胞增生有关
E. 多数患者表现为胰岛素抵抗

195. 痛风属于（　　）代谢异常疾病

A. 糖
B. 蛋白质
C. 脂肪
D. 嘌呤
E. 核糖

196. 1 型糖尿病患者若无其他伴随疾病，胰岛素需要剂量一般为

A. 0.1~0.5U/(kg · d)
B. 0.5~1.0U/(kg · d)
C. 1.0~1.5U/(kg · d)
D. 1.5~2.0U/(kg · d)
E. 2.0~2.5U/(kg · d)

197. 下列关于糖尿病非酮症高渗性昏迷的治疗措施，叙述不正确的是

A. 发生休克者宜首先输入生理盐水或胶体溶液，迅速纠正休克
B. 立即输注碳酸氢钠
C. 应用小剂量胰岛素治疗
D. 血糖下降 13.9mmol/L 左右开始输入钾盐
E. 无休克或休克已纠正，输入 0.45%盐水至渗透压降压至 330mmol/L 为止

198. 原发性痛风临床自然病程可分为 4 个阶段，包括

A. 无症状期　　B. 急性痛风性关节炎期
C. 间歇期　　D. 慢性痛风性关节炎期
E. 以上均是

199. 秋水仙碱治疗痛风性关节炎的机制是
A. 抑制近端肾小管对尿酸盐的重吸收，增加尿酸的排泄
B. 抑制环氧合酶活性
C. 抑制局部组织的中性粒细胞、单核细胞释放炎症因子
D. 抑制黄嘌呤氧化酶，减少尿酸的生成
E. 减少尿酸盐结晶的形成

200. 糖尿病自然进程中的临床分期为
A. 2 型→1 型　　B. 胰岛素抵抗→胰岛素分泌缺陷
C. IGT→IFG→糖尿病　　D. 正常血糖→IGT/IFG→高血糖
E. 正常葡萄糖耐量→IGT/IFG→糖尿病

201. 与 1 型糖尿病发病无关的是
A. 胰岛素抵抗　　B. 环境因素
C. 遗传因素　　D. 牛乳喂养
E. 年龄

202. 关于糖尿病的病因和发病机制，下列叙述正确的是
A. 自身免疫反应起主要作用　　B. 主要与遗传及免疫因素有关
C. 遗传易患性是主要发病因素　　D. 遗传与环境因素共同参与其发病过程
E. 环境因素导致胰岛素分泌不足

203. 目前国内应用较为广泛的糖化血红蛋白（HbA1c）测定方法是
A. 电泳法　　B. 高压液相色谱法
C. 免疫比浊法　　D. 亲和色谱微柱法
E. 阳离子交换树脂微柱层析法

204. 糖尿病患者不宜使用胰岛素治疗的情况为
A. 合并脑血管意外　　B. 合并急性心肌梗死
C. 合并重症感染　　D. 需要急症手术
E. 肥胖糖尿病患者饮食控制和运动疗法不佳

205. 2 型糖尿病的特点是
A. 都有“三多一少”表现　　B. 患者体型均较肥胖
C. 患者空腹血糖都增高　　D. 易发生于年轻人
E. 少数以酮症酸中毒为首发表现

206. 若糖尿病患者对胰岛素产生抗药性，下列关于下一步治疗措施的叙述，不正确的是

A. 牛胰岛素的抗原性比猪胰岛素强
B. 胰岛素每天用量大于200U
C. 糖皮质激素治疗有效
D. 加大原来使用的胰岛素剂量即可
E. 需要更换另一属性胰岛素或纯品胰岛素

207. 糖尿病患者最基础的治疗措施是
A. 饮食治疗
B. 双胍类降血糖药
C. 手术治疗
D. 磺脲类降血糖药
E. 胰岛素

208. 糖尿病患者失明的主要原因是
A. 脑血管意外
B. 白内障
C. 视网膜病变
D. 青光眼
E. 虹膜睫状体病变

209. 痛风进入慢性关节炎期的标志是
A. 痛风石的形成
B. 急性痛风性关节炎
C. 出现肩背痛
D. 出现肋间神经痛
E. 出现坐骨神经痛

210. 下列关于胰岛素瘤的说法，不正确的是
A. 手术切除后可痊愈
B. 大多数为良性，恶性者很少
C. 占胰岛细胞肿瘤的70%~75%
D. 多见于青、中年，女性多于男性
E. 胰腺神经内分泌肿瘤中比较常见的一种

211. 痛风性肾病在临床上尿液变化的主要特点是早期有
A. 夜尿增多、等渗尿
B. 持续性血尿
C. 尿中有大量白细胞及管型
D. 间歇性蛋白尿和镜下血尿
E. 红细胞沉降率增快

212. HbA1c测定的临床意义为反映糖尿病患者
A. 近6个月血糖总的水平
B. 近5个月血糖总的水平
C. 近4个月血糖总的水平
D. 近2~3个月血糖总的水平
E. 近2~3周血糖总的水平

213. 胆固醇合成过程中的限速酶是
A. 3-羟基-3-甲基戊二酸单酰辅酶A（HMG-CoA）合成酶
B. HMG-CoA裂解酶
C. HMG-CoA还原酶
D. 鲨烯合成酶
E. 鲨烯环氧酶

214. 糖尿病性血管病变，最具有特征性的是

A. 高血压眼底病变　　B. 冠状动脉粥样硬化
C. 查科（Charcot）关节　　D. 动脉粥样硬化
E. 周围动脉硬化-下肢坏疽

215. 以下属于代谢性疾病的是
A. 皮质醇增多症　　B. 弥漫性肝损害
C. 嗜铬细胞瘤　　D. 糖尿病
E. 维生素 D 缺乏症

216. 不宜使用胰岛素的患者为
A. 糖尿病合并肺结核　　B. 糖尿病合并心肌梗死
C. 糖尿病患者妊娠或分娩期　　D. 糖尿病患者过度肥胖
E. 糖尿病患者手术前后

217. 糖尿病是一组病因不明的内分泌代谢病，其共同主要标志是
A. 多饮、多尿、多食　　B. 乏力
C. 消瘦　　D. 高血糖
E. 尿糖阳性

218. 糖尿病神经病变最常见的部位是
A. 周围神经病变　　B. 脑神经病变
C. 自主神经病变　　D. 中枢神经病变
E. 脊髓病变

219. 糖尿病患者检测果糖胺的临床意义为
A. 半衰期与红细胞相近　　B. 评估血浆清蛋白变化
C. 目前可以用于诊断糖尿病　　D. 评估取血前 2~3 周血糖变化情况
E. 评估取血前 2~3 个月血糖变化情况，但比糖化血红蛋白更可靠

220. 胰岛素抵抗是指
A. 机体对胰岛素超常敏感　　B. 机体对胰岛素的需要量减少
C. 机体对胰岛素的生理效应增高　　D. 机体对胰岛素的超常反应
E. 机体对胰岛素的生物学效应降低

221. Somogyi 反应是指
A. 夜间胰岛素作用不足　　B. 黎明现象
C. 低血糖后反应性高血糖　　D. 清晨胰岛素拮抗激素分泌增多
E. 胰岛素抗药性

222. 与 T1DM 发病有关的环境因素中，最重要的是
A. 病毒感染　　B. 化学物质
C. 饮食因素　　D. 遗传因素

E. 社会因素

223. IFG的空腹静脉全血葡萄糖值为

A. 7.0~11.1mmol/L
B. 6.1~11.1mmol/L
C. 6.1~7.0mmol/L
D. 6.1~7.8mmol/L
E. 5.6~6.0mmol/L

224. 病因学将糖尿病分成四大类型，为

A. 1型、2型、IGT、IFG
B. 1型、2型、其他特殊类型、GDM
C. 正常血糖、IGT、IFG、高血糖
D. 正常葡萄糖耐量、IGT、IFG、糖尿病
E. 自身免疫、特发性、胰岛素抵抗、胰岛素分泌缺陷

225. 糖化血清蛋白测定的临床意义为反映糖尿病患者

A. 近半年血糖总的水平
B. 近3个月血糖总的水平
C. 近4个月血糖总的水平
D. 近1~3个月血糖总的水平
E. 近2~3周血糖总的水平

226. 以下不符合痛风特点的是

A. 痛风石形成
B. 游走性关节炎
C. 高尿酸血症
D. 尿酸性肾结石
E. 反复发作的急性痛风性关节炎

227. 糖尿病患者胰岛素治疗最主要的不良反应是

A. 注射处红肿疼痛
B. 注射处脂肪萎缩
C. 低血糖
D. 荨麻疹样皮疹
E. 高血糖

228. 可用磺脲类降糖药治疗的是

A. 糖尿病合并高热患者
B. 重症糖尿病患者
C. 糖尿病并发酮症酸中毒患者
D. 胰岛素依赖型糖尿病患者
E. 血糖比较高，但还有潜在胰岛素分泌能力，且不肥胖的2型糖尿病患者

229. 关节疼痛是急性关节炎期主要的临床表现。初发时绝大多数仅侵犯单个关节，其中最常侵犯的关节是

A. 第一跖趾关节
B. 足弓关节
C. 膝关节
D. 指、腕关节
E. 肘关节

230. 低血糖出现交感神经兴奋症状是由于释放大量

A. 肾上腺素
B. 糖皮质激素
C. 胰高血糖素
D. 抗利尿激素
E. 醛固酮

231. 易引起严重低血糖不良反应的口服降糖药是
A. 磺脲类口服降糖药
B. 双胍类口服降糖药
C. α-葡萄糖苷酶抑制药
D. 二甲双胍
E. 胰岛素增敏药

232. 属于糖尿病微血管病变的是
A. 脑血管意外
B. 冠心病
C. 糖尿病肾病
D. 肾动脉狭窄
E. 肺部感染

233. 对于血糖易于波动的患者（胰岛素严重缺乏的糖尿病患者），反映其血糖控制水平的最好方法是
A. 空腹胰岛素检测
B. 自我血糖监测
C. 糖化血红蛋白检测
D. 尿糖检测
E. SMBG 与 HbA1c 检测相结合

234. 增加尿酸排泄的药物是
A. 秋水仙碱
B. 泼尼松
C. 苯溴马隆
D. 别嘌醇
E. 碳酸氢钠

235. 不适合 1 型糖尿病的治疗方法是
A. 胰岛素治疗
B. 胰岛移植
C. 胰岛素联合胰岛素促泌药
D. 胰岛素联合二甲双胍
E. 胰岛素联合 α-葡萄糖苷酶抑制药

236. 强化胰岛素治疗方案的叙述不正确的是
A. 大剂量胰岛素注射
B. 睡前注射中效胰岛素制剂
C. 餐前多次注射速效胰岛素
D. 自我血糖监测
E. 可采用持续皮下胰岛素输注

237. 糖尿病诊断标准：症状+静脉血浆葡萄糖值
A. 随机≥6. 1mmol/L 或空腹≥7. 8mmol/L
B. 随机≥7. 8mmol/L 或空腹≥7. 0mmol/L
C. 随机≥11. 1mmol/L 或空腹≥7. 8mmol/L
D. 随机≥6. 1mmol/L 或空腹≥7. 0mmol/L
E. 随机≥11. 1mmol/L 或空腹≥7. 0mmol/L 或 OGTT 中 2 小时≥11. 1mmol/L

238. 糖尿病酸中毒患者，小剂量胰岛素滴注及大量生理盐水输液最常见的不良反应是
A. 低钠血症
B. 低血糖
C. 低钙血症
D. 脑水肿

E. 低钾血症

二 A2型题

1. 患者，男性，63岁。多饮、多尿2周，嗜睡2天，有脱水表现。血压90/60mmHg，血尿素氮42.9mmol/L，血钠150mmol/L，尿酮体（-）。经诊断为糖尿病非酮症高渗性昏迷。该患者需要采取的治疗措施为

A. 大剂量胰岛素+等张盐水
B. 小剂量胰岛素+等张盐水
C. 大剂量胰岛素+低张盐水
D. 小剂量胰岛素+低张盐水
E. 小剂量胰岛素+低张盐水+碳酸氢钠

2. 患者，男性，71岁。糖尿病史14年，长期口服二甲双胍，空腹血糖维持在7~9mmol/L，尿清蛋白排泄率为240mg/24h，LDL-C 5.08mmol/L。查体：血压160/95mmHg，心、肺未见明显异常，双下肢可见轻度凹陷性水肿。有关该患者的治疗，下列叙述不正确的是

A. 口服氢氯噻嗪
B. 治疗高脂血症
C. 使用胰岛素控制血糖
D. 限制蛋白质摄入量
E. 口服血管紧张素转化酶抑制药（ACEI）

3. 患者，男性，52岁。肥胖，近来体重略有减轻，无明显“三多一少”症状，空腹血糖7.8mmol/L。诊断考虑可能为

A. 单纯性肥胖
B. 皮质醇增多症
C. 慢性肝病
D. 糖尿病
E. 下丘脑综合征

4. 患者，女性，50岁。确诊1型糖尿病。用中效胰岛素加二甲双胍治疗后血糖、尿糖均能满意控制，1周来体温持续39℃、咳嗽，左下肺可闻及湿啰音，白细胞计数15.3×10^9/L。治疗除抗感染外宜

A. 原治疗方案不变
B. 加大中效胰岛素剂量
C. 改用长效胰岛素
D. 加大二甲双胍剂量
E. 改用短效胰岛素

5. 患者，男性，45岁。体检发现尿糖阳性，下列检查对诊断糖尿病最有意义的是

A. 空腹血糖9.2mmol/L
B. 口服葡萄糖耐量试验呈糖耐量减低
C. 餐后1小时血糖7.8mmol/L
D. 尿糖检查证实为葡萄糖
E. 空腹血浆胰岛素6μU/L（正常值为5.25μU/L）

6. 患者，男性，38岁。痛风急性发作1天。不宜在急性痛风性关节炎期加用的药物是

A. 别嘌醇
B. 秋水仙碱
C. 非甾体抗炎药
D. 糖皮质激素
E. ACTH

7. 患者，男性，67 岁。10 年 2 型糖尿病史，因血糖控制不理想而自行增加胰岛素用量，出现昏迷，下列处理正确的为

A. 立即喂食饼干或糖水

B. 立查尿糖

C. 立即抽血查血糖，并等待结果再行处理

D. 立即抽血查血糖，同时静脉滴注 5%~10%葡萄糖液

E. 立即抽血查血糖，同时静脉注射 50%葡萄糖液 60~100ml

8. 患者，男性，58 岁。3 年前被诊断为 2 型糖尿病，经饮食控制、运动并口服二甲双胍 0.5g，每天 3 次治疗，半年来空腹血糖增高至 9~10mmol/L，身高 167cm，体重 60kg，应加用的降糖药物是

A. 阿卡波糖

B. 瑞格列奈

C. 格列齐特

D. 格列喹酮

E. 罗格列酮

9. 患者，男性，58 岁。明显肥胖，疑为糖尿病，下列叙述不正确的是

A. 可没有明显的“三多一少”症状

B. 尿糖检查可能阴性

C. 空腹血糖一定升高

D. 餐后 2 小时血糖>11.1mmol/L

E. 可进行口服糖耐量试验

10. 患者，男性，81 岁。患 2 型糖尿病合并肺源性心脏病（又称肺心病），长期服用磺脲类药物加二甲双胍治疗至今，2 天前因慢性支气管炎急性感染，出现明显发绀，甚至昏迷。首先应考虑为

A. 酮症酸中毒

B. 糖尿病非酮症高渗性昏迷

C. 乳酸性酸中毒

D. 水中毒

E. 低血糖

11. 患者，女性，52 岁。昏迷，有明显脱水和呼吸深大，提示酮症酸中毒的表现为

A. 呼吸有烂苹果味

B. 呼吸大蒜味

C. 舌、唇呈明显樱桃红色

D. 库斯莫尔（Kussmaul）呼吸

E. 血 CO_2CP 8.9mmol/L

12. 患者，女性，35 岁。妊娠 6 个月，无糖尿病病史，空腹血糖 6mmol/L，餐后 2 小时血糖 9mmol/L，尿糖（+），治疗方案为

A. 饮食疗法

B. 饮食疗法+格列齐特

C. 饮食疗法+胰岛素

D. 饮食疗法+苯乙双胍

E. 无须特殊治疗

13. 患者，男性，48 岁。肥胖 10 年，口渴多饮 3 个月，经常在餐后 3~5 小时感到心悸、多汗、饥饿感，进餐后缓解。空腹血糖 8.3mmol/L，尿糖（+）。患者最可能诊断为

A. 糖尿病
B. 胰岛素性低血糖
C. 胰岛素瘤
D. 胰岛细胞增生症
E. 2型糖尿病，反应性低血糖

14. 患者，女性，40岁。1个月来体重下降5kg，伴口渴，心悸。食量正常，自测脉搏92次/分，其父患糖尿病。OGTT示空腹、60分钟、120分钟血糖分别为5.59mmol/L、14.8mmol/L、8.82mmol/L。糖化血红蛋白（HbA1c）5.5%。患者可能诊断为
A. 甲状腺炎
B. 糖耐量减低
C. 甲亢
D. 糖尿病
E. 自主神经功能紊乱

15. 患者，女性，48岁。糖尿病史12年，使用普通胰岛素治疗，午餐前尿糖（+++），增加胰岛素剂量的最恰当时刻是
A. 当天午餐前半小时
B. 当天晚餐前半小时
C. 次日午餐前半小时
D. 次日早餐前半小时
E. 即刻

16. 患者，女性，48岁。糖尿病14年，应用胰岛素治疗中，餐前尿糖定性试验结果为绿黄色，则胰岛素剂量应为
A. 仍按昨天原先所用剂量不变
B. 较原先所用剂量增加0~4U
C. 较原先所用剂量增加4~8U
D. 较原先所用剂量增加8~12U
E. 较原先所用剂量增加12~16U

17. 患者，女性，54岁。肥胖，因宫颈癌准备行根治术，术前查空腹血糖9.6mmol/L，餐后2小时血糖11.8mmol/L，既往无糖尿病史。控制血糖应给予的最主要治疗是
A. 双胍类口服降糖药
B. 磺脲类口服降糖药
C. α-葡萄糖苷酶抑制药
D. 长效胰岛素
E. 普通胰岛素

18. 患者，男性，51岁。糖尿病。经胰岛素治疗3天后，主诉视物模糊，可能是由于
A. 白内障形成
B. 晶体渗透压变化
C. 糖尿病视网膜病变
D. 玻璃体混浊
E. 视盘水肿

19. 患者，男性，18岁。1型糖尿病2年，平时应用猪胰岛素治疗，饮食控制严格，血糖控制满意。近2个月无明显诱因血糖控制不佳，胰岛素用量每天已达96U，未发生低血糖反应，最可能的原因是
A. 胰岛素过敏
B. 使用过期胰岛素
C. 体内产生胰岛素抗体
D. 发生糖尿病肾病
E. 体内对抗胰岛素的激素分泌过多

20. 患者，男性，54 岁。2 型糖尿病合并心力衰竭，空腹血糖（FPG）6.2mmol/L，2 小时血糖（PG）12.7mmol/L，尿糖（+）、尿酮（-）。下列应禁用的降糖药为

A. 罗格列酮　　B. 二甲双胍

C. 阿卡波糖　　D. 胰岛素

E. 格列本脲

21. 患者，男性，64 岁。身高 167cm，体重 76kg，近 2 个月出现烦渴、多饮、多尿，体重下降 9kg，至医院查空腹血糖为 6.8mmol/L。下一步应该进行的诊断、检查或处理为

A. 可能是尿崩症　　B. 可诊断为糖尿病

C. 应测定尿糖以明确诊断　　D. 应进行 OGTT

E. 可诊断为空腹血糖受损

22. 患者，男性，80 岁。糖尿病病史 10 余年，口服降糖药 7 年，胰岛素治疗 3 年，血糖控制可。出现下肢疼痛、发冷 1 个月，以行走时明显，休息后可缓解。查体：双侧足背动脉搏动消失，皮肤完好。下一步需要首先进行的检查为

A. 下肢神经诱发电位检查　　B. 下肢动脉超声检查

C. 下肢骨密度检查　　D. 下肢关节 X 线检查

E. 下肢肌电图检查

23. 患者，男性，51 岁。身高 170cm，体重 80kg，有糖尿病家族史。查体：不同日 2 次分别测空腹血糖为 8mmol/L，多次尿糖（+）。治疗方案应首选

A. 单纯控制饮食　　B. 控制饮食+格列齐特

C. 控制饮食+格列本脲　　D. 控制饮食+体育锻炼

E. 减肥

24. 患者，女性，60 岁。2 型糖尿病史 15 年，口服二甲双胍 500mg，每天 3 次；格列齐特 120mg，每天 2 次。空腹血糖 10mmol/L，糖化血红蛋白 9.2%。24 小时尿清蛋白 600mg，血压 160/90mmHg，关于此患者的诊断和治疗，下列叙述正确的是

A. 患者为糖尿病肾病Ⅴ期　　B. 患者每天蛋白摄入量应为 1.2g/kg

C. 患者的血压控制在 140/90mmHg　　D. 应调整患者的口服降糖药剂量

E. 应使用血管紧张素Ⅱ受体阻断药降低血压

25. 患者，男性，21 岁。“三多一少”症状 2 个月，血糖 16.7mmol/L，尿糖（+）、尿酮（-）。应首选的治疗药物为

A. 磺脲类降糖药　　B. 双胍类降糖药

C. α-葡萄糖苷酶抑制药　　D. 噻唑烷二酮

E. 胰岛素

26. 患者，男性，54 岁。糖尿病 8 年。该患者可能出现的，为糖尿病所特有的并发症是

A. 高血脂　　B. 冠心病

C. 脑梗死　　D. 下肢坏疽

E. 肾小球硬化症

27. 患者，女性，48岁。身高154cm，体重62kg，因外阴瘙痒就诊。检查：血糖13mmol/L，尿糖（++），血象未见异常。该患者治疗宜

A. 控制饮食　　B. 控制饮食+格列齐特

C. 控制饮食+格列喹酮　　D. 控制饮食+二甲双胍

E. 控制饮食+胰岛素

28. 患者，女性，32岁。妊娠3个月，无糖尿病史。其姐有糖尿病，最近测空腹血糖7.0mmol/L，餐后血糖11.1mmol/L，该患者的诊断考虑为

A. 妊娠合并2型糖尿病　　B. 妊娠糖尿病

C. 妊娠合并糖耐量异常　　D. 2型糖尿病

E. 糖耐量异常

29. 糖尿病患者，男性，52岁。使用短效胰岛素治疗后，白天血糖正常，早晨空腹血糖升高，其原因不可能是

A. 夜间胰岛素剂量不足　　B. 睡前加餐

C. Somogyi反应　　D. 黎明现象

E. 胰岛素受体数目减少

30. 患者，女性，26岁。1型糖尿病。早晨出现感冒、食欲缺乏，常规注射胰岛素，家属发现其神志不清。患者最可能的诊断为

A. 高渗性昏迷　　B. 低血糖昏迷

C. 酮症酸中毒昏迷　　D. 脑血管意外

E. 尿毒症昏迷

31. 患者，男性，68岁。3个月前被诊断为2型糖尿病，近2个月活动后气促。查体：BMI 29.7kg/m^2，血压170/100mmHg，双肺呼吸音清，心率88次/分，双下肢水肿。经饮食控制后空腹血糖5.6mmol/L，三餐后2小时血糖分别为9.7mmol/L、9.2mmol/L和8.8mmol/L。目前控制该患者血糖最适宜的选择是

A. 继续饮食控制　　B. 中效胰岛素

C. 格列本脲　　D. 罗格列酮

E. 阿卡波糖

32. 患者，男性，63岁。因糖尿病应用胰岛素治疗3年，平均每天40U，3天前在外吃饭后出现腹泻、嗜睡、大汗淋漓，急诊入院。查体：脱水貌，血压140/80mmHg，心率120次/分。对诊断最有意义的检查是

A. 大便常规　　B. 血糖、酮体测定

C. 心电图（ECG）　　D. 血电解质测定

E. 血常规

33. 患者，男性，60 岁。2 型糖尿病史 10 年，服二甲双胍 500mg，每天 3 次；格列齐特 80mg，每天 3 次，右眼视力急剧下降，急查血糖为 15mmol/L，眼底检查为右眼玻璃体积血。关于该患者的诊断治疗不正确的是

A. 诊断糖尿病视网膜病变Ⅳ期
B. 患者可能存在神经病变
C. 换用胰岛素治疗
D. 应检查患者的 24 小时尿清蛋白
E. 患者的糖化血红蛋白应控制在 8%以内

34. 患者，女性，32 岁。妊娠 28 周，2 小时糖耐量试验血糖水平依次为 5.0mmol/L、9.5mmol/L、10.0mmol/L 及 8.5mmol/L，1 周后早餐后 2 小时血糖为 8.7mmol/L，患者系初次妊娠，既往无糖尿病史，诊断为

A. 糖耐量正常
B. 妊娠期糖耐量减低
C. 妊娠糖尿病
D. 糖尿病合并妊娠
E. 特殊类型糖尿病

35. 患者，女性，65 岁。有糖尿病病史半年，口服降糖药治疗，血糖控制欠佳 1 个月，改用胰岛素治疗 1 天，血糖控制可，后出现视物模糊。具体诊断及处理措施为

A. 糖尿病视网膜病变，加用改善微血管病变的治疗
B. 糖尿病视网膜病变，强化胰岛素治疗使血糖达标
C. 胰岛素的不良反应，继续原治疗方案可自然恢复
D. 胰岛素过敏，立即停用胰岛素
E. 胰岛素过量，出现低血糖反应，胰岛素减量

36. 患者，男性，41 岁。4 个月前体检诊断为 2 型糖尿病，无口渴、多尿症状，身高 165cm，体重 66kg。经坚持饮食控制及运动锻炼后，近 3 个月空腹血糖 5~6mmol/L，餐后血糖 10~13mmol/L，拟加用的药物为

A. 双胍类降血糖药
B. 磺脲类降糖药
C. 短效胰岛素
D. α-葡萄糖苷酶抑制药
E. 长效胰岛素

37. 患者，女性，60 岁。糖尿病 4 年，饮食控制好，口服降糖药效果满意，近 1 年自觉症状加重，空腹血糖 11.1mmol/L，目前应该采取的措施为

A. 换用胰岛素
B. 减少热量的摄入
C. 体育锻炼
D. 减肥
E. 少量多餐

38. 患者，男性，55 岁。昏迷 1 天收入院，近期无服药史，血糖 33.4mmol/L，pH 7.35，血钠 150mmol/L，尿酮体（-）。最可能的诊断是

A. 酮症酸中毒
B. 乳酸性酸中毒

C. 高渗性昏迷
D. 酮症酸中毒+高渗性昏迷
E. 乳酸性酸中毒+高渗性昏迷

39. 患者，男性，64岁。高血压史25年，糖尿病史2年，未规律服用降糖药物，身高164cm，体重72kg，血清肌酐146μmol/L，空腹血糖8.5mmol/L，不应采取的药物治疗方案为
A. 格列喹酮
B. 胰岛素
C. 瑞格列奈
D. 二甲双胍
E. 阿卡波糖+中效胰岛素

40. 患者，女性，28岁。1型糖尿病史，平时使用胰岛素40U/d控制血糖，现妊娠6个月，突然出现乏力、昏迷入院。下列处理不正确的是
A. 立即补液治疗
B. 立即测血酮体、尿酮体
C. 立即吸氧等对症
D. 立即皮下注射胰岛素40U
E. 立即查电解质和血气分析

41. 患者，男性，44岁。身高1.62cm，体重56kg，近3个月口渴、多饮，查空腹血糖6.8mmol/L，无糖尿病家族史。为确定有无糖尿病，最有意义的实验室检查是
A. 餐后2小时血糖
B. 用药后测血糖
C. 24小时尿糖定量
D. 糖化血红蛋白
E. 口服葡萄糖耐量试验

42. 患者，男性，42岁。有10年1型糖尿病病史，平素使用胰岛素治疗，未监测血糖，此次外出，2天未应用胰岛素，出现乏力、口渴、萎靡、恶心、呕吐、腹痛。血糖20.32mmol/L，尿酮体（+++）。血钾3.56mmol/L。血气分析：pH 7.01，HCO_3^- 35.3mmol/L。患者最可能诊断为
A. 糖尿病酮症酸中毒
B. 糖尿病高渗性昏迷
C. 乳酸性酸中毒
D. 糖尿病合并尿毒症酸中毒
E. 肺部感染

43. 患者，男性，58岁。为糖尿病患者，采用强化胰岛素治疗，常有清晨空腹高血糖，但夜间多次测定偏低。考虑该患者的表现为
A. 黎明现象
B. 夜间胰岛素作用不足
C. Somogyi反应
D. 胰岛素抵抗
E. 胰岛素抗药性

44. 患者，女性，60岁。有10年糖尿病史，3天前出现高热、肾绞痛、血尿入院。实验室检查：尿蛋白（++）、尿糖（+++），尿沉渣中有大量白细胞及脓细胞、坏死的肾乳头组织。诊断考虑为
A. 糖尿病
B. 糖尿病肾病

C. 糖尿病合并感染　　D. 糖尿病合并肾盂肾炎

E. 糖尿病合并肾乳头坏死

45. 患者，男性，54岁。1年前因胃溃疡穿孔行胃大部切除术。近3个月常于清晨空腹时出现精神症状，进食后缓解。今晨被家人发现神志不清送来急诊。查体：血糖2.2mmol/L，静脉注射葡萄糖溶液后逐渐清醒。患者发生低血糖症的最可能原因是

A. 自主神经功能紊乱　　B. 营养不良

C. 胃大部切除术后　　D. 胰岛素瘤

E. 低血容量休克

46. 患者，男性，46岁。糖尿病病史8年，口服二甲双胍治疗，血糖控制欠佳。尿微量清蛋白89mg/24h。初步诊断为

A. 2型糖尿病　　B. 2型糖尿病，糖尿病肾病Ⅱ期

C. 2型糖尿病，糖尿病肾病Ⅲ期　　D. 2型糖尿病，糖尿病肾病Ⅳ期

E. 2型糖尿病，糖尿病肾病Ⅴ期

47. 患者，男性，54岁。2型糖尿病合并充血性心力衰竭。FPG 6.2mmol/L，餐后2小时血糖为12.7mmol/L，尿糖（+），尿酮（-）。患者不应使用的降糖药物为

A. 磺脲类降糖药　　B. 双胍类降糖药

C. α-葡萄糖苷酶抑制药　　D. 噻唑烷二酮

E. 胰岛素

48. 患者，女性，52岁，2型糖尿病。空腹血糖9mmol/L，血清肌酐（Scr）165μmol/L（正常值<110μmol/L），余均正常。首选治疗药物为

A. 格列吡嗪　　B. 格列本脲

C. 格列齐特　　D. 格列喹酮

E. 二甲双胍

49. 患者，男性，45岁。饮酒后4小时出现左足关节剧烈疼痛、伴红肿。既往发作2次，每次发作后5~7天可自行缓解。曾用青霉素治疗，效果不明显。患者最可能的诊断是

A. 风湿性关节炎　　B. 急性痛风性关节炎

C. 强直性脊柱炎　　D. 类风湿关节炎

E. 骨关节炎

50. 患者，男性，53岁。午夜突发左踝关节剧痛而惊醒，考虑痛风可能。以下具有特征性诊断价值的是

A. 吲哚美辛诊断性治疗　　B. 吗啡类诊断性治疗

C. 糖皮质激素诊断性治疗　　D. 秋水仙碱诊断性治疗

E. 硝酸甘油诊断性治疗

51. 患者，女性，29岁。1型糖尿病。因感冒食量减少而中断胰岛素治疗3天，突发昏迷，

Kussmaul 呼吸，皮肤弹性差，脉细速，血压下降，四肢厥冷，尿量减少，血糖 33.3mmol/L，血尿素氮、肌酐偏高，白细胞计数 15×10^9/L，中性粒细胞占比 0.86，尿糖、尿酮体强阳性。患者可诊断考虑为

A. 感染性休克　B. 糖尿病酮症酸中毒
C. 糖尿病肾病尿毒症昏迷　D. 糖尿病非酮症高渗性昏迷
E. 乳酸性酸中毒

52. 患者，男性，49 岁。肥胖，最近体重略有减轻，无明显“三多”症状，空腹血糖 7.8mmol/L。患者可诊断考虑为

A. 单纯性肥胖　B. 皮质醇增多症
C. 慢性肝病　D. 糖尿病
E. 下丘脑综合征

53. 患者，女性，29 岁。1 型糖尿病史 5 年。3 天前感冒，出现食欲缺乏症状，餐前按常规注射胰岛素，近中午时突然出现心悸、出汗，继而头晕、视物模糊。急诊处理应采用

A. 胰岛素静脉注射　B. 静脉滴注生理盐水
C. 葡萄糖静注　D. 碳酸氢钠注射
E. 急查血糖待结果后处理

54. 患者，男性，61 岁。糖尿病。昏迷 1 天入院，血压 80/50mmHg，血糖 16mmol/L，血钠 155mmoL/L，尿糖（++++），酮体（+++）。治疗方案是

A. 小剂量胰岛素及低张盐水静脉滴注　B. 小剂量胰岛素及等张盐水静脉滴注
C. 大剂量胰岛素及等张盐水静脉滴注　D. 氢氯噻嗪排钠
E. 快速补碱

55. 患者，女性，66 岁。糖尿病病史 8 年，因双足趾端麻木，大腿皮肤刺痛 3 月余急诊。查体：双手骨间肌萎缩，肌力Ⅳ级，病理反射（-）。空腹血糖 14mmol/L，血酮体（-）。应考虑的糖尿病慢性并发症是

A. 周围神经病变　B. 自主神经病变
C. 视网膜病变　D. 脑血管病变
E. 肝硬化

56. 患者，男性，54 岁。肥胖体型，“三多”症状不明显。空腹血糖 6.0mmol/L，餐后 2 小时血糖 9.2mmol/L，尿糖（-）。患者首选的治疗措施为

A. 口服降血糖药治疗　B. 注射胰岛素
C. 中药制剂治疗　D. 体育锻炼
E. 饮食治疗

57. 患者，男性，66 岁。体重 76kg，身高 160cm。因多饮、多尿确诊为 2 型糖尿病，经饮食治疗和运动锻炼，3 个月后空腹血糖为 8.8mmol/L，餐后 2 小时血糖 13.0mmol/L。进一

步治疗应选择

A. 加磺脲类降血糖药　　B. 加双胍类降血糖药

C. 加胰岛素治疗　　D. 加口服降血糖药和胰岛素

E. 直接胰岛素

58. 患者，男性，40岁。患糖尿病10余年，尿蛋白（-），近2个月感觉下腹胀，排尿不畅伴尿失禁。B超显示膀胱扩大、尿潴留。患者最可能的诊断为

A. 糖尿病自主神经病变　　B. 糖尿病合并泌尿系感染

C. 糖尿病合并慢性前列腺炎　　D. 糖尿病肾病

E. 膀胱癌

59. 患者，女性，29岁。妊娠5个月。既往无糖尿病史。实验室检查：尿糖（+++）；空腹血糖7.7mmol/L，随机血糖16.7mmol/L。患者最可能的诊断为

A. 肾性糖尿病　　B. 妊娠合并糖尿病

C. 妊娠糖尿病　　D. 继发性糖尿病

E. 2型糖尿病

60. 患者，男性，43岁。反复发作低血糖症。检查血胰岛素、胰岛素原、诱发试验、C肽抑制试验，呈自主性胰岛素不适当分泌过多。患者可诊断考虑为

A. 特发性功能性低血糖症　　B. 胰岛素自身免疫综合征

C. 伴肿瘤的低血糖症　　D. 胰岛素瘤

E. 肝源性低血糖症

61. 患者，女性，61岁。身高160cm，体重76kg，退休在家，2型糖尿病患者。FPG 6.7mmol/L，尿糖（±）。制定总热量时，每天每公斤理想体重给予热量

A. 20~25kcal　　B. 25~30kcal

C. 30~35kcal　　D. 35~40kcal

E. >40kcal

62. 患者，女性，41岁。常规体检时发现空腹血糖为6.5mmol/L，下列诊治措施不正确的是

A. 进行口服葡萄糖耐量试验　　B. 进行空腹及餐后2小时血糖测定

C. 口服降血糖药物治疗　　D. 分析影响血糖结果的因素

E. 进行24小时尿糖定量及糖化血红蛋白测定

63. 患者，女性，53岁。10年糖尿病史，使用胰岛素治疗，在无酮症酸中毒也无拮抗胰岛素因素存在的情况下，每天胰岛素需要量>100U。该患者的表现可为

A. 胰岛素抗药性　　B. 胰岛素过敏

C. 胰岛素失效　　D. 胰岛素抵抗

E. Somogyi 反应

64. 患者，女性，65岁。糖尿病病史10年，近3个月应用胰岛素强化治疗，空腹血糖

9. 8mmol/L。对临床治疗指导意义最大的检查为

A. 胰岛素释放指数　　B. C 肽

C. 睡前血糖　　D. 胰岛素抗体

E. 凌晨 3 点血糖

65. 患者，男性，61 岁。无糖尿病病史。2 天前因发热、腹泻突发抽搐、昏迷。血糖 56. 6mmol/L，血钠 156. 6mmol/L，血浆渗透压 356mmol/L，尿糖（++++），尿酮（+）。患者可诊断考虑为

A. 感染性昏迷　　B. 应激性高血糖

C. 脑血管意外　　D. 糖尿病酮症酸中毒

E. 糖尿病非酮症高渗性昏迷

66. 患者，男性，75 岁。因心前区疼痛 3 小时入院，否认高血压、糖尿病病史。神志不清，血压 70/30mmHg，心率 120 次/分，血糖 16mmol/L，ECG 示心室左侧壁心肌梗死。下列处理措施正确的是

A. 皮下注射短效胰岛素，每天 3 次　　B. 可能是应激性高血糖，可不用处理

C. 确诊糖尿病，从此必须药物治疗　　D. 口服半衰期短的磺脲类降糖药

E. 静脉滴注小剂量胰岛素，密切监测血糖，随时调整剂量

67. 患者，男性，58 岁。多食、多尿 20 天，体重由 55kg 降为 48kg，血糖 7. 8mmol/L，餐后血糖 12. 4mmol/L，尿糖（++），尿酮体（-）。患者应选择的治疗措施为

A. 饮食疗法　　B. 禁食疗法

C. 双胍类药物　　D. 磺脲类药物

E. 胰岛素

68. 患者，女性，28 岁。1 型糖尿病。采用强化胰岛素治疗方案，夜间血糖控制良好，无低血糖发生，但清晨空腹血糖仍然较高。原因可能是

A. 糖耐量减低　　B. 夜间胰岛素作用不足

C. Somogyi 反应　　D. 反应性高血糖

E. 黎明现象

69. 患者，女性，56 岁。有 12 余年糖尿病史，尿蛋白（-），近 1 个月感到下腹胀，排尿不畅伴尿失禁。B 超显示膀胱扩大，尿潴留。原因应考虑为

A. 糖尿病自主神经病变　　B. 糖尿病合并泌尿系统感染

C. 糖尿病周围神经病变　　D. 糖尿病肾病

E. 糖尿病合并慢性前列腺炎

70. 患者，女性，66 岁。糖尿病病史 10 余年，长期口服降糖药治疗，血糖控制差。查体：身高 158cm，体重 76kg，给予人胰岛素（总量 60U/d）治疗 2 周后，血糖仍为 11. 3～18. 6mmol/L。目前首先考虑患者存在

A. 胰岛素抵抗　　B. 胰岛素抗药性
C. 胰岛素过敏　　D. 胰岛素过量
E. 黎明现象

71. 患者，女性，24 岁。临床诊断为 1 型糖尿病，经过胰岛素治疗后，经常在清晨 3~4 时出现手抖、大汗和饥饿感，自测血糖 2.3mmol/L，空腹血糖 11mmol/L。患者应注意采取的措施是
A. 减少晚餐的热量　　B. 增加睡前中效胰岛素用量
C. 加用双胍类药物　　D. 减少睡前中效胰岛素用量
E. 后夜加餐

72. 患者，女性，55 岁。身高 171cm，体重 85kg，口服葡萄糖耐量试验血糖结果：空腹 6.7mmol/L，1 小时后 9.8mmol/L，2 小时后 7.0mmol/L，结果符合
A. 正常曲线　　B. 空腹血糖受损
C. 糖耐量减低　　D. 1 型糖尿病
E. 2 型糖尿病

73. 患者，女性，39 岁。多次尿糖（+）~（++），OGTT 各时间点血糖均在正常范围。患者可诊断考虑为
A. 轻型糖尿病　　B. 糖耐量减低
C. 非葡萄糖糖尿　　D. 肾性糖尿病
E. 餐后糖尿

74. 患者，男性，51 岁。肥胖症伴高血压，糖耐量减低，尿皮质醇、17-羟皮质类固醇排泄量增高，但可被小剂量地塞米松所抑制。患者诊断可能是
A. 皮质醇增多症　　B. 甲减
C. 糖尿病　　D. 肾上腺皮质腺瘤
E. 单纯性肥胖症

75. 患者，女性，62 岁。确诊 2 型糖尿病 2 年，给予合理饮食和运动治疗并口服二甲双胍 500mg，每天 3 次。查体：身高 173cm，体重 78kg，血压 130/90mmHg，心、肺和腹部检查未见异常。实验室检查：空腹血糖 5.2mmol/L，三餐后 2 小时血糖分别为 11.4mmol/L、13.1mmol/L 和 12.6mmol/L。下一步最合理的治疗是
A. 禁食　　B. 改用胰岛素制剂
C. 改用磺脲类降血糖药　　D. 加用磺脲类降血糖药
E. 加用 α-葡萄糖苷酶抑制药

76. 患者，男性，50 岁。肥胖，2 型糖尿病 5 年，口服二甲双胍 250mg，每天 2 次，5 个月前因外伤发生左足溃疡至今未愈。空腹血糖 7.2mmol/L，三餐后血糖分别为 9.2mmol/L、8.7mmol/L、8.6mmol/L。控制糖尿病的最佳治疗方案为

A. 增加二甲双胍剂量
B. 加用胰岛素制剂
C. 加用磺脲类口服降糖药
D. 加用 α-葡萄糖苷酶抑制药
E. 禁食

77. 患者，男性，20 岁。1 型糖尿病，饮食控制，普通胰岛素治疗。晨起突诉头晕、乏力，继而胡言乱语、躁动不安，急速来院，紧急有效处理首选

A. 静脉滴注 5%葡萄糖
B. 静脉滴注 50%葡萄糖
C. 肌内注射地西泮 10mg
D. 急检尿糖、尿酮
E. 急速血糖测定

78. 患者，女性，45 岁，轻度肥胖，无明显口渴、多饮和多尿现象，空腹血糖 6.8mmol/L。为确定是否有糖尿病，应检查

A. 糖化血红蛋白
B. 24 小时尿糖定量
C. 口服葡萄糖耐量试验
D. 复查空腹血糖
E. 餐后 2 小时血糖

三 A3/A4 型题

（1、2 题共用题干）

患者，男性，56 岁。糖尿病患者，用胰岛素治疗，22 时突发心悸、多汗、软弱，继而神志不清。脉搏 120 次/分，尿糖（-），尿酮体（-），血尿素氮 10.0mmol/L。

1. 该患者最可能诊断为

A. 高渗性昏迷
B. 低血糖昏迷
C. 酮症酸中毒昏迷
D. 脑血管意外
E. 尿毒症昏迷

2. 应采用的急症处理措施是

A. 胰岛素静脉注射
B. 静脉滴注生理盐水
C. 碳酸氢钠注射
D. 测血糖后予静脉葡萄糖输注
E. 氯化钾静脉滴注

（3、4 题共用题干）

患者，男性，51 岁。10 年肥胖史，口渴 5 个月，糖化血红蛋白 7%~9%，空腹血糖 7.9mmol/L，餐后 2 小时血糖 12.1mmol/L。

3. 患者可诊断为

A. 1 型糖尿病
B. 肾性糖尿
C. 餐后糖尿
D. 2 型糖尿病
E. 类固醇性糖尿病

4. 患者应首选的治疗方法为

A. 胰岛素促泌药

B. 磺脲类降糖药

C. 胰岛素

D. 饮食治疗+双胍类

E. α-葡萄糖苷酶抑制药

（5、6 题共用题干）

患者，男性，60 岁。多饮、多尿 2 周，神志不清 1 天，有脱水表现。查体：血压 80/120mmHg，血糖 40.3mmol/L，血尿素氮 42.9mmol/L，血钠 170mmol/L，尿酮体（-）。

5. 患者最可能的诊断为

A. 乳酸性酸中毒

B. 尿毒症酸中毒

C. 脑梗死

D. 糖尿病酮症酸中毒

E. 糖尿病非酮症高渗性昏迷

6. 对该患者宜采取的治疗措施是

A. 大剂量胰岛素+等张盐水

B. 小剂量胰岛素+等张盐水

C. 大剂量胰岛素+低张盐水

D. 小剂量胰岛素+低张盐水

E. 小剂量胰岛素+低张盐水+碳酸氢钠

（7～12 题共用题干）

患者，男性，23 岁。3 小时前因神志不清入院，既往有 4 年 1 型糖尿病史，长期皮下注射胰岛素，近 4 天因腹泻停用。查体：血压 70/50mmHg，皮肤中度失水征，呼吸深大，有烂苹果味，心率 130 次/分。

7. 该患者可以诊断为

A. 休克

B. 重症感染

C. 糖尿病酮症酸中毒

D. 乳酸性酸中毒

E. 糖尿病非酮症高渗性昏迷

8. 最可能与诊断无关的检查是

A. 血气分析

B. 血电解质测定

C. 血糖

D. 尿糖、尿酮

E. 血培养

9. 该患者首先应采取的治疗措施为

A. 补液+小剂量胰岛素

B. 补液+大剂量胰岛素

C. 抗感染

D. 立刻补充碳酸氢钠

E. 立刻补钾

10. 患者进行小剂量胰岛素治疗方案时，开始静脉泵入或输入人胰岛素的量为

A. 0.5U/(kg·h)
B. 0.4U/(kg·h)
C. 0.3U/(kg·h)
D. 0.2U/(kg·h)
E. 0.1U/(kg·h)

11. 该患者血糖降至（　　）时，可给予葡萄糖溶液
A. 11.1mmol/L
B. 7.8mmol/L
C. 16.7mmol/L
D. 13.9mmol/L
E. 6.1mmol/L

12. 该患者治疗期间，血糖下降的合适速度为
A. 每小时 3.9~6.1mmol/L
B. 每 2 小时 3.9~6.1mmol/L
C. 每小时 6.1~10.5mmol/L
D. 每 2 小时 6.1~10.5mmol/L
E. 每天 3.9~6.1mmol/L

（13~17 题共用题干）

患者，男性，40 岁。近半年经常出现阵发性心悸伴明显饥饿感，发作严重时出冷汗，多在餐前及凌晨发生，进食后好转。平时多睡，体重增加。

13. 对诊断最有帮助的检查是
A. 心电图
B. 电解质
C. 发作时血糖
D. 脑 CT
E. 发作时尿糖

14. 如果上述各项检查均无肯定的阳性发现，应进一步做的检查为
A. 胰岛素激发试验
B. 饥饿试验
C. 地塞米松兴奋试验
D. 生长激素耐受试验
E. 胰高血糖素试验

15. 患者住院期间在一次洗澡后明显乏力，嗜睡渐入浅昏迷。脉搏 120 次/分，律齐。考虑患者最可能的诊断是
A. 低血糖
B. 脑血管意外
C. 胰岛细胞瘤
D. 心肌梗死
E. 心律失常、心力衰竭

16. 胸部 X 线、腹部及胰腺 CT 扫描未见肿瘤证据，进一步提供诊断的依据还应该选择的检查为
A. 空腹三碘甲腺原氨酸（T_3）、甲状腺素（T_4）水平
B. 糖耐量试验
C. 胰岛素释放指数
D. 血浆胰岛素水平

E. 胰岛素释放试验

17. 在鉴别诊断中，可以完全排除的疾病为

A. 肝病所致的低血糖

B. 胰腺外恶性肿瘤

C. 肾上腺皮质功能减退

D. 垂体前叶功能减退

E. 皮质醇增多症

（18~21 题共用题干）

患者，女性，25 岁。消瘦、多饮 3 个月，咽痛、发热 3 天，意识不清 4 小时。

18. 对该患者诊断有特殊意义的体征为

A. 心动过速

B. 皮肤干燥呈“洗衣手”

C. 中度昏迷

D. 呼气有烂苹果味

E. 血压 80/60mmHg

19. 能最快获得该患者诊断的检查是

A. 毛细血管血糖测定

B. 尿酮、尿糖测定

C. 血气分析

D. 血浆血酮测定

E. 尿常规检测

20. 若尿酮（+），血糖 28. 5mmol/L，则该患者目前的诊断是

A. 肾性糖尿病

B. 应激性糖尿病

C. 甲状腺危象

D. 糖尿病酮症酸中毒

E. 1 型糖尿病

21. 患者胰岛素释放试验低平型，较好的治疗方案是

A. 运动疗法+饮食疗法+胰岛素

B. 饮食疗法+胰岛素

C. 运动疗法+胰岛素

D. 单纯胰岛素治疗

E. 二甲双胍+饮食疗法，必要时加胰岛素

（22、23 题共用题干）

患者，女性，38 岁。多尿、多饮伴体重下降 1 个月。身高 162cm，体重 51kg。无糖尿病家族史。血糖 11. 5mmol/L，HbA1c 9. 8%。给予口服格列吡嗪 5mg，1 天 3 次，空腹血糖控制在 6~7mmol/L。5 个月后血糖控制不佳，常达到 11~15mmol/L，经常出现酮症酸中毒。

22. 最恰当的诊断是

A. 继发性糖尿病

B. 2 型糖尿病

C. 营养不良性糖尿病

D. 1 型糖尿病

E. 成人隐匿型自身免疫性糖尿病

23. 为明确诊断应进一步做的检查为

A. OGTT
B. 基因型检测
C. 胰岛素释放试验
D. HbA1c 检测
E. 谷氨酸脱羧酶（GAD）抗体，抗胰岛素自身抗体（IAA），IA-2 抗体联合检测

（24~26 题共用题干）

患者，男性，46 岁。自发性或运动后心悸、出汗、饥饿伴精神症状 8 个月，严重时曾发生昏迷，进糖水后清醒，发作时血糖 1.8~2.2mmol/L。身高 172cm，体重 91kg。

24. 发生该情况最可能的原因是
A. 自主神经功能紊乱
B. 1 型糖尿病
C. 2 型糖尿病
D. 胰岛素瘤
E. 反应性低血糖

25. 确诊最有价值的检查是
A. 肝功能检查
B. 头颅 CT 检查
C. 胰岛素和 C 肽释放试验
D. 糖耐量试验
E. 血和尿皮质醇测定

26. 确诊后该患者的最佳治疗是
A. 饮食控制
B. 口服普萘洛尔
C. 口服二氮嗪
D. 口服双胍类药物
E. 手术治疗

（27~29 题共用题干）

患者，女性，58 岁。2 型糖尿病 14 年，长期口服格列本脲 10mg/d。查体：血压 150/95mmHg，心、肺和腹部未见异常，双下肢无水肿。眼底检查：视网膜病变Ⅲ期。空腹血糖 6.9mmol/L，餐后 2 小时血糖 10.8mmol/L，血尿素氮 6.2mmol/L，血肌酐 92.5mmol/L。尿常规检查尿糖 50mmol/L，尿蛋白（-）。

27. 糖尿病治疗应选择
A. 磺脲类降血糖药加量
B. 噻唑烷二酮类
C. 多吃淀粉类食物
D. α-葡萄糖苷酶抑制药
E. 胰岛素

28. 患者经检查为糖尿病肾病早期，治疗应首选
A. 利尿药
B. α-葡萄糖苷酶抑制药
C. α 受体阻断药
D. β 受体阻断药
E. 血管紧张素转化酶抑制药

29. 诊断早期糖尿病肾病较有意义的检查是

A. 红细胞沉降率测定
B. 尿常规检查
C. 尿渗透压测定
D. 双肾 B 超检查
E. 尿微量清蛋白测定

（30~32 题共用题干）

患者，男性，45 岁。体检发现空腹血糖 8mmol/L，餐后 2 小时血糖 13mmol/L，血清甘油三酯 3.5mmol/L，低密度脂蛋白胆固醇 3.6mmol/L。无明显不适，半年内体重下降 10kg。查体：血压 160/110mmHg，BMI 28kg/m^2，心、肺无阳性发现。

30. 患者首选的降血糖药物是
A. 罗格列酮
B. 格列本脲
C. 阿卡波糖
D. 二甲双胍
E. 瑞格列奈

31. 降血压首选的治疗药物是
A. α 受体阻断药
B. β 受体阻断药
C. 钙通道阻滞药
D. 利尿药
E. 血管紧张素转化酶抑制药

32. 患者首选的调脂药物是
A. 他汀类药物
B. 多烯酸乙酯
C. 贝特类药物
D. 维生素 E
E. 烟酸类药物

（33~37 题共用题干）

患者，男性，29 岁。10 年糖尿病病史，经胰岛素治疗。血糖未监测，时有低血糖症。近 3 个月眼睑及下肢水肿；血糖 300mg/L；尿蛋白排泄率 180μg/min，尿白细胞 0~3 个/HP，颗粒管型少许；血尿素氮、血肌酐正常。

33. 患者经诊断可考虑为
A. 胰岛素性水肿
B. 肾动脉硬化
C. 肾盂肾炎
D. 急性肾炎
E. 糖尿病肾病

34. 患者的病期属于
A. 高滤过期
B. 间歇性蛋白尿期
C. 临床肾病期
D. 微量清蛋白尿期（早期肾病）
E. 尿毒症期

35. 减轻蛋白尿可选用

A. 利尿药
B. 钙通道阻滞药
C. β 受体阻断药
D. 血管紧张素转换酶抑制药
E. 血管紧张素Ⅱ受体阻断药

36. 饮食治疗应注意
A. 减少碳水化合物含量
B. 减少脂肪含量
C. 减少蛋白质含量
D. 减少动物蛋白质含量
E. 减少植物蛋白质含量

37. 饮食中蛋白质含量应限制在
A. 1.5~2.0g/(kg·d)
B. 1.2~1.5g/(kg·d)
C. 0.8~1.2g/(kg·d)
D. 0.8g/(kg·d)
E. 0.6g/(kg·d)

（38~40 题共用题干）

患者，男性，79 岁。软弱无力，进食减少，口渴、多尿 3 周，近 3 天嗜睡。血压 70/50mmHg，神志模糊，皮肤干燥失水，呼吸 34 次/分，心率 108 次/分。尿糖（++++），尿酮（±）。既往无糖尿病史。

38. 患者最可能诊断为
A. 糖尿病酮症酸中毒
B. 糖尿病神经病变
C. 肺部感染
D. 糖尿病乳酸性酸中毒
E. 糖尿病非酮症高渗性昏迷

39. 为明确诊断，除血糖测定外，首选的检查是
A. 血电解质+BUN、肌酐清除率（Ccr）
B. 糖化血红蛋白+ BUN、Ccr
C. 血气分析+BUN、Ccr
D. 血酮体+血气分析
E. 血乳酸+血气分析

40. 主要的治疗措施是
A. 抗感染治疗
B. 肾上腺皮质激素治疗
C. 口服降血糖药治疗
D. 小剂量胰岛素治疗及补液
E. 大剂量胰岛素治疗

（41~43 题共用题干）

患者，女性，51 岁。近半个月感到口渴，饮水量增至每天 2000ml。身高 156cm，体重 71kg。空腹血糖 10mmol/L，餐后血糖 14mmol/L，系初次发现血糖高，无糖尿病史。

41. 给予患者的治疗建议是
A. 饮食及运动治疗
B. 口服双胍类降血糖药

C. 口服磺脲类降血糖药　　D. 口服 α-葡萄糖苷酶抑制药
E. 注射胰岛素

42. 给予以上建议治疗 3 个月后空腹血糖 8.6mmol/L，餐后血糖 12.5mmol/L，进一步治疗建议为

A. 口服氯磺丙脲　　B. 口服格列齐特
C. 口服二甲双胍　　D. 口服阿卡波糖
E. 注射胰岛素

43. 4 年后该患者被发现有浸润型肺结核，降血糖治疗宜采取

A. 原降血糖药增加剂量
B. 改用降血糖作用更强的口服降血糖药
C. 增加一种口服降血糖药
D. 双胍类、磺脲类、α-葡萄糖苷酶抑制药联合使用
E. 胰岛素治疗

（44~46 题共用题干）

患者，男性，20 岁。患 1 型糖尿病。2 天来感觉恶心、面部潮红、呼吸深快，逐渐发生意识模糊，甚至昏迷。

44. 该患者最可能的诊断是

A. 乳酸性酸中毒　　B. 尿毒症酸中毒
C. 呼吸性酸中毒　　D. 糖尿病酮症酸中毒
E. 糖尿病高渗性昏迷

45. 该患者还可出现的电解质紊乱是

A. 低钠血症、低氯血症　　B. 高钾血症
C. 高钠血症　　D. 高氯血症
E. 高渗性脱水

46. 糖尿病酮症酸中毒的碳酸氢钠应用指征是

A. 治疗酸中毒的起初 2 小时　　B. 出现血钾过高
C. 出现心律失常　　D. 血 pH<7.0
E. 血 pH<7.3

（47、48 题共用题干）

患者，女性，31 岁。妊娠 4 个月。发现尿糖（+）。葡萄糖耐量试验：空腹血糖 6.6mmol/L，2 小时血糖 10.6mmol/L。既往无糖尿病史。

47. 患者可诊断考虑为

A. 糖耐量减低
B. 1 型糖尿病
C. 应激性高血糖
D. 反应性高血糖
E. 妊娠糖尿病

48. 患者应选用的治疗药物为
A. 磺脲类降糖药
B. 双胍类降糖药
C. α-葡萄糖苷酶抑制药
D. 噻唑烷二酮
E. 胰岛素

（49~51 题共用题干）

患者，女性，46 岁。口渴、多饮、多尿、体重下降 3 年，恶心、呕吐 2 天，身高 165cm，体重 50kg，无糖尿病家族史，尿酮体（++），空腹血糖 17.9mmol/L。

49. 该患者最需要进行鉴别的糖尿病类型为
A. 2 型糖尿病与成人晚发自身免疫性糖尿病（LADA）
B. LADA 与特发性 1 型糖尿病
C. MODY 与 2 型糖尿病
D. 2 型糖尿病与线粒体基因突变糖尿病
E. MODY 与 LADA

50. 该患者目前最具有鉴别诊断意义的实验室检查是
A. 餐后 2 小时血糖
B. IAA
C. ICA
D. GAD65 抗体
E. 空腹 C 肽

51. 患者目前应选用的治疗药物为
A. 二甲双胍
B. 格列吡嗪
C. 瑞格列奈
D. 胰岛素
E. 罗格列酮

（52~55 题共用题干）

患者，女性，58 岁。因患短肠综合征给予全胃肠外营养（TPN）治疗。应用 1 周时患者出现昏迷，但尿内无酮体。患者既往空腹血糖曾为 11mmol/L。

52. 患者可诊断为
A. 糖尿病非酮症高渗性昏迷
B. 肝性昏迷
C. 导管感染败血症
D. 糖尿病昏迷
E. 合并严重感染

53. 此病的常见诱因不包括

A. 摄入糖类过多
B. 服用双胍类降糖药
C. 腹泻、呕吐
D. 误输葡萄糖溶液
E. 甘露醇脱水

54. 此病的发生是由于
A. 内源性胰岛素分泌不足
B. 等渗性脱水
C. 输液导管细菌滋生
D. 肝功能损害
E. 感染

55. 此病的预防主要是
A. 预防感染
B. 加强保肝
C. 加强导管护理、无菌操作
D. 纠正水和电解质紊乱，预防酸中毒
E. 开始 1 周内注意葡萄糖输注的浓度、速度和与胰岛素的比例

(56~58 题共用题干)

患者，女性，70 岁。糖尿病 20 年，每天皮下注射人预混胰岛素治疗，早餐前 25U，晚餐前 30U，每天进餐规律，主食量 350g。近来查空腹血糖 13.6~14.8mmol/L，餐后 2 小时血糖 7.6~8.8mmol/L。

56. 关于空腹高血糖，确定其原因最有意义的检查是
A. 多次测定空腹血糖
B. 多次测定餐后血糖
C. 多次测定夜间血糖
D. 测定糖化血红蛋白
E. 口服葡萄糖耐量试验

57. 最可能的情况是
A. Somogyi 反应或黎明现象
B. 晚餐主食过多或过少
C. 未加口服降糖药物
D. 餐后血糖控制不佳
E. 存在胰岛素抵抗

58. 较为合适的处理是
A. 禁食
B. 改用口服降糖药
C. 加磺脲类降糖药物
D. 加双胍类降糖药物
E. 胰岛素调整剂量

(59~63 题用题干)

患者，女性，49 岁。1 型糖尿病。口渴、多饮、消瘦 3 个月，中断胰岛素治疗 3 天，2 天前突发昏迷。血糖 41mmol/L，血钠 132mmol/L，血钾 4.0mmol/L，血尿素氮 9.8mmol/L，CO_2CP 18.3mmol/L，血 pH 7.0，尿糖、尿酮体强阳性。

59. 患者最可能的诊断为

A. 高渗性昏迷　　B. 糖尿病酮症酸中毒
C. 糖尿病乳酸性酸中毒　　D. 糖尿病合并脑血管意外
E. 应激性高血糖

60. 患者首选的治疗措施为
A. 快速静脉滴注生理盐水+小剂量胰岛素　　B. 快速静脉滴注高张盐水+小剂量胰岛素
C. 快速静脉滴注低张盐水+小剂量胰岛素　　D. 快速静脉滴注生理盐水+大剂量胰岛素
E. 快速静脉滴注碳酸氢钠+大剂量胰岛素

61. 经过8小时治疗后，患者神志逐渐清醒，血糖降至12.8mmol/L，血钾3.2mmol/L。此时可采取治疗措施为
A. 输5%葡萄糖+普通胰岛素　　B. 输5%葡萄糖+普通胰岛素+适量钾
C. 输10%葡萄糖+普通胰岛素　　D. 输碳酸氢钠+普通胰岛素
E. 输低张盐水+普通胰岛素+适量钾

62. 患者一度清醒后又陷于昏迷。此现象可能为
A. 并发脑水肿　　B. 并发脑血管意外
C. 并发低血糖　　D. 并发尿毒症
E. 并发乳酸性酸中毒

63. 若出现以上现象，应采用的治疗措施为
A. 纠正酸碱平衡　　B. 静注葡萄糖
C. 透析疗法　　D. 降血压、止血或抗凝
E. 脱水药如甘露醇、呋塞米及地塞米松

（64~67题共用题干）

患者，男性，68岁。糖尿病史12年，高血压史15年，BMI 23kg/m^2。2年前曾发生下壁心肌梗死。血脂检查显示总胆固醇6.5mmol/L，LDL-C 4.0mmol/L，甘油三酯1.6mmol/L，HDL-C 1.1mmol/L。

64. 该患者有关血脂代谢的诊断是
A. 高胆固醇血症　　B. 高甘油三酯血症
C. 低HDL-C血症　　D. 高HDL-C血症
E. 低LDL-C血症

65. 该患者的治疗目标为将LDL-C控制到
A. <4.0mmol/L　　B. <3.4mmol/L
C. <3.0mmol/L　　D. <2.8mmol/L
E. <2.6mmol/L

66. 除饮食控制和调脂药物治疗外，该患者控制血脂的治疗中最重要的是

A. 减肥治疗
B. 控制血糖治疗
C. 血液净化治疗
D. 运动治疗
E. 手术治疗

67. 该患者调脂治疗最合适的药物是
A. 树脂类药物
B. 天然鱼油制剂
C. 他汀类药物
D. 烟酸类药物
E. 贝特类药物

(68~71 题共用题干)

患者，因肥胖就诊。血压 160/95mmHg，空腹血糖 6.9mmol/L。

68. 如为 10 岁患儿，接诊时应特别注意
A. 寻找皮肤紫纹
B. 询问胎儿期发育及出生体重
C. 测量外生殖器大小
D. 询问有无肥胖症和糖尿病家族史
E. 询问生长发育状况和测量身高

69. 如为老年患者，伴剧烈呛咳，则应考虑
A. 糖尿病、肺癌
B. 糖尿病合并肺部感染
C. 高血压合并肺部感染
D. 肺癌、异位 ATCH 综合征
E. 高血压、支气管扩张

70. 如为 35 岁女性，询问病史时最应注意的是
A. 是否使用糖皮质激素
B. 是否使用利尿药
C. 月经情况及是否长期使用避孕药
D. 饮食和体力活动史
E. 肥胖症和糖尿病家族史

71. 下列各项检查结果中，提示应行垂体 MRI 检查的是
A. OGTT 2 小时血糖异常
B. 尿 24 小时游离皮质醇升高
C. 血中皮质醇昼夜节律紊乱
D. 皮质醇水平升高，不被小剂量地塞米松抑制
E. 皮质醇水平升高，不被小剂量、大剂量地塞米松抑制

四 B 型题

(1~5 题共用备选答案)
A. 磺脲类药
B. 格列奈类药
C. 双胍类药
D. 噻唑烷二酮类药
E. α-葡萄糖苷酶抑制药

1. 胰岛功能几乎完全丧失的 2 型糖尿病及 1 型糖尿病患者使用本药无效，且可加重胰岛功能耗竭的口服降糖药是
2. 与二甲双胍类合用可增加疗效，且要注意低血糖反应的口服降糖药是
3. 与乙醇同服易导致乳酸性酸中毒的口服降糖药是
4. 单独使用不易引起低血糖，与二甲双胍合用降血糖作用更明显的口服降糖药是
5. 如发生低血糖，应静脉注射或口服葡萄糖治疗。服用蔗糖或一般甜食无效的口服降糖药是

（6~9 题共用备选答案）

A. 胰岛素类似物
B. 增加靶组织对胰岛素的敏感性
C. 延缓碳水化合物的吸收
D. 刺激胰岛 B 细胞分泌胰岛素
E. 增加靶组织对葡萄糖的摄取和利用，促进无氧糖酵解，减少肝糖原输出

6. 磺脲类降糖药的主要作用机制是
7. 双胍类降糖药的主要作用机制是
8. α-葡萄糖苷酶抑制药的作用机制是
9. 噻唑烷二酮类降糖药的作用机制是

（10~14 题共用备选答案）

A. 吡格列酮
B. 瑞格列奈
C. 二甲双胍
D. 格列本脲
E. 阿卡波糖

10. 属于磺脲类的口服降糖药是
11. 属于格列奈类的口服降糖药是
12. 属于双胍类的口服降糖药是
13. 属于噻唑烷二酮类的口服降糖药是
14. 属于 α-葡萄糖苷酶抑制药的口服降糖药是

（15~19 题共用备选答案）

A. 血浆 CM 增加，血脂主要是 TG 升高，TC 正常或轻度增加
B. 血浆 VLDL 增加，血脂 TG 明显升高，TC 正常或偏高
C. 血浆 VLDL 和 LDL 增加，血脂 TC、TG 均升高
D. 血浆 CM 和 VLDL 增加，血脂 TC、TG 均明显升高
E. 血浆 LDL 增加，血脂主要是 TC 升高，TG 正常

15. Ⅰ型高脂蛋白血症的表现为

16. Ⅱa 型高脂蛋白血症的表现为
17. Ⅱb 型高脂蛋白血症的表现为
18. Ⅲ型高脂蛋白血症的表现为
19. Ⅳ型高脂蛋白血症的表现为

（20～24 题共用备选答案）

A. 高乳糜微粒血症　　B. 高 β-脂蛋白血症
C. 高前 β-脂蛋白血症　　D. 高 β-脂蛋白合并高前 β-脂蛋白血症
E. 高乳糜微粒血症合并高前 β-脂蛋白血症

20. Ⅰ型高脂蛋白血症又称为
21. Ⅱa 型高脂蛋白血症又称为
22. Ⅱb 型高脂蛋白血症又称为
23. Ⅳ型高脂蛋白血症又称为
24. Ⅴ型高脂蛋白血症又称为

（25、26 题共用备选答案）

A. 超短效（速效）胰岛素类似物　　B. 常规（短效）胰岛素
C. 中效胰岛素　　D. 长效胰岛素
E. 预混胰岛素

25. 可作为基础胰岛素的是
26. 可作为餐时胰岛素的是

（27、28 题共用备选答案）

A. 血浆葡萄糖测定　　B. OGTT
C. HbA1c 测定　　D. 血浆胰岛素和 C 肽测定
E. ICA、IAA、GADA、IA-2A 等自身抗体测定

27. 有助于 1 型、2 型糖尿病区分的是
28. 诊断糖尿病的主要依据是

（29～32 题共用备选答案）

A. 糖尿病合并肾小球硬化症　　B. 肾性糖尿病
C. 应激性糖尿病　　D. 1 型糖尿病
E. 甲亢

29. 血糖升高，尿糖阳性，空腹血浆胰岛素水平明显降低的是

30. 尿糖阳性，血糖、OGTT、HbA1c 均正常的是
31. 进食后 0.5~1.0 小时血糖过高，出现糖尿，FPG 和餐后 2 小时血糖正常的是
32. 应激状态时糖耐量减低，出现一过性血糖升高，尿糖阳性，应激过后可恢复正常的是

（33~36 题共用备选答案）

A. 血糖<2.8mmol/L，尿糖（-）或（+），尿酮（-）
B. 血糖 33.3~66.6mmol/L，尿糖（++++），尿酮（+）~（++）
C. 血糖 16.7~33.3mmol/L，尿糖（++++），尿酮（+）~（+++）
D. pH 降低，多<7.20；血乳酸>5mmol/L
E. 血糖 10.0mmol/L，尿糖（-）或（+），尿酮（-）

33. 可诊断为糖尿病酮症酸中毒的是
34. 可诊断为糖尿病非酮症高渗性昏迷的是
35. 可诊断为乳酸性酸中毒的是
36. 可诊断为低血糖昏迷的是

（37、38 题共用备选答案）

A. 增加胰岛素用量
B. 减少胰岛素用量
C. 停用胰岛素
D. 改用磺脲类降糖药
E. 改用双胍类降糖药

37. Somogyi 反应的处理方式为
38. 胰岛素抗药性的处理方式为

（39~43 题共用备选答案）

A. 充分补液
B. 静脉输注糖皮质激素
C. 静脉滴注 50%葡萄糖液
D. 即刻补充甲状腺激素（TH）
E. 即刻给予丙硫氧嘧啶（PTU）

39. 抢救 DKA 首要的、极其关键的措施是
40. 抢救 Addison 病危象的主要措施是
41. 抢救低血糖昏迷的主要措施是
42. 抢救黏液水肿性昏迷的首要措施是
43. 抢救甲状腺危象的首要措施是

（44~48 题共用备选答案）

A. 磺脲类降糖药
B. 双胍类降糖药

C. α-葡萄糖苷酶抑制药
D. 噻唑烷二酮类药物
E. 胰岛素

44. 1 型糖尿病选用的治疗药物为
45. 2 型糖尿病合并肾衰竭选用的治疗药物为
46. 2 型糖尿病急性代谢紊乱选用的治疗药物为
47. 2 型糖尿病合并妊娠选用的治疗药物为
48. 2 型糖尿病合并重症感染选用的治疗药物为

（49~52 题共用备选答案）

A. 无颗粒
B. 同时含有典型的 β 颗粒和异型颗粒
C. 含有典型的 α 颗粒
D. 含有典型的 β 颗粒
E. 仅有异型颗粒

49. 胰岛素瘤Ⅰ型在电镜下可见细胞内
50. 胰岛素瘤Ⅱ型在电镜下可见细胞内
51. 胰岛素瘤Ⅲ型在电镜下可见细胞内
52. 胰岛素瘤Ⅳ型在电镜下可见细胞内

五 X 型题

1. 糖尿病“三联病症”是指
A. 糖尿病神经病变
B. 糖尿病肾病
C. 糖尿病眼病
D. 糖尿病心脑血管病变
E. 酮症酸中毒

2. 胰岛素释放试验的临床意义有
A. 判断胰岛 B 细胞的功能
B. 有助于 DM 的分型
C. 判断降糖药的疗效
D. 助于反应性低血糖的诊断
E. 有助于降糖药的选择和使用

3. 含嘌呤较多的食物主要有
A. 沙丁鱼
B. 浓肉汤
C. 海产品
D. 奶制品
E. 动物内脏

4. 以下属于特殊类型糖尿病的有
A. 胰岛 B 细胞功能遗传性缺陷
B. 胰岛素作用遗传性缺陷
C. A 型胰岛素抵抗综合征
D. 胰腺炎
E. 妊娠糖尿病

5. 血脂异常症主要的临床表现有

A. 脂肪肝　　B. 低血压

C. 早发的心血管疾病　　D. 黄色瘤

E. 自发性胰腺炎

6. 下列各项中，与糖尿病有关的眼科疾病有

A. 玻璃体积血　　B. 白内障

C. 近视眼　　D. 屈光改变

E. 黄斑水肿

7. 下列各项中，符合幼年起病型糖尿病特点的有

A. “三多一少”症状明显　　B. 血浆胰岛素常明显降低

C. 对外源性胰岛素不敏感　　D. 容易发生酮症酸中毒

E. 血糖波动大，容易发生低血糖

8. 有关血脂异常患者饮食治疗的原则，下列叙述正确的有

A. 饱和脂肪酸摄入可以增加胆固醇的合成

B. 不饱和脂肪酸可以降低胆固醇和 LDL-C，因此可以大量摄入

C. 饮食中的碳水化合物应以谷类为主

D. 应较多进食富含纤维素的食物

E. 可增加饮食中的抗氧化性维生素

9. 血脂异常的病因有

A. 增龄　　B. 体重增加

C. 高脂饮食　　D. 不良的生活习惯

E. 雌激素水平上升

10. 下列关于肥胖症的描述，正确的是

A. 体内脂肪堆积过多和/或分布异常

B. 与遗传因素，高热量、高脂饮食，体力活动少有关

C. 常与 2 型糖尿病、高血压、血脂异常集结出现

D. 梨形肥胖者比苹果形肥胖者更易发生代谢综合征

E. 腹型肥胖反映的是内脏脂肪蓄积

11. 以下关于脂蛋白的说法，不正确的有

A. 磷脂脂蛋白含甘油三酯多者密度高

B. 脂蛋白的外壳分子中全具有水溶性蛋白质

C. 脂蛋白的外壳分子中全具有脂溶性蛋白质

D. 磷脂脂蛋白含甘油三酯少者密度高

E. 脂蛋白溶于血浆运送到全身组织进行代谢

12. 下列关于糖尿病酮症酸中毒的叙述，正确的有

A. 常见诱因是感染 B. 需要静脉滴注小剂量胰岛素治疗

C. 在1型、2型糖尿病均可发生 D. 需要皮下注射大剂量胰岛素治疗

E. 酮症时可出现中枢神经系统功能障碍

13. 关于高钾血症的治疗，下列说法不正确的有

A. 葡萄糖和胰岛素不能使细胞外的钾转移至细胞内

B. 治疗高钾血症可用50%葡萄糖每4g加2U普通胰岛素持续静脉滴注

C. 治疗高钾血症可用25%葡萄糖每4g加1U普通胰岛素持续静脉滴注

D. 治疗高钾血症可用50%葡萄糖每4g加1U普通胰岛素持续静脉滴注

E. 葡萄糖和胰岛素能使细胞外的钾转移至细胞内

14. 2型糖尿病患者需要使用胰岛素控制高血糖的情况有

A. 经生活方式改变及口服降血糖药治疗未获得良好控制或口服降糖药失效

B. 糖尿病酮症酸中毒、高渗性高血糖状态和乳酸性酸中毒时

C. 理解力和自觉性高的患者

D. 妊娠和分娩时

E. 合并重症感染、消耗性疾病、视网膜病变、肾病、神经病变、急性心肌梗死、脑卒中时

15. 下列关于双胍类药物治疗糖尿病，叙述正确的是

A. 1型糖尿病不能应用 B. 作为肥胖的2型糖尿病患者的首选治疗

C. 肾功能不全患者不宜应用 D. 最严重的并发症是引起乳酸性酸中毒

E. 能加速无氧糖酵解，抑制糖异生及抑制葡萄糖在胃肠道吸收

16. 关于口服降糖药的叙述，正确的是

A. 1型糖尿病不宜用磺脲类降糖药

B. 格列奈类降糖药不宜与磺脲类降糖药合用

C. 甲亢、老年患者应慎用格列本脲

D. 磺脲类降糖药在餐后30分钟服药效果最佳

E. 双胍类降糖药剂量不当或肾功能减退者，可能会发生乳酸性酸中毒

17. 1型糖尿病患者主诉胰岛素注射处皮下脂肪明显消失。应该采取的处理措施为

A. 避免直接注射到脂肪萎缩区 B. 更换胰岛素注射部位

C. 胰岛素制品中加入少量地塞米松 D. 改用短效胰岛素

E. 用纯度高的胰岛素

18. 胰岛素瘤常有典型的Whipple三联征表现，包括

A. 低血糖症状、昏迷及精神神经症状

B. 发作时血糖低于2.8mmol/L

C. 口服或静脉注射葡萄糖后，症状可立即消失

D. 发作时胰岛素>40pmol/L

E. 胰高血糖素兴奋试验血浆胰岛素水平>800pmol/L

19. 餐后反应性低血糖症可见于

A. 胃切除后低血糖症　B. 隐匿性糖尿病

C. 胃旁路手术后低血糖症　D. 非胰岛素瘤性胰源性低血糖综合征

E. 伴瘤的低血糖症

20. 不宜使用药物减重的情况有

A. 合并负重关节疼痛的患者　B. 合并心血管危险因素的肥胖患者

C. 妊娠期、哺乳期女性　D. 对治疗药物有不良反应者

E. 正在服用其他选择性血清素再摄取抑制药

21. 关于胰高血糖素试验，以下说法正确的有

A. 此试验可全部呈现阳性　B. 每5分钟测血浆胰岛素水平

C. 共进行6次　D. 静脉推注1mg胰高血糖素

E. 血浆胰岛素水平>700pmol/L提示胰岛素瘤

22. 评价低血糖症的实验室检查有

A. 48~72小时饥饿测试　B. 血浆胰岛素测定

C. 胰高血糖素兴奋试验　D. 甲状腺素检查

E. 脑垂体检查

23. 下列关于糖尿病慢性并发症的说法，正确的有

A. 与遗传易患性等因素有关　B. 可作为线索发现糖尿病

C. 大多为可逆性变化　D. 可遍及全身各重要器官

E. 可单独出现，也可以不同组合出现

24. 糖原贮积症的临床表现有

A. 糖原异常堆积　B. 高脂血症

C. 高乳酸血症　D. 肝、脾、肾增大

E. 肌张力高、肌痉挛性疼痛、贫血

25. 下列高脂血症的治疗方案，合理的有

A. 以总胆固醇升高为主者，选用HMG-CoA还原酶抑制剂

B. 以甘油三酯升高为主者，选用贝特类

C. 甘油三酯和总胆固醇均升高，选用考来烯胺+氯贝丁酯

D. 以TC、LDL-C增高为主的糖尿病患者选用烟酸

E. TC、LDL-C与TG均显著升高者选用辛伐他汀+氯贝丁酯

26. 发生胰岛素抵抗时，下列说法正确的有

A. 胰岛素生理效应降低
B. 多发生于肥胖 2 型糖尿病患者
C. 肝葡萄糖输出减弱
D. 需要更大剂量的胰岛素
E. 胰岛素介导下骨骼肌、脂肪组织对葡萄糖的摄取、利用或储存的能力减弱

27. 胰岛素自身免疫综合征（IAS）在遗传免疫缺陷的基础上，多见于（　　）等自身免疫性疾病，加上某种诱因而发病
A. 重症肌无力
B. 系统性红斑狼疮
C. 类风湿关节炎
D. 干燥综合征
E. 恶性贫血

28. 胰岛素瘤手术后可有高血糖持续数天，其原因是
A. 胰腺炎症水肿
B. 抗胰岛素的调节激素增多
C. 胰岛 B 细胞功能受抑制
D. 高胰岛素血症致胰岛素受体下调
E. 胰腺破坏过多

29. 1 型糖尿病二级预防的治疗方法包括
A. 早期使用胰岛素
B. 胰岛素注射+口服二氮嗪
C. 胰岛素注射+口服磺脲类药物
D. 小剂量环孢素 A
E. 皮下接种卡介苗

30. 对糖尿病合并高血压患者常需要联合降压，其方案包括
A. ACEI 与利尿药
B. 钙通道阻滞药（CCB）与 β 受体阻断药
C. ACEI 与 CCB
D. 血管紧张素Ⅱ受体阻断药（ARB）与利尿药
E. ACEI 与 ARB

31. 糖尿病酮症酸中毒的常见诱因有
A. 感染
B. 妊娠和分娩
C. 呕吐
D. 胰岛素治疗中断
E. 情绪波动

32. 诊断胰岛素瘤的依据有
A. 血糖 2.6mmol/L
B. 胰岛素 37pmol/L
C. C 肽 320pmol/L
D. 胰岛素原 24pmol/L
E. 血糖 2.9mmol/L

33. 下列关于 2 型糖尿病大血管病变的叙述，正确的是
A. 心血管病变主要侵犯主动脉、冠状动脉等
B. 须胰岛素治疗
C. 脑动脉硬化常表现为脑血栓形成

D. 微血管病变主要表现在视网膜、肾、神经、心肌组织

E. 肢体外周动脉硬化可引起下肢疼痛、感觉异常、间歇性跛行甚至肢体坏疽

34. 糖尿病视网膜病变可表现为

A. 高血压性视网膜病变
B. 失明
C. 白内障
D. 视网膜微血管瘤
E. 视网膜出血

35. 糖尿病酮症酸中毒（DKA）的主要改变包括

A. 高血糖
B. 高酮血症
C. 代谢性酸中毒
D. 代谢性碱中毒
E. 呼吸性酸中毒

36. 下列哪些情况常见于胰岛素抵抗

A. 血脂异常
B. 2型糖尿病
C. 急性胰腺炎
D. 多囊卵巢综合征
E. 肥胖症

37. 低血糖症的分类方法有

A. 根据病因分类
B. 根据外表状态分类
C. 根据促发因素分类
D. 根据临床特点分类
E. 根据发病机制分类

38. 需要与乳酸性酸中毒进行鉴别的疾病有

A. 急性脑血管病
B. 糖尿病酮症酸中毒
C. 高渗性昏迷
D. 尿毒症酸中毒
E. 水杨酸中毒

39. 高脂蛋白血症Ⅲ型

A. 见于家族性前β-脂蛋白血症
B. 见于家族性异常β-脂蛋白血症
C. 血浆中CM及VLDL残粒增加
D. 胆固醇和甘油三酯增加
E. 仅甘油三酯增高

40. 有关糖尿病的诊断，下列说法不正确的有

A. 空腹血糖不一定升高
B. 所有患者都须行OGTT诊断
C. 尿糖检查可以确诊
D. “三多一少”症状是诊断糖尿病必须具备的条件
E. 第一次测定静脉血浆血糖值>10mmol/L即可诊断

41. 刺激胰岛素分泌，解决胰岛素不足问题的口服降糖药有

A. 磺脲类药
B. 格列奈类药

C. 双胍类药
D. 噻唑烷二酮类药
E. α-葡萄糖苷酶抑制药

42. 目前市场上α-葡萄糖苷酶抑制药的常用药物包括
A. 阿卡波糖
B. 伏格列波糖
C. 米格列醇
D. 二甲双胍
E. 瑞格列奈

43. 二甲双胍的作用特点，叙述正确的是
A. 无促进脂肪合成的作用
B. 低血糖发生率较低
C. 对正常人有降糖作用
D. 单独应用时对正常血糖无明显影响
E. 降低餐后血糖，显著控制糖化血红蛋白

44. 肥胖症的下丘脑-垂体-甲状腺轴检查中，通过检查（　　）来了解甲状腺功能状态及检出甲减
A. 基础代谢率（BMR）
B. 甲状腺^{131}I摄取率
C. 血清蛋白结合碘（PBI）
D. 血浆皮质醇
E. 血清 TT_3、TT_4、FT_3、FT_4

45. 糖尿病视网膜病变需用玻璃体切除术的阶段是
A. Ⅰ期
B. Ⅳ期
C. Ⅴ期
D. Ⅲ期
E. Ⅱ期

46. 胰岛素低血糖激发试验禁用于
A. 有惊厥史者
B. 黏液性水肿者
C. 冠心病患者
D. 老年患者
E. 侏儒症患者

47. 肥胖症的内分泌功能检查有
A. 下丘脑-垂体-性腺轴功能检查
B. 下丘脑-垂体-肾上腺轴功能检查
C. 胰岛功能检查
D. 下丘脑-垂体-甲状腺轴功能检查
E. 下丘脑-垂体-甲状旁腺轴功能检查

48. 下列关于1型糖尿病的叙述，正确的有
A. 容易伴发其他自身免疫性疾病
B. 青少年起病者有自发性酮症倾向
C. 胰岛素抵抗不参与其发病
D. 需要胰岛素治疗以控制代谢紊乱和维持生命
E. 患病初期经胰岛素治疗以控制代谢紊乱和维持生命

49. 下列属于磺脲类降糖药的有

A. 格列吡嗪
B. 格列本脲
C. 阿卡波糖
D. 罗格列酮
E. 二甲双胍

50. 糖尿病（DM）的并发症有
A. 酮症酸中毒
B. 高渗性昏迷
C. 糖尿病视网膜病
D. 肥胖症
E. 周围神经病变

51. 2型糖尿病患者出现肾功能不全时可以选用的降糖药物有
A. 格列本脲
B. 阿卡波糖
C. 格列喹酮
D. 胰岛素
E. 二甲双胍

52. 导致糖尿病酮症酸中毒患者出现休克的因素有
A. 严重失水
B. 酸中毒
C. 严重肾功能损害
D. 心排血量减少
E. 组织缺氧导致毛细血管扩张

53. 下列关于糖尿病的说法，正确的是
A. 儿童不会出现2型糖尿病
B. 为第三大非传染性疾病
C. 全球约有1.5亿患者
D. 是世界性的公共卫生问题
E. 发病率逐渐增高

54. 阴离子隙正常的代谢性酸中毒一般均伴有高氯血症，如
A. 肾小管酸中毒
B. 肠道丢失 HCO_3^- 过多引起的酸中毒
C. 尿毒症性酸中毒
D. 乳酸性酸中毒
E. 酮症酸中毒

55. 可引起继发性血脂异常的疾病有
A. 皮质醇增多症
B. 糖原贮积症
C. 骨髓瘤
D. 多囊卵巢综合征
E. 基因缺陷所致的家族性疾病

56. 下列关于1型糖尿病的发病机制，叙述正确的有
A. 自身免疫病
B. 存在胰岛炎
C. 胰岛素分泌相对不足
D. 可能与病毒感染有关
E. 胰岛素分泌绝对不足

57. 1型糖尿病中的一个亚型是免疫介导的，其主要证据是
A. 起病急，青少年多见
B. 体液中存在针对胰岛B细胞的抗体
C. 伴随其他自身免疫性疾病
D. 酮症酸中毒倾向

E. *HIA-DQ*、*DGB*、*DR* 位点的某些等位基因频率增高或减少

58. 有关糖尿病非酮症高渗性昏迷的叙述，下列说法不正确的有

A. 常有明显酸中毒

B. 常有重症糖尿病史

C. 多见于青年起病型糖尿病

D. 治疗必须用低张盐水

E. 多见于老年轻型糖尿病

59. 黄色瘤是过多的脂质在局部组织沉积所致，主要累及的部位有

A. 肘部

B. 眼睑周围

C. 手掌及手指的皱纹处

D. 膝、踝部

E. 臀部

60. 下列关于 1 型糖尿病的叙述，正确的有

A. 存在胰岛素受体缺陷

B. 不发生酮症

C. 存在胰岛素抵抗

D. 存在脂代谢紊乱

E. 存在靶细胞膜上葡萄糖转运体的缺陷

61. 可以增强磺脲类药物降血糖效应的药物有

A. 呋塞米

B. 阿司匹林

C. 保泰松

D. 泼尼松

E. 美托洛尔

62. 下列关于妊娠糖尿病的叙述，正确的有

A. 指妊娠过程中初次发现的任何程度的糖耐量异常，不论是否需要胰岛素或单用饮食治疗，不论分娩后这一情况是否继续

B. 不包括妊娠前已知的糖尿病患者，后者应称为糖尿病合并妊娠

C. 有效处理妊娠糖尿病，有利于降低围生期母儿的患病率和死亡率

D. 产后血糖将恢复正常，产后 5~10 年发生糖尿病的危险性并无增加

E. 妊娠糖尿病患者可能存在其他类型糖尿病，只是在妊娠期间表现出来，因此应在产后 6 周以上给予复查，重新按常规诊断标准明确诊断

63. 下列关于 DM 并发症的叙述，不正确的是

A. DM 的早期诊断是非肉眼性血尿

B. 糖尿病患者的心肌梗死症状多为无痛性的

C. 糖尿病酮症酸中毒（DKA）是近年 DM 的主要死因

D. 神经病变为 DM 并发症中发病率最高的病变

E. DM 主要眼部并发症是视网膜剥离

64. 慢性痛风性关节炎期最常见受累的关节为

A. 踝关节

B. 膝关节

C. 第一跖趾关节

D. 髋关节

E. 骶髂关节

65. 下列关于糖尿病酮症酸中毒的治疗原则，叙述正确的有

A. 必要时补钾
B. 预防感染
C. 补碱宜快宜少
D. 小剂量胰岛素静脉滴注
E. 补液量应在 24~48 小时纠正失水

66. 下列关于糖尿病治疗原则的叙述，正确的有

A. 饮食须根据病情调整
B. 1 型和 2 型糖尿病均强调饮食治疗
C. 2 型糖尿病可不使用胰岛素
D. 糖尿病酮症酸中毒应积极纠正酸中毒
E. 妊娠糖尿病患者，妊娠结束后胰岛素的用量应酌减

67. 肥胖症患者进行空肠绕道手术的不良反应有

A. 蛋白质热量营养不良
B. 细菌过度生长和易位
C. 形成草酸盐结石
D. 电解质失衡
E. 引起脂肪栓塞

68. 垂体意外瘤的手术指征有

A. 视野缺损
B. 意外瘤体积显著增大
C. 垂体卒中并伴有视觉障碍
D. 垂体催乳素腺瘤
E. MRI 提示肿瘤侵犯到毗邻结构或压迫视神经交叉

69. 对糖耐量减低（IGT）的叙述不正确的是

A. 是糖尿病前期
B. 是发生糖尿病的危险因素
C. 空腹血糖高于正常
D. 与空腹血糖受损的发病机制相同
E. 介于正常人与糖尿病患者之间的代谢状态

70. 不刺激胰岛素分泌，主要减轻胰岛素抵抗，减少糖分吸收的口服降糖药有

A. 磺脲类药
B. 格列奈类药
C. 双胍类药
D. 噻唑烷二酮类药
E. α-葡萄糖苷酶抑制药

71. T2DM 胰岛 B 细胞功能缺陷主要表现在

A. 胰岛素量的缺陷
B. 胰岛素分泌模式的缺陷
C. 胰岛素质的缺陷
D. 胰岛素抵抗缺陷
E. 胰岛素合成异常

72. 可引起班氏试剂法假阳性反应的物质有

A. 维生素 C
B. 水杨酸盐
C. 青霉素
D. 丙磺舒
E. 有机碘造影剂

73. 下列关于使用磺脲类药物降糖的叙述，正确的有

A. 一般在餐前服药

B. 治疗从小剂量开始

C. 年老患者尽量使用短效药物，以减少低血糖的发生

D. 应用胰岛素治疗每天需要 20U 时，可加用

E. 不能用于对磺胺类药物过敏的患者

74. 下列关于胰岛素使用过程中出现并发症的处理，叙述正确的有

A. 局部脂肪萎缩——每天调换注射部位

B. 局部变态反应——抗组胺药物和调换胰岛素品种

C. 低血糖-高血糖矛盾现象——增加碳水化合物总量

D. 抗胰岛素现象——糖皮质激素

E. 低血糖反应——静脉或口服葡萄糖，同时减少发生低血糖一次的胰岛素剂量

75. 以下属于低血糖症状的有

A. 便频　　B. 皮肤多汗

C. 饥饿感　　D. 手颤

E. 心率加快

76. 成人隐匿型自身免疫性糖尿病（LADA）的特点有

A. 发病时多为肥胖

B. 体内胰岛 B 细胞抗体常持续阳性

C. 具有 T1DM 的易患基因

D. 常伴阳性的甲状腺和胃壁细胞等其他器官特异性抗体

E. 早期应用饮食控制或口服降血糖药物有效，发病半年内不依赖胰岛素无酮症酸中毒发生

77. 下列关于尿糖的叙述，不正确的有

A. 尿糖阳性，肯定有血糖升高

B. 本内迪克特（Benedict）试剂只检查尿中有无葡萄糖

C. 尿糖阳性，肯定有糖代谢异常

D. 根据尿糖阳性即可诊断糖尿病

E. 尿糖阳性是肾小管不能全部将糖重吸收的结果

78. 下列关于胰岛素使用的叙述，正确的有

A. 所有接受大中型手术的 1 型糖尿病患者都必须使用短效胰岛素

B. 所有出现并发症的糖尿病患者都必须使用胰岛素

C. 所有 1 型糖尿病患者饮食控制不佳时都必须用胰岛素

D. 所有妊娠糖尿病患者都必须使用胰岛素

E. 合并肾功能不全者胰岛素应适当减量

79. 对于痛风性肾病，在使用利尿药时应避免使用影响尿酸排泄的药物，如
A. 噻嗪类利尿药
B. 呋塞米
C. 依他尼酸
D. 螺内酯
E. 乙酰唑胺

80. 痛风患者急性痛风性关节炎期的治疗药物包括
A. 别嘌醇
B. 秋水仙碱
C. 吲哚美辛
D. 糖皮质激素
E. 苯溴马隆

81. 培戈洛酶常见的不良反应有
A. 肾结石
B. 肌痉挛
C. 关节痛
D. 尿酸潴留
E. 贫血

82. 正常人对血糖下降的反应有
A. 胰岛素分泌减少或完全抑制
B. 糖原合成增加
C. 升糖激素分泌增加
D. 下丘脑-肾上腺素能神经兴奋反应
E. 认知障碍

83. 下述脂蛋白中，不承担运载内源性甘油三酯的脂蛋白是
A. HDL
B. 乳糜微粒
C. IDL
D. LDL
E. VLDL

84. 血胰岛素水平测定对评价胰岛B细胞功能和指导治疗有重要意义，检测方法有
A. 放射免疫法
B. 酶联免疫吸附法
C. 单向免疫扩散法
D. 化学发光免疫分析法
E. 电化学发光免疫测定法

85. 糖尿病的主要特点有
A. 血糖过高
B. 多尿
C. 多饮
D. 多食
E. 肥胖

86. 一步法测量确诊GDM必须满足的条件有
A. 空腹血糖≥5.28mmol/L
B. 1小时血糖≥10mmol/L
C. 2小时血糖≥8.6mmol/L
D. 3小时血糖≥7.78mmol/L
E. 空腹血糖≥6mmol/L

87. 对于超重的脂代谢紊乱的患者，体重减轻后可发生的变化有
A. 甘油三酯降低
B. 胆固醇降低

C. HDL-C 升高
D. HDL-C 降低
E. LDL-C 降低

88. 为证实低血糖患者有无胰岛素和 C 肽分泌过多，应同时测定
A. T_3、T_4
B. 血浆葡萄糖
C. C 肽水平
D. 胰岛素
E. 血常规

89. 关于肥胖症的病因，下列叙述正确的有
A. 肥胖症是遗传和环境因素共同导致的
B. 某些心理疾病也与肥胖症的发生有关
C. 体力活动减少导致肥胖症风险增加
D. 高热量的快餐类食物可使患肥胖症风险增加
E. 低出生体重儿成年后肥胖症风险小，而出生体重过重则成年后肥胖症风险增加

90. 用胰岛素治疗的 1 型糖尿病患者，空腹高血糖的常见原因包括
A. Somogyi 反应
B. 黎明现象
C. 胰岛素用量不够
D. 运动量不够
E. 合并用药

91. 下列疾病中，伴有高脂血症的有
A. 糖尿病
B. 甲减
C. 生长激素缺乏性侏儒症
D. 肾病综合征
E. 动脉粥样硬化

92. 1985 年 Holmes 痛风诊断标准有
A. 滑液中的白细胞有吞噬尿酸盐结晶的现象
B. 关节腔积液穿刺或结节活检有大量尿酸盐结晶
C. 有反复发作的急性单关节炎和无症状间歇期、高尿酸血症
D. 对秋水仙碱治疗有特效
E. 对硝酸甘油治疗有特效

93. 可引起血脂异常的系统性疾病主要有
A. 糖尿病
B. 肾病综合征
C. 甲减
D. 肾功能衰竭
E. 系统性红斑狼疮

94. 糖尿病非酮症高渗性昏迷的常见诱因有
A. 应激
B. 噻嗪类利尿药
C. 感染
D. 双胍类降糖药
E. 免疫抑制药

95. 糖尿病足外周血管病变的检查项目包括
A. 踝动脉与肱动脉血压比值
B. 经皮血氧分压测定
C. 足X线检查
D. 彩色多普勒超声
E. 磁共振血管造影

96. 关于糖尿病足的病因与发病机制，下列叙述正确的有
A. 周围神经病变导致肢体末梢的保护性感觉减退或丧失
B. 足部溃疡合并感染可发生足坏疽
C. 外周血管病变，下肢血供严重减少可导致坏疽
D. 机械性物理性损伤是最常见的发病原因
E. 足底压力分布异常，可导致难治性足溃疡

97. 1型糖尿病的临床特点有
A. 必须胰岛素治疗
B. 血浆胰岛素水平低下
C. 较少发生酮症酸中毒
D. 对胰岛素敏感，不易发生低血糖反应
E. 多发生于青少年，起病较急，病情较重

98. 许多胰外肿瘤可伴发低血糖症，最常见的是
A. 胆管癌
B. 支气管癌
C. 原发性肝癌
D. 假性黏液瘤
E. 低度恶性或良性结缔组织肿瘤

99. 磺脲类口服降糖药的不良反应有
A. 低血糖
B. 肝功能损害
C. 胃肠道反应
D. 诱发乳酸性酸中毒
E. 变态反应

100. 可引起血脂异常的药物有
A. 雌激素
B. 糖皮质激素
C. 噻嗪类利尿药
D. β受体阻断药
E. 非诺贝特

101. 慢性痛风性关节炎期痛风石常见的部位有
A. 耳郭
B. 足趾关节
C. 手指关节
D. 腕关节
E. 眼睑

102. 预混人胰岛素的主要缺点有
A. 价格高
B. 餐前低血糖
C. 餐后血糖控制欠佳
D. 使用不方便
E. 夜间低血糖

103. 糖尿病的基础治疗不包括
A. 胰腺移植
B. 胰岛细胞移植
C. 胰岛素治疗
D. 饮食治疗和合适的体育锻炼
E. 口服降糖药物治疗

104. 肥胖症患者怀疑糖尿病、胰岛 B 细胞瘤时可测定（　　）进行胰岛功能检查
A. 空腹血糖
B. 血清胰岛素及 C 肽
C. 2 小时餐后血糖
D. 糖化血红蛋白
E. 血清果糖胺

105. 1 型糖尿病患者发生低血糖是因为
A. 没有肾上腺素分泌
B. 胰岛素绝对缺乏
C. 肾上腺素分泌减少
D. 肾上腺素分泌增加
E. 胰高血糖素反应减低

106. 影响胰岛 B 细胞分泌胰岛素的是
A. 水
B. 葡萄糖
C. 激素
D. 氨基酸
E. 脂肪

107. 酮症酸中毒的临床表现为
A. 多尿、烦渴、乏力
B. 意识障碍
C. 急性腹痛
D. 急性感染
E. 食欲缺乏、恶心、呕吐

108. 关于妊娠糖尿病，以下处理正确的有
A. 胰岛素使用量以不发生低血糖为限
B. 妊娠整个过程均须使用中、短效胰岛素治疗
C. 饮食治疗原则与非妊娠患者相同，必要时才调整
D. 有糖尿病视网膜病变的患者应立即停止妊娠
E. 37 周左右应行剖宫产

109. 以下适用于胰岛素治疗的情况有
A. 1 型糖尿病
B. 2 型糖尿病
C. 糖尿病酮症酸中毒
D. 糖尿病合并重度感染
E. 糖尿病患者妊娠及分娩

110. 磺脲类药物继发性失效的原因包括
A. 应激状态
B. 磺脲类药物吸收障碍
C. 胰岛 B 细胞功能进行性下降
D. 患者饮食控制不佳
E. 未被识别的成人隐匿型自身免疫性糖尿病（LADA）

111. 糖尿病微血管病变主要累及的部位有

A. 心肌组织
B. 皮肤
C. 视网膜
D. 肾
E. 神经

112. 肥胖症常与以下哪些疾病集结出现

A. 2 型糖尿病
B. 高血压
C. 血脂异常
D. 慢性肾炎
E. 甲减

113. 1 型糖尿病主要的慢性并发症为

A. 心血管病变
B. 微血管并发症
C. 神经病变
D. 脑血管病变
E. 肾血管病变

114. 糖尿病性非酮症高渗性昏迷的诊断依据有

A. 血钠>142mmol/L
B. 血糖>33mmol/L
C. 血渗透压>320mmol/L
D. 血酮体>4. 8mmol/L
E. 血糖>27. 75mmol/L，血渗透压>300mmol/L

115. 关于伴瘤低血糖症的临床特点，下列叙述正确的有

A. 发作时血糖甚低，但血胰岛素含量不低
B. 发作时血糖甚低，但血胰岛素含量也低
C. 多见于饥饿时或呈自主性，且不易以多次进食防止发生
D. 病情常严重
E. 多次进食可防止低血糖发生

116. 可减少胆固醇合成的因素有

A. 高热量
B. 高脂肪
C. 饥饿
D. 低热量饮食
E. 肝吸收胆固醇较多

117. 阿卡波糖的常见不良反应是

A. 腹泻
B. 胃肠胀气
C. 肠鸣音
D. 腹痛
E. 荨麻疹

118. 痛风的临床特点有

A. 肢端麻木
B. 高尿酸血症
C. 尿酸性肾病变
D. 尿路结石和痛风石形成
E. 反复发作的急性痛风性关节炎

119. 2 型糖尿病的主要死亡原因有

A. 心血管动脉粥样硬化
B. 脑血管动脉粥样硬化
C. 糖尿病酮症酸中毒
D. 糖尿病肾病
E. 糖尿病视网膜病变

120. 下列关于乳酸的叙述，正确的是

A. 是糖类在体内代谢过程中产生的
B. 在缺氧的条件下乳酸的生成量减少
C. 少量的乳酸对身体无害
D. 多余的乳酸会经肾排出体外
E. 肌肉不参与乳酸的代谢

121. 关于抗动脉粥样硬化药，下列叙述正确的有

A. 贝特类药物通过降低脂蛋白脂酶活性来降低甘油三酯
B. HMG-CoA 还原酶是合成胆固醇的限速酶
C. 普罗布考是抗氧化剂
D. 多不饱和脂肪酸可抑制肝合成 VLDL
E. 调血脂药包括 HMG-CoA 还原酶抑制药、考来烯胺、烟酸、氯贝丁酯

122. 下列关于血脂和脂蛋白的描述，正确的是

A. 血脂指血浆中的甘油三酯和胆固醇
B. 脂蛋白中的蛋白质具有运转脂类的功能
C. 脂蛋白中含甘油三酯多者密度高，少者密度低
D. 脂蛋白中含甘油三酯多者密度低，少者密度高
E. 脂蛋白是由蛋白质、胆固醇、甘油三酯和磷脂所组成的球形大分子复合体

123. 糖尿病的治疗目标是

A. 使血糖达到或接近正常水平
B. 消除糖尿病症状
C. 防止或延缓并发症
D. 彻底治愈
E. 以上都不对

124. 秋水仙碱的停药指标有

A. 疼痛、炎症明显缓解
B. 疼痛、炎症完全消失
C. 出现恶心、呕吐、腹泻等
D. 24 小时总量达 3mg
E. 24 小时总量达 6mg

125. 低血糖症按病因可分为

A. 外源性、内源性和功能性
B. 吸收后低血糖
C. 空腹和餐后低血糖
D. 血糖利用过度和生成不足
E. 器质性和功能性

126. 下列关于高密度脂蛋白的说法正确的有

A. 主要经肝进行分解代谢
B. 多数脂蛋白在小肠组织合成

C. 主要在脾合成
D. 多数脂蛋白在肝合成
E. 主要经肾代谢

127. 对于胰岛素瘤患者，以下说法正确的是
A. 胰岛素分泌降低
B. C肽偏高
C. 血浆胰岛素偏高
D. 胰岛素原水平偏高
E. 血浆胰岛素原比总胰岛素值应>25%

128. 下列有关糖尿病蜜月期的说法，正确的是
A. 发生机制不清
B. 胰岛功能自发性恢复
C. 一般不超过1年
D. 胰岛素必须继续使用
E. 病情部分或完全缓解

129. 糖尿病酮症酸中毒患者，用胰岛素持续静脉滴注，若血糖下降速度过快，可引起
A. 低血糖
B. 脑水肿
C. 低钠血症
D. 心力衰竭
E. 视力改变

六 案例分析题

（1~3题共用题干）

患者，男性，19岁。因脐周疼痛3小时急就诊。3小时前饱餐后出现脐周刀割样疼痛，持续性，向背部放射，弯腰稍可缓解，伴恶心、呕吐，呕吐后疼痛不缓解，有排气，无发热，无饮酒。患者1年前有急性胰腺炎病史，有家族性高脂血症史，否认糖尿病、消化性溃疡病史。查体：体温36.5℃，脉搏105次/分，呼吸24次/分，血压130/80mmHg；体型匀称，意识清楚，无黄染，痛苦面容；腹肌紧张，上腹压痛、反跳痛，肠鸣音减弱，墨菲征(-)，麦氏点无压痛。

1. 患者目前最可能的诊断是
A. 急性胰腺炎
B. 家族性高脂血症
C. 消化道穿孔
D. 急性胆囊炎
E. 急性阑尾炎
F. 急性肠梗阻

2. 为明确诊断应进行的检查项目包括
A. 血、尿淀粉酶
B. 腹部X线
C. 腹部超声
D. 腹部CT
E. 血脂
F. 基因诊断

3. 实验室检查：血淀粉酶超过正常值5倍，随机血糖10mmol/L，血TC 5.17mmol/L，LDL-C 3.1mmol/L，TG 30.3mmol/L，HDL-C 1.6mmol/L。腹部CT：胰腺水肿，未见坏死液化。此时患者首选的药物是

A. 他汀类药物
B. 贝特类药物
C. 胆酸螯合剂
D. 烟酸类药物
E. 胆固醇吸收抑制药
F. 中药

(4~7 题共用题干)

患者，男性，22 岁。因四肢肌萎缩、无力 20 年，胸闷、气促 4 个月来诊。患者于 4 岁时不明原因出现走路不稳，易摔跤。近 5 年症状明显加重。脊柱侧凸，四肢明显肌萎缩，以近端为重，并出现双下肢假性肥大。近 4 个月出现呼吸困难，咳嗽力弱，痰咳不出。四肢无力更加明显，排便无力，饮食量减少。查体：呼吸力弱，口唇及指端发绀；双肺呼吸动度小，双肺叩诊呈清音，听诊双肺呼吸音低，闻及明显干、湿啰音；心脏（-）；四肢肌张力降低，肌力减退，腱反射消失；深、浅感觉正常；霍夫曼（Hoffmann）征（-），巴宾斯基（Babinski）征（-）。

4. 为明确诊断应立即进行的检查项目有
A. 肌电图
B. 胸部 X 线
C. 肌活检及酶学分析
D. 肌酸激酶同工酶测定
E. 肺功能检查
F. 空腹血糖、生化、血脂测定

5. 经过检查患者拟诊为糖原贮积症Ⅱ型，以下支持该诊断的有
A. 患者近 4 个月出现呼吸困难
B. 肌纤维呈空泡样改变，糖原染色（+）
C. 肌源性异常肌电图
D. 空腹血糖降低，高乳酸血症
E. 空腹血糖正常
F. 肌酸激酶（CK）升高

6. 入院后患者出现感冒、发热、咳嗽、喘憋、呼吸困难等症状。血气分析：pH 7.3，氧分压（PO_2）59.7mmHg，二氧化碳分压（PCO_2）50.9mmHg。患者应尽快做的处理有
A. 吸氧
B. 营养支持疗法
C. 静脉应用抗生素
D. 无创呼吸机辅助通气
E. 静脉应用地塞米松
F. 痰培养、药敏

7. 该患者以后的治疗方案包括
A. 高糖饮食
B. 高蛋白低糖饮食
C. 加强呼吸肌锻炼
D. 重组人酸性麦芽糖酶的酶替代疗法
E. 骨髓移植
F. α-葡萄糖苷酶（GAA）转基因疗法

(8~10 题共用题干)

患者，女性，52 岁。肥胖，痤疮，紫纹，检查血皮质醇增高，血糖增高，小量地塞米松抑制试验血皮质醇较对照日低 38%，大剂量地塞米松抑制试验较对照日低 78%。

8. 该患者最可能的诊断为
A. 单纯性肥胖
B. 库欣（Cushing）病

C. 肾上腺皮质腺瘤
D. 异位 ACTH 综合征
E. 糖尿病
F. Addison 病

9. 该患者的正确减肥方法有
A. 控制高糖、高热量饮食的摄入
B. 干预不良行为
C. 增加体育锻炼
D. 以上三项加药物
E. 依赖药物
F. 辅以药物或手术治疗

10. 药物减重的适应证有
A. 食欲旺盛，餐前饥饿难忍，每餐进食量较多
B. 合并高血糖、高血压、血脂异常和脂肪肝
C. 合并负重关节疼痛
D. 单纯肥胖的儿童
E. 肥胖引起呼吸困难或有阻塞性睡眠呼吸暂停综合征
F. 妊娠期、哺乳期女性

（11、12 题共用题干）

患者，男性，45 岁，1 年前体检发现血尿酸升高，当时无症状，未予重视，平时也不注意饮食控制。患者 1 天前参加同学聚餐，吃较多海鲜及肉食，并饮啤酒约 500ml，晨起感觉右踇趾关节疼痛，局部肿胀、发热。

11. 目前考虑最可能的诊断是
A. 痛风
B. 类风湿关节炎
C. 糖尿病足
D. 风湿性关节炎
E. 足部细菌性感染

12. 恰当的治疗和处理措施有
A. 足部制动，抬高患肢
B. 口服苯溴马隆
C. 口服秋水仙碱
D. 禁酒
E. 口服吲哚美辛

（13~18 题共用题干）

患者，男性，62 岁。因左足第 1 跖趾关节疼痛 2 小时来诊。有糖尿病和高血压病史，1 周前有胃溃疡出血病史。双足无外伤史。查体：体温 38℃，脉搏 90 次/分，呼吸 19 次/分，血压 160/95mmHg；BMI 28kg/m^2；左足第 1 跖趾关节红肿、皮温较高、触痛明显，余四肢关节未见异常，双侧足背动脉搏动有力。

13. 该患者首先考虑的诊断为
A. 痛风性关节炎
B. 化脓性关节炎

C. 风湿性关节炎
D. 类风湿关节炎
E. 假性痛风性关节炎
F. 血管性疾病

14. 为明确诊断，可采取的检查方法为
A. 血尿酸测定
B. 关节液检查
C. 受累关节 X 线检查
D. 秋水仙碱诊断性治疗
E. 血常规检测
F. 类风湿因子检测

15. 血常规：白细胞计数（WBC）12×10^9/L，尿酸 600μmol/L。目前应排除的疾病是
A. 化脓性关节炎
B. 假性痛风性关节炎
C. 风湿性关节炎
D. 骨性关节炎
E. 银屑病性关节炎
F. 血管性疾病

16. 关节液常规：少量白细胞，镜检发现尿酸盐结晶。左足 X 线片：第 1 跖趾关节骨质呈虫噬样缺损。目前应采取的药物治疗是
A. 立即口服吲哚美辛
B. 立即口服吲哚美辛+质子泵抑制药
C. 立即口服秋水仙碱
D. 立即口服秋水仙碱+泼尼松
E. 立即口服泼尼松
F. 立即口服泼尼松+吲哚美辛

17. 患者口服秋水仙碱后出现腹泻，但关节疼痛仍未缓解。此时可采取的措施有
A. 加用吲哚美辛
B. 加用口服糖皮质激素
C. 静脉应用糖皮质激素
D. 关节腔内注射曲安奈德
E. 皮下注射阿那白滞素
F. 口服别嘌醇降尿酸

18. 该患者经治疗后疼痛缓解，血压 150/90mmHg。患者平时口服呋塞米降压，关于控制血压，描述正确的是
A. 增加 ACEI 类降压药
B. 该患者血压控制目标为 125/75mmHg
C. 增加呋塞米剂量
D. 该患者血压控制目标为 130/80mmHg
E. 用螺内酯
F. 停用呋塞米，改用 ACEI 类降压药

（19~23 题共用题干）

患者，男性，67 岁。因多尿、多饮 20 余年，伴双下肢麻痛 2 年入院。患者有 2 年多糖尿病病史，平素血糖控制在空腹血糖 7.0~8.0mmol/L，2 小时血糖 10.0~11.0mmol/L。既往有 20 多年高血压病史。查体：血压 135/76mmHg；意识清楚，精神可；口唇无发绀，颈静脉无充盈；双肺呼吸音清，未闻及明显干、湿啰音。心率 80 次/分，心律齐，无杂音；腹部（-）；双下肢无水肿，双下肢浅感觉减退。

19. 患者入院后应进行的检查项目有
A. 糖化血红蛋白
B. 肌电图测定
C. 震颤量阈值测定
D. 皮肤温度感觉测定

E. 下肢血管彩超　　F. 血液流变学检查

20. 根据世界卫生组织（WHO）PNTF所执行的糖尿病周围神经病变诊断标准，患者可诊断为糖尿病周围神经病变。周围神经病变损害的症状与体征包括
A. 有中等到严重程度的持续性疼痛
B. 四肢（至少双下肢）感觉障碍
C. 双下肢踇趾（或至少有一足踇趾）有振动觉的异常
D. 四肢肌力减退
E. 右侧腓总神经感觉传导速度值比同龄人均值低1个标准差
F. WHO PNTF提供的分度音叉在踇趾处测3次，振动觉的值≤7.0

21. 患者入院检测空腹及餐后2小时血糖，平均值分别为8.0mmol/L、10.0mmol/L。针对患者目前的状况应采取的治疗为
A. 控制血糖　　B. 肌醇等针对性治疗
C. 戒烟、戒酒　　D. 改善循环治疗
E. 对症治疗　　F. 维生素A族等支持治疗

22. 患者诉双下肢麻痛，偶尔有电击样痛感。查体：双下肢浅感觉减退，振动觉减退。针对该患者疼痛的对症治疗有
A. 卡马西平0.1g，2~3次/天　　B. 苯妥英钠0.1g，2~3次/天
C. 阿米替林25mg，2~3次/天　　D. 局部涂抹镇痛药膏
E. 苯氧甲噁酮0.2g，2~3次/天　　F. 局部理疗，如针灸、按摩

23. 本病需要患者改善生活方式以有利于治疗，影响最大的是
A. 疼痛时以休息为主
B. 合理控制血糖
C. 注意保暖
D. 锻炼适度
E. 戒烟、戒酒
F. 清淡饮食，不宜油腻，注意安排粗纤维饮食

（24~31题共用题干）

患者，男性，38岁。因踇趾疼痛1小时来急诊就诊。患者1小时前在睡眠时突觉踇趾疼痛难忍，无法入睡。查体：体温36.8℃，左足踇趾红肿，皮温升高，未见皮损。6小时前患者因朋友聚会饮较多啤酒。

24. 该患者目前考虑可能性最大的疾病为
A. 左足踇趾感染　　B. 左足踇趾骨折
C. 左足踇趾异物创伤　　D. 痛风

E. 类风湿关节炎
F. 风湿性关节炎
G. 丹毒

25. 对于该患者的诊断，价值最大的是
A. 血常规
B. 红细胞沉降率
C. 跗趾 X 线
D. 跗趾 MRI
E. 血尿酸
F. 类风湿因子
G. C 反应蛋白

26. 导致痛风的原因可能有
A. 糖代谢异常
B. 脂质代谢异常
C. 蛋白代谢异常
D. 嘌呤代谢异常
E. 嘧啶代谢异常
F. 尿酸排泄异常
G. 含氮物质排泄异常

27. 高尿酸血症出现（　　）才能称为痛风
A. 只要有高尿酸血症就可以称为痛风
B. 尿酸盐结晶沉积
C. 肾功能受损
D. 关节炎
E. 肾结石
F. 肾病综合征
G. 尿尿酸升高

28. 对于高尿酸血症和痛风的叙述，下列正确的有
A. 有些高尿酸血症患者可以终身不出现症状
B. 急性关节炎通常是痛风的首发症状
C. 痛风发作通常在凌晨
D. 痛风发作最常见的部位是肘关节
E. 关节液白细胞有尿酸盐结晶可以确诊痛风发作
F. 可疑痛风石结晶针吸活检有尿酸盐结晶可以确诊痛风发作
G. 只有原发性痛风，没有继发性痛风

29. 痛风的特征性改变为
A. 罗特（Roth）斑
B. 奥斯勒（Osler）结节
C. 詹韦（Janeway）损害
D. 痛风石
E. 晨僵
F. 睑结膜瘀点
G. 迁移性脓肿

30. 急性痛风性关节炎期可以考虑使用的药物有
A. 螺内酯
B. 氨苯蝶啶
C. 秋水仙碱
D. 吲哚美辛
E. 泼尼松
F. ACTH

G. 环孢素 A

31. 痛风慢性期可以考虑采取的措施有

A. 适当减少水的摄入
B. 严禁饮酒
C. 适当服用噻嗪类利尿药
D. 适当服用碳酸氢钠
E. 服用别嘌醇
F. 服用秋水仙碱
G. 服用泼尼松

参考答案与解析

一、A1 型题

1. E【解析】下丘脑-垂体-肾上腺轴（HPA）功能检查项目中，血浆促肾上腺皮质激素（ACTH）、ACTH 兴奋试验主要用于鉴别皮质醇增高是原发于肾上腺抑或是继发于垂体及下丘脑。

2. B【解析】慢性痛风性关节炎与强直性脊柱炎进行鉴别诊断时，血清学检查强直性脊柱炎 HLA-B27 为阳性，无血尿酸水平升高。

3. B【解析】正常人尿中可有微量葡萄糖，含量一般<0.5g/24h 尿，定性试验为阴性。当血中葡萄糖浓度增高，超过肾糖阈（10mmol/L）时，尿中可出现葡萄糖，尿糖定性为阳性。尿糖呈阳性，最常见的原因就是血糖升高，如糖尿病。另外，妊娠、麻醉或重大精神创伤后也有可能出现尿糖呈阳性。尿糖检测主要用于糖尿病及其他相关疾病的诊断、治疗监测、疗效观察等。

4. B【解析】第二代磺脲类药物是目前 2 型糖尿病治疗领域的重要组成部分，国内常用的药物有格列本脲、格列美脲、格列吡嗪（普通片或控释剂）、格列齐特（普通片或缓释片）、格列喹酮。第二代磺脲类药物的作用机制均相同，都是通过促进胰腺分泌胰岛素发挥降糖作用，但在用法用量、作用时间、半衰期、代谢排泄途径等方面有所不同。其中，半衰期最长的是格列本脲，最短的是格列喹酮。

5. E【解析】糖尿病的慢性并发症涉及全身各重要组织器官，发病机制非常复杂。现有的证据表明，糖尿病慢性并发症的发生、发展与高血糖密切相关。高血糖状态下，发生大血管、微血管病变的危险持续存在。如肢体外周动脉粥样硬化常以下肢动脉病变为主，表现为下肢疼痛、感觉异常和间歇性跛行，严重供血不足可导致肢体坏疽。

6. A【解析】环境因素是 2 型糖尿病（T2DM）的致病因素之一，如果遗传易感性是内因，那么环境致病性就是外因，可促使和/或加速 T2DM 的发生。肥胖是 T2DM 的主要环境致病因素，也是 T2DM 最重要的诱因，肥胖患者是否发生 T2DM 取决于胰岛素抵抗的程度和胰岛 B 细胞的功能。

7. D【解析】目前认为 1 型糖尿病（T1DM）是自身免疫性疾病，患者体内可存在多种胰岛细胞的自身抗体，谷氨酸脱羧酶抗体（GADA）即为其中之一，一般仅存在于 T1DM 患者体内，是鉴别 T1DM 与 T2DM 的重要指标。蛋白酪氨酸磷酸酶 2（IA-2）和蛋白酪氨酸磷酸酶 2β（IA-2β）是近年发现的两种重要胰岛细胞自身抗原，是引发 T1DM 胰岛自身免疫反应的重要因素。T1DM 患者胰岛素自身抗体（IAA）、胰岛细胞抗体（ICA）、GADA 可能呈阳性。

8. B【解析】T1DM 的尿酮体的测定采用硝酸钠与乙酰乙酸反应，形成了一种紫色物质，提示尿酮体阳性。

9. D【解析】原发性糖尿病即尚未明确病因的糖尿病，遗传因素、自身免疫、病毒感染以及肥胖或精神刺激、创伤等应激状态均为相关因素。

10. A【解析】代谢综合征是多种代谢成分异常聚集的病理状态，这些成分聚集出现在同一个体中，使患心血管疾病的风险大为增加。肥胖症是代谢综合征的主要临床特征。

11. C【解析】低密度脂蛋白（LDL）是富含胆固醇的脂蛋白，主要作用是将胆固醇运送到外周血液。LDL 是动脉粥样硬化的危险因素之一，被认为是致动脉粥样硬化的因子。LDL 富含 APo B100。目前认为血浆中 LDL 的来源有两条途径：①主要途径是由极低密度脂蛋白（VLDL）异化代谢转变而来。②次要途径是肝合成后直接分泌到血液中。

12. E【解析】糖尿病患者血清高密度脂蛋白胆固醇（HDL-C）水平与大血管病变的危险性呈负相关，而血清低密度脂蛋白和极低密度脂蛋白水平均与大血管病变的危险性呈正相关。

13. A【解析】糖尿病的诊断标准：糖尿病症状加任意时间血浆葡萄糖≥11.1mmol/L，或空腹血糖（FPG）≥7.0mmol/L，或口服葡萄糖耐量试验（OGTT）2 小时血糖≥11.1mmol/L。

14. E【解析】血脂异常症的临床分类法简单易行，便于临床应用。主要分为以下 4 类。①高胆固醇血症：血清胆固醇（TC）升高。②高甘油三酯血症：血清甘油三酯（TG）升高。③混合型高脂血症：血清 TC、TG 均升高。④低高密度脂蛋白血症：血清 HDL-C 水平降低。

15. E【解析】酮症酸中毒发病急，主要表现为脱水、高血糖、呼吸深快、呼吸气体有烂苹果味，血压降低、昏迷。糖尿病非酮症高渗性昏迷发病缓慢，前期症状不明显，主要表现为表情淡漠、迟钝。后期症状明显，严重脱水、癫痫样发作、神志不清、嗜睡，甚至昏迷。

16. E【解析】体重增加不仅能使 LDL 的产生增加，也可使体内胆固醇合成增加，使肝内胆固醇池扩大，并抑制 LDL 受体的合成。

17. C【解析】妊娠糖尿病（GDM）分为两种，一种是妊娠前已有糖尿病的患者妊娠，称糖尿病合并妊娠；另一种是妊娠前糖代谢正常或有潜在糖耐量减退，妊娠期才出现糖尿病，又称妊娠糖尿病（GDM）。

18. D【解析】糖尿病患者失明的主要原因是视网膜病变。糖尿病视网膜病变是糖尿病最常见的眼病病变，也是糖尿病的微血管并发症之一，是糖尿病患者眼部特异性的并发症导致的视网膜的微血管瘤，如果血糖没有加以控制，微血管瘤受糖毒性破坏，眼底病变进一步加重，微血管瘤破裂、出血后形成的眼底血块会收缩，牵拉附着在上面的视网膜，视网膜被牵拉就会剥离，导致失明，这是糖尿病首要的失明原因。

19. B【解析】索莫吉反应（Somogyi 反应）是指患者在午夜发生低血糖后出现早晨反跳性高血糖的现象。黎明现象是指夜间血糖控制良好，也无低血糖发生，仅仅于清晨一段时间内血糖很高的现象。为了鉴别清晨空腹血糖升高的原因，患者可采用半夜多次测定血糖的方法。一般的做法是先检测凌晨3点的血糖，以确定有无低血糖存在，然后检测清晨的血糖。如果凌晨3点血糖不低于正常，而清晨空腹血糖升高，则为黎明现象；如果凌晨3点血糖降低，而清晨空腹血糖升高，则属于Somogyi 反应。

20. B【解析】胰岛素治疗糖尿病的适应证：①T1DM、妊娠糖尿病及某些特殊类型糖尿病患者必须接受胰岛素治疗。②糖尿病有急性代谢并发症及严重慢性并发症者。③手术、妊娠和分娩。④糖尿病合并严重感染，消耗性疾病，心、脑、肝、肾疾病者。⑤T2DM 伴有明显高血糖，或在糖尿病病程中无明显诱因出现体重显著下降者。⑥胰岛细胞功能明显减退者。⑦T2DM 经饮食、运动、口服药治疗效果不好时。⑧全胰腺切除后继发性糖尿病。

21. D【解析】抢救糖尿病酮症酸中毒以下情况可使用碳酸氢盐：①休克或者昏迷。②严重酸中毒（pH<7.0）。③血 HCO_3^- 严重缺乏（<5mmol/L），或 CO_2CP 为 4.5~6.7mmol/L（10%~15%容积）。④合并乳酸性酸中毒。⑤酸中毒诱发的心肺功能不全。⑥伴有严重的高钾血症。可用5%碳酸氢钠 100~125ml，直接静脉推注或稀释成等张溶液静脉滴注。

22. D【解析】糖尿病酮症酸中毒时，补碱指征：血 pH<7.1，HCO_3^-<5mmol/L。补碱原则：如 pH 在 6.9~7.0，以 50mmol/L 碳酸氢钠稀释于 200ml 的 0.45%氯化钠溶液中 1 小时内滴完。如 pH<6.9，以 100mmol/L 碳酸氢钠稀释于 400ml 的 0.45%氯化钠溶液中 2 小时内滴完。30 分钟后复查血 pH，如 pH 仍低于 7.0，可再次补充碳酸氢钠；如 pH 升至 7.2，即可停止补碱。补碱速度不宜过快，否则可能导致脑细胞酸中毒。CO_2CP>11.2~13.5mmol/L，无明显酸中毒深大呼吸者，可暂不补碱。补碱之后 2 个小时复查血气，根据患者状况决定下一步治疗。

23. B【解析】IFG 指空腹血糖受损，2003 年 11 月，世界卫生组织糖尿病专家委员会建议将 IFG 的界限值修订为 5.6~6.9mmol/L。

24. D【解析】糖尿病酮症酸中毒（DKA）治疗之初，由于血液浓缩，血钾也可正常甚至升高，但随着输液及胰岛素的使用，则可出现低钾血症。若出现高钾血症，可暂不补钾；只要尿量>30ml，即使血钾正常，也必须补钾。每日补钾可达 4~8g。血钾恢复正常后，仍须酌情补钾 1 周左右。在整个治疗过程中必须按病情变化定期监测血钾和/或心电图。

25. C【解析】低血糖症是由多种原因引起的血糖浓度过低所致的临床综合征，在低血糖发作时血糖<2.8mmol/L。

26. E【解析】胰岛素依赖型糖尿病（IDDM），即T1DM，是由于胰岛B细胞破坏，引起胰岛素绝对量减少所致。非胰岛素依赖型糖尿病NIDDM，即T2DM，是胰岛素抵抗和/或胰岛素分泌缺陷所致，因此体内胰岛素水平正常或升高。可见两者的最主要区别是胰岛素基础水平与释放曲线不同。胰岛素依赖型糖尿病和胰岛素非依赖型糖尿病的医学术语现已取消。

27. E【解析】参见A1型题第18题解析。

28. A【解析】抢救糖尿病酮症酸中毒，充分补液是治疗的最重要措施，否则单用胰岛素的治疗效果并不好。开始选用0.9%氯化钠溶液，待血糖降至14mmol/L以下时，可以改用5%葡萄糖并用对抗量胰岛素。糖：胰岛素可以（3~6）：1酌情使用。补液量多为体重的8%~10%，即4000~6000ml/d，具体补液量视脱水强度而定。补液速度应先快后慢。根据年龄，心、肾功能调整速度，一般第1~2小时输入1000~2000ml，快速补充血容量，改善周围循环和肾功能，第3~6小时输入1000~2000ml，第1个24小时输液总量一般为4000~6000ml，严重失水者可达6000~8000ml，降糖速度以每小时血糖下降3.9~5.6mmol/L为宜。

29. E【解析】糖尿病时血糖升高的原因主要是胰岛素绝对或相对分泌不足致使胰岛素作用不能或减弱，使葡萄糖的生成增加、利用减少，糖异生增多，糖原分解增多、合成减少。

30. E【解析】胰岛素治疗的患者可发生针对胰岛素的免疫性胰岛素抵抗，胰岛素需要量≥200U/d的发生率仅约0.01%，是由于高滴度的胰岛素抗体中和了大量胰岛素，主要见于牛或猪等动物胰岛素，应用人胰岛素治疗产生抗体的概率很小。牛胰岛素与人胰岛素相差3个氨基酸，猪胰岛素与人胰岛素相差1个氨基酸，所以最易见于牛胰岛素。

31. A【解析】慢性肾脏病（CKD）患者血脂异常非常多见，治疗原则与一般血脂异常患者相同。调脂药物胆酸螯合剂对TG升高的CKD患者应慎用。

32. E【解析】糖尿病的诊断依据空腹血糖、随机血糖及口服葡萄糖耐量试验（OGTT）2小时血糖，任何一点异常即可诊断糖尿病，故仅其中一点正常不能排除糖尿病。仅凭尿糖阳性不能诊断糖尿病，仅凭尿糖阴性也不能排除糖尿病；尿酮阳性也不仅见于糖尿病，还可见于饥饿时。

33. B【解析】《中国高血压防治指南（2010修订版）》指出：对于代谢综合征合并高血压的患者，降压药物主要推荐血管紧张素转化酶抑制药（ACEI）或血管紧张素Ⅱ受体阻断药（ARB），也可以使用二氢吡啶类钙通道阻滞药（CCB）和保钾利尿药，慎用β受体阻断药和噻嗪类利尿药。

34. B【解析】低血糖是服用磺脲类药物最为常见的一种不良反应，不论是哪一类型的磺脲类药物，都有可能会导致低血糖。

35. B【解析】双胍类降糖药的代表药物为二甲双胍，目前在临床应用非常广泛。双胍类直接作用于糖的代谢过程，促进糖的无氧酵解，增加肌肉、脂肪等外周组织对葡萄糖的摄取和作用，加强糖的代谢，从而降低血糖。适应于肥胖型2型糖尿病经饮食和运动疗法仍未达标者，作为首选降糖药。临床也可用于10岁以上儿童及青少年的2型糖尿病，但有严重并发症（如严重肝病、肾功能不全、严重慢性肺部疾病、心力衰竭等）者不宜应用。最严重的不良反应就是乳酸性酸中毒。

36. A【解析】α-葡萄糖苷酶抑制药是一类以延缓肠道糖类吸收而达到治疗糖尿病目的的口服降糖药物。竞争性抑制肠黏膜上皮细胞的α-葡萄糖苷酶（主要是淀粉酶、双糖酶），延缓食物中淀粉、多糖等分解成葡萄糖，减慢葡萄糖的吸收，降低餐后血糖。

37. E【解析】继发性肥胖症是由于下丘脑-垂体疾病、皮质醇增多症（又称皮质醇增多症）、甲状腺或性腺功能减退、胰岛素瘤等器质性疾病引起的肥胖。继发性肥胖症是由于疾病引起的肥胖，是由内分泌混乱或代谢障碍引起的一类疾病。继发性肥胖症又分以下7类：下丘脑性肥胖症、垂体性肥胖症、皮质醇增多症性肥胖症、胰岛病性肥胖症、甲状腺功能减退性肥胖症、性腺功能减退性肥胖症、药物性肥胖。

38. D【解析】2009年，美国糖尿病学会（ADA）大会上由ADA、欧洲糖尿病学会（EASD）和国际糖尿病联盟（IDF）组建的国际专家委员会建议，将糖化血红蛋白（HbA1c）检测作为新的糖尿病诊断指标。2010年，ADA糖尿病诊疗指南正式纳入HbA1c为糖尿病诊断指标，具体诊断标准如下。①HbA1c≥6.5%。该实验应采用美国糖化血红蛋白标准化方案（NGSP）组织认证的方法进行，并采用糖尿病控制和并发症试验（DCCT）的检测方法进行标化。②空腹血糖≥7.0mmol/L。至少要保证8小时未进食。③OGTT 2小时血糖≥11.1mmol/L。试验应按照世界卫生组织（WHO）的标准进行，用75g无水葡萄糖溶于水中作为糖负荷。④患者存在高血糖的典型症状或高血糖危象，以及随机血糖≥11.1mmol/L。

39. B【解析】饥饿试验可用于特发性功能性低血糖症鉴别诊断。饥饿试验指禁食48~72小时，取血标本测血糖、胰岛素、C肽，之后每6小时一次。若血糖<3.3mmol/L，应改为每1~2小时一次，血糖<2.8mmol/L出现低血糖症状时结束试验。饥饿试验主要用于少数没有察觉的低血糖，处于非发作期低血糖，以及高度怀疑胰岛素瘤的患者。饥饿试验主要用来鉴定低血糖的原因，尤其是在低血糖发作时测血糖和胰岛素，计算胰岛素释放指数，判断是否存在高胰岛素血症，确定胰岛素瘤的诊断。

40. A【解析】糖尿病患者随着病程延长和血糖控制恶化，微血管病变所致慢性并发症出现并加重。微血管病变主要表现在视网膜、肾、神经、心肌组织，其中以糖尿病肾病和视网膜病变尤为重要。

41. B【解析】肥胖患者对胰岛素不敏感，反应能力下降，这种现象称为胰岛素抵抗，而胰岛素是人体内最主要的降血糖激素。肥胖患者葡萄糖转运机制发生障碍，造成糖耐量减低：①细胞表面的胰岛素受体数目有所减少（是最主要原因）。②单个受体的功能也有所下降。③受体被胰岛素激活后，向细胞深处传导信号的功能受到损害。④葡萄糖转运体的数目减少，功能减弱。⑤肝将葡萄糖转化成糖原并储存起来的功能有所不足。

42. A【解析】糖尿病非酮症高渗性昏迷时，会导致渗透压间隙增大，原因大多与高糖、高蛋白和高血脂有关。值得注意的是，某些化学物中毒如甘露醇、乙醇、甲醇、乙二醇、丙酮也可以导致渗透压间隙增大，须结合病史和其他实验室检查予以鉴别。

43. C【解析】DKA 的治疗原则包括尽快补液以恢复血容量、纠正失水状态，降低血糖，纠正电解质及酸碱平衡失调，同时积极寻找和消除诱因，防治并发症，降低病死率。酸中毒严重者应适当补充碱性药物，如果患者已非常可能发生酮症或酮症酸中毒，但一时来不及就诊，则应立即采用一些简易的方法处理，如给患者多饮水，包括饮淡盐水（1000ml 水加 9g 食盐），每 2~3 小时深部肌内注射短效胰岛素 10~20U 等，并设法及时送至医院处理。糖尿病酮症酸中毒有反复发作的倾向，故在酮症或酮症酸中毒纠正以后，患者应对其诱因保持警惕，坚持正确的治疗方式，发生感染时及早、有效治疗，并及时调整胰岛素等降糖药物的剂量，以防糖尿病酮症酸中毒再次发生。

44. A【解析】胰岛素瘤患者如果禁食以后血糖<2.8mmol/L，胰岛素释放指数>0.4，应考虑为胰岛素不适当分泌过多，胰岛素瘤患者明显升高。

45. B【解析】对于施行择期大手术的糖尿病患者，尤其须全身麻醉时，至少在手术前 3 天开始改用胰岛素治疗，手术当天及术后早期，按每 2~4g 葡萄糖加入 1U 速效胰岛素维持血糖，待能进食后选用餐前加基础胰岛素皮下注射治疗，但剂量要较术前原剂量减少，并根据血糖测定结果调整胰岛素剂量。

46. D【解析】根据世界卫生组织（WHO）的表型分类系统，血脂异常共分为 6 型。其中，Ⅴ型高脂蛋白血症又称高乳糜微粒（CM）血症合并高前 β-脂蛋白血症。血浆中 CM 和 VLDL 均升高，血脂测定 TC、TG 均升高，以 TG 升高为主。

47. C【解析】B 超可作为胰岛素瘤筛选检查，但阳性率较低，现在可采用内镜超声。

48. B【解析】结节性肾小球硬化是糖尿病肾病具有高度特异性的肾病理改变，而弥漫性肾小球硬化是最常见的病理改变，缺乏特异性。

49. D【解析】在糖尿病的发病机制中，遗传和环境因素共同作用导致胰岛素作用不足和/或胰岛素分泌缺陷，但就大多数糖尿病患者而言，只有当胰岛 B 细胞功能发生缺陷，不足以维持稳态的葡萄糖代谢时，才出现临床高血糖。因此有学者认为，没有胰岛 B 细胞功能的缺陷，就没有糖尿病的发生。

50. E【解析】2 型糖尿病大血管病变主要侵犯主动脉、冠状动脉、脑动脉、肾动脉和肢体外周动脉等，引起冠状动脉粥样硬化性心脏病、缺血性或出血性脑血管病、肾动脉硬化、肢体动脉硬化等。

51. A【解析】充分补液是抢救糖尿病酮症酸中毒首要的、极其关键的措施。通常使用生理盐水，尽快补充血容量，改善周围循环和肾功能，补液量和速度视失水程度而定。

52. E【解析】尿糖正常值：正常人的尿液中葡萄糖含量极少，尿糖定性阴性，尿糖定量<2. 8mmol/24h、浓度为0. 1~0. 8mmol/L。血糖经肾小球滤过到肾小管，经肾小管重吸收后剩余的糖随尿排出则为尿糖，故尿糖阳性是肾小管不能将管腔液中糖全部吸收的结果，尿糖阳性不一定有血糖升高和糖代谢异常，而尿糖阴性也不一定除外糖尿病，因为尿糖阳性或阴性与肾糖阈水平相关，如妊娠期血糖虽在正常范围，但由于肾糖阈降低，也可出现尿糖阳性；反之，若肾糖阈升高（如并发肾小球硬化症使肾小球滤过率降低），虽然血糖升高，而尿糖仍呈阴性。尿糖不作为糖尿病的诊断指标，一般仅用作糖尿病控制情况的监测和提示可能糖尿病须进一步检查的指标。

53. B【解析】班氏尿糖定性试验是测定葡萄糖的特异试验。凡尿中存在其他糖（如果糖、乳糖、戊糖）及其他还原性物质（如肌酐、尿酸、维生素C），也可呈阳性反应，现多已不用。目前尿糖的定性过筛试验多采用葡萄糖氧化酶试带法，该法特异度高、灵敏度高、简便、快速，并可用于尿化学分析仪。

54. A【解析】T1DM是胰岛素依赖型糖尿病，由胰岛素的绝对缺乏导致。多数患者起病急，“三多一少”症状较为明显，体型消瘦，具有容易发生酮症酸中毒的倾向。如果确诊为T1DM，患者通常需要使用胰岛素来维持生命。与T1DM发病有关的环境因素主要有病毒感染、化学物质、饮食因素等，以病毒感染最为重要。现已证实某些人类白细胞抗原（HLA）与T1DM的发生有强烈的相关性。

55. B【解析】低血糖时临床表现的严重程度取决于以下几点。①低血糖的程度。②低血糖发生的速度及持续时间。③机体对低血糖的反应性。④年龄等。

56. E【解析】参见A1型题第36题解析。

57. D【解析】糖尿病酮症酸中毒患者纠正酸中毒治疗时，轻度酸中毒不必输入碱性药物，只有重度酸中毒者需要补碱。其补碱指征：严重酸中毒者，即血pH<7. 1、HCO_3^-<10mmol/L或二氧化碳结合力（CO_2CP）<10mmol/L者，才需要补碱。注意在输入碱液时避免与胰岛素使用同一通路，以防胰岛素效价下降。当血pH≥7. 2或CO_2CP ≥15mmol/L时应停止补碱。

58. A【解析】糖化血红蛋白（GHb）是葡萄糖分子和血红蛋白A组分的某些特殊部位分子经缓慢而不可逆非酶促反应而形成的产物，可反映糖尿病患者过去8~12周总体血糖情况。GHb由HbA1a、HbA1b、HbA1c组成，其中HbA1c约占70%，且结构稳定，因此被用作糖尿病控制的监测指标。

59. D【解析】高渗性昏迷患者血糖多超过33mmol/L，尿糖强阳性，但无酮体或较轻，血尿素氮及肌酐升高。患者如脱水严重或有肾功能损害使肾糖阈升高时，尿糖也可不呈现强阳性，但尿糖阴性罕见。血酮多正常或轻度升高，尿酮多阴性或弱阳性。

60. E【解析】T1DM指由胰岛B细胞破坏导致胰岛素绝对缺乏所引起的糖尿病。T2DM

指胰岛素抵抗为主伴胰岛素相对不足到胰岛素分泌不足为主伴胰岛素抵抗所致的并除外其他原因的糖尿病。胰岛素的基础水平与释放曲线不同可以作为两者最主要的区别。T1DM 表现为基础胰岛素水平低下，胰岛素释放曲线平直，T2DM 基础胰岛素水平一般正常，胰岛素释放曲线表现为高峰延迟。

61. B【解析】血糖浓度是调节胰岛素分泌的最重要因素。在持续高血糖刺激下，胰岛素的分泌分为 4 个阶段。生理情况下，右旋葡萄糖对胰岛素分泌的刺激作用最强。由于葡萄糖可以自由进入胰岛 B 细胞，并在胰岛 B 细胞中代谢，故能直接刺激胰岛素合成和分泌。

62. C【解析】弥漫性肝病患者葡萄糖转化为肝糖原功能减弱，肝糖原贮存减少，进食后 0.5~1 小时血糖可高于正常，出现糖尿，但 FPG 偏低，餐后 2~3 小时血糖正常或低于正常。

63. C【解析】胰岛素治疗最常见的不良反应是低血糖，低血糖往往与胰岛素的剂量过大有关。其次常见的不良反应是体重增加，很多长期打胰岛素的患者都会出现肥胖。

64. A【解析】糖尿病按眼底改变可分 6 期，分属 2 类。Ⅰ期，微血管瘤，出血；Ⅱ期，微血管瘤，出血并有硬性渗出；Ⅲ期，出现棉絮状软性渗出，以上 3 期为背景性视网膜病变。Ⅳ期，新生血管形成，玻璃体出血；Ⅴ期，机化物增生；Ⅵ期，继发性视网膜脱离，失明，以上 3 期为增殖性视网膜病变。

65. B【解析】目前采用的标准，口服葡萄糖耐量试验（OGTT）正常值：空腹血糖 <6.1mmol/L，2 小时血糖 <7.8mmol/L。口服葡萄糖耐量试验是一种葡萄糖负荷试验，用以了解胰岛 B 细胞功能和机体对血糖的调节能力，是糖尿病的确诊试验，广泛应用于临床实践中。对于处于其他疾病急性期的患者，可能需要重复进行 OGTT 以明确糖尿病的诊断。

66. D【解析】美国糖尿病学会（ADA）推荐两步法和一步法 2 种方法筛查 GDM。一步法中，所有妊娠 24~28 周的女性都进行 100g OGTT，试验前夜间至少要空腹 8 小时。

67. C【解析】肝是维持血糖水平相对稳定的重要器官，正常情况下，血糖的来源与去路处于动态平衡，主要凭借激素调节。而血糖调节激素的主要靶器官是肝。肝细胞主要通过调节糖原合成与分解、糖异生途径维持血糖的相对恒定，以保障全身各组织，尤其是脑和红细胞的能量供应。肝细胞膜含有葡萄糖转运蛋白，可使肝细胞内的葡萄糖浓度与血糖浓度保持一致。肝细胞含有特异的葡萄糖激酶，对葡萄糖的 Km 非常高，而且不被其产物葡萄糖-6-磷酸所抑制。这使肝细胞在饱食状态下血糖浓度很高时，仍可不停地将摄取的葡萄糖磷酸化成葡萄糖-6-磷酸，并将葡萄糖-6-磷酸进一步合成肝糖原贮存。

68. B【解析】调整胰岛素剂量最简便的检查是尿糖。关于尿糖检查必须强调的有以下几点。①早餐前胰岛素剂量的调整必须依据前 3~5 天午餐前的尿糖定性。②午餐前胰岛素剂量的调整必须依据前3~5 天晚餐前的尿糖定性。③晚餐前胰岛素剂量的调整必须依据前 3~5 天睡前及早餐前的尿糖定性。一般在无酮症的情况下，尿糖每增加一个加号，应增补胰岛素 2U。在有酮症的情况下，尿糖每增加一个加号，应增补胰岛素 4U。胰岛素加量的原则是小剂量快加，不一步到位。尿糖加号多时调量可快，尿糖加号少时（尤其是接近一个加号或加减号时）调量要慢，以防发生低血糖。

69. A【解析】糖尿病非酮症高渗性昏迷患者的补液治疗中，补液种类包括生理盐水、半张盐水或半张葡萄糖液、右旋糖酐、全血或血浆、5%葡萄糖液及葡萄糖盐水等。对于输液种类的选择，首先考虑使用等张生理盐水。可按以下情况酌情选择：①若患者血压正常或偏低，血清钠<150mmol/L 者首先用等张液。若血容量恢复，血压上升而血浆渗透压仍不下降，再改用低张液。②血压正常而血清钠>150mmol/L 者，可开始即用低张液。③休克或收缩压持续<80mmHg 者，开始除补等张液外应间断输血浆或全血。

70. A【解析】标准体重可用身高（cm）－105 粗略计算，也可用体重指数（BMI）= 体重（kg）/身高（m）^{2}来衡量，男性 BMI≥25kg/m^2、女性 BMI≥24kg/m^{2}为超重，BMI≥28kg/m^{2}为肥胖。

71. B【解析】线粒体基因突变型糖尿病的临床表现：①母系遗传，即家族内女性患者的子女可得本病，而男性患者的子女均不受累。②发病早，多小于 40 岁。③体重正常或消瘦。④体重指数常小于 24kg/m^2。⑤胰岛 B 细胞分泌胰岛素的能力减退，患者常发生继发性磺脲类药物失效而需改用胰岛素治疗，但酮症不常见。⑥常伴有感音神经性聋。⑦可伴有眼、神经、骨骼肌、心脏损害表现。⑧血清乳酸或乳酸丙酮酸水平升高。⑨常有肾损害。

72. B【解析】胰岛素注射部位吸收由快到慢，分别为腹部、上臂、臀部和大腿外侧，胰岛素需要快速吸收、迅速达到峰值，才能有效地降低餐后血糖。腹部是胰岛素吸收最快的部位，所以临床上首选常规的注射部位就是腹部。在注射时要注意不要选择肚脐周围以及上方的部位进行注射，要选择肚脐一掌开外的侧面及下面进行注射。

73. A【解析】α-葡萄糖苷酶抑制药抑制小肠上皮细胞表面的 α-葡萄糖苷酶，从而延缓糖类的吸收，主要降低餐后血糖。α-葡萄糖苷酶抑制药是肥胖的 2 型糖尿病患者的首选降糖药，但是一般不引起营养吸收障碍。常见不良反应为胃肠道反应，常有胃肠胀气和肠鸣音，偶有腹泻。注意事项：①不能作为 1 型糖尿病患者的主要治疗药。②用药前应常规检测肝、肾功能，对有肝、肾功能损害者不宜使用。③如发生低血糖，应静脉注射或口服葡萄糖治疗。服用蔗糖或一般甜食无效。

74. B【解析】对于确诊的糖尿病，应密切随访尿蛋白尤其是尿微量清蛋白、肾功能和血压等。检查尿微量清蛋白可以监测糖尿病对肾脏的损害程度，是早期发现糖尿病肾病的重要指标。

75. C【解析】饮食治疗是糖尿病综合治疗的重要组成部分，是糖尿病的基础治疗。饮食治疗的原则是控制总热量的摄入，合理均衡各种营养物质。碳水化合物应占总热量的 55%~60%，最好不低于 150g/d，应以富含碳水化合物及富含可溶性食物纤维的粗制食物和蔬菜为主。蛋白质应占饮食总热量的 15%~20%。最好摄入富含优质蛋白的食品，如鱼、海产品、瘦肉、蛋、低脂奶制品、坚果和豆类等。脂肪提供的热量不超过总热量的 30%，每天0.6~1.0g/kg，其中饱和脂肪酸和反式脂肪酸的摄入量不应超过饮食总热量的10%。

76. B【解析】DKA发病的主要因素是胰岛素缺乏，因此，迅速补充胰岛素是治疗的关键。一般采用小剂量胰岛素治疗方案，既能有效地抑制酮体生成，又能避免血糖、血钾和血浆渗透压降低过快带来的各种危险。小剂量胰岛素治疗方案：开始以0.1U/(kg·h) 静脉泵入或输入人胰岛素。若血糖浓度<5.6mmol/L，将正在输注的含胰岛素液体更换为单纯生理盐水或5%葡萄糖。当血糖下降至13.9mmol/L时，将原输液生理盐水改为5%葡萄糖或糖盐水，按葡萄糖（克）与胰岛素（单位）比例为（2~5）g：1U加入胰岛素，即500ml 5%葡萄糖液中加入胰岛素6~12U，静脉滴注，同时将静脉输注胰岛素剂量减至0.05~0.10U/(kg·h)。血糖平稳，患者能正常进食后停止静脉输注胰岛素，改为三餐前皮下注射短效胰岛素（一般起始剂量8U)，根据血糖调整胰岛素用量。

77. D【解析】糖尿病酮症酸中毒是急性并发症，大量酮体产生，血糖急剧增高，渗透性利尿使患者脱水的同时，也使电解质大量丢失，再加上患者食欲缺乏、恶心、呕吐也会使电解质丢失，导致血钾减低，血钠和血氯增高。

78. A【解析】糖尿病酮症酸中毒（DKA）为最常见的糖尿病急症，也是内科常见急症之一。心血管病变、脑血管病变、糖尿病肾病、糖尿病视网膜病变均为糖尿病的慢性并发症。

79. C【解析】对中度以上的高甘油三酯血症患者的治疗中，TG水平在1.70~2.26mmol/L者，主要采取非药物治疗措施，减轻体重，增加体力活动。

80. C【解析】对于家族性醛固酮增多症（FH）的高胆固醇血症患者，首推普罗布考，能有效降低胆固醇的药物。对严重的高胆固醇血症患者，也可考虑联合用药，如他汀类药物加普罗布考、胆酸螯合剂、依折麦布、烟酸、贝特类药物等。

81. D【解析】肥胖症是在遗传和环境因素在内的多种因素相互作用下体内脂肪含量过多和/或分布异常所引起的慢性代谢性疾病。患者常具有腹部脂肪积聚过多的特点，可并发心血管疾病和多种内分泌代谢紊乱。临床所见肥胖症绝大多数为单纯性肥胖，不伴有器质性疾病（肥胖所致的并发症例外）。由某些少见的特殊疾病引起的肥胖症称继发性肥胖症，是由内分泌紊乱或代谢障碍引起的疾病。

82. A【解析】自我血糖监测（SMBG）是指导血糖控制达标的重要措施，也是降低低血糖风险的重要手段。SMBG最理想的方法是指尖毛细血管血糖检测。也可以通过检测尿糖进行SMBG，但是尿糖检测对发现低血糖没有帮助，在一些特殊的情况下，如肾糖阈增高（如老年人）或降低（如妊娠）时，尿糖检测没有意义。

83. B【解析】痛风是长期的嘌呤代谢障碍导致组织损伤的疾病，会出现高尿酸血症，但不会引起糖耐量异常。

84. D【解析】糖尿病最基本的病理生理改变是胰岛素分泌绝对或相对不足。

85. B【解析】甘油三酯（TG）增高是胰岛素抵抗的标志，常和血糖控制不满意密切相关。TG增高，影响低密度脂蛋白（LDL）代谢，促进LDL从A型转变为B型；影响HDL代谢，影响HDL成分，使HDL分解代谢增加、浓度下降；还影响凝血因子和促凝状态。

86. C【解析】普萘洛尔有抑制胰岛素分泌，使血糖升高的作用，可掩盖低血糖症状，延迟低血糖的恢复。普萘洛尔与胰岛素合用可能掩盖急性低血糖反应的早期特异性症状和体征，从而引起严重的低血糖反应。

87. B【解析】参见A1型题第38题解析。

88. A【解析】T2DM最关键的预防措施是早期筛查出糖耐量减低（IGT）。IGT是最主要的糖调节异常，在糖尿病前期人群中占有较大的比例。IGT人群是T2DM最重要和最需要重点关注的。

89. B【解析】在甲状腺功能改变时促甲状腺激素（TSH）的变化较三碘甲腺原氨酸（T_3）、甲状腺素（T_4）更迅速而显著，所以血中TSH是反映下丘脑-垂体-甲状腺轴功能的灵敏指标，尤其是对亚临床型甲亢和亚临床型甲减的诊断有重要意义。

90. E【解析】对于功能性低血糖的胰岛素瘤患者，为减少低血糖发作，应少食多餐，低糖、高蛋白、高纤维、高脂肪饮食，减少对胰岛素分泌刺激。

91. B【解析】初用磺脲类药物，虽然已经用至最大剂量，经过1个月时间，血糖控制未达目标时，称为“原发性失效”。初用磺脲类药物后疗效满意，而在使用过程中疗效突然或逐渐消失，即使用至最大剂量，观察足够时间（3个月以上）仍无效者，称为“继发性失效”。

92. A【解析】继发性痛风的治疗主要是针对原发病的病因，降低尿酸药物首选别嘌醇。一般较少使用促尿酸排泄药物，因为可能加重肾负担。

93. D【解析】肥胖性代谢综合征患者生活方式的改变包括减重、低盐饮食、戒烟、增加运动量、接受健康教育、戒酒等。

94. A【解析】部分T2DM患者可出现反应性低血糖表现，这是由于T2DM患者进餐后胰岛素分泌高峰延迟，在餐后3~5小时血浆胰岛素仍处于较高水平。

95. D【解析】代谢综合征患者的血脂异常主要表现为富含甘油三酯的脂蛋白（包括极低密度脂蛋白胆固醇、乳糜微粒及其残粒）升高、高密度脂蛋白胆固醇降低和小而密低密度脂蛋白增加。

96. A【解析】肥胖或超重的2型糖尿病患者在调整饮食和运动不能满意控制血糖的情况下，应首先采用非胰岛素促分泌药类降糖药物治疗，伴有代谢综合征或其他心血管疾病危险因素者应优先选用双胍类或格列酮类药物，主要表现为餐后高血糖的患者也可优先选用α-糖苷酶抑制药。2种作用机制不同的药物可联合用药。如血糖控制仍不满意，可加用或换用胰岛素促分泌药。如在使用胰岛素促分泌药的情况下，血糖控制仍不满意，可在口服药基础上开始联合使用胰岛素或换用胰岛素。

97. D【解析】二甲双胍不仅是超重或肥胖T2DM患者的首选药物，也适用于体重正常的 T2DM 患者。易见腹泻、恶心、呕吐、胃胀、乏力、消化不良、腹部不适等胃肠道反应。不良反应主要为乳酸性酸血症和酮血症，但在治疗剂量范围内使用该药，引起乳酸性酸中毒概率较低。少见不良反应为低血糖、肌痛、头晕、皮疹、出汗增加等。肝、肾功能不全者禁忌使用。

98. D【解析】由于尿酸主要由肾排出体外，当肾小球滤过功能受损时，尿酸潴留于血中，故血尿酸不仅对诊断痛风有帮助，而且是诊断肾损害严重程度的灵敏指标。

99. A【解析】脂肪酶抑制药是迄今唯一不通过中枢神经系统作用的减肥药物。脂肪酶抑制药通过选择性地抑制胃肠道内的胰脂肪酶，减少脂肪的分解和吸收，达到控制体重的目的。脂肪酶抑制药最大的优点是不作用于大脑、不抑制食欲。脂肪酶抑制药的不良反应有排便会有油样状、排便次数增多，甚至便急、排便难以控制等。另外，脂肪中所含的脂溶性维生素 A、维生素 E 和 β 胡萝卜素也会被一起排出体外。因此，服用脂肪酶抑制药时，应该服用维生素，以补充营养的流失。

100. C【解析】T2DM 病因复杂，可与遗传因素、胰岛 B 细胞的功能，以及生活方式等因素有关。其发病机制的 2 个基本环节是胰岛细胞的胰岛素分泌不足和胰岛素抵抗。

101. B【解析】胰岛素瘤的临床特点是功能性分泌多量胰岛素而使空腹低血糖以及由于多次低血糖发作而导致中枢神经损害，为临床上低血糖的主要病因之一。

102. D【解析】高渗性昏迷是糖尿病急性代谢紊乱的另一种临床类型。多见于老年人，好发年龄为 50~70 岁，男女发病率大致相同，大约 2/3 患者在发病前无糖尿病病史，或者仅有轻度症状。患者常以神经系统症状为突出表现，可出现嗜睡、幻觉、烦躁、定向障碍、癫痫样发作、精神失常，逐渐进入昏迷。血糖可高至 33. 3mmol/L 以上。补液为抢救的重要措施之一，补液扩容，降低高渗透压。

103. B【解析】糖尿病酮症酸中毒患者，经小剂量胰岛素、补液、补碱等治疗后，出现心悸、期前收缩、乏力等低钾血症表现，应给予补钾处理。

104. D【解析】乳糜微粒（CM）是人血浆中最大的脂蛋白颗粒，CM 是多数膳食 TG 从小肠吸收部位输送至体循环。CM 清除速度快，半衰期为 10 分钟，正常人空腹 12 小时后不能检出，脂蛋白电泳时 CM 位于原点。

105. D【解析】美国糖尿病学会（ADA）将糖尿病定义为一组由胰岛素分泌和/或作用缺陷所导致的以高血糖为特征的代谢性疾病，并与各种器官的长期损害、功能障碍和衰竭有关。

106. D【解析】低血糖患者经处理后患者血糖升至 8. 9mmol/L，但半小时后神志仍不恢复。对于这种处理后血糖已恢复，但昏迷时间仍超过 30 分钟的患者，可能为低血糖昏迷伴有脑水肿，可考虑静脉滴注 20%甘露醇 200ml，20 分钟内输完。

107. B【解析】屈光失常是 T1DM 胰岛素治疗的不良反应之一。胰岛素治疗过程中，患者有时会出现视物模糊，尤其多见于初用胰岛素治疗的患者，主要由胰岛素治疗使血糖迅速下降，影响晶状体和玻璃体内渗透压，使晶状体内水分逸出而屈光度下降，发生远视所致。一般属暂时性，随血糖恢复正常后可迅速消失，不致发生永久性变化，无须配镜矫正。

108. E【解析】格列本脲是磺脲类的口服降糖药物，降糖作用比较强，主要作用机制是促进胰岛 B 细胞分泌胰岛素，但是有前提条件，就是人体内胰岛 B 细胞还有一定的合成和分泌胰岛素的功能。

109. E【解析】尿糖阳性是诊断糖尿病的重要线索，但尿糖阴性不能除外糖尿病。并发肾小球硬化时，则肾小球滤过率减少，肾糖阈升高。以肾小管损伤为主时或妊娠时，肾糖阈可降低。根据 24 小时尿糖的变化，可以判断 1 天内血糖总的控制水平。尿糖阳性但随机血糖正常者，应行糖化血红蛋白检测和 OGTT。在一些轻型糖尿病患者，其空腹血糖含量正常，尿糖也呈阴性，但进食后 24 小时由于负载增加则可见血糖升高，尿糖阳性，对于此型糖尿病患者，不仅需要同时检查空腹血糖及进行尿糖定量、进食后 24 小时尿糖检查，还需进一步进行糖耐量试验，以明确糖尿病的诊断。

110. A【解析】糖尿病周围神经病变早期影响感觉神经可出现肢体麻木、痛觉过敏、肢体烧灼感。晚期影响运动神经，出现肌力减弱。早期腱反射亢进，晚期腱反射减弱。

111. B【解析】糖尿病诊断的唯一手段是血浆葡萄糖测定。目前，临床上常用的血糖检测指标有空腹血糖、餐后血糖、糖化血红蛋白等。

112. B【解析】参见 A1 型题第 34 题解析可知，选项 B 是正确的。糖尿病饮食治疗最重要的是控制体重，即控制每天进食总热量，同时进行每餐热量的合理分配。不是所有糖尿病患者使用胰岛素都能获得良好的降糖效果，胰岛素主要适用于 T1DM（胰岛素绝对不足）及经过调整生活方式不能控制高血糖的妊娠糖尿病患者，以及 T2DM 合并严重感染、创伤、大手术、急性心肌梗死及脑血管意外等应激状态或伴有多种并发症等情况。T2DM 需要综合治疗，首先要调整饮食和生活方式，适当运动，肥胖者要适当控制体重。根据血糖和胰岛功能，选择降糖药物治疗

113. C【解析】抢救糖尿病酮症酸中毒首要的、极其关键的措施是补液及小剂量胰岛素治疗方案。大量补液是治疗的关键，采用小剂量（短效）胰岛素治疗，可抑制酮体生成并降低血糖。

114. E【解析】α-葡萄糖苷酶抑制药不刺激胰岛 B 细胞分泌胰岛素，但可降低餐后胰岛素水平，说明可增加胰岛素的敏感性。

115. D【解析】糖尿病酮症酸中毒主要是由于糖尿病代谢紊乱加重，脂肪酸在肝氧化产生大量酮体，超过机体的处理能力，以至于血酮体增加，尿酮体阳性，出现水、电解质和酸碱平衡失调。糖尿病酮症酸中毒以高血糖、高血酮和代谢性酸中毒为主要表现。

116. E【解析】磺脲类药物是最早应用的口服降糖药之一，现已发展到第三代。它的主要作用是刺激胰岛素分泌，使机体产生足够的胰岛素以利于降低血糖。

117. E【解析】糖尿病的代谢紊乱被认为是由胰岛素生物活性或作用的绝对或相对不足

引起的。因此，糖尿病不仅需要使用胰岛素或降血糖药物来控制代谢紊乱，还需要通过饮食或锻炼来治疗疾病。

118. B【解析】糖尿病酮症酸中毒的实验室检查结果如下。①血电解质及尿素氮（BUN）：由于血液浓缩，钠、氯常可正常或升高；血钾可正常、偏低，也可偏高。但总体来说，血钾、钠、氯均减少，BUN 多升高，这是血容量下降，肾灌注不足，蛋白分解增加所致。BUN 持续不降者，预后不佳。②血酸碱度：血二氧化碳结合力及 pH 下降，碱剩余下降，阴离子隙明显升高。

119. A【解析】减肥的目标是将体重减少 5%~10%，按每周 0.5~1.0kg 的速度持续6 个月以上，然后保持体重不再反弹和增加，最好可以逐步接近理想体重。若在开始减重的前几周，体重每周下降>2%，会增加胆石症的风险。

120. E【解析】T2DM 控制不良的患者常存在脂代谢紊乱，最常见的是甘油三酯增高。高甘油三酯血症是 T2DM 中最常见的血脂异常。

121. A【解析】T1DM 根据其发病机制和临床特征的差异，可分为自身免疫性（包括急性发病及缓慢发病）和特发性。临床可分为急性起病典型 T1DM（多见于青少年）、成人隐匿性自身免疫性糖尿病（LADA）和特发性 T1DM。

122. E【解析】双胍类降糖药物可增加组织对胰岛素的敏感性，增加外周组织对葡萄糖的利用，同时保护已受损的胰岛 B 细胞功能，以免其进一步受损害，有利于糖尿病的长期控制。双胍类降糖药还抑制肠道吸收葡萄糖，抑制肝糖原异生，减少肝糖原的输出，使糖尿病患者血糖及糖化血红蛋白水平降低，同时保护重要脏器（如肾）。双胍类降糖药还可抑制胰高血糖素释放，使该激素升糖效应减弱，也有利于血糖的降低。

123. B【解析】血脂是血浆中的中性脂肪（甘油三酯）和类脂（磷脂、糖脂、固醇、类固醇）的总称，广泛存在于人体中。血脂的主要成分是甘油三酯和胆固醇，其中甘油三酯参与人体内能量代谢，而胆固醇则主要用于合成细胞浆膜、类固醇激素和胆汁酸。脂质不溶或微溶于水，必须与蛋白质结合以脂蛋白形式存在。因此，高脂血症常为高脂蛋白血症。血脂异常症是一类涉及血脂水平及脂蛋白代谢异常的内分泌代谢疾病，也被称为脂蛋白异常症。

124. C【解析】对酮症酸中毒表现不明显的糖尿病患者，医师仅需要给予足量短效胰岛素及口服补充液体。

125. D【解析】参见 A1 型题第 122 题解析。

126. B【解析】糖耐量减低（IGT）不是一个亚型，而是糖尿病发展过程中的一个阶段。糖尿病前期又称糖调节受损（IGR），是指血糖异常，但未达到诊断糖尿病的标准，包括空腹血糖受损（IFG）、糖耐量减低（IGT）和二者混合状态（IFG+IGT），1 次测量发现空腹血糖增高或 OGTT 后 2 小时血糖增高不能诊断糖尿病前期。IFG 或 IGT 的诊断应根据 3 个月内 2 次 OGTT 结果的平均值来判断。IGT 指在服用 75g 葡萄糖后各时间段的抽血情况，空腹血糖应低于6.1mmol/L，如果空腹血糖6.1~7.0mmol/L，属于空腹血糖受损；如果餐后2小时血糖7.8~11.1mmol/L，可以诊断为糖耐量减低及餐后血糖受损，两者即空腹血糖和餐后2小时血糖都有问题，就可以诊断为IGR。

127. C【解析】糖尿病酮症酸中毒时，降糖、补水、补碱是主要治疗措施，而首选药物是普通胰岛素。

128. D【解析】酮体是肝脂肪酸氧化分解的中间产物乙酰乙酸、β-羟丁酸及丙酮的统称，故酮体是脂肪而非葡萄糖的分解产物。

129. A【解析】空腹静脉血浆葡萄糖正常值，目前采用的标准为<6.1mmol/L。

130. D【解析】参见A1型题第73题解析。

131. C【解析】胰岛素缺乏时，生物代谢过程中的多种酶类活性下降，但丙酮酸羧基酶不下降反而升高。

132. B【解析】欧洲心脏病学会（ESC）和欧洲动脉粥样硬化学会（EAS）2011年联合发布的《血脂异常管理指南》采用SCORE评价系统对血脂异常的患者进行心血管危险的评估，相比我国的指南，该评价系统更为细致。根据该系统，血脂异常患者心血管疾病的风险分为极高危、高危、中危和低危4类。Lp（a）是心血管疾病的中危危险因素。Lp（a）是血脂的一种成分，密度大于LDL，电泳后位于前β区，与遗传有关。

133. E【解析】糖尿病的胰岛素治疗应建立在继续坚持饮食控制和体力活动等良好的生活方式上。治疗应由小剂量开始，以避免Somogyi反应。根据血糖测定结果，每3~5天调整剂量一次，直到血糖达标。酮症酸中毒时首选普通胰岛素。肥胖型T2DM，单用治疗效果不满意者可以加用二甲双胍。T1DM用胰岛素治疗病情不稳定，加用双胍类药物可减少血糖的波动，减少胰岛素剂量。高渗性昏迷一般用普通胰岛素，剂量为3~5U/h。

134. E【解析】LDL是低密度脂蛋白的英文缩写，VLDL是极低密度脂蛋白的英文缩写，TG是甘油三酯的英文缩写，CM是乳糜微粒的英文缩写，HLD是高密度脂蛋白的英文缩写。

135. C【解析】在血浆的各种脂蛋白中，LDL含胆固醇及其酯最多，占总脂含量的45%；其次为HDL，占总脂含量的20%；VLDL含胆固醇及其酯只占总脂含量的15%；CM含胆固醇及其酯最少，仅占总脂含量的4%以下。

136. E【解析】肥胖型糖尿病不宜选用胰岛素治疗，因为肥胖的原因会造成患者产生胰岛素抵抗，影响患者的治疗。

137. E【解析】糖耐量减低属于糖尿病前期，治疗首先是饮食调整。患者可适当节食，避免吃过甜的食物，减轻胰岛细胞的负担，改善胰岛B细胞的功能，争取使糖耐量恢复正常。其次是增加体育锻炼，可根据身体状况做力所能及的体力活动。再次是药物干预治疗，主要用于经生活方式干预治疗后，血糖仍不能满意控制者。目前，用于治疗IGT患者的药物也是治疗糖尿病的药物，有α-糖苷酶抑制药（如阿卡波糖）、二甲双胍、噻唑烷二酮类化合物（如曲格列酮、吡格列酮、罗格列酮）。

138. E【解析】对糖尿病患者健康影响最大的是各种慢性并发症，特别是缺血性心脑血管疾病是T2DM患者病死及致残的主要原因。大血管病变（动脉粥样硬化性冠心病、缺血性脑卒中、闭塞性外周血管疾病）的发生发展与胰岛素抵抗状态下所存在的多种危险因素有关。而糖尿病性心肌病的发病机制尚未完全阐明，代谢紊乱、胰岛素信号转导异常、微血管病变、心肌间质纤维化、钙离子调节失衡、心脏自主神经病变及微RNA改变均可能参与糖尿病性心肌病的发生发展。故选项E错误，其余选项内容均正确。

139. A【解析】抢救糖尿病酮症酸中毒时，小剂量胰岛素应用的剂量是0.1U/(kg·h)，静脉泵入。

140. E【解析】糖尿病酮症酸中毒患者血糖多为16.7~33.3mmol/L，有时可达55mmol/L以上。血酮体>4.81mmol/L。尿糖和尿酮常表现为强阳性。肾功能多数都减退。标准碳酸氢盐、缓冲碱低于正常，碱剩余负值增大，阴离子隙（AG）在糖尿病酮症酸中毒时增大，与碳酸氢盐降低大致相等，属阴离子隙性酸中毒。

141. E【解析】胰岛素分泌缺陷表现为胰岛素的早期时相缺如或减弱，第二时相高峰延迟。

142. B【解析】格列喹酮作用缓和，强度是甲苯磺丁脲的20倍，适用于2型糖尿病伴肾功能不良者、其他口服药治疗反复发生低血糖者、应用其他磺脲类药疗效不佳者。

143. A【解析】痛风最重要的生化基础是高尿酸血症。由于嘌呤生物合成代谢增加，尿酸产生过多，或由于尿酸排泄不良血中尿酸升高，尿酸盐结晶沉淀在关节滑膜、滑囊、软骨及其他组织中引起的反复发作性炎症性疾病。

144. B【解析】1999年，WHO正式公布了糖尿病病因学分型报告，其要点如下。①取消胰岛素依赖型糖尿病（IDDM）和胰岛素非依赖型糖尿病（NIDDM）的医学术语。②保留1型糖尿病、2型糖尿病的名称，用阿拉伯数字，不用罗马数字。③保留妊娠糖尿病（GDM）。④糖耐量减低（IGT）不作为一个亚型，而是糖尿病发展过程中的一个阶段。⑤取消营养不良相关糖尿病。

145. E【解析】糖尿病的胰岛素治疗：①肥胖的糖尿病患者多为T2DM，常不是胰岛素缺乏，而是对胰岛素不敏感、有抵抗。胰岛素治疗往往使患者发胖、体重增加，故肥胖的糖尿病患者没有急、慢性并发症时一般不采用胰岛素治疗。②脆性糖尿病患者在胰岛素治疗的基础上，可以加用某些口服降糖药（如阿卡波糖、二甲双胍等）作为辅助治疗，对减少血糖波动也有一定帮助。③半夜有饥饿感、出冷汗是低血糖反应表现，清晨高血糖是低血糖后继发的反应性高血糖，称为Somogyi反应。增加胰岛素剂量会加重夜间低血糖，无助于改善清晨高血糖。④因感染、发热而食欲缺乏的糖尿病患者，摄入不足，如果胰岛素剂量加倍很容易出现低血糖。⑤胰岛素是蛋白质类多肽激素，不论是动物源的还是纯度较高的基因工程制造的人胰岛素，使用一段时间后皆可能产生胰岛素抗体。

146. B【解析】IGT是指葡萄糖耐量减低，口服一定量（75g无水或82.5g含水）葡萄糖后，血糖超过正常水平但是未达到糖尿病诊断标准，是介于糖尿病与正常人之间的一种中间状态。

147. A【解析】临床研究表明，糖尿病酮症酸中毒时，早期过多过快补碱的危害有很多，首先会引起脑细胞酸中毒，加重昏迷，还会加重组织缺氧，有诱发和加重脑水肿的危险。另外，还会促进钾离子向细胞内转移，加重低钾血症，并且还会出现反跳性碱中毒等。

148. E【解析】糖尿病酸中毒患者可使胰岛素敏感性降低；组织分解增加，钾离子从细胞内逸出；抑制组织氧利用和能量代谢。小剂量胰岛素疗法，输注胰岛素 0.1U/(kg·h)，血中浓度可达 120mU/L，该浓度既可对酮体生成产生最大的抑制效应，还能有效降低血糖。因此糖尿病酸中毒患者予以小剂量胰岛素静脉滴注及大量生理盐水输液时，最常见的不良反应是低钾血症。

149. A【解析】胰岛素是体内唯一降低血糖的激素，也是唯一同时促进糖原、脂肪、蛋白质合成的激素，其作用机制属于受体酪氨酸激酶机制，表现在以下几方面。①调节糖代谢，胰岛素能够促进全身组织对葡萄糖的摄取和利用，并抑制糖原的分解和糖原异生，因此，胰岛素具有降低血糖的作用。②调节脂肪代谢，胰岛素能够促进脂肪的合成和储存，使血中游离脂肪酸减少，同时抑制脂肪的分解氧化。③调节蛋白质的代谢，胰岛素一方面促进细胞对氨基酸的摄取和蛋白质的合成。另一方面抑制蛋白质的分解。④胰岛素能够促进钾离子和镁离子穿过细胞膜进入细胞内。

150. B【解析】内分泌疾病与继发性糖尿病的关系具体如下。①生长激素瘤：由生长激素分泌过多引起的一种综合征，在儿童发病可以表现为巨人症，在成人发病则表现为肢端肥大症。②皮质醇增多症：由于肾上腺增生或肿瘤分泌过多的皮质醇所引起的综合征，表现为向心性肥胖、高血压、糖尿病等。③醛固酮增多症：由于肾上腺分泌过多的醛固酮，造成高血压、低钾血症，低钾血症可以损害胰岛的分泌功能，从而发生高血糖。④嗜铬细胞瘤：由于肾上腺髓质或交感神经嗜铬细胞发生的肿瘤分泌过多的肾上腺素和去甲肾上腺素，导致高血压和高血糖。另外，甲亢也可以伴有高血糖。

151. D【解析】不适合服用磺脲类降糖药的人群如下。①采用饮食控制和运动疗法能取得满意疗效者。②1型糖尿病患者必须使用胰岛素治疗。③因为磺脲类降糖药主要在肝代谢，所以肝、肾功能严重不良者，不宜服用磺脲类降糖药。④磺脲类降糖药能刺激胰岛素分泌，增加患者食欲，最好不要单独用于糖尿病合并肥胖患者。该类患者可选择双胍类降糖药。⑤患者在严重感染、大手术、妊娠、分娩及合并酮症酸中毒、乳酸性酸中毒、高渗性昏迷等情况下，不宜使用磺脲类降糖药，应改用胰岛素治疗。

152. E【解析】理想的空腹血浆葡萄糖应控制在 4.4～6.1mmol/L，糖化血红蛋白 6.5%～7%为控制尚可，理想的血压应控制在小于 130/80mmHg，理想的 LDL-C 应控制在小于 2.6mmol/L，理想的 HDL-C 应控制在大于 1.1mmol/L。

153. A【解析】他汀类药物即 3-羟基-3-甲基戊二酸单酰辅酶 A（HMG-CoA）还原酶抑

制药。该药能够竞争性抑制细胞内胆固醇合成的早期过程中 HMG-CoA 还原酶的活性，从而上调细胞表面 LDL 受体，加速血浆 LDL 的分解代谢，此外还可抑制 VLDL 的合成，因此可显著降低血浆 TC、LDL-C、ApoB 的水平，还可降低 TG 水平和轻度升高 HDL-C。研究发现，他汀类药物还具有明显的抗炎、保护血管内皮等功能。因此，各国指南均将他汀类药物定义为治疗血脂异常最重要的药物。

154. E【解析】过氧化物酶体增殖物激活受体 γ（PPARγ）是噻唑烷二酮类药物（TZDs）作用的靶受体。TZDs 通过与 PPARγ 结合而激活 PPARγ，从而激发 PPARγ 下游的一系列重要生理过程。激活后的 PPARγ，调节胰岛素应答基因转录，使胰岛素受体底物 1（IRS1）的酪氨酸磷酸化，从而提高肝及外周组织的胰岛素敏感性。

155. E【解析】Somogyi 反应（低血糖后反应性高血糖）多见于病情稳定的胰岛素依赖型糖尿病。其发生的主要原因是胰岛素过量后诱发低血糖，机体自身的负反馈调节，促使体内胰高血糖素、生长激素、肾上腺皮质激素及肾上腺素均显著分泌增加，故每次低血糖后会出现高血糖及尿糖增加。

156. D【解析】总胆固醇、甘油三酯、低密度脂蛋白、极低密度脂蛋白增高，以及高密度脂蛋白降低是动脉粥样硬化的危险因素。

157. B【解析】2010 年，美国食品药品监督管理局（FDA）批准培戈洛酶用于对传统治疗方法无效或不耐受的慢性痛风患者。培戈洛酶是聚乙二醇修饰的哺乳动物尿酸氧化酶，是一种仿生物药物，具有降血尿酸和缩小痛风结节的作用，其最有效剂量为每 2 周注射 8mg。

158. D【解析】不少 T2DM 患者因慢性并发症、伴发病或健康体检而发现血糖升高，仅约半数患者出现多尿、多饮、多食和体重减轻。部分 T2DM 患者可表现为餐后反应性低血糖。尿糖检查可出现阴性，但尿糖阴性并不能排除糖尿病的可能。若餐后血糖增高的同时空腹血糖在正常范围内，应首先检查餐后 2 小时血糖，若仍在正常范围内，应该进行 OGTT 以确定或除外糖尿病。

159. C【解析】双胍类药物最常见的不良反应是消化道不良反应，主要表现为胃肠道不适，如腹泻、恶心、呕吐、腹痛、食欲缺乏。该不良反应主要由二甲双胍水溶解度高所致。

160. D【解析】高密度脂蛋白（HDL）为血清蛋白之一，又称 a1 脂蛋白。较富含磷脂质、ApoA、ApoC。高密度脂蛋白运载周围组织中的胆固醇，再转化为胆汁酸或直接通过胆汁从肠道排出，动脉造影证明高密度脂蛋白胆固醇含量与动脉管腔狭窄程度成显著的负相关。高密度脂蛋白是一种抗动脉粥样硬化的血浆脂蛋白，是冠心病的保护因子（俗称“血管清道夫”）。HDL 由载脂蛋白、磷脂、胆固醇和少量脂肪酸组成。高密度脂蛋白颗粒小，可以自由进出动脉管壁，可以摄取血管壁内膜底层沉积下来的低密度脂蛋白、胆固醇、甘油三酯等有害物质，转运到肝进行分解排泄。

161. E【解析】糖尿病并发心脑血管疾病是糖尿病最主要的死亡原因。除此之外，糖尿病并发感染性疾病、酮症酸中毒、非酮症高渗性昏迷、尿毒症也是糖尿病亡的主要原因。

162. C【解析】糖尿病的临床表现：①多饮、多尿和多食症状多见于1型糖尿病，仅约半数T2DM患者出现这些症状。②糖尿病患者的多尿、多饮是由于血液中血糖浓度太高导致渗透性利尿，多尿后继发口渴、多饮，如此恶性循环。③并发症可在诊断糖尿病前已存在，有时患者因并发症表现作为首发症状就诊而发现糖尿病。④目前糖尿病的主要死亡原因是并发心脑血管疾病。⑤最常见的糖尿病神经病变是周围神经病变。

163. B【解析】诊断临床型糖尿病，仅靠患者出现多饮、多食、多尿、体重下降等症状是不能确诊的，还需要进行空腹血糖等检查才能确诊。

164. B【解析】胰岛素治疗最常见的不良反应是低血糖（血糖水平<2.8mmol/L，对糖尿病患者<3.9mmol/L）。常由剂量过大、进食太少、不按时进食引起，或由于运动及体力活动过多引起或在洗澡后出现，或由糖尿病胃肠道自主神经病变（可致胃轻瘫或瘫痪，食物在胃内滞留等）和肾病变（主要是胰岛素灭活、清除减少，出现胃肠道症状、进食少等引起），偶可由并发肾上腺皮质功能减退、腺垂体前叶功能减退等引起，极个别可由伴发胰岛B细胞瘤引起。

165. A【解析】T1DM的慢性并发症累积全身各个组织器官，主要包括大血管（如心血管、脑血管、肾血管和四肢大血管）、微血管（如糖尿病肾病和糖尿病视网膜病变）和神经病变（如自主神经和躯体神经等）。T1DM多以微血管并发症和神经病变为主，最常见的神经病变是周围神经炎。

166. C【解析】初期尿酸盐沉积于关节软骨及滑膜面，刺激滑膜引起炎症反应，导致滑膜增厚，肉芽组织形成。故痛风性关节炎早期的主要病理改变发生在关节滑膜。

167. C【解析】T2DM的特点：①T2DM与不良的饮食习惯密切相关，患者主要出现胰岛功能下降，血糖升高，长此以往也容易引起多种并发症。②大多数T2DM患者以口服降糖药治疗为主。③慢性并发症可遍布全身各重要脏器，各种并发症可单独出现或以不同组合同时或先后出现，可在诊断糖尿病前已存在，成为首发症状。④T2DM发病最为隐秘，通常可以发生于任何年龄，但多见于40岁以上人群，而且大多在55岁以后发病。在一定诱因下也可发生糖尿病酮症酸中毒。⑤血清中谷氨酸脱羟酶抗体（GADA）和/或胰岛细胞抗体（ICA）阳性率T1DM显著高于T2DM患者。

168. D【解析】出现糖尿病肾病肾功能不全时，应选择的治疗方案为优质低蛋白糖尿病饮食，应以优质动物蛋白为主，严重肾功能不全患者应采用胰岛素治疗，宜选用短效胰岛素，以减少低血糖的发生。

169. D【解析】糖尿病自主神经病变是糖尿病神经病变中很重要的组成部分。自主神经病变的主要表现：①皮肤汗腺及瞳孔由自主神经支配，糖尿病患者可以出现各种各样的出汗异常，如偏身出汗、半身出汗、不出汗等，以及瞳孔的不等大。②消化系统表现为糖尿病胃轻瘫和胃肠道自主神经病变。③心血管系统表现为直立性低血压和体位性的心率加快、心率变异性差等。④泌尿生殖系统可出现糖尿病膀胱病、糖尿病残余尿量增多、男性性功能减退，也可出现男性的勃起功能障碍，甚至以勃起功能障碍为首发症状来就诊。

170. E【解析】胰岛素瘤的诊断具有决定意义的是胰岛素/血糖比值升高。正常人小于0.3，胰岛素瘤常大于0.4，大于1.0者可确诊。

171. C【解析】有“三多一少”症状的糖尿病患者一般血糖已经明显升高，T2DM发现时可以无症状，或因皮肤外阴瘙痒、视物模糊、伤口不易愈合、手足麻木等症状首诊。有的T2DM早期可以有反应性低血糖表现。初诊以昏迷为首发表现的糖尿病也可能为T2DM，老年人有时以高渗性昏迷就诊。

172. B【解析】参见A1型题第55题解析。

173. B【解析】胰岛素瘤为胰岛B细胞肿瘤，又称内源性高胰岛素血症。

174. C【解析】皮质醇的分泌能够促进脂肪进入循环系统，增加脂肪酸在肝内的氧化，尤其是在低胰岛素水平的情况下。由于不同部位对激素敏感性的不同，皮质醇带来的脂肪分解更多的是在四肢，而脂肪合成则更多的是在腹部，因而皮质醇分泌过多就可能导致向心性肥胖。故选项C错误，其余选项内容均正确。

175. B【解析】高尿酸血症和痛风是常染色体多基因显性遗传病，在4号染色体4q25区存在高尿酸血症或痛风的易患基因。

176. D【解析】糖尿病的诊断：有典型糖尿病症状时，1次空腹FBG≥7.0mmol/L，或者1次餐后2小时血糖≥11.1mmol/L，或者1次随机血糖≥11.1mmol/L。

177. D【解析】葡萄糖耐量试验适用于空腹血糖正常或正常高限，餐后血糖高于正常而尿糖偶尔阳性的患者，可疑糖尿病患者糖耐量减低最有助于确诊。

178. D【解析】原发性肾上腺皮质功能减退症又称Addison病，是由肾上腺皮质功能减退引起的一种全身性疾病，表现为低血糖、低血压等，低血糖是其临床表现的一种。糖尿病表现为高血糖。所以Addison病不易发生糖尿病状态。

179. C【解析】长链脂肪酸溶解度低，所以与清蛋白结合运输。

180. B【解析】WHO推荐的OGTT评价标准：①WHO推荐单一标准的75g葡萄糖耐量试验是在过夜空腹后，把75g无水葡萄糖溶于200~300ml水中口服，测定空腹和服糖后2小时血浆葡萄糖值。②主要是针对7.8mmol/L餐后血糖<11.1mmol/L的人群进行糖尿病的确诊试验。③多数儿童糖尿病症状严重，血糖极高，伴大量尿糖或尿酮症，诊断清楚，一般不需要做OGTT。少数儿童和青少年糖尿病的症状不严重，则需要测空腹血糖和/或OGTT诊断。④OGTT应在空腹状态下进行，空腹时间不能少于10小时，也不宜超过16小时（晚上6时吃饭，次日晨10时前检查）。⑤实验前3天要摄入足够热量的碳水化合物，否则易使糖耐量减低，出现假阳性。

181. D【解析】禁食15小时，空腹血糖在2.78mmol/L以下者，可确诊为胰岛素瘤。对一些轻症患者，禁食可延长至48小时以上。

182. E【解析】判断糖尿病治疗效果的指标包括空腹血糖、餐后2小时血糖、糖化血红蛋白（HbA1c）、糖化血清蛋白等。其中，国外目前已将糖化血红蛋白监测作为糖尿病疗效判定和调整治疗方法的“金指标”。

183. D【解析】糖化血红蛋白是红细胞中的血红蛋白与血清中的糖类相结合的产物，通过缓慢、持续及不可逆的糖化反应形成，其含量的多少取决于血糖浓度及血糖与血红蛋白接触时间，而与抽血时间、患者是否空腹、患者是否使用胰岛素等因素无关，可有效反映糖尿病患者过去8~12周平均血糖水平。糖化血红蛋白是衡量血糖控制的“金指标”，也是诊断和管理糖尿病的重要手段。是目前判断糖尿病血糖总体控制水平的较好的指标之一，可用于指导调整治疗方案。HbA1c采用亲和色谱或高效液相色谱测定，正常值为4%~6%。

184. B【解析】按性别、年龄和身高查表或采用简易公式计算理想体重，理想体重（kg）= 身高（cm）-105（cm）。

185. C【解析】关于高脂蛋白血症：①Ⅰ型高脂蛋白血症在临床上极罕见，属于遗传性疾病。②Ⅱ型高脂蛋白血症也称家族性高胆固醇血症，是显性遗传性疾病，本型比较多见。Ⅱa型又称为家族性高胆固醇血症，Ⅱb型又称为高β-脂蛋白及高前β-脂蛋白血症。③Ⅲ型属于家族遗传性高脂蛋白血症，也称为高β-VLDL血症。属显性遗传。Ⅲ型比较罕见。④Ⅳ型又称家族性高甘油三酯血症或高VLDL血症，Ⅳ型高TG血症的患者属于常染色体显性遗传。⑤Ⅴ型高脂蛋白血症属于高CM和高前β-脂蛋白血症都存在的混合型高脂蛋白血症，故又称高CM与高前β-脂蛋白血症。以TG升高为主。

186. E【解析】双胍类药物尤以苯乙双胍引起糖尿病乳酸性酸中毒最为多见且严重，可能与该药的半衰期长有关。肥胖型2型糖尿病饮食治疗控制不佳时宜加用双胍类药物，双胍类药物尤其适合于肥胖的2型糖尿病患者。

187. B【解析】胰岛B细胞是胰岛细胞的一种，属内分泌细胞，主要位于胰岛中央部，能分泌胰岛素，起调节血糖含量的作用。胰岛B细胞功能受损，胰岛素分泌绝对或相对不足，从而引发糖尿病。

188. A【解析】参见A1型题第102题解析。

189. D【解析】T1DM多以微血管并发症（如糖尿病肾病）和神经病变为主。故对于病程在10年以上的T1DM患者，糖尿病肾病是首要死亡原因。

190. E【解析】T1DM是由T淋巴细胞介导的，多种因素共同参与的一种器官特异性自身免疫性疾病。

191. E【解析】参见A1型题第21题解析。

192. A【解析】糖尿病在诊断后的治疗不仅要纠正糖代谢紊乱，而且需要制订科学、合理的综合性治疗方案，包括降糖、降压、调脂、减肥、抗凝和改变不良生活习惯等措施，并通过定期监测以及适时调整治疗方案以求各项指标控制达标，详见表9-1。

表 9-1　中国 T2DM 的控制目标

指标	目标值
HbA1c	<7%
血糖（mmol/L）	
空腹	4.4~7.0
餐后	4.4~10.0
总胆固醇（mmol/L）	4.5
HDL-C（mmol/L）	1.0
尿清蛋白-肌酐比值（mg/mmol）	
男性	2.5
女性	3.5
血压（mmHg）	130/80
BMI（kg/m^2）	
男性	25
女性	24
甘油三酯（mmol/L）	1.7
LDL-C（mmol/L）	2.6
主动有氧活动（分钟/周）	150

193. E【解析】糖尿病微血管病变是糖尿病最重要的并发症，也是糖尿病的特异性并发症，其典型改变是微循环障碍和微血管基底膜增厚。糖尿病微血管病变可以累及全身各组织器官，主要表现在视网膜、肾、神经和心肌组织，其中以糖尿病肾病和视网膜病变尤为重要。

194. B【解析】T1DM 为青少年最常见的糖尿病类型，多起病较急，常以酮症酸中毒就诊。糖尿病酮症酸中毒多由血糖升高后没有及时有效地控制引发，患者常有多尿、恶心、呕吐，甚至昏迷等症状，可通过检测尿糖、尿酮等指标进行诊断。

195. D【解析】高尿酸血症是嘌呤代谢紊乱和/或尿酸排泄障碍引起的血尿酸增高，可伴有或不伴有临床表现（无症状性高尿酸血症），当伴有临床表现时则称为痛风。

196. B【解析】目前，常采用中效或长效胰岛素制剂提供基础胰岛素，采用短效或速效胰岛素提供餐时胰岛素。若无其他伴随疾病，胰岛素需要剂量一般为 0.5~1.0U/(kg·d)，如有伴随感染等疾病时，胰岛素剂量要相应增加。

197. B【解析】治疗糖尿病非酮症高渗性昏迷的措施：通常采用静脉持续滴注小剂量胰岛素治疗方案，血糖下降速度不宜过快，血糖下降过快易导致脑水肿发生。电解质紊乱以钠和钾的丢失为主，而钠的丢失可通过补充含氯化钠（NaCl）的液体而得到纠正，故纠正电解质紊乱的关键是补钾，补钾目前国内仍以氯化钾为主，血糖下降13.9mmol/L左右开始输入钾盐。发生休克者宜首先输入生理盐水或胶体溶液，降低血糖和血渗透压，迅速纠正休克，基本原则是“先快后慢，先盐后糖”。无休克或休克已纠正，输入0.45%盐水至渗透压降压330mmol/L为止。

198. E【解析】原发性痛风常有家族遗传史，且有较多患者伴有肥胖、T2DM、血脂异常、高血压、动脉硬化和冠心病等。其临床自然病程可分为4个阶段：无症状期、急性痛风性关节炎期、间歇期和慢性痛风性关节炎期。

199. C【解析】2009年，秋水仙碱获得美国食品药品监督管理局（FDA）的批准，已被作为治疗急性痛风性关节炎的一线药物。秋水仙碱主要是通过抑制中性粒细胞、单核细胞释放白三烯、糖蛋白化学趋化因子、白介素等促炎因子，同时抑制炎症细胞的变形和趋化缓解炎症反应。大部分患者于用药后24小时内疼痛可明显缓解。

200. E【解析】糖尿病发展的4个阶段主要是指T2DM发展的4个阶段，因为T2DM的发病机制主要是以胰岛素抵抗为主和后期胰岛素的缺乏，而不是像T1DM胰岛素的绝对缺乏。T2DM发展：第1个阶段具有遗传易患性，因为T2DM不是一种单基因疾病，而是多基因疾病，发病除了有遗传易患性，还与环境因素等有关。第2个阶段主要表现为高胰岛素血症和胰岛素抵抗，胰岛素抵抗和胰岛素分泌障碍，是T2DM发病机制中的2个基本环节和主要特征。第3个阶段主要以糖耐量减低为主，T2DM患者经过糖耐量减低，就是糖尿病前期，可能会以空腹血糖调节受损或餐后血糖调节异常为主，但是还没有达到糖尿病的诊断标准。第4个阶段主要是出现临床表现的糖尿病，患者监测血糖数值已达到糖尿病的诊断标准。

201. A【解析】T1DM的确切病因及发病机制尚不十分清楚，其发病由遗传和环境因素共同参与，与免疫介导的胰岛B细胞的选择性破坏有关。T1DM发病与胰岛素抵抗无关。

202. D【解析】糖尿病是一组由遗传和环境因素相互作用引起的临床综合征是因胰岛素分泌绝对或相对不足以及靶组织细胞对胰岛素敏感性降低，引起的糖、蛋白、脂肪、水和电解质等一系列代谢紊乱。临床以高血糖为主要共同标志，久病可引起多系统损害，病情严重或应激时可发生急性代谢紊乱（如酮症酸中毒）。

203. E【解析】目前HbA1c的测定方法有多种，如阳离子交换树脂微柱层析法、高压液相色谱法、电泳法、亲和色谱微柱法、放射免疫法、免疫比浊法和免疫竞争抑制法。微柱内的阳离子交换树脂是目前国内应用较为广泛的方法。

204. E【解析】肥胖糖尿病患者饮食控制和运动疗法不佳者，可加用药物治疗，不宜使用胰岛素治疗，避免低血糖。

205. E【解析】T2DM患者多数起病缓慢，症状较轻，半数以上患者无任何症状，因此并非所有患者都有“三多一少”表现。少数患者在出现酮症酸中毒等急性并发症时才诊断出糖尿病，因此少数患者可以酮症酸中毒为首发表现。肥胖患者一般摄入热量多，其胰岛B

细胞负担加重，易发生糖尿病，但 T2DM 并非都体型肥胖，有的患者因葡萄糖利用障碍，出现体重下降、体型消瘦。T2DM 患者空腹血糖不一定升高，尿糖阳性仅提示血糖值超过肾糖阈，并发肾病变时，肾糖阈升高，虽然血糖升高，尿糖仍可阴性。

206. D【解析】单纯依靠加大原剂型胰岛素用量已难解决问题，必须更换胰岛素属性或使用纯品胰岛素，必要时给予糖皮质激素治疗方可能减少或消除抗药性。

207. A【解析】饮食治疗是糖尿病患者最基础的治疗措施，应长期严格执行。对 TIDM 患者，在合适的总热量、食物成分、规律的餐饮安排等措施基础上，配合胰岛素治疗有利于控制高血糖和防止低血糖。对 T2DM 患者，尤其是肥胖或超重者，饮食治疗有利于减轻体重，改善糖、脂代谢紊乱和高血压以及减少降糖药物剂量。

208. C【解析】糖尿病患者失明的主要原因是视网膜病变，糖尿病视网膜病变是糖尿病病变眼底最常见的，也是糖尿病的微血管并发症之一。

209. A【解析】未经治疗的患者，因尿酸盐产生的速度超过尿酸盐排泄的速度，持续高尿酸血症使尿酸盐沉积在软骨、关节滑膜、肌腱及多种软组织等处，造成黄白色、大小不一的隆起赘生物即痛风石（或痛风结节）。痛风石的形成是痛风的一种特征性损害，标志进入慢性关节炎期。

210. D【解析】胰岛素瘤是胰腺神经内分泌肿瘤中比较常见的一种，占胰岛细胞肿瘤的 70%~75%。大多数为良性，恶性者很少。可发生于任何年龄，但多见于青、中年，男性多于女性。胰岛素瘤无论大小和是否为多发性内分泌腺瘤病 1 型（MEN 1），一经诊断明确后，都应尽可能手术切除。因为长期共存反复发作低血糖昏迷，可使脑组织，尤其是大脑造成不可逆的损害。

211. D【解析】痛风性肾病一般病情进展较缓慢，是痛风特征性病理变化之一。为尿酸盐结晶在肾间质组织沉积所致。临床可表现为早期仅有间歇性蛋白尿和镜下血尿。随着病情进展，蛋白尿逐渐转为持续性，肾小管浓缩功能下降，出现夜尿增多、等渗尿。晚期可发展为慢性肾功能不全，出现水肿、高血压、肾小球滤过率下降、血尿素氮和肌酐升高等表现。

212. D【解析】参见 A1 型题第 58 题解析。

213. C【解析】HMG-CoA 还原酶是体内生物合成胆固醇过程当中的限速酶，能催化底物 HMG-CoA 生成产物甲羟戊酸，是体内合成胆固醇的限速步骤，HMG-CoA 还原酶是调节血脂药物的重要作用靶点。

214. E【解析】糖尿病性大血管病变，最具有特征性的是周围动脉硬化，以下肢动脉病变为主，若严重供血不足可导致下肢坏疽。

215. D【解析】糖尿病是以慢性血葡萄糖（简称血糖）水平增高为特征，伴有脂肪、蛋白质代谢紊乱的一组慢性内分泌代谢性症候群。

216. D【解析】过度肥胖的人因体内存在多种反调节激素（如皮质醇、ACTH）等增多，且体重较重的人需要胰岛素量过大，而胰岛素的不良反应可以引起肥胖，肥胖本身又增加胰岛素抵抗，因此过度肥胖患者最好不用胰岛素。如无心、肺禁忌，首选二甲双胍，配合运动及控制饮食，效果佳。

217. D【解析】糖尿病是一组病因不明的内分泌代谢病，其共同主要标志是高血糖。2009 年，世界卫生组织糖尿病专家委员会认为，糖尿病是一种以高血糖为突出表现的异常代谢性疾病，与特异性慢性并发症高风险相关。两者在糖尿病定义方面没有很大区别，都特别强调了长期高血糖与慢性并发症的关系。

218. A【解析】参见 A1 型题第 165 题解析。

219. D【解析】果糖胺（FA）又称糖化血清蛋白，是血清蛋白（主要是清蛋白）与葡萄糖经非酶催化的糖基化反应形成的，其反应过程缓慢、相对不可逆，持续于血清蛋白 14~20 天生命期中，其合成速率与蛋白所处的环境中糖的浓度成正比，因此果糖胺的比例能反映糖尿病患者 2~3 周内血糖总体水平。

220. E【解析】胰岛素抵抗是指各种原因使胰岛素促进葡萄糖摄取和利用的效率下降，机体代偿性地分泌过多胰岛素产生高胰岛素血症，以维持血糖的稳定。胰岛素抵抗易导致代谢综合征和 T2DM。

221. C【解析】Somogyi 反应是指低血糖以后反应性的高血糖。一般应用磺脲类降糖药物或应用胰岛素，使胰岛素增加的药物，容易出现 Somogyi 反应。

222. A【解析】参见 A1 型题第 54 题解析。

223. E【解析】糖尿病及其他类型高血糖的诊断标准见表 9-2。

表 9-2　糖尿病及其他类型高血糖的诊断标准（世界卫生组织糖尿病专家委员会报告，1999 年）

	血糖浓度（mmol/L）		
	静脉血浆	静脉全血	毛细血管血
糖尿病			
空腹和/或	≥7.0	≥6.1	≥6.1
服糖后 2 小时	≥11.1	≥10.0	≥11.1
糖耐量减低（IGT）			
空腹（如有检测）	<7.0	<6.1	<6.1
服糖后 2 小时	7.8~11.0	6.7~9.9	7.8~11.0
空腹血糖受损（IFG）			
空腹	6.1~6.9*	5.6~6.0	5.6~6.0
服糖后 2 小时（如有检测）	<7.8	<6.7	<7.8

注：1. mmol/L 转换 mg/dl 的换算系数为乘以 18。

2. *2003 年 11 月，世界卫生组织糖尿病专家委员会建议将 IFG 的界限值修订为 5.6~6.9mmol/L。

224. B【解析】糖尿病可分为 1 型糖尿病（T1DM）、2 型糖尿病（T2DM）、妊娠糖尿病

（GDM）和其他特殊类型糖尿病。

225. E【解析】参见 A1 型题第 119 题解析。

226. B【解析】痛风的临床特点为高尿酸血症及由此引起的痛风性急性关节炎反复发作、痛风石沉积、痛风石性慢性关节炎和关节畸形，常累及肾，引起慢性间质性肾炎和尿酸肾结石形成。游走性关节炎指类风湿关节炎，是慢性、反复发作性疾病，不是痛风的特点。

227. C【解析】糖尿病患者胰岛素治疗最主要的不良反应是低血糖。

228. E【解析】磺脲类降糖药的适用对象应该是血糖比较高但有潜在胰岛素分泌能力，且不太胖的 2 型糖尿病患者。

229. A【解析】关节疼痛是急性关节炎期主要的临床表现。初发时绝大多数仅侵犯单个关节（85%~90%），其中以第一跖趾关节最为常见（60%~70%），足弓、踝、膝、指、腕和肘关节等也是常见发病部位。

230. A【解析】低血糖症是一组多种病因引起的以血浆葡萄糖浓度过低、临床上交感神经兴奋和脑细胞缺氧为主要特点的综合征。低血糖发作时，交感神经过度兴奋症状的主要原因是交感神经和肾上腺髓质释放肾上腺素、去甲肾上腺素，表现为出汗、颤抖、心悸、紧张、焦虑、饥饿、流涎等症状。

231. A【解析】磺脲类口服降糖药最严重的不良反应是低血糖。双胍类降糖药严重不良反应有乳酸性酸血症、酮血症等。α-葡萄糖苷酶抑制药严重不良反应主要是胃肠道反应。胰岛素增敏药主要为噻唑烷酮类化合物，低血糖发生率低，不良反应主要有水肿、嗜睡、肌痛、骨骼痛、头痛、消化道症状等。

232. C【解析】糖尿病微血管病变是糖尿病特征性的慢性并发症，可以累及机体多个组织，最主要的是糖尿病肾病、糖尿病视网膜病变。

233. E【解析】血糖易于波动的患者（特别是 T1DM 患者或胰岛素严重缺乏的 T2DM 患者），SMBG 与 HbAlc 检测相结合是反映血糖控制水平的最好方法。临床实践表明，SMBG 可帮助患者评估治疗效果及血糖是否达标，还有助于预防低血糖、调整用药（特别是餐前胰岛素用量）、医学营养治疗（MNT）及运动治疗方案。HbA1c 可反映过去数月的血糖水平，对糖尿病并发症有较强的预测作用，一些血糖控制较好的患者每年只需要检测 2 次 HbA1c，而血糖控制不稳定或需要严格治疗的患者需要频繁检测 HbA1c（每 3 个月检测 1 次）。

234. C【解析】促尿酸排泄药有丙磺舒、磺吡酮、苯溴马隆等。苯溴马隆的作用较丙磺舒强，主要通过抑制近端肾小管对尿酸的重吸收而促进尿酸排泄，降低血尿酸浓度，从而减少尿酸盐在组织中沉积。在正常人或高尿酸血症患者中，口服苯溴马隆后血尿酸浓度迅速下降，肾尿酸排泄率增加 300%，长期治疗可使血尿酸浓度降低 25%~60%，从而使绝大多数高尿酸血症患者血尿酸水平达标。长期使用苯溴马隆可以减少急性痛风发作频率。

235. C【解析】目前为止，胰岛素仍是治疗 T1DM 最重要的药物，也是维系 T1DM 患者生存的最根本措施。现在，医学专家正在尝试用胰岛细胞移植来治疗T1DM，这种科学性的治疗方法很有可能会使患者摆脱对胰岛素的依赖，让机体功能渐渐恢复正常。成人T1DM患者使用二甲双胍联合胰岛素治疗可以减少胰岛素用量和避免胰岛素治疗相关的体重增长。α-葡萄糖苷酶抑制药联合胰岛素治疗适合于体型较胖、餐后血糖较高且胰岛功能较差的患者，不仅可以降低患者餐后高血糖，且不会增加患者体重。因为T1DM是胰岛素绝对缺乏引起的，所以治疗上必须补充胰岛素，而胰岛素促泌药对T1DM没有效果。

236. A【解析】美国糖尿病学会（ADA）指南中，强化胰岛素治疗方案是指在基础胰岛素治疗基础上，根据午餐前、晚餐前和睡前血糖水平，依次在早餐前、午餐前、晚餐前加用常规或速效胰岛素类似物的治疗方案，若晚餐前血糖不达标，也可在早餐前加用中效胰岛素（NPH）。指南中建议，患者应监测空腹、三餐前和睡前血糖，并根据餐前和睡前血糖水平调整前一次餐前的胰岛素用量。胰岛素强化治疗的时间分为短期和长期，短期胰岛素强化治疗时间一般在2周至3个月。

237. E【解析】参见参见A1型题第176题解析。

238. E【解析】糖尿病酮症酸中毒患者，小剂量胰岛素静脉滴注及大量生理盐水输液最常见的不良反应是低钾血症。

二、A2型题

1. B【解析】患者经诊断为糖尿病非酮症高渗性昏迷，一经确诊需要立即治疗。积极补液，患者血压90/60mmHg，血压低时，可应用等张溶液，纠正脱水。小剂量胰岛素静脉输注，以纠正血糖水平。

2. A【解析】患者为糖尿病，病史14年，且已有肾损害，氢氯噻嗪主要抑制髓袢升支皮质部对Na^+和Cl^-的重吸收，使肾对氯化钠的排泄增加而产生利尿作用，是一种中效利尿药。其不良反应有高血糖、高脂血症；致肾素、醛固酮的过度分泌；使血清甘油三酯及低密度脂蛋白胆固醇（LDL-C）量增加，同时伴有高密度脂蛋白（HDL）减少。故该患者治疗不能选择口服氢氯噻嗪，其余选项都正确。

3. D【解析】肥胖患者，体重略有减轻，无明显“三多一少”症状，空腹血糖7.8mmol/L，应考虑糖尿病的可能。该患者空腹血糖值比正常值偏高，还需要结合餐后两小时血糖及胰岛功能监测来排除糖尿病的可能。

4. E【解析】T1DM患者，用中效胰岛素加二甲双胍治疗后血糖、尿糖均能满意控制，1周来高热、咳嗽，左下肺可闻及湿啰音，白细胞计数偏高。机体处于感染、创伤等应激状态时，糖皮质激素分泌增加，有升高血糖的作用，同时机体会产生胰岛素抵抗，此时血糖水平波动大，宜使用短效胰岛素控制血糖，该患者处于高代谢状态，可根据血糖水平适当增加剂量。

5. A【解析】患者体检发现尿糖阳性，应选择一种合适的血糖检查确诊是否为糖尿病。如果受检者的空腹血糖值大于7.0mmol/L，可拟诊糖尿病。再配合随机血糖检测，若随机血糖值大于 11.1mmol/L，就可以诊断糖尿病。

6. A【解析】为避免血尿酸水平的剧烈波动，在急性痛风性关节炎发作前未使用别嘌醇的患者发作时不宜使用别嘌醇。但发作前即规律使用别嘌醇的患者，急性发作期应继续使用而其他的急性期常规治疗不变。

7. E【解析】患者 T2DM，病史 10 年，因血糖控制不理想而自行增加胰岛素用量，出现昏迷，重症低血糖患者应立即静脉推注 50%葡萄糖液 60~100ml，然后静脉滴注 10%葡萄糖液 1000ml。同时可给胰高血糖素 1~2mg，肌内注射或静脉推注均可，每 2 小时 1 次，待意识清楚、血糖升高稳定后改用口服。

8. C【解析】患者 T2DM，病史 3 年，体重正常，经饮食控制、运动并口服二甲双胍治疗，半年来空腹血糖增高至 9~10mmol/L，应加用格列齐特。格列齐特作用缓和，强度是甲苯磺丁脲的 3~30 倍，适用于成年后发病单用饮食控制无效的且无酮症倾向的轻、中型糖尿病。可用于防治糖尿病引起的血管并发症。

9. C【解析】明显肥胖患者，疑为糖尿病，尿糖检查可能阴性，也可能没有明显的“三多一少”症状，空腹血糖不一定升高，复查空腹及餐后血糖，空腹血糖≥7.0 mmol/L 或餐后血糖≥11.1 mmol/L，应再重复一次，仍然达到以上指标者，可确诊为糖尿病。一般而言，空腹血糖水平超过 13mmol/L 才会有明显的多饮、多尿、口干、体重减轻症状。

10. C【解析】患者为老年 T2DM 合并肺心病患者，长期服用磺脲类降糖药加二甲双胍治疗至今，2 天前因慢性支气管炎急性感染，出现明显发绀，甚至昏迷。首先应考虑为乳酸性酸中毒。乳酸性酸中毒常见于合并心、肺疾病的糖尿病高龄患者服用双胍类药物时选择不当，双胍类药物可增加糖的无氧酵解，使乳酸增加，降低肝和肌细胞对乳酸的摄取，并降低肾对乳酸的排泄功能。

11. A【解析】昏迷患者，有明显脱水和呼吸深大，如果呼吸中有类似烂苹果气味的酮臭味（丙酮）提示酮症酸中毒征象。

12. E【解析】妊娠 6 个月患者，无糖尿病病史，空腹血糖<7.0mmol/L（6mmol/L），餐后 2 小时血糖<11.1 mmol/L（9mmol/L），只是尿糖阳性，无须特殊治疗。因为孕妇出现尿糖阳性的原因很多，如内分泌或代谢紊乱所致血糖升高、肾对糖的重吸收功能缺损等应根据原因不同给予适当的治疗。此外，服用某些药物，如解热药、抗结核药、维生素 C 等，也会引起尿糖阳性。还有一些人是暂时的生理性糖尿，并非身体患病所致。妊娠期间出现尿糖阳性也可能是由妊娠期升糖激素增加以及孕妇对体内胰岛素不敏感所致，一般产后即可消失。

13. E【解析】患者肥胖 10 年，有口渴多饮症状，空腹血糖 8.3mmol/L（≥7.0 mmol/L），尿糖（+），应考虑最可能的诊断为 T2DM。患者经常在餐后 3~5 小时有心悸、多汗、饥饿感，进餐后缓解，为反应性低血糖，是由于进餐后胰岛素分泌高峰延迟，餐后 3~5 小时血浆胰岛素水平仍处于较高水平所致。

14. C【解析】OGTT 结果可确诊糖耐量减低（IGT），但 IGT 不足以导致患者 1 个月来体重下降 5kg 这种短期体重明显下降。加之患者 40 岁，为中年女性，有心悸症状，支持甲状腺功能亢进症诊断。其病因需要做进一步检查才能明确。因此，该患者最可能的诊断是甲亢更确切。题干中“其父患糖尿病”为一干扰条件。

15. D【解析】患者糖尿病病史 12 年，使用普通胰岛素治疗，午餐前尿糖（+++），增加胰岛素剂量的最恰当时刻是次日早餐前半小时。调整胰岛素剂量的方法：①上午或上午及下午血、尿糖皆高，应首先增加早餐前普通胰岛素量；单纯下午血、尿糖高，应增加午餐前短效胰岛素量；晚餐后及夜间血、尿糖高，应增加晚餐前胰岛素量，一般每次增加 2U。②夜间尿糖高，白天尿糖“-”或“±”，要首先除外晚餐后有低血糖发作，因低血糖后由于进食及体内抗胰岛素物质增加可引起高血糖和高尿糖。如晚餐后确无低血糖反应，则可于睡前加 4U 短效胰岛素并睡前少许加餐，或加大晚餐前短效胰岛素的量并于晚 8~9 时加餐，或晚餐前加长效胰岛素 4~6U 与短效胰岛素混合使用。③早餐后血、尿糖高，上午 9~10 时后血、尿糖下降，则将普通胰岛素于早餐前 45~60 分钟皮下注射，如整个上午血、尿糖均高，不但要提前注射普通胰岛素，而且要加大剂量。

16. C【解析】糖尿病患者在开始使用胰岛素治疗时，一律采用短效胰岛素。而且，一定在饮食与运动相对稳定的基础上，依方法估算初始用量，而后再依病情监测结果调整。该患者糖尿病病史 14 年，应用胰岛素治疗中，无糖尿病肾病，肾糖阈基本正常，按每餐前尿糖定性“+”多少估算。一般一个“+”须 4U 胰岛素。患者餐前尿糖定性试验结果为绿黄色，即尿糖定性“+”~“++”，则胰岛素剂量应较原先所用剂量增加 4~8U。

17. E【解析】患者肥胖，宫颈癌根治术前查空腹血糖 9.6mmol/L（>7.0mmol/L），餐后 2 小时血糖 11.8mmol/L（>11.1mmol/L），可考虑诊断为糖尿病。一般情况下糖尿病患者通过口服药物血糖可得到很好的控制，但该患者须尽快手术，术前血糖过高，会导致切口的不愈合或延迟愈合，手术本身是一种创伤，可以刺激血糖的上升，故血糖必须得到控制后才能进行手术，为尽快手术，最有效、最快速的方法就是应用胰岛素，普通胰岛素皮下注射发生作用快，可通过静脉注射，主要控制餐饭后高血糖。

18. B【解析】糖尿病患者经胰岛素治疗 3 天后，主诉视物模糊，主要可能与高血糖导致晶体渗透压改变，引起晶体屈光度变化有关。早期一般多属功能性改变，一旦血糖获得良好控制，视力可较快恢复正常。

19. C【解析】根据题干信息，最可能的原因是体内产生了胰岛素抗体。与人胰岛素相比，猪胰岛素中有 1 个氨基酸不同，因而易产生抗体。该患者应用猪胰岛素治疗 2 年，因长期使用动物胰岛素体内产生了胰岛素抗体，影响胰岛素的吸收和降糖作用，因而在无明显诱因情况下血糖控制不佳，应改用人胰岛素和胰岛素类似物可减少抗体的形成。

20. B【解析】有以下疾病或症状的患者需要谨慎使用二甲双胍：①肾疾病。②需要药物治疗的充血性心力衰竭和其他严重心、肺疾病患者。③严重感染和外伤，大手术，有低血压和缺氧等临床表现者。④已知对二甲双胍过敏者。⑤急性或慢性代谢性酸中毒患者。⑥酗酒者。⑦接受血管内注射碘化造影剂者，暂停使用。⑧维生素 B_{12}、叶酸缺乏未纠正者。该患者 T2DM 合并心力衰竭应禁用二甲双胍。

21. D【解析】患者近 2 个月出现烦渴、多饮、多尿，体重下降，查空腹血糖为 6. 8mmol/L。该患者有糖尿病症状，但空腹血糖不够诊断标准，进一步应进行 OGTT 试验（多用于可疑糖尿病患者）。

22. B【解析】患者糖尿病病史 10 余年，出现下肢疼痛、发冷 1 个月，行走时明显，休息后可缓解。怀疑出现糖尿病并发肢体外周动脉粥样硬化，查体后双侧足背动脉搏动消失。若出现严重供血不足可导致肢体坏疽，首先应做下肢动脉超声检测，若血管壁毛糙凸凹不平，或者是血管壁变窄等可明确下肢血管病变。

23. D【解析】患者偏胖，有糖尿病家族史。不同日 2 次分别测空腹血糖为 8mmol/L，多次尿糖（+）。应控制饮食，加强体育锻炼。环境因素（主要是饮食和运动）是糖尿病发生的重要因素，而肥胖是糖尿病发病的主要原因，尤其易引发 T2DM。体力活动可增加组织对胰岛素的敏感性，降低体重，改善代谢，减轻胰岛素抵抗。运动疗法和饮食疗法一样，也是肥胖的基础治疗。

24. E【解析】该患者 24 小时尿清蛋白 600mg，为糖尿病肾病Ⅳ期，每天摄入蛋白应为 0. 8g/kg，血压 160/90mmHg，应控制在 130/80mmHg，可使用血管紧张素Ⅱ受体阻断药降低血压并减少蛋白尿。患者口服二甲双胍降糖药血糖控制不良，应换用胰岛素治疗。

25. E【解析】患者“三多一少”症状 2 个月，血糖 16. 7mmol/L，起病急，且为青少年起病，考虑为 T1DM，是胰岛素治疗的适应证，故首选治疗药物为胰岛素。

26. E【解析】糖尿病肾病是对糖尿病患者危害极为严重的一种疾病。病变可累及肾血管、肾小球、肾小管和肾间质。常见肾损害是糖尿病性肾小球硬化症、小动脉性肾硬化、肾盂肾炎、肾乳头坏死、尿蛋白等。其中，糖尿病性肾小球硬化症是糖尿病特有的肾脏并发症，临床上通常称其为糖尿病肾病。糖尿病肾病是导致糖尿病患者死亡的一个重要原因。而糖尿病下肢坏疽是由于糖尿病长期得不到很好的控制，发生动脉硬化，出现了下肢大血管和微血管的病理改变。

27. D【解析】患者偏胖，外阴瘙痒，血糖 13mmol/L，尿糖（++），可考虑 T2DM。治疗应首先控制饮食，降糖药物选择二甲双胍，该药物适用于单纯饮食控制不满意的 T2DM 患者。二甲双胍也没有促进脂肪合成的作用，所以适用于肥胖患者。

28. B【解析】患者妊娠 3 个月，有糖尿病家族史，空腹血糖 7. 0mmol/L，餐后血糖 11. 1mmol/L，符合糖尿病的诊断标准，可诊断考虑为妊娠糖尿病。

29. E【解析】使用短效胰岛素治疗的糖尿病患者早晨空腹血糖高的原因：①夜间胰岛素用量不够。②Somogyi 反应，即低-高反应，就是低血糖反应（可是有临床症状低血糖症，也可以是无症状低血糖）后出现的高血糖。③黎明现象，即黎明时分（清晨 4 时至 6 时）

交感神经系统兴奋性升高过快引起血糖升高。鉴别Somogyi反应和黎明现象可以测凌晨3点血糖，如果血糖大于6就是黎明现象，如果血糖小于6就是Somogyi反应。

30. B【解析】T1DM患者，常规注射胰岛素后神志不清，首先应考虑是胰岛素治疗发生低血糖昏迷。应在抽取血标本之后便开始治疗。轻症或患者神志尚清楚并能进食时，立即服用可快速升高血糖的食品，如含糖饮料、蜂蜜、葡萄干等。重症或意识障碍者应急诊送医院抢救。

31. A【解析】糖尿病的现代治疗的5个要点分别是饮食控制、运动疗法、血糖监测、药物治疗和糖尿病教育。该患者3个月前被诊断为T2DM，确诊时间短，一般状态良好，没有并发症，经过饮食控制后，血糖控制良好，空腹血糖5.6mmol/L（<7.0mmol/L），属于控制理想的血糖，可见饮食控制效果不错，能够控制住患者血糖，故目前最适宜的选择是继续饮食控制。

32. B【解析】患者糖尿病应用胰岛素治疗3年，平均每天40U，3天前在外吃饭后出现腹泻、嗜睡、大汗淋漓，脱水貌，轻度高血压，心动过速，此时应急查血糖、酮体测定。糖尿病患者，尤其是T1DM患者，在合并其他急性疾病或严重应激状态时，以及妊娠期间，或有不明原因的消化道症状（如腹痛、恶心、呕吐）时，应进行尿酮体检查。尿酮体测定阳性提示胰岛素缺乏，警告糖尿病患者即将或可能已存在酮症酸中毒，提示需要进一步行血酮体测定和血气分析。

33. E【解析】T2DM患者病史10年，以二甲双胍、格列齐特治疗后，血糖控制不佳，应换用胰岛素治疗。患者病程10年以上，常有明显的临床糖尿病神经病变。患者右眼视力急剧下降，右眼玻璃体积血，为糖尿病视网膜病变Ⅳ期（增生型视网膜病变）。应检查患者的24小时尿清蛋白，尿清蛋白测定可灵敏地反映糖尿病患者肾的受损及其程度。

34. B【解析】妊娠期糖尿病诊断标准如下。①判断为糖耐量减低的标准：若进行50g糖筛检查，血糖超过7.8mmol/L，且空腹血糖、1小时血糖、2小时血糖、3小时血糖中任何一项达到或超过5.6mmol/L、10.3mmol/L、8.6mmol/L、6.7mmol/L时，可诊断为糖耐量减低（IGT）。②判断为患妊娠糖尿病的标准：若进行75g糖筛检查，空腹血糖、1小时血糖和2小时血糖其中任意一项达到或超过5.1mmol/L、10.0mmol/L、8.5mmol/L，则可诊断为妊娠糖尿病。该患者妊娠28周，2小时糖耐量试验血糖水平依次为5.0mmol/L、9.5mmol/L、10.0mmol/L及8.5mmol/L，1周后早餐后2小时血糖为8.7mmol/L，可考虑诊断为妊娠期糖耐量减低。

35. C【解析】患者糖尿病病史半年，口服降糖药治疗改用胰岛素治疗1天后，血糖控制尚可但出现视物模糊，可能因注射胰岛素后，血糖迅速下降，使晶体和玻璃体的渗透压下降，导致屈光不正而出现的视物模糊，这是胰岛素的不良反应，是暂时的，一般可以自行恢复，患者可以继续采用原治疗方案。

36. D【解析】T2DM患者，无口渴、多尿症状，坚持饮食控制及运动锻炼后，近3个月空腹血糖5.0~6.0mmol/L，餐后血糖10.0~13.0mmol/L，可考虑加用α-葡萄糖苷酶抑制药，配合饮食控制治疗糖尿病，可降低餐后血糖，显著控制糖化血红蛋白，保护心肌，有效改善T2DM患者的血糖。

37. A【解析】该患者60岁，糖尿病4年，从其发病年龄和治疗情况看属T2DM，近1年饮食控制和口服降糖药治疗不满意，空腹血糖很高，根据胰岛素治疗适应证，T2DM患者经饮食及口服降糖药治疗未获得良好控制，可换用胰岛素治疗，因此目前应采用的最有效的治疗措施是换用胰岛素。

38. C【解析】患者无近期服药史，显著高血糖，超过33mmol/L，血钠升高，诊断最可能是高渗性昏迷。

39. D【解析】患者高血压史25年，糖尿病史2年，未规律服用降糖药物，血清肌酐146μmol/L（男性正常值53~106μmol/L），提示患者有肾功能不全，故降糖药物不能选择二甲双胍。

40. D【解析】T1DM合并妊娠患者，使用胰岛素后突然出现乏力、昏迷，最可能的原因是用量过大低血糖昏迷，立即补液治疗，静脉推注50%葡萄糖40~60ml是低血糖抢救最常用和有效的方法。给予吸氧等对症治疗，查电解质和血气分析，测血酮体、尿酮体，与DKA、遗传性血色素沉积病（HHC）和乳酸性酸中毒鉴别。“立即皮下注射胰岛素40U”显然是错误的。

41. E【解析】糖尿病诊断标准：糖尿病症状+任意时间血浆葡萄糖水平≥11.1mmol/L，或空腹血浆葡萄糖水平≥7.0mmol/L，或OGTT试验2小时PG水平≥11.1mmol/L，故对确定患者有无糖尿病最有意义的实验室检查是口服葡萄糖耐量试验。

42. A【解析】患者有10年T1DM病史，因2天未应用胰岛素，导致发病，糖尿病症状加重，病情迅速恶化，胃肠道症状表现为恶心、呕吐、急性腹痛等。高血糖、尿酮体强阳性、pH下降，这些症状及检查结果均符合糖尿病酮症酸中毒诊断。

43. C【解析】参见A1型题第19题解析。

44. E【解析】根据题干信息，患者诊断考虑为糖尿病合并肾乳头坏死。本病临床表现与坏死部位、范围和进展速度有关。临床上可有以下两种类型。①急性型：起病急，重症者可有寒战、高热、腰部剧痛、尿路刺激征及肉眼血尿，甚至排出血块和/或坏死组织。输尿管梗阻时可有肾绞痛。双肾受累，尿量减少，甚至急性肾衰竭。感染重者可继发败血症。②慢性型：可毫无症状，或反复尿路感染和/或肾绞痛，常有蛋白尿，多为中度（<2g/d）。也有镜下血尿、脓尿和/或菌尿，肾功能进行性减退，甚至并发尿毒症。需要积极控制糖尿病及感染，并尽可能解除梗阻。

45. D【解析】根据题干信息，患者血糖2.2mmol/L，血糖很低，有各种低血糖症状，但进食后症状缓解，且病史较长，排除反应性低血糖的可能性，故最可能的诊断是胰岛素瘤。胰岛素瘤患者的瘤细胞持续地分泌胰岛素，因而发生低血糖。人体脑细胞的代谢活动几乎只能利用葡萄糖，而不能利用糖原供给热量，故血糖下降首先影响脑细胞代谢，出现中枢神经系统症状，如嗜睡、神志恍惚，甚至昏迷等。

46. C【解析】糖尿病肾病的分期，主要根据患者的肾小球滤过率值及蛋白尿水平来区分。临床分为以下五期。①Ⅰ期：肾小球滤过率上升，没有出现蛋白尿。②Ⅱ期：分为Ⅱa和Ⅱb期，肾小球滤过率正常或下降，而蛋白尿只是微量或小于微量的蛋白尿。③Ⅲ期：临床可以测得微量蛋白尿，而同时肾小球滤过率呈现明显的下降趋势。④Ⅳ期：出现临床显性蛋白尿，普通尿常规就可以查到，肾小球滤过率呈现较明显的下降趋势。⑤Ⅴ期：患者出现肌酐升高，肾功能损害，同时伴有大量蛋白尿，也被称为终末期。该患者糖尿病病史8年，口服二甲双胍治疗，为T2DM，尿微量清蛋白89mg/24h为糖尿病肾病Ⅲ期。

47. B【解析】参见A2型题第20题解析。

48. D【解析】T2DM患者，空腹血糖9mmol/L，血肌酐165μmol/L（正常值<110μmol/L），提示肾功能衰竭，降糖药物首选格列喹酮，因为格列喹酮适用于2型糖尿病伴肾功能不良者，每次30mg，每天3次，最大剂量为每天180mg，饭前30分钟服用。作用持续时间为10~12小时。

49. B【解析】根据题干信息，患者最可能的诊断是急性痛风性关节炎，常是原发性痛风的最常见首发症状。

50. D【解析】对于不能明确患者是否患有痛风时，可以口服秋水仙碱做诊断性治疗，如果服用药物有效，就考虑诊断痛风；反之则考虑是由其他原因造成的。

51. B【解析】T1DM患者，中断胰岛素治疗3天后突发昏迷，有脱水（尿量减少）和休克症状（脉细速、血压下降、四肢厥冷），这是脱水超过体重15%时循环衰竭表现，高血糖，血尿素氮、肌酐偏高，尿糖、尿酮强阳性（这是DKA的重要诊断依据之一）。可诊断考虑为糖尿病酮症酸中毒昏迷，是糖尿病的急性并发症。

52. D【解析】肥胖患者，无明显糖尿病症状，但空腹血糖7.8mmol/L，依据世界卫生组织糖尿病诊断标准，1次空腹血糖≥7.0mmol/L，可初步考虑为胰岛素抵抗所引起的糖尿病。

53. C【解析】T1DM患者，病史5年。3天前食欲缺乏后常规注射胰岛素后突然出现心悸、出汗，继而头晕、视物模糊。最可能原因是胰岛素治疗使血糖迅速下降导致低血糖，急诊处理应给予葡萄糖，静脉注射25%或50%葡萄糖，并卧床休息，直到神志清醒、不再出汗、心率恢复正常为止。

54. B【解析】糖尿病患者昏迷1天入院，低血压，血糖升高，血钠降低，尿糖（++++），尿酮体（+++）。诊断可能为DKA，治疗方案是小剂量胰岛素及等张盐水静脉滴注，胰岛素的使用需要维持到血酮<0.3mmol/L或尿酮稳定阴性时，再恢复到平时的皮下注射治疗。

55. A【解析】糖尿病性周围神经病变是糖尿病最常见的慢性并发症，是一组以感觉神经和自主神经症状为主要临床表现的周围神经病。患者主要出现神经异常，导致神经血供、氧气供应不足，因此典型的症状为麻木，出现膝腱反射减弱或消失等。该患者糖尿病病史8年，双足趾端麻木，大腿皮肤刺痛，双手骨间肌萎缩，肌力Ⅳ级，应考虑为糖尿病周围神经病变。

56. E【解析】肥胖体型患者，“三多”症状不明显。空腹血糖<7.0mmol/L，餐后2小时血糖<11.1mmol/L，可首选饮食治疗。通过饮食治疗，可以减轻胰岛B细胞的负担，有利于胰岛B细胞功能的恢复，从而达到降低空腹血糖、餐后血糖的作用，还可以使肥胖者降低体重及增加胰岛素受体数目和敏感性。

57. B【解析】双胍类降血糖药物主要用于治疗T2DM，可作为伴肥胖者的一线用药。磺脲类降糖药可能对肥胖者治疗效果不佳。胰岛素一般在T2DM患者经饮食及口服降糖药治疗未获得良好控制时用。因本患者经饮食和锻炼治疗后血糖控制差，故不能维持原来治疗，进一步治疗应选择加用双胍类降糖药。

58. A【解析】糖尿病的自主神经病变很少单独出现，常伴有躯体性神经病变，可以出现在多种组织器官，出现泌尿生殖系统自主神经病变可累及中枢、外周自主神经。与自主神经病变相关的膀胱症状包括排尿不畅，尿流量减少、残尿多、尿不尽、尿潴留，有时尿失禁，容易并发尿路感染。该患者糖尿病病史10余年，下腹胀，排尿不畅伴尿失禁。B超显示膀胱扩大、尿潴留。原因应考虑为糖尿病自主神经病变。

59. C【解析】该患者处于妊娠期，且空腹血糖7.7mmol/L（≥7.0mmol/L），随机血糖16.7mmol/(≥11.1mmol/L)，已达到糖尿病的诊断标准，因此最可能的临床诊断为妊娠糖尿病。

60. D【解析】通过该患者既往病史、临床症状（反复发作低血糖症）及实验室检查结果（血胰岛素、胰岛素原、诱发试验、C肽抑制试验，呈自主性胰岛素不适当分泌过多），不难作出胰岛素瘤的诊断。

61. B【解析】T2DM患者应按理想体重计算每天所需热量，理想体重（kg）＝身高（cm）－105，退休在家属于轻体力劳动，轻体力劳动每天热量按30～35kcal/kg计算，患者的BMI为29.7，属于肥胖症，肥胖患者热量要减少，成人肥胖患者轻体力劳动每天热量按25～30kcal/kg计算。

62. C【解析】患者常规体检时发现空腹血糖为6.5mmol/L，血糖值目前高于正常，但是还不能判断为糖尿病，因为脂代谢紊乱或内分泌、代谢紊乱都是可以造成血糖升高的，这种情况不能随便服用降糖药。单次空腹血糖高不能作为糖尿病的诊断，建议做24小时尿糖定量及糖化血红蛋白测定，再复查一次空腹血糖，必要时做餐后2小时血糖，如两次空腹血糖均高于7.1mmol/L，餐后2小时超过11.1mmol/L，则需要考虑糖尿病。

63. A【解析】患者有10年糖尿病史，使用胰岛素治疗，在无酮症酸中毒也无拮抗胰岛素因素存在的情况下，每天胰岛素需要量>200U。该患者表现为胰岛素抗药性。胰岛素抗药性是指在无酮症酸中毒和拮抗胰岛素作用的条件下，每天胰岛素的用量超过100U或200U。

糖尿病患者多次接受胰岛素注射约1个月后，其循环血中出现抗胰岛素抗体，从而使极少数的患者表现为胰岛素抗药性。

64. E【解析】患者糖尿病病史10年，近3个月应用胰岛素强化治疗但空腹血糖9.8mmol/L，此时可以监测凌晨3点血糖，对临床治疗指导意义最大。因为监测凌晨3点血糖有助于鉴别空腹高血糖的原因究竟是黎明现象还是Somogyi反应，这两种情况的临床处理截然不同。如果凌晨3点的血糖很高，空腹血糖也很高，提示基础胰岛素剂量不够，可以加大基础胰岛素剂量，降低血糖。如果凌晨3点的血糖很低，发生低血糖，空腹血糖很高，提示低血糖后的反跳性高血糖，提示基础胰岛素应该减量。如果凌晨3点的血糖5~7mmol/L，在可接受的范围之内，空腹血糖很高，提示该患者受生长激素、皮质醇分泌的影响。

65. E【解析】根据患者临床症状（发热、腹泻、抽搐、昏迷）及实验室检查结果"高血糖，血钠升高，血浆渗透压356mmol/L（升高），尿糖（++++），尿酮（+）"，提示该患者为糖尿病非酮症高渗性昏迷。

66. E【解析】患者血糖16mmol/L属于高血糖状态，需要积极治疗，以预防糖尿病急性并发症。建议强化胰岛素治疗，采取"三短一长"（三餐前小剂量注射天冬胰岛素+睡前一次注射甘精胰岛素）的治疗方案，使血糖尽快恢复正常，以减少高血糖毒性对身体的伤害。同时需要测定血糖、尿糖，以调整胰岛素剂量。

67. E【解析】该患者疾病进展迅速，多食、多尿20天，体重下降近10kg，体内大量尿酸蓄积，需要马上给予胰岛素治疗，其他选项的治疗措施均不足以控制病情。

68. E【解析】患者为T1DM，采用强化胰岛素治疗方案，特点为睡前或夜间血糖控制良好，夜间无低血糖发生，仅在黎明一段时间出现高血糖，这是黎明现象。原因可能为此时糖皮质激素、生长激素等胰岛素拮抗激素分泌增多，使胰岛素相对不足。处理措施：①改为晚餐前皮下注射短效或速效胰岛素，调整睡前基础胰岛素剂量，以使作用时间覆盖至黎明时间段。②增加晚餐前预混胰岛素剂量，睡前适当加餐，避免夜间或凌晨低血糖。③改胰岛素泵治疗，通过调整各阶段的基础胰岛素输注速率来解决。

69. A【解析】参见A2型题第58题解析。

70. A【解析】患者糖尿病病史10余年，肥胖体型，口服降糖药治疗血糖控制差。换用人胰岛素治疗2周后血糖控制仍不佳，考虑最可能的原因是患者存在胰岛素抵抗。评估患者是否存在胰岛素抵抗：①根据患者是否超重或肥胖来判断。超重或肥胖的糖尿病患者往往以胰岛素抵抗为主，相反，体型偏瘦的患者往往以胰岛分泌不足为主。②根据患者每天胰岛素的用量来判断。正常人如果胰岛功能彻底丧失，一般每天需要48U胰岛素将维持血糖在正常范围内。因此，如果糖尿病患者每天胰岛素用量超过48U，一般提示存在胰岛素抵抗。患者降糖方案的调整需要根据患者胰岛功能做相应的调整，胰岛分泌不足的患者必须以胰岛素治疗为主，而胰岛素抵抗为主的患者一定要减少胰岛素的用量，同时增加针对胰岛素抵抗的药物。

71. D【解析】T1DM 患者经胰岛素治疗后，常在清晨 3~4 时出现低血糖，应考虑为 Somogyi 反应。主要由于凌晨时，晚餐前注射预混胰岛素中的中效胰岛素（NPH）部分出现高峰，且凌晨患者胰岛素敏感性相对较高，二者叠加，再加上此时胃肠道已无碳水化合物吸收，从而使低血糖发生的危险性增加。处理措施：①减少晚餐前 NPH 或预混胰岛素剂量。②睡前检测血糖或尿糖，如血糖水平不高或尿糖阴性，应睡前适当加餐。③将晚餐前改为短效或速效胰岛素，睡前皮下注射基础胰岛素。④联合 α-葡萄糖苷酶抑制药，延缓碳水化合物的吸收速度，降低餐后高血糖同时有助减少夜间低血糖的发生。

72. B【解析】患者 OGTT 结果符合空腹血糖受损。空腹血浆葡萄糖（FPG）<6. 0mmol/L 为正常，6. 1mmol/L≤空腹血糖≤7. 0mmol/L 称为空腹血糖受损。空腹血糖≥7. 0mmol/L 为糖尿病，需要另一天再次检测证实。

73. D【解析】患者多次尿糖而 OGTT 各点血糖均在正常范围内，即主要表现为血糖正常而尿糖异常，初步可诊断考虑为肾性糖尿病。一般无须特殊治疗，但需要注意预防低血糖。

74. E【解析】肥胖症伴高血压患者，糖耐量减低，尿皮质醇、17-羟皮质类固醇排泄量增高。肥胖症患者的实验室检查主要是除外继发于其他疾病的继发性肥胖症和肥胖相关疾病。该患者血皮质醇分泌可被小剂量地塞米松所抑制，可以除外皮质醇增多症，可诊断为单纯性肥胖。

75. E【解析】食物中淀粉、糊精和双糖的吸收需要小肠黏膜刷状缘的葡萄糖苷酶，α-葡萄糖苷酶抑制药抑制这一类酶可延迟碳水化合物吸收，降低餐后的高血糖。尤其适用于空腹血糖正常，而餐后血糖明显升高者。可单独使用或与双胍类同用。故根据题干信息，该患者下一步最合理的治疗是加用 α-葡萄糖苷酶抑制药。

76. B【解析】患者 T2DM 病史 5 年，口服二甲双胍治疗，5 个月前因外伤发生左足溃疡至今未愈，患者已经出现糖尿病足，需要严格控制血糖，因此需要加用胰岛素制剂。世界卫生组织对糖尿病足的定义为与糖尿病性神经损害和下肢远端外周血管病变相关的糖尿病足部感染、溃疡和/或深层组织破坏。

77. E【解析】患者为 T1DM，饮食控制，普通胰岛素治疗，晨起突诉头晕、乏力，继而胡言乱语、躁动不安，根据以上糖尿病病史及症状，考虑为糖尿病酮症酸中毒，应该急查血糖。

78. C【解析】根据题中患者的临床表现（轻度肥胖，无明显口渴、多饮和多尿现象）和实验室检查（空腹血糖 6. 8mmol/L），可以初步考虑糖尿病的诊断。由于空腹血糖 6. 8mmol/L 属于空腹血糖受损（IFG），因此应进一步做糖耐量试验。

三、A3/A4 型题

1. B【解析】该患者为用胰岛素治疗的糖尿病患者，突然出现昏迷，首先应该考虑是否为低血糖昏迷，并立即检测血糖（指尖血）验证，低血糖与胰岛素剂量过大和/或饮食失调有关，表现为心悸、出汗、手抖、头晕、饥饿感、软弱，严重者可出现昏迷。

2. D【解析】确诊为低血糖昏迷必须立即处理，轻症低血糖昏迷患者进食糖水，重症患者应静注 50%葡萄糖 40～80ml，必要时给予 10%葡萄糖静脉滴注。

3. D【解析】肥胖患者，有口渴症状 5 个月，糖化血红蛋白有时≥6.5%，空腹血糖>7.0mmol/L，饭后 2 小时血糖>11.1mmol/L，符合 2 型糖尿病的诊断标准。

4. D【解析】肥胖的 T2DM 患者首先要严格控制饮食，其次是药物治疗，肥胖患者首选二甲双胍，在降低血糖的同时还有助于减肥及调节血脂，具有心血管保护作用。双胍类降糖药对胃肠道有刺激作用，建议餐中或餐后服用。肥胖患者不可以选择磺脲类降糖药，否则会导致体重增加。

5. E【解析】患者起病隐匿，出现多饮、多尿等糖尿病症状 2 周，临床表现为严重高血糖，但无明显酮症酸中毒，神志不清 1 天，有脱水表现。血糖≥33.3mmol/L，血尿素氮升高，血钠升高。根据以上症状表现和检查结果，患者最可能的诊断为糖尿病非酮症高渗性昏迷。

6. D【解析】高渗性昏迷患者血糖下降速度不宜过快，防止发生脑水肿，通常采用静脉持续滴注小剂量胰岛素，患者血压正常，补液选用低张盐水。补液量以脱水量为体重（实际体重）的 10%～20%，补液速度应先快后慢，日输入量的 1/3 在前 4 小时内输入，日输入量的 2/3 于前 12 小时输入。

7. C【解析】T1DM 患者中断胰岛素治疗易发生酮症酸中毒。该患者有 4 年 T1DM 病史，长期皮下注射胰岛素治疗，4 天前停用胰岛素后神志不清，中度脱水，呼吸深大，且有特征性烂苹果味，应诊断为糖尿病酮症酸中毒。高渗性昏迷（糖尿病非酮症高渗性昏迷）者无明显酮症酸中毒，因此无呼吸深大表现。乳酸性酸中毒常有口服苯乙双胍病史，而不是胰岛素中断治疗史。感染性休克在 2 小时内发生者少见，无脱水征，也无深大呼吸。

8. E【解析】糖尿病酮症酸中毒应常规测定血电解质、血糖，进行血气分析，急查尿糖、尿酮了解是否阳性。血细菌培养对本病诊断价值不大，血培养常用于亚急性感染性心内膜炎的确诊。

9. A【解析】补液是抢救糖尿病酮症酸中毒的关键环节，此外还要采用小剂量胰岛素治疗以降低血糖。治疗过程中一般不必纠酸，只有在重度酸中毒时，才静脉滴注 5%的碳酸氢钠纠正酸中毒。

10. E【解析】患者进行小剂量胰岛素治疗方案时，开始静脉泵入或输入人胰岛素的量为 0.1U/(kg·h)。每 1～2 小时测定血糖，根据血糖下降情况调整胰岛素用量，通常血糖可以 2.8～4.2mmol/h 的速度下降。

11. D【解析】小剂量胰岛素治疗血糖降至 13.9mmol/L 时，可给予葡萄糖溶液。胰岛素剂量减至 0.05～0.10U/(kg·h) 或更小的剂量。

12. A【解析】患者治疗血糖下降的合适速度为每小时 3.9～6.1mmol/L，若血糖下降速度过快或患者出现低血糖反应，可减慢胰岛素输注速度，并查血糖水平。

13. C【解析】患者近半年经常出现阵发性心悸伴明显饥饿感，发作严重时出冷汗，多在餐前及凌晨发生，进餐后好转。平时多睡，体重增加。这些症状表现应首先考虑到低血糖症的可能。低血糖症的诊断主要依靠症状发作时血糖值，如血糖>4. 0mmol/L，可排除此诊断，如<2. 5mmol/L，且可重复出现，则基本上可肯定诊断。

14. B【解析】如果上述各项检查均无肯定的阳性发现，应进一步做饥饿试验，即禁食48~72 小时，取血标本测血糖、胰岛素、C 肽，之后每 6 小时一次。若血糖<3. 3mmol/L 时，应改为每 1~2 小时一次，血糖<2. 8mmol/L 出现低血糖症状时结束试验。饥饿试验主要用来鉴定低血糖的原因，尤其是在低血糖发作时测血糖和胰岛素，计算胰岛素释放指数，可判断是否存在高胰岛素血症，确定胰岛素瘤的诊断。

15. C【解析】患者洗澡后有明显的低血糖症状，浅昏迷以及精神神经症状，应考虑到胰岛细胞瘤的可能。

16. C【解析】怀疑患者胰岛素瘤，但胸部 X 线、腹部及胰腺 CT 扫描未见肿瘤证据时，应做胰岛素释放指数检查。让患者口服葡萄糖来刺激胰岛 B 细胞释放胰岛素，通过测定空腹及服糖后 1 小时、2 小时、3 小时的血浆胰岛素水平，来了解胰岛 B 细胞的储备功能，有助于糖尿病的分型。

17. E【解析】皮质醇增多症伴有高血糖等临床表现，患者无明显的库欣面容、向心性肥胖、皮肤紫纹等皮质醇增多症表现，故可完全排除皮质醇增多症。

18~21 D、B、D、A【解析】糖尿病酮症酸中毒（DKA）的主要表现有多尿、烦渴多饮和乏力症状加重。病情进一步发展可出现恶心、呕吐，常伴头痛、烦躁、嗜睡等症状。有严重失水体征，呼吸深快，呼气中有烂苹果味（丙酮气味）对诊断有特殊意义。尿糖和酮体阳性可最快获得诊断。尿糖强阳性，DKA 时尿酮体也呈强阳性。当肾功能严重损害而阈值增高时，尿糖、尿酮体阳性程度与血糖、血酮体数值不相称。血糖增高，一般在 16. 7~33. 3mmol/L；血 pH 和/或二氧化碳结合力降低。无论有无糖尿病病史，都可诊断为 DKA。患者胰岛素释放试验低平型，胰岛素水平极低，可能是 T1DM，最好的治疗方案是运动疗法+饮食疗法+胰岛素。

22. E【解析】成人隐匿型自身免疫性糖尿病（LADA）的特点：①起病年龄大于 15 岁的任何年龄段，早期应用饮食控制或口服降糖药有效，发病半年内不依赖胰岛素无酮症酸中毒发生。②发病时多为非肥胖。③体内胰岛 B 细胞抗体常持续阳性。④具有 T1DM 的易患基因。⑤常伴阳性的甲状腺和胃壁细胞等其他器官特异性抗体。根据题干信息，该患者兼具 T1DM 和 T2DM 的一些临床特征，可诊断为 LADA。目前广泛应用的诊断标准是国际糖尿病免疫学会（IDS）制定的标准：糖尿病诊断成立后，排除妊娠糖尿病或其他特殊类型糖尿病，并具备下述 3 项条件者。①胰岛自身抗体阳性（GADA 或 IA-2A）。②年龄大于等于30 岁。③诊断糖尿病后至少半年不依赖胰岛素治疗。

23. E【解析】除了糖尿病相关的实验室检查外，LADA诊断中需要关注胰岛自身抗体，这些抗体包括抗谷氨酸脱羧酶抗体（GADA）、抗蛋白酪氨酸磷酸酶2抗体（IA-2A）、抗胰岛素自身抗体（IAA）、抗胰岛细胞抗体（ICA）、抗锌转运体8抗体（ZnT8A）。

24. D【解析】患者自发性或运动后心悸、出汗、饥饿伴精神症状，严重时可昏迷，进糖水后清醒，发作时血糖1.8~2.2mmol/L，首先应考虑胰岛素瘤的可能。胰岛素瘤常有典型的Whipple三联征表现：①低血糖症状、昏迷及精神神经症状，每天空腹或劳动后发作。②发作时血糖低于2.8mmol/L。③口服或静脉注射葡萄糖后，症状可立即消失。

25. C【解析】对确诊胰岛素瘤最有价值的检查是胰岛素和C肽释放试验。空腹时静脉注射普通胰岛素（0.1U/kg），抽血测定血C肽水平，如果注射胰岛素以后的C肽水平与基线时C肽水平相比下降<50%考虑为胰岛素瘤。

26. E【解析】对确诊后的胰岛素瘤患者应尽量进行肿瘤切除术。未找到肿瘤者可从胰尾开始向胰头逐渐分段切除，同时监测血糖，直至血糖上升为止。不能手术或手术没有成功者可使用二氮嗪25~200mg，每天2~3次口服，儿童剂量为12mg/(kg·d)。二氮嗪可直接作用于胰岛B细胞抑制胰岛素的释放，增加肾上腺素的分泌，抑制肌组织中磷酸二酯酶的活性。对二氮嗪无效的患者可使用生长抑素，也可抑制胰岛素的分泌。不能手术的腺癌可使用链脲佐菌素和氟尿嘧啶。

27. E【解析】患者已确诊为T2DM，且已发生微血管并发症（视网膜病变Ⅲ期），此为胰岛素治疗的适应证，不能使用口服降糖药。

28. E【解析】糖尿病患者的血压水平如果超过120/80mmHg，即应该开始生活方式干预，当收缩压≥140/80mmHg可考虑开始药物治疗。可供选择的药物主要有血管紧张素转化酶抑制药（ACEI）、血管紧张素受体阻断药（ARB）、钙通道阻滞药（CCB）、利尿药、β受体阻断药。其中ACEI或ARB为首选药物。该患者为糖尿病早期肾病，肾脏处于高滤过、高灌注状态，ARB可以降低肾小球囊内压，减少高灌注，从而保护肾小球。

29. E【解析】糖尿病肾病分为5期，早期表现为间歇性微量白蛋白尿，晚期表现为持续白蛋白尿。为确诊糖尿病肾病，在早期应首选尿微量清蛋白检测。尿微量清蛋白尿检查是用以检测肾脏异常渗漏的蛋白质的一种灵敏、简便、快速的测定方法，也是早期发现肾脏疾病最敏感、最可靠的诊断指标。对早期肾损害的诊断远远优于常规定性或半定量试验。

30. D【解析】患者BMI 28kg/m^{2}为肥胖，空腹血糖>8mmol/L，餐后2小时血糖>11.1mmol/L，血脂异常，高血压。首选的降血糖药物是二甲双胍。对糖尿病患者而言，二甲双胍除了能稳定血糖，控制疾病进程，还有以下好处。①对体重的影响：二甲双胍可减轻患者体重，特别适用于体重偏高的T2DM患者。②改善和对抗血脂异常：二甲双胍可在一定程度上改善糖尿病患者的血脂状况。③控制和降低高血压：二甲双胍可以增加局部血液供应和营养交换，有助于降低周围血管阻力，还可使血压轻度下降。

31. E【解析】参见A3/A4型题第28题解析。

32. A【解析】2 型糖尿病患者常见的血脂紊乱是 TC 升高及 HDL-C 降低。患者应该在生活方式干预的基础上使用他汀类药物，将降低 LDL-C 作为首要的治疗目标。LDL-C 的控制目标值是<2. 6mmol/L。

33. E【解析】患者 10 年糖尿病病史，经胰岛素治疗，为 T1DM。近 3 月眼睑及下肢水肿，高血糖，尿蛋白排泄率（UAER）180μg/min、白细胞（WBC）0～3 个/HP、颗粒管型少许，可考虑诊断为糖尿病肾病。微量清蛋白尿是诊断糖尿病肾病的标志物。微量清蛋白尿指 UAER 持续 20～200μg/min，或尿清蛋白 30～300mg/24h，尿肌酐为 30～300μg/mg。

34. D【解析】根据糖尿病肾病的病程和病理生理演变过程，一般糖尿病肾病分为 5 期。①肾小球高滤过和肾肥大期。初期改变与高血糖水平一致，血糖控制后可以得到部分缓解。本期没有组织病理学损伤。②正常清蛋白尿期：肾小球滤过率（GFR）高出正常水平。肾病理表现为肾基底膜（GBM）增厚，系膜区基质增多，运动后尿清蛋白排泄率（UAER）升高（>20μg/min），休息后恢复正常。如果在这一期能良好地控制血糖，患者可以长期稳定处于该期。③早期糖尿病肾病期，又称“持续微量清蛋白尿期”。GFR 开始降至正常。肾脏病理检查出现肾小球结节样病变和小动脉玻璃样变。UAER 持续升高至 20～200μg/min 从而出现微量清蛋白尿。本期患者血压升高。经 ACEI 或 ARB 类药物治疗，可减少尿清蛋白排出，延缓肾病进展。④临床糖尿病肾病期。病理上出现典型的 K-W 结节。持续性大量清蛋白尿（UAER>200μg/min）或尿蛋白>500mg/d，约 30%患者可出现肾病综合征，GFR 持续下降。该期的特点是尿蛋白不随 GFR 下降而减少。患者一旦进入此期，病情往往进行性发展，如不积极加以控制，GFR 将平均每月下降 1ml/min。⑤终末期肾衰竭。GFR<10ml/min。尿蛋白量因肾小球硬化而减少。尿毒症症状明显，需要透析治疗。该患者尿蛋白排泄率（UAER）持续在 20～200μg/min（正常<10μg/min），出现持续微量清蛋白尿，病期属于微量清蛋白尿期（早期肾病）。

35. D【解析】糖尿病肾病常出现高血压，且高血压是导致糖尿病肾病发生和发展重要因素。降压药物首选血管紧张素转化酶抑制药（ACEI）或血管紧张素Ⅱ受体阻断药（ARB）。该类药物具有改善肾内血流动力学、减少尿蛋白排出，抑制系膜细胞、成纤维细胞和巨噬细胞活性，改善滤过膜通透性等药理作用。即使全身血压正常的情况下也可产生肾保护功能，且不依赖于降压后血流动力学的改善。

36. C【解析】糖尿病肾病是糖尿病最严重的并发症之一。饮食护理目前主张在早期即应限制蛋白质摄入量。因为长期高蛋白膳食可能加重肾的高滤过状态，同时增加体内有毒的氮代谢产物的产生和潴留，导致肾功能进一步损害。因此主张适量限制膳食中的蛋白质，以减少肾损害。

37. E【解析】一般主张每天膳食中的蛋白质按照 0. 6g/kg 给予，还要在限量范围内提高优质蛋白的比例。当发展到尿毒症时，蛋白质限制应更加严格。

38. E【解析】患者为老年男性，既往无糖尿病病史（糖尿病非酮症高渗性昏迷的好发人群），近2周出现口渴、多尿、软弱无力、进食减少，近2天嗜睡，查体出现血压下降与脱水表现、意识障碍（糖尿病非酮症高渗性昏迷典型临床表现），检查尿糖强阳性、尿酮体弱阳性，应考虑诊断为糖尿病非酮症高渗性昏迷。

39. D【解析】糖尿病非酮症高渗性昏迷即高渗高血糖综合征，实验室检查可发现血糖明显升高、由于脱水导致的血浆渗透压升高，血浆渗透压以晶体渗透压为主，可以血液中占主要成分的 Na^+、K^+ 与血糖浓度来计算血浆渗透压即有效血浆渗透压（mOsm/L）= 2×（Na^++K^+）+血糖（均以 mmol/L 计算）。因此检查血糖与血电解质水平可有助于确诊高渗高血糖综合征。血 BUN、Ccr 意义不大。糖化血红蛋白反映患者近8~12周平均血糖水平，仅能协助诊断糖尿病，无法诊断高渗高血糖综合征。血气分析多用于酸碱平衡紊乱的诊断，高渗高血糖综合征一般无酸碱平衡紊乱。血酮体检查多用于糖尿病酮症酸中毒。血乳酸检查多用于乳酸性酸中毒。

40. D【解析】糖尿病非酮症高渗性昏迷的主要治疗措施：①积极补液。休克者先给予生理盐水和胶体（血浆等）溶液，尽快纠正休克；无休克或休克已纠正者，血浆渗透压>350mmol/L，可在严密监护下输注0.45%氯化钠低张溶液；血浆渗透压降至330mmol/L时，再改为等张液。②应用胰岛素。2~6U/h 静脉滴注，逐渐使血糖下降，防止下降过快导致脑水肿。当血糖降至16.7mmol/L时，改输5%葡萄糖液加胰岛素。

41. A【解析】患者肥胖，有多饮症状，空腹血糖>7.0mmol/L，餐后血糖>11.1mmol/L，符合糖尿病的诊断标准。对初发患者应首先给予饮食及运动治疗，这也是肥胖2型糖尿病患者的基本治疗措施。饮食方面减少糖分的摄入，保持良好的饮食习惯及营养均衡。运动可降低体内血糖含量，保持体内血糖含量平衡，对轻、中度糖尿病患者较为适宜。

42. C【解析】饮食和运动治疗3个月后，患者空腹血糖8.6mmol/L，餐后血糖12.5mmol/L，血糖控制不佳，建议服用二甲双胍，该药对通过控制饮食和运动治疗效果却不理想的患者效果很好，主要作用是控制餐后血糖。

43. E【解析】患者4年后发现患有浸润型肺结核，降血糖治疗宜选用胰岛素，因为糖尿病合并感染为应用胰岛素治疗的适应证。

44. D【解析】该患者呼吸深快是酸中毒的表现，且患者有T1DM基础，糖尿病酮症酸中毒是T1DM常见的并发症。根据题干信息，患者没有呼吸系统及肾脏疾病病史，故不首先考虑尿毒症酸中毒和呼吸性酸中毒，而乳酸性酸中毒是使用双胍类药物的常见并发症。

45. A【解析】糖尿病酮症酸中毒是急性并发症，大量酮体产生，血糖急剧增高，渗透性利尿使患者脱水，同时使电解质大量丢失，再加上患者食欲缺乏、恶心、呕吐也会使电解质丢失，导致低钾血症、低氯血症、低钠血症。其中，低钾血症最常见。

46. D【解析】参见A1型题第21题解析。

47. E【解析】妊娠糖尿病诊断标准：空腹血糖>5.1mmol/L。餐后1小时血糖>10.0mmol/L，2小时血糖>8.5mmol/L。该患者妊娠4个月，无糖尿病史，根据葡萄糖耐量试验结果可诊断考虑为妊娠糖尿病。

48. E【解析】妊娠糖尿病对孕妇和胎儿有重大影响，一旦诊断，就应该及时开展治疗。治疗原则为维持血糖正常范围，减少母儿并发症，降低围生儿死亡率。一般会先建议患者进行饮食治疗和运动疗法，如果血糖控制不佳，需要药物治疗，推荐应用胰岛素治疗。

49. A【解析】根据题干提供的患者表现，最需要进行鉴别的糖尿病类型是 T2DM 与成人晚发性自身免疫性糖尿病（LADA）。如果不能查 IAA、GADA、ICA，可以根据以下情况鉴别：①有家族史者。②消瘦者。③初发酮症者。④初发“三多一少”症状明显者。⑤部分患者发病时肥胖但是很快消瘦。以上情况支持 LADA。

50. D【解析】GAD65 抗体阳性与成人 T2DM 风险增加有关，是糖尿病分型诊断最具有鉴别诊断意义的实验室检查。

51. D【解析】成人晚发性自身免疫性糖尿病（LADA）是免疫介导性 T1DM 的一个亚型，其本质为胰岛 B 细胞的免疫性损伤。一般 20 岁后发病，发病时多饮、多尿、多食症状明显，体重迅速下降，故患者治疗首选胰岛素。

52. A【解析】患者患有短肠综合征，短肠综合征是因不同原因切除大部分小肠后造成小肠吸收面积不足而引起的以腹泻、消瘦和营养不良为特征的症状群，治疗上早期常给予全胃肠外营养。该患者既往曾有空腹血糖高（11mmol/L），可能为糖尿病，患者胃肠外营养后昏迷，但尿内无酮体，故首先考虑高渗性昏迷。

53. B【解析】高渗性昏迷的诱因：①感染，如肺部、胆管、尿路、皮肤感染等。②摄入糖类过多，尤其是甜饮料，导致血糖极高。③各种导致血容量丢失的疾病或用药，如腹泻、呕吐，用利尿药、甘露醇脱水等。④应用了具有升高血糖作用的药物，如因为其他疾病误输葡萄糖溶液、皮质激素及普萘洛尔等。⑤应激状态，如手术、外伤、心脑血管事件等。

54. A【解析】高渗性昏迷的发病机制目前尚不完全清楚，一般认为患者体内胰岛素相对不足，虽足以抑制脂肪分解及酮体生成，但在应激或摄入糖过多时，却表现为葡萄糖利用障碍，造成机体严重脱水，使体内胰岛素降糖不敏感，代谢形成恶性循环，出现高血糖、高血钠和氮质血症，血浆呈高渗状态，使患者严重脱水伴意识障碍，甚至休克。

55. E【解析】和任何一种糖尿病急症一样，高血糖高渗状态的预防极为重要，因为一旦发病，即对患者的生命构成极大的威胁，即使侥幸过关，也给患者本人及其家庭造成生理和经济上的重大损失。故该患者胃肠外营养时须注意调整葡萄糖输注的浓度、速度和葡萄糖与胰岛素的比例，否则可能出现糖尿病急性并发症。

56~58 C、A、E【解析】患者糖尿病病史 20 年，采用胰岛素强化治疗，又出现空腹血糖高，常见原因如下。①夜间胰岛素作用不足。②黎明现象，夜间血糖控制良好，仅在黎明短时间内出现高血糖，可能由清晨皮质醇、生长激素等胰岛素拮抗激素分泌增多所致。③Somogyi 反应：夜间曾有低血糖，在睡眠中不曾发现。夜间多次（于 0、2、4、6、8 时）测定血糖，有助于查找原因。对于此患者，较为合适的处理是调整胰岛素剂量。

59~63 B、A、B、A、E【解析】患者为 T1DM，中断胰岛素治疗后发病急，病情重，2 天前突发昏迷。结合各项实验室检查结果，患者最可能诊断为糖尿病酮症酸中毒。各种情况的治疗措施参见 A1 型题第 197 题、A3/A4 型题第 40 题解析。患者发生脑水肿与脑缺氧，补碱过早、过多、过快，血糖下降过快，山梨醇旁路代谢亢进等因素有关，可采用脱水剂如甘露醇（降颅压）、呋塞米（脱水降颅压作用迅速，临床一般联合其他脱水剂使用）以及地塞米松（从小剂量开始加，通常起始剂量为 10mg，静脉注射，后续 4mg，每 6 小时 1 次，连用数天，逐渐减量至撤停）等。

64~67 A、E、B、C【解析】患者体型偏胖，糖尿病史 12 年，高血压病史 15 年，2 年前曾发生过下壁心肌梗死，根据血脂检查结果，该患者总胆固醇含量>6.0mmol/L，为高胆固醇血症。糖尿病血脂紊乱治疗前应根据是否存在心血管危险因素和血脂水平对患者进行危险评估，并制定个体化调脂方案和治疗目标值。首先应降低 LDL-C 的水平，将 LDL-C 控制到<2.6mmol/L。除饮食控制和调脂药物治疗外，还应控制血糖，控制血糖有利于纠正血脂异常及减少动脉粥样硬化的发生。在调整生活方式的基础上，如有必要应及时加用调脂药物，这是糖尿病血脂异常干预中的基石药物，应根据血脂目标和不良反应及时调整药物剂量和种类。首选他汀类药物。

68. A【解析】肥胖患者，高血压，空腹血糖 6.9mmol/L。鉴别诊断患者是原发性肥胖症还是继发性肥胖症非常重要，因为一旦漏诊或误诊了继发性肥胖症，延误了肥胖症的病因治疗，可影响预后。在体格检查方面，要测量血压、身高、体重，观察体型、皮肤颜色、有无水肿、有无紫纹、脂肪分布，观察第二性征发育，必要时应进行视力、视野检查等。故患者如为 10 岁，接诊时应特别注意其是否有皮肤紫纹。

69. D【解析】老年患者，肥胖、高血压、高血糖，应考虑为皮质醇增多症。结合咳嗽，且为剧烈呛咳，首先考虑为小细胞肺癌致异位 ACTH 综合征。剧烈呛咳多为肿瘤侵犯或压迫，或转移至纵隔淋巴后压迫了喉返神经引起。

70. C【解析】许多药物可使糖耐量减低，包括口服避孕药，故患者若为 35 岁女性，询问病史时应关注其月经情况及是否长期使用避孕药。

71. D【解析】如患者检查结果皮质醇水平升高，不被小剂量地塞米松抑制，则最可能为皮质醇增多症，应行垂体 MRI 检查，对垂体微腺瘤的定位诊断有较大价值。

四、B 型题

1. A【解析】胰岛功能几乎完全丧失的 2 型糖尿病及 1 型糖尿病患者，使用磺脲类药物无效，且可加重胰岛功能的耗竭。应严格按照医嘱服用，避免低血糖发生。

2. B【解析】格列奈类药物适用于胰岛功能尚未丧失的 2 型糖尿病患者，但不宜与磺脲类降糖药合用。与二甲双胍类合用可增加疗效，要注意低血糖反应。

3. C【解析】双胍类药物剂量不当或肾功能低下者，可能会发生乳酸性酸中毒，使用时应注意肾功能监测和选择合适的剂量。与乙醇同服易导致乳酸性酸中毒，故服用本品应避免饮酒。

4. D【解析】噻唑烷二酮类药物能加强胰岛素作用，减轻胰岛素抵抗。主要用于有胰岛素抵抗的 2 型糖尿病患者。单独使用不易引起低血糖，与二甲双胍合用降血糖作用更明显。

5. E【解析】参见 A1 型题第 73 题解析。

6. D【解析】磺脲类降糖药的主要通过刺激胰岛 B 细胞分泌胰岛素而发挥作用，适用于胰岛功能尚存在的糖尿病患者。

7. E【解析】双胍类降糖药的主要作用机制是增加组织对胰岛素的敏感性，加强组织对葡萄糖的利用，抑制肠道对葡萄糖等营养物质的吸收。双胍类降糖药不引起体重增加和血胰岛素升高，适合肥胖的 2 型糖尿病患者。

8. C【解析】参见 A1 型题第 73 题解析。

9. B【解析】噻唑烷二酮类降糖药的作用机制是激动过氧化物酶体增殖物激活受体 γ（PPARγ），增加脂肪细胞、肝细胞及骨骼肌细胞对胰岛素的敏感性，促进胰岛素靶细胞对血糖的摄取、转运和氧化利用。

10~14 D、B、C、A、E【解析】常用口服降糖药及其代表药物见表 9-3。

表 9-3 常用口服降糖药及其代表药物

类型	代表药物
磺脲类	格列本脲
	格列奇特
	格列喹酮
	格列吡嗪
格列奈类	瑞格列奈
	那格列奈
双胍类	二甲双胍
	二甲双胍缓释片
噻唑烷二酮类	罗格列酮
	吡格列酮
α-葡萄糖苷酶抑制药	阿卡波糖
	伏格列波糖
	米格列醇

15~19 A、E、C、D、B【解析】血脂异常症表型分类法有助于血脂异常的治疗，但分类过于繁杂，临床不实用。共分为 6 型：① Ⅰ 型高脂蛋白血症又称高乳糜微粒血症。血浆 CM 增加，血脂测定主要是 TG 升高，而 TC 正常或轻度加。② Ⅱ a 型高脂蛋白血症又称高

β-脂蛋白血症。血浆 LDL 增加，血脂测定主要是 TC 升高，TG 正常。③Ⅱb 型高脂蛋白血症又称高 β-脂蛋白合并高前 β-脂蛋白血症。血浆 VLDL 和 LDL 增加，血脂测定 TC、TG 均升高。④Ⅲ型高脂蛋白血症又称家族性异常 β 脂蛋白血症（FD）。血浆 CM 和 VLDL 增加，血脂测定 TC、TG 均明显升高。⑤Ⅳ型高脂蛋白血症又称高前 β-脂蛋白血症。血浆 VLDL 增加，血脂测定 TG 明显升高，TC 正常或偏高。Ⅴ型高脂蛋白血症参见 A1 型题第 46 题解析。

20~24 A、B、D、C、E【解析】参见 B 型题第 15~19 题解析。

25、26 D、B【解析】胰岛素常用制剂及作用特点根据胰岛素作用特点分：①超短效（速效）胰岛素类似物。②常规（短效）胰岛素，可作为餐时胰岛素。③中效胰岛素。④长效胰岛素（包括长效胰岛素类似物），可作为基础胰岛素。⑤预混胰岛素（不同比例短效与中效胰岛素组成）。⑥预混胰岛素类似物（不同比例速效与中效胰岛素类似物组成），既有基础胰岛素，又有餐时胰岛素。

27. E【解析】T1DM 是与自身免疫有关的代谢性疾病，在其发生、发展及治疗过程中存在各种免疫失调。测定糖尿病自身抗体（ICA、IAA、GADA、IA-2A 等）有助于对糖尿病进行临床分型、指导临床用药并对将来预后判断提供参考依据。

28. A【解析】血浆葡萄糖均指静脉血浆葡萄糖。血浆葡萄糖测定是世界上公认的比较有依据性的诊断糖尿病的指标。目前，临床上常用的血糖检测指标有空腹血糖、餐后血糖、糖化血红蛋白等。

29. D【解析】1 型糖尿病可发生在任何年龄，但多见于青少年，血糖升高，尿糖阳性，空腹血浆胰岛素水平明显降低。目前的医疗水平无法治愈 1 型糖尿病，患者必须长期注射胰岛素。

30. B【解析】肾性糖尿由肾糖阈降低所致，虽尿糖阳性，但血糖、OGTT 及 HbA1c 正常。

31. E【解析】甲状腺功能亢进症因碳水化合物在肠道吸收快，可引起进食后半小时至 1 小时血糖过高，出现糖尿，但空腹血糖和餐后 2 小时血糖正常。

32. C【解析】应激性糖尿病是在急性应激状态时，胰岛素拮抗激素（如肾上腺素、促肾上腺皮质激素、肾上腺皮质激素和生长激素）分泌增加，可使糖耐量减低，出现一过性血糖升高，尿糖阳性，应激过后可恢复正常。

33. C【解析】糖尿病酮症酸中毒时，血糖多为 16. 7~33. 3mmol/L，有时>55. 5mmol/L。DKA 时血酮体升高，正常<0. 6mmol/L，>1. 0mmol/L 即为升高，多数患者>4. 81mmol/L。尿糖（++++），尿酮（+）~（+++）。

34. B【解析】糖尿病非酮症高渗性昏迷时，以显著高血糖、高尿糖为主要特点。血糖多超过 33mmol/L，尿糖（++++），尿酮（+）~（++）。

35. D【解析】乳酸性酸中毒时，实验室检查 pH 降低，多<7. 20，也有<6. 80 以下的，

血乳酸>5mmol/L。

36. A【解析】低血糖昏迷，空腹及发作时血糖<2.8mmol/L，尿糖（-）或（+），尿酮（-）。

37. B【解析】Somogyi 反应的处理措施：减少晚餐前胰岛素的用量，睡前尿糖阴性或血糖接近正常水平者，可适当进食少量糖类。

38. A【解析】胰岛素抗药性时患者血糖控制不佳，为了获得糖尿病的满意控制，处理措施如下：①大胆增加胰岛素用量，每次加量可较大，加量速度可较快。②选用抗原性较小的人胰岛素制剂，或使用不易产生抗体的单组分胰岛素，以代替纯度较低或者与人胰岛素有一定差距的牛或猪胰岛素。③可能时改用或加用口服降糖药，如二甲双胍或阿卡波糖，增强机体对胰岛素的敏感性，也可加用中药。④使用糖皮质激素或免疫抑制药，但这类药物本身有升高血糖的作用，只能在医师指导下短期使用。

39. A【解析】参见 A1 型题第 51 题解析。

40. B【解析】Addison 病危象是由自体免疫或结核、真菌感染等引起肾上腺皮质激素分泌不足所致，抢救的主要措施是静脉输注大剂量糖皮质激素。

41. C【解析】抢救低血糖昏迷的主要措施是静脉注射 50%葡萄糖液，这是最有效、最快速治疗低血糖的方法。患者清醒后，常需继续静脉滴注 10%葡萄糖液将其血糖维持在较高的水平，否则患者可能再度发生低血糖昏迷。

42. D【解析】抢救黏液水肿性昏迷的首要措施是静脉补充甲状腺激素，待患者清醒后改为口服。

43. E【解析】抢救甲状腺危象的首要措施是迅速减少甲状腺激素的释放和合成，首选丙硫氧嘧啶（PTU）。于抗甲状腺药物治疗后 1 小时内，静脉或口服大量碘溶液，以阻断激素分泌。

44~48 E、E、E、E、E【解析】胰岛素治疗糖尿病的适应证包括：①T1DM 必须应用胰岛素治疗，因为 1 型糖尿病是胰岛素的绝对缺乏。②T2DM 刚发现并且血糖比较高，如空腹血糖>11.1mmol/L 者，宜早期用胰岛素，尽快控糖达标，改善胰岛细胞功能。③合并严重的肝、肾功能不全，糖尿病慢性并发症，如重症视网膜病变、重症周围神经病变者。④继发性糖尿病，如妊娠糖尿病等。⑤糖尿病急性并发症阶段，如酮症酸中毒、高渗性昏迷、急性心肌梗死、脑梗死等必须用胰岛素。⑥严重创伤、大手术前后及急性感染等，使用胰岛素可以促进细胞的修复，对伤口的愈合有益。适宜地应用胰岛素，再配合降糖的其他措施是控制好血糖的关键所在。

49~52 D、B、E、A【解析】胰岛素瘤大多数为良性，恶性者占 10~16%。电镜下可见胰岛素瘤细胞内有典型 β 颗粒和异型颗粒，根据细胞内所含颗粒情况可分为以下四型。①Ⅰ型：电镜下可见细胞内含有典型的 β 颗粒。②Ⅱ型：电镜下可见同时含有典型的 β 颗粒和异型颗粒。③Ⅲ型：电镜下可见仅有异型颗粒。④Ⅳ型：电镜下可见无颗粒。

五、X 型题

1. ABC【解析】糖尿病神经病变与糖尿病肾病、眼病，被人们习惯上称为“三联病症”。

2. ABDE【解析】胰岛素释放试验就是通过患者口服葡萄糖（未确诊糖尿病者）或用馒头餐（已确诊糖尿病者）来刺激胰岛 B 细胞分泌胰岛素，并且测定空腹及服糖或馒头后 30 分钟、1 小时、2 小时、3 小时 5 个时段的血清胰岛素水平，了解胰岛 B 细胞的分泌功能。胰岛素释放试验可对 DM 患者胰岛 B 细胞功能及胰岛分泌状况作出较为准确的判断，能够为临床诊断和治疗提供较为可靠的依据和参考。

3. ABCE【解析】高尿酸血症及痛风患者的饮食控制应采用低热量膳食，保持理想体重。避免高嘌呤食物，含嘌呤较多的食物主要包括动物内脏、沙丁鱼、蛤、蚝等海产品及浓肉汤，其次为肉类、豌豆等，而各种谷类制品、水果、蔬菜、牛奶、奶制品、鸡蛋等含嘌呤低。

4. ABCD【解析】糖尿病病因学分类（WHO，1999）如下。①1 型糖尿病。a. 免疫介导性。b. 特发性。②2 型糖尿病。③其他特殊类型糖尿病。a. 胰岛 B 细胞功能遗传性缺陷：第 12 号染色体，肝细胞核因子-la（HNF-la）基因突变（MODY3）；第 7 号染色体，葡萄糖激酶（CCK）基因突变（MODY2）；第 20 号染色体，肝细胞核因子-4a（HNF-4a）基因突变（MODYl）；线粒体 DNA；其他。b. 胰岛素作用遗传性缺陷：A 型胰岛素抵抗、矮妖精貌综合征（Leprechaunism）、Rabson-Mendenhall 综合征、脂肪萎缩性糖尿病及其他。c. 胰腺外分泌疾病：胰腺炎、创伤、胰腺切除术后、胰腺肿瘤、胰腺囊性纤维化、血色病、纤维钙化性胰腺病及其他。d. 内分泌疾病：肢端肥大症、皮质醇增多症、胰高糖素瘤、嗜铬细胞瘤、甲状腺功能亢进症、生长抑素瘤、醛固酮瘤及其他。e. 药物或化学品所致糖尿病：N-3 吡啶甲基 N-P 硝基苯尿素（Vacor）、喷他脒、烟酸、糖皮质激素、甲状腺激素、二氮嗪、β 肾上腺素受体激动药、噻嗪类利尿药、苯妥英钠、α-干扰素及其他。f. 感染：先天性风疹、巨细胞病毒感染及其他。g. 不常见的免疫介导性糖尿病：僵人（Stiff-man）综合征、胰岛素自身免疫综合征，胰岛素受体抗体及其他。h. 其他与糖尿病相关的遗传综合征：唐氏综合征、克兰费尔特（Klinefelter）综合征、特纳（Turner）综合征、Wolfram 综合征、弗里德赖希（Friedreich）共济失调、亨廷顿（Huntington）病、劳伦斯-穆恩-比德尔（Laurence-Moon-Beidl）综合征、强直性肌营养不良、卟啉病、普拉德-威利（Prader-Willi）综合征及其他。④妊娠糖尿病。

5. ACDE【解析】血脂异常症可以没有典型的临床表现，多于常规体检时发现。但长期患病可导致机体发生动脉粥样硬化，导致冠心病、周围血管疾病等，还可引起肝脂肪变性，最终导致肝功能障碍。血脂异常症主要的临床表现有黄色瘤、早发的心血管疾病、自发性胰腺炎和脂肪肝。

6. ABDE【解析】糖尿病因病情控制不好可发生各种糖尿病急性或慢性并发症。糖尿病眼病是慢性并发症，如糖尿病视网膜病变（包括微血管瘤和视网膜出血、毛细血管扩张和渗漏、毛细血管无灌注、视网膜前出血、玻璃体积血、硬性渗出斑、黄斑病变、增殖性视网膜病变等）、白内障、屈光状态的变化、虹膜睫状体炎、虹膜红变和新生血管性青光眼等。

7. ABDE【解析】幼年型糖尿病在早期症状多不明显，患者常出现多汗、乏力、容易饥饿等症状，随着病情的进一步发展，会出现明显的“三多一少”的症状，患者会出现多饮、多食、多尿、身体消瘦、口干、口渴、口黏等症状。幼年型糖尿病多与遗传因素有关，常见于 T1DM。发病通常较急、症状较明显，甚至发生酮症酸中毒。血糖波动大，容易发生低血糖。胰岛功能差，血浆 C 肽水平低甚至无法测出。

8. ACDE【解析】饮食治疗和改善生活方式是血脂异常治疗的基础措施。有关研究已经证实，饮食因素可以直接影响动脉粥样硬化或通过影响其他心血管疾病的传统危险因素如血脂水平、血压及血糖而促进动脉粥样硬化发生。血脂异常的患者首先应调整饮食结构，饮食中饱和脂肪酸含量增多可明显升高总胆固醇水平，多摄入饱和脂肪酸增加胆固醇的合成，增加饮食中的抗氧化性维生素，多进食富含纤维素的食物，碳水化合物应以谷类为主，粗细搭配。另外，豆类和绿色蔬菜、水果等含胆固醇较少，应适当多吃。患者还必须严格控制体重，使每天从食物中获得的总热量能维持理想的体重。

9. ABCD【解析】导致血脂异常的原因比较多，凡是引起脂质来源、脂蛋白合成、代谢或降解过程异常的因素均可能导致血脂异常，如年龄增长、体重增加、高脂饮食、不良生活习惯、基因缺陷、雌激素水平降低、系统性疾病（如糖尿病，肝、肾疾病，系统性红斑狼疮，骨髓瘤，甲状腺功能减退症）以及药物（如雌激素、糖皮质激素、噻嗪类利尿药、β受体阻断药）。

10. ABCE【解析】苹果形身材脂肪较多堆积在腹部，腰部和上半身相对较大，而臀部较小。梨形身材脂肪更多堆积于臀部，整体看起来上窄下宽。腹部脂肪会让机体内的蛋白质脂肪细胞因子含量增加，而这与高血压、低水平优质胆固醇都有关联。故相比较而言，苹果形肥胖者比梨形肥胖者更易发生代谢综合征。故选项 D 错误，其余选项均正确。

11. ABCE【解析】血浆的脂质与特殊蛋白质（载脂蛋白）结合而成的球状巨分子复合物称作脂蛋白。脂蛋白由两部分组成，即核心和外壳。脂蛋白的核心为不溶于水的脂质（胆固醇酯和甘油三酯）；外壳是单层分子包括游离胆固醇、磷脂和载脂蛋白。由于脂蛋白外壳分子中部分具有水溶性，部分为脂溶性，所以能介于水/脂交界面，并使脂蛋白溶于血浆。血液中的脂蛋白被转运到组织各部位进行分解代谢。血浆脂蛋白主要由蛋白质、甘油三酯、磷脂、胆固醇及其酯组成，乳糜微粒含甘油三酯最多，蛋白质最少，故密度最小。

12. ABCE【解析】参见 A1 型题第 76 题解析可知，选项 D 错误，其余选项均正确。

13. AB【解析】当葡萄糖和胰岛素联合静脉滴注时，由于糖原的合成需要钾离子参与，钾离子从细胞外转移至细胞内，血钾浓度下降。因此，葡萄糖和胰岛素可被用来治疗高钾血症。所以选项 A 错误，选项 E 正确。葡萄糖和胰岛素可使血清钾转移至细胞内，一般用

25%~50%葡萄糖溶液，按每 4g 葡萄糖给予 1U 普通胰岛素持续静脉滴注。所以选项 C、D 均正确，选项 B 错误。

14. ABDE【解析】T2DM 患者在生活方式和口服降糖药联合治疗的基础上，如果血糖仍然未达到控制目标，即可开始口服药物和胰岛素的联合治疗。T2DM 患者虽然不需要胰岛素来维持生命，但患者出现下列情况仍需要使用胰岛素控制高血糖：①经生活方式改变及口服降血糖药治疗未获得良好控制或口服降糖药失效。②急性代谢紊乱，如糖尿病酮症酸中毒、高渗性高血糖状态和乳酸性酸中毒。③合并重症感染、消耗性疾病、视网膜病变、肾病、神经病变、急性心肌梗死、脑卒中。④因存在伴发病需要外科治疗的围手术期。⑤妊娠和分娩。

15. BCDE【解析】双胍类药物治疗糖尿病的适应证：单纯饮食控制不满意的 2 型糖尿病患者；非肥胖型 2 型糖尿病患者（与磺脲类药联用可增强降糖效应）；1 型糖尿病患者（与胰岛素联用可加强胰岛素作用，减少胰岛素剂量）；不稳定型糖尿病患者。故选项 A 错误，其余选项均正确。

16. BCE【解析】关于口服降糖药的介绍如下：①少数研究表明，1 型糖尿病加用磺脲类降糖药能够使初诊时有胰岛 B 细胞残存的 T1DM 患者血糖更快达标（选项 A 错误）。②格列奈类药物能通过刺激肾上腺素能神经来刺激胰岛素分泌，提高葡萄糖耐受量，与磺脲类药物合用可发生严重的持久性低血糖，故不宜与磺脲类降糖药合用（选项 B 正确）。③格列本脲作用强而持久，降糖作用是甲苯磺丁脲的 200~500 倍，体质虚弱、高热、恶心和呕吐、甲状腺功能亢进症、老年患者应慎用。妊娠期、哺乳期不宜服用。老年患者应首先用甲苯磺丁脲（选项 C 正确）。④磺脲类药物在餐前 30 分钟服药效果最佳（选项 D 错误）。⑤双胍类药物剂量不当或肾功能减退者，能增强无氧酵解，使体内乳酸产生增多，可能会发生乳酸性酸中毒（选项 E 正确）。

17. ABE【解析】T1DM 患者注射部位皮下脂肪萎缩呈凹陷性皮脂缺失，主要见于不纯的动物胰岛素，常发生于女性青年及小儿大腿和腹壁等注射部位，常出现在胰岛素治疗的第一年，此后可渐缓解，提高纯度或人胰岛素注射于受累部位，可改善；注射部位组织增生形成硬结，多见男性臂部等注射部位，有时呈麻木刺痛，可影响吸收，须经常更换胰岛素注射部位。

18. ABC【解析】胰岛素瘤典型的临床表现为 Whipple 三联征或胰岛素瘤三联征，具体如下：①低血糖症状、昏迷及精神神经症状，往往在饥饿或劳累时发作。②急性发作时血糖低于 2. 8mmol/l。③口服或静脉注射葡萄糖后，症状缓解。

19. ABCD【解析】餐后反应性低血糖症可见于胃肠道手术后（如胃切除和胃旁路手术）、隐匿性糖尿病和非胰岛素瘤性胰源性低血糖综合征（NIPHS）。餐后反应性低血糖的临床特点如下：①大多发生在餐后 2~4 小时。②症状自发地在每天固定时间出现。③常出现肾上腺素分泌过多所致症状（如出冷汗、心悸、焦虑、手足震颤）。④血糖一般不会低于

2.8mmol/L。

20. CDE【解析】《中国成人超重和肥胖症预防与控制指南（试用）》建议的药物减重的禁忌证：①儿童。②妊娠期、哺乳期女性。③对治疗药物有不良反应者。④正在服用其他选择性血清素再摄取抑制药。

21. BD【解析】胰高血糖素兴奋试验：静脉推注1mg胰高血糖素后，每5分钟测血浆胰岛素水平，共3次。若血浆胰岛素水平>810pmol/L，提示胰岛素瘤。仅半数患者可呈阳性反应，但也有非胰岛素瘤患者呈现高胰岛素血症（假阳性结果）。

22. ABC【解析】评价低血糖症的实验室检查如下。①血浆胰岛素测定：低血糖发作时，应同时测定血浆葡萄糖、胰岛素和C肽水平，以证实有无胰岛素和C肽不适当分泌过多。若低血糖明确而血浆胰岛素值≥36pmol/L（免疫荧光技术≥18pmol/L），则可疑及有胰岛素介导的低血糖症。若没有药物应用史，没有严重器质性疾病，没有特殊激素缺乏，也无非B细胞肿瘤依据者，应考虑其为内源性高胰岛素血症。低血糖时胰岛素分泌不降低，血浆胰岛素、C肽和胰岛素原水平仍然偏高，见于胰岛素瘤。②48~72小时饥饿测试：应在严密观察下进行，开始及每6小时测血糖、胰岛素、C肽，若血糖≤3.3mmol/L，应将取血标本改为1~2小时一次。若有低血糖症状或血糖≤3.0mmol/L即可终止试验，但应先取血标本，测定血糖、胰岛素、C肽和β-羟丁酸浓度（必要时测皮质醇和生长激素）。然后静脉推注胰高血糖素1mg，每10分钟测血糖，共3次。胰岛素介导的低血糖症的血浆β-羟丁酸浓度应<2.7mmol/L；若不是由胰岛素介导的低血糖症，则见酮体形成增加而β-羟丁酸浓度升高。饥饿试验期应鼓励患者活动，可饮不含糖和热量的饮料，以便促发低血糖症。③胰高血糖素兴奋试验：参见X型题第21题解析。

23. ABDE【解析】糖尿病的慢性并发症包括大血管并发症，如心、脑、下肢血管；微血管并发症如眼底、肾；神经病变如周围神经、自主神经、脑神经、中枢神经等。慢性并发症一旦出现不可以逆转，因此治疗糖尿病的目的就是避免慢性并发症的产生，延缓慢性并发症的发展，减少因糖尿病产生的致残致死。故选项C错误，其余选项均正确。

24. ABCD【解析】糖原贮积症目前已知有10型，共同的特点为以下几点：①糖原的异常堆积。②高脂血症和高乳酸血症。③肝、脾、肾大。④肌张力低、肌痉挛性疼痛、贫血等。

25. ABC【解析】临床中最常用的治疗高脂血症的药物如下。①他汀类药物：目前在临床中有5种他汀类药物可供选用，分别是洛伐他汀、辛伐他汀、普伐他汀、氟伐他汀、阿托伐他汀。这5种制剂都是口服药物，各自的降脂效果及防治冠心病的效果也有所不同，但特定的剂量范围内，用来升高HDL-C和降低TC、LDL-C和TG等方面的效果具有可比性。②贝特类药物：贝特类药物在临床当中主要用于治疗以甘油三酯升高为主的混合型高脂血症、高甘油三酯血症。此类药物包括非诺贝特、苯扎贝特、吉非贝齐，都以口服方式给药。③烟酸类药物：适用范围相对来说较广，可用于除Ⅰ型高脂蛋白血症、纯合子型家族性高胆固醇血症以外的任何类型的高脂血症。此类药物包括烟酸、阿昔莫司 2 种。④胆汁酸螯合剂：本类药物的好处在于一般不影响服用者的肝功能，也没有明显的药物相互作用，并且可以与他汀类药物的作用机制互补，两者合用作用就会更强。

26. ABDE【解析】胰岛素抵抗一般是指机体对胰岛素代谢性效应的抵抗，表现为机体对一定量胰岛素的生物学反应低于正常水平的一种现象，包括胰岛素抑制内源性葡萄糖产生、促进外周组织（骨骼肌、脂肪组织）和肝葡萄糖摄取及糖原合成、抑制脂肪组织分解等效应的降低。胰岛素抵抗是 T2DM 的典型特征和主要病因之一，贯穿于 T2DM 发生发展的整个过程中。如果减少胰岛素抵抗原因、配合其他药物、使用胰岛素增敏药、更换胰岛素品种均无效或是有禁忌证无法使用，应考虑加大胰岛素剂量。

27. BC【解析】胰岛素自身免疫综合征（IAS）在遗传免疫缺陷的基础上，多见于系统性红斑狼疮和类风湿关节炎等自身免疫性疾病，且存在某种诱因而发病。患者的体内自发性产生胰岛素抗体和抗胰岛素受体的抗体。

28. ABCD【解析】胰岛素瘤是一种少见的神经内分泌肿瘤，手术切除是其首选的治疗方法，也是目前唯一可能治愈的方法。由于胰岛素瘤不断分泌大量的胰岛素，产生高胰岛素血症，在导致低血糖发作的同时，也抑制瘤体以外的正常胰腺细胞的分泌功能。在胰岛素瘤术后，由于胰腺功能未能完全恢复，患者往往会出现术后反跳性高血糖表现，多在 3 周以内随着正常胰岛 B 细胞功能的恢复，胰岛素分泌量增加，血糖逐渐恢复正常水平。原因包括胰腺炎症水肿、抗胰岛素的调节激素增多、胰岛 B 细胞功能受抑制以及高胰岛素血症致胰岛素受体下调。

29. ABDE【解析】T1DM 的二级预防目前主要是尽早从初诊的糖尿病患者中鉴别出临床发病酷似 T2DM（但 ICA、GADA 和酪氨酸磷酸酶样蛋白等自身抗体阳性）的成人隐匿起病的自身免疫性糖尿糖（LADA）。对其尝试的治疗方法如下。①早期使用胰岛素；胰岛素注射加口服二氮嗪；避免使用磺脲类药物，减少胰岛细胞免疫分子（自身抗原及 MHC）的表达和免疫损伤。②免疫抑制：小剂量环孢素 A、硫唑嘌呤或中药雷公藤多苷等，以干预 T 淋巴细胞增殖及对胰岛 B 细胞的损伤作用。③促进修复：有临床研究报告长期口服烟酰胺可预防或延缓胰岛细胞抗体阳性的患者发展为显性 T1DM，延长新发 T1DM 的临床缓解期。④免疫调节：皮下接种卡介苗可提高新发 T1DM 的临床缓解率。

30. ACDE【解析】糖尿病合并高血压患者需要联合降压，降压药首选 ACEI/ARB，即普利/沙坦。目前被推荐的联合用药方案如下。①ACEI/ARB+CCB。②ACEI/ARB+利尿药。③CCB+β 受体阻断药或利尿药。④单片复方制剂。①和②是优先推荐的联合方案，单片复方制剂可提高患者服药依从性。三种联合降压方案优选 ACEI/ARB+ CCB +利尿药。大剂量噻嗪类利尿药或与 β 受体阻断药联用可能对糖脂代谢或电解质平衡有影响，不建议大剂量应用或二者联用。

31. ABDE【解析】糖尿病酮症酸中毒以 T1DM 患者多见，T2DM 在一定诱因下也可发生。常见诱因如下。①感染：如糖尿病患者并发肺炎、泌尿系统感染、坏疽等感染性疾病时。②各种应激状态。③糖尿病治疗不当：胰岛素治疗中断或不适当减量，降糖药突然停用或用量不足，大量进食水果、甜品、含糖饮料或淀粉类食物等，糖尿病未经正规降糖治疗。④饮食失调，进食含糖或脂肪过多的食物，或进食碳水化合物过少（<100g/d）。⑤精神紧张、创伤、过度劳累。⑥伴有拮抗胰岛素的激素分泌过多。⑦其他：严重外伤或手术后、妊娠和分娩。

32. ABCD【解析】Wipple 三联征对于诊断胰岛素瘤目前仍有重要的临床价值，但不是所有胰岛素瘤患者都有典型的 Wipple 三联征，因此目前胰岛素瘤的诊断还需要实验室检查确诊。血糖 2. 6mmol/L、胰岛素 37pmol/L、C 肽 320pmol/L、胰岛素原 24pmol/L 都支持胰岛素瘤的诊断。其中，最准确方法是血胰岛素测定。

33. ACDE【解析】参见 A1 型题第 5、40、50 题解析。糖尿病大血管病变的治疗主要包括以下几点：①严格控制血糖，保持血糖和糖化血红蛋白的长期达标。②抗血小板聚集，抗凝治疗，避免血栓形成。③控制血脂，稳定斑块，避免斑块脱落，如他汀类药物。④适当地应用改善循环的药物。⑤积极治疗冠心病、心绞痛、心肌梗死、脑梗死等。另外，戒烟限酒、低盐低脂、保持运动的生活方式也极其重要。

34. BDE【解析】糖尿病视网膜病变（DR）是糖尿病最常见的微血管并发症之一，可表现为视网膜微血管瘤、视网膜出血等，如血糖、血脂控制不良，糖尿病视网膜病变进展快，可导致失明。

35. ABC【解析】参见 A1 型题第 115 题解析。

36. ABDE【解析】胰岛素抵抗是 T2DM 病因的关键组成部分，贯穿于 T2DM 全过程，故肥胖症显然是人类胰岛素抵抗的最常见原因。多囊卵巢综合征的发病与胰岛素抵抗有密切关系，故二甲双胍是多囊卵巢综合征治疗的首选药物。胰岛素抵抗也可能为血脂异常的发病机制之一，与血脂异常的发生有密切关系。

37. ADE【解析】低血糖分类方法很多，根据病因不同可分为器质性和功能性，又可分为外源性、内源性和功能性；根据发病机制可分为血糖利用过度和血糖生成不足；根据临床特点结合发病机制低血糖症可分为空腹低血糖、餐后低血糖和药物引起的低血糖。

38. BCDE【解析】乳酸性酸中毒需要与 DKA、高渗性昏迷、尿毒症酸中毒、水杨酸中毒等鉴别。

39. BCD【解析】参见 B 型题第 15~19 题解析。

40. BCDE【解析】糖尿病的诊断：①实际上，正常人的血糖也会在一定的范围内正常波动，并且受到外部原因的影响，同样也会引起血糖升高。故糖尿病空腹血糖不一定升高。②糖尿病的高危人群应该做 OGTT，但急性感染、创伤或其他应激情况可影响血糖数值，应在病愈后恢复正常活动时再进行 OGTT 试验。对已确诊为糖尿病的患者不再进行 OGTT 试验，因为 OGTT 检查不能用来监测血糖控制的好坏。对已进行胃切除术的患者，葡萄糖的吸收异常，对诊断糖尿病无价值，故此类患者也不宜进行OGTT试验。③尿糖阳性是诊断糖尿病的重要线索，但不作为糖尿病的诊断标准。④"三多一少"症状不是诊断糖尿病必须具备的条件，必备条件是通过抽血化验，静脉空腹血糖≥7.0mmol/L，或餐后2小时血糖≥11.1mmol/L可以诊断糖尿病（有典型症状1次测定，无典型症状须2次测定）。

41. AB【解析】格列奈类降糖药物能快速促进胰岛素分泌，降低2型糖尿病患者的糖化血红蛋白和餐后血糖。低血糖发生率低，安全性好。其余参见B型题第6~9题解析。

42. ABC【解析】参见B型题第10~14题解析。

43. ABD【解析】二甲双胍的作用特点：单独应用时对正常血糖无明显影响（磺脲类药物对正常人也有降糖作用），该药低血糖发生率较低。无促进脂肪合成的作用，所以适用于肥胖患者。

44. ABCE【解析】肥胖症的下丘脑-垂体-甲状腺轴检查中，通过基础代谢率（BMR）、甲状腺^{131}I摄取率，血清蛋白结合碘（PBI）、血清TT_3、TT_4、FT_3、FT_4来了解甲状腺功能状态及检出甲减。另外，TSH、TSH兴奋试验可用于鉴别甲减发生的部位。

45. BC【解析】糖尿病视网膜病变是糖尿病全身小血管病变的一部分，是不可逆转的血管损害，是失明的主要原因。其严重程度主要取决于病程长短和血糖控制状况，一定要早检查、早发现、早治疗。我国将糖尿病视网膜病变分为非增殖性（背景性）和增殖性两大类，具体如下。①非增殖性：a. Ⅰ期，微血管瘤或合并小出血点；b. Ⅱ期，硬性渗出合并Ⅰ期病变；c. Ⅲ期，棉絮斑合并Ⅱ期病变。②增殖性：a. Ⅳ期，视盘新生血管或合并有玻璃体出血；b. Ⅴ期，纤维血管增生，玻璃体机化；c. Ⅵ期，牵拉性视网膜脱离。防治措施：①尽可能通过饮食控制或联合降糖药物将血糖控制在正常范围，当口服药不能使高血糖降低，则需要积极按照医师指导注射胰岛素。②非增殖性视网膜病变在严格控制糖尿病外，可采用二羟基苯磺酸钙类药物（如导升明）减轻糖尿病时视网膜血管的高渗漏反应，降低血液的高黏稠性及减少血小板的高聚集性。低脂肪高蛋白饮食、多用植物油可以减少眼底的硬性渗出。糖尿病患者常合并高血压和/或高血脂，在控制高血糖的同时，需要兼顾对高血压及高血脂的治疗，力求将其降至正常水平。③激光治疗可有效阻止视网膜病变的发展。④晚期增殖性糖尿病视网膜病变可发生严重玻璃体出血，日久未吸收的出血在玻璃体内形成机化膜或条索，牵拉引起黄斑水肿、黄斑异位，甚至引起牵拉性视网膜脱离。这个时期只能采用玻璃体切除术治疗。

46. ABCD【解析】胰岛素低血糖激发试验是确诊生长激素缺乏的经典检查方法，禁用于老年患者，有心、脑血管疾病及癫痫病史者。整个试验过程中需要有医师在场密切观察，低血糖反应严重、有中枢神经系统征象或症状者，应终止试验，并静脉给予50%葡萄糖20~50ml，或者口服葡萄糖液、进食等。

47. ABCD【解析】肥胖症的内分泌功能检查的主要目的是排除脑垂体功能异常引起的肥胖，包括下丘脑-垂体-性腺轴功能检查、下丘脑-垂体-肾上腺轴功能检查、胰岛功能检查、下丘脑-垂体-甲状腺轴功能检查。

48. ABDE【解析】T1DM是以胰岛B细胞破坏为主要特征的慢性自身免疫性疾病，以消瘦和胰岛素绝对缺乏为主要特征。近年的研究显示，肥胖和胰岛素抵抗（IR）可能也在T1DM中发挥着重要的作用，IR可能增加T1DM患者心血管疾病的风险，在T1DM的发病和/或加速病情恶化中也起一定的作用。故选项C错误，其余选项均正确。

49. AB【解析】参见B型题第10~14题解析。

50. ABCE【解析】糖尿病的急性并发症有低血糖、酮症酸中毒、非酮症高渗性昏迷、乳酸性酸中毒，慢性并发症包括微血管并发症（如糖尿病眼部并发症、糖尿病肾病、糖尿病神经病变）、大血管并发症（如糖尿病心血管疾病、糖尿病周围血管疾病、糖尿病脑血管疾病）、糖尿病足、糖尿病皮肤病变。

51. BCD【解析】糖尿病肾功能不全时首选胰岛素治疗，口服药物中格列喹酮仅有不足5%经肾排泄可选用，阿卡波糖主要在肠道发挥降糖作用，基本不吸收，也可选用。

52. ABCD【解析】严重失水、酸中毒、严重肾功能损害、心排血量减少均可导致糖尿病酮症酸中毒患者出现休克。

53. BCDE【解析】长期以来，糖尿病是世界性的公共卫生问题，被称为世界上继心血管疾病和肿瘤之后的第三大非传染性疾病，全世界有1.5亿成年人患糖尿病，占全球成年人的5%。目前，我国已取代印度成为全球糖尿病头号大国。发病率逐渐增高，低龄化倾向越来越明显，将近2/3的糖尿病患者合并各种慢性并发症。儿童糖尿病绝大多数为1型，发病高峰在学龄前期和青春期，但是近几年，随着儿童青少年肥胖人群的增多，儿童中2型糖尿病发病率也有逐渐增高的趋势。

54. AB【解析】阴离子间隙正常的代谢性酸中毒一般均伴有高氯血症，如肾小管酸中毒（RTA），及肠道丢失HCO_3^-过多引起的酸中毒。

55. ABCD【解析】根据病因，血脂异常可分为继发性血脂异常和原发性血脂异常两类。继发性血脂异常指由于全身系统性疾病或某些药物所引起的血脂异常。可引起血脂异常的系统性疾病主要有糖尿病、肾病综合征、甲状腺功能减退症，其他疾病有肾衰竭、肝病、系统性红斑狼疮、皮质醇增多症、糖原贮积症、骨髓瘤、脂肪萎缩症、急性卟啉病、多囊卵巢综合征等。

56. ABDE【解析】T1DM是由于胰岛B细胞的破坏导致的胰岛素分泌绝对不足的一类疾病，多发生在青少年。发病机制如下。①遗传因素。②环境因素：包括感染、病毒和饮食因素等，其中病毒感染最为重要。组织病理学、流行病学调查、动物实验等研究证实，胰岛炎病毒、风疹病毒、巨细胞病毒等也与T1DM的发病有关。③自身免疫：T1DM具有一定的遗传基础，在多种环境因子（如病毒、细菌、药物）触发下发生的自身免疫性疾病，体液免疫和细胞免疫均参与其病理过程。

57. BCE【解析】T1DM患者HLA-DQ、DGB、DR位点的某些等位基因频率增高或减少，体液中存在针对胰岛 B 细胞的抗体，伴随其他自身免疫性疾病。

58. ABCD【解析】糖尿病非酮症高渗性昏迷多见 50～70 岁的中老年人，2/3 患者发病前无糖尿病史或仅有轻微症状。尿糖阳性，但无酮症或较轻。治疗时应嘱患者饮水或胃管给水。可先静脉输生理盐水 1000～2000ml 后再根据血钠和血浆渗透压结果决定，如血浆渗透压>350mmol/L，血钠>155mmol/L，可考虑输 0.45%氯化钠，但有诱发脑血肿及溶血可能。当血浆渗透压降至 330mmol/L 时，应改输等张溶液。

59. BC【解析】血脂异常症时，过多的脂质沉积在局部组织可形成黄色瘤。一般表现为皮肤局限性的隆凸，可为黄色、橘黄色或棕红色，多呈结节、斑块状，质地柔软。主要累及部位为眼睑周围、手掌及手指的皱纹处，少数也可发生于肘、膝、踝、臀部等。黄色瘤的存在提示时间较久的脂代谢异常，且多数可逐渐消退。

60. ACDE【解析】T1DM 起病比较急，体内胰岛素绝对不足，容易发生酮症酸中毒，必须用胰岛素治疗才能获得满意疗效。故选项 B 错误，其余选项内容均正确。

61. BCE【解析】水杨酸类、磺胺类、保泰松、氯霉素、胍乙啶、利血平、β 受体阻断药等，可通过减弱葡萄糖异生、降低磺脲类药物与血浆蛋白结合、降低药物在肝的代谢和肾的排泄等机制，增强磺脲类药物的降血糖效应。而噻嗪类利尿药、呋塞米、糖皮质激素等，因抑制胰岛素释放，或拮抗胰岛素作用，或促进磺脲类药物在肝降解等，可降低磺脲类药物的降血糖作用。

62. ABCE【解析】妊娠糖尿病是妊娠过程中初次发现的任何程度的糖耐量异常，不论是否需要胰岛素或单用饮食治疗，不论分娩后这一情况是否继续。不包括妊娠前已知的糖尿病患者，后者应称为糖尿病合并妊娠。因为妊娠糖尿病患者中可能存在其他类型糖尿病，只是在妊娠期间表现出来，应在产后 6 周以上给予复查，重新按常规诊断标准明确诊断。一部分女性产后血糖将恢复正常，一部分产后 5～10 年有发生糖尿病的高度危险性。有效处理妊娠糖尿病，有利于降低围生期母儿疾病的患病率和死亡率。

63. ACDE【解析】DM：①糖尿病前期的诊断标准为空腹血糖受损和糖耐量减低，即空腹血糖≥6.1mmol/L 但<7.0mmol/L 为空腹血糖受损；餐后 2 小时血糖≥7.8mmol/L但<11.1mmol/L 为糖耐量减低。②临床发现，有些心肌梗死患者（尤其是老年糖尿病患者）可以无典型的胸痛症状，或者感觉不到疼痛，往往无明显的心前区疼痛，因此称为无痛性心肌梗死。③糖尿病的主要死亡原因主要是由于糖尿病导致血管硬化而发生的并发症，如血管粥样硬化导致的冠心病、糖尿病肾病，还有很难控制的感染等。在儿童及青年 T1DM 患者中，DKA 是最常见的致死原因。④糖尿病性周围神经病变是 DM 并发症中发病率最高的病变。⑤糖尿病视网膜脱离，是眼科最严重的疾病之一，也是糖尿病视网膜病变最严重的并发症。

64. ABC【解析】慢性痛风性关节炎期的特点为痛风性关节炎频繁发作，且发作之后疼痛不能完全缓解，多关节受累及肉眼可见的痛风石形成。最为常见的受累关节为踝、膝、第一跖趾关节，严重者可累及肩、髋、骶髂、胸锁、下颌等关节及肋软骨，患者有肩背痛、胸痛、肋间神经痛、坐骨神经痛等表现，少数可发生腕管综合征。

65. ABDE【解析】糖尿病酮症酸中毒补碱要慎重，pH<7.1 时才考虑补碱，pH>7.1 时可通过纠酸、消酮、补液、降血糖来恢复。补碱不宜过早过快，否则易造成脑脊液反常性酸中毒加重，使组织缺氧加重，血钾下降和反跳性碱中毒等。故选项 C 错误，其余选项均正确。

66. ABCE【解析】糖尿病酮症酸中毒治疗的首要、关键措施是给予快速的静脉补液支持治疗，故选项 D 错误，其余选项均正确。

67. ABCD【解析】空肠绕道手术使大部分小肠被绕过，从而造成营养吸收不良。空肠绕道手术的不良反应包括蛋白质热量营养不良、细菌过度生长和易位、吸收过多草酸而造成草酸盐结石、电解质失衡等。

68. ABCE【解析】垂体意外瘤有以下表现者，行手术治疗：①视野缺损。②视觉异常，如眼肌麻痹、神经功能受损、MRI 提示肿囊侵犯到毗邻结构或压迫视神经交叉。③垂体卒中并伴有视觉障碍。④高分泌功能肿瘤（PRL 瘤除外）。推荐有以下表现者，考虑行手术治疗：①意外瘤体积显著增大。②垂体内分泌功能丧失。③女性患者病变靠近视交叉且有生育要求。④顽固性头痛。

69. CD【解析】糖耐量减低是人体血糖水平处于正常水平和糖尿病诊断水平之间的一种状态，这个状态也称糖尿病前期、糖尿病高危状态。糖耐量减低和空腹血糖过高都是糖调节受损状态，属于糖尿病前期，提示耐受葡萄糖能力下降，如果不加以饮食和运动控制，很可能会发展成糖尿病。

70. CD【解析】选择和合理应用口服降糖药对 T2DM 患者极其重要。刺激胰岛素分泌，解决胰岛素不足问题的口服降糖药包括磺脲药和格列奈两种。而不刺激胰岛素分泌，主要减轻胰岛素抵抗，减少糖分吸收的药物则包括双胍药和噻唑烷二酮类。

71. ABC【解析】T2DM 的发病与胰岛素抵抗和胰岛素分泌缺陷有关，目前一般认为在胰岛素抵抗的基础上，遗传及环境因素作用导致的胰岛素分泌缺陷是导致 T2DM 发病的主要原因，对糖尿病的发生发展起关键性作用，主要表现在胰岛素量的缺陷、质的缺陷以及胰岛素分泌模式的缺陷。

72. ABCD【解析】某些非葡萄糖的糖尿如果糖、半乳糖也可与班氏（Benedict）试剂中的硫酸铜呈阳性反应，但葡萄糖氧化酶试剂特异度较高，可加以区别。大量维生素 C、水杨酸盐、青霉素、丙磺舒也可引起班氏试剂法的假阳性反应。

73. ABCE【解析】在降糖药中，磺脲类药物的作用效果相对较强。大多数磺脲类降糖药需要半小时才起效，而降糖作用的高峰一般在服药后 2~3 小时出现，因此应当在餐前口服。服用磺脲类药物时宜从小剂量开始，根据血糖监测结果逐渐调整用量，一般每 1~2 周调整一次。任何一种磺脲类药物的每天用量不应超过其最大剂量。对磺胺类药物过敏者禁用。年老患者尽量使用短效药物，以减少低血糖的发生。一般情况下，不推荐磺脲类药物联合胰岛素治疗 T2DM，但胰岛细胞尚有部分分泌功能的 T2DM 患者可考虑使用磺脲类药物联合基础胰岛素治疗。

74. ABDE【解析】胰岛素使用过程中出现低血糖—高血糖矛盾现象，不应增加碳水化合物总量，而是应减少晚餐前或睡前的胰岛素剂量。故选项 C 错误，其余选项均正确。

75. BCDE【解析】低血糖的分级及表现如下。①轻度：仅有饥饿感，可伴一过性出汗、心悸，可自行缓解。②中度：心悸、出汗、饥饿明显，有时可发生手抖、头晕，需要补充含糖食物方可纠正。③重度：在中度低血糖症状的基础上出现中枢神经系统供能不足的表现，如嗜睡、意识（认人、认方向）障碍、胡言乱语，甚至昏迷、死亡。

76. BCDE【解析】参见 A3/A4 型题第 22 题解析。

77. ABCD【解析】尿中出现尿糖阳性，主要是由于滤过液的浓度超过肾小管的重吸收能力，未被重吸收的糖在尿中出现，故选项 E 正确。其余参见 A1 型题第 32、52 题解析。

78. ACDE【解析】以下糖尿病患者需要使用胰岛素：①T1DM 患者必须及早、终身使用胰岛素。因为 T1DM 患者胰岛素分泌绝对不足，必须通过注射的办法向体内补充胰岛素。②新诊断的 T2DM 伴有明显高血糖者，可以使用胰岛素进行强化治疗，目的是让患者的胰岛 B 细胞休息一段时间后能更好地分泌胰岛素。③T2DM 患者在调节生活方式和口服降糖药联合治疗的基础上，如果血糖仍未达到理想标准，应开始口服药物和胰岛素的联合治疗。④患者肝、肾功能不佳，不能使用口服降糖药治疗。⑤患者出现严重的急性并发症或应激状态时，需要临时使用胰岛素度过危险期，如出现糖尿病酮症酸中毒、高渗性高血糖状态。⑥患者出现不明原因消瘦或本身很瘦的，要尽早使用胰岛素治疗，可恢复体重。⑦出现严重慢性并发症的，如糖尿病肾病、糖尿病眼病、糖尿病足，要尽快使用胰岛素控制病情。⑧患者因胰腺疾病，如严重的胰腺炎、胰腺创伤等导致胰岛素严重缺乏，必须使用胰岛素控制血糖。⑨妊娠糖尿病患者，如血糖单靠饮食控制无法达标时，要用胰岛素进行治疗。⑩合并其他疾病，如冠心病、脑血管病、肝病等。因此，并非任何情况下都需要注射胰岛素，需要根据实际情况选择合理的治疗方法。

79. ABC【解析】对于痛风性肾病，在使用利尿药时应避免使用影响尿酸排泄的药物，如噻嗪类利尿药、呋塞米、依他尼酸等，可选用螺内酯等。

80. BCD【解析】急性痛风性关节炎期的治疗目标：①立即采用药物加非药物治疗尽快终止发作。②尽早开始搜索、评估并且控制痛风可能的伴发疾病（如糖尿病、高血压、血脂紊乱和心血管疾病）。患者应绝对卧床，抬高患肢，避免负重，迅速应用秋水仙碱，越早用药疗效越好。秋水仙碱是治疗急性痛风性关节炎的特效药物。常用的非甾体抗炎药有吲哚美辛、双氯芬酸、布洛芬、罗非昔布。在不能使用秋水仙碱和非甾体抗炎药时或治疗无效可考虑使用糖皮质激素，该类药物的特点是起效快、缓解率高，但停药后容易出现症状“反跳”。

81. ABCE【解析】培戈洛酶是一种重组的聚乙二醇化尿酸氧化酶，用于难治性痛风（传统降尿酸疗效不佳的痛风）的治疗。常见的不良反应有肾结石、关节痛、贫血、头痛、肌痉挛、恶心以及发热。

82. ACDE【解析】正常人对血糖下降的反应：①胰岛素分泌减少或完全抑制。②增加升高血糖激素的分泌。③下丘脑-肾上腺素能神经兴奋反应。④认知障碍。

83. ABCD【解析】体内运输内源性甘油三酯的脂蛋白是极低密度脂蛋白（VLDL）或前β-脂蛋白，其甘油三酯含量达60%，仅次于乳糜微粒。转运外源性甘油三酯及胆固醇是乳糜微粒（CM），转运内源性胆固醇的是LDL，逆向转运胆固醇的是HDL。

84. ABD【解析】血胰岛素水平测定对评价胰岛B细胞功能和指导治疗有重要意义，检测方法有放射免疫法（RIA）、酶联免疫吸附法（ELISA）和化学发光免疫分析法。

85. ABCD【解析】糖尿病的主要特点是血糖过高、多尿、多饮、多食、消瘦。肥胖是引起糖尿病的一个重要因素，但并不意味着肥胖者就一定会患糖尿病。

86. ABCD【解析】一步法确诊GDM必须满足以下条件中的两项：①空腹血糖≥5.28mmol/L。②1小时血糖≥10mmol/L。③2小时血糖≥8.6mmol/L。④3小时血糖≥7.78mmol/L。

87. ABCE【解析】脂代谢紊乱的超重患者，体重减轻后甘油三酯、胆固醇、LDL-C均可降低，HDL-C升高。

88. BCD【解析】要想更好地评价低血糖，要完善血浆胰岛素、胰岛素原及C肽的测定等实验室检查。当低血糖发作时，应测定血浆葡萄糖、胰岛素和C肽水平，以证实有无胰岛素和C肽不适当分泌过多的情况。还要完善48~72小时的饥饿测试。在测试过程中，一旦出现了低血糖，立刻要测定血糖、胰岛素、C肽的浓度。评估低血糖还需要完善胰高血糖素兴奋试验。

89. ABCD【解析】肥胖症的确切病因未明，现认为是包括遗传和环境因素在内的多种因素相互作用的结果。因此，改变环境和生活方式应该是预防肥胖的关键。具体病因如下。①遗传因素：肥胖症有家族遗传性，父母之一或双亲均肥胖者，其子女发生肥胖的概率分别是50%和80%。但也不能完全排除共同饮食、活动习惯的影响。而且，少数遗传性疾病可以导致肥胖。单纯性肥胖被认为是复杂的多基因遗传与环境因素综合作用的结果。②环境因素：主要包括饮食和体力活动。久坐的生活方式、体育运动少、体力活动不足使能量消耗减少。饮食习惯不良使摄入能量增多。限制总能量和脂肪摄入量是控制体重的基本措施。饮食摄入量超过消耗量是导致肥胖的主要原因，而饮食构成也有一定影响。另外，进食行为及进食速度也是影响肥胖症发生的重要因素。

90. ABC【解析】胰岛素治疗时的清晨或空腹高血糖主要指1型糖尿病患者在应用（主要见于一天两次皮下注射NPH、预混胰岛素或自行混合的短效+长效胰岛素）治疗过程中，虽然其白天的血糖控制比较理想，却在清晨或早上空腹时表现为明显的高血糖，常见原因包括夜间胰岛素不足、黎明现象和Somogyi反应。

91. ABDE【解析】高脂血症容易引起的疾病有冠心病、脑梗死、脑出血、下肢动脉闭塞、眼底动脉硬化等。高脂血症会导致动脉内膜局部出现脂质类积聚、出血和血栓形成、纤维组织增生和钙质沉着，并有动脉中层逐渐蜕变和钙化，弹性减退、宫腔狭窄甚至完全闭塞，造成组织缺血或坏死，累及冠状动脉可引起心绞痛或心肌梗死，累及下肢动脉可引起间歇性跛行或下肢坏死，累及肾动脉可引起高血压或肾萎缩。高脂血症还可引起脂肪肝或肥胖，还可并发高血压、动脉粥样硬化、糖尿病、血小板功能亢进症。甲状腺性甲减者常伴有高脂血症，表现为血清总胆固醇和甘油三酯水平升高。

92. ABCD【解析】1985年Holmes痛风诊断标准：①滑液中的白细胞有吞噬尿酸盐结晶的现象。②关节腔积液穿刺或结节活检有大量尿酸盐结晶。③有反复发作的急性单关节炎和无症状间歇期、高尿酸血症及对秋水仙碱治疗有特效者。

93. ABC【解析】参见X型题第55题解析。

94. ABCE【解析】参见A3/A4型题第53题解析。

95. ABDE【解析】糖尿病足外周血管病变的检查项目如下。①踝肱指数（ABI）：即踝动脉-肱动脉血压比值检查，因其简便、灵敏度高而被广泛应用。正常值1.0~1.4，>0.7~1.4说明发生下肢动脉硬化，ABI假阳性，此时需要检查足趾血压。足趾血压正常值为>40mmHg。②经皮血氧分压：作为一种无创、相对精确的检查方法，以其直接反映微循环情况、预测糖尿病足（DF）下肢缺血情况、观察不同治疗方式的效果、确定截肢平面等优势在临床上应用越来越多。③彩色多普勒超声检查：可了解动脉的结构和功能。④磁共振血管造影：可以用来了解下肢动脉阻塞的程度和位置。

96. ABCE【解析】发生糖尿病足的主要原因是大、小、微血管病变，周围神经病变及机械性损伤合并感染。其病理生理基础是代谢紊乱、高血糖、高血脂、高糖蛋白及其他致病因子等多种因素共同作用，导致糖尿病患者周围神经损伤及动脉粥样硬化，致使血管腔狭窄或阻塞，毛细血管内皮细胞损伤与增生，基底膜增厚可达正常人的10余倍；而且下肢较上肢微血管基底膜增厚更明显。

97. ABE【解析】1型糖尿病多发生在儿童和青少年，也可发生于各种年龄。起病比较急，病情较重，体内胰岛素绝对不足，容易发生酮症酸中毒，必须用胰岛素治疗才能获得满意疗效。该病对胰岛素敏感，易发生低血糖反应，如胰岛素注射过量，或在注射后进食量过少、活动量过大，都会出现急性低血糖反应。

98. CE【解析】许多胰岛外肿瘤可伴发低血糖症，如原发性肝癌晚期、肺癌、肾上腺癌、纤维瘤或纤维肉瘤等。引起低血糖的原因可能与癌瘤分泌胰岛素样生长因子或癌瘤对葡萄糖利用过度有关。鉴别要点为血浆胰岛素不高，且有原发癌瘤的临床表现。

99. ABCE【解析】磺脲类降血糖药的不良反应：①低血糖症，最常见。以氯磺丙脲和格列本脲为多见。老年患者更多发生低血糖。②食欲缺乏、恶心、呕吐、腹痛、腹泻等消化道反应，减量或停药后症状可缓解。③皮肤瘙痒、红斑、荨麻疹、麻疹样皮疹及斑丘疹等皮损，可于停药或减量后逐渐消退。如出现严重的剥脱性皮炎，应立即停药。④暂时白细胞和血小板计数下降、溶血性贫血、全血细胞减少等血液系统反应。因此，服药期间要注意检查血常规。⑤胆红素滞留性黄疸，谷丙转氨酶及碱性磷酸酶升高以致损害肝功能，甚至可引起中毒性肝炎。⑥低血糖、偏瘫、癫痫、嗜睡、眩晕、四肢震颤、共济失调等神经系统症状，以格列本脲多见。

100. ABCD【解析】血脂代谢过程中的各个环节，包括脂质来源、脂蛋白合成、代谢过程关键酶的异常或降解过程受体通路障碍等，均可导致血脂异常。利尿药、β受体阻断药、糖皮质激素、干扰素、环孢素以及避孕药等都可能引起继发性血脂异常。

101. ABCD【解析】慢性痛风性关节炎期痛风石可存在于任何关节、肌腱、关节周围软组织、皮下组织及内脏器官等部位。常见于耳郭、足趾、手指、腕、踝、肘等关节周围，也可见于尺骨鹰嘴滑车和跟腱内，少数在眼睑、主动脉、心瓣膜或心肌内。

102. BCE【解析】不同胰岛素治疗的优缺点见表9-4。

表9-4　不同胰岛素治疗的优缺点

胰岛素	优点	缺点
正规胰岛素	较快吸收，可较好地控制餐后血糖	不易控制空腹血糖，需要多次注射，注射剂量较大时易引起餐前低血糖。速效胰岛素空腹血糖水平高，需要联合基础胰岛素
预混人或猪胰岛素	满足基础及进餐时胰岛素需要，大多数时间血糖控制较好	餐后血糖常不理想，易发生餐前和夜间低血糖
预混人胰岛素类似物	符合基础及进餐需要，血糖控制好，餐时胰岛素吸收快，低血糖发生率低	午餐后血糖没有基础胰岛素+餐时胰岛素治疗方案控制得好，有时需要每天注射3次
基础胰岛素+餐时胰岛素或泵治疗	可以控制餐前及夜间血糖，效果好，可24小时稳定控制血糖	需要多次注射

103. ABCE【解析】糖尿病的基础治疗主要包括饮食治疗和运动治疗。糖尿病教育也是基础治疗措施之一，是糖尿病医疗工作的重要组成部分。

104. ABDE【解析】怀疑糖尿病、胰岛B细胞瘤时可测定空腹血糖、血清胰岛素及C肽、糖化血红蛋白、血清果糖胺。也可选用葡萄糖耐量试验、饥饿试验、D860试验等。糖尿病空腹血糖≥7.8 mmol/L、或糖耐量试验2小时血糖≥11mmol/L。胰岛素瘤血糖低，血中胰岛素高，饥饿试验诱发低血糖时胰岛素高，胰岛素（μU/ml）与空腹血糖（mg/dl）之比大于0.5。

105. ABDE【解析】T1DM患者在低血糖发生期间，其交感神经兴奋或肾上腺素能症状丧失，是进一步发生严重低血糖的主要危险因素。有的专家认为，T1DM患者发生低血糖期间缺乏肾上腺素能报警症状与肾上腺素能分泌延迟有关，可能是由下丘脑调节内环境葡萄糖的葡萄糖阈值降低所致，反复或严重的低血糖发作均可引起下丘脑的改变。

106. BCD【解析】胰岛素分泌严重障碍的糖尿病患者降糖治疗引起的低血糖常表现为无症状低血糖。这是因为这类患者体内存在升葡萄糖调节缺陷，而且存在中枢神经介导的交感神经肾上腺对低血糖的反应缺陷。糖尿病患者升葡萄糖调节缺陷的主要表现如下。①胰岛素分泌不随血糖下降而下降：胰岛素分泌障碍的糖尿病患者在接受胰岛素治疗的情况下，外源性胰岛素不受血糖下降的调节，而是以固定的模式吸收，因此在血糖水平下降时胰岛素并不明显下降。②胰高血糖素反应缺陷：T1DM 及病程长的 T2DM 患者普遍存在胰高血糖素对低血糖的反应缺陷，可能与胰岛内胰岛素缺乏导致信号丢失有关。③交感神经肾上腺素反应缺陷：糖尿病患者常出现肾上腺素对低血糖的反应迟钝，其发生可能与糖尿病合并不同程度的自主神经病变有关。升葡萄糖调节缺陷决定了患者容易发生低血糖。糖尿病患者中枢神经介导的交感神经肾上腺对低血糖的反应缺陷主要表现为低血糖症状阈值下调。

107. CDE【解析】DKA 的临床表现如下。①早期“三多一少”症状加重：多饮多尿、体力及体重下降的症状加重。②胃肠道症状：酸中毒失代偿后，病情迅速恶化，食欲缺乏、恶心、呕吐。③呼吸改变：呼吸中可有类似烂苹果气味的酮臭味（丙酮）。④脱水与休克症状：后期严重失水，中、重度酮症酸中毒患者常有脱水症状，脱水达 5%者可有脱水表现，如尿量减少、皮肤干燥、眼球下陷等。脱水超过体重 15%时则可有循环衰竭，症状包括心率加快、脉搏细弱、血压及体温下降、四肢厥冷等，严重者可危及生命。⑤神志改变：早期有头痛、头晕、萎靡，继而烦躁、嗜睡、昏迷。晚期不同程度意识障碍，反射迟钝或消失、昏迷，感染等诱因引起的临床表现可被 DKA 的表现所掩盖。⑥急性腹痛：少数患者可出现急性腹痛（呈弥漫性腹痛），有时易误诊为急腹症。

108. ABCD【解析】妊娠糖尿病患者如果血糖控制良好，妊娠晚期无合并症，胎儿宫内状况良好，应等待至妊娠 38~39 周终止妊娠。故选项 E 错误，其余选项均正确。

109. ACDE【解析】参见 B 型题第 44~48 题解析。

110. ACDE【解析】应用磺脲类降糖药物时，部分患者出现降糖效果不佳，按此现象的发生早晚可分为原发性失效和继发性失效两类。广为接受的继发性失效的机制是随着 T2DM 病情的进展，患者出现进行性胰岛 B 细胞功能衰退。另外，约 1/4 的继发性失效患者能检出胰岛 B 细胞抗体，故可能一部分实属成人隐匿型自身免疫性糖尿病（LADA）。发现继发性失效后还应排除可以消除的其他原因，这些情况非真正失效，纠正后药效可恢复：①患者未能遵循饮食和运动治疗要求。②患者发生其他合并症，如感染、应激等诱因。③患者应用了糖皮质激素、β 受体阻断药、利尿药等升血糖药物。④应用磺脲类药物剂量不当，如盲目增加剂量导致夜间低血糖而晨起高血糖。排除以上原因后，可考虑改用其他类型降糖药，或不停用磺脲类降糖药而与其他降糖药联合，如联用二甲双胍、α-葡萄糖苷酶抑制药、噻唑烷二酮类药物。也可以考虑加用胰岛素补充治疗。

111. ACDE【解析】参见 A1 型题第 40 题解析。

112. ABC【解析】世界卫生组织早就将肥胖症定为一种疾病，肥胖症常与 2 型糖尿病、高血压、血脂异常等疾病集结出现。肥胖症是当今全球侵蚀人类健康的流行病之一，是一个主要的公共卫生问题。

113. BC【解析】参见 A1 型题第 165 题解析。

114. BC【解析】糖尿病性非酮症高渗性昏迷的诊断依据：血糖显著升高，多超过 33.3mmol/L，甚至高达 83.3～266.6mmol/L，由于脱水及肾功能障碍，肾糖阈升高，使血渗透压超过 320mmol/L（正常值 280～300mmol/L）。

115. BCD【解析】许多胰外的肿瘤可以伴发低血糖，最常见的有两种类型。低度恶性或良性结缔组织肿瘤（如纤维肉瘤、间皮瘤、神经纤维瘤）和原发性肝癌，其他较少见的有肾上腺癌、支气管癌、胆管癌等。胰外肿瘤发生低血糖的临床表现与胰岛素瘤所致低血糖症十分相似，病情常常非常严重，多见于饥饿或者可自主性发作，并且不能以多次进食来防止发生，发作时血糖很低，但是血中胰岛素的含量也很低，所以可以和胰岛素瘤相鉴别。

116. CDE【解析】血浆胆固醇浓度受多种因素的调节，其中饮食因素较为常见，高热量、高脂、高饱和脂肪酸饮食可以促进胆固醇的合成及浓度升高，而饥饿、低热量饮食或肝吸收胆固醇较多时，可减少胆固醇的合成。饮食中含有丰富不饱和脂肪酸可促进生成较多的胆固醇酯，使血浆胆固醇降低，食物中的膳食纤维可减少胆固醇的吸收，从而降低血浆胆固醇。

117. BC【解析】阿卡波糖的常见不良反应是胃肠胀气和肠鸣音，偶有腹泻，极少见有腹痛。如不控制饮食，胃肠道不良反应可加重。如控制饮食后仍有严重不适症状，应暂时或长期减小剂量。个别病例可能出现诸如红斑、皮疹和荨麻疹等皮肤变态反应。

118. BCDE【解析】痛风的主要临床特点是体内尿酸产生过多或肾排泄尿酸减少，引起血中尿酸升高，形成高尿酸血症以及反复发作的痛风性急性关节炎、痛风石沉积、痛风性慢性关节炎和关节畸形等。

119. AB【解析】T2DM 患者的主要死亡原因是并发心、脑血管疾病。T2DM 合并的心血管危险因素，如肥胖、高血压、高脂血症、吸烟，造成动脉粥样硬化，动脉粥样硬化带来心肌缺血、脑血管缺血，严重者可以出现心肌梗死、脑梗死，导致死亡。

120. ACD【解析】乳酸是一种有机酸类，主要是糖类在体内代谢过程中产生的，在缺氧的条件下乳酸的生成量增加。正常时身体产生的乳酸量不大，少量的乳酸对身体无害，还能在肝作为能量的来源而被利用或再合成葡萄糖，多余的乳酸则经过肾排出体外。所以，正常情况下血液中乳酸的浓度不高，不超过 2mmol/L。

121. BCDE【解析】抗动脉粥样硬化药：①贝特类药物的突出作用是显著降低甘油三酯。可通过增强脂蛋白脂酶的活性加速脂蛋白的分解，同时也能减少肝中脂蛋白的合成，从而降低血脂。②HMG-CoA 还原酶即羟甲基戊二酰辅酶 A 还原酶，是体内生物合成胆固醇过程当中的限速酶，能催化底物 HMG-CoA 生成产物甲羟戊酸，是体内合成胆固醇的限速步骤，HMG-CoA 还原酶是调节血脂药物的重要作用靶点。③普罗布考是目前可用于临床的抗氧化作用最强的人工合成抗氧化剂。④多不饱和脂肪酸对脂类代谢有调控作用，可抑制肝中脂类的合成，加强脂类的分解。⑤调血脂药包括 HMG-CoA 还原酶抑制药、考来烯胺、烟酸、氯贝丁酯。

122. ABDE【解析】血浆脂蛋白主要由蛋白质、甘油三酯、磷脂、胆固醇及其酯组成，乳糜微粒含甘油三酯最多，蛋白质最少，所以密度最小。故选项 C 错误，其余选项均正确。

123. ABC【解析】糖尿病治疗强调早期发现、早期治疗、合理治疗及长期治疗。临床上糖尿病的治疗目标包括近期目标和远期目标。①近期目标为调整降糖方案，使血糖控制达标，纠正患者代谢紊乱，改善患者糖尿病临床症状，防止出现急性代谢并发症。②远期目标是通过良好的血糖控制，延缓糖尿病慢性并发症的发生，提高患者的生活质量，延长患者的寿命。

124. ACE【解析】英国风湿病学会指南推荐秋水仙碱应小剂量口服给药以避免不良反应。通常每次 0.5mg，每天 2~4 次，直至出现下列 3 个停药指标之一：①疼痛、炎症明显缓解。②出现恶心、呕吐、腹泻等。③24 小时总量达 6mg。因静脉使用秋水仙碱死亡率高达 2%，在英国已禁止静脉使用。目前没有大样本的随机对照临床试验比较秋水仙碱和非甾体抗炎药对急性痛风性关节炎的疗效。一般临床已极少使用秋水仙碱。

125. AE【解析】参见 X 型题第 37 题解析。

126. ABD【解析】高密度脂蛋白（HDL）是血清中颗粒密度最大的一组脂蛋白，肝是合成分泌 HDL 的主要部位，其次是小肠。主要作用是将肝以外组织中的胆固醇转运到肝进行分解代谢。HDL 被认为是抗动脉粥样硬化因子。HDL 主要由肝和小肠合成。HDL 可将蓄积于末梢组织的游离胆固醇与血液循环中脂蛋白或与某些大分子结合而运送到各组织细胞，主要是肝。

127. BCDE【解析】胰岛素瘤的特点：①胰岛素瘤是发生在胰岛细胞的肿瘤，胰岛细胞肿瘤会导致胰岛素分泌增多（选项 A 错误）。②由于 C 肽不容易被肝分解，测量 C 肽就是测胰岛素含量，能正确反映胰岛功能，C 肽偏高可协助诊断胰岛素瘤（选择 B 正确）。③正常人空腹胰岛素在 172pmol/L 以下，胰岛素瘤患者超过正常。一般采用胰岛素释放指数作为诊断指标（选择 C 正确）。④胰岛 B 细胞瘤、家族性高胰岛素血症患者血浆胰岛素原水平明显升高（选择 D 正确）。⑤正常人胰岛素原与胰岛素的比值不超过 25%，而胰岛素瘤患者的比值增高，有恶变时更加显著（选择 E 正确）。

128. ABCE【解析】糖尿病蜜月期的发生机制目前尚不清楚，指糖尿病患者的胰岛细胞轻度受损，通过规范的治疗，糖尿病的病情能部分或完全缓解，达到临床的缓解期。主要是指 T1DM 患者，特别是青少年，在发病早期病情较轻，经过系统的胰岛素对症治疗之后，患者血糖非常平稳，部分胰岛细胞的功能开始恢复，而且能够维持正常的糖代谢，临床相关症状也会明显好转。糖尿病患者甚至可以不使用胰岛素，就能使血糖控制在一定的范围内，持续时间可能会在 1 年左右，一般不超过 1 年。

129. ABE【解析】糖尿病酮症酸中毒患者，用胰岛素持续静脉滴注，若血糖下降速度过快，酮体无法完全排出，可导致低血糖。胰岛素可使外周血糖过快下降则血渗透压相应下降，而脑内渗透压不能相应降低，则形成渗透压差，加重脑水肿发生。而晶体渗透压的迅速改变可造成眼晶体屈光度的改变，引起短期视物不清。

六、案例分析题

1. AC【解析】根据脐周刀割样疼痛，向背部放射，弯腰稍可缓解，伴恶心、呕吐，呕吐后疼痛不缓解，有排气，无发热，无饮酒。且患者 1 年前有急性胰腺炎病史，可诊断为急性胰腺炎。根据腹肌紧张，上腹压痛、反跳痛，肠鸣音减弱，可诊断为消化道穿孔。

2. ABCDE【解析】为明确诊断应进行的检查项目包括血、尿淀粉酶，腹部 X 线，腹部超声，腹部 CT，血脂。

3. B【解析】贝特类药物的适应证是高甘油三酯血症或以 TG 升高为主的混合型高脂血症和低高密度脂蛋白胆固醇血症。对于 TG≥5. 65mmol/L 的患者，治疗目的是迅速降低 TG 以减少胰腺炎的发生，故应首选贝特类药物。对于 TG 显著升高≥5. 65mmol/L 的患者，以尽早降低 TG 为首要目标，故该患者首选药物为贝特类药物，必要时可合用他汀类药物。

4. ACDF【解析】根据题干信息，患者 2 岁起病，主要表现是慢性进行性近端肌力下降和呼吸功能不全，心脏未受累，有呼吸衰竭表现，出现易疲劳、行走无力等。初步怀疑为糖原贮积症（GSD）Ⅱ型，晚发型。为明确诊断，应立即进行以下检查项目。①血清肌酶测定：血清肌酸激酶（CK）轻中度升高，伴乳酸脱氢酶、天冬氨酸转移酶（AST）和丙氨酸转移酶升高。②心脏检查：GSDⅡ型晚发型患者心脏无明显受累。胸部 X 线检查可见心脏扩大，心电图提示 PR 间期缩短，QRS 波群高电压。超声心动图见心肌肥厚，早期伴或不伴左室流出道梗阻，晚期表现为扩张型心肌病。③肌电图检查：多为肌源性损害，可出现纤颤电位、复合性重复放电、肌强直放电，运动单位动作电位时限缩短、波幅降低等。神经传导检测正常。④肌活检病理学检查：可见胞质内大量空泡，PAS 染色糖原聚集，SBB 染色脂滴成分正常，溶酶体酸性磷酸酶染色强阳性。肌肉活检常用于晚发型患者，具有鉴别诊断意义。⑤酸性 α-葡萄糖苷酶（GAA）活性测定：外周血白细胞、皮肤成纤维细胞或肌肉组织培养行 GAA 活性测定，患者酶活性显著降低有确诊意义。用质谱方法测定干血滤纸片 GAA 活性具有方便、快速、无创等优点，可作为筛查和一线诊断方法。⑥基因分析：GAA 基因检测，检出 2 个等位基因致病突变有确诊意义。

5. ABCEF【解析】糖原贮积症Ⅱ型的诊断要点如下。①症状和体征：患者生长发育落后，心脏肥大，肌肉松弛。②肌酸磷酸酶和醛缩酶活性增高。③检查确诊依赖肌、肝活检，电镜示糖原颗粒沉积，缺乏 α-1,4-葡萄糖苷酶，皮肤活检成纤维细胞培养也无此酶的存在。④早期妊娠羊水细胞中可见糖原颗粒。故本题中以下表现支持诊断：①患者近 4 个月出现呼吸困难（胸闷、气促）。②肌纤维呈空泡样改变，糖原染色（+）。③肌源性异常肌电图。④空腹血糖正常。⑤肌酸激酶（CK）升高。

6. ABCDF【解析】入院后患者出现感冒、发热、咳嗽、喘憋、呼吸困难等症状。血气分析：pH降低，PO_2降低，PCO_2降低。应尽快给予患者的处理措施：①吸氧，纠正缺氧。②给予营养支持治疗，高蛋白、低糖类饮食，并保证足够的能量、维生素及微量元素的摄入。③积极预防和控制呼吸道感染，根据痰培养及药物敏感试验结果决定使用抗生素。出现睡眠呼吸障碍时给予持续气道正压通气（CPAP）、双相气道正压通气（BiPAP）治疗。出现严重呼吸功能衰竭时给予侵入性机械通气治疗。

7. BCDF【解析】目前，本病尚缺乏特异性治疗，临床主要给予心肺功能支持、康复训练、低糖高蛋白或支链氨基酸饮食等，但均无法阻止病情的进展。该患者以后的治疗方案：①高蛋白、低糖饮食。②加强呼吸肌锻炼，增强肌肉的血循环和氧化代谢。③出现症状前，应每隔6个月评估肌力和肺功能，一旦出现肌无力和/或呼吸功能减退或CK升高，应尽早开始重组人酸性麦芽糖酶的酶替代治疗。④GAA转基因疗法，是治疗糖原贮积症最有效最彻底的方法，随着基因工程研究迅速发展，糖原贮积症所缺乏的酶可用基因工程合成，并选用适当的载体传输到特定部位使酶活性恢复，但目前尚未应用于临床。

8. B【解析】该患者虽然血糖增高，但有皮肤紫纹和皮质醇增高等，肯定不是糖尿病。小剂量地塞米松不能抑制（能抑制说明血皮质醇较对照低50%以上），而大剂量地塞米松能抑制，故支持诊断Cushing病，而其余选项中的疾病一般不能被大剂量地塞米松抑制。

9. ABCDF【解析】Cushing病引起的肥胖正确的减肥方法不能单纯依赖药物，只服药而不行饮食控制等措施减肥是不成功的。故选项E错误，其余选项均正确。

10. ABCE【解析】《中国成人超重和肥胖症预防与控制指南（试用）》建议的药物减重的适应证：①食欲旺盛，餐前饥饿难忍，每餐进食量较多。②合并高血糖、高血压、血脂异常和脂肪肝。③合并负重关节疼痛。④肥胖引起呼吸困难或有阻塞性睡眠呼吸暂停综合征。⑤BMI≥24kg/m^2有上述合并症情况，或BMI≥28kg/m^2不论是否有合并症，经过3~6个月单纯控制饮食和增加活动量处理仍不能减重5%，甚至体重仍有上升趋势者，可考虑用药物辅助治疗。“单纯肥胖的儿童”和“妊娠期、哺乳期女性”为禁忌证，需要饮食及运动等生活方式干预，不主张使用减肥药物。

11. A【解析】患者1年前体检发现血尿酸升高，当时无症状，未予重视，平时也不注意饮食控制。1天前多食海鲜、肉食及饮酒，晨起后右踇趾关节疼痛，局部肿胀、发热。目前考虑最可能的诊断是痛风。痛风是一种嘌呤代谢障碍的疾病，一般发作的部位是大踇指关节。诊断依据首先是可以通过症状判断（典型的关节炎红肿），40岁以上的男性多见。

12. ACDE【解析】治疗痛风首先是预防尿酸形成，要规律口服抑制尿酸生成及促进尿酸排泄的药物，如秋水仙碱、吲哚美辛。应注意在关节疼痛时不能口服降低尿酸药物。疼痛时可以口服布洛芬、依托考昔等药物缓解症状。平时注意严格低嘌呤饮食，控制高嘌呤食物的摄入，戒酒，每天多饮水（2000~3000ml），以促进尿酸排泄。非药物治疗包括抬高患肢，冰袋等冷敷受累关节，避免受累关节的创伤及剧烈活动，但鼓励受累关节的适度活动。

13. A【解析】根据题干中患者病史、症状以及查体表现，参考以下解析内容，该患者首先考虑的诊断为痛风性关节炎。1977 年 ACR 急性痛风性关节炎分类标准为关节液中有特异性尿酸盐结晶，或用化学方法或偏振光显微镜证实痛风石中含尿酸盐结晶，或具备以下 12 项（临床、实验室、X 线表现）中 6 项也可以诊断为痛风性关节炎：①急性关节炎发作>1 次。②炎症反应在 1 天内达高峰。③单关节炎发作。④可见关节发红。⑤第一跖趾关节疼痛或肿胀。⑥单侧第一跖趾关节受累。⑦单侧跗骨关节受累。⑧可疑痛风石。⑨高尿酸血症。⑩不对称关节内肿胀（X 线证实）。⑪无骨侵蚀的骨皮质下囊肿（X 线证实）。⑫关节炎发作时关节液微生物培养阴性。

14. ABCDE【解析】为明确痛风性关节炎的诊断，应做以下检查。①血尿酸测定：以尿酸酶法应用最广，我国《原发性通风诊疗指南（草案）》推荐的血尿酸参考值（患者为男性）：210~416μmol/L，一般认为，男性≥416μmol/L 可确定为高尿酸血症。②关节液检查：可以用 X 线检查或超声检查，超声检查可发现早期关节软骨的变化，如软骨低回声带模糊、消失，半月板撕裂变性和骨赘形成，关节面下囊性变，滑膜增厚等，但对软骨下骨的变化无法显示。③受累关节 X 线：典型者由于尿酸盐侵蚀骨质，可见其呈类圆形穿凿样、凿孔样或虫噬样缺损，边缘呈尖锐的增生硬化，常可见骨皮质翘样突出，此为痛风的 X 线特征。④秋水仙碱诊断性治疗：秋水仙碱可在几小时内减轻疼痛和炎症，这种快速解除症状的特点也可以帮助确定痛风诊断。⑤血常规：痛风性关节炎急性发作期可有血白细胞计数升高，红细胞沉降率增快。

15. AB【解析】化脓性关节炎是一种由化脓性细菌直接感染，并引起关节破坏及功能丧失的关节炎，受累的多为单一的肢体大关节，如髋关节、膝关节及肘关节等。题中叙述的损害关节与此不符，故可排除化脓性关节炎；假性痛风易侵及大关节，而痛风常易侵及手足小关节。假性痛风多发性关节受累是以膝关节最为常见，其次为其他大关节，常对称发病。根据题干信息，可排除假性痛风性关节炎。

16. C【解析】患者关节液常规检查发现少量白细胞，镜检发现尿酸盐结晶；左足 X 线片：第 1 跖趾关节骨质呈虫噬样缺损。为急性关节炎期，应立即口服秋水仙碱。秋水仙碱是治疗急性痛风性关节炎的首选特效药物，也可以预防复发性痛风性关节炎的急性发作。绝大多数患者在口服秋水仙碱后，通常 48 个小时内其疼痛症状能够得到明显的缓解。

17. DE【解析】秋水仙碱具有消化道刺激的不良反应，部分患者服药后会出现呕吐、恶心、腹泻等不适症状。因此，如果患者在服用秋水仙碱之后，关节肿痛等症状明显缓解，或者出现消化道不适反应，应当立即停止用药。但如果关节疼痛仍未缓解，有效的治疗方式之一是关节腔冲洗联合曲安奈德注射治疗，临床效果优于标准药物治疗，起效速度更快，且效果持续时间长，可使患者的关节功能更好地恢复。此外，皮下注射阿那白滞素安全而有效。除阿那白滞素外，其他 IL-1 受体阻断药的临床试验也在进行中，如正在进行临床Ⅱ期试验的利纳西普和 Canakinumab。未来 IL-1 受体阻断药有望成为非甾体抗炎药、秋水仙碱或糖皮质激素禁忌时的替代药物。

18. DF【解析】该患者经治疗后疼痛缓解，血压 150/90mmHg 偏高。患者平时口服呋塞米降压。急性痛风性关节炎患者若合并高血压并采用利尿药降压，急性发作期应考虑停用利尿药，改用其他类的降压药，如改用 ACEI 类降压药。因患者伴发高血压，如未经治疗可进一步导致尿酸盐排泄障碍，这不仅加速关节内病变的病理进程，同时也使肾功能进一步恶化可危及生命，或使心、脑血管病的风险明显升高。故患者的血压控制目标为 130/80mmHg。

19. ABCD【解析】根据题干信息，患者有高血压病史、糖尿病病史，出现与周围神经功能障碍相关的症状（下肢疼痛、麻木、针刺感）、双下肢浅感觉减退，首先考虑的诊断是糖尿病周围神经病变，入院后应进行的检查项目如下。①糖化血红蛋白：测定糖化血红蛋白可以反映，取血前 8~12 周血糖的总水平。②肌电图测定：测定神经和肌肉的电生理变化，判断神经传导功能是否正常，评估有没有糖尿病导致的神经变形。运动和感觉神经传导速度减慢是糖尿病周围神经病变的早期特征，下肢较上肢、远端较近端更为明显。③振颤量阈值测定：在糖尿病周围神经病变的疗效评价中具有重要价值，可灵敏地反映代谢异常引起的血糖值的变化，对于血糖控制较神经传导速度有良好的相关性。当血糖控制 2 周，可见大幅度改善。④皮肤温度感觉测定：可发现糖尿病自主神经系统交感神经纤维的早期病变。

20. ABCEF【解析】根据世界卫生组织糖尿病周围神经病国际协作研究所（WHO PNTF）执行的糖尿病周围神经病变诊断标准，患者诊断为糖尿病周围神经病变。世界卫生组织推荐的作为“金标准”的诊断方法如下。①葡萄糖耐量异常，并符合 WHO 对糖尿病提出的诊断标准。②有周围神经病变损害的症状与体征：a. 有中等到严重程度的四肢（至少在双下肢）的持续性疼痛和/或感觉障碍；b. 双下肢踇趾（或至少有一踇趾）有振动觉的异常——用 WHO PNTF 提供的分度音叉在踇趾处测 3 次，振动觉的值≤7.0；c. 右侧腓总神经感觉传导速度低于同一年龄平均值 1 标准差以上。本病要与其他因素引起的疼痛性疾病鉴别，尤其是与酒精中毒引起的多发性周围神经病鉴别。

21. ABCDE【解析】糖尿病性周围神经病变所致疼痛的发病机制是多方面的，该患者空腹血糖平均值 8.0mmol/L，餐后 2 小时血糖平均值 10.0mmol/L，偏高，治疗时应主要采取控制血糖、改善循环及控制疼痛等综合治疗，辅以支持与对症治疗。具体措施如下。①控制血糖：这是防治糖尿病性周围神经病变的基础。目标是血糖控制在 11.1mmol/L 以下，餐后 2 小时血糖 8.3 mmol/L 以下，空腹血糖控制在 7.0mmol/L 以下。控制血糖的药物包括口服降糖药与胰岛素。②改善循环治疗：包括抗血小板治疗（包括阿司匹林肠溶片、双嘧达莫、己酮可可碱和前列腺素 E_1 等）、松弛血管治疗（山莨菪碱）及抗凝溶栓治疗（蝮蛇抗栓酶和尿激酶）。③疼痛治疗：目前，大多数单一药物治疗糖尿病神经病变引起的疼痛往往无法获得满意疗效，而且这些药物的不良反应也并不少见。一般认为：深部疼痛者以闪痛、电击样痛为主，可用卡马西平或苯妥英钠，可配合阿米替林，亦可采用穴位注射。表浅痛以刺痛、烧灼样疼痛为主，可用皮肤局部涂抹药物和局部注射及神经干（丛）阻滞治疗。对于一些慢性疼痛（尤其是以钝痛为主）者，可采用中医中药治疗。④针对性治疗：a. 醛糖还原酶抑制，改善糖尿病多元醛代谢紊乱，提高 Na^+-K^+-ATP 酶活力，并纠正神经组织一些结构和功能异常；b. 肌醇治疗，因为糖尿病周围神经病变的患者组织内肌醇含量降低，所以在治疗上，肌醇及其制剂在临床上的应用比较广泛；c. 神经节苷脂，提高周围神经 Na^+-K^+-ATP 酶的活性，促进外伤性及中毒性神经病变恢复，减轻缺氧引起的神经功能损伤。对糖尿病合并自主神经病变（如膀胱病变、阳痿、泌汗异常、便秘、腹泻）亦有良效。

22. ABCDF【解析】参见案例分析题第 21 题解析。

23. B【解析】患者需要改善生活方式以利于治疗，良好的代谢控制（包括血糖、血压、血脂管理）是预防糖尿病周围神经病变发生的重要措施，其中血糖管理至关重要（影响最大）。对于 T1DM 患者，血糖控制可有效降低糖尿病远端对称性多发性神经病变（DSPN）的发病率，而 T2DM 患者定期进行神经病变的筛查及评估，重视足部护理，可降低足部溃疡的发生风险，病程长及合并微血管并发症患者还应定期筛查心血管系统自主神经病变（CAN），降低心血管疾病的发生风险。

24. D【解析】患者 6 天前饮较多啤酒，1 小时前踇趾疼痛难忍、红肿、皮温升高，但未见皮损。该患者目前多考虑为痛风。

25. E【解析】血尿酸测定对痛风和高尿酸血症的诊断最有价值。痛风患者常见尿酸增高，但少数痛风患者在痛风发作时会出现正常血尿酸值。血尿酸增高无痛风发作者为高尿酸血症。

26. DF【解析】在排除其他疾病的基础上，由于先天性嘌呤代谢紊乱和/或尿酸排泄障碍所引起的高尿酸血症或痛风，称为原发性高尿酸血症或痛风。

27. BDE【解析】高尿酸血症的患者，只有出现尿酸盐结晶沉积、关节炎和/或肾病、肾结石时，才能称为痛风。

28. ABEF【解析】高尿酸血症和痛风的特点：①高尿酸血症有部分患者即使体液中的尿酸值异常升高，但不引起痛风的发作和其他症状的发生，这种状态甚至可以终身存在（选项 A 正确）。②急性关节炎是痛风首发症状，是尿酸盐结晶、沉积引起的炎症反应，常发生于 40~60 岁的男性及绝经后的女性（选项 B 正确）。③痛风典型发作起病急骤，常午夜起病（选项 C 错误）。④痛风发作最常见的部位是第 1 跖趾关节（选项 D 错误）。⑤参见案例分析题第 13 题解析可知，选项 E 正确。⑥可疑痛风石结晶针吸活检有尿酸盐结晶可以确诊痛风发作（选项 F 正确）。⑦25 岁前发病的痛风性关节炎应考虑继发性痛风可能性较大（选项 G 错误）。

29. D【解析】痛风的临床表现与沉积在关节和软组织的尿酸钠盐（MSU）结晶的形成

和清除密切相关。MSU 长期大量聚集形成痛风石，痛风石为痛风的特征性损害。

30. CDEF【解析】急性痛风性关节炎期的首选药物是抗炎药。例如，秋水仙碱对于控制痛风急性关节炎的发作疗效特别好，所以越早用药疗效越好。但是秋水仙碱的不良反应比较大，所以在治疗期间，也要注意监测药物的不良反应，可以同时加用非甾体抗炎药，能够减少秋水仙碱的剂量，从而减轻不良反应。例如，可以选择布洛芬、双氯芬酸二乙胺乳胶剂（扶他林）、赛来昔布或者依托考昔片等。当上述药物治疗无效，或者不能使用上述药物时，就可以考虑糖皮质激素的短期治疗，也可以关节腔内注射糖皮质激素，都能起到很好的效果。

31. BDE【解析】痛风慢性期可以考虑使用的治疗措施：①每天饮水应在 2000ml 以上（选项 A 错误）。②严格限饮各种酒类（选项 B 正确）。③噻嗪类利尿药会使得尿酸的排出减少，从而导致尿酸的堆积，可加重痛风患者的病情（选项 C 错误）。④服药期间应每天口服碳酸氢钠 3~6g，以碱化尿液，并注意多饮水，每天尿量保持在 2000ml 或以上（选项 D 正确）。⑤别嘌醇是高尿酸血症和痛风开始长期降尿酸治疗的首选，通过抑制黄嘌呤氧化酶使尿酸生成减少。应从 50~100mg/d 开始，每隔 2~4 周增加 50~100mg，至血尿酸水平达到治疗目标为止（300μmol/L），最大剂量不超过 800mg/d（选项 E 正确）。⑥秋水仙碱用于痛风的急性发作（选项 F 错误）。⑦糖皮质激素一般用于秋水仙碱和非甾体抗炎药治疗无效或不能耐受以及难治性痛风患者。口服泼尼松每天 20~30mg，3~4 天逐渐减量停服（选项 G 错误）。

水、电解质代谢和酸碱平衡失常1

第十章　水、电解质代谢和酸碱平衡失常

水、电解质代谢和酸碱平衡失常2

一　A1 型题

1. 治疗代谢性碱中毒时输入等张盐水是因为

A. 恢复细胞外液量

B. 补充水分

C. 增加尿中碳酸氢钠（$NaHCO_3$）的排出

D. 等张盐水内钠离子（Na^+）较血清 Na^+低

E. 等张盐水内氯离子（Cl^-）较血清 Cl^-高，纠正低氯性碱中毒

2. 以下人体对水和电解质的调节机制中，最主要的是

A. 醛固酮

B. 肾的调节

C. 抗利尿激素（ADH）

D. 肾上腺的调节

E. 下丘脑饮水中枢

3. 低容量性低钠血症对机体最主要的影响是

A. 酸中毒

B. 氮质血症

C. 循环衰竭

D. 脑出血

E. 神经系统功能障碍

4. 水过多和水中毒是（　　）的病理表现

A. 低容量性低钠血症

B. 高容量性低钠血症

C. 特发性低钠血症

D. 低渗性脱水

E. 低血容量性高钠血症

5. 高钾血症的常见原因不包括

A. 摄入钾过多

B. 肾小球滤过率下降

C. 肾小管泌钾减少

D. 长期胃肠减压

E. 细胞内钾移至细胞外

6. 低钾血症患者补钾后病情仍无改善时，应首先考虑缺乏

A. 镁

B. 磷

C. 钠

D. 氯

E. 铜

7. 重度脱水合并休克首选的治疗措施是

A. 静脉补液
B. 药物治疗
C. 饮食疗法
D. 口服补液
E. 胰岛素治疗

8. 低钠血症的病因不包括
A. 低渗性脱水
B. ADH和醛固酮分泌减少
C. 有效血容量下降
D. 肝硬化腹水
E. 缺钾

9. 血清镁（　　）时，可出现低钙血症与手足抽搐
A. <0.9mmol/L
B. <0.6mmol/L
C. <0.7mmol/L
D. <0.8mmol/L
E. <0.4mmol/L

10. 等渗性脱水的常见病因是
A. 肺炎高热
B. 长期应用利尿药
C. 急性肠梗阻
D. 糖尿病昏迷
E. 给予高浓度要素饮食

11. 外科患者出现等渗性脱水，当出现严重休克症状时，丢失的体液量占体重
A. 2%~3%
B. 3%~4%
C. 4%~5%
D. 5%~6%
E. 6%~7%

12. 补钾速度一般为每小时不超过（　　）氯化钾
A. 1g
B. 2g
C. 3g
D. 4g
E. 5g

13. 肠梗阻患者血清钾检测值为2.9mmol/L，临床上一般不表现为
A. 四肢无力
B. ST段降低
C. 皮肤苍白
D. 反常性酸性尿
E. 口苦

14. 等渗性脱水多见于
A. 胃肠液急性丧失
B. 吞咽困难
C. 大量出汗
D. 慢性肠梗阻
E. 低位小肠瘘

15. 高钾血症和低钾血症均可出现的临床表现为
A. 代谢性酸中毒
B. 代谢性碱中毒
C. 肾小管泌氢增加
D. 心律失常

E. 肾小管泌钾增加

16. 下列关于补钾注意事项的叙述，不正确的是

A. 尿量须在每小时 50ml 以上

B. 停止静脉补钾 24 小时后的血清钾正常，可改为口服补钾

C. 严重心律失常患者须采取缓慢静脉滴注的方法

D. 静脉滴注葡萄糖加胰岛素或碳酸氢钠，可加重低钾血症，非必须情况时不宜采用

E. 补钾后可加重原有的低钙血症而出现手足抽搐，应及时补给钙剂

17. 高钾血症对心血管系统的影响不表现为

A. 心动过速

B. 窦性心动过缓

C. 窦性停搏

D. 传导阻滞

E. 心搏骤停

18. 急性肾衰竭患者血清钾升高至>5. 5mmol/L，为降低血清钾应采取的方法是

A. 大量补充平衡液

B. 应用 H_2受体阻断药

C. 静脉输入 5%的葡萄糖注射液 500ml

D. 静脉应用 5%的碳酸氢钠 150ml

E. 静脉滴注 25%的葡萄糖溶液 200ml 加胰岛素 12U

19. 低渗性脱水时，体液的容量改变为

A. 细胞外液正常，细胞内液减少

B. 细胞外液轻度减少，细胞内液显著减少

C. 细胞外液减少，细胞内液正常

D. 细胞内外液按比例减少

E. 细胞外液显著减少，细胞内液轻度减少

20. 细胞内的钾转移到细胞外引起高钾血症见于

A. 碱中毒

B. 静脉输入大量葡萄糖

C. 静脉输入大量胰岛素

D. 溶血性贫血

E. 静脉输入大量氨基酸

21. 低钾血症患者补钾，下列配液最正确的是

A. 10%氯化钾 10ml+10%葡萄糖溶液 500ml

B. 15%氯化钾 20ml+5%葡萄糖溶液 250ml

C. 15%氯化钾 10ml+10%葡萄糖溶液 100ml

D. 15%氯化钾 10ml+5%葡萄糖溶液 500ml

E. 10%氯化钾 30ml+10%葡萄糖溶液 500ml

22. 可引起低渗性脱水的情况不包括

A. 失盐性肾炎

B. 急性肾衰竭多尿期

C. 大量呕吐

D. 过量使用排钠性利尿药

E. 肾小管酸中毒

23. 低钠血症的最早表现为

A. 软弱无力
B. 心动过缓
C. 肠麻痹
D. 腱反射减退
E. 不断恶心、呕吐

24. 可引起浓缩性高钾血症的因素不包括
A. 重度脱水
B. 碱中毒
C. 休克
D. 失血
E. 酸中毒

25. 外科手术后低钾血症的原因不包括
A. 术后禁食或食欲缺乏
B. 胃肠引流
C. 术后注射大量葡萄糖液
D. 呕吐
E. 术后肾衰竭少尿

26. 治疗低钾血症的药物中，最常用的是
A. 氯化钾
B. 枸橼酸钾
C. 醋酸钾
D. 谷氨酸钾
E. L-天冬氨酸钾镁溶液

27. 血浆中 Na^+浓度正常的为
A. 125mmol/L
B. 138mmol/L
C. 142mmol/L
D. 155mmol/L
E. 158mmol/L

28. 酸中毒时，组织缺氧改善的主要机制是
A. 组织利用氧的能力增强
B. 促进了氧在肺的弥散
C. 血红蛋白携氧能力增强
D. 血红蛋白释放氧能力增加
E. 改善了组织的灌注

29. 下列关于高钾血症的叙述，不正确的是
A. 一般无特异症状
B. 血清钾>6. 0mmol/L 时，心电图 P 波消失
C. 血清钾>5. 5mmol/L
D. 高钾血症严重时，可引起房室传导阻滞
E. 心电图早期改变为 T 波高尖，P 波下降

30. 低钾血症出现肌无力的顺序依次为
A. 四肢肌、躯干肌、呼吸肌
B. 四肢肌、呼吸肌、躯干肌
C. 躯干肌、呼吸肌、四肢肌
D. 躯干肌、四肢肌、呼吸肌
E. 呼吸肌、四肢肌、躯干肌

31. 下列不符合低钾血症临床表现的是
A. 肌无力，腱反射减弱
B. 反常性碱性尿
C. 腹胀、肠麻痹
D. 口苦、恶心

E. 心悸、室性心律失常

32. 以下关于低钾血症检查的叙述，不正确的是

A. 血清钾低于 3.5mmol/L 可确诊

B. 血气 pH 降低，碱剩余（BE）减少

C. 二氧化碳结合力（CO_2CP）升高，尿 pH 呈酸性

D. 尿钾<20mmol/L 多提示胃肠道失钾

E. 尿钾>20mmol/L 多提示肾失钾

33. 适用于肝衰竭伴低钾血症患者治疗的药物为

A. 氯化钾　　B. 枸橼酸钾

C. 醋酸钾　　D. 谷氨酸钾

E. L-天冬氨酸钾镁溶液

34. 低钠血症是指血清钠低于

A. 100mmol/L　　B. 110mmol/L

C. 120mmol/L　　D. 135mmol/L

E. 145mmol/L

35. 高钠血症水丢失过多的途径不包括

A. 胃肠道　　B. 皮肤

C. 肾内　　D. 呼吸道

E. 肾外

36. 酸碱平衡紊乱中最常见的类型是

A. 代谢性酸中毒　　B. 代谢性碱中毒

C. 呼吸性酸中毒　　D. 呼吸性碱中毒

E. 代谢性酸中毒合并呼吸性酸中毒

37. 低容量性低钠血症的补钠公式为

A. 缺钠（补钠）数（mmol）=（120-实测血钠）×0.7（女性 0.6）×体重（kg）

B. 缺钠（补钠）数（mmol）=（130-实测血钠）×0.5（女性 0.6）×体重（kg）

C. 缺钠（补钠）数（mmol）=（140-实测血钠）×0.6（女性 0.5）×体重（kg）

D. 缺钠（补钠）数（mmol）=（150-实测血钠）×0.7（女性 0.6）×体重（kg）

E. 缺钠（补钠）数（mmol）=（160-实测血钠）×0.5（女性 0.6）×体重（kg）

38. 以下关于高渗性脱水的叙述，不正确的是

A. 细胞外液水分和钠离子同时损失

B. 失水大于失钠，细胞外液渗透压增高

C. 缺水量占体重的 2%~4%，患者以口渴为主，无其他症状

D. 缺水量占体重的 4%~6%，患者血压下降乃至休克，少尿乃至无尿

E. 缺水量占体重的6%以上，患者可出现烦躁、谵妄、昏迷等症状

39. 纠正低钾、低氯性碱中毒时，补充钾盐时应该

A. 先补充氯离子

B. 经静脉快速输注

C. 每小时尿量>30ml 时补钾

D. 常用口服法进行补钾

E. 每天补充钾盐量最多可达 250mmol

40. 重度低钠血症伴有周围循环衰竭的治疗原则是

A. 立即应用缩血管药物

B. 大量皮质激素抗休克

C. 首先快速输注高张盐水，然后输注 10%葡萄糖液

D. 首先快速补给胶体液和晶体液，然后快速输注高张盐水

E. 首先快速补给胶体液和晶体液，然后可缓慢输注高张盐水

41. 关于高钾血症的治疗原则，叙述不正确的是

A. 高张（25%）葡萄糖溶液+胰岛素以促进钾进入细胞内

B. 5% $NaHCO_3$溶液 150~250ml 静脉输注以升高血 pH

C. 阳离子交换树脂口服或保留灌肠以清除细胞外液中钾离子

D. 血液透析或腹膜透析以清除细胞外液中钾离子

E. 紧急状态下直接静脉推注氯化钙

42. 关于等渗性脱水引起体液容量的变化，叙述正确的是

A. 以血液浓缩为主

B. 只有组织间液减少

C. 血浆、组织间液、细胞内液都减少，以血浆减少为主

D. 血浆、组织间液、细胞内液都减少，以细胞内液减少为主

E. 血浆、组织间液、细胞内液都减少，以组织间液减少为主

43. 急性肠梗阻患者大量呕吐，脉细数，血压下降，可能的原因是

A. 低渗性脱水

B. 等渗性脱水

C. 高渗性脱水

D. 低钾血症

E. 高钾血症

44. 维持体液平衡，保持内环境稳定，机体主要通过

A. 肾

B. 肾素-醛固酮系统

C. 内分泌系统

D. 神经系统

E. 下丘脑-垂体后叶-抗利尿激素系统

45. 低钾血症的病因不包括

A. 长期大量呕吐、腹泻

B. 胃肠引流

C. 使用排钾利尿药

D. 急性肾功能衰竭少尿期

E. 肾上腺盐皮质激素分泌过多

46. 低钾血症最早的临床表现为

A. 肠麻痹

B. 口苦、恶心

C. 肌无力

D. 反常酸性尿

E. 腱反射减退

47. 低钾性碱中毒时出现反常性酸性尿的原因是

A. 肾小管排钾离子（K^+）减少、排氢离子（H^+）增多

B. 血中碳酸（H_2CO_3）升高

C. 肾小管对碳酸氢根（HCO_3^-）的重吸收增加

D. Na^+-H^+交换减少

E. 以上都不是

48. 等渗性脱水补钾时每小时尿量必须超过

A. 20ml

B. 30ml

C. 40ml

D. 50ml

E. 60ml

49. 治疗高钾血症引起的心搏骤停可选用

A. 阿托品

B. 肾上腺素

C. 溴苄铵

D. 氯化钙

E. 氯化钾

50. 急性肾衰竭患者少尿期或无尿期，须紧急处理的电解质失调是

A. 低氯血症

B. 低钠血症

C. 低钾血症

D. 高钾血症

E. 高镁血症

51. 慢性肾衰竭伴急重症高钾血症患者最佳的治疗方法为

A. 停止高钾饮食或停止应用含钾药物

B. 阳离子交换树脂及山梨醇

C. 排钾利尿药

D. 血液透析

E. 清除体内积血或坏死组织

52. 慢性消耗性疾病晚期常发生

A. 正常容量低渗性低钠血症

B. 低容量性低钠血症

C. 高容量性低钠血症

D. 特发性低钠血症

E. 高血容量性低钠血症

53. 低钠血症常发生

A. 口渴

B. 四肢抽搐

C. 肠麻痹

D. 尿量增加

E. 直立性低血压

54. 低渗性脱水又称

A. 原发性脱水
B. 急性脱水
C. 中度脱水
D. 混合性脱水
E. 慢性或继发性脱水

55. 代谢性酸中毒可引起血清钾增高，但在纠正酸中毒后须及时补钾的原因是

A. 防止发生代谢性碱中毒
B. 钾从细胞内转移至细胞外，部分从尿中排除
C. 酸中毒时体内总钾实际上并不增高，而是减少
D. 钾从细胞外进入细胞内，钾从尿中排出，细胞外钾被稀释
E. 酸中毒纠正后，细胞内、外液 H^+-K^+交换停止，而尿排钾仍在继续

56. 高钾血症时的心电图表现不包括

A. QT 间期延长
B. T 波狭窄、高耸
C. QRS 综合波增宽
D. R 波低
E. P 波压低

57. 下列关于低钾血症的病理生理，叙述不正确的是

A. 易产生缺钾性代谢性酸中毒
B. 组织学表现有间质性肾炎伴不同程度肾小管损害及间质纤维化
C. 近曲小管上皮细胞出现空泡变性、萎缩，小管细胞破坏及刷状缘损害
D. 电镜下见间质纤维组织增生，肾小管基底膜增厚、排列不规则及线粒体肿胀
E. 常见房性、房室交界处或室性期前收缩

58. 高渗性脱水的血清钠常高于

A. 110mmol/L
B. 120mmol/L
C. 130mmol/L
D. 140mmol/L
E. 150mmol/L

59. 低渗性脱水的实验室检查结果不包括

A. 红细胞计数、血红蛋白增高
B. 血浆渗透压低于 280mOsm/L
C. 血清钠<150mmol/L
D. 血非蛋白氮和尿素氮增高
E. 尿 Na^+和 Cl^-明显减少，尿比重低

60. 代谢性酸中毒最易发生于

A. 挤压综合征
B. 感染性休克
C. 急性阑尾炎
D. 支气管肺炎高热
E. 急性肠梗阻

61. 下列关于水、电解质和酸碱平衡失调的治疗，叙述正确的是

A. 重度缺水也不必补充胶体溶液
B. 10%葡萄糖酸钙溶液不能静脉注射
C. 纠正呼吸性酸中毒的主要措施是补碱
D. 5%碳酸氢钠是临床上最常用的等张碱性溶液
E. 低钾血症难以纠正时，应考虑在补钾的基础上补镁

62. 当同时存在水、电解质和酸碱平衡失调时，首先应
A. 调节钙离子（Ca^{2+}）不足
B. 调节 K^+不足
C. 调节 Cl^-不足
D. 调节酸碱不足
E. 调节容量不足

63. 最能反映血浆渗透压增高的临床指标是
A. 口渴
B. 尿少
C. 尿比重增加
D. 皮肤弹性差
E. 以上均是

64. 以下关于静脉补液的叙述，不正确的是
A. 等渗性脱水最好用平衡盐溶液
B. 轻度或中度低钠血症首选等张盐水纠正
C. 高渗性脱水补充等张或高张溶液
D. 等渗性脱水用等张盐水补充可致高氯血症
E. 估计缺水量后，先补计算量的1/2，加上当天生理需要量和继续丢失量

65. 外科患者最容易发生的体液失调类型为
A. 急性水中毒
B. 慢性水中毒
C. 高渗性脱水
D. 等渗性脱水
E. 低渗性脱水

66. 治疗等渗性脱水时大量输入生理盐水可导致
A. 高钾血症
B. 低钾血症
C. 低氯血症
D. 高钙血症
E. 高氯血症

67. 代谢性酸中毒患者的突出表现是
A. 呼吸慢而浅
B. 呼吸快而深
C. 呼气中带有酮味
D. 腱反射减弱或消失
E. 面唇潮红

68. 常用的平衡盐溶液为
A. 5%葡萄糖氯化钠溶液
B. 5%碳酸氢钠溶液
C. 5%碳酸氢钠溶液1/3和等张盐水2/3
D. 1.25%碳酸氢钠溶液1/3和等张盐水2/3

E. 1.86%乳酸钠溶液2/3和复方氯化钠溶液1/3

69. 幽门梗阻时，不可能出现的血清离子浓度变化是

A. 血K^+下降
B. 血H^+下降
C. 血Na^+下降
D. 血Cl^-下降
E. 血HCO_3^-下降

70. 以下说法中最恰当的是

A. 高渗性脱水最易发生细胞内水肿
B. 低渗性脱水不易发生休克
C. 低渗性脱水口渴极明显
D. 等渗性脱水直接减少细胞内液容量，对细胞外液渗透压的影响较少
E. 高渗性脱水不容易出现神经系统症状，主要表现为口渴、尿少、尿比重高

71. 大量使用可能产生低渗性脱水的利尿药是

A. 呋塞米
B. 50%葡萄糖液
C. 20%甘露醇液
D. 25%山梨醇液
E. 依他尼酸

72. 下列高钾血症的治疗原则中，叙述不正确的是

A. 血液透析或腹膜透析
B. 迅速降低血清钾
C. 紧急对抗心律失常
D. 恢复肾功能
E. 继续摄入钾盐（包括药物及食物）

73. 血清钾为3.0mmol/L，血清钠为125mmol/L，可诊断为

A. 低钾血症、高渗性脱水
B. 高钾血症、重度低钠血症
C. 低钾血症、中度低钠血症
D. 低钾血症、等渗性脱水
E. 低渗性脱水

74. 高渗性脱水补充水分可使用

A. 生理盐水
B. 等张盐水
C. 5%葡萄糖注射液
D. 0.9%氯化钠注射液
E. 复方氯化钠溶液

75. 等渗性脱水多发生于

A. 水分摄入不足
B. 水分丢失过多
C. 渗透性利尿
D. 消化液急性丢失
E. 消化液长期慢性丢失

76. 高渗性脱水患者最典型的早期症状是

A. 体重减轻
B. 口渴
C. 尿少、尿比重升高
D. 眼窝凹陷

E. 皮肤弹性差

77. 以下关于脱水的叙述，不正确的是

A. 高渗性脱水：细胞外缺水大于细胞内缺水

B. 低渗性脱水：又称慢性脱水或继发性脱水

C. 等渗性脱水：水和钠成比例地急剧丧失

D. 高渗性脱水：缺水大于缺钠

E. 低渗性脱水：细胞外缺水小于细胞内缺水

78. 关于机体水钠代谢失调，下列叙述正确的是

A. 脱水就是指水分的减少　　B. 高渗性脱水的治疗应以补盐为主

C. 低渗性脱水时尿中可以不含钠　　D. 各种原因引起的脱水都使体重减轻

E. 重度等渗性脱水须大量补液时以生理盐水为宜

79. 正常成人每天需要的钾盐量为

A. 1.0～1.5g　　B. 2～3g

C. 3.5～4.0g　　D. 5～6g

E. 7～8g

80. 低渗性脱水应在每小时尿量超过（　　）后开始补钾

A. 10ml　　B. 20ml

C. 30ml　　D. 40ml

E. 50ml

81. K^+在小肠被吸收，摄入的钾90%以（　　）的形式排出

A. 尿　　B. 粪便

C. 汗　　D. 二氧化碳（CO_2）

E. 氧气（O_2）

82. 细胞内液和细胞外液中（　　）维持着全部有生命细胞的正常渗透压和电化学梯度

A. Na^+的相对浓度　　B. K^+的相对浓度

C. Cl^-的相对浓度　　D. Ca^{2+}的相对浓度

E. HCO_3^-的相对浓度

83. 大面积烧伤、剥脱性皮炎等渗出性皮肤病变可引起

A. 低渗性脱水　　B. 等渗性脱水

C. 高渗性脱水　　D. 低钾血症

E. 高钾血症

84. 等渗性脱水的诊断标准不包括

A. 尿比重增高　　B. 可有代谢性碱中毒或酸中毒

C. 血液浓缩　　D. 血清Na^+和Cl^-降低

E. 临床表现有大量消化液或其他体液丧失

85. 等渗性脱水患者给予补充液体治疗时应首选

A. 5%葡萄糖盐水
B. 平衡盐溶液
C. 10%葡萄糖
D. 5%葡萄糖
E. 5%碳酸氢钠

86. 低渗性脱水时，在血清钠尚未明显降低之前，尿钠含量

A. 正常
B. 快速增高
C. 略高
D. 逐渐升高
E. 减少

87. 成年男性血清钠检测值为128mmol/L，估计每公斤体重缺氯化钠的量为

A. 0.25～0.60g
B. 0.68～0.75g
C. 0.80～1.00g
D. 1.05～1.25g
E. 1.5～2.5g

88. 下列关于高容量性高钠血症的治疗原则的叙述，不正确的是

A. 控制钠摄入
B. 监测心肺功能
C. 输液应缓慢，防止发生肺水肿
D. 多饮水，同时使用排钠利尿药
E. 8%葡萄糖液静脉滴注

89. 等渗性脱水伴酸中毒患者，在补充等张盐水和碱性溶液，纠正脱水、酸中毒后须注意可能发生

A. 低钠血症
B. 低镁血症
C. 低钾血症
D. 低氯血症
E. 高钠血症

90. 低钾血症的神经肌肉表现不包括

A. 嗜睡
B. 抑郁
C. 易激惹
D. 精神错乱
E. 烦躁不安

91. 高钾血症出现心律失常首选的治疗措施为

A. 停止一切钾盐的摄入
B. 5%$NaHCO_3$溶液静脉推注
C. 利多卡因治疗
D. 25%葡萄糖溶液+胰岛素静脉推注
E. 10%氯化钙20～30ml加入5%葡萄糖注射液中静脉滴注

92. 当需要补钾时，100ml液体中含钾量不能超过

A. 3ml
B. 4ml
C. 5ml
D. 6ml
E. 10ml

93. 低钾血症可引起

A. 呼吸性酸中毒
B. 代谢性碱中毒
C. 等渗性脱水
D. 低渗性脱水
E. 高渗性脱水

94. 以常规静脉滴注法补钾，静脉液体以含氯化钾（　　）为宜

A. 1.0~1.5g/L
B. 1.5~3.0g/L
C. 3.0~3.5g/L
D. 3.5~4.0g/L
E. 4.0~4.5g/L

95. 低渗性脱水患者在治疗过程中，最重要的措施是

A. 积极去除或控制原发疾病
B. 避免输液过多、过快
C. 必须根据临床表现、尿量等调整补液量、速度和种类
D. 每天复查电解质和动脉血气分析，及时调整治疗
E. 纠正水钠代谢失调，采取先盐后糖，糖盐交替，必要时补充胶体液

96. 下列关于低钾血症临床表现的叙述，不正确的是

A. 低钾血症可加重洋地黄中毒
B. 均有典型的心电图改变
C. 肌无力为最早出现的临床表现
D. 出现腱反射减弱或消失
E. 临床表现和细胞内、外钾缺乏的严重程度相关

97. 患者的血清钾为6.5mmol/L时，首要处理措施是

A. 静脉输入10%葡萄糖酸钙
B. 透析治疗
C. 停止一切钾的摄入
D. 输血
E. 静脉输入葡萄糖胰岛素液

98. 细胞代谢所必需的环境是血液酸碱度（pH）平均为

A. 6.5
B. 7.0
C. 7.4
D. 7.6
E. 7.8

99. 下列各项组合中，能准确判断酸中毒性质严重程度和代偿情况的是

A. 血常规
B. 静脉血和尿的pH
C. 动脉血pH和HCO_3^-
D. 动脉血和静脉血二氧化碳分压（PCO_2）
E. 动脉血和尿的pH

100. 血浆HCO_3^-低于10mmol/L时，应给予碱剂治疗。临床最常用的碱性药物是

A. 碳酸氢钠
B. 乳酸钠
C. 氨丁三醇
D. 枸橼酸钠
E. 枸橼酸钾

101. 创伤性休克早期最常出现的酸碱失衡类型是

A. 呼吸性碱中毒
B. 代谢性碱中毒
C. 代谢性酸中毒
D. 呼吸性酸中毒
E. 呼吸性酸中毒合并代谢性酸中毒

102. 代谢性酸中毒患者的表现不包括

A. 面唇潮红
B. 急性肾功能不全
C. 恶心、呕吐
D. 血压升高
E. 呼气中带有酮味

103. 代谢性酸中毒在没有发展到循环衰竭时，首选的治疗措施应该是

A. 使用乳酸钠
B. 去除病因
C. 使用枸橼酸钾
D. 使用碳酸氢钠
E. 使用氨丁三醇

104. 代谢性碱中毒的最常见原因是

A. H^+、Cl^-大量丧失
B. 输入大量碳酸氢钠溶液
C. 输入大量复方氯化钠溶液
D. 低钾血症
E. 利尿药的作用

105. 下列关于体液的叙述，不正确的是

A. 构成体液的主要成分是水和电解质
B. 电解质作为体内各种成分的溶剂，构成了体液的主要成分
C. 在正常人中，水的总量占体重的44%~85%
D. 细胞外液占体重的20%~25%
E. 保持水、电解质和酸碱平衡，是维护机体内环境稳定、进行正常新陈代谢必不可少的重要条件

106. 人体内水摄入水量的主要来源是

A. 肝糖原的分解
B. 饮料和食物
C. 糖类在生物氧化过程中生成
D. 脂肪在生物氧化过程中生成
E. 蛋白质在生物氧化过程中生成

107. 处理高钙危象应选择

A. 大量静脉滴注生理盐水，利尿，透析，应用降钙素
B. 大量维生素D肌内注射、25%硫酸镁静脉滴注
C. 大量维生素D肌内注射、静脉滴注甲状旁腺激素（PTH）
D. 25%硫酸镁静脉滴注、静脉滴注PTH
E. 大量1,25-二羟维生素 D_3［$1,25\text{-}(OH)_2D_3$］口服，静脉滴注PTH

108. 下述物质可以调节PTH分泌的是

A. 血糖
B. 血镁
C. 血磷
D. 血钠
E. 血钾

109. 释放 PTH 所必需的离子是
A. 钾离子
B. 氯离子
C. 镁离子
D. 钙离子
E. 钠离子

110. 转移性低钾血症的重要特点为
A. 反复发作的周期性瘫痪
B. 有引起低钾血症的可疑病史
C. 伴有乏力症状
D. 伴有麻痹症状
E. 伴有心律失常等表现

111. 下列叙述正确的是
A. 肾上腺髓质调节磷代谢
B. 束状带分泌激素调节性功能
C. 网状带分泌激素调节盐代谢
D. 球状带分泌激素调节糖代谢
E. 1,25-二羟维生素 D_3、甲状旁腺激素与降钙素共同维持血钙的稳定

112. 静脉输注高张溶液易引起
A. 水肿
B. 出血
C. 栓塞
D. 发热
E. 以上都不是

113. 对出现中枢神经系统症状的高容量性低钠血症重症患者，可选用的治疗方法为
A. 限制水的摄入量
B. 抗利尿激素Ⅱ受体阻断药
C. 给予强效利尿药
D. 腹膜透析
E. 静脉滴注高张盐水，根据有无周围水肿加用利尿药

114. 在调节体温的过程中，皮肤每天约蒸发水分
A. 100ml
B. 350ml
C. 500ml
D. 650ml
E. 800ml

115. 人体排出水分的最主要途径为
A. 肾排尿
B. 皮肤蒸发
C. 肺呼出水分
D. 肠排便
E. 细胞内外离子交换

116. 低钾性碱中毒的最常见病因为
A. 尿毒症
B. 胃肠减压
C. 术后少尿
D. 挤压创伤

E. 糖尿病酸中毒

117. 重度缺钾患者每天补钾量以不超过（　　）为宜

A. 100mmol
B. 200mmol
C. 300mmol
D. 400mmol
E. 500mmol

118. 肾功能障碍或大量快速补液的等渗性脱水患者应警惕

A. 高钾
B. 高氯性酸中毒
C. 低氯性碱中毒
D. 低钾性碱中毒
E. 血钠过高

119. 严重高钾血症时出现危及生命的紧急情况，应采取的紧急处理不包括

A. 静脉推注钙剂拮抗 K^+ 的心脏毒性
B. 应用碱剂、葡萄糖胰岛素溶液、β_2受体激动药
C. 应用阿托品类药物
D. 呼吸肌麻痹时可进行呼吸肌辅助治疗
E. 当严重心律失常甚至心搏骤停时，紧急安装心脏起搏器或电除颤

120. 低渗性脱水一般不会出现的改变为

A. 口渴明显
B. 恶心、呕吐、肌痉挛
C. 尿比重低
D. 尿内 Cl^- 很少
E. 血清 Na^+ 降低

121. 某患者做消化道手术后禁食1周，仅静脉输入葡萄糖盐水，此患者最容易发生的电解质紊乱是

A. 低钠血症
B. 低钙血症
C. 低镁血症
D. 低磷血症
E. 低钾血症

122. 低钾血症的心电图表现为

A. T波低平，QT间期缩短
B. T波高尖，QT间期缩短
C. ST段压低，T波高尖
D. T波高尖，QT间期延长
E. ST段压低，T波压低或双相，T波后出现U波

123. 低渗性脱水时，血清 Na^+ 尚未减少之前，尿中的氯化钠（NaCl）

A. 在正常范围
B. 略高于正常范围
C. 时高时低
D. 减少或缺乏
E. 由低升高

124. 下列不属于低钾血症病因的是

A. 进食减少
B. 代谢性酸中毒

C. 胃肠失钾
D. 大量放腹水
E. 慢性肾盂肾炎

125. 张力为1/2张的液体是
A. 2∶3∶1含钠液
B. 2∶6∶1含钠液
C. 4∶3∶2含钠液
D. 5%碳酸氢钠
E. 2∶4含钠液

126. 低渗性脱水引起血压下降的主要原因是
A. 慢性肠梗阻
B. 细胞内、外液同时丢失
C. 低钾使心肌收缩力减弱
D. 低血钠导致血管张力降低
E. 细胞外液容量急剧减少导致循环血量减少

127. 高渗性脱水是指
A. 失水>失钠，细胞外液呈高渗状态，血清钠>150mmol/L的失水
B. 失水>失钠，细胞外液渗透压>280mOsm/L，血清钠>135mmol/L的失水
C. 失钠>失水，细胞外液渗透压<310mOsm/L，血清钠<135mmol/L的失水
D. 失钠>失水，细胞外液渗透压<280mOsm/L，血清钠<145mmol/L的失水
E. 失钠<失水，细胞外液渗透压=280mOsm/L，血清钠=135mmol/L的失水

128. 低钙血症的病因不包括
A. 甲状旁腺激素活动减少
B. 甲状旁腺功能亢进症（简称甲亢）
C. 成骨速度超过骨吸收
D. 治疗高钙血症时使用磷酸盐或降钙素
E. 输入大量库存血，血浆Ca^{2+}被多余的枸橼酸盐结合

129. 碱中毒时手足抽搐的原因不包括
A. 神经肌肉兴奋性增高
B. 伴低钾时可有痉挛性瘫痪
C. 蛋白结合钙增加
D. 乙酰胆碱释放增多
E. 游离钙减少

130. 高渗性脱水时不可出现
A. 尿量减少
B. 尿比重增高
C. 血红蛋白增高
D. 血浆渗透压增高
E. 代谢性碱中毒

131. 假性高钾血症的原因不包括
A. 采血时反复握拳
B. 采血时止血带过紧
C. 采血时标本溶血
D. 采血时对局部拍打
E. 采血时摄入大量的水

132. 血钠在48小时迅速降至（　　）可致神经系统永久性损伤或死亡
A. 98mmol/L以下
B. 108mmol/L以下

C. 118mmol/L 以下　　D. 128mmol/L 以下

E. 138mmol/L 以下

133. 可引起等渗性脱水的情况不包括

A. 反复大量放胸腔积液　　B. 呕吐

C. 腹泻　　D. 胃肠引流

E. 失盐性肾炎

134. 维持和调节酸碱平衡的因素不包括

A. 离子交换调节　　B. 缓冲系统调节

C. 肾调节　　D. 肺调节

E. 中枢调节

135. 幽门梗阻所致持续呕吐可造成

A. 低氯低钾性酸中毒　　B. 低氯高钾性酸中毒

C. 低氯低钾性碱中毒　　D. 低氯高钾性碱中毒

E. 以上都不对

136. 下列低钾血症的治疗原则，叙述不正确的是

A. 一般尽量口服或经胃肠管饲补充

B. 若胃肠不能利用或急危重症者可静脉输液补钾

C. 尽量避免输注葡萄糖及碱性液体

D. 输液早期宜选用林格液或生理盐水

E. 严重低钾血症患者补充氯化钾的速度应每小时不超过 1g 氯化钾

137. 大量输入生理盐水治疗等渗性脱水可导致

A. 血钠过高　　B. 血钾过高

C. 血氯过高　　D. 血钙过高

E. 水中毒

138. 长期禁食，每天静脉滴注葡萄糖盐水，出现四肢软瘫、肠麻痹，可能是

A. 低渗性脱水　　B. 等渗性脱水

C. 高渗性脱水　　D. 低钾血症

E. 高钾血症

139. 下列不属于低渗性脱水临床表现的是

A. 尿量正常、稍多或减少　　B. 尿比重低

C. 皮肤弹性差　　D. 昏迷

E. 休克

140. 下列不属于高渗性脱水原因的是

A. 长期禁食　　B. 上消化道梗阻

C. 昏迷　　D. 高热

E. 大面积烧伤早期体液大量渗出

141. 下列关于高渗性脱水临床表现的叙述，不正确的是

A. 口渴　　B. 尿少

C. 尿比重低　　D. 皮肤弹性差

E. 神经系统表现

二 A2 型题

1. 患者，女性，35 岁。幽门梗阻性缺水，血 K^+ 3.1mmol/L，碱剩余 11mmol/L，$PaCO_2$ 45mmHg，pH 7.54。该患者可诊断为

A. 高渗性脱水合并低钾血症　　B. 代谢性碱中毒合并低钾血症

C. 代谢性碱中毒合并呼吸性碱中毒　　D. 代谢性酸中毒合并低钾血症

E. 代谢性碱中毒合并呼吸性酸中毒

2. 患者，男性，56 岁。因肠梗阻 3 天入院，患者主诉口渴、全身无力、不能坐起。脉搏 120 次/分，血压 75/60mmHg，眼窝内陷，皮肤弹性差，尿比重 1.004，血清 Na^+ 130mmol/L。最可能的诊断为

A. 慢性脱水　　B. 等渗性脱水

C. 高渗性脱水　　D. 低渗性脱水

E. 缺钠性休克

3. 患者，男性，38 岁。清晨欲起床时发现四肢不能活动。既往有 6 年甲亢病史。查体：突眼（±），眼睑及眼球活动自如，甲状腺Ⅱ度肿大，双下肢无感觉障碍及肌萎缩。血钾 2.8mmol/L。该患者最可能诊断为

A. 原发性醛固酮增多症　　B. 甲亢伴周期性瘫痪

C. 重症肌无力　　D. 感染性多发性神经炎

E. 癔症性瘫痪

4. 患者，男性，28 岁。十二指肠残端瘘 15 天，目前进食少，全身乏力，直立时晕倒。血清 K^+ 3mmol/L，Na^+ 125mmol/L。其水盐代谢失调应为

A. 低钾血症，高渗性脱水　　B. 高钾血症，低渗性脱水

C. 低钾血症，等渗性脱水　　D. 低钾血症，低渗性脱水

E. 低渗性脱水

5. 患者，男性，35 岁。因幽门梗阻呕吐 9 天，血压 90/75mmHg，血清钾 3.1mmol/L，pH 7.5。该患者可能会发生

A. 呼吸性酸中毒　　B. 呼吸性碱中毒

C. 代谢性酸中毒　　D. 代谢性碱中毒

E. 低钾血症

6. 患者，男性，33岁。腹痛伴频繁呕吐3天，以肠梗阻收入院，血清 Na^+ 133mmol/L、K^+ 3mmol/L、HCO_3^- 8mmol/L，血压80/60mmHg。治疗应首先

A. 应用胰岛素　　B. 纠正低钾血症

C. 纠正酸中毒　　D. 急症手术，解除肠梗阻

E. 纠正低血容量

7. 患者，男性，28岁。极度口渴、乏力、尿少，尿钠增多，血清钠>150mmol/L，其水与电解质平衡紊乱的类型是

A. 等渗性脱水　　B. 水中毒

C. 高渗性脱水　　D. 水肿

E. 低渗性脱水

8. 患者，女性，33岁。因急性肠梗阻2天入院。患者诉无明显口渴感，全身乏力。脉搏105次/分，血压95/60mmHg，眼窝凹陷，皮肤弹性差，尿比重1.025，血清钠134mmol/L。该患者最可能的诊断是

A. 高渗性脱水　　B. 低渗性脱水

C. 等渗性脱水　　D. 缺钠性休克

E. 继发性脱水

9. 患者，男性，51岁。经结肠破裂修补术。术后5天，血清钠136mmol/L，血清钾6.8mmol/L，血pH 7.3，近24小时尿量520ml。该患者应诊断为

A. 低渗性脱水　　B. 高渗性脱水

C. 低钾血症　　D. 高钾血症

E. 高钠血症

10. 患者，女性，51岁。高温环境下工作引起大量出汗，因工作繁忙进水进食少，口渴明显，血清 Na^+ 158mmol/L。该患者补液宜选

A. 0.45%氯化钠溶液　　B. 10%氯化钠溶液

C. 5%氯化钠溶液　　D. 0.9%氯化钠溶液

E. 1.25%碳酸氢钠2/3和高张盐水1/3

11. 患者，男性，43岁。慢性肾炎病史多年，近1年经常出现双下肢水肿，一直服双嘧达莫及氢氯噻嗪治疗。近1周感觉腹胀，双下肢无力，首先考虑的是

A. 肾功能严重减退　　B. 低钾血症

C. 高血压　　D. 酸中毒

E. 水中毒

12. 患者，女性，38岁，因幽门梗阻入院。血清氯83mmol/L，血清钾3.2mmol/L。该患者

应补给的液体是

A. 生理盐水+氯化钾
B. 10%葡萄糖液+氯化钾
C. 复方氯化钠液
D. 1.25%碳酸氢钠溶液+氯化钾
E. 20%氯化钠溶液+氯化钾

13. 患者，男性，45 岁，体重 50kg。胃大部切除术后 2 天，血 HCO_3^- 为 17mmol/L，输液时应首选的液体为

A. 5%葡萄糖氯化钠溶液
B. 含 5%碳酸氢钠 50ml 的葡萄糖溶液
C. 含 5%碳酸氢钠 100ml 的葡萄糖溶液
D. 含 5%碳酸氢钠 150ml 的葡萄糖溶液
E. 含 5%碳酸氢钠 200ml 的葡萄糖溶液

14. 患者，男性，54 岁。因肠梗阻入院，出现严重脱水、代谢性酸中毒、低钾血症、中毒性休克。抢救患者首先应

A. 尽快解除肠梗阻
B. 纠正脱水
C. 补钾纠正低钾血症
D. 补充碱性液体，纠正代谢性酸中毒
E. 液体复苏纠正休克的同时解除肠梗阻

15. 患者，男性，40 岁。因反复呕吐 4 天入院。血清钠 118mmol/L，脉搏 120 次/分，血压 70/50mmHg。患者应诊断为

A. 轻度缺钠
B. 中度缺钠
C. 重度缺钠
D. 中度脱水
E. 水中毒

16. 患者，男性，55 岁。长期严重低钾血症，该患者血清钾每升高 1mmol/L 须补钾约

A. 100mmol
B. 200mmol
C. 300mmol
D. 320mmol
E. 350mmol

17. 患者，男性，50 岁。反复呕吐 4 天，尿少，四肢厥冷。查体：血压 90/60mmHg，血钠 128mmol/L。诊断可考虑为

A. 低渗性脱水
B. 高渗性脱水
C. 等渗性脱水
D. 水中毒
E. 以上都不是

18. 患者，男性，40 岁。矿工，体重 60kg。被困井下 7 天，获救后出现嗜睡、幻觉、谵妄、定向力障碍，血清钠 155mmol/L。应初步诊断为

A. 低渗性轻度脱水
B. 低渗性中度脱水
C. 高渗性中度脱水
D. 高渗性重度脱水
E. 水中毒

19. 患者，女性。体重 50kg。因烧伤行暴露疗法后诉口渴。查体：唇舌干燥、皮肤弹性差、

眼窝明显凹陷。按照经验法，该患者累积失液量最少为

A. 500ml　　B. 1000ml

C. 1500ml　　D. 2000ml

E. 2500ml

20. 患者，男性，43岁。因小肠瘘入院。患者主诉口渴、尿少、食欲缺乏、恶心、软弱无力、脉细速。血红蛋白16g/L，血清钠132mmol/L，CO_2CP 27mmol/L。患者应诊断为

A. 高渗性脱水　　B. 等渗性脱水

C. 低渗性脱水　　D. 代谢性酸中毒

E. 代谢性碱中毒

21. 患者，男性，50岁。患十二指肠溃疡近18年，胃镜检查诊断有幽门梗阻，近10天来持续性呕吐。可造成

A. 低氯高钾性碱中毒　　B. 低钾性酸中毒

C. 低氯低钾性酸中毒　　D. 低氯高钠性碱中毒

E. 低氯低钾性碱中毒

22. 患者，女性，60岁。因呕吐不能进食3天，今天觉软弱无力，腹胀难忍，心悸。检查腱反射减弱，血压100/60mmHg，心电图发现U波。该患者发生了

A. 低钾血症　　B. 高钾血症

C. 代谢性酸中毒　　D. 代谢性碱中毒

E. 高渗性脱水

23. 患者，女性，40岁。因急性肠梗阻频繁呕吐，出现口渴、尿少、脱水征、血压偏低。在纠正该患者脱水的过程中，应特别警惕

A. 低钙血症　　B. 低钾血症

C. 低钠血症　　D. 低氯血症

E. 低镁血症

24. 患者，男性，35岁。反复大量呕吐伴少尿、恶心、乏力。脉搏110次/分，血压86/60mmHg，皮肤弹性差，舌干燥，眼窝凹陷，四肢厥冷，血清钠135mmol/L。应考虑存在

A. 等渗性脱水　　B. 低渗性脱水

C. 高渗性脱水　　D. 水中毒

E. 继发性脱水

25. 患者，男性，27岁。因肠梗阻术后出现腹胀、无力，怀疑低钾血症，行心电图检查，下列心电图表现有辅助诊断意义的是

A. QT间期缩短　　B. ST段增高

C. 出现U波　　D. T波单相

E. P 波异常

26. 患者，男性，38 岁。外伤后发生急性肾衰竭。血清钾>5.5mmol/L。该患者可采用的降低血清钾的方法是

A. 大量补充平衡液
B. 静脉输入 5%葡萄糖液 500ml
C. H_2受体阻断药
D. 静脉滴注 25%葡萄糖溶液 200ml
E. 静脉注射 5%碳酸氢钠溶液 150ml

27. 患者，男性，43 岁。晨起胃痛，呕吐数次，腹胀，经药物治疗后缓解。第 2 天腹胀逐渐加重，恶心。查体：腹部膨隆，腹软，无压痛，无反跳痛，肠鸣音弱。心电图 T 波降低，出现 U 波。该患者首先可考虑为

A. 低钾血症
B. 低钙血症
C. 低磷血症
D. 低钠血症
E. 低镁血症

28. 患者，女性，36 岁。重症胰腺炎 2 天入院。脉搏 119 次/分，呼吸浅，10 次/分。使用高频正压通气后，血气分析结果为血 pH 7.55、$PaCO_2$ 29mmHg、HCO_3^- 21mmol/L。其治疗方法为

A. 输 5%氯化钠溶液
B. 输 0.1mol/L 盐酸溶液
C. 输平衡盐溶液
D. 积极处理原发病
E. 输等张盐水

29. 患者，女性，39 岁。腹胀呕吐已半年，多于午后发作，吐出隔夜食物，呕吐量较大，吐后舒服，由于长期呕吐除脱水外还会造成

A. 低氯高钾性碱中毒
B. 低氯高钾性酸中毒
C. 低氯低钾性碱中毒
D. 低氯低钾性酸中毒
E. 低氯、低钾血症

30. 患儿，女，6 岁。因水肿、尿少，给予利尿消肿治疗，诊断为“肾病综合征”，发生腹胀、乏力、膝反射减弱、心音低钝，心电图出现 U 波，治疗中须及时补充

A. 钠盐
B. 钾盐
C. 钙剂
D. 氯化钠
E. 维生素

31. 患者，男性，40 岁。因等渗性脱水、低钾血症经快速大量补液、补钾后，全身感觉异常及心律不齐，查血压 90/60mmHg，脉搏 50 次/分，神志淡漠，心电图示 T 波高尖。患者采取的紧急治疗措施不包括

A. 给予镁剂
B. 静脉补充 5%碳酸氢钠
C. 停止所有钾盐的摄入
D. 静推 10%葡萄糖酸钙
E. 静脉补充高张糖水和胰岛素

32. 患者，女性，46岁。因肺心病慢性呼吸衰竭入院。血气分析：pH 7.1，$PaCO_2$ 75mmHg，PaO_2 50mmHg，HCO_3^- 27.6mmol/L，BE-5mmol/L。患者的酸碱失衡类型为

A. 代谢性酸中毒
B. 呼吸性酸中毒
C. 呼吸性碱中毒
D. 代谢性碱中毒
E. 呼吸性酸中毒合并代谢性酸中毒

33. 患者，男性，44岁。重症胰腺炎2天入院。查体：血压80/65mmHg，血清Na^+ 133mmol/L，血清K^+ 3.1mmol/L，血清Ca^{2+} 1.9mmol/L。患者的治疗程序首选

A. 补钙治疗
B. 补钠治疗
C. 解钾治疗
D. 补钾治疗
E. 抗休克，补充血容量

34. 患者，男性，61岁。因肺源性心脏病（简称肺心病）急性加重入院。血气分析：pH 7.25，$PaCO_2$ 70mmHg，HCO_3^- 30mmol/L。对此患者酸碱失衡的治疗措施应为

A. 静脉滴注5%碳酸氢钠
B. 静脉滴注盐酸精氨酸
C. 给予利尿药
D. 补充氯化钾
E. 改善通气功能

35. 患儿，8个月，因腹泻发生脱水。测血清钠135mmol/L，最适宜补充累积丢失的液体是

A. 0.9%碳酸氢钠溶液
B. 3份生理盐水、1份1.4%碳酸氢钠
C. 2份生理盐水、3份5%葡萄糖、1份1.4%碳酸氢钠
D. 4份生理盐水、3份5%葡萄糖、2份1.4%碳酸氢钠
E. 1份生理盐水、4份5%葡萄糖并含10%氯化钾

36. 患者，男性，50岁。因反复呕吐8天入院，血清钠108mmol/L，脉搏120次/分，血压70/50mmHg。应诊断为

A. 轻度缺钠
B. 中度缺钠
C. 重度缺钠
D. 中度脱水
E. 重度脱水

三 A3/A4型题

（1~4题共用题干）

患儿，男，1岁，体重10kg。因腹泻、呕吐2天住院。唇樱红色，口腔黏膜干燥，眼窝下陷，眼睑不能闭合，双肺无异常，舟状腹，皮肤弹性差，小便少。查体：体温36℃；心率140次/分，心律齐、有力；呼吸35次/分，深而速。临床诊断为急性婴儿腹泻。

1. 若患儿有脱水，其程度应为

A. 轻度脱水
B. 中度脱水
C. 重度脱水
D. 极重度脱水
E. 不存在脱水

2. 若患儿有酸碱平衡失调应为
A. 代谢性酸中毒
B. 呼吸性酸中毒
C. 代谢性碱中毒
D. 呼吸性碱中毒
E. 混合性酸碱平衡失调

3. 该患儿已丢失体液量为
A. 400ml
B. 500ml
C. 600ml
D. 700ml
E. 800ml

4. 该患儿生理需要量为
A. 400ml
B. 500ml
C. 600ml
D. 700ml
E. 1000ml

（5、6 题共用题干）

患者，女性，52 岁。腹痛，呕吐，停止排气、排便 7 天，24 小时尿量 400ml。查体：皮肤干燥，眼窝凹陷，腹胀。血白细胞计数 12×10^9/L，血清钾 3.2mmol/L，血清钠 136mmol/L，血清氯 100mmol/L。

5. 除给予肠梗阻治疗外，还应给予的治疗是
A. 纠正低钾血症
B. 纠正高钾血症
C. 纠正低钠血症
D. 纠正高钠血症
E. 纠正高氯血症

6. 在纠正电解质紊乱的同时还要治疗
A. 低渗性脱水
B. 等渗性脱水
C. 高渗性脱水
D. 水过多
E. 以上均是

（7~9 题共用题干）

患者，男性，42 岁。近半个月咳嗽，痰中带血。2 天前突然烦躁不安，肌无力，继而昏睡。10 年前曾患肺结核。查体：血压 95/65mmHg，心率 90 次/分，呼吸 22 次/分，神经系统检查无阳性表现。血清 K^+ 4.01mmol/L，血清 Na^+ 108mmol/L。心电图正常。

7. 患者应首先给予的治疗为

A. 抗结核药物治疗　　B. 纠正电解质紊乱
C. 抗休克治疗　　D. 预防感染
E. 限制水摄入量

8. 补充 Na^+时，血清 Na^+升高速度不应超过
A. 0.5mmol/(L·h)　　B. 0.5~1.0mmol/(L·h)
C. 1.0~1.5mmol/(L·h)　　D. 1~2mmol/(L·h)
E. 1.5~2.5mmol/(L·h)

9. 引起此症状最可能的原因是
A. 下丘脑分泌抗利尿激素（ADH）增高　　B. 感染致水、电解质紊乱
C. 肾排水障碍　　D. 水摄入过多
E. 异源性 ADH 分泌而致 ADH 异常增多

（10~15 题共用题干）

患者，女性，42 岁。体重 60kg。因幽门梗阻 5 天入院。实验室检查：血清钠 128mmol/L。

10. 患者水和钠代谢紊乱属于
A. 等渗性脱水　　B. 低渗性脱水
C. 高渗性脱水　　D. 水中毒
E. 高钾血症

11. 患者缺钠的程度属于
A. 轻度缺钠　　B. 中度缺钠
C. 重度缺钠　　D. 轻至中度缺钠
E. 中至重度缺钠

12. 按补钠公式计算，患者当天补钠总量应是
A. 100mmol　　B. 120mmol
C. 150mmol　　D. 210mmol
E. 360mmol

13. 患者在补钠治疗时，最高可输入的氯化钠浓度为
A. 0.9%　　B. 2%
C. 3%　　D. 5%
E. 10%

14. 患者的首日补钠量应控制在
A. 累计损失量的 1/3~1/2　　B. 当天生理需要量
C. 累计损失量的 1/2~2/3　　D. 累计损失量的 1/2 加上当天生理需要量

E. 累计损失量的1/3~1/2，并加上当天生理需要量

15. 患者在补钠时，血钠上升速度最高为每小时

A. 10mmol/L
B. 12mmol/L
C. 13mmol/L
D. 14mmol/L
E. 15mmol/L

（16~18题共用题干）

患者，男性，51岁。轻度口干、多饮2个月，3天前因头晕、恶心、食欲缺乏进行输液治疗，每天约输5%葡萄糖液1000ml，患者逐渐出现嗜睡，1小时前抽搐后昏迷。血压80/60mmHg，皮肤弹性差，病理征（-），血糖35mmol/L，血钠156mmol/L，尿酮体（+）。

16. 该患者可诊断为

A. 糖尿病酮症酸中毒
B. 脑血管意外
C. 糖尿病酮症
D. 高渗性昏迷
E. 脑水肿

17. 患者首要的抢救措施为

A. 立即使用脱水剂
B. 补液
C. 静脉注射胰岛素
D. 抗感染
E. 吸氧

18. 关于该患者的治疗原则，下列叙述不正确的是

A. 参考每小时尿量补充钾盐
B. 立即输入0.45%氯化钠溶液+胶体溶液
C. 以每小时每公斤体重0.1U的速率静脉滴注胰岛素
D. 血糖降至16.7mmol/L时，可输入5%葡萄糖溶液并加入胰岛素
E. 立即输入0.9%氯化钠溶液+胶体溶液

（19~22题共用题干）

患者，女性，44岁。因腹痛，呕吐，停止排气、排便2天就诊。24小时尿量600ml。查体：血压100/70mmHg，皮肤干燥，眼窝凹陷，腹胀，肠鸣音亢进。血白细胞计数12×10^9/L，血清钾3.7mmol/L，血清钠128mmol/L，血清氯101mmol/L。

19. 患者存在的体液代谢失调为

A. 等渗性脱水
B. 低渗性脱水
C. 水中毒
D. 高渗性脱水
E. 以上都不是

20. 诊断的主要依据是

A. 24小时尿量600ml
B. 停止排气、排便
C. 血清钾3.7mmol/L
D. 血清氯101mmol/L
E. 血清钠128mmol/L

21. 纠正患者症状的正确方法是
A. 给予甘露醇
B. 补充5%氯化钠
C. 补充0.45%氯化钠
D. 给予呋塞米
E. 给予高张葡萄糖溶液

22. 患者经治疗后症状、体征改善，观察尿量及复查血生化，下列指标不正常的是
A. 血清氯115mmol/L
B. 尿量50ml/h
C. 血白细胞计数9.8×10^9/L
D. 血清钠135mmol/L
E. 血清钾3.6mmol/L

（23~26题共用题干）

患者，男性，38岁。原体重70kg，脱水后烦躁，心率加快，血清钠158mmol/L，现体重67kg。

23. 该男子的脱水性质为
A. 等渗性脱水
B. 高渗性脱水
C. 低渗性脱水
D. 没有出现脱水
E. 以上都不是

24. 脱水的程度属于
A. 轻度脱水
B. 中度脱水
C. 重度脱水
D. 极重度脱水
E. 以上都不是

25. 该男子已丢失体液量为
A. 2000ml
B. 3000ml
C. 1000ml
D. 200ml
E. 1500ml

26. 对此患者的补液种类应为
A. 以补水为主、补钠为辅
B. 以补等张溶液为主
C. 以补高张溶液为主
D. 以补钠为主
E. 以补钙为主

（27~30题共用题干）

患者，男性，51岁。因高热2天未能进食，自诉口渴、口干、乏力、尿少色黄。检查：

有脱水征，尿比重 1.028，血清钠 156mmol/L。

27. 该患者可诊断为

A. 高渗性脱水、轻度脱水
B. 高渗性脱水、中度脱水
C. 高渗性脱水、重度脱水
D. 低渗性脱水
E. 等渗性脱水

28. 该患者的脱水量占体重的

A. 2%以下
B. 2%~4%
C. 4%~6%
D. 6%~8%
E. 8%以上

29. 该患者治疗首先应给予

A. 3%~5%的高张盐水
B. 5%碳酸氢钠
C. 5%葡萄糖溶液
D. 葡萄糖盐水
E. 平衡液

30. 补液同时应注意监测血清钠，并在血清钠恢复正常水平后适当补钠，尿量（　　）后应同时补钾

A. >20ml/h
B. >30ml/h
C. >40ml/h
D. >50ml/h
E. >60ml/h

（31~33 题共用题干）

患者，男性，25 岁。因绞窄性肠梗阻行小肠切除术，术后 4 天仍恶心、呕吐，无明显腹痛。查体：患者倦怠、乏力，血压 110/90mmHg，脉搏 100 次/分，体温 38℃；全腹膨胀，无肠型、压痛和肠鸣音。血白细胞计数 8.5×10^9/L，血清钠 140mmol/L，动脉血 pH 7.30，血清钾 3mmol/L，腹部透视 4~6 个气液平面。临床诊断为术后肠麻痹。

31. 诱因可能是

A. 腹膜炎
B. 手术创伤反应
C. 肠粘连
D. 电解质异常
E. 代谢性酸中毒合并低钾血症

32. 该患者心电图可能会有的改变是

A. QT 间期延长
B. T 波高而尖
C. PR 间期延长
D. QRS 波增宽
E. T 波低宽、ST 段降低

33. 患者的治疗重点是

A. 胃肠减压
B. 大量抗生素

C. 手术解除肠粘连

D. 纠正碱中毒，静脉滴注氯化钾

E. 纠正酸中毒，静脉滴注氯化钾

（34~36题共用题干）

患者，男性，40岁。急性肠梗阻2天，呕吐频繁、乏力、口渴、尿少、口唇干燥、眼窝下陷、皮肤弹性差，脉搏116次/分。检查：血红蛋白163g/L，血细胞比容0.55，血清钠140mmol/L，血清钾3mmol/L。

34. 该患者可能发生

A. 低渗性脱水，低钾血症

B. 高渗性脱水，高钾血症

C. 等渗性脱水，低钾血症

D. 高渗性脱水，低钾血症

E. 等渗性脱水，高钾血症

35. 治疗措施应是

A. 快速输入高张葡萄糖

B. 吸氧

C. 静脉滴注5%碳酸氢钠

D. 静脉滴注升压药物

E. 快速输入等张电解质溶液

36. 低钾血症时，最早出现的临床表现是

A. 心电图改变

B. 肌无力

C. 口苦、恶心

D. 心脏传导阻滞

E. 心室颤动

（37、38题共用题干）

患者，女性，58岁。高血压，血清钾2.0mmol/L。

37. 为进一步确诊应进行的检查不包括

A. 高钠试验

B. 醛固酮测定

C. 尿17-羟类固醇

D. 低钠试验

E. 尿常规（pH、比重、PRO）

38. 引起高血压、低钾血症的情况不包括

A. 摄入甘草

B. 肾上腺皮质功能减退

C. 异位ACTH综合征

D. 原醛症

E. 先天性11-β羟类固醇脱氢酶缺乏

（39~41题共用题干）

口咽食管疾病患者，女性，45岁。因未补充水分已有3天，出现明显口渴、尿少、唇干舌燥、皮肤弹性差等症状。尿比重1.040，血清钠>150mmol/L。

39. 当前患者可诊断为

A. 低渗性脱水　　B. 等渗性脱水

C. 高渗性脱水　　D. 高钾血症

E. 低钾血症

40. 患者体重为60kg，实际脱失的水量最少为

A. 2000ml　　B. 2400ml

C. 3000ml　　D. 3600ml

E. 4000ml

41. 具体在补液时，第一天补液量为

A. 800ml　　B. 1000ml

C. 1200ml　　D. 2500ml

E. 4000ml

（42、43题共用题干）

患者，男性，70岁。腹泻2天，未进食，入院诉头晕，乏力，恶心，呕吐，血清钠132mmol/L，血清钾3.51mmol/L。

42. 诊断可考虑为

A. 高钾血症　　B. 等渗性脱水

C. 低钾血症　　D. 低渗性脱水

E. 高渗性脱水

43. 若患者入院时pH 7.33，后是否补充碱剂应根据

A. 血清钠　　B. 血清钾

C. 尿量　　D. 呼吸

E. 血气分析

（44~46题共用题干）

患者，男性，54岁。因上腹隐痛不适、食欲缺乏2个月来诊。体重50kg。实验室检查：血红蛋白80g/L，血浆清蛋白30g/L，血清钠130mmol/L，血清钾4.5mmol/L，动脉血pH 7.35。胃镜显示为胃体癌。

44. 该患者可能存在

A. 高渗性脱水　　B. 等渗性脱水

C. 低渗性脱水　　D. 高钾血症

E. 高容量性低钠血症

45. 患者在水、电解质和酸碱平衡方面的主要病理生理变化为

A. 细胞内液减少
B. 组织间液的减少超过血浆容量减少
C. 细胞内液移向细胞外间隙
D. 细胞内、外液等量减少
E. 血浆容量的减少超过组织间液的减少

46. 按血清钠和公式计算须补充的钠盐量（mmol）为
A. 10×50×0.4
B. 10×50×0.5
C. 10×50×0.6
D. 10×50×0.7
E. 10×50×0.8

（47、48题共用题干）

患儿，男，8岁。因呕吐伴手足抽搐2天住院。患儿曾发生呕吐3次。住院时疲乏无力，尿少，口渴。检查：血清钠130mmol/L。

47. 若患儿有脱水，其程度应为
A. 轻度
B. 中度
C. 重度
D. 极重度
E. 不存在脱水

48. 患者手足抽搐的原因为
A. 缺 Na^{+}
B. 缺 Ca^{2+}
C. 缺 Mg^{2+}
D. 缺 K^{+}
E. 缺 Cl^{-}

（49、50题共用题干）

患者，女性，55岁。因幽门梗阻行胃次全切除术，术后第4天，术后排气2次，但腹胀逐渐加重，恶心，无呕吐，腹胀明显，无压痛，无反跳痛，肠鸣音弱，心电图示T波降低。

49. 根据目前情况，该患者应诊断为
A. 绞窄性肠梗阻
B. 弥漫性腹膜炎
C. 吻合口瘘
D. 术后感染
E. 低钾血症

50. 为了证实诊断应进行的检查为
A. 腹部B超
B. 腹部穿刺
C. 血清钾测定
D. 胃肠造影
E. PET

（51~54 题共用题干）

患者，男性，32 岁。体重 60kg，肠梗阻 3 天入院，有尿少、食欲缺乏、恶心、乏力的症状，脉搏 105 次/分，血压 90/60mmHg，舌干燥，眼窝下陷，皮肤干燥、松弛，不口渴。尿比重 1.013，血清 Na^+ 135mmol/L。

51. 该患者可考虑为

A. 等渗性脱水
B. 低渗性脱水
C. 高渗性脱水
D. 原发性脱水
E. 真性脱水

52. 最好采用何种液体进行纠正

A. 林格液
B. 平衡盐溶液
C. 5%葡萄糖盐水
D. 5%葡萄糖溶液
E. 10%葡萄糖溶液

53. 除补给生理需要量外，大约应给予多少液体才能纠正

A. 1500ml
B. 2000ml
C. 3000ml
D. 3500ml
E. 4000ml

54. 该患者如单纯用 0.9%氯化钠液补充，长期使用将会出现

A. 急性水中毒
B. 慢性水中毒
C. 病情缓解
D. 高氯血症性酸中毒
E. 低钾血症

（55~58 题共用题干）

患者，男性，62 岁。腹痛，呕吐，停止排气、排便 2 天。查体：腹胀，肠鸣音亢进。血白细胞计数 12×10^9/L，血清钾 3.2mmol/L，血清钠 136mmol/L，血清氯 99mmol/L。

55. 患者的电解质紊乱为

A. 低钠血症
B. 高钾血症
C. 低钾血症
D. 低氯血症
E. 高钠血症

56. 患者心电图检查可能出现的异常是

A. 高尖 T 波
B. QT 间期缩短
C. T 波变宽
D. T 波倒置
E. ST 段抬高

57. 对此电解质紊乱的治疗是

A. 利尿
B. 补钾

C. 给予低张盐水　　D. 给予高张盐水
E. 给予等张盐水

58. 该患者在纠正电解质紊乱时要保证
A. 尿量小于 5ml/h　　B. 尿量大于 5ml/h
C. 尿量大于 10ml/h　　D. 尿量大于 20ml/h
E. 尿量大于 40ml/h

（59~61 题共用题干）

患者，男性，21 岁。反复呕吐 15 天，入院就诊时全身乏力。

59. 对患者进行病史询问时，各项脱水所共有的症状为
A. 口渴　　B. 尿少
C. 呕吐　　D. 烦躁
E. 手足麻木

60. 对脱水类型鉴别诊断价值最小的检查项目为
A. 血尿素氮（BUN）测定　　B. 尿比重测定
C. 尿 Na^+测定　　D. 血气分析
E. 血清 Na^+测定

61. 在补液时，当尿量尚未监测时不应补充
A. 0.9%盐水　　B. 5%葡萄糖
C. 10%葡萄糖酸钙　　D. 10%氯化钾
E. 血浆清蛋白

（62、63 题共用题干）

患者，男性，39 岁。患毒性弥漫性甲状腺肿伴甲亢，因双下肢不能活动 1 个月来诊。查体：双下肢膝反射减退，无肌萎缩。

62. 为明确诊断，应立即进行的检查为
A. 甲状腺功能　　B. 血钾测定
C. 血钠测定　　D. 血氯测定
E. 血气分析

63. 该患者最可能的诊断是
A. 重症肌无力　　B. 周期性瘫痪
C. 周期性神经炎　　D. 甲状腺功能亢进性肌病
E. 肌营养不良症

（64~66 题共用题干）

患者，男性，31 岁。因头晕、乏力、恶心、呕吐 5 小时来诊。体重 50kg。实验室检查：血清钠 130mmol/L，血清钾 4.5mmol/L；尿比重 1.010。

64. 该患者的电解质失衡为
A. 高渗性脱水
B. 等渗性脱水
C. 低渗性脱水
D. 低钾血症
E. 高钾血症

65. 该患者的治疗主要为
A. 补充高张氯化钠溶液
B. 补充等张氯化钠溶液
C. 补充低张氯化钠溶液
D. 补充氯化钾溶液
E. 补充葡萄糖溶液

66. 对该患者应补钠盐的总量估计为
A. 4.5g
B. 12g
C. 15g
D. 21g
E. 25.5g

四 B 型题

（1~3 题共用备选答案）
A. 血容量不足
B. 严重休克，伴发代谢性酸中毒
C. 伴发呼吸性酸中毒
D. 伴发代谢性碱中毒
E. 伴发呼吸性碱中毒

1. 当等渗性脱水患者丢失的体液达体重的 5%时，出现的症状有
2. 当等渗性脱水患者丢失的体液达体重的 6%~7%时，出现的症状有
3. 当等渗性脱水患者丢失的体液主要是胃液时，出现的症状有

（4~6 题共用备选答案）
A. 低渗性脱水
B. 等渗性脱水
C. 高渗性脱水
D. 低钾血症
E. 高钾血症

4. 急性肠梗阻致急性大量消化液丧失，脉搏细数，血压下降，可导致
5. 管饲高浓度要素饮食或氨基酸型营养液可导致
6. 消化道液体长期慢性丢失易引起

（7~10题共用备选答案）

A. 低钙血症
B. 高钾血症
C. 低镁血症伴抽搐、心律失常
D. 高血钾伴肾功能不全
E. 高镁血症

7. 在心电监护下3~5分钟内静脉注射10%葡萄糖酸钙20~30ml（溶于25%葡萄糖液40ml内）。此治疗方案适用于
8. 经静脉补给镁8~16mmol（50%硫酸镁4~8ml），加入5%葡萄糖或生理盐水100~500ml中，在10~15分钟内滴注。此方案适用于
9. 静脉注射10%葡萄糖酸钙10~20ml（钙100~200mg）或缓慢静脉注射10%氯化钙5~10ml。此方案适用于
10. 维生素D治疗适用于

（11~13题共用备选答案）

A. pH 7.38，PaO_2 50mmHg，$PaCO_2$ 40mmHg
B. pH 7.30，PaO_2 50mmHg，$PaCO_2$ 80mmHg
C. pH 7.40，PaO_2 60mmHg，$PaCO_2$ 65mmHg
D. pH 7.35，PaO_2 80mmHg，$PaCO_2$ 20mmHg
E. pH 7.25，PaO_2 70mmHg，$PaCO_2$ 30mmHg

11. 代偿性呼吸性酸中毒的血气分析结果为
12. 代偿性代谢性酸中毒的血气分析结果为
13. 失代偿性呼吸性酸中毒的血气分析结果为

（14、15题共用备选答案）

A. 高钾血症
B. 高催乳素（PRL）血症
C. 高血糖症
D. 高胰岛素血症
E. 难治性高胆固醇血症

14. 血浆净化疗法适用于
15. 透析疗法可用于

（16、17题共用备选答案）

A. 低钾血症
B. 高钾血症
C. 高钙血症
D. 低渗性脱水
E. 高渗性脱水

16. 患者，男性，45岁。四肢乏力、腹胀，口渴不明显，2周来进食少；心电图监护提示早

期出现 T 波降低，随后出现 ST 段降低，QT 间期延长。最可能的诊断为

17. 患者，女性，67 岁。吞咽困难 1 个月，3 周来乏力，伴有重度口渴，近 3 天尿量少。查体：唇舌干燥、眼窝凹陷，皮肤弹性差。实验室检查：血清钠 153mmol/L，尿比重 1.025。最可能的诊断为

（18～22 题共用备选答案）

A. 正常情况　　B. 呼吸性酸中毒

C. 呼吸性碱中毒　　D. 失代偿性代谢性酸中毒

E. 失代偿性代谢性碱中毒

18. 实际碳酸氢盐（AB）= 标准碳酸氢盐（SB）且两值均正常提示

19. AB>SB 提示

20. AB<SB 提示

21. AB = SB 且两值均增加提示

22. AB = SB 且两值均减低提示

（23、24 题共用备选答案）

A. 细胞内液量的改变　　B. 细胞外液量的改变

C. 体液量的改变　　D. 渗透压保持恒定

E. 渗透压发生改变

23. 容量失调仅引起

24. 浓度失调导致

（25～27 题共用备选答案）

A. <100mmol/L　　B. <120mmol/L

C. <130mmol/L　　D. <135mmol/L

E. <140mmol/L

25. 低渗性脱水轻度脱水时，血清钠为

26. 低渗性脱水中度脱水时，血清钠为

27. 低渗性脱水重度脱水时，血清钠为

（28～30 题共用备选答案）

A. 细胞外液渗透压正常　　B. 细胞外液高渗，细胞水肿

C. 细胞外液低渗，细胞水肿　　D. 细胞外液高渗，细胞内脱水

E. 细胞外液低渗，细胞内脱水

28. 低渗性脱水的体液变化特点是
29. 等渗性脱水的体液变化特点是
30. 高渗性脱水的体液变化特点是

（31、32 题共用备选答案）

A. 水中毒
B. 高渗性脱水
C. 等渗性脱水
D. 低钾血症
E. 高钾血症

31. 食管癌患者，吞咽困难 3 个月，无法进食。该患者为
32. 急性低位肠梗阻，少尿，不口渴，血压 100/60mmHg，心率 110 次/分。该患者为

（33～35 题共用备选答案）

A. 1%～2%
B. 2%～4%
C. 4%～6%
D. 6%～7%
E. 7%～14%

33. 轻度高渗性脱水的失水量相当于体重的
34. 中度高渗性脱水的失水量相当于体重的
35. 重度高渗性脱水的失水量相当于体重的

（36～38 题共用备选答案）

A. 2.0～2.5mmol/L
B. 2.5～3.0mmol/L
C. 3.0～3.5mmol/L
D. 3.5～4.0mmol/L
E. 4.0～4.5mmol/L

36. 低钾血症轻度缺钾时的血清钾为
37. 低钾血症中度缺钾时的血清钾为
38. 低钾血症重度缺钾时的血清钾为

（39～41 题共用备选答案）

A. 呼吸性酸中毒
B. 代谢性酸中毒
C. 呼吸性碱中毒
D. 代谢性碱中毒
E. 呼吸性酸中毒合并代谢性酸中毒

39. 外科临床上最常见的酸碱平衡紊乱类型是
40. 重度肺气肿患者可发生的酸碱平衡紊乱类型是
41. 幽门梗阻患者可发生的酸碱平衡紊乱类型是

（42、43 题共用备选答案）

A. Na^+

B. K^+

C. Ca^{2+}

D. Mg^{2+}

E. Cl^-

42. 细胞外液中主要的阳离子是
43. 细胞内液中主要的阳离子是

（44、45 题共用备选答案）

A. 醛固酮系统

B. 下丘脑-抗利尿激素系统

C. 肾素-醛固酮系统

D. 甲状腺系统

E. 下丘脑-垂体后叶-抗利尿激素系统

44. 恢复和维持体液的正常渗透压是通过（　　）进行的
45. 恢复和维持血容量是通过（　　）进行的

（46~49 题共用备选答案）

A. 血容量不足

B. 血容量轻度不足

C. 心功能不全，容量相对多

D. 容量血管收缩，肺循环阻力高

E. 心排血量低，容量血管过度收缩

46. 患者中心静脉压（CVP）低，血压低，应考虑
47. 患者 CVP 正常，血压低，多见于
48. 患者 CVP 高，血压低，考虑为
49. 患者 CVP 低，血压正常，可能是

五 X 型题

1. 等渗性脱水的病因有

A. 消化道脱失

B. 皮肤丢失

C. 肾丢失

D. 补充水分过多

E. 组织间液贮积

2. 关于高钾血症的治疗，叙述正确的有

A. 积极治疗原发病

B. 紧急对抗心律失常

C. 降低血钾

D. 立即停止钾盐（包括药物及食物）的摄入

E. 上述都不是

3. 慢性呼吸性酸中毒的临床表现有
   A. 心律失常 B. 心排血量增加
   C. 左心及右心功能不全 D. 呼吸深度、节律改变
   E. 伴头痛、烦躁、嗜睡、昏迷等神经系统症状
4. 在少尿基础上，可以出现高钾血症的情况有
   A. 休克 B. 静脉补 K^+ 过多
   C. 盐皮质激素过多 D. 过多摄入 K^+ 含量高的食物
   E. 输大量库存血
5. 可引起高钾血症的情况有
   A. 瘢痕性幽门梗阻 B. 大面积软组织挫伤
   C. 横纹肌溶解 D. 急性肾衰竭
   E. 大面积烧伤
6. 有效血浆渗透压（Posm）减低，尿钠<15mmol/L，多见于
   A. 胃肠丢失 B. 利尿后期
   C. 水肿状态 D. 皮质醇缺乏
   E. 渗透性利尿
7. 钾离子的主要生理作用有
   A. 维持细胞内液的渗透压 B. 参与细胞的正常代谢
   C. 增强神经、肌肉的兴奋性 D. 对心肌有增强作用
   E. 抑制神经、肌肉的兴奋性
8. 低钾血症可见于
   A. 长期不能进食者 B. 严重呕吐患者
   C. 急性肾衰竭少尿期患者 D. 肾小管酸中毒患者
   E. 使用排钾性利尿药者
9. 等渗性脱水又称
   A. 急性脱水 B. 混合性脱水
   C. 原发性脱水 D. 继发性脱水
   E. 重度脱水
10. 阴离子隙（AG）增高常见于糖尿病时体内（ ）等的堆积
   A. 丙酮 B. 乙酰乙酸
   C. β羟丁酸 D. 丙酮酸
   E. α酮戊二酸
11. 给脱水患者做每天输液计划时应包括的内容有
   A. 脱水量（失衡量） B. 每天生理需要量

C. 1/2 额外丢失量
D. 额外丢失量
E. 失衡量的 1/2

12. 低氧因素引起的呼吸性碱中毒见于
A. 慢跑
B. 休克
C. 心力衰竭
D. 高原缺氧环境
E. 肺炎

13. 可引起钾缺乏的有
A. 补钠过少
B. 胃肠引流
C. 库欣（Cushing）综合征
D. 长期禁食
E. 大面积烧伤

14. 低钠血症的类型包括
A. 低血容量低渗性低钠血症
B. 正常容量低渗性低钠血症
C. 高血容量性低钠血症
D. 低血容量等渗性低钠血症
E. 正常容量高渗性低钠血症

15. 尿钠>22mmol/L，多见于
A. 服用利尿药早期
B. 烧伤
C. 肾上腺皮质功能不全
D. 失盐性肾炎
E. 渗透性利尿

16. 轻度低钾血症的临床表现有
A. 室上性心动过速
B. 室性心动过速
C. 窦性心动过速
D. 房性及室性期前收缩
E. 心室颤动

17. 细胞外液中主要的阴离子是
A. Na^+
B. K^+
C. Ca^{2+}
D. HCO_3^-
E. Cl^-

18. 正常 AG 代谢性酸中毒的主要原因有
A. 肾排 H^+ 障碍
B. 胃肠道丢失 HCO_3^- 过多
C. 使用含盐酸药物过多
D. 非挥发性物质产生过多
E. 酸性物质排出减少

19. 代谢性碱中毒的治疗原则有
A. 低钾时补钾
B. 纠治原发病
C. 血容量不足时扩容
D. 低氯血症时给生理盐水
E. 严重者应首选生理盐水

20. 等渗性脱水的处理原则为

A. 消除原发病因　　B. 补充血清氯

C. 防止血液浓缩　　D. 防止或减少水和钠的继续丧失

E. 补充等张液体、平衡盐溶液或生理盐水

21. 代谢性碱中毒合并呼吸性碱中毒的实验室检查特征为

A. pH 下降　　B. pH 升高

C. $PaCO_2$升高　　D. HCO_3^-增多

E. $PaCO_2$下降

22. 钾过多性高钾血症时

A. 血清钾过多　　B. 肾功能正常

C. 24 小时尿量>500ml　　D. 肾排钾减少

E. 机体 K^+总量增多

23. 代谢性碱中毒的临床表现为

A. 缺氧　　B. 烦躁不安

C. 高血压　　D. 喉痉挛

E. 手足抽搐

24. 高钾血症患者血清钾>7.5mmol/L 时，心电图改变可有

A. P 波上升　　B. P 波消失

C. QRS 波增宽　　D. 心室率不规则

E. T 波变高变尖

25. 用高张盐水治疗高血钾时，以下说法正确的是

A. 常用 6%~8%氯化钠 100~200ml 静脉滴注

B. 常用 3%~5%氯化钠 100~200ml 静脉滴注

C. 高张盐水可增加远端肾小管中钠含量，增加钠钾交换，增加尿钾排出量

D. 常用 0.3%~0.5%氯化钠 100~200ml 静脉滴注

E. 若尿量正常，可用等张盐水静脉滴注

26. 下列可引起低钙血症的有

A. 甲状旁腺功能减退　　B. 胰腺炎

C. 急性或慢性酒精中毒　　D. 抗痉挛时使用苯巴比妥

E. 分泌类甲状旁腺激素（PTH）多肽物质的肾恶性肿瘤

27. 高钾血症使用 5%碳酸氢钠液治疗时减量或停用的指标为

A. 恢复正常窦性心律　　B. QRS 波群变窄

C. T 波高尖程度减退　　D. QT 间期缩短

E. PR 间期缩短

28. 用5%碳酸氢钠溶液治疗高钾血症的原因为
A. 增加血容量以稀释血钾浓度
B. 促使 K^+ 移入细胞内
C. 碱化尿液，使 K^+ 从尿中排出增多
D. Na^+ 可对抗 K^+ 的心肌毒性作用
E. 有助于酸中毒的纠正

29. 代谢性碱中毒考虑补酸的情形有
A. 血 pH>7.6
B. 血 pH>7.0
C. 对氯化钠治疗反应不佳
D. 对补钾治疗反应不佳
E. 伴显著通气障碍（$PaCO_2$>60mmHg）

30. 低氯性碱中毒的特点为
A. 排钾利尿药使排 Cl^- 多于排 Na^+
B. 胃液丢失，HCO_3^-、Na^+、K^+ 重吸收增加
C. 糖尿病、饥饿等使酮体产生过多
D. 胃液丢失，肾小管细胞的 Cl^- 减少
E. 醛固酮增多症致低氯性碱中毒

31. 镁离子的生理代谢功能有
A. 维持细胞膜的稳定性
B. 参与体内多种酶促反应
C. 调节离子通道
D. 维持细胞内液的渗透压和酸碱平衡
E. 调节 PTH 的分泌和活性

32. 抗利尿激素代偿性分泌增多时
A. 毛细血管静水压升高
B. 有效循环容量减少
C. 肾上腺皮质功能减退
D. 体液积聚在组织间隙
E. 胶体渗透压下降

33. 高钾血症对神经肌肉的影响主要表现为
A. 感觉异常
B. 肌痛
C. 肌束震颤
D. 吞咽、发声及呼吸困难
E. 脑神经支配肌震颤

34. 以下关于转移性低钾血症的叙述，正确的有
A. 钡剂促使钾内移
B. β_2 受体阻断药促使钾进入细胞内
C. 碱中毒时促使钾内移
D. 甲状腺性周期性瘫痪促使钾内移
E. 胰岛素过多时，促使钾进入细胞内

35. 关于抑制骨吸收治疗高钙危象的药物，下列叙述正确的有
A. 双膦酸盐治疗高钙危象时须从静脉途径给药，维持输注 4 小时以上
B. 降钙素可直接抑制破骨细胞功能，快速抑制骨吸收，促进尿钙排泄，降低血钙
C. 硝酸镓为抗癌药，有阻抑 PTH 和破骨细胞活化因子（OAF）的骨吸收作用
D. 降钙素与糖皮质激素或普卡霉素合用可产生拮抗作用
E. 氨磷汀（WR-2721）用于原发性甲旁亢及肿瘤所致高钙血症，也能直接抑制骨钙吸

收，减少肾小管对钙的重吸收

36. 下列关于钾丢失的叙述，正确的有

A. 应用低张糖液可引起钾丢失
B. 应用青霉素可引起钾丢失
C. 应用庆大霉素可引起钾丢失
D. 碱中毒恢复期钾丢失过多
E. 酸中毒恢复期钾丢失过多

37. 下述关于低钾血症临床表现的叙述，正确的有

A. 麻痹性肠梗阻
B. 室性心动过速
C. 呼吸困难、吞咽困难
D. 糖耐量增强
E. 缺钾性肾病

38. 低渗性脱水时可出现

A. 脉搏细速
B. 血压正常
C. 尿量少
D. 站立性晕倒
E. 皮肤弹性差

39. 低容量性低钠血症常与低渗性脱水同时发生，常见病因为

A. 大剂量利尿药
B. 选择性醛固酮分泌不足
C. 肾上腺皮质功能减退
D. 慢性心力衰竭
E. 肝硬化腹水

40. 引起低钙血症患者维生素 D 不足的疾病有

A. 假性甲旁减
B. 高磷血症
C. 吸收不良综合征
D. 低镁血症
E. 肾小管酸中毒

41. 低钙血症患者心血管系统症状的心电图表现为

A. QT 间期缩短
B. QT 间期延长
C. T 波平坦或倒置
D. T 波高尖
E. ST-T 段改变

42. 高钙血症患者的心电图表现为

A. QT 间期缩短
B. 低血钾性 U 波
C. T 波平坦或倒置
D. 房室传导阻滞
E. ST-T 段改变

43. 高镁血症的心电图表现为

A. QT 间期缩短
B. PR 间期延长
C. T 波平坦或倒置
D. T 波高耸
E. QRS 增宽

44. 缺钾性低钾血症的特点有

A. 机体总 K^+ 量低
B. 血清 K^+ 低
C. 细胞内 K^+ 量低
D. 血清 K^+ 高
E. 细胞内 K^+ 量高

45. 小儿长期患低钙血症可出现的表现有
A. 皮肤干燥、鳞屑增多
B. 指甲易脆、指甲横沟
C. 牙齿发育不全，有龋齿
D. 秃发、毛发稀疏
E. 青光眼

46. 高张盐水治疗高钾血症的作用机制是
A. 钠拮抗钾对心脏的抑制作用
B. 造成药物性酸中毒，促使钾进出细胞
C. 钠有抗迷走神经作用，有利于提高心率
D. 钠增加血浆渗透压、扩容，起到稀释性降低血钾作用
E. 可增加远端肾小管中钠含量，增加钠钾交换，增加尿钾排出量

47. 低钾血症时，神经肌肉的外周表现有
A. 感觉异常
B. 深反射机制失常
C. 肌束震颤
D. 腱反射增强
E. 肌痛

48. 低渗性脱水时，实验室检查可出现
A. 尿钠减少
B. 尿比重降低
C. 血清钠降低
D. 血浆渗透压降低
E. 血浆渗透压升高

49. 高容量性低钠血症时，实验室检查可见
A. 细胞内液钠浓度降低
B. 血清钠降低
C. 总钠量正常
D. 总钠量降低
E. 细胞外液渗透压增高

50. 下述治疗中，易引起转移性低钾血症的有
A. 注射呋塞米
B. 补充过量碱性药物
C. 注射氨茶碱
D. 静脉输入大量葡萄糖
E. 注射胰岛素

51. 缺钾性低钾血症的骨骼肌表现有
A. 呼吸困难
B. 吞咽困难
C. 全身性肌无力
D. 肌张力增高
E. 腱反射亢进

52. 缺钾性代谢性碱中毒的发病机制为

A. 缺钾时，H^+转入细胞内
B. Cl^-缺乏
C. 肾重吸收性Na^+增多
D. 肾排H^+减少
E. 肾重吸收性HCO_3^-增多

53. 低钾血症的泌尿系统表现有
A. 肾功能障碍
B. 浓缩功能减退
C. 多尿
D. 肾小管细胞氨生成减少
E. 肝性脑病

54. 下列关于低钾血症的叙述，正确的有
A. 钾缺乏时，K^+从细胞内转移到细胞外可使钾正常
B. 钾缺乏时，因血液浓缩可使血K^+正常
C. 低钾血症是指血清钾低于3.0mmol/L
D. 转移性低钾血症时，体内总K^+量一定低
E. 转移性低钾血症时，体内总K^+量正常，因细胞外钾转移到细胞内引起低钾

55. 代谢性碱中毒时，实验室检查可出现
A. 血清Na^+增高
B. 血pH和HCO_3^-增高
C. 尿呈碱性
D. $PaCO_2$在代偿和失代偿时均增高
E. BE呈正值

56. 等渗性脱水时，实验室检查可出现
A. 尿量增多
B. 血钠正常
C. 代谢性碱中毒
D. 尿比重增高
E. 尿量少

57. 高容量性低钠血症的病因为
A. 肾病综合征
B. 选择性醛固酮分泌不足
C. 肾上腺皮质功能减退
D. 慢性心力衰竭
E. 肝硬化腹水

58. 代谢性碱中毒的特点为
A. 血清Mg^{2+}、Ca^{2+}下降
B. pH升高
C. 血容量不足
D. 碱性尿
E. 血清K^+、Cl^-增加

59. 呼吸性酸中毒时
A. pH下降
B. CO_2潴留
C. H^+浓度下降
D. 血$PaCO_2$增高
E. 肺通气或换气功能障碍

60. 呼吸性碱中毒多见于

A. 水杨酸制剂中毒　　B. 吗啡类药物中毒
C. 高温环境下劳动　　D. 颅脑损伤
E. 手术后过度呼吸换气

61. 关于钾的正常生理代谢机制，下列说法正确的有
A. 体内98%的钾分布在细胞内，2%在细胞外
B. 血清钾水平可以代表体内全部 K^+ 的变化
C. K^+ 的平衡主要在远端肾单位通过阳离子交换实现的
D. 醛固酮分泌增加，肾小管远端留 Na^+ 排 K^+
E. 酸中毒可促使远端肾小管分泌 H^+ 增加，K^+ 潴留

62. 当血浆渗透压低于260mOsm/L（血清钠125mmol/L）时，慢性水过多和水中毒患者的临床表现有
A. 食欲缺乏　　B. 神志错乱
C. 表情淡漠　　D. 恶心
E. 疲倦

63. 高容量性低钠血症常见于
A. 慢性心功能不全　　B. 肝硬化
C. 肾衰竭　　D. 肾病综合征
E. 原发性醛固酮增多症

64. 可引起钾向细胞内转移的因素有
A. 剧烈运动后休息　　B. 胰岛素
C. 儿茶酚胺　　D. 酸中毒
E. 低钾性周期性瘫痪

65. 呼吸性碱中毒合并代谢性酸中毒可见于
A. 一氧化碳（CO）中毒　　B. 胃肠引流
C. 水杨酸中毒　　D. 肾衰竭合并感染
E. 肝衰竭合并感染

66. 高钾血症的早期心电图表现为
A. QRS 波增宽　　B. P 波下降
C. QT 间期延长　　D. ST 段降低
E. T 波高尖

67. 关于血浆渗透压，下列说法正确的有
A. 临床以 mmol/L 表示体液渗透压
B. Ca^{2+} 是维持血浆渗透压的主要因素
C. Na^+ 是维持血浆渗透压的主要因素

D. 血浆渗透压=2（Na^++K^+）+葡萄糖+尿素氮（mmol/L）

E. 正常葡萄糖和尿素氮对渗透压影响不大，但明显升高时可导致高渗状态

68. 水中毒时要分析的情况有

A. 与低容量性低钠血症进行鉴别

B. 水过多的病因和程度

C. 有效循环血容量

D. 心、肺、肾的功能状态

E. 血浆渗透压

69. 转移性低钠血症时，实验室检查可见

A. 机体内总钠量正常

B. 细胞内钠减少

C. 血清钠增高

D. 细胞内钠增多

E. 血清钠减少

70. 轻度缺水型低渗性脱水的临床表现为

A. 明显口渴

B. 乏力、头晕

C. 手足麻木

D. 尿 Na^+减少

E. 血清钠低于 135mmol/L

71. 高钾血症的临床表现有

A. 松弛性四肢瘫痪

B. 皮质酮增高

C. 低血糖

D. 少尿或尿毒症

E. 烦躁不安、昏厥和神志不清

72. 可引起一过性碱中毒的情况有

A. 血容量不足

B. 胃引流

C. 呕吐

D. 血液透析

E. 糖尿病酮症酸中毒胰岛素治疗后

73. 慢性呼吸性酸中毒的治疗有

A. 治疗原发病

B. 给碱性药

C. 给酸性药

D. 控制感染

E. 改善肺换气功能

74. 关于呼吸性碱中毒的治疗措施，下列叙述正确的有

A. 轻度者一般不需要治疗，严重者需要处理原发病因

B. 用纸袋罩住口鼻进行呼吸，以增加呼吸道无效腔，提高 $PaCO_2$

C. 可吸入含 5%CO_2的氧气

D. 有手足抽搐者，可静脉注射葡萄糖酸钙

E. 对 pH>6.5 的重症患者，可行气管内插管和控制呼吸，使 pH 迅速下降

75. 肾调节酸碱平衡的方法有

A. 体内脱氨基作用

B. 碳酸氢钠（$NaHCO_3$）的重吸收

C. 排泌可滴定酸
D. 生成和排泌氨
E. 离子交换和排泌

76. 关于呼吸性酸中毒的代偿机制，下列说法正确的有
A. 铵根（NH_4^+）生成及 $NaHCO_3$重吸收增多
B. 生成增多的 H_2PO_4经肾排出，使尿液碱化
C. 抑制呼吸中枢，经肺排出过多 CO_2
D. 与缓冲系统中强碱发生反应
E. H^+、Cl^-与细胞内 K^+、HCO_3^-交换，细胞外液碱化，细胞内液酸化

77. 细胞内液中主要的阴离子是
A. Na^+
B. HPO_4^{2-}
C. K^+
D. 蛋白质
E. Cl^-

78. 脱水的判断依据有
A. 尿少
B. 高血压
C. 肢冷
D. 口唇干燥
E. 舌干燥

79. 乳酸钠治疗高钾血症的作用机制有
A. 钠拮抗钾对心脏的抑制作用
B. 钠增加血浆渗透压，扩容，起到稀释性降低血钾作用
C. 钠有抗迷走神经作用，有利于减慢心率
D. 造成药物性碱中毒，促使钾进入细胞内
E. 可增加远端肾小管中钠含量，增加钠钾交换，增加尿钾排出量

80. 高镁浓度可抑制中枢及周围神经系统，高镁血症的最早表现为
A. 嗜睡
B. 肌力减退
C. 弛缓性瘫痪
D. 腱反射消失
E. 昏迷

81. 可促使肾排钾的方法有
A. 应用呋塞米
B. 应用氢氯噻嗪
C. 高张盐水静脉滴注
D. 应用依他尼酸
E. 低盐饮食

82. 肾功能不全患者发生高钾血症时，正确的治疗措施是
A. 11.2%乳酸钠溶液 50ml
B. 10%葡萄糖酸钙 100ml
C. 25%葡萄糖溶液 400ml
D. 加入胰岛素 30U
E. 8 小时内缓慢静脉滴注

83. 发生低血钙性癫痫大发作时，以下说法不正确的有

A. 即刻缓慢静脉注射10%葡萄糖酸钙10～20ml

B. 常规长期用苯妥英钠

C. 发作严重者可短期辅以苯妥英钠肌注

D. 这类癫痫大发作不能用抗癫痫药

E. 治疗原则与原发性癫痫相同

84. 大多数高钠血症的发病机制为

A. 自由水减少

B. 水摄入减少

C. 水丢失增加

D. 体内钠增加

E. 意外摄入大量食盐

85. 低血容量性高钠血症的临床表现为

A. 脱水

B. 口渴多饮

C. 舌干而皱缩

D. 皮肤弹性正常

E. 血压下降

86. 呼吸性酸中毒应用碱性药物的指征有

A. $PaCO_2$升高明显者

B. 应用利尿药同时补碱

C. pH 7.15

D. 给O_2疗效不佳者

E. 合并代谢性酸中毒者

87. 低钠血症时可见的情况有

A. 水中毒

B. 低渗性脱水

C. 血液浓缩

D. 红细胞计数减少

E. 血浆蛋白及血细胞比容均增高

88. 适用于低钾血症肾小管性酸中毒患者治疗的药物有

A. 氯化钾

B. 枸橼酸钾

C. 醋酸钾

D. 谷氨酸钾

E. L-天冬氨酸钾镁溶液

89. 关于低钾血症的补钾治疗，叙述正确的有

A. 最好是饮食补钾

B. 枸橼酸钾含钾13～14mmol/g，最常用

C. 肝性脑病合并低氯性碱中毒应同时补给盐酸精氨酸

D. 使用L-天冬氨酸钾镁溶液时，应同时测定血清镁或同时进行试验性治疗

E. 谷氨酸钾含钾约4.5mmol/g，用于肝衰竭伴低钾血症者

90. 引起肾小管分泌钾减少的因素有

A. 盐皮质激素缺乏

B. 肾小管对醛固酮（ALD）不敏感

C. 减少使用保钾性利尿药
D. 减少使用血管紧张素转化酶抑制药
E. 急、慢性肾衰竭

91. 长期低钙血症患者可表现为
A. 记忆力减退
B. 性格改变
C. 抑郁、焦虑
D. 四肢麻木或刺痛
E. 儿童精神发育迟缓

92. 发生水过多和水中毒的机制是
A. 抗利尿激素代偿性分泌增多
B. 抗利尿激素分泌失调综合征
C. 肾排泄水障碍
D. 内分泌功能异常
E. 毛细血管静水压升高

93. 等渗性脱水体内水分缺乏或丧失可能会出现
A. 细胞外液血浆容量迅速减少
B. 醛固酮分泌增加
C. 细胞外液肾血流量减少
D. 细胞外液中渗透压的变化
E. 细胞外液中钠离子浓度的变化

94. 关于低钙血症的表现，下列说法正确的有
A. 长期低钙血症，可引起白内障
B. 长期低钙血症，可引起青光眼
C. 长期低钙血症，可引起基底神经节钙化
D. 少数患者可出现颅内压增高与视盘水肿
E. 长期慢性低钙血症，可引起锥体外系症状

95. 外周性换气过度导致的呼吸性碱中毒见于
A. 呼吸道阻塞突然解除
B. 胸外伤后
C. 环境高温
D. 胸廓手术后
E. 呼吸机管理不当

96. 关于低钾血症的治疗，下列叙述正确的有
A. 轻者可口服氯化钾，每天 3~6g，并鼓励进食含钾食物
B. 缺钾较重与不能口服或出现严重心律失常、神经肌肉症状者，可静脉补钾
C. 可以使用氯化钾静脉推注
D. 经雾化吸入补钾可以静脉补钾，且能及时缓解呼吸肌麻痹
E. 快速补钾应在心电图监护下进行

97. 下列情况中，患者易出现手足抽搐的有
A. 等渗性脱水
B. 低渗性脱水
C. 高渗性脱水
D. 代谢性碱中毒
E. 代谢性酸中毒

98. 当等渗性脱水患者的体液在短期内迅速丢失达体重的5%（即丢失细胞外液总量的25%）时，患者可出现的临床表现有

A. 脉搏细速
B. 肢端湿冷
C. 血压上升
D. 严重休克
E. 血压下降

99. 关于高钙危象，下列说法正确的有

A. 血清钙>3.5mmol/L时，出现高钙危象
B. 血清钙>3.0mmol/L时，出现高钙危象
C. 纠正脱水及增加尿钠、钙排泄
D. 加用林格注射液治疗
E. 每天补给等张盐水4000ml以上

100. 治疗高渗性脱水的液体有

A. 0.45%氯化钠溶液
B. 5%葡萄糖溶液
C. 5%碳酸氢钠液
D. 9%氯化钠液
E. 平衡盐溶液

六 案例分析题

（1~6题共用题干）

患者，女性，25岁。因食欲缺乏、多饮、烦渴、多尿15天来诊。自述有1型糖尿病。查体：身高160cm，体重41kg；皮肤弹性差，呼吸深大，面色潮红，意识模糊。实验室检查：空腹血糖22.2mmol/L，尿糖（+++），尿酮体（++++）。

1. 为明确诊断，应立即进行的检查项目有

A. 心电图
B. 血清电解质检测
C. 血气分析
D. 肝功能检测
E. 血脂分析
F. 肾功能检测
G. 胸部X线

2. 患者最可能诊断为

A. 乳酸性酸中毒
B. 呼吸性酸中毒
C. 糖尿病酮症酸中毒
D. 尿毒症性酸中毒
E. 感染性休克
F. 脑血管意外
G. 糖尿病高渗性昏迷

3. 该患者的病理生理特点有

A. 酸中毒
B. 严重脱水
C. 血酮升高
D. 代谢紊乱

E. 电解质紊乱　　F. 携氧系统功能正常
G. 渗透压间隙减小

4. 该患者可能出现的电解质紊乱有
A. 治疗前血清钾可正常或偏高　　B. 治疗后可出现低钾血症
C. 因渗透性利尿丧失钾离子　　D. 治疗后偶可出现低钙性抽搐
E. 磷酸根离子丢失　　F. 高钠血症
G. 高氯血症

5. 对该患者应该采取的治疗措施是
A. 饮食控制　　B. 大剂量胰岛素
C. 大量补充等张氯化钠溶液　　D. 纠正离子紊乱
E. 大量补充碳酸氢钠溶液　　F. 积极控制诱因
G. 5%的葡萄糖液加入少量胰岛素

6. 低钾血症时，补钾方式不正确的有
A. 补钾速度一般不宜超过 20ml/h
B. 每天给 10%氯化钾溶液 30~60ml，分次口服
C. 紧急时缓慢静脉注射 10%氯化钾溶液 20ml，时间≥10 分钟
D. 血钾正常后，应立即停止补钾
E. 补钾速度一般不宜超过 200ml/h
F. 10%氯化钾溶液 20ml 加入 5%葡萄糖溶液 500ml，静脉滴注
G. 10%氯化钾溶液 15~30ml 加入 5%~10%葡萄糖溶液 1000ml，静脉滴注

（7~10 题共用题干）

患者，男性，50 岁。体重 60kg。患食管癌导致进行性吞咽困难、无法进食 4 天。患者自觉极度口渴、唇舌干燥。查体：眼窝下陷、皮肤失去弹性。

7. 此时患者的初步诊断为
A. 轻度等渗性脱水　　B. 中度等渗性脱水
C. 重度等渗性脱水　　D. 轻度低渗性脱水
E. 中度高渗性脱水

8. 该患者当天补液量约为（不包括当天生理需水量）
A. 500ml　　B. 1000ml
C. 3000ml　　D. 4000ml
E. 4500ml

9. 补液后口渴减轻，尿量增多，测定血清钾为 3.1mmol/L，补给钾盐的尿量标准是
A. 20ml/h　　B. 25ml/h

C. 30ml/h　　D. 35ml/h

E. 40ml/h

10. 该患者的治疗措施中正确的是

A. 所需补水量宜在2天内补给　　B. 给予0.45%的氯化钠溶液静脉滴注

C. 给予5%的葡萄糖溶液静脉滴注　　D. 给予0.9%的氯化钠溶液静脉滴注

E. 补液量中应包括每天的生理需要量1000ml

（11~14题共用题干）

患者，男性，54岁。体重54kg，上腹胀痛伴呕吐4天，呕吐物为隔天所进食物，量约1200ml/次。查体：血压105/60mmHg，皮肤干燥，眼球下陷，上腹部隆起，可见胃型和胃蠕动波，Chvostek征（+）。血清钠128mmol/L。

11. 患者目前存在的水代谢紊乱是

A. 等渗性脱水，轻度脱水　　B. 等渗性脱水，中度脱水

C. 等渗性脱水，重度脱水　　D. 低渗性脱水，轻度脱水

E. 低渗性脱水，中度脱水　　F. 低渗性脱水，重度脱水

12. 目前最可能合并的电解质与酸碱平衡紊乱是

A. 低钾低氯性碱中毒，低钠血症　　B. 低钾高氯性碱中毒，低钙血症

C. 低钾高氯性酸中毒，高钙血症　　D. 高钾低氯性碱中毒，低钙血症

E. 高钾低氯性碱中毒，高钙血症　　F. 高钾低氯性酸中毒，高钙血症

13. 造成上述水电解质紊乱最可能的原因是

A. 急性胃肠炎　　B. 闭袢性结肠梗阻

C. 麻痹性肠梗阻　　D. 上消化道大出血

E. 机械性幽门梗阻　　F. 完全性低位小肠梗阻

14. 为纠正目前患者的脱水，应该遵循的治疗原则包括

A. 积极治疗原发病　　B. 输注速度先慢后快

C. 补液总量力争一次完成　　D. 每天补充生理需要量9g

E. 静脉补充含盐溶液或高张盐水　　F. 治疗当天给予计算量的1/2

（15~21题共用题干）

患者，男性，63岁。食管癌术后1年，近来出现消瘦，进食困难，四肢软弱无力，恶心，腹胀。

15. 检查发现血清钾2.9mmol/L，血清钠129mmol/L。患者存在的电解质紊乱是

A. 低钾血症　　B. 高钾血症

C. 低钠血症　　D. 高钠血症

E. 低钾血症和低钠血症

16. 患者应采取的治疗措施为

A. 进行补钾治疗　B. 进行血液透析治疗

C. 进行补钠治疗　D. 在补钠的同时进行补钾治疗

E. 进行输血治疗

17. 该患者的补钾量应为

A. 100mmol　B. 200mmol

C. 300mmol　D. 400mmol

E. 500mmol

18. 该患者的心电图会出现的变化有

A. ST 段压低　B. T 波高尖

C. 出现 U 波　D. T 波低平

E. QT 间期延长

19. 下列叙述中，符合该患者临床表现的是

A. 肌无力　B. 尿量少

C. 心率快　D. 肠鸣音活跃

E. 腱反射减退

20. 关于补钾的注意事项，下列叙述正确的有

A. 每天尿量>700ml、每小时尿量>30ml 时补钾安全

B. 低钾血症时将氯化钾加入生理盐水中静脉滴注

C. 通常补钾都采取缓慢静脉滴注的方法

D. 每小时输注较高浓度钾溶液的患者，应进行持续心电监护和每小时测定血清钾

E. 难治性低钾血症需注意纠正酸中毒和低钙血症

21. 该患者补钾过程中出现高钾血症、心律失常，治疗时应首先应用

A. 阳离子交换树脂　B. 输注 25%葡萄糖溶液

C. 5%碳酸氢钠 100ml 静脉滴注　D. 11. 2%乳酸钠 50ml 静脉滴注

E. 10%葡萄糖酸钙 20ml 静脉注射

（22~24 题共用题干）

患者，男性，72 岁。因发热伴腹泻 6 天、无尿 1 天、昏迷 2 小时来诊。查体：血压 80/60mmHg;肢端冷。实验室检查：血糖 26mmol/L，血尿素氮（BUN）14mmol/L，血清钠 156mmol/L，血清钾 6. 2mmol/L，CO_2CP 10mmol/L。

22. 该患者可出现的水盐代谢失衡为

A. 高钾血症　B. 轻度脱水

C. 中度脱水
D. 重度脱水
E. 代谢性酸中毒
F. 呼吸性酸中毒
G. 高钠血症

23. 下列治疗方法中，该患者可行的是
A. 经口胃管补水
B. 给予10%葡萄糖溶液
C. 给予5%葡萄糖溶液
D. 给予0.9%氯化钠溶液
E. 给予0.45%氯化钠溶液
F. 给予10%氯化钾溶液
G. 给予50%葡萄糖溶液

24. 对于该患者高钾血症的治疗，下列方法不适当的是
A. 控制感染
B. 立即静脉注射50%葡萄糖溶液60~100ml
C. 立即透析
D. 停止含钾饮食和含钾药物
E. 静脉滴注5%碳酸氢钠溶液
F. 避免应用库存血
G. 静脉注射10%葡萄糖酸钙溶液20~30ml

参考答案与解析

一、A1 型题

1. E【解析】Cl^-和HCO_3^-是细胞外液中2种主要的阴离子，与Na^+共同维持晶体渗透压、稳定含水量。Cl^-大量丧失后，细胞外液Cl^-减少，血浆中HCO_3^-相应增多，导致低氯性碱中毒，输入等张盐水，Cl^-增多，可纠正低氯性碱中毒。

2. B【解析】体液在正常情况下有一定的容量、分布和电解质离子浓度。机体必须保持他们的稳定，才能进行正常的新陈代谢。机体主要通过肾的调节来维持体液的平衡，保持内环境稳定。

3. C【解析】低容量性低钠血症（低渗性脱水）时，水分可从低渗的细胞外液移向渗透压相对较高的细胞内液，从而使细胞外液进一步减少，血容量进一步减少，可造成外周循环衰竭。

4. B【解析】水过多指水在体内积聚过多，导致细胞外液量增加、血浆渗透压下降的病理状态。如过多的水进入细胞内，导致细胞内水过多，则成为水中毒。水过多和水中毒是高容量性低钠血症的病理表现。

5. D【解析】高钾血症的常见原因：①摄入钾过多。进食过多高钾食物，含钾高的药物包括一些中药、青霉素、钾盐、库存血，补钾过多。肾功能正常时排钾机制完善，故单纯钾摄入过多不易引起高钾血症。②肾排钾减少。a. 肾小球滤过率下降，见于急、慢性肾衰竭；

b. 肾小管分泌钾减少，见于盐皮质激素缺乏、肾小管对醛固酮（ALD）不敏感、应用减少钾排泄的药物，如应用保钾性利尿药、血管紧张素转化酶抑制药（ACEI）等。③细胞内钾移至细胞外。当组织损伤、缺氧或使用某些药物时，可导致细胞内钾移至细胞外液，引起高钾血症。

6. A【解析】对补钾后病情仍无改善的低钾血症患者，应首先考虑合并低镁血症，应同时测定血镁或进行试验性治疗。

7. A【解析】休克是各种强烈致病因素作用于机体，使循环功能急剧减退，组织器官微循环灌流严重不足，以致重要器官功能、代谢严重障碍的全身危重病理过程。休克是一急性的综合征。在休克状态下，全身有效血流量减少，微循环出现障碍，导致重要的生命器官缺血、缺氧。而重度脱水伴休克明显是由身体有效循环血容量不足引起，故首选治疗措施是补液，补液方法中最快、最有效的是静脉补液。其余选项均属于后续治疗。

8. B【解析】低钠血症的病因及发病机制如下。①低容量性低钠血症：常与低渗性脱水同时发生，主要由于体液丢失时失钠多于失水。常见于应用大剂量利尿药及肾上腺皮质功能减退，也可见于选择性醛固酮分泌不足。②高容量性低钠血症：由于慢性心力衰竭、肝硬化腹水、肾病综合征等，有效血容量下降，致抗利尿激素（ADH）和醛固酮分泌增多，水过多，血钠下降。缺钾可致钠进入细胞内而引起高容量性低钠血症。③特发性低钠血症：多见于慢性消耗性疾病晚期，原因不明。血钠下降程度轻。

9. E【解析】血清镁<0.4mmol/L 时，可出现低钙血症与手足抽搐，需要在医师指导下补充镁剂。

10. C【解析】等渗性脱水的常见病因为急性腹膜炎、急性肠梗阻、大量呕吐及大面积烧伤等外科疾病。

11. E【解析】当丢失体液量达体重的 6%~7%（相当于丢失细胞外液 30%~35%）时，可出现严重休克症状，常伴发代谢性酸中毒。

12. A【解析】低钾血症补钾治疗时，补液速度一般为每小时不超过 1g 氯化钾，稀释至 30~40mmol/L。严重者每小时可补 2g 氯化钾。快速补钾应在心电图监护下进行。

13. C【解析】正常血清钾为 3.5~5.0mmol/L，患者血清钾检测值为 2.9mmol/L，属低钾血症。低钾血症的临床表现是肌无力，首先是四肢，之后可延及躯干及呼吸肌，可致呼吸困难和窒息，还可有软瘫、腱反射减低或消失。患者有食欲缺乏、恶心、呕吐、腹胀、肠蠕动消失等肠麻痹表现，个别患者可能口苦、有金属味等。心脏出现传导阻滞和节律异常，典型的心电图改变是早期 T 波降低、变平或倒置，随后 ST 段降低，QT 间期延长和 U 波，但并非每个患者都出现，故不应单凭此来诊断，可作为辅助诊断。低钾血症可致代谢性碱中毒，这是由于一方面 K^+ 由细胞内移出，与 Na^+、H^+ 的交换增加，使细胞外液的 H^+ 浓度降低；另一方面远曲小管 Na^+、K^+ 交换减少，Na^+、H^+ 交换增加，使排 H^+ 增多，此时尿却呈酸性，即反常性酸性尿。而高钾血症患者会出现皮肤苍白湿冷，故本题选 C。

14. A【解析】等渗性脱水多见于胃肠液急性丧失。

15. D【解析】轻度低钾血症多表现为窦性心动过速、房性及室性期前收缩。重度低钾血症可致室上性或室性心动过速等严重心律失常。高钾血症时，当血钾升高到一定程度可导致多种传导异常和心律失常，可以表现为右束支传导阻滞、左束支传导阻滞，以及高度房室传导阻滞，还可以出现窦性心动过缓、窦性停搏，严重时可危及生命。另外，高钾血症和低钾血症患者均可出现的临床表现还有肌无力。

16. A【解析】低钾血症的补钾注意事项：①补钾时应检查肾功能和尿量，每天尿量>700ml，每小时>30ml 时补钾安全。如患者同时服用保钾利尿药，补钾时尤应密切观察。②低钾血症时将氯化钾加入生理盐水中静脉滴注，如血清钾已基本正常，将氯化钾加入葡萄糖溶液中补充有助于预防高钾血症和纠正钾缺乏症，如停止静脉补钾 24 小时后的血清钾正常，可改为口服补钾（血清钾 3.5mmol/L，仍缺钾约 10%）。③通常补钾都采取缓慢静脉滴注的方法，但有严重心律失常、肠麻痹、呼吸肌麻痹时除外。对每小时输注较高浓度钾溶液的患者，应进行持续心电监护和每小时测定血钾检测，避免严重高钾血症和心搏骤停。④输注中和输注后应特别注意、严密观察，防止发生一过性高钾血症。⑤难治性低钾血症须注意纠正碱中毒和低镁血症；低钾血症患者如静脉滴注葡萄糖加胰岛素或碳酸氢钠，可加重低钾血症，因而非必须情况不宜采用，必须应用时应同时补钾。⑥补钾后可加重原有的低钙血症而出现手足抽搐，应及时补给钙剂。

17. A【解析】高钾血症的临床表现一般不具特征性。对心血管系统的影响如下：①心肌自律性降低，可出现窦性心动过缓，窦性停搏。②传导性降低，出现各种类型的传导阻滞以及因传导性、兴奋性降低出现心搏骤停。

18. E【解析】急性肾衰竭患者血清钾升高至>5.5mmol/L 时，静脉滴注 25g 的葡萄糖溶液 200ml 加胰岛素 12U，可使钾离子进入细胞内，降低血钾。

19. B【解析】低渗性脱水时，水和钠同时丢失，失水少于失钠，细胞外液为低渗，故细胞外液的水向细胞内转移，造成细胞外液缺水重于细胞内，即细胞外液轻度减少，细胞内液显著减少。

20. D【解析】钾从细胞内转移至细胞外引起高钾血症常见于以下情况。①大面积组织损伤和坏死，如严重电灼伤、挤压伤、肌溶解、高热中暑、血管内大量溶血等。②用盐酸精氨酸或赖氨酸治疗肝性脑病和代谢性碱中毒时，常发生明显的高钾血症，可能是精氨酸与细胞内钾交换，使钾移至细胞外。③在麻醉过程中，用肌松药、琥珀酰胆碱也有使细胞内钾移至细胞外的作用。④癌症患者用大剂量化学药物治疗时，可引发急性肿瘤溶解综合征，进而引起高钾血症。⑤家族性高钾性周期性瘫痪，此病属常染色体遗传病，继发性高钾性周期性瘫痪常见于肾衰竭患者服用螺内酯。⑥酸中毒，包括代谢性酸中毒、糖尿病酮症酸中毒、乳酸性酸中毒等。⑦高渗状态、重度脱水、休克等均可使细胞内钾移至细胞外。

21. A【解析】低钾血症患者补钾时浓度不应过高，静脉注射氯化钾时外周血钾浓度不宜超过0.3%，否则容易引起肌组织电生理紊乱，也容易刺激血管引起血管局部疼痛或血管炎等，因此10%葡萄糖溶液500ml中加入10%的氯化钾10ml，浓度刚好为0.3%。

22. C【解析】低渗性脱水的病因如下。①补充水分过多：高渗性或等渗性脱水时，补充过多水分。②肾丢失：a. 过量使用噻嗪类利尿药、依他尼酸、呋塞米等排钠性利尿药；b. 肾小管中存在大量不被吸收的溶质（如尿素），抑制钠和水的重吸收；c. 失盐性肾炎、急性肾衰竭多尿期、肾小管酸中毒、糖尿病酮症酸中毒；d. 肾上腺皮质功能减退症。

23. A【解析】低钠血症的临床表现常常是非特异性的，并易被原发病表现掩盖。最早表现为全身乏力，其他常见临床表现还有恶心、呕吐、头痛、痛性痉挛、神经精神症状等。

24. B【解析】浓缩性高钾血症多伴有高钠血症、高氯血症和高渗综合征，且常为一过性。重度脱水、休克、失血以及酸中毒均可为其病因。治疗原则是迅速增加补液量，以补水或葡萄糖为主，避免应用常用电解质溶液。

25. E【解析】外科手术后低钾血症原因：①术后患者不能进食，经食物摄入钾不足。②患者体内钾丢失过多，很有可能还会出现腹痛、腹泻、恶心、呕吐的情况。③术后给患者静脉输入营养时注射大量葡萄糖溶液，但没有及时补钾或补钾量不足。④钾排出过多，如量大呕吐、胃肠减压引流量多、胃肠道瘘等。

26. A【解析】治疗低钾血症最常用的补钾药物是氯化钾，含钾13~14mmol/g。

27. C【解析】Na^+是细胞外液中最主要的阳离子，占90%以上，是维持细胞外液容量和晶体渗透压的重要因素。Na^+增多可引起水肿，Na^+减少可造成脱水或血容量不足。Na^+可增强神经-肌肉的兴奋性。血浆中Na^+浓度正常为135~145mmol/L。

28. D【解析】酸中毒时，血液pH降低，氧解离曲线右移，血红蛋白与氧气的亲和力下降，可使相同氧分压下血氧饱和度下降，从而使血红蛋白易与氧气分离，即血红蛋白释放氧能力增加，改善组织缺氧。

29. B【解析】高钾血症一般无特异性症状，有时有轻度神志模糊或淡漠、感觉异常和四肢软弱等。血清钾高于5.5mmol/L，称为高钾血症。高钾血症时，因为外周血钾离子浓度过高，有可能导致心肌活动受到抑制，可引起房室传导阻滞。另外，高钾血症时，心电图可出现特征性变化，有助于诊断。当血清钾>5.5mmol/L时，先是QT间期缩短，T波变得高尖对称，基底狭窄而呈帐篷状。血清钾为7~8mmol/L时，P波振幅降低，PR间期延长，以至P波消失。血清钾为9~10mmol/L时，室内传导更为缓慢，QRS变宽，R波振幅降低，S波加深，与T波直线相连、融合。血清钾为11mmol/L时，QRS波群、ST段和T波融合而呈双相曲折波形。血清钾为12mmol/L时，一部分心肌可先被激活而恢复，一部分心肌尚未除极，极易引起折返运动形成室性异源起搏、心动过速、心室扑动、心室颤动，乃至心搏骤停，这是引起猝死的主要原因，故高钾血症是内科急症之一。

30. A【解析】低钾血症属于综合性疾病，患者会出现肌无力，肌无力出现的顺序依次是四肢肌、躯干肌、呼吸肌。

31. B【解析】参见A1型题第13题解析。

32. B【解析】低钾血症的检查：①正常血清钾为3.5～5.5mmol/L，根据患者临床表现，结合病史。血清钾低于3.5mmol/L，临床上就可以出现症状，有诊断意义。②碱剩余（BE）正常值为-3～+3mmol/L。大于+3mmol/L时，说明机体碱过剩，存在代谢性碱中毒。常见于低钾血症。③二氧化碳结合力（CO_2CP）升高，尿pH呈酸性。④测定尿液中的钾浓度，尿钾<20mmol/L多提示胃肠道失钾，胃肠道失钾是小儿失钾最重要的原因。⑤尿钾>20mmol/L多提示肾失钾，肾失钾是成人失钾最重要的原因。

33. D【解析】谷氨酸钾含钾约4.5mmol/g，适用于肝衰竭伴低钾血症患者。对肝性脑病合并低氯性碱中毒患者，同时给予盐酸精氨酸有助于低氯性碱中毒的纠正。

34. D【解析】血钠正常值为135～145mmol/L。低钠血症是指血清钠低于135mmol/L，仅反映钠在血浆中浓度降低，并不一定表示体内总钠量的丢失，体内总钠量可以正常甚至稍有增加。

35. E【解析】高钠血症水丢失过多的途径如下。①经胃肠道丢失水：呕吐、腹泻；胃肠道引流。②经肾丢失水：肾小管浓缩功能缺陷；渗透性利尿，如高血糖、甘露醇、甘油；尿崩症；急性肾衰竭无尿期后的多尿期。③经皮肤丢失水：大量出汗，严重烧伤。④经呼吸道丢失水：过度换气。⑤“第三间隙”丢失水：腹腔内炎症或胰腺炎导致腹水增加。

36. A【解析】代谢性酸中毒是最常见的一种酸碱平衡紊乱，指体内非挥发性酸性物质产生过多，肾酸性物质排出过少，或者经胃肠道丢失的HCO_3^-过多所造成的一种酸碱平衡紊乱类型，可分为高阴离子间隙（AG）代谢性酸中毒及正常AG代谢性酸中毒2类。

37. C【解析】低容量性低钠血症除针对病因治疗外，应行补钠治疗。轻度一般可用口服法补给，中至重度患者采取静脉补给。补钠量通常用下列公式计算：缺钠（补钠）数（mmol）=（140-实测血钠）×0.6（女性0.5）×体重（kg）。

38. D【解析】高渗性脱水是指失水多于失钠，血清钠常高于150mmol/L，细胞外液呈高渗状态。临床表现如下。①轻度脱水：早期症状为口渴，其他缺水症状可不明显，失水量相当于体重的2%～4%。如伴有多饮，一般不造成细胞外液容量不足和渗透压异常；如伴有渴觉减退，可因缺乏渴感而发生高渗性脱水。②中度脱水：极度口渴、乏力、尿少、尿比重高、唇干舌燥、皮肤弹性差、眼窝下陷，常出现烦躁，失水量为体重的4%～6%。③重度脱水：上述症状进一步加重，如出现嗜睡、幻觉、谵妄、定向力失常、晕厥和脱水热，其失水量达体重的7%～14%。当失水量超过体重的15%时，可出现高渗性昏迷、低血容量性休克、无尿或少尿及急性肾衰竭。

39. C【解析】纠正低钾、低氯性碱中毒时，宜在每小时尿量>30ml后补钾，一般静脉滴注补钾浓度为氯化钾3g/L，当每日尿量>500ml时，日补钾量可达10～12g。

40. E【解析】重度低钠血症伴有周围循环衰竭的治疗原则是首先快速补给胶体液和晶体液，然后用高张盐水缓慢补钠，以迅速提高细胞外液渗透压，减少输入液体，并使细胞内水转移至细胞外，于是细胞内、外渗透压可同时提高。

41. B【解析】高钾血症的治疗：①高钾血症应及时静脉注射25%～50%葡萄糖液60～100ml，每2～3g糖加胰岛素1U；继以静脉滴注10%葡萄糖液500ml，内加胰岛素15U，可促使将细胞外的钾转移至细胞内。②5%$NaHCO_3$液60～100ml，急重症患者可在5分钟内直接静脉推注。③阳离子交换树脂能与钾离子结合而随树脂排出体外。常用聚磺苯乙烯，用时先清洁灌肠，后将树脂40g置于200ml 20%山梨醇中做保留灌肠。④血液透析或腹膜透析，适用于慢性肾衰竭伴急重症高血钾症者，以清除细胞外液中钾离子。⑤严重高钾血症出现危及生命的紧急情况时，应做紧急处理，如静脉推注钙剂拮抗钾离子的心脏毒性。

42. A【解析】等渗性脱水时，水和钠成比例丢失，细胞外液减少，细胞内液变化不大，血液浓缩表现明显。低渗性脱水时，血浆、组织间液、细胞内液都减少，以组织间液减少为主。高渗性脱水时，血浆、组织间液、细胞内液都减少，以细胞内液减少为主。

43. B【解析】急性肠梗阻患者大量呕吐，会很快造成消化液和体液的大量急性丢失，而出现脉细数、血压下降等血容量不足表现，是典型的等渗性脱水的表现。

44. A【解析】参见A1型题第2题解析。

45. D【解析】低钾血症的病因如下。①摄入钾过少：慢性消耗性疾病者，如进食减少可引起机体钾储备量减少。饮食显著减少2周以上，未能补钾或每天摄入钾不足3g，可出现低钾血症。②排出钾增加：a. 胃肠失钾，长期大量呕吐、腹泻、胃肠引流等。肠液含钾6～7mmol/L，腹泻时大便中含钾可达50～60mmol/L，因而可引起失钾；b. 肾失钾，使用排钾利尿药、肾上腺盐皮质激素分泌过多、慢性肾盂肾炎、肾小管酸中毒、急性肾功能不全多尿期、酮症酸中毒时使用大剂量青霉素类药物，酮体、青霉素使肾小管腔负电荷增加，排钾增多；c. 透析、烧伤及大量放腹水也可引起失钾。③细胞外钾向细胞内转移：如碱中毒、应用胰岛素或输入葡萄糖过多、毒物等。

46. C【解析】低钾血症最早出现的临床表现是肌无力，先从四肢肌开始，逐渐延及躯干肌和呼吸肌；有时有吞咽困难、进食及饮水呛咳，可有软瘫、腱反射减弱或消失；还可有口苦、恶心、呕吐和肠麻痹等。

47. A【解析】低钾性碱中毒时，患者血清K^+下降，为了补充血清K^+，肾小管上皮细胞会加强对K^+的重吸收能力。这样肾小管上皮细胞在重吸收K^+的过程中，需要从细胞中置换出H^+，也就是重吸收一个K^+，需要从细胞中置换出一个H^+。因此会导致尿H^+增加，出现酸性尿。

48. B【解析】等渗性脱水补钾时每小时尿量必须超过30ml，每天的尿量大于700ml，补钾是安全的。如果尿量少补钾后会造成细胞外液钾浓度升高。

49. D【解析】治疗高血钾引起的心搏骤停可选用氯化钙。因为氯化钙可使心肌收缩力加强，使心脏的收缩期延长，并使心肌的应激性增强。同时钙与钾有对抗作用，能缓解高血钾对心肌的毒性作用。

50. D【解析】急性肾衰竭少尿期或无尿期伴高钾血症患者后果最为严重，可引起心室颤动和心搏骤停，须紧急处理。

51. D【解析】慢性肾衰竭伴急重症高钾血症患者，血液透析为最佳的治疗方法，也可使用腹膜透析。但无论是血液透析还是腹膜透析，都需要经过一段时间才能将血钾降至安全范围，故遇到急性血钾升高时，应先用快速降血钾方法纠正心律失常，再行透析治疗。

52. D【解析】特发性低钠血症见于各种慢性消耗性疾病患者，如肺结核、肿瘤、营养不良、肝硬化晚期等。可能是由于细胞内蛋白质分解消耗过多，细胞内渗透压降低，水由细胞内移出细胞外，细胞外液量增加所致。

53. E【解析】轻至中度低钠血症患者常表现为倦怠、淡漠、无神、直立性低血压或起立时晕倒等。

54. E【解析】低渗性脱水又称慢性或继发性脱水，指失钠多于失水，血清钠常<130mmol/L，细胞外液渗透压<280mOsm/L。

55. D【解析】代谢性酸中毒常伴有高钾血症，在纠正酸中毒时，H^+从细胞内移至细胞外，K^+则从细胞外重新移向细胞内，从而使血清钾回降。但须注意，有的代谢性酸中毒患者因有失钾情况存在，虽有酸中毒但伴随着低钾血症。纠正其酸中毒时血清钾更会进一步下降，引起严重甚至致命的低钾血症。因此，纠正其酸中毒时需要依据血清钾下降程度适当补钾。

56. A【解析】参见A1型题第29题解析。

57. A【解析】低钾血症的病理生理改变如下。①缺钾性代谢性碱中毒：缺钾时细胞内外Na^+、K^+相互转移，通常是3个K^+从细胞内向细胞外转移，而有2个Na^+和1个H^+进入细胞内；结果细胞外H^+的浓度降低，故易产生缺钾性代谢性碱中毒。②肾功能改变：慢性缺钾时，肾功能和组织学都可有明显改变，组织学表现有间质性肾炎伴不同程度肾小管损害及间质纤维化，近曲小管上皮细胞出现空泡变性、萎缩，小管细胞破坏及刷状缘损害。电镜下见间质纤维组织增生，肾小管基底膜增厚、排列不规则及线粒体肿胀。③心肌功能改变：低钾血症时心肌细胞对K^+的通透性降低，Na^+流入超过K^+流出，使细胞内电位的负性减少，起搏细胞的自律性增加，并可抑制心肌传导及产生反激动，导致各种心律失常，以房性、房室交界处或室性期前收缩常见。

58. E【解析】血清钠浓度高于150mmol/L可诊断为高渗性脱水。

59. C【解析】低渗性脱水的实验室检查结果：①红细胞计数、血红蛋白、血细胞比容、血非蛋白氮和尿素氮均增高。②血清钠（<130mmol/L）和血浆渗透压（<280mOsm/L）均降低。③至病情晚期，尿Na^+和Cl^-明显减少，尿比重低。

60. B【解析】代谢性酸中毒最容易发生于感染性休克，当人体出现休克反应时，呼吸系统会受到限制，从而导致供氧量不足，出现缺血、缺氧的现象，使得体内糖类物质无氧酵解增强，而肝因为缺血、缺氧不能充分利用乳酸，导致乳酸增多。除此之外，由于肾组织缺血、缺氧导致泌尿系统功能紊乱，排酸能力降低，从而引起代谢性酸中毒。

61. E【解析】水、电解质和酸碱平衡失调的治疗：①重度失水的补液，应先扩充血管内容量，先输入晶体液如生理盐水或复方氯化钠溶液，然后补充胶体液如血、血浆、右旋糖酐，再根据检验结果调节电解质和酸碱平衡。②高钾血症时，钙盐可作为一种短时的急救药物，应在心电监护下 3～5 分钟内静脉注射 10%葡萄糖酸钙 20～30ml（溶于 25%葡萄糖液 40ml 内），数分钟即可见效。③纠正呼吸性酸中毒的主要措施是改善通气，一般不主张使用碱性药物，以防止动脉血二氧化碳分压（$PaCO_2$）升高更明显，且增加肾重吸收 HCO_3^- 的负担，加重组织缺氧。④临床上最常用的等张碱性溶液是 0.9%的氯化钠（NaCl）溶液。⑤低钾血症难以纠正时，应考虑在补钾的基础上补镁。

62. E【解析】当同时存在水、电解质和酸碱平衡失衡时，防治总原则为积极补充血容量+纠正缺氧+纠正酸碱中毒+纠正各种电解质紊乱（特别是高钾血症）+治疗原发病（最关键）。

63. A【解析】水的代谢调节主要通过口渴感觉、抗利尿激素及肾来调节，汗腺及呼吸也起部分调节作用。当渗透压增高时，刺激传入大脑，即产生渴感，渴望饮水。相反，当血浆晶体渗透压降低时，则渴感抑制，不思饮水。

64. C【解析】治疗高渗性脱水应以补水为主、补钠为辅，故选项 C 错误，其余选项内容均正确。

65. D【解析】等渗性脱水是指体液中水与钠按正常血浆中的浓度成比例丢失，血钠浓度和细胞外液渗透压仍维持在正常范围，外科患者最易发生。

66. E【解析】等惨性脱水的治疗以补充等张溶液为主，首选 0.9%氯化钠溶液，但长期使用可引起高氯血症性酸中毒。

67. B【解析】代谢性酸中毒的临床表现随病因不同而异。轻症易被原发病的征象所掩盖。呼吸快而深是代谢性酸中毒的突出表现，有时呼气中带有酮味。

68. D【解析】平衡盐溶液是溶液中电解质含量与血浆内含量相仿的盐溶液，常用的平衡盐溶液有乳酸钠和复方氯化钠溶液（1.86%乳酸钠溶液 1/3 加复方氯化钠溶液 2/3）与碳酸氢钠和等张盐水溶液（1.25%碳酸氢钠溶液 1/3 和等渗盐水 2/3）2 种。

69. E【解析】幽门梗阻时，血生化检查可见血液中的钠、钾、氯等元素成分均低于正常值。血常规检查可发现红细胞减少，轻度贫血，低蛋白血症，二氧化碳分压增高以及 pH 升高等。

70. D【解析】高渗性脱水最易发生口渴（选项 A 错误），因为高渗性脱水时血浆胶体渗透压升高，刺激一系列的生化反应，引起抗利尿激素分泌增多，继而使肾重吸收增强，并引起口渴。低渗性脱水因为水和钠同时丢失（钠丢失得更多），会出现体液中的钠浓度偏低，严重时很容易出现休克状态（选项 B 错误）。低渗性脱水早期即发生有效循环血容量不足和尿量减少，但无口渴（选项 C 错误）。等渗性脱水时，水和钠成比例丢失，可直接减少细胞内液容量，由于丢失的液体为等渗，基本上不改变细胞外液的渗透压（选项D正确）。高渗性脱水达7%~14%时，脑细胞失水严重，易出现神经系统症状，可表现为口渴、尿少、尿比重高等（选项E错误）。

71. E【解析】长期大量使用依他尼酸利尿，可导致低渗性脱水。这是由于在利尿同时排出大量钠盐，使电解质丢失多于失水。

72. E【解析】高钾血症患者不应继续摄入钾盐（包括药物及食物）。应用含钾药物如青霉素钾盐时，在输入量过大、速度过快的情况下，也可发生明显高钾血症，尤其多见于老年人和肾功能不全的患者。另外，应严格控制饮食，使钾代谢处于负平衡状态，给予足够的热量和必需氨基酸，保持正氮平衡。

73. C【解析】血清钾为3.0mmol/L，血清钠为125mmol/L，可诊断为低钾血症中度低钠血症。低钠血症是指血清钠<135mmol/L的一种病理生理状态，与体内总钠量无关（可正常、增高或降低），根据血钠降低的程度可分为轻度（血清钠130~135mmol/L）、中度（血清钠125~130mmol/L）、重度（血清钠<125mmol/L）。高血糖症、严重高脂血症及高蛋白血症可导致假性低钠血症，须排除。

74. C【解析】高渗性脱水补充水分时，经口、鼻饲者可直接补充水分，经静脉者可给予5%葡萄糖溶液、5%葡萄糖氯化钠溶液或0.9%氯化钠溶液补充。先根据临床表现估计失水量，然后按每丢失体重的1%补液400~500ml计算，将计算量的1/2+日常需水量（2000ml）作为当天补给量，余下可在第2天补给。

75. D【解析】等渗性脱水多发生于胃肠道的消化液急性丢失。

76. B【解析】高渗性脱水早期患者通常仅有口渴，其他表现不明显。病情逐渐加重时出现典型的临床表现，主要为脱水和神经系统症状。

77. A【解析】高渗性脱水体液变化的最终表现是细胞内缺水大于细胞外缺水，故选项A错误，其余选项均正确。

78. C【解析】低渗性脱水时尿中可以不含钠。因为在血清钠还未明显降低时，血浆晶体渗透压还没有明显的变化，这时抗利尿激素还没有得到信号，尿钠没有明显变化。

79. B【解析】正常人每天需要钾盐2~3g，相当于10%的氯化钾溶液20~30ml。

80. D【解析】低渗性脱水应在每小时尿量超过40ml后开始静脉补钾。如果每小时尿量达40ml，那24小时尿量已经接近正常，说明血容量缺失不明显，肾小球滤过功能正常，肾排钾功能可正常，不会产生高钾血症。

81. A【解析】K^+在小肠吸收，摄入的钾90%经肾排出，粪便和汗排出的钾<8%。

82. B【解析】K^+的生理功能之一是细胞内液和细胞外液中K^+的相对浓度维持着全部有生命细胞的正常渗透压和电化学梯度。

83. B【解析】皮肤丢失是等渗性脱水的原因之一，如大面积烧伤、剥脱性皮炎等渗出性皮肤病变。等渗性脱水如未经处理，患者可通过皮肤、呼吸道蒸发等途径不断丢失水分，从而因失水多于失钠而转为低容量性高钠血症，即高渗性脱水。

84. D【解析】等渗性脱水的诊断标准：①病史和临床表现有大量消化液或其他体液丧失。②血液浓缩，而血清 Na^+和 Cl^-仍在正常范围。③尿比重增高。④可有代谢性碱中毒或酸中毒。

85. B【解析】等渗性脱水患者给予补充液体治疗时应首选平衡盐溶液，因为平衡盐溶液的电解质含量和血浆相似，可以避免输入过多的 Cl^-，并对酸中毒的纠正有一定帮助。

86. E【解析】低渗性脱水时，在血清钠尚未明显降低之前，机体开始代偿，表现为抗利尿激素分泌减少，使水在肾小管内的重吸收减少，尿量排出增多，从而使细胞外液的渗透压升高。水重吸收减少，则单位体积尿钠含量减少。

87. A【解析】患者为成年男性，血清钠检测值为 128mmol/L，而正常成年人的血钠正常值范围为 135mmol/L～145mmol/L，提示为低渗性脱水。低渗性脱水的补钠量可按下列公式计算：需补充的钠量（mmol）=［血钠的正常值（mmol/L）-血钠测得值（mmol/L）］×体重（kg）×0.6（女性 0.5）。①故患者每公斤需补充的钠量最小值为（135mmol/L-128mmol/L）×0.6=4.2mmol，最大值为（145mmol/L-128mmol/L）×0.6=10.2mmol，即患者每公斤体重需补充的钠量为 4.2mmol～10.2mmol。由于每 17mmolNa+相当于 1g 钠盐，故成年男性每公斤体重需补充的钠量为 0.25g～0.60g（选项 A 正确）。事实上，计算时常取中间值 142mmol 计算，即患者每公斤需补充的钠量为（142mmol/L-128mmol/L）×0.6=8.4mmol，相当于 0.5g 氯化钠。

88. E【解析】高容量性高钠血症的治疗主要为治疗原发病因，限制钠盐的摄入。高容量性高钠血症细胞外液容量过度扩张可致肺水肿，可给予排钠利尿药，如呋塞米。但这些利尿药的排水作用强于排钠，故应及时补充水分，以免加剧高钠血症。在严重的情况下，可静脉推注呋塞米 80mg，并在 12～24 小时内静脉滴注 5%的葡萄糖 4ml。输液速度宜慢，防止发生肺水肿。同时在补液过程中应注意监测脉搏、血压和血生化变化，监测心肺功能。严重的高钠血症、肾功能衰竭或不全的患者，可考虑使用血液或腹膜透析疗法，使体内过多的钠通过透析排出体内，得到有效的治疗。透析速度应注意监察调整，以防止血清钠降低过快而发生脑水肿。

89. C【解析】等渗性脱水伴酸中毒患者，在补充等张盐水和碱性溶液，纠正脱水、酸中毒后，随着容量补足及尿量增多和代谢性酸中毒的纠正，尿 K^+增多、细胞外 K^+内移，可出现低钾血症，应注意补钾。

90. E【解析】低钾血症的神经肌肉表现包括嗜睡、抑郁、易激惹和精神错乱，外周表现包括感觉异常、深反射机制失常、肌束震颤、肌痛和肌无力。当骨骼肌及呼吸肌受累时，则出现呼吸困难和吞咽困难，腱反射减弱或消失。

91. E【解析】高钾血症有导致患者心搏骤停的危险，因此一经诊断，应积极治疗，首先应立即停用一切含钾药物或溶液。钙对钾有对抗作用，10%氯化钙 20～30ml 加入 5%葡萄糖注射液中静脉注射，能缓解钾离子对心肌的毒性作用。

92. A【解析】每100ml液体中含钾量应低于3ml，因为细胞外液的钾含量低，如果输入钾过多，血钾短时间内增高过快，将有致命危险。

93. B【解析】参见A1型题第57题解析。

94. B【解析】如以常规静脉滴注法补钾，静脉液体以含钾20~40mmol/L或氯化钾1.5~3.0g/L为宜。对需要限制补液量和/或不能口服补钾的严重低钾血症患者，可以采用精确的静脉微量输注泵以较高浓度的含钾液体进行深静脉穿刺或插管微量匀速输注。

95. A【解析】低渗性脱水患者最重要的治疗措施是积极去除或控制原发疾病，除此以外，首先要补充血容量，针对缺钠多于缺水的特点，采用含盐溶液或高张盐水静脉滴注，以纠正体液的低渗状态和补充血容量。

96. B【解析】低钾血症的临床表现和细胞内、外钾缺乏的严重程度相关，更主要的是取决于低钾血症发生的速度、时限以及病因。失水和其他电解质紊乱、pH改变与缺氧等，常影响低钾血症的临床表现。低钾血症最常见的临床表现是疲乏、无力，还可出现肌无力、腱反射减弱或消失。低钾血症可加重洋地黄中毒，故更易出现心律失常。但并非每个低钾血症患者都有典型的心电图改变。

97. C【解析】血清钾的正常值是3.5~5.5mmol/L，患者血清钾为6.5mmol/L（高于5.5mmol/L），为高钾血症，首要处理措施是停止一切钾的摄入。

98. C【解析】正常血液酸碱度（pH）维持在7.35~7.45，平均7.4，是细胞代谢所必需的环境。

99. C【解析】动脉血pH和HCO_3^-能准确判断酸中毒性质严重程度和代偿情况。动脉血pH为动脉血液中氢离子浓度的负对数值，正常范围为7.35~7.45，平均7.40。动脉血pH低于7.35为失代偿性酸中毒，高于7.45为失代偿性碱中毒，但不能说明是何种性质的酸、碱中毒。严重缺氧可抑制细胞能量代谢的中间过程，如三羧酸循环、氧化磷酸化作用和有关酶的活动。这不但降低产生能量的效率，还可因产生乳酸和无机磷引起代谢性酸中毒。由于能量不足，体内转运离子的钠泵遭损害，细胞内K^+转移至血液，而Na^+和H^+进入细胞内，造成细胞内酸中毒和高钾血症。代谢性酸中毒产生的固定酸与缓冲系统中碳酸氢盐起作用，产生碳酸，使组织二氧化碳分压增高。

100. A【解析】代谢性酸中毒时，血浆HCO_3^-低于10mmol/L时，应给予碱剂治疗。临床纠正代谢性酸中毒最常用的碱性药物是碳酸氢钠，碳酸氢钠能直接补充HCO_3^-，可以通过纠正患者体内水、电解质代谢紊乱，恢复有效的血液循环，从而改善患者的肾功能。

101. A【解析】休克的本质是氧供给不足和需求增加。休克早期，机体通过过度换气进行代偿，发生呼吸性碱中毒。当休克进一步加重可出现呼吸困难，氧释放不能满足细胞对氧的需要时，将发生无氧糖酵解，大量产生丙酮酸及乳酸，最终引起代谢性酸中毒。而代谢性碱中毒常见于胃液丧失过多、碱性物质摄入过多、缺钾。呼吸性酸中毒常见于麻醉过深、镇静药使用过量、中枢神经系统损伤、气胸等。代谢性酸中毒合并呼吸性碱中毒常见于脓毒症患者，一方面严重的感染影响组织灌流，造成组织缺氧，产生乳酸积聚，导致代谢性酸中毒；另一方面感染等因素导致过度通气，从而发生呼吸性碱中毒。

102. D【解析】代谢性酸中毒患者有时呼气中带有酮味，可出现面唇潮红、倦怠、软弱无力、腱反射减弱或消失、头痛、恶心、呕吐、烦躁不安、嗜睡甚至昏迷，还可有心率增快、血压偏低、心律不齐、急性肾功能不全和休克。

103. B【解析】代谢性酸中毒的治疗主要为去除病因和纠正缺水，重度代谢性酸中毒患者应补充碱性溶液。

104. A【解析】代谢性碱中毒的最常见原因是 H^+、Cl^- 大量丧失。常见于丧失大量胃液，如呕吐或长期胃液引流导致 HCO_3^- 不能被足够的 H^+ 中和而吸收入血；Cl^- 丢失使肾近曲小管的 Cl^- 减少，为维持离子平衡，代偿性增加 HCO_3^- 的吸收。

105. B【解析】构成体液的主要成分是水和电解质。正常的体液有一定的含量、一定的分布、一定的电解质浓度以及一定的酸碱度。电解质是在水溶液中或熔融状态下能够导电的化合物。水作为体内各种成分的溶剂，构成了体液的主要成分，在正常人中，水的总量占体重的44%~85%，儿童期含量高于成人，新生儿期可达75%~80%，成人为55%~60%，男性比女性略高5%。细胞外液占体重的20%~25%，其中血浆占体重的4%~5%，组织间液占体重15%~20%。保持水、电解质和酸碱平衡，是维护机体内环境稳定、进行正常新陈代谢必不可少的重要条件。

106. B【解析】人体内水的主要来源是饮料和食物。另外一小部分水是机体在新陈代谢过程中，糖类、蛋白质、脂肪三大物质在生物氧化过程中所生成的，称为内生水，每天生成量约 300ml。

107. A【解析】高钙危象的治疗一般为限制钙的摄入，补充足量水分，纠正电解质与酸碱平衡失调，治疗肾衰竭等。处理高钙危象应选择大量静脉滴注生理盐水，0.9%生理盐水静脉滴注，既可补充血容量纠正脱水，又能抑制肾小管重吸收钙，增加尿钙的排出；利尿；透析，应用无钙透析液降低血钙水平；应用降钙素，100~200 单位肌内注射或皮下注射，有中等度的立刻降钙作用。

108. B【解析】镁离子（Mg^{2+}）是在体内含量仅次于 Ca^{2+}、Na^+、K^+ 的第四位阳离子，而在细胞内是含量仅次于 K^+ 的第二位阳离子。血 Mg^{2+} 有调节甲状旁腺激素（PTH）分泌和活性的作用。

109. C【解析】严重的低镁血症，尤其是血清镁低于 0.4mmol/L 时，患者会出现低钙血症和手足抽搐，患者血清中甲状旁腺激素可降低至不可检测的范围。在镁纠正后，血清甲状旁腺激素也会恢复到正常。这是因为镁离子是释放甲状旁腺激素所必需的元素。

110. A【解析】反复发作的周期性瘫痪是转移性低钾血症的重要特点，但其他的低钾血症均缺乏特异的症状和体征。

111. E【解析】体内钙、磷代谢主要由甲状旁腺激素、1,25-$(OH)_2D_3$和降钙素 3 个激素作用于肾、骨骼和小肠 3 个靶器官调节。这 3 个激素相互制约，相互协调，以适应环境变化，保持血钙浓度的相对恒定。

112. C【解析】静脉输注高张溶液易引起体内水分调节失常、细胞涨破或失水过多形成栓塞。

113. E【解析】高容量性低钠血症时肾排泄水的功能障碍，导致水潴留，其治疗要点为控制水的摄入量，配合利尿，逐渐纠正细胞外液低渗状态。对出现中枢神经系统症状的重症患者，可选用高张盐水静脉滴注，并根据有无周围水肿加用利尿药。呋塞米可纠正低钠血症。

114. C【解析】人体内水的排出途径包括皮肤蒸发、肺呼出水分。在调节体温的过程中，皮肤每天约蒸发水分 500ml；在呼吸过程中，肺每天约呼出水分 350ml。

115. A【解析】人体内水的排出途径之一是肾排尿。肾排尿在调节水的排出中起主要作用。正常成人每天要排出机体在代谢中产生的固体产物 35~40g，每天尿量不应少于 500ml，才能将其溶解排出。

116. B【解析】低钾性碱中毒的最常见病因为胃肠减压。胃肠减压时吸出大量胃液，丢失大量 H^+。肠液中 HCO_3^-未被胃酸中和即再吸收，使血中 HCO_3^-增高；胃肠减压同时丢失钠、氯和细胞外液，肾小管对 HCO_3^-再吸收增加。低钾血症时，细胞内钾释出，每 3 个 K^+ 释出细胞，即有 2 个 Na^+和 1 个 H^+进入细胞内，出现细胞内酸中毒、细胞外碱中毒。因此，在长时间胃肠减压时，易出现低钾性碱中毒。

117. B【解析】重度缺钾患者的血清钾为 2.0~2.5mmol/L，可补充钾 500mmol［相当于氯化钾（KCl）40g］。但每天补钾以不超过 200mmol（相当于 KCl 15g）为宜。

118. B【解析】肾功能障碍或大量快速补液的等渗性脱水患者，长期使用等张溶液应警惕高氯性酸中毒。

119. C【解析】严重高钾血症时出现危及生命的紧急情况，应采取以下紧急处理。①静脉推注钙剂拮抗 K^+的心脏毒性。②应用碱剂、葡萄糖胰岛素溶液、β_2受体激动药。③当严重心律失常甚至心搏骤停时，可紧急安装心脏起搏器或电除颤。④呼吸肌麻痹时可进行呼吸肌辅助治疗。

120. A【解析】低渗性脱水一般不会出现口渴症状，高渗性脱水口渴比较明显。

121. E【解析】患者做消化道手术后禁食 1 周，仅静脉输入葡萄糖盐水，未补钾或补钾不足，最容易发生低钾血症。

122. E【解析】低钾血症的心电图特征是 T 波低平、ST 段压低和出现明显的 U 波。

123. D【解析】参见 A1 型题第 86 题解析。

124. B【解析】参见 A1 型题第 45 题解析。

125. A【解析】2∶3∶1 含钠液即 2 份 0.9%氯化钠溶液及 1 份 10%葡萄糖溶液、3 份 1.87%乳酸钠或 1.4%碳酸氢钠溶液的混合溶液。其简单配制方法为 5%葡萄糖溶液 500ml+

10%氯化钠溶液 15ml+11. 2%乳酸钠溶液 15ml 或 5%碳酸氢钠溶液 24ml，其张力为1/2张。

126. E【解析】低渗性脱水引起血压下降的主要原因是体内血容量不足。血容量不足时，血管内的血充盈量就会减少，血压就会下降。最有效的处理方法是快速补充血容量，静脉滴注右旋糖酐、羟乙基淀粉或浓盐溶液提升血压。

127. A【解析】参见 A1 型题第 38 题解析。

128. B【解析】低钙血症的病因如下：①甲状旁腺激素活动减少，如甲状旁腺功能减退症、低镁血症、胰腺炎以及新生儿低钙血症。②维生素 D 不足，如假性甲状旁腺功能减退症、高磷血症、维生素 D_3不足、吸收不良综合征以及急性或慢性酒精中毒。③其他原因，如成骨速度超过骨吸收时，能发生低钙血症。输入大量库存血，血浆 Ca^{2+}被多余的枸橼酸盐结合，可引起低钙血症。治疗高钙血症时使用磷酸盐或降钙素，或者抗痉挛时使用苯巴比妥，都能引起低钙血症。

129. B【解析】碱中毒时，由于血 pH 增高，血浆游离钙减少，即使血总钙量不变，但只要血浆 Ca^{2+}浓度下降，就可导致乙酰胆碱释放增多，神经肌肉的兴奋性增高。在碱性环境中，血浆中的钙离子容易与血浆蛋白相结合变成结合钙而使血钙降低，表现为手足抽搐。

130. E【解析】高渗性脱水的诊断：①中、重度失水时，尿量减少。②除尿崩症外，尿比重、血红蛋白、血细胞比容、血钠（>145mmol/L）和血浆渗透压（>310mOsm/L）均升高。③严重者出现酮症、代谢性酸中毒和氮质血症。④根据体重的变化和其他临床表现，可判断失水的程度。

131. E【解析】假性高钾血症是实验室测得的血钾升高而体内实际的血钾却并不升高的情况。常见原因如下。①采血时出现溶血。常见的溶血原因：a. 采血管或注射器不干燥、不洁净；b. 使用注射器时未取下针头而将血液注入采血管中；c. 应用止血带时间过长或止血带过紧；d. 患者出血不畅或采血量过少；e. 在标本收集及运输过程中剧烈震荡。②采血管的不正确使用。③采血位置不当，如在患者输液同侧采血。④采血时对局部拍打。拍打可能会导致细胞去极化加剧，钾离子释放增多。⑤标本未及时处理，放置时间过长，细胞内的钾离子外渗。造成假性高血钾的原因还有许多，包括采血的不规范操作和患者本身的某些原因等。

132. B【解析】慢性水过多和水中毒时，当血钠在 48 小时迅速降至 108mmol/L 以下可致神经系统永久性损伤或死亡。

133. E【解析】呕吐、腹泻、胃肠引流（减压、造口）或肠梗阻等致消化液丢失，引起等渗性脱水。

134. E【解析】机体维持酸碱平衡主要依靠缓冲系统调节、肾调节、肺调节和离子交换调节。其中，肾对酸碱平衡的调节主要通过排出 H^+及重吸收 HCO_3^-、排出磷酸盐和铵盐来实现。

135. C【解析】幽门梗阻所致持续呕吐可使盐酸含量较高的胃液大量丧失，其中 Cl^-的

丧失比 Na^+多，使血液中 HCO_3^-增高，形成低氯性碱中毒。同时胃液中也丢失大量的 K^+，血浆中 K^+降低，促使细胞内 K^+外移3个，细胞外液中2个 Na^+和1个 H^+内移交换，造成细胞外液中 H^+减少。远曲肾小管细胞向尿液中排出过多的 H^+，HCO_3^-回吸收增加。结果形成低钾性细胞内酸中毒和细胞外碱中毒。

136. E【解析】低钾血症患者补充氯化钾的速度一般应每小时不超过1g氯化钾，但严重患者每小时可补2g。故选项E错误，其余选项均正确。

137. C【解析】生理盐水中的钠离子与氯离子为1∶1，而人体生理状态下为3∶2，所以实际补液中氯离子较多，大量输入生理盐水可致血氯过高。

138. D【解析】K^+主要来源于饮食，长期禁食，每日静脉滴注葡萄糖盐水，没有补充 K^+，可能发生低钾血症，因此出现四肢瘫软、肠麻痹。

139. C【解析】低渗性脱水，细胞外液脱水重，患者可出现血容量不足表现，甚至休克、昏迷，尿量正常、稍多或减少，但尿比重始终低。

140. E【解析】高渗性脱水的主要原因为水摄入不足或水分排出过多，如长期禁食、上消化道梗阻、昏迷、高热、气管切开等。而“大面积烧伤早期体液大量渗出”是低渗性脱水的原因。

141. C【解析】高渗性脱水细胞内液脱水重于细胞外液，患者可出现口渴、尿少、尿比重高、皮肤黏膜改变（如皮肤弹性差）以及中枢神经系统表现。

二、A2型题

1. B【解析】患者 pH>7.45提示碱血症。血清钾3.1mmol/L，低于3.5mmol/L，为低钾血症。碱剩余（BE）+11mmol/L，为代谢性碱中毒。该患者可诊断为代谢性碱中毒合并低钾血症。

2. B【解析】等渗性脱水患者临床表现为少尿、食欲缺乏、恶心、乏力、舌干燥、眼窝下陷，皮肤干燥、松弛。因有效循环血容量减少，可因肾血流量减少而少尿，刺激饮水中枢而口渴。患者血压75/60mmHg，已有血压下降等血容量不足症状，说明丢失体液达体重的5%，相当于丢失细胞外液25%。结合患者尿比重增高，血清 Na^+ 130mmol/L无明显降低，最可能的诊断为等渗性脱水。

3. B【解析】甲状腺毒症性周期性瘫痪在20~40岁亚洲男性好发，病变主要累及下肢，有低钾血症。

4. D【解析】患者血清 K^+3mmol/L（低于3.5mmol/L）为低钾血症。血清 Na^+ 125mmol/L，进食少，全身乏力，直立时晕倒，是低渗性脱水的表现。

5. D【解析】患者因幽门梗阻呕吐9天（大量胃液更新换代），低血压，低钾血症，pH 7.5，>7.45提示碱血症，故患者可能会发生代谢性碱中毒。代谢性碱中毒表现为体液 HCO_3^-含量增加（可为低氯、低钾所致）或 H^+丢失过多（可由严重呕吐引起），引起血浆 HCO_3^-

原发性升高。

6. E【解析】患者频繁呕吐，血压低，脉压小，考虑血容量不足，应首先纠正低血容量。

7. C【解析】参见 A1 型题第 38、130 题解析。

8. C【解析】参见 A1 型题第 2 题解析。

9. D【解析】根据患者血清钾 6.8mmol/L，高于 5.5mmol/L，诊断为高钾血症，而血清钠为正常水平。

10. A【解析】患者在高温环境下工作引起大量出汗，造成肾外丢失水分过多，口渴明显，血清 Na^+ 158mmol/L，高于 150mmol/L，为高渗性脱水。该患者补液应以补水为主、补钠为辅，宜选 0.45%氯化钠溶液补液。补液过程中应监测血清Na^+。

11. B【解析】患者慢性肾炎病史多年，一直服双嘧达莫及氢氯噻嗪治疗。氢氯噻嗪为排钾利尿药，长期服用可引起低钾血症，低钾血症可引起四肢无力。

12. A【解析】患者因幽门梗阻引起大量胃液丢失，导致脱水、低钾血症、低氯血症和代谢性碱中毒，故应当有针对性地补充生理盐水和氯化钾，选项 A 正确。选项 B、C、D 都只分别补充了一种电解质，故错误。当血清氯低于 80mmol/L 时，可予口服补充 20%氯化钠溶液和氯化钾（选项 E 错误）。

13. A【解析】该患者胃大部切除术后 2 天血 HCO_3^-为 17mmol/L，为较轻的代谢性酸中毒，只需要补充液体、纠正脱水，常可自行纠正，不必应用碱性药物。

14. E【解析】肠梗阻引起的休克是临床上常见的情况，是在肠梗阻病情进展的基础上，患者出现血压下降、心率加快等异常表现，特别是收缩压降低到 90mmHg 以下，舒张压降低到 60mmHg 以下，心率超过 90 次/分。患者出现明显的口渴，尿量减少，尿色深黄，外周血管塌陷，不易触及。该患者出现严重脱水、代谢性酸中毒、低钾血症、中毒性休克是体内液体丢失过多，补充不足，造成有效循环血量减少而形成的。故应液体复苏纠正休克的同时解除肠梗阻。

15. C【解析】患者血清钠为 118mmol/L（<125mmol/L），为重度缺钠，应快速输注晶体液和胶体液，补充血容量，提高血浆渗透压，改善微循环，及时纠正周围循环衰竭。

16. B【解析】患者长期严重低钾血症，重症患者（如有心律不齐、快速心室率、严重心肌病、家族性周期性瘫痪）应静脉滴注钾制剂，常用制剂是氯化钾。在静脉滴注过程中应监测血清钾或心电图。对合并酸中毒或不伴低氯血症者，宜补给 31.5%的谷氨酸钾溶液 20ml 加入 5%葡萄糖液中，缓慢静脉滴注，此时不宜用氯化钾。补钾量（mmol）=（4.2-实测值）×体重（kg）×0.6+继续丢失量+生理需要量。血清钾每升高 1mmol/L 须补钾约 200mmol，一般每天补钾量以不超过 200mmol/L（15g 氯化钾）为宜。

17. A【解析】患者反复呕吐 4 天（失水原因），尿少，四肢厥冷。血清钠 128mmol/L（<130mmol/L），为低渗性脱水，中度脱水。因血压 90/60mmHg，故治疗首先是扩充血

容量。

18. D【解析】患者血清钠155mmol/L（高于150mmol/L），为高渗性脱水，嗜睡、幻觉、谵妄、定向力障碍等症状是重度脱水的表现。

19. D【解析】患者因烧伤行暴露疗法后皮肤弹性差、眼窝明显凹陷，自诉口渴，唇舌干燥，提示为高渗性脱水，中度脱水。该患者的脱水由水分丢失过多所致，故脱水量为体重的4%～6%，取5%，按照每丢失体重的1%补液400～500ml计算，累积失液量最少为2000ml。又加上每天生理需要量2000ml，当天需要的补给液体量为4000ml。

20. C【解析】低渗性脱水，轻度脱水时，血清钠低于135mmol/L时，可出现乏力、头晕、手足麻木，口渴不明显，尿Na^+减少，每千克体重缺NaCl 0.5g。根据题干信息，该患者符合低渗性脱水的诊断。

21. E【解析】患者诊断有幽门梗阻，持续性呕吐10天。幽门梗阻出现后，由于幽门部位发生了程度不一的狭窄，导致胃内容物不能或部分不能通过幽门部位进入肠道，产生胃扩张，导致呕吐。这些呕吐物里面有大量的离子，还有大量的酸性物质，这些物质的丢失超过了肾的调节能力，因此会出现低氯、低钾性碱中毒。

22. A【解析】患者反复呕吐不能进食3天，会导致消化液大量丢失，乏力、腹胀，心电图T波低平，出现U波，这是低钾血症的典型表现。

23. B【解析】患者因急性肠梗阻频繁呕吐，出现口渴、尿少、脱水征、血压偏低，为等渗性脱水，应给予等张盐水输注，通常首选平衡盐溶液。在纠正脱水的过程中，易致低钾血症，应特别注意。

24. A【解析】参见A2型题第2题解析。

25. C【解析】参见A1型题第122题解析。

26. E【解析】患者血清钾>5.5mmol/L，为高血钾症，为降低血钾可遵医嘱立即静脉注射5%碳酸氢钠溶液150ml。Na^+可对抗K^+，使K^+移入细胞内或由尿排出，减轻酸中毒，增加血容量。

27. A【解析】患者呕吐数次，造成大量胃液丢失，易引起低钾血症，可表现腹胀，肠蠕动减弱，心电图U波，首先可考虑为低钾血症。

28. E【解析】患者血气分析结果：血pH 7.55，升高；$PaCO_2$ 29mmHg，下降；HCO_3^- 21mmol/L，下降。考虑为代谢性酸中毒，该患者无体液过多，且碳酸氢钠需求量大，应给予等张溶液，1.25%碳酸氢钠等张盐水溶液，直接补充HCO_3^-，避免高渗和高钠血症。

29. C【解析】患者腹胀、呕吐已半年，长期呕吐胃液大量丢失，表现大量H^+、Cl^-丢失，使肾近曲小管Cl^-减少，为维持离子平衡代谢重吸收HCO_3^-增多，导致碱中毒，K^+-Na^+和H^+-K^+交换增高，保钠排出了K^+及H^+可造成低氯、低钾性碱中毒。

30. B【解析】患儿被诊断为“肾病综合征”，给予利尿剂治疗过程中，发生腹胀、乏力、膝反射减弱、心音低钝，心电图出现U波，提示出现低钾血症，应及时补钾。

31. A【解析】患者因等渗性脱水、低钾血症经快速大量补液、补钾（通常补钾为缓慢静脉滴注）后，全身感觉异常及心律不齐，神志淡漠，低血压，心电图示 T 波高尖，提示发生高钾血症，中度。对该患者应停止所有钾盐的摄入，静脉推注 10%葡萄糖酸钙作为急救（应在心电监护下进行），其他降低血钾措施有静脉补充 5%碳酸氢钠。静脉补充高张糖水和胰岛素可促使细胞外的钾转移至细胞内，葡萄糖加胰岛素的疗效可维持数小时。使用高张葡萄糖刺激胰岛素分泌后，可能会引起低血糖，故在静脉注射高张葡萄糖后，应维持静脉注射 5%~10%葡萄糖液一段时间。

32. E【解析】患者 pH 7.1（pH 下降）提示酸中毒，$PaCO_2$ 75mmHg（>40mmHg）提示二氧化碳潴留，且为慢性阻塞性肺疾病，需要考虑呼吸性酸中毒。BE -5mmol/L（<-3mmol/L）提示代谢性酸中毒。因此，患者的酸碱失衡类型为呼吸性酸中毒合并代谢性酸中毒，Ⅱ型呼吸衰竭。

33. E【解析】患者重症胰腺炎，低血压。血清 Na^+ 133mmol/L（<135mmol/L）为低钠血症，血清 K^+ 3.1mmol/L（<3.5mmol/L）为低钾血症，血清 Ca^{2+} 1.9mmol/L（<2.2mmol/L）为低钙血症。提示患者的病情比较危重。重症胰腺炎患者早期和晚期均可引起失血性休克，蛋白酶激活引起化学性炎症、恶心、呕吐，可导致血容量不足，而缓激肽增多又会导致血管扩张、通透性增加，常出现低血压休克。因此，该患者治疗首选抗休克，补充血容量。

34. E【解析】该患者有肺心病病史，pH 降低，HCO_3^-增多，$PaCO_2$增高，考虑为代偿性呼吸性酸中毒，代偿性呼吸性酸中毒对机体的危害性极大，治疗措施应主要为改善患者的通气功能，有利于二氧化碳的排出。

35. C【解析】该患儿血清钠 135mmol/L，大于 130mmol/L，属于等渗性脱水。小儿补液原则最适宜补充 1/2 张含钠液，而只有选项 C“2 份生理盐水、3 份 5%葡萄糖、1 份 1.4%碳酸氢钠”是 1/2 张含钠液。

36. C【解析】低渗性脱水根据血钠降低的程度可分为以下 3 种。①轻度：血清钠在 135mmol/L 以下，患者有疲乏、头晕、手足麻木，尿中 Na^+ 减少。②中度：血清钠在 130mmol/L 以下，患者除上述表现外，还有恶心、呕吐、脉搏细速、血压不稳或下降、脉压减小、视物模糊、站立性晕倒、尿少、尿中几乎不含钠和氯等表现。③重度：血清钠在 120mmol/L 以下，患者神志不清，肌痉挛性抽搐、腱反射减弱或消失，出现木僵，甚至昏迷和休克。该患者血清钠 108mmol/L，应诊断为重度缺钠。

三、A3/A4 型题

1. A【解析】脱水表现如下。①轻度脱水：一般小儿容易烦躁，爱哭，口渴，哭时眼泪减少，尿量也相应减少。两眼窝稍凹陷，皮肤略干燥，捏起后回缩减慢。②中、重度脱水：小儿精神差，烦躁不安或嗜睡，重者出现昏迷，四肢软弱无力，哭时无眼泪或口舌干燥，两眼窝明显凹陷，尿量明显减少或无尿，皮肤捏起后回缩很慢，小儿突然明显消瘦，体重减轻 3%~10%，甚至更多。根据以上内容及题干信息所述，该患儿为轻度脱水。

2. A【解析】婴儿腹泻丢失大量碱性物质，是引起代谢性酸中毒的主要原因。脱水时，肾血流量不足，酸性代谢产物滞留在体内，还有组织缺氧，血容量减少，血液浓缩也会使乳酸堆积在体内。除此之外，婴儿食欲缺乏，进食少，肠吸收不良，机体得不到正常的能量供应，也会引起脂肪的分解增加，从而产生大量酮体，导致代谢性酸中毒。

3. B【解析】轻度脱水时丢失体液量约50ml/kg，占体重的5%以下。患儿1岁，正常体重约10kg，故该患儿已丢失体液量为500ml。

4. E【解析】小儿每天生理需要液体量可根据年龄、体重进行适当增加或减少，具体计算法见表10-1。

表10-1　小儿每天生理需要液体量的体重计算法

体重（kg）	每天生理需要液体量（ml）
<10	100×体重
10~20	1000+（体重-10）×50
>20	1500+（体重-20）×20

故该男性患儿1岁生理需要量为1000ml。

5. A【解析】患者血清钾3.2mmol/L，低于3.5mmol/L，为低钾血症，故除给予肠梗阻治疗外，还应给予纠正低钾血症的治疗。

6. B【解析】患者有少尿、皮肤干燥、眼窝凹陷等等渗性脱水的症状，应注意在纠正电解质紊乱的同时补充等张溶液，治疗等渗性脱水。

7. B【解析】该患者经检查发现血 Na^+ 108mmol/L，低于135mmol/L为低钠血症，治疗时应首先纠正电解质紊乱，根据丢失的钠量计算需要补钠的量进行静脉补钠。

8. D【解析】低钠血症纠正过快可造成中枢神经系统脱髓鞘病变，应每2~3小时检测血清钠并据此调整盐水输注的速度，习惯上以血清钠升高不超过1~2mmol/（L·h）为宜。

9. E【解析】由于抗利尿激素（ADH）具有促进肾远曲小管和集合管上皮细胞重吸收水的作用，故各种原因引起的ADH分泌过多，均可使水分经肾排出减少，从而使机体易发生水中毒。肺部疾患，如肺结核、肺脓肿等，均可引起ADH分泌异常增多。

10. B【解析】患者特征是失钠多于失水，血清钠<135mmol/L，故水和钠代谢紊乱属于低渗性脱水。

11. B【解析】患者血清钠128mmol/L（<135mmol/L），为低钠血症。血清钠125~129mmol/L，缺钠0.50~0.75g/kg，为中度缺钠。

12. E【解析】参见A1型题第37题解析，按补钠公式计算，该患者需补充的钠量

(mmol) = (140-128) ×0.5×60=360mmol。

13. D【解析】一般人体每天氯化钠的生理需要量为5~9g。过多给予氯化钠可能会损害肾功能，导致高血压等。对于低钠血症患者，一般补充3%~5%的氯化钠。

14. E【解析】该患者在第一个24小时内，可先用计算量的1/3~1/2加上当天生理需要量补钠较为安全，然后根据效果再判断补给剩余量及继续补给量。

15. E【解析】低渗性脱水补钠初期目标水平宜使血清钠维持于130~135mmol/L，速度不宜过快，血钠上升速度不超过每小时15mmol/L（即平均血钠上升速度约每小时0.5~1.0mmol/L），切忌高钠血症致细胞脱水。所以患者在补钠时，血钠上升速度最高为每小时15mmol/L。

16. D【解析】患者有明显的脱水症状，伴有轻度口干、多饮、皮肤弹性差，并且逐渐出现嗜睡，1天前抽搐后昏迷（严重时的神经系统症状）。患者血清钠156mmol/L（>145mmol/L），为高钠血症，失水多于失钠；血糖35mmol/L，为高血糖。患者还有明显的脱水病史，均符合高渗性昏迷的诊断标准。

17. B【解析】高渗性昏迷是一种较为少见的糖尿病的急性并发症，抢救的关键为补液，目的在于积极纠正高渗脱水状态，恢复血容量，合理使用胰岛素，使血糖降至最佳水平。补液总量多在6~10L，入院后4小时内补充总量的1/3，随后24小时内补全总量，尽量采用胃肠道补液，必要时静脉输液。若患者处于昏迷状态，胃肠道功能减退，应避免经口补充水分，以免引发呛咳、窒息、肺内感染。同时，还需降低渗透压。

18. B【解析】高渗性昏迷的治疗原则：①电解质紊乱以钠和钾的丢失为主，纠正电解质紊乱的关键是补钾，应参考每小时尿量补充氯化钾。②患者低血压，血压不正常，不能选用低张盐水，0.45%或0.6%氯化钠溶液，应选用等张溶液。③患者高血钠，当血糖降至16.7mmol/L时，可输入5%葡萄糖溶液并加入胰岛素。④患者应静脉持续滴注小剂量胰岛素，以每小时每公斤体重0.1U的速率静脉滴注胰岛素。⑤还应纠正水电解质、酸碱平衡情况等。

19. B【解析】根据题干信息，患者症状及查体表现，不难作出低渗性脱水的诊断。

20. E【解析】该患者诊断低渗性脱水的主要依据是血清钠128mmol/L。

21. B【解析】低渗性脱水患者失钠多于失水，该患者中度脱水，故纠正症状的正确方法就是补充5%氯化钠。按估计的缺钠程度补给，补钠量可参照以下公式：

补钠量（mmol）=（142-血清钠值）（mmol/L）×体重（kg）×0.6（女性为0.5）

17mmol Na^+相当于1g氯化钠。当天先补计算量的一半加上生理需要量4.5g，此外还应补给日需体液量2000ml，其余一半计算量的钠在第2天补给。

22. A【解析】血清氯正常值为95~100mmol/L，若该患者经治疗后症状、体征改善，观察尿量及复查血生化，血清氯不可能增高。

23. B【解析】患者血清钠158mmol/L，高于150mmol/L，为高渗性脱水。

24. B【解析】患者脱水后烦躁，心率加快，脱水的程度属于中度脱水。

25. B【解析】中度脱水患者缺水量为体重的4%~6%。患者现体重67kg，已丢失体液量约为3000ml。

26. A【解析】高渗性脱水患者失水多于失钠，故补液种类以补水为主、补钠为辅。

27. B【解析】患者血清钠156mmol/L（高于150mmol/L），为高渗性脱水。口渴、口干、乏力、尿少色黄，有脱水征，尿比重1.028增高（正常值多波动在1.015~1.025），为中度脱水表现。

28. C【解析】参见A3/A4型题第25题解析。

29. C【解析】该患者的补液治疗首先可给予5%葡萄糖溶液或0.45%氯化钠溶液。

30. C【解析】高渗性脱水患者在补液的同时应注意监测血清钠，并在血清钠恢复正常水平后适当补钠，尿量超过40ml/h后开始补钾及碱性液。

31. E【解析】患者倦怠、乏力，主诉小肠切除术后4天仍恶心、呕吐，血压偏低，心率快速，pH下降，这些均为代谢性酸中毒的表现。患者血清钾3mmol/L（低于3.5mmol/L）为低钾血症。故代谢性酸中毒合并低钾血症为术后肠麻痹的诱因。因为血钾过低容易引起肠运动减弱，出现肠麻痹甚至肠梗阻。

32. E【解析】参见A1型题第122题解析。

33. E【解析】患者的治疗重点是纠正酸中毒，静脉滴注氯化钾，使用氯化钾期间应及时复查血清钾、心电图、肾功能以及观察尿量，以免造成钾中毒。

34. C【解析】患者急性肠梗阻2天后，呕吐频繁、乏力、口渴、尿少、口唇干燥、眼窝下陷、皮肤弹性差，心动过速，即临床表现有大量消化液或其他体液丧失，再结合检查结果，不难判断该患者可能发生等渗性脱水。患者血清钾3mmol/L（低于3.5mmol/L），为低钾血症。

35. E【解析】等渗性脱水时，应快速输入等渗电解质溶液尽快补充血容量，等渗电解质溶液可以供给水分、电解质，常用的有0.9%氯化钠、5%葡萄糖氯化钠、复方氯化钠等溶液。

36. B【解析】低钾血症会累及全身各个系统，但最早出现的症状是三肌（骨骼肌、心肌、平滑肌）肌无力，表现为四肢肌力下降，严重者出现低钾性周期性瘫痪。可累及呼吸肌及心脏平滑肌，出现心搏骤停、呼吸肌麻痹。

37. A【解析】高钠试验用于疑似醛固酮分泌过多的患者，已有明显低钾血症者禁用。该患者血清钾2mmol/L，低钾血症，不能做高钠试验。

38. B【解析】高血压伴低钾血症常见于以下疾病。①原发性醛固酮增多症：本病90%以上由肾上腺皮质腺瘤所致。临床上以高血压、低钾血症，肌无力、周期性瘫痪或抽搐，烦渴、多尿等三种症候群为特征。②失钾性肾病：多由慢性肾盂肾炎导致肾小管重吸收钠异常所至。临床特征为反复发作的肾盂肾炎、低钠血症、低钾血症、高血压以及他们引起的相应改变。③肾素瘤：多见于女性。④先天性类固醇羟化酶缺乏症：本病属常染色体遗传性疾病，常见17α-羟化酶缺乏，少见11β-羟化酶缺乏。⑤假性醛固酮增多症：又称利德尔（Liddle）综合征，属常染色体显性遗传病。原发缺陷为全身细胞膜钠转运异常，远端肾小管重吸收钠和排钾过多，导致高血容量、高血压和低钾血症。此外，长期服用（半年以上）或短期大量服用甘草，患者就有可能会出现一些不良反应，如水肿、高血压、低钾血症等，这是由于这类药物有盐皮质类固醇样作用。

39. C【解析】患者血清钠>150mmol/L（高于150mmol/L），为高渗性脱水。

40. B【解析】患者出现极度口渴、尿少，唇干舌燥，皮肤弹性差，尿比重高，为中度脱水表现。实际脱水量计算方法参见A3/A4型题第25题解析。

41. C【解析】高渗性脱水患者补液时，应将计算量的一半+日常需水量（2000ml）作为当天补给量，余下可在第2天补给。依上题患者实际脱水量约为2400ml，一半即为1200ml。

42. D【解析】患者因腹泻2天未进食，致低钠血症（血清钠132mmol/L），失钠多于多水，属于低渗性脱水。

43. E【解析】该患者缺钠伴有酸中毒，在补充血容量和钠盐后，由于机体的代偿调节功能，酸中毒常可得到纠正，一般不需要一开始就用碱性药物治疗。如经血气分析测定，酸中毒仍未完全纠正时，可静脉滴注1.25%碳酸氢钠溶液100~200ml或平衡盐液200ml，以后视情况再决定是否继续补给。

44. C【解析】患者食欲缺乏2个月，血红蛋白增高，血浆清蛋白降低，血清钠降低，失钠多于失水，该患者为低渗性脱水。

45. B【解析】低渗性脱水以组织间液减少为主。细胞外液渗透压降低，机体减少抗利尿激素的分泌，使水在肾小管内的重吸收减少，尿量排出增多来提高细胞外液的渗透压。但这样却使细胞外液量减少加重。所以为补充血容量不足，组织间液进入血液循环，导致组织间液的减少超过血浆容量的减少。

46. C【解析】参见A1型题第37题解析。

47. A【解析】患儿呕吐伴手足抽搐，疲乏无力，尿少，口渴，血浆钠130mmol/L（<135mmol/L）为低钠血症，程度为轻度（血钠在130~135mmol/L）。

48. B【解析】患儿手足抽搐的原因为缺钙，因血钙下降严重或下降速度很快，而出现自发性手足抽搐。

49、50 E、C【解析】根据患者病史（因幽门梗阻行胃次全切除术）、临床表现（腹胀逐渐加重，恶心，肠鸣音弱）以及心电图表现（T波降低），应考虑低钾血症，血清钾测定可明确诊断。

51. A【解析】参见A2型题第2题解析。

52. B【解析】等渗性脱水患者在补液时应首选平衡盐溶液，尽快补充血容量。因为平衡盐溶液的电解质含量和血浆相似，可以避免输入过多的Cl^-，并对酸中毒的纠正有一定帮助。

53. C【解析】轻度脱水时，体内水分丢失约等于体重的5%（体重下降5%），该患者体重60kg，除补给生理需要量外，大约应给予60×5%＝3L＝3000ml液体才能纠正。

54. D【解析】等渗性脱水患者以补充等张溶液为主，首选0.9%氯化钠溶液，但长期使用可引起高氯血症性酸中毒。可选用0.9%氯化钠溶液1000ml+5%葡萄糖溶液500ml+5%碳酸氢钠溶液100ml配成溶液使用。

55. C【解析】患者症状表现腹痛、呕吐，血清钾3.2mmol/L（低于3.5mmol/L），为低钾血症。

56. D【解析】低钾血症的心电图特征包括P波振幅增加、PR间期延长、广泛导联的ST段压低和T波低平和/或倒置、显著的U波、因T波与U波融合引起的明显长QT间期。

57. B【解析】低钾血症的治疗以积极治疗原发病、补钾为主。补钾方式有3种：食物补钾、口服药物、静脉滴注。患者血钾在3.0~3.5mmol/L，应根据患者具体情况确定是否补钾。如果患者过去曾患心律不齐、充血性心力衰竭，正在用洋地黄治疗的心力衰竭、缺血性心脏病和有心肌梗死病史者，应补钾。一般情况良好者，可只鼓励多摄入钾含量丰富的食品或口服钾制剂。

58. E【解析】该患者补钾时要保证尿量大于40ml/h。血钾有重要的生理功能，主要是维持神经肌肉的兴奋性，特别是维持心肌的正常功能，血钾必须稳定在一个相对恒定的范围内。缺钾时补钾必须遵循一些原则，不能太快，而且必须安排得当，其中重要的一条原则是肾功能尚正常，可排出一定量的尿，通常尿量在40ml/h以上，肾功能正常才可能使过多血钾不致积蓄在血清中，不致发生高钾血症。

59. B【解析】尿少是各项脱水所共有的症状，对患者进行病史询问时，应重点关注尿量，正常人每天排尿量不能低于500ml。

60. A【解析】临床上，根据患者病史、症状和体征，不难作出脱水的诊断，脱水的诊断作出后，根据血钠、尿钠、尿比重、血气分析，可确定是哪种类型的脱水。而血尿素氮（BUN）测定是一项用于检查排尿功能是否正常的辅助检查方法。

61. D【解析】氯化钾溶液用于严重低钾血症或不能口服者。一般用法为将10%氯化钾注射液10~15ml加入5%葡萄糖注射液500ml中静脉滴注（忌直接静脉滴注与推注10%氯化钾）。补钾剂量、浓度和速度根据临床病情和血清钾及心电图缺钾图形改善而定。若补液时，尿量尚未监测时不应补充10%氯化钾。因为补钾必须是“见尿补钾”，一般每小时尿量超过40ml或24小时尿量超过500ml方可补钾。

62、63 B、B【解析】格雷夫斯（Graves）病又称毒性弥漫性甲状腺肿，其临床表现之一是甲亢合并周期性瘫痪，青年男性多见，多为低钾性周期性瘫痪。该患者39岁，为青年男性患者，患毒性弥漫性甲状腺肿伴甲亢，出现不明原因的双下肢不能活动，查体双下肢膝反射减退，应考虑到本病的可能。在周期性瘫痪患者中，低钾性周期性瘫痪是最常见的一种，为明确诊断，应立即进行血清钾测定。

64. C【解析】患者除头晕、乏力症状外，还有恶心、呕吐，尿比重低，为低渗性脱水。

65. A【解析】患者血清钠 130mmol/L（低于 135mmol/L），为低钠血症，应用高张盐水治疗，一般先补充 3%或 5%高张盐水 200~300ml，注意输注高张盐水时应严格控制速度，每小时不应超过 100ml。

66. D【解析】低渗性脱水患者应在进行病因治疗的同时给予静脉输注盐溶液或高渗盐水，遵循先快后慢的原则，根据患者情况随时作出相应调整。补钠量可参照以下公式：补钠量（mmol）=（142-血清钠值）mmol/L×体重（kg）×0.6（女性为 0.5）。该患者应补钠盐的总量=（142-130）×50×0.6=360mmol。17mmol Na^+相当于 1g 氯化钠，即 360mmol 钠相当于 21.18g 氯化钠。当天先补计算量的一半（10.59g）加上生理需要量 4.5g，等于 15.09g，此外还应补给日需体液量 2000ml，其余一半钠（10.59g）在第二天补给。所以该患者应补钠盐的总量估计为 15.09+10.59=25.68g。故选项 D 最接近。

四、B 型题

1~3 A、B、D【解析】等渗性脱水的临床表现：患者不口渴，有尿少、食欲缺乏、恶心、乏力、舌干、眼球下陷、皮肤干燥、松弛等表现。如短期内丢失过多，体液丢失达体重的 5%以上时，相当于丢失细胞外液的 25%，患者出现脉搏细速、肢端湿冷、血压不稳定或下降等血容量不足表现。体液继续丢失达体重的 6%~7%时，相当于丢失细胞外液的 30%~35%时，休克已表现非常严重。常伴有代谢性酸中毒。

4. B【解析】急性肠梗阻时，患者大量呕吐使肠道消化液急性大量丧失，是等渗性脱水的常见原因之一。急性肠梗阻能使大量消化液积聚在肠腔内，失去参加体液平衡的作用，或成为存在于体内而“丧失的体液”。当等渗性脱水达一定量引起血容量不足时，可出现脉搏细数、血压下降等现象。

5. C【解析】高渗性脱水的原因包括水分摄入不足，如口咽、食管疾病或昏迷危重患者不能饮水；水分丢失过多，如高温大汗或糖尿病酮症酸中毒、糖尿病非酮症高渗性昏迷、高钙血症等致大量水分从尿中排出；摄入过量高张液体，如输注高张盐水、管饲高浓度要素饮食或氨基酸型营养液。

6. A【解析】大创面慢性渗液和胃肠道消化液持续丢失易引起低渗性脱水。

7. B【解析】参见 A1 型题第 61 题解析。

8. C【解析】对低镁血症伴抽搐、心律失常等发生危象患者，应立即经静脉补给镁 8~16mmol（50%硫酸镁 4~8ml），加入 5%葡萄糖或生理盐水 100~500ml 中，在 10~15 分钟内滴注，治疗过程中应监护心电，反复测定血清镁。病情好转后，仍须按 24 小时内每千克体重补给镁 0.5mmol，经静脉滴注或 10%硫酸镁肌内注射（每 6 小时肌内注射硫酸镁 2g）。第二天症状得到控制后，可按 24 小时内每千克体重补给镁 0.2mmol，肌内注射 10%硫酸镁 10ml（约含镁 4mmol），每天 3 次。能口服时，则改为口服葡萄糖酸镁 1.5~2.0g，每天

3 次。

9. E【解析】对血清镁>2.5mmol/L 的有症状患者和血清镁>4mmol/L 的所有高镁血症患者，应静脉注射 10%葡萄糖酸钙 10~20ml（含钙 100~200mg）或缓慢静脉注射 10%氯化钙 5~10ml，可迅速改善毒性作用，30 秒左右可见症状有暂时性改善，但作用时间短暂。如注射后 2 分钟仍未见效，应重复治疗。

10. A【解析】因维生素 D 缺乏、抵抗引起的低钙血症，应选择维生素 D 制剂治疗。在肾衰竭、甲状旁腺功能减退症或维生素 D 依赖性佝偻病时，应选用 1,25-二羟维生素 D_3 0.25~1.00μg/d。其他原因引起的维生素 D 缺乏，可补给维生素 D 15 000~50 000U/d 或更大剂量，并进行病因治疗。使用时应严密监测血、尿钙情况，根据需要调整剂量。

11~13 C、D、B【解析】当 $PaCO_2$ 升高、pH 正常时，为代偿性呼吸性酸中毒；若 $PaCO_2$ 升高，pH<7.35，则为失代偿性呼吸性酸中毒。当出现代谢性酸中毒时，体内会产生过多酸，从而引起酸中毒，但是由于机体内碳酸-碳酸氢根、磷酸-磷酸氢根、清蛋白 3 个主要缓冲系统的作用，血液 pH 可依然保持在正常范围内。所以 $NaHCO_3$ 与 H_2CO_3 的比值及 pH 正常时，为代偿性代谢性酸中毒。

14. E【解析】血浆净化疗法适用于难治性高胆固醇血症。

15. A【解析】参见 A1 型题第 51 题解析。

16. A【解析】根据该患者病史（2 周来进食少）、心电图显示有低钾图像（早期 T 波降低，随后 ST 段降低，QT 间期延长），临床表现（四肢乏力、腹胀，口渴不明显）符合低钾血症的诊断。

17. E【解析】该患者口渴、乏力、尿少、唇舌干燥、眼窝凹陷、皮肤弹性差等表现符合中度脱水的临床表现。根据血清钠升高、尿比重升高等实验室检查结果，可进一步诊断为高渗性脱水。

18~22 A、B、C、E、D【解析】实际碳酸氢盐（AB）反映未排除呼吸因素的代谢因素导致的酸碱失衡；标准碳酸氢盐（SB）排除了呼吸因素的影响，反映代谢因素导致的酸碱失衡；AB 与 SB 的差值反映了呼吸因素对酸碱平衡的影响。AB=SB 且两者均正常提示酸碱平衡；AB>SB 提示呼吸性酸中毒；AB<SB 提示呼吸性碱中毒；AB=SB 且两者均低于正常值提示代谢性酸中毒，代偿期；AB=SB 且两者均大于正常值提示代谢性碱中毒，代偿期。

23. B【解析】容量失调是指体液的等渗性减少或增加，仅引起细胞外液量的改变，而发生缺水或水过多。

24. E【解析】浓度失调是指细胞外液内水分的增加或减少，以致渗透微粒的浓度发生改变，也就是渗透压发生改变，如低钠血症或高钠血症。

25~27 D、C、B【解析】低渗性脱水：轻度脱水时，血清钠低于 135mmol/L；中度脱水时，血清钠低于 130mmol；重度脱水时，血清钠低于 120mmol/L。

28~30 C、A、D【解析】不同类型脱水的体液变化特点如下。①高渗性脱水：细胞内液渗透压相对较低，细胞内的水分向细胞外液渗出，导致细胞内脱水。②低渗性脱水：由于细胞外液渗透压降低，尿量不减甚至增多，更增加了细胞外液的丢失。③等渗性脱水：细胞外液渗透压无明显变化。

31. B【解析】食管癌患者由于吞咽困难，不能进食，摄入水量不足，易导致高渗性脱水，建议输液维持正常的液体和电解质需要量。

32. C【解析】急性低位肠梗阻患者出现呕吐并且肠道内积存大量水分，很快造成消化液和体液的大量急性丢失，而出现脉数、血压下降等血容量不足表现，是典型的等渗性脱水表现。

33~35 B、C、E【解析】参见 A1 型题第 38 题解析。

36~38 C、B、A【解析】低钾血症患者应参照血清钾水平，大致估计补钾量：①轻度缺钾时，血清钾 3.0~3.5mmol/L，可补充钾 100mmol（相当于 KCl 8.0g）。②中度缺钾时，血清钾2.5~3.0mmol/L，可补充钾 300mmol（相当于 KCl 24g）。③重度缺钾时，血清钾 2.0~2.5mmol/L，可补充钾 500mmol（相当于 KCl 40g）。但每天补钾以不超过 200mmol（相当于 KCl 15g）为宜。

39. B【解析】内科、外科临床上最常见的酸碱平衡紊乱类型都是代谢性酸中毒。代谢性酸中毒是最常见的一种酸碱平衡紊乱，以原发性 HCO_3^-（<21mmol/L）和 pH 降低（<7.35）为特征。

40. A【解析】重度肺气肿患者肺部过度充气，造成肺的换气功能降低，使二氧化碳（CO_2）不能正常排出体外，造成体内 CO_2蓄积，pH 下降，形成呼吸性酸中毒。

41. D【解析】低氯、低钾性碱中毒为幽门梗阻患者特有的代谢紊乱类型。

42. A【解析】细胞外液的主要阳离子是 Na^+，主要阴离子是 Cl^-和 HCO_3^-。

43. B【解析】细胞内液的主要阳离子为 K^+，主要阴离子为 HPO_4^{2-}和蛋白质。

44、45 E、C【解析】肾的调节功能受神经和内分泌的影响。一般先通过下丘脑-垂体后叶-抗利尿激素系统维持体液的正常渗透压，然后通过肾素-醛固酮系统维持血容量。但是在血容量锐减时，机体将以牺牲体液渗透压的维持为代价，优先保持和恢复血容量，使重要生命器官的灌注得到保证，维持生命。

46~49 A、E、C、B【解析】测定中心静脉压（CVP）正常值为 5~10cmH_2O。CVP 低、血压（BP）低，表示血容量不足，应加快输液。CVP 高、BP 低，表示心功能不全，应减慢补液速度并给予强心剂。当中心静脉压正常，血压偏低，则提示心功能不全或血容量不足，可取等渗盐水 250ml 于 5~10 分钟内静脉输注。CVP 低，而血压正常，提示心脏收缩功能良好，血容量轻度不足。

五、X 型题

1. ABE【解析】等渗性脱水的病因主要包括消化道丢失、皮肤丢失和组织间液贮积，如胸、腹腔炎性渗出液的引流，反复大量放胸腔积液腹水等。

2. ABCD【解析】高钾血症的治疗不仅应积极治疗原发疾病、降低血钾和改善肾功能，还应采取如下措施：立即停止输注或口服含钾药物，避免进食含钾量高的食物；紧急对抗心律失常，可用10%葡萄糖酸钙加入等量25%葡萄糖溶液内静脉推注。

3. ACDE【解析】慢性呼吸性酸中毒可引起心律失常、心排血量降低、左心及右心功能不全，呼吸深度、节律改变，伴头痛、烦躁、嗜睡、昏迷等神经系统症状。

4. ABDE【解析】在少尿基础上，休克、静脉补 K^+ 过多、重度失水、过多摄入 K^+ 含量高的食物、输大量库存血等情况均可能出现高钾血症。

5. BCD【解析】急性肾衰竭（少尿或无尿期）、大面积软组织挫伤、横纹肌溶解、酸中毒等均可引起高钾血症。

6. ABCD【解析】尿钠有助于鉴别胃肠、皮肤、水肿状态等和肾性失钠疾病。有效血浆渗透压（Posm）减低，尿钠<15mmol/L，多见于胃肠丢失、利尿后期、烧伤、水肿状态、皮质醇缺乏等。

7. ABC【解析】钾离子（K^+）是细胞内液中最主要的阳离子，占98%。K^+ 能维持细胞内液的渗透压，参与细胞的正常代谢。虽然细胞外液中 K^+ 含量不高，但其生理作用极为重要，K^+ 能增强神经。肌肉的兴奋性，但对心肌却起抑制作用。血清为3.5~5.5mmol/L。

8. ABDE【解析】低钾血症的病因如下：①禁食、偏食的患者，因为钾摄入不足出现低钾血症。②经肠道排出钾过多的患者，主要见于胃肠道疾病患者，出现反复的呕吐、恶心、腹泻等症状会引起低钾血症。③经肾排钾过多，可见于肾小管性酸中毒、肾上腺疾病（醛固酮增多症、皮质醇增多症等）。④服用甘草、糖皮质激素等药物。而选项C“急性肾衰竭少尿期患者”可出现高钾血症。

9. AB【解析】等渗性脱水又称急性脱水或混合性脱水。

10. BCD【解析】阴离子隙（AG）是近年倍受重视的酸碱指标之一，AG增高常反映有机酸中毒或高AG代谢性酸中毒及其程度。AG增高常见于以下情况：①肾功能不全导致的氮质血症或尿毒症引起磷酸盐和硫酸盐的潴留。②严重低氧血症，各种原因的休克时，组织缺氧引起乳酸堆积。③糖尿病时体内乙酰乙酸、β羟丁酸、丙酮酸等的堆积。④饮食过少致饥饿性酮症酸中毒。

11. BDE【解析】给脱水患者做每天输液计划时应包括每天生理需要量、额外丢失量和脱水量（失衡量）的1/2。

12. BCDE【解析】任何引起肺泡通气增加的因素均可导致呼吸性碱中毒，常见于低氧血症、呼吸系统疾病（急性呼吸窘迫综合征、哮喘等）及机械通气等。①低氧血症：a. 呼吸系统疾病，如肺炎、肺间质纤维化、肺栓塞、肺水肿。b. 充血性心力衰竭。c. 低血压或严重贫血。d. 高海拔处居住。②呼吸中枢直接受刺激：a. 精神性或随意性过度通气。b. 肝硬化。c. 革兰阴性杆菌败血症。d. 水杨酸中毒。e. 代谢性酸中毒纠正后。f. 妊娠和月经周期的黄体期（由于黄体酮作用）。g. 中枢神经系统疾病，如脑血管意外、脑桥肿瘤。③机械通气。

13. BCDE【解析】参见 A1 型题第 45 题解析。

14. ABC【解析】低钠血症是指血清钠<135mmol/L 的一种病理生理状态，包括以下类型。①低血容量低渗性低钠血症：绝大多数低钠血症患者的细胞外液渗透压过低，水和钠同时丢失，但钠丢失大于水丢失，血清钠<135mmol/L，血浆渗透压<280mmol/L，又称缺钠性低钠血症或低渗性脱水。②正常容量低渗性低钠血症：血容量基本正常或少量增加，总体 Na^+无明显异常，无水肿，但细胞外液量可轻度增加。③高血容量性低钠血症：高血容量性低钠血症的特点是细胞内液和血清钠降低，血清钠低于 135mmol/L，血浆渗透压<280mmol/L，但总体钠和水增加，但水增加明显超过钠，常见于慢性心功能不全、肝硬化、肾衰竭和肾病综合征。

15. ACDE【解析】尿钠>22mmol/L，多见于服用利尿药早期、肾上腺皮质功能不全、失盐性肾炎、渗透性利尿。

16. CD【解析】参见 A1 型题第 15 题解析。

17. DE【解析】参见 B 型题第 42 题解析。

18. ABC【解析】代谢性酸中毒的病因包括高 AG 代谢性酸中毒和正常 AG 代谢性酸中毒。其中，正常 AG 代谢性酸中毒的主要原因是肾排 H^+障碍、胃肠道丢失 HCO_3^-过多及使用含盐酸药物过多。

19. ABCD【解析】代谢性碱中毒的治疗原则：①积极治疗原发病。②输注生理盐水或平衡盐溶液。③预防低氯或低钾血症。④严重的碱中毒可以使用酸性物质（如精氨酸）中和治疗。⑤每 4~6 小时监测血气及血电解质。

20. ADE【解析】等渗性脱水的处理原则：消除原发病因，防止或减少水和钠的继续丢失，并积极补液。用平衡盐溶液或等张盐水尽快补充血容量。但应注意大量补充等张盐水时因其氯浓度高于血清氯浓度，有导致高氯性酸中毒的危险。

21. BDE【解析】代谢性碱中毒合并呼吸性碱中毒时，实验室检查特征为 pH 升高、HCO_3^-增多、$PaCO_2$下降。对此型酸碱失衡治疗应注意 pH，如果 pH 正常，只治疗原发因素和纠正电解质紊乱，不宜使用酸性药物或碱性药物，否则可能会导致 pH 明显异常。以代谢性碱中毒为主者，pH<7.20 时可适当给予少量碱性药物，使 pH>7.20，同时积极治疗原发疾病；以呼吸性碱中毒为主者，在积极治疗原发疾病的同时，注意防止 pH>7.50。

22. ADE【解析】钾过多性高钾血症的主要特征是体内钾总量增多导致血清钾过高，主要见于肾排钾减少。一般只要肾功能正常，24 小时尿量>500ml，很少引起高钾血症。

23. ABDE【解析】代谢性碱中毒抑制呼吸中枢，使脑血流减少，导致缺氧。临床表现为烦躁不安，严重者出现昏迷。组织中的乳酸生成明显增多，游离钙下降，常出现神经肌肉兴奋性增高表现，如手足抽搐、喉痉挛等；血清 K^+、Mg^{2+}、Ca^{2+}下降；有时伴室上性、室性心律失常或低血压。

24. BCD【解析】高钾血症根据严重程度分为轻度、中度、重度，具体如下。①轻度：血清K^+ 5.5~6.5mmol/L，心电图正常。②中度：血清K^+ 6.5~7.5mmol/L，间或心电图显示T波变高变尖，或两者同时存在。③重度：血清K^+>7.5mmol/L，心电图P波消失，QRS波增宽，心室率不规则等。

25. BCE【解析】高钾血症对机体的主要威胁是心脏抑制，可导致严重的心律失常，有些患者可无症状而出现心搏骤停。治疗原则是保护心脏，迅速降血钾。高张盐水可增加远端肾小管中钠含量，增加钠钾交换，增加尿钾排出量；也可造成药物性碱中毒，促使钾进入细胞内。用高张盐水治疗高血钾时，常用3%~5%氯化钠100~200ml静脉滴注，可降低血钾。若患者尿量正常，可用等张盐水静脉滴注。

26. ABCD【解析】参见A1型题第128题解析。

27. ABC【解析】高钾血症使用5%碳酸氢钠液治疗时，待心电图结果好转，恢复正常窦性心律，QRS波群变窄，T波高尖程度减退，即可减量或停用

28. ABCE【解析】治疗高钾血症时，静脉注射5%碳酸氢钠的作用如下：①“高钾性酸中毒，低钾性碱中毒”，注射碱性溶液造成的碱血症可促进K^+进入细胞内，降低细胞外K^+的浓度。②Na^+可对抗K^+的心肌毒性作用。③增加远曲小管中Na^+含量，增加Na^+-K^+交换，使K^+由尿排出，减轻酸中毒。④Na^+增加血浆渗透压，增加血容量，使K^+得到稀释。

29. ACDE【解析】当严重代谢性碱中毒，血pH>7.6、伴显著通气障碍（$PaCO_2$>60mmHg）、对氯化钠和补钾治疗反应不佳时，应考虑补酸。

30. ABDE【解析】低氯性碱中毒的特点：①胃液丢失造成一过性碱血症，由于肾小管细胞的Cl^-减少，Na^+、K^+、HCO_3^-重吸收增加。②呋塞米等能抑制近曲小管对Na^+和Cl^-的重吸收而不影响远曲小管Na^+、H^+交换，因此随尿丢失的Cl^-多于Na^+，发生低氯性碱中毒。③原发性醛固酮增多症致低氯性碱中毒。上述情况经补氯后可纠正碱中毒，故称为“对氯反应性碱中毒”。

31. ABCE【解析】选项D“维持细胞内液的渗透压和酸碱平衡”是无机盐的生理代谢功能，其他选项内容均是镁离子的生理代谢功能。

32. ABDE【解析】抗利尿激素代偿性分泌增多的特征是毛细血管静水压升高和/或胶体渗透压下降，总容量过多，有效循环容量减少，体液积聚在组织间隙。常见于右心衰竭、缩窄性心包炎、下腔静脉阻塞、门静脉阻塞、肾病综合征、低蛋白血症、肝硬化等。

33. ABCD【解析】高钾血症对神经肌肉的影响主要表现为以下几点：感觉异常、肌痛、肌束震颤等、严重者可出现吞咽、发声及呼吸困难，甚至上行性瘫痪、松弛性四肢瘫痪；腱反射可能消失，通常不累及脑神经支配肌肉；中枢神经系统可表现为烦躁不安、晕厥和神志不清。

34. ACDE【解析】β_2受体阻断药能促进钾离子自细胞内移出，故选项B叙述错误，其

余选项叙述均正确。转移性低钾血症是钾离子进入细胞内造成的低钾血症，主要见于周期性瘫痪、各种原因引起的碱中毒或应用胰岛素的患者。

35. ABCE【解析】抑制骨吸收治疗高钙危象的药物：①双膦酸盐治疗恶性肿瘤诱发的高钙血症有效率达 90%。一般治疗高钙危象时须从静脉途径给药，维持输注 4 小时以上。②氨磷汀（WR-2721）是放射治疗或化学治疗中正常组织的保护剂，用于原发性甲旁亢及肿瘤所致高钙血症，也能直接抑制骨钙吸收，减少肾小管对钙的重吸收。③降钙素可直接抑制破骨细胞功能，快速抑制骨吸收，促进尿钙排泄，降低血钙。降钙素与糖皮质激素或普卡霉素合用可产生协同作用，也可与双膦酸盐合用。④硝酸镓为抗癌药，有阻抑 PTH 和破骨细胞活化因子（OAF）的骨吸收作用。用量为每平方米体表面积 200mg/d，持续静脉滴注 5~7 天。

36. BCDE【解析】碱中毒或酸中毒的恢复期，以及应用一些青霉素、庆大霉素等抗生素，可能造成钾丢失。

37. ABCE【解析】麻痹性肠梗阻、室性心动过速、缺钾性肾病以及呼吸困难、吞咽困难都是低钾血症的临床表现。低钾血症还可使糖耐量减低，故选项 D 错误。

38. ACD【解析】参见 A2 型题第 36 题解析。

39. AC【解析】参见 A1 型题第 8 题解析。

40. ABCE【解析】参见 A1 型题第 128 题解析。

41. BC【解析】低钙血症患者心血管系统表现为心排血量及左心收缩力明显减少，心电图表现为 QT 间期延长、T 波平坦或倒置。

42. ABDE【解析】高钙血症患者可发生高血压和各种心律失常，心电图表现有 QT 间期缩短、ST-T 段改变、房室传导阻滞、低血钾性 U 波等，应及时治疗。

43. BD【解析】高镁血症患者血清镁中度上升（2mmol/L）时可引起直立性低血压和心动过缓。随着血清镁升高，可发生心电图改变。血清镁 2.5~5.0mmol/L 时，出现 PR 间期延长和室内传导阻滞，伴有 QRS 时限增宽和 QT 间期延长，P 波低平；血清镁超过 7.5mmol/L 时，可发生完全性传导阻滞，并可抑制心脏收缩而致心搏骤停。

44. ABC【解析】缺钾性低钾血症的特点是机体总钾量、细胞内钾和血清钾均降低，其本质上是钾缺乏。

45. ABCD【解析】小儿长期患低钙血症，可出现以下表现：①牙齿发育不全，有龋齿。②皮肤干燥、鳞屑增多。③指甲易脆、指甲横沟。④秃发、毛发稀疏。⑤白内障。

46. ACDE【解析】高钠溶液（高渗盐水）的作用机制和 5%$NaHCO_3$作用相似。可造成药物性碱血症，促使 K^+进入细胞内（选项 B 错误）；Na^+对抗 K^+对心脏的抑制作用（选项 A 正确）；可提高远端肾小管中钠含量，增加 Na^+-K^+交换，增加尿钾排出量（选项 E 正确）；Na^+升高血浆渗透压、扩容，可起到稀释性降低血钾作用（选项 D 正确）；Na^+有抗迷走神经作用，有利于提高心率（选项 C 正确）。

47. ABCE【解析】参见 A1 型题第 90 题解析。

48. ABCD【解析】参见 A1 型题第 59 题解析。

49. ABCE【解析】高容量性低钠血症时，因水过多，血钠被稀释，总的钠量正常或增强，细胞内液和血清钠浓度降低，细胞外液渗透压增高。

50. BDE【解析】参见 X 型题第 34 题解析可知，选项 B、E 正确。静脉输入大量的葡萄糖时，在胰岛素的作用下，可导致钾离子由细胞外转移到细胞内，出现缺钾情况，导致转移性低钾血症，故选项 D 正确。

51. ABC【解析】参见 A1 型题第 90 题解析。

52. ABCE【解析】缺钾在代谢性碱中毒机制中的作用：各种原因引起的血清钾减少，可引起血浆 $NaHCO_3$增多而发生代谢性碱中毒。其机制如下：①血清 K^+下降时，肾小管上皮细胞排 K^+相应减少而排 H^+增加，换回 Na^+、HCO_3^-增加。此时的代谢性碱中毒不像一般碱中毒时排碱性尿，而是排酸性尿，称为反常酸性尿。②血清钾下降时，由于离子交换，K^+移至细胞外以补充细胞外液的 K^+，而 H^+则进入细胞内以维持电中性，故导致代谢性碱中毒（此时细胞内却是酸中毒，当然细胞内缓冲物质可以缓冲进入细胞内的 H^+）。

53. ABC【解析】低钾血症的泌尿系统表现：长期低钾可引起缺钾性肾病和肾功能障碍，浓缩功能减退，出现多尿，尤其是夜尿增多。低钾血症可导致肾小管细胞氨生成增加，伴发代谢性碱中毒，在肝病患者可诱发肝性脑病。

54. ABE【解析】低钾血症是指血清钾低于 3. 5mmol/L，故选项 C 错误。转移性低钾血症时，体内总 K^+量正常，故选项 D 错误。其余选项内容均正确。

55. ABCE【解析】代谢性碱中毒时，实验室检查：血 pH 和 HCO_3^-增高，BE 呈正值，$PaCO_2$在代偿时增高，但在失代偿时正常。血清 Na^+增高，血清 K^+、Cl^-减少。尿 Cl^-减少，一般尿呈碱性，但也可出现反常酸性尿。

56. BCDE【解析】等渗性脱水时，血钠、血浆渗透压在正常范围，但尿比重增高。尿量少，尿钠减少或正常。如患者丧失的体液主要为胃液，因有 H^+的大量丢失，可伴有代谢性碱中毒，出现碱中毒的一些临床表现。

57. ADE【解析】参见 X 型题第 14 题解析。

58. ABCD【解析】参见 X 型题第 23、55 题解析。

59. ABDE【解析】呼吸性酸中毒（呼酸）常由 CO_2潴留所致，其主要特征是血浆 $PaCO_2$升高，慢性期 HCO_3^-水平代偿性增加。进行血气分析检查，根据 pH 降低和 $PaCO_2$增高就可以诊断为呼吸性酸中毒。呼吸肌或胸廓运动障碍是病因之一，如呼吸肌无力、麻痹或限制，使用呼吸机时的通气量不足或通气故障等。

60. ACDE【解析】呼吸性碱中毒的病因主要见于呼吸中枢受刺激，具体如下。①中枢神经系统的外伤或疾病：如脑血管意外、脑炎、脑外伤等。②药物中毒：如水杨酸中毒的早期，因水杨酸在血中的浓度过高，刺激呼吸中枢，引起过度通气。③肝性脑病。④革兰阴性菌败血症。⑤过度通气综合征：癔症、焦虑等。⑥体温增高：感染、外界气温高等引起体温增高时，常伴有过度通气。呼吸性碱中毒偶尔也可由肺炎、肺栓塞、哮喘、肺水肿、肺间质纤维化、机械通气、肝衰竭、妊娠、应用含孕酮药物、甲状腺功能亢进症及严重甲状腺功能减退症等引起。

61. ACDE【解析】关于钾的正常生理代谢机制：①成年人98%的钾（K^+）在细胞内，2%在细胞外。②血清钾水平并不能确切代表体内全部K^+的变化。③肾滤液中90% K^+在近端肾小管被重吸收。K^+的平衡主要在远端肾单位通过阳离子交换实现，Na^+-K^+-ATP泵逆浓度梯度将K^+从血液转移到远端肾小管细胞内，然后通过K^+-Na^+交换，K^+被动地转移到肾小管腔内，经尿排出体外。④如醛固酮分泌增加，肾小管远端留Na^+排K^+；如醛固酮分泌减少或被药物阻滞，K^+潴留。⑤酸中毒可促使远端肾小管分泌H^+增加，K^+潴留；碱中毒有利于肾排K^+。

62. ACDE【解析】慢性水过多和水中毒时，轻度仅有体重增加。当血浆渗透压低于260mOsm/L（血钠125mmol/L）时，患者可有疲倦、表情淡漠、恶心、食欲缺乏、皮下组织肿胀等表现；当血浆渗透压为240～250mOsm/L（血清钠115～120mmol/L）时，患者可出现头痛、嗜睡、神志错乱、谵妄等神经精神症状；当血浆渗透压降至230mOsm/L（血清钠110mmol/L）时，患者可发生抽搐或昏迷。

63. ABCD【解析】参见X型题第14题解析。

64. ABCE【解析】参见A1型题第45题解析。

65. CDE【解析】呼吸性碱中毒合并代谢性酸中毒可见于以下情况。①肾衰竭合并感染：患者因肾排酸保碱障碍出现代谢性酸中毒，又可因发热刺激呼吸中枢引起通气过度，合并呼吸性碱中毒。②肝衰竭合并感染：感染及血氨升高均可刺激呼吸，使CO_2排出过多肝功能不良引起乳酸代谢障碍并发代谢性酸中毒。③水杨酸中毒：血中大量水杨酸可直接刺激呼吸中枢，使肺通气过度，导致呼吸性碱中毒。

66. ABE【解析】高钾血症的早期心电图表现：P波压低、R波低、QRS综合波增宽、T波狭窄、高耸、QT间期缩短等。

67. ACDE【解析】血液渗透压对调节血管内、外水的平衡和维护正常的血浆容量起重要的作用。临床上以mOsm/(kg·H_2O)或mmol/L为单位来表示体液渗透压。Na^+是维持细胞外液容量和血浆渗透压的主要因素。正常血浆渗透压=2（Na^++K^+）+葡萄糖+尿素氮(mmol/L)。正常葡萄糖和尿素氮对渗透压影响不大，但明显升高时，可导致严重的高渗状态。

68. BCDE【解析】水中毒时，依据病史、临床表现及必要的实验室检查，一般可作出诊断，并作出以下判断：①水过多的病因和程度，包括体重变化、出入水量、血清钠等。②有效循环血容量和心、肺、肾功能状态。③血浆渗透压。

69. ADE【解析】转移性低钠血症是在患低钾血症、碱中毒和高钾性周期麻痹等疾病时，钠离子大量进入细胞内导致的低钠血症，少见。机体缺钠时，钠从细胞外移入细胞内。机体内总钠量正常，细胞内钠增多，血清钠减少。

70. BCDE【解析】参见 A2 型题第 20 题解析。

71. ABDE【解析】高钾血症对神经肌肉的影响可表现为松弛性四肢瘫痪，中枢神经系统可表现为烦躁不安、昏厥和神志不清。患者血钾过高可使肾素降低、皮质酮增高、胰岛素增加，机体为避免因胰岛素增加而造成低血糖，故胰高血糖素分泌同时增加。高钾血症者多数有少尿或尿毒症临床表现，多见于急性或慢性肾衰竭的患者。

72. BCDE【解析】低氯性碱中毒是由胃液丢失造成的一过性碱血症，HCO_3^-为体内碱储备，其增减可影响酸碱平衡，如剧烈呕吐患者，丢失大量 Cl^-后，HCO_3^-代偿性增加引起低氯性碱中毒。此外，长期胃肠引流、血液透析以及糖尿病酮症酸中毒胰岛素治疗后均可引起一过性碱中毒的情况发生。

73. ADE【解析】慢性呼吸性酸中毒是一个长期的过程，所以慢性呼吸性酸中毒的治疗首先应针对原发病进行治疗。如慢性阻塞性肺疾病（COPD）患者如果存在急性感染，应及时给予抗感染（给予强力的广谱抗生素）、改善通气功能治疗。另外，尽可能增加肺泡通气，恢复弥散功能。应谨慎补碱，同时注意维护中枢神经系统、心血管系统功能，防治并发症，同时改善供氧。

74. ABCD【解析】呼吸性碱中毒的治疗措施：轻度呼吸性碱中毒常见于手术后患者，一般不需要治疗。严重者须处理原发病因，用纸袋罩住口鼻进行呼吸，以增加呼吸道无效腔，提高 $PaCO_2$；或者可吸入含 5% CO_2的氧气。有手足抽搐者，可静脉注射葡萄糖酸钙。对 pH 超过 7.65 的重症患者，可行气管内插管和控制呼吸，使 pH 迅速下降。

75. BCDE【解析】肾调节酸碱平衡的方法有 $NaHCO_3$的重吸收、排泌可滴定酸、生成和排泌氨、离子交换和排泌 4 种。

76. ACE【解析】呼吸性酸中毒的代偿机制如下。①细胞内、外离子交换和细胞内液缓冲是急性呼吸性酸中毒的主要代偿方式。a. 碳酸（H_2CO_3）解离后释放出 H^+和 HCO_3^-，其中的 H^+可进入细胞内，当细胞外液大量的 H^+进入细胞内液与细胞内液的 K^+进行交换，其结果是造成细胞外液 K^+浓度增高；b. 血浆中急剧增加的 CO_2可通过弥散作用进入红细胞，并在碳酸酐酶催化下很快生成 H_2CO_3，进一步解离为 H^+和 HCO_3^-，H^+可与 Hb 结合为去氧血红蛋白（HHb），而 HCO_3^-则自红细胞逸出，与血浆 Cl^-发生交换。其结果是血浆 Cl^-浓度降低，同时 HCO_3^-浓度略增高。②呼吸系统：呼吸性酸中毒本身多是由肺通气功能障碍引起的，故呼吸系统往往不能发挥代偿调节作用。③肾的代偿调节作用：慢性呼吸性酸中毒的主要代偿方式为肾代偿调节。急性呼吸性酸中毒时，肾往往来不及代偿。慢性呼吸性酸中毒，随着 $PaCO_2$升高和 H^+浓度的增加，使肾小管上皮细胞内的碳酸酐酶、谷氨酰胺酶活性增高，使肾小管产生 NH_3和排泌 H^+、NH_4^+增加，肾小管重吸收 $NaHCO_3$增加。

77. BD【解析】参见 B 型题第 43 题解析。

78. ACDE【解析】脱水指人体由于病变消耗大量水分，不能及时补充，造成新陈代谢障碍的一种症状，严重时会造成虚脱，甚至危及生命，需要依靠输液补充体液。脱水的判断依据有尿少、肢冷、口唇干燥、舌干燥，详见表10-2。

表10-2 脱水程度的判断

	轻度	中度	重度
精神状态	无明显改变	烦躁或萎靡	昏睡或昏迷
皮肤弹性	稍差	差	极差
口腔黏膜	稍干燥	干燥	极干燥
眼窝及前囟凹陷	轻度	明显	极明显
眼泪	有	少	无
尿量	略减少	明显减少	少尿或无尿
周围循环衰竭	无	不明显	明显
酸中毒	无	有	严重
失水占体重百分比	5%以下	5%~10%	10%以上

79. ABDE【解析】乳酸钠治疗高钾血症的作用机制：①造成药物性碱血症，促使钾进入细胞内。②钠可拮抗钾对心脏的抑制作用。③可增加远端小管中钠含量，增加 Na^+-K^+交换，增加尿押排出量。④Na^+增加血浆渗透压，扩容，起到稀释性降低血钾作用。⑤Na^+有抗迷走神经作用，有利于提高心率。

80. AB【解析】通常血清镁浓度>2mmol/L时，才会出现镁过量的症状和体征。高镁血症主要对循环和神经系统产生影响。在神经系统方面，可阻断神经传导及在末梢神经部位阻断乙酰胆碱释放，减低神经肌肉接头的冲动传导，并使突触后膜反应性减低和轴索兴奋阈值增高，从而使神经肌肉功能减低。所以高镁血症可以抑制中枢及周围神经系统，最早表现为嗜睡、肌力减退，继之出现软瘫，甚至昏迷等。在循环系统方面，主要引起心脏兴奋性传导障碍和抑制细胞膜的兴奋性，还可表现为传导功能障碍，严重的血清镁升高，可出现心搏骤停。高镁血症的病因是肾功能损害，最常见于尿毒症患者，故对急、慢性肾功能不全者应定期进行血清镁检测。

81. ABCD【解析】应用噻嗪类、依他尼酸、呋塞米等排钠利尿药，予高盐饮食均可促使肾排钾。另外，高张盐水可增加远端肾小管中钠含量，增加钠钾交换，增加尿钾排出量，故静脉滴注高张盐水也可促使肾排钾。

82. ABCD【解析】肾功能不全患者发生高钾血症时，如不能输液过多，可用10%葡萄糖酸钙溶液100ml、11.2%乳酸钠溶液50ml、25%葡萄糖溶液400ml，加入胰岛素30U，持续静脉滴注24小时，每分钟6滴。所以选项E错误。

83. BDE【解析】低血钙性癫痫大发作是各种原因导致的血液中钙离子浓度降低，导致的神经肌肉兴奋性增强，最终以全身横纹肌、平滑肌不同程度的痉挛为临床表现的一组症状。治疗原则与原发性癫痫不同。严重低钙血症患者伴有神经肌肉症状，如抽搐、惊厥等，首先须静脉补充钙剂，改善症状。可给予10%葡萄糖酸钙（10ml＝钙90mg，2.25mmol）或10%氯化钙（10ml＝钙360mg，6mmol）加入25%～50%葡萄糖液20～40ml，缓慢注射，每分钟不超过2ml。发作严重者可短期辅以苯妥英钠肌内注射，但苯妥英钠不作为常规药物使用。

84. ABC【解析】大多数高钠血症为自由水减少、水摄入减少或丢失增加。高钠血症很少由体内钠增加引起。

85. ABCE【解析】低血容量性高钠血症的主要症状为脱水、口渴多饮，舌干而皱缩，大多患者血压偏低。轻度缺水除有口渴外，多无其他症状。中度缺水有极度口渴，伴乏力、尿少、尿比重高。唇干舌燥、皮肤弹性差、眼窝凹陷，常有烦躁。重度脱水除上述症状外，还可出现躁狂、幻觉、谵妄、甚至昏迷等脑功能障碍的症状。

86. CE【解析】呼吸性酸中毒的治疗原则是排出CO_2，纠正缺O_2。一般不主张使用碱性药物，pH<7.25以及合并代谢性酸中毒时才考虑使用碱性药物。

87. ABCE【解析】低钠血症时，细胞外液容量缩减的主要是水和钠，血液的有形成分并未丢失损耗，因此血液浓缩常明显，红细胞计数、血红蛋白、血浆蛋白及血细胞比容均可增高。故选项D错误，其余选项均正确。

88. BC【解析】枸橼酸钾含钾约9mmol/g，醋酸钾含钾约10mmol/g，枸橼酸钾和醋酸钾适用于伴高氯血症者（如肾小管性酸中毒）的治疗。

89. ACDE【解析】低钾血症的补钾治疗：①最好是饮食补钾。鼓励患者进食含钾丰富的水果、蔬菜和肉类。②药物补钾最常用的是氯化钾，含钾13～14mmol/g。③肝性脑病合并低氯性碱中毒应同时补给盐酸精氨酸，有助于纠正低氯性碱中毒。④使用L-天冬氨酸钾镁溶液时，应考虑合并低镁血症，故应同时测定血清镁或同时进行试验性治疗。⑤谷氨酸钾含钾约4.5mmol/g，用于肝衰竭伴低钾血症者，缓慢静脉滴注。

90. ABCD【解析】参见A1型题第5题解析。

91. ABCE【解析】低钙血症的临床表现与血钙下降的程度、速度、时间长短等因素有关，如果短时间内血钙迅速下降或伴碱中毒，可出现危及生命的严重后果。长期低钙血症患者可出现记忆力减退、性格改变、抑郁、焦虑、精神错乱，儿童精神发育迟缓。

92. ABCD【解析】水过多和水中毒多由水调节机制障碍，而又未限制饮水或不适当补液引起。其病因及发病机制包括抗利尿激素代偿性分泌增多、抗利尿激素分泌失调综合征（SIADH）、肾排泄水障碍、内分泌功能异常、渗透阈重建等。

93. ABC【解析】等渗性脱水体内水分缺乏或丧失可造成细胞外液血浆容量（包括循环

血量）和肾血流量的迅速减少，但由于丢失的液体为等渗，基本上不改变细胞外液的渗透压和钠离子浓度。肾小球小动脉壁的压力感受器受到管内压力下降的刺激，以及肾小球滤过率下降所致远曲肾小管液内 Na^+减少，引起肾素-醛固酮系统兴奋，醛固酮分泌增加。

94. ACDE【解析】长期低钙血症可伴有外胚层来源组织的异常体征，如皮肤干燥、毛发枯萎和指甲易碎。牙齿异常的类型有助于判断低钙血症的初发年龄。长期低血钙可导致白内障。甲旁减患者可发生不同程度的基底节和大脑皮质钙化，可引起不同程度的神经精神症状。少数患者可出现颅内压增高与视盘水肿。甲旁减患者骨转换减慢、骨钙动员减少、血磷升高，可引起韧带和肌腱等软组织钙化以及骨质硬化。

95. ABDE【解析】呼吸性碱中毒通常指因肺通气量增加，导致 CO_2大量呼出，使血 $PaCO_2$下降、pH 上升的酸碱平衡紊乱。外周性换气过度导致的呼吸性碱中毒见于：①呼吸机管理不当。②胸廓或腹部手术后，因疼痛而不敢深呼气。③胸外伤、肋骨骨折。④呼吸道阻塞突然解除。另外，妊娠或使用黄体酮等药物也可致换气过度。

96. ABDE【解析】低钾血症的治疗（补钾途径）：①轻者可口服氯化钾，每天 3～6g，并鼓励进食含钾食物。②缺钾较重，不能口服，或出现严重心律失常、神经肌肉症状者，可静脉补钾。绝对禁止静脉推注氯化钾。③经雾化吸入补钾也能达到静脉补钾的效果，且能及时缓解呼吸肌麻痹。④快速补钾应在心电图监护下进行。

97. BD【解析】手足抽搐是一种代谢失调所致综合征。代谢性碱中毒患者出现神经肌肉兴奋性增高时，可出现手足抽搐。低渗性脱水严重者由于离子水平下降，神经肌肉兴奋性增高，从而出现手足搐搦。低钙血症患者血钙下降严重或下降速度很快时，可出现自发性手足抽搐。

98. ABCE【解析】当等渗性脱水患者的体液在短期内迅速丢失达体重的5%，即丧失细胞外液总量的25%时，患者可出现血容量不足的症状，如脉搏细速、肢端湿冷、血压上升、血压下降。

99. ACE【解析】当血清钙大于 3.5mmol/L 时，出现高钙危象。高钙危象时，须紧急处理，维持机体内环境的稳定，减少并发症，为原发病的治疗争取机会。高钙危象的治疗：①纠正脱水及增加尿钠、钙排泄。②每天补给等张盐水 4000ml 以上。③血容量极度减缩伴低血压、休克，可酌情用血管收缩药。④高钙血症合并低钾血症者须同时补充钾盐。⑤大量输液应监测心、肺功能，以免诱发心力衰竭、肺水肿。⑥治疗中如使用洋地黄，用量要酌情减少。⑦积极输注生理盐水的同时，应使用髓袢利尿药，以加强钙的排泄。可以给呋塞米 40～80mg 静脉推注，每 2～6 小时注射 1 次。若有疗效，血清钙可在 24 小时内下降 0.5～1.0mmol/L。注意：忌用噻嗪类利尿药。

100. BD【解析】高渗性脱水时，患者体液丢失以水分为主，血清钠增高，故输液治疗的首选液体是5%葡萄糖液，血清钠降低后再补充适量的等张盐水，如9%氯化钠溶液。

六、案例分析题

1. BCF【解析】该患者结合病史（1 型糖尿病）、体征（皮肤弹性差、呼吸深大、面色潮红、意识模糊）及实验室检查（血糖高、尿糖升高、尿酮强阳性），初步考虑为糖尿病酮症酸中毒。为明确诊断，应进一步做血清电解质测定、血气分析、肾功能测定。

2. C【解析】进一步检查结果如果血清钾、钠、氯均减少，二氧化碳结合力及 pH 下降，有蛋白尿或管型尿，可以诊断该患者为糖尿病酮症酸中毒。

3. ABCDE【解析】糖尿病酮症酸中毒是指糖尿病患者在各种诱因的作用下，因胰岛素明显不足，升糖激素不适当升高，造成的高血糖、高血酮、酮尿、脱水、电解质紊乱、代谢性酸中毒等病理改变的症候群。其病理生理改变包括酸中毒、严重脱水、电解质平衡紊乱、携氧系统失常、周围循环衰竭和肾功能障碍、中枢神经功能障碍等。

4. ABCDE【解析】糖尿病酮症酸中毒时，血浆高渗透，引起渗透性利尿，使 Na^+、K^+、Cl^-、磷酸根等离子大量丢失。因渗透性利尿作用使钾大量丢失，导致细胞内失钾，体内严重缺钾，但是由于血液浓缩，肾功能减退以及酸中毒时钾离子从细胞内转移到细胞外，因此血钾浓度可保持正常，但治疗前的血钾水平不能真实反映体内缺钾程度，而在进行静脉补液以及滴注胰岛素治疗后，稀释了血液，并促进钾离子进入细胞内，同时没有及时补钾，最终导致低钾血症，治疗后偶可出现低钙性抽搐。

5. CDF【解析】该患者的治疗应积极控制诱因，防治并发症；纠正离子紊乱，防止出现低钾血症、高钾血症、高氯血症等；大量补充等张氯化钠溶液或乳酸钠林格液，这也是治疗的最重要措施。

6. BCDF【解析】低钾血症时，补钾方式：①补钾速度一般不宜超过 20ml/h，一般每小时补氯化钾 1g，严重者可每小时补 2g。标准剂量为 1L 生理盐水中加入 20～40mmol 钾。②补钾是治疗低钾血症的基石，首选口服氯化钾，每天口服 40～100mmol 钾，持续数天至数周。③对于不能耐受口服药物的患者或重症患者，应静脉滴注钾制剂。补钾溶液的钾浓度一般为 0.3% 的氯化钾，每天补氯化钾量一般为 3～8g。肾功能良好的情况下，缺钾严重者每天可补钾 240mmol。如血钾已基本正常，停止静脉补钾。④细胞外钾要进入细胞内，一般较缓慢，所以补钾要进行 4～6 天，严重者要 10～20 天才能逐步纠正细胞缺钾状况。⑤静脉补钾一般以 10% 氯化钾 15～30ml 加入生理盐水或 5%～10% 葡萄糖溶液 1000ml（钾浓度为 20～40mmol/L）中，静脉补钾速度宜缓慢。

7. E【解析】患者有食管癌病史，表现为吞咽困难以致无法进食、极度口渴、唇舌干燥，眼窝下陷、皮肤失去弹性。这些是高渗性脱水（中度脱水）表现。

8. C【解析】中度脱水患者脱水量为体重的 4%～6%，患者体重 60kg，可估算患者当天补液量（不包括当天生理需水量）为 60×（4%～6%）×1000，为 2400～3600ml。取平均值，为 3000ml。

9. E【解析】高渗性脱水患者补液后口渴减轻，尿量增多，测定血清钾为 3.1mmol/L，出现低钾血症，该患者应在尿量超过 40ml/h 后开始补钾及碱性溶液。

10. ACD【解析】参见 A1 型题第 74 题解析。

11. E【解析】低渗性中度脱水的临床表现：血清钠低于 130mmol 时，除乏力、头晕、手足麻木外，还有恶心、呕吐、脉搏细速、血压不稳或下降、浅静脉萎陷、站立性晕倒。根据题干信息，患者目前考虑为低渗性中度脱水。

12. A【解析】低渗性脱水又称继发性脱水或伴有细胞外液减少的低钠血症，其特征是失钠多于失水。患者出现恶心及呕吐会造成钾的丢失过多，易形成低钾低氯性碱中毒。

13. E【解析】造成低渗性脱水患者水、电解质紊乱最可能的原因是机械性幽门梗阻。机械性幽门梗阻患者可因呕吐丢失氯、钾等电解质，发生代谢性碱中毒，四肢乏力，烦躁不安，甚至发生手足抽搐。空腹时上腹部饱胀和逆蠕动的胃型，以及上腹部振水音，是幽门梗阻的特征性体征。

14. AE【解析】低渗性脱水患者的治疗原则是针对病因，积极治疗原发病。静脉补充含盐溶液或高张盐水，以纠正低渗状态和补充血容量。

15. E【解析】该患者血清钾 2.9mmol/L（<3.5mmol/L），为低钾血症；血清钠 129mmol/L（<135mmol/L），为低钠血症。

16. D【解析】该患者存在的电解质紊乱是低钾血症和低钠血症，治疗措施应在补钠的同时进行补钾治疗。

17. A【解析】该患者消瘦，进食困难，肌无力、恶心、腹胀，为轻度低钾血症表现。患者轻度缺钾时，补钾量为 100mmol（相当于 KCl 8.0g）。

18. ACDE【解析】参见 A3/A4 型题第 56 题解析。

19. ABCE【解析】除“肠鸣音活跃”之外，其余选项均为该患者的临床表现。

20. ABCD【解析】补钾的注意事项：①补钾时必须检查肾功能和尿量，每天尿量>700ml，每小时尿量>30ml 则补钾安全。②低钾血症时氯化钾加入生理盐水中静脉滴注，如血钾已基本正常，将氯化钾加入葡萄糖液中补充有助于预防高钾血症和纠正钾缺乏症，如停止静脉补钾 24 小时后的血钾正常，可改为口服补钾（血清钾 3.5mmol/L，仍缺钾约 10%）。③对每小时输注较高浓度钾溶液的患者，应该进行持续心脏监护和每小时测定血清钾，避免严重高钾血症和/或心搏骤停。④钾进入细胞内比较缓慢，细胞内外的钾平衡时间约为 15 小时或更久，故应特别注意输注中或输注后的严密观察，防止发生一过性的高钾血症。⑤难治性低钾血症须注意纠正碱中毒和低镁血症。⑥补钾后可加重原有的低钙血症而出现手足抽搐，应及时补给钙剂。

21. E【解析】该患者补钾过程中出现高钾血症，发生心律失常，应停用一切含钾的药物并紧急降血钾，首先应用 10%葡萄糖酸钙 20ml 静脉注射，一般在数分钟内即可见效。故对低钾血症患者补钾过程中，应给予持续的心电监护，监测呼吸、心电图、血压等，并准备各种抢救药物。

22. ADEG【解析】该患者血清钠 156mmol/L（>145mmol/L），为高钠血症；血钾 6. 2mmol/L（>5. 5mmol/L），为高钾血症。发热伴腹泻 6 天，无尿 1 天，昏迷 2 小时，低血压，肢端冷，结合实验室检查结果，有重度脱水表现。二氧化碳结合力（CO_2CP）正常值是 20~29mmol/L，患者 CO_2CP 10mmol/L，数值降低主要见于代谢性酸中毒（数值偏高主要见于呼吸性酸中毒）。

23. ACE【解析】治疗高钠血症，可经口胃管补水，优点是水分能较快吸收，比较安全。但在重度脱水或急需补液扩容量时，或患者有明显呕吐、梗阻、腹泻时，则必须静脉补液。除经口、鼻饲者可直接补充水分，也可给予 5%葡萄糖溶液或 0. 45%氯化钠溶液补液。本题中的其他选项，选项 G“给予 50%葡萄糖溶液”然后再给予选项 B“10%葡萄糖溶液”适用于重症低血糖患者。选项 D“给予 0. 9%氯化钠溶液”可纠正代谢性碱中毒，本题患者为代谢性酸中毒，显然不可行。选项 F“给予 10%氯化钾溶液”是轻度低钾血症患者的首选药物，本题患者为高钾血症，显然也不可行。

24. BC【解析】选项 B“立即静脉注射 50%葡萄糖溶液 60~100ml”是重症低血糖患者低血糖发作时的措施。选项 C“立即透析”是急重症高钾血症合并慢性肾衰竭患者，促进排钾的最佳疗法。

第十一章　营养性疾病

一 A1 型题

1. 视力和暗适应异常的原因是
   A. 缺锌引起维生素 A 代谢障碍
   B. 铁摄入不足或吸收不良
   C. 缺锌引起维生素 C 代谢障碍
   D. 缺铁引起维生素 D 吸收不良
   E. 缺硒引起维生素 B 代谢不良
2. 维生素 B_1 缺乏症的早期表现不包括
   A. 乏力
   B. 头痛
   C. 肌痛
   D. 食欲缺乏
   E. 体重减轻
3. 典型新生儿维生素 K 缺乏症，多于生后 2~5 天起病，主要症状为
   A. 胃肠道出血
   B. 口腔和阴囊的皮肤黏膜病变
   C. 中度或晚期神经疾病
   D. 暗适应能力减退或夜盲
   E. 外周神经上升性对称性的感觉、运动和反射功能障碍
4. 烟酸缺乏症最典型的表现是皮炎，常在肢体暴露部位对称出现，常见部位不包括
   A. 手背
   B. 足背
   C. 腕
   D. 前臂
   E. 肢体受摩擦处
5. 体内含量最多的无机盐是
   A. 钙
   B. 磷
   C. 镁
   D. 硅
   E. 硒
6. 微量元素锌缺乏的最主要原因是
   A. 吸收利用障碍
   B. 摄入不足
   C. 丢失过多
   D. 需要量增加
   E. 代谢障碍
7. 碘的生理作用不包括
   A. 影响大脑生长发育及功能

B. 增加细胞线粒体能量代谢
C. 提高钠-钾-三磷酸腺苷（ATP）酶泵作用
D. 促进蛋白质分解
E. 促进营养的吸收和利用
8. 目前已知的导致人类智力损害的最主要原因是
A. 地方性甲状腺肿
B. 克汀病
C. 碘缺乏病
D. 基因突变
E. 染色体畸变
9. 以下不属于人体类脂的是
A. 磷脂
B. 糖脂
C. 固醇
D. 类固醇
E. 胆固醇
10. 成人体内的组织脂肪主要是
A. 棕色脂肪
B. 白色脂肪
C. 中性脂肪
D. 黄色脂肪
E. 类脂
11. 以下脂质中属于肝代谢脂肪时合成的物质，构成细胞膜、合成各种固醇类激素和胆汁酸的原料的是
A. 胆固醇
B. 中性脂肪
C. 磷脂
D. 游离脂肪酸
E. 类脂
12. 在血液中，全部来源于甲状腺的激素是
A. 一碘酪氨酸（MIT）
B. 二碘酪氨酸（DIT）
C. 三碘甲腺原氨酸（T_3）
D. 甲状腺素（T_4）
E. 反三碘甲腺原氨酸（rT_3）
13. 存在于人体内的脂质不包括
A. 胆固醇
B. 中性脂肪
C. 磷脂
D. 游离脂肪酸
E. 纤维素
14. 食物中的脂类主要是
A. 卵磷脂
B. 脑磷脂
C. 脂肪
D. 胆固醇
E. 纤维素
15. 膳食供应的脂肪中，饱和脂肪、多价不饱和脂肪、单价不饱和脂肪的比例为

A. 2：1：1
B. 1：2：1
C. 1：1：1
D. 1：1：2
E. 2：2：1

16. 维生素 A 缺乏症的临床表现不包括
A. 暗适应力减退或夜盲
B. 皮肤干燥、易脱屑
C. 生长发育障碍
D. 血红蛋白、血细胞比容升高
E. 消化道和呼吸道感染性疾病发生率增高

17. 血浆维生素 A 测定中，血浆中维生素 A 低于（　　）可诊断为维生素 A 缺乏
A. 100μg/L
B. 150μg/L
C. 200μg/L
D. 250μg/L
E. 300μg/L

18. 铁在人体的作用不包括
A. 对免疫系统有重要影响
B. 构成血红蛋白，参与氧的运输和储存
C. 与体内的能量释放密切相关
D. 提高中性粒细胞对细菌的杀伤能力
E. 参与细胞色素、细胞色素氧化酶、过氧化物酶和过氧化氢酶的合成

19. Ⅰ度营养不良的体重是标准体重的
A. 50%以下
B. 45%~50%
C. 50%~60%
D. 60%~75%
E. 75%~90%

20. 蛋白质缺乏病的临床表现不包括
A. 高血压
B. 脉搏细缓
C. 食欲缺乏，体重低于正常
D. 消化功能减退
E. 表情淡漠、反应迟钝

21. 以下食物的生物效价从高到低为
A. 牛肉、牛乳、玉米、根类、豆类
B. 牛肉、牛乳、豆类、玉米、根类
C. 牛乳、牛肉、豆类、玉米、根类
D. 牛乳、牛肉、玉米、根类、豆类
E. 牛肉、牛乳、豆类、根类、玉米

22. 成人糖原贮积症中，最常见的酶缺乏是
A. 糖原合成酶缺乏
B. 分支酶缺乏
C. 肌磷酸化酶缺乏
D. 肝磷酸化酶缺乏
E. 葡萄糖-6-磷酸酶缺乏

23. 下列关于烟酸的说法不正确的是
A. 酵母含有较多的烟酸
B. 烟酸是水溶性维生素
C. 谷物中烟酸、色氨酸含量低
D. 色氨酸不能转化为烟酸

E. 乳类和蛋类烟酸含量低，但色氨酸含量高

24. 关于营养不良患者，下列说法不正确的是
A. 静脉导管可用于抽血标本
B. 静脉营养液为氨基酸、葡萄糖、乳化脂肪
C. 由静脉输液不宜用高张溶液
D. 开始时应少食多餐
E. 葡萄糖与脂肪供给热量的比值不能小于1

25. 一切生物体维持生命活动所需能量的主要来源是
A. 糖类
B. 脂肪
C. 蛋白质
D. 氨基酸
E. 膳食纤维

26. 内源性胆固醇的合成部位是
A. 血管
B. 肝
C. 肾
D. 小肠
E. 肝和小肠

二 A3/A4 型题

（1、2 题共用题干）

患者，男性，38 岁。有饮酒史 6 年，近 1 年出现食欲缺乏，腹部不适，便秘，烦躁，易激惹，易疲劳，记忆力减退，睡眠差，消瘦。近 2 个月双下肢无力，蚁走感，活动后气促。

1. 该患者应考虑为
A. 酒精中毒
B. 烟酸缺乏症
C. 维生素 B_1 缺乏症
D. 酒精依赖
E. 以上都不是

2. 对该患者的治疗应首先考虑为
A. 糖皮质激素治疗
B. 大剂量维生素 B_1 治疗
C. 抗生素治疗
D. 静脉注射高张葡萄糖
E. 以上都不是

（3~5 题共用题干）

患儿，男，3 岁。6 个月时因奶水不足开始饮食喂养。患儿逐渐出现食欲缺乏，消瘦，动作缓慢，四肢轻度水肿。听诊心率 59 次/分，触诊肝肋下 3cm，腹部叩诊浊音界扩大。

3. 该患儿的诊断应考虑为
A. 先天性心脏病
B. 肝炎
C. 甲状腺功能减退症（简称甲减）
D. 蛋白质缺乏病

E. 膳食纤维不足症

4. 引起该患儿水肿的主要原因是

A. 血浆蛋白含量低
B. 血浆脂肪含量低
C. 血浆糖含量低
D. 体内水缺乏
E. 体内维生素缺乏

5. 对该患儿首先应进行的治疗是

A. 纠正营养不良
B. 纠正脱水
C. 应用脱水药治疗水肿
D. 纠正酸中毒
E. 应用抗生素治疗预防感染

三 B 型题

（1~5 题共用备选答案）

A. 口腔和阴囊的皮肤黏膜病变
B. 深层肌反射消失，本体感觉、振动觉异常
C. 夏秋季日光照射时发作
D. 暗适应力减退或夜盲
E. 外周神经上升性对称性感觉、运动和反射功能障碍

1. 维生素 A 缺乏症的早期表现是
2. 维生素 B_1缺乏症的神经改变表现为
3. 婴儿期维生素 E 吸收不良的表现为
4. 维生素 B_2缺乏症具有的特征临床表现主要为
5. 烟酸缺乏症病情进展时，可以出现的较典型的表现为

四 X 型题

1. 硒中毒的主要临床表现有

A. 脱发
B. 脱指（趾）甲
C. 皮肤苍白
D. 发育迟缓
E. 牙损伤

2. 婴儿期有维生素 E 吸收不良，很易发生重度维生素 E 缺乏，如不及时治疗可迅速发生神经系统症状，主要影响

A. 脊髓后束
B. 脊髓前束
C. 脊髓小脑束
D. 脊髓丘脑束
E. 前庭神经小脑束

3. 维生素 K 缺乏症的常见临床表现为

A. 表浅的皮肤紫癜和瘀斑
B. 鼻出血

C. 齿龈渗血
D. 深部组织血肿
E. 关节腔出血

4. 新生儿及婴儿晚发维生素K缺乏症的病因为母妊娠期
A. 使用利福平
B. 使用双香豆素等口服抗凝药
C. 使用阿司匹林
D. 使用苯妥英钠
E. 贫血

5. 儿童发育时期的必需氨基酸是
A. 组氨酸
B. 精氨酸
C. 缬氨酸
D. 异亮氨酸
E. 蛋氨酸

6. 营养疾病与代谢疾病的关系是
A. 无关系
B. 密切关系
C. 主次关系
D. 转化关系
E. 并存关系

7. 人体的必需氨基酸有
A. 缬氨酸
B. 异亮氨酸
C. 亮氨酸
D. 甘氨酸
E. 苯丙氨酸

8. 以下属于非必需氨基酸的有
A. 蛋氨酸
B. 苏氨酸
C. 酪氨酸
D. 组氨酸
E. 天冬氨酸

9. 下列属于激素的第二信使的因子是
A. 环磷酸鸟苷（cGMP）
B. 钙离子（Ca^{2+}）
C. 甘油二酯（DAG）
D. 环磷酸腺苷（cAMP）
E. 镁离子（Mg^{2+}）

10. 微量元素锌的生理作用有
A. 促进生长发育
B. 维持正常食欲和味觉
C. 促进生殖器官和性腺发育
D. 促进维生素C代谢
E. 促进组织修复再生，加速创伤愈合

11. 属于人体组织脂肪的有
A. 棕色脂肪
B. 白色脂肪
C. 中性脂肪
D. 黄色脂肪
E. 类脂

12. 属于人体血脂的有
A. 棕色脂肪
B. 白色脂肪
C. 中性脂肪
D. 黄色脂肪
E. 类脂

13. 构成细胞膜的主要原料有
A. 中性脂肪
B. 磷脂
C. 胆固醇
D. 蛋白质
E. 类固醇

14. 下列关于磷脂的叙述，正确的是
A. 磷脂是构成细胞膜的主要原料
B. 磷脂是恒定的供给能量来源
C. 磷脂可以帮助物质进出细胞
D. 磷脂对糖的吸收起决定的作用
E. 磷脂随所构成的脂蛋白解体而直接排出体外

15. 构成机体的有机成分有
A. 碳水化合物
B. 脂肪
C. 蛋白质
D. 常量元素
E. 微量元素

16. 与其他内分泌代谢性疾病不同，营养性疾病具有的特点有
A. 地区特征
B. 时代特征
C. 流行特征
D. 阶级特征
E. 隐匿特征

17. 蛋白质缺乏病的常见症状有
A. 代谢率下降
B. 对疾病抵抗力下降
C. 暴躁、易激怒
D. 儿童的生长发育迟缓
E. 体重下降

18. 蛋白质营养不良的临床类型有
A. 消瘦型
B. 水肿型
C. 腹突型
D. 肌肉萎缩型
E. 混合型

19. 以下物质中，属于单糖的有
A. 葡萄糖
B. 果糖
C. 麦芽糖
D. 蔗糖
E. 纤维素

20. 以下物质中，属于低聚糖的有
A. 葡萄糖
B. 果糖

C. 麦芽糖
D. 蔗糖
E. 纤维素

21. 以下物质中，属于多糖的有
A. 葡萄糖
B. 果糖
C. 麦芽糖
D. 淀粉
E. 纤维素

22. 糖类的作用有
A. 提供人体能量来源
B. 机体的构成成分
C. 节约蛋白质作用和抗生酮作用
D. 参与机体病理状态的修复
E. 调解生理功能和供给能量

23. 蛋白质在人体内的主要生理功能有
A. 构建和修复组织
B. 参与机体病理状态的修复
C. 参与机体生理功能的调节
D. 调解生理功能和供给能量
E. 供给人体能量

24. 以下物质中，属于可溶性膳食纤维的有
A. 薯类中的半纤维素成分
B. 水果中的半纤维素成分
C. 魔芋中的半纤维素成分
D. 蔬菜中的纤维素成分
E. 燕麦中的半纤维素成分

25. 膳食纤维摄入过多会产生有害作用，常见的有
A. 影响胃酸的利用
B. 引起腹胀，排便次数增多
C. 影响多种矿物质的吸收利用
D. 影响脂溶性维生素的吸收
E. 影响水溶性维生素的吸收

26. 以下必需宏量元素中，属于矿物质的有
A. 钾
B. 钠
C. 钙
D. 磷
E. 硫

27. 常量元素矿物质中，构成骨骼的主要元素有
A. 钾
B. 钠
C. 钙
D. 磷
E. 镁

28. 常量矿物质的主要作用有
A. 形成骨骼等硬组织，支撑保护机体，维持有力的运动形式
B. 维持组织细胞的渗透压与细胞膜的通透性
C. 调节体液的 pH，维持体液的酸碱平衡

D. 维持神经、肌肉细胞膜的生物兴奋性，传递信息，使肌肉收缩
E. 对免疫系统的发育、维持和调节起着十分重要的作用

29. 维生素 A 的作用有
A. 维持上皮细胞的完整性
B. 构成血红蛋白，参与氧的运输和储存
C. 促进硫酸软骨素等黏多糖的合成
D. 维持正常的免疫功能
E. 对维持生殖系统正常功能有一定作用

30. 蛋白质缺乏综合征的临床表现包括
A. 头发枯黄稀疏、容易脱落
B. 双颊凹陷呈猴腮状
C. 体弱无力，萎靡不振
D. 血压、体温偏低
E. 脱水、碱中毒及电解质紊乱

31. 被称为条件必需氨基酸或半必需氨基酸的是
A. 缬氨酸
B. 亮氨酸
C. 半胱氨酸
D. 酪氨酸
E. 苯丙氨酸

32. 继发性营养性疾病的临床表现有
A. 体重增加
B. 水肿
C. 消瘦
D. 皮肤干燥、松弛
E. 生长发育障碍

五 案例分析题

（1~5 题共用题干）

患儿，女，10 岁。因上腹不适，乏力、食欲缺乏渐加重 5 天来诊。自幼生长缓慢，多次晨起发生惊厥。查体：生命体征正常，消瘦，发育正常，心、肺听诊无异常，腹膨隆，右上腹壁静脉曲张，全腹软、压痛，无反跳痛；肝肋下 5cm，质韧，小结节感，脾肋下未及，移动性浊音（-）。外院多次查空腹血糖 2.0~2.7mmol/L。

1. 该患儿诊断首先考虑为
A. 半乳糖血症
B. 高胰岛素性低血糖
C. 糖原贮积症
D. 生长激素缺乏症
E. 肝豆状核变性
F. 肝癌

2. 该病的形成机制是
A. 葡萄糖-6-磷酸酶缺乏
B. 半乳糖-1-磷酸尿苷转移酶缺乏
C. 磷酸果糖激酶缺乏
D. 肝不能正常合成铜蓝蛋白
E. 葡萄糖-6-磷酸脱氢酶缺乏
F. 缺乏酸性 α-1,4-葡萄糖苷酶

3. 为病因诊断，必须进行的临床检查有

A. 血气分析、血生化、尿酸
B. 颅脑 CT
C. 尿有机酸
D. 血氨和乳酸
E. 腹部 B 超和/或 CT
F. 肝功能（肝酶、凝血功能）、血脂、肌酶

4. 经检查，发现低血糖、代谢性酸中毒、高血脂、高乳酸血症、高尿酸。B 超示肝大、回声增强，双肾增大。为明确诊断，需要进一步进行的检查有
A. 葡萄糖耐量试验
B. 肝组织活检、糖原染色
C. 胰高血糖素试验
D. 肾上腺素试验
E. 颅脑 CT
F. 肝细胞葡萄糖-6-磷酸酶活性检测

5. 该患者的治疗原则主要为
A. 纠正酸中毒
B. 血液透析
C. 肝移植
D. 降低尿酸水平
E. 保持血糖处于正常水平
F. 补充葡萄糖-6-磷酸酶

参考答案与解析

一、A1 型题

1. A【解析】缺锌影响维生素 A 代谢，常引起视力和暗适应降低，发生夜盲。

2. E【解析】维生素 B_1 缺乏症的早期表现为乏力、头痛、肌痛，食欲缺乏、恶心、呕吐，时有腹痛、腹泻或便秘、体重减轻等非特异性症状，随病情加重可出现典型的症状和体征。

3. A【解析】典型新生儿维生素 K 缺乏症，多于生后 2~5 天起病，以胃肠道出血为主，可伴皮肤出血、脐带出血等。

4. E【解析】烟酸缺乏症的最典型症状是皮炎，常在肢体暴露部位对称出现，以手背、足背、腕、前臂、手指、踝部等最多，其次则为肢体受摩擦处。慢性病例水肿较轻或不显著，但色素沉着更深，易受磨损处如肘、指节、膝等部位的皮肤往往增厚，呈角化过度，肤色棕黑，与其周围不同，并有干燥、脱屑现象。

5. A【解析】钙是体内含量最多的无机盐，占体重的 1.5%~2.0%，总量 700~1400g。钙参与血液凝固、肌肉收缩、维持神经肌肉兴奋性并且作为第二信使发挥诸多激素的作用。

6. B【解析】锌的生理需要量：小儿为每日 5~15mg、成人每日 15mg、孕妇每日 20mg、乳母每日 25mg。微量元素锌缺乏的主要原因是摄入不足、丢失和机体需要量增加等。其中，摄入不足是锌缺乏的最主要原因。大多数食物含锌量很低，营养不良，特别是长期缺少动物性食物者易致出现缺乏。

7. D【解析】碘是影响智力发育的重要微量元素，生理作用如下：①维持基础代谢率、氧消耗和产热，增加细胞线粒体能量代谢，提高钠-钾-ATP 酶泵作用，促进蛋白质合成。碘缺乏使甲状腺功能减退，生长发育停滞，精神发育迟缓。②促进营养的吸收和利用，增加脂肪组织对肾上腺素及胰高血糖素的敏感性，促进脂肪水解，释放出脂肪酸，增加胆固醇、甘油三酯和磷脂的降解，影响其代谢，调节儿茶酚胺、胰岛素等激素对糖原的作用，促其合成或分解，促进单糖在肠内吸收等，也影响水溶性及脂溶性维生素的代谢和利用。③影响大脑生长发育及功能：胎儿期、婴儿期碘缺乏影响脑发育可发生耳聋、痴呆等。甲状腺激素过多则神经肌肉兴奋性增强，而减少时则肌肉收缩缓慢。

8. C【解析】碘缺乏病（IDD）是世界上分布最广泛，侵犯人群最多的一种地方病，我国是世界上严重碘缺乏的国家之一。我国有精神发育迟缓者近 1000 万，其中 80%以上是缺碘造成的。IDD 是目前已知的导致人类智力损害的最主要原因，同时碘缺乏病直接引发地方性甲状腺肿、克汀病（聋、哑、呆、小）等，严重危害人们身心健康。

9. E【解析】人体脂肪主要包括组织脂肪和血脂。其中，血脂包括中性脂肪和类脂。中性脂肪包括甘油三酯和胆固醇，前者参与能量代谢，后者参与类固醇激素的合成。类脂包括磷脂、糖脂、固醇和类固醇。

10. B【解析】成人体内的组织脂肪主要是白色脂肪，也包括少量的棕色脂肪。

11. A【解析】胆固醇是肝代谢脂肪时合成的物质，是构成细胞膜、合成各种固醇类激素和胆汁酸的原料。

12. D【解析】血液中的甲状腺素（T_4）全部来源于甲状腺；而三碘甲腺原氨酸（T_3）的 20%来源于甲状腺，80%在其他组织由 T_4经脱碘酶作用转化为 T_3。

13. E【解析】存在于人体内的脂质包括胆固醇、中性脂肪、磷脂、游离脂肪酸。

14. C【解析】食物中的脂类主要是脂肪，也就是甘油三酯，同时还有少量的磷脂（主要是卵磷脂和脑磷脂）和胆固醇。脂肪是人体内含量最多的脂类，是体内的一种主要能量来源。食物中的脂肪在人体内经过胆汁乳化，形成脂肪微粒，再经脂肪酶进一步消化，形成甘油和脂肪酸被吸收。大部分再度合成为脂肪，随血液运输到全身各组织器官中。

15. C【解析】膳食供应的脂肪中，饱和脂肪、多价不饱和脂肪、单价不饱和脂肪的比例是 1∶1∶1。

16. D【解析】维生素 A 缺乏症的临床表现包括暗适应力减退或夜盲；皮肤干燥、易脱屑，上皮角化增生，汗液减少，角化物充塞毛囊形成毛囊丘疹；生长发育障碍；易感性增高，消化道和呼吸道感染性疾病发生率增高，且易迁延不愈。维生素 A 缺乏时还会出现贫血，其表现类似缺铁性贫血，血红蛋白、血细胞比容和血清铁水平降低，血清铁蛋白正常，肝和骨髓储存铁反而增加。

17. C【解析】婴幼儿血浆维生素 A 正常水平为 300~500μg/L，年长儿和成人正常水平为 300~2250μg/L。血浆维生素 A 测定中，血浆维生素 A 低于 200μg/L 可诊断为维生素 A

缺乏，血浆维生素 A200～300μg/L 为亚临床状态维生素 A 缺乏可疑。

18. D【解析】铁在人体的作用：①构成血红蛋白，参与氧的运输和储存。②铁参与细胞色素、细胞色素氧化酶、过氧化物酶和过氧化氢酶的合成。③铁与体内的能量释放密切相关。④铁对免疫系统有重要影响。⑤降低嗜中性粒细胞对细菌的杀伤能力。⑥铁与其他微量元素有密切关系。

19. E【解析】营养不良分为Ⅰ度、Ⅱ度、Ⅲ度，具体如下。①Ⅰ度营养不良：体重是标准体重的75%～90%。②Ⅱ度营养不良：体重是标准体重的60%～75%。③Ⅲ度营养不良：体重小于标准体重的60%。

20. A【解析】蛋白质缺乏病患者早期无明显症状，仅表现为食欲缺乏，体重低于正常。病情继续发展，可出现消化功能减退，易患呼吸道感染。重度营养不良者外形消瘦、拒食、表情淡漠、反应迟钝，常伴有多种维生素缺乏及各种并发症如口角炎、角膜软化、紫癜等，最后进入到全身水肿及抑制状态。

21. C【解析】生物效价主要用来评价蛋白质的价值，表示食物中的蛋白质成分在人体内真正被利用的程度。食物的生物效价从高到低为牛乳、牛肉、豆类、玉米、根类。

22. C【解析】糖原贮积症是一类由先天性酶缺乏造成的糖原代谢障碍性疾病，多数属常染色体隐性遗传。成人糖原贮积症中最常见的酶缺乏是肌磷酸化酶缺乏。

23. D【解析】烟酸和烟酰胺都属于水溶性维生素，家畜瘦肉、家禽肉、花生等食物中烟酸含量丰富，酵母也含有较多的烟酸，乳和蛋类的烟酸含量低。各类谷物烟酸含量都比较低，但色氨酸含量高。色氨酸在体内可转化为烟酸，其转化是一个动态的过程，转化效率受多种因素影响。

24. A【解析】营养不良患者的注意事项：①营养不良患者有食欲极差、小肠吸收不良严重、肠梗阻或不适宜长期留置胃管等情况时，静脉营养治疗可作为营养疗法的补充或唯一方式。后者称为全肠外营养（TPN）。静脉营养液为2%～6%氨基酸溶液、葡萄糖溶液和乳化脂肪混悬液（甘油三酯、磷脂、甘油混合液）。②如由外周静脉输注，不宜静脉滴注高张溶液，以防导致静脉血栓形成，引起栓塞并发症，且静脉输注部位须经常更换。③多数患者可接受口服营养补充。食物应易于消化吸收，开始进食量和钠盐均不宜过多，少食多餐，重症患者可先用流质或半流质饮食。如无不良反应，逐渐增加进食量，直至普通饮食。④对于无重症感染和其他重要并发症的患者，每天总热量为每公斤体重167.4～188.3kJ，但葡萄糖与脂肪供给热量的比值不能小于1。⑤防止感染及避免败血症，不应利用导管抽血标本或测中心静脉压。

25. A【解析】糖类是一切生物体维持生命活动所需能量的主要来源。糖类不仅是营养物质，有些还具有特殊的生理活性。葡萄糖、蔗糖、淀粉和纤维素等都属于糖类或称糖类化合物。糖类是自然界存在最多、分布最广的一类重要的有机化合物。

26. E【解析】机体所需胆固醇主要通过自身合成，仅从食物（内脏、蛋黄、肉类等）

摄取少量。除脑组织和成熟红细胞外，几乎全身各组织均可合成胆固醇，肝的合成能力最强，占总量的3/4以上，小肠次之。

二、A3/A4型题

1. C【解析】维生素B_1缺乏时，患者的消化系统出现异常，表现为食欲缺乏、呕吐，甚至会出现腹胀、腹泻和便秘等情况。此外，患者的神经系统功能出现障碍，出现神经性麻痹和中枢神经系统症状，早期可表现为烦躁、声音嘶哑，甚至失声，进一步会发展为神志不清、上睑下垂、全身无力，严重者可引起死亡。本题根据题干信息中患者的表现，应首先考虑到维生素B_1缺乏的可能性。

2. B【解析】患者有饮酒史6年，可能由酒精中毒出现维生素B_1摄入量减少、吸收和利用不良导致。故对该患者的治疗应首先考虑大剂量维生素B_1治疗，可改善患者精神状态，促进神经系统的正常发育和工作，消除缓解疲劳。此外，日常饮食也应重视补充维生素B_1，如谷物类、豆类、动物肝脏、瘦肉中含维生素B_1的含量较多。

3. D【解析】患儿6个月开始饮食喂养后，逐渐出现食欲缺乏，消瘦，动作缓慢等症状。根据该患儿营养不良史，结合发病年龄、体格检查，食欲缺乏、消瘦和腹部浊音界扩大等特征性改变，诊断应考虑为蛋白质缺乏病。实验室血清学检查提示蛋白减少可明确诊断。

4. A【解析】蛋白质营养不良的临床表现因个体差异、严重程度、发病时间等因素而不同。临床上一般分消瘦型、水肿型和混合型3种类型。消瘦型是由严重能量不足所致，水肿型是由严重蛋白质缺乏所致，绝大多数混合型患者由蛋白质和能量同时缺乏所致。该患儿“四肢轻度水肿”，故考虑为水肿型。

5. A【解析】蛋白质营养不良多发于6月龄至5岁婴幼儿及学龄前儿童，常合并生长迟滞、精神发育迟缓、低蛋白血症等一系列病变。针对不同病因进行治疗是治疗本病的根本方法，故对该患儿首先应纠正营养不良，补充一些高热量、高蛋白质的食物，如牛肉、鸡肉、牛奶、蛋黄等。

三、B型题

1. D【解析】维生素A缺乏症的早期表现是眼部的症状和体征，夜盲或暗光中视物不清最早出现。暗适应力减退数周后，会出现干眼症表现，结膜、角膜干燥，失去光泽，自觉痒感，泪减少，形成结膜干燥斑或比托斑。继而角膜发生浑浊、畏光、眼痛，常用手揉搓眼部导致感染。严重时可发生角膜溃疡、坏死和穿孔，虹膜、晶状体脱出，甚至失明。

2. E【解析】维生素B_1缺乏的神经改变见于外周神经，尤其是腿部的外周神经，表现为上升性对称性感觉、运动和反射功能障碍，起病常从肢体远端开始，下肢多于上肢，有灼痛或异样感，呈袜套样分布，逐渐向肢体远端进展，肌肉有明显压痛。

3. B【解析】婴儿期有维生素E吸收不良很易发生重度维生素E缺乏症，如不及时治疗，可迅速出现神经系统症状，主要影响脊髓后束和脊髓小脑束。表现为深层肌反射消失，本体感觉、振动觉异常，共济失调、眼肌麻痹（眼移动障碍）、视野障碍、肌无力。早产儿体内维生素 E 储存更少，肠道吸收能力低，生长速率快，更易发生缺乏，出现溶血性贫血、血小板增多、脑室内出血、水肿、晶状体后纤维组织形成和肺支气管发育不良的危险增加。

4. A【解析】维生素 B_2缺乏症的临床表现多种多样，其具有的特征临床表现主要为口腔和阴囊的皮肤黏膜病变。

5. C【解析】烟酸缺乏症患者在早期表现可不明显，大多有食欲缺乏、倦怠乏力、体重下降、腹痛不适、消化不良、容易兴奋、注意力不集中、失眠等非特异性病症。当病情进展时，可以出现较典型的表现，为夏秋季日光照射时发作，有时也可因辐射及皮肤物理性损伤而诱发。

四、X 型题

1. ABCE【解析】硒中毒的主要临床表现为脱头发，脱指（趾）甲，伴皮肤苍白、神经系统症状及牙损伤。国外报道因食高硒含量保健品中毒，除发、指、皮肤症状外，可出现胃肠道症状，如恶心呕吐等，以及疲劳、乏力、易激惹和周围神经炎症状。也可出现心肌病、肌炎症状。

2. AC【解析】参见 B 型题第 3 题解析。

3. ABC【解析】维生素 K 缺乏症主要表现为轻重不一的出血症状，常见表浅的皮肤紫癜和瘀斑、鼻出血、齿龈渗血、黑便、月经过多、痔疮出血和创面术后渗血等，罕见深部组织血肿、关节腔出血等，偶有颅内出血，危及生命。

4. ABCD【解析】新生儿及婴儿晚发维生素 K 缺乏症的病因为母亲妊娠期使用双香豆素等口服抗凝药、阿司匹林、磺胺、苯妥英钠、利福平、异烟肼，以及长期纯母乳喂养等。

5. AB【解析】氨基酸是构成人体蛋白质的基本成分，构成天然蛋白质的氨基酸有 20 种，对人体来说，可分为 3 类，即必需氨基酸、半必需氨基酸和非必需氨基酸。组氨酸和精氨酸是儿童发育时期的必需氨基酸。

6. BE【解析】营养物质不足、过多或比例不当，均可引起营养疾病。中间代谢某一环节出现障碍，则可引起代谢疾病。故营养疾病和代谢疾病关系密切，二者往往并存，彼此影响。

7. ABCE【解析】必需氨基酸是人体必不可少而又不能自身合成，必须由食物供应的氨基酸，共有缬氨酸（Val）、异亮氨酸（Ile）、亮氨酸（Leu）、苯丙氨酸（Phe）、蛋氨酸（Met）、色氨酸（Trp）、苏氨酸（Thr）、赖氨酸（Lys）8 种。

8. BCDE【解析】非必需氨基酸可由人体自己合成，不必靠食物补充，这 10 种非必需氨基酸分别是：甘氨酸、酪氨酸、组氨酸、苏氨酸、胱氨酸、天冬氨酸、脯氨酸、丝氨酸、谷氨酸、精氨酸。

9. ABCD【解析】环磷酸腺苷（cAMP）是多数含氮激素作用的第二信使。此外，环磷酸鸟苷（cGMP）、钙离子（Ca^{2+}）、前列腺素、二酰甘油（DAG）也可能起第二信使作用或起辅助配合作用，使 cAMP 能充分而完善地发挥作用。

10. ABCE【解析】微量元素锌的生理作用如下。①促进生长发育：是 DNA 聚合酶、RNA 聚合酶、锌指蛋白转录因子这些重要生命大分子的活性结构的必要成分。DNA 聚合酶是 DNA 复制的关键物质，含锌酶促进体内各组织细胞的繁殖分化，并调节其代谢与功能，使机体各器官组织不断增长和成熟。②促进组织修复再生，加速创伤愈合。③促进生殖器官和性腺发育：增进性功能，缺锌时男性生殖系统发育不全，精子生成障碍，性功能减退。④维持正常食欲和味觉。⑤增强免疫功能：促进免疫器官的生长发育，增强 T、B 细胞和免疫因子的免疫功能。⑥促进维生素 A 代谢：锌参加维生素 A 还原酶的活化，影响维生素 A 转运。⑦增进生物膜抗击氧自由基：延缓衰老。

11. AB【解析】组织脂肪包括棕色脂肪和白色脂肪，这些脂肪分布在皮下、内脏和各个器官和组织内。

12. CE【解析】参见 A1 型题第 9 题解析。

13. BCD【解析】磷脂和胆固醇、蛋白质都是构成细胞膜的主要原料，在脑和神经细胞中含量特别多。磷脂可帮助物质进出细胞。

14. AC【解析】参见 X 型题第 13 题解析。

15. ABC【解析】构成机体的主要成分如下。①有机成分：如碳水化合物、脂肪和蛋白质。②无机成分矿物质：如常量元素（钙、磷、镁），微量元素（铁、镍、铬、锌、锰等）等。③维生素、激素和酶等。任何一种成分或元素的缺乏都可能会导致不同程度的亚健康状态（亚临床疾病）和有明显表现的临床疾病。

16. ABCE【解析】与其他内分泌代谢性疾病不同，营养性疾病有以下特点。①地区特征：不同地区的常见营养性疾病有很大不同，如缺碘地区常见碘缺乏所致地方性甲状腺肿、克汀病；日照较少地区，因维生素 D 缺乏较严重，常见佝偻病、软骨病及 1 型糖尿病（T1DM）等。②时代特征：如在经济发达的时代，肥胖、糖尿病和代谢综合征等营养过剩更常见，常伴有营养不均衡等营养性疾病；20 世纪 70 年代，人们使用深井水导致氟摄入过多，引发氟骨症，明显具有时代特征。③流行特征：如有些营养性疾病已成流行趋势，值得特别关注，如缺碘导致的地方性甲状腺肿，与缺硒有关的大骨节病，与营养过剩有关的肥胖、糖尿病等。④隐匿特征：与营养有关的疾病常常没有特征性的临床表现，早期诊断较难，如合理的食盐加碘预防地方性甲状腺肿就是最典型的例子。

17. ABDE【解析】蛋白质缺乏病在成人和儿童中都可发生，但处于生长阶段的儿童对蛋白质缺乏更为敏感。蛋白质缺乏病的常见症状是代谢率下降，对疾病抵抗力下降，易患病，远期效果是器官的损害，常见的是儿童的生长发育迟缓、体重下降、淡漠、易激怒、贫血、干瘦或水肿，并可因易感染而继发疾病。

18. ABE【解析】参见 A3/A4 型题第 4 题解析。

19. AB【解析】根据其分子的大小，糖类分为单糖、低聚糖、多糖 3 类。单糖本身为多羟基醛酮，不能水解为更简单的糖，如葡萄糖、果糖等。单糖一般是结晶固体，能溶于水，绝大多数单糖有甜味。

20. CD【解析】低聚糖是能水解为 2~10 个单糖的糖类。麦芽糖、蔗糖等都是二糖。低聚糖仍有甜味，能形成晶体，可溶于水。

21. DE【解析】多糖是能水解生成 10 个以上单糖的糖类。一般天然多糖能水解生成 100~300 个单糖。淀粉、纤维素等都是多糖。多糖没有甜味，不能形成晶体（为无定形固体），难溶于水。

22. ABC【解析】糖类的特性和作用：①提供人体能量来源，在体内释放能量较快，供能也快，是神经系统和心肌的主要热量来源。正常糖水平是神经营养和发挥正常生理功能所必需。②是机体的构成成分，如结缔组织中的黏蛋白、神经组织中的糖脂。③节约蛋白质作用和抗生酮作用。

23. ABCD【解析】蛋白质在人体内的主要生理功能：①构建和修复组织，调节生理功能和供给能量。蛋白质是构成机体组织、器官的重要成分，人体内各种组织细胞的蛋白质持续不断地更新，只有摄入足够的蛋白质，方能维持组织的更新。②蛋白质在人体内是构成多种重要生理活性物质的成分，包括各种酶和肽类激素，参与机体生理功能的调节和病理状态的修复。供给人体能量是蛋白质的次要功能，故选项 E 错误。

24. ABCE【解析】膳食纤维分为可溶性和不可溶性膳食纤维。①可溶性膳食纤维：包括亲水胶体物质和部分半纤维素，如薯类、水果、魔芋、燕麦中的半纤维素成分。②不可溶性膳食纤维：包括纤维素、木质素和部分半纤维素。自然界中约 75% 的膳食纤维是不可溶的，如谷物和蔬菜中的纤维素成分。

25. BCD【解析】膳食纤维摄入过多会产生有害作用，常见有害作用如下：①引起腹胀，排便次数增多。②影响多种矿物质的吸收利用。③影响脂溶性维生素的吸收。

26. ABCD【解析】必需宏量元素主要包括 7 种，占人体总矿物质的 60%~80%，为钾、钠、钙、磷、镁、氯、硫。前 5 种为矿物质，后 2 种为非矿物质。

27. CE【解析】常量元素矿物质钙、镁是构成骨骼的主要元素，其含量虽少，但是对机体的代谢和多种生物活动有重要影响。

28. ABCD【解析】常量矿物质的主要作用：①形成骨骼等硬组织，支撑保护机体，维持有力的运动形式。②维持组织细胞的渗透压与细胞膜的通透性。③调节体液的 pH，维持体液的酸碱平衡。④维持神经、肌肉细胞膜的生物兴奋性，传递信息，使肌肉收缩。⑤构成一些酶系统的激活剂或组成成分。⑥参与血液凝固过程。

29. ACDE【解析】维生素 A 的作用：①构成视觉细胞内的感光物质，即视网膜杆细胞中的视紫红质。②维持上皮细胞的完整性。③促进生长发育，维生素 A 促进硫酸软骨素等黏多糖的合成。④维持正常的免疫功能。⑤对维持生殖系统正常功能有一定作用。

30. ABCD【解析】蛋白质缺乏综合征又名恶性营养不良综合征，由于摄入不足而引发。

临床表现包括头发枯黄稀疏、容易脱落，双颊凹陷呈猴腮状。患者体弱无力，萎靡不振，脉搏细缓，血压、体温偏低，内脏器官萎缩，淋巴结易触及。严重者伴有腹泻、呕吐，并可出现脱水、酸中毒及电解质紊乱，甚至因此死亡。

31. CD【解析】半胱氨酸和酪氨酸在体内能分别由蛋氨酸和苯丙氨酸合成，如果膳食中能够直接提供两种氨基酸，则人体对蛋氨酸和苯丙氨酸的需要量减少30%和50%，所以半胱氨酸和酪氨酸称为条件必需氨基酸或半必需氨基酸。

32. BCDE【解析】继发性营养性疾病由各种疾病造成营养物质耗损增加，能量和蛋白质摄入减少，或者对营养物的需要量增加而引起。临床表现很大程度与原发病有关。病情轻者可仅表现为儿童生长发育障碍，成人体重较轻。病情较重者可表现为面部和四肢皮下脂肪减少；骨骼肌显著消耗，尤其以骨间肌和颜部肌肉消瘦引人注目；皮肤干燥、松弛、毛发纤细、易折。如患者血浆蛋白很低，可引起水肿。此外，患者还有原发病本身的临床表现。

五、案例分析题

1. C【解析】糖原贮积症（GSD）是一种代谢紊乱，发病后患儿可出现血糖偏低、腹部膨隆及精神发育迟缓等症状，并出现肝、脾大，生长迟缓，肌张力低、萎缩等表现。部分患儿可出现肌痛、肌痉挛及肌僵直，严重时可出现肢体运动障碍，甚至引起呼吸暂停。本题根据题干信息，依据患儿肝大、空腹低血糖、生长发育落后、腹部膨隆等，可首先考虑诊断为糖原贮积症。

2. A【解析】糖原贮积症的形成机制主要是缺乏葡萄糖-6-磷酸酶，不能将6-磷酸葡萄糖水解为葡萄糖。

3. AEF【解析】为病因诊断，必须进行的实验室检查包括空腹血糖测定、血总胆固醇测定、甘油三酯测定、血乳酸测定、尿酸测定、胰高血糖素试验以及肝功能检测。其他辅助检查应依据病情选做骨骼X线检查、腹部B超、心电图、超声心动图等，必要时做组织或器官病理学活检。

4. ABCDF【解析】该患者经检查发现低血糖、代谢性酸中毒、高血脂、高乳酸血症、高尿酸。B超示肝大、回声增强，双肾增大。为明确诊断，需要进一步进行的检查如下。①葡萄糖耐量试验：迅速静脉输注果糖或半乳糖配制的25%溶液，每10分钟取血1次共1小时，测定血葡萄糖、乳糖、果糖、半乳糖含量，患者血葡萄糖不升高，而乳酸明显上升。②肝组织活检、糖原染色：是本病确诊依据，可测定患者肝糖原常超过正常值6%，葡萄糖-6-磷酸酶活性降低以至缺失，细胞核内有大量糖原沉积。③胰高血糖素试验：胰高血糖素肌内注射，每15分钟测血糖，持续2小时，正常人10~20分钟后空腹血糖可上升3~4mmol/L，本病患者上升<0.1mmol/L，2小时内血糖仍不升高，乳酸上升3~6mmol/L，并加重已有的乳酸性酸中毒，血pH降低。④肾上腺素试验：临床上对辅助诊断GSD分型具有一定意义。肌内注射肾上腺素0.01mg/kg，于注射后0、10、30、60、90、120分钟分别取血测血糖。正常在30~60分钟，血糖升高2.5mmol/L以上；糖原贮积症时，血糖升高很少。⑤骨骼X线

检查：可见骨骺出现延迟及骨质疏松。

5. E【解析】该患者为Ⅰ型糖原贮积症，治疗原则主要是保持血糖于正常水平，可通过饮食调节来预防低血糖发作，如频繁进食、摄入慢消化的碳水化合物（如玉米淀粉）、限制摄入果糖和半乳糖（防止乳酸性酸中毒）。急性发作时立即静脉注射25%葡萄糖，维持血糖于2.22~6.66mmol/L。每2~3小时进食高蛋白、低脂肪饮食1次。本病为遗传性疾病，难以根治。